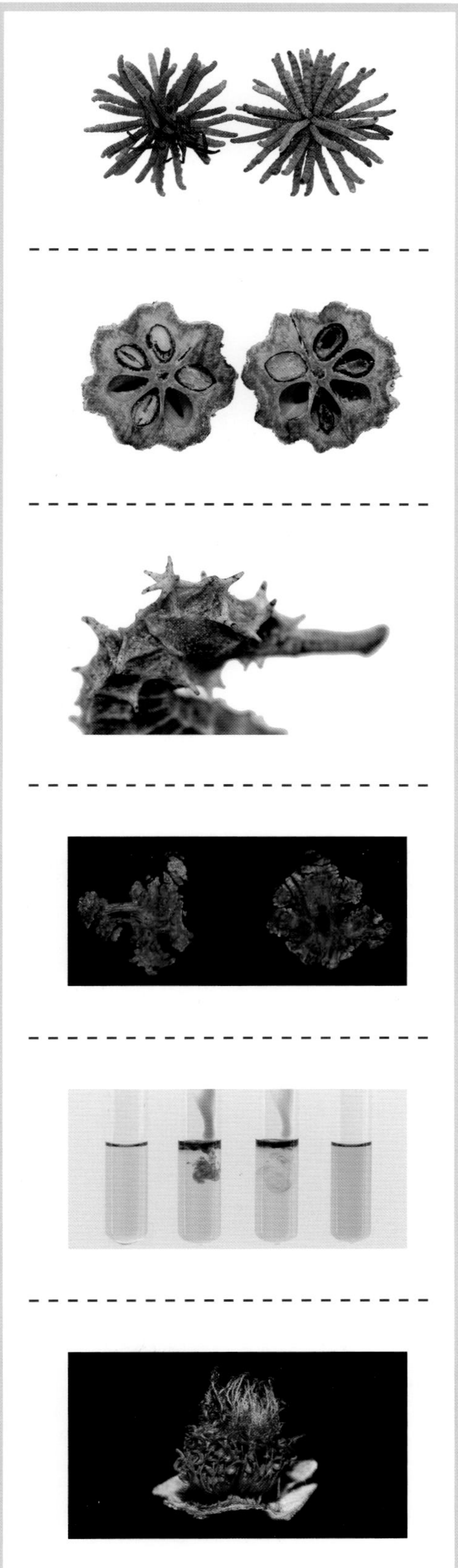

中药材市场
常见易混品种
鉴别图集

主　审　彭成　张继
主　编　罗霄　雷蕾　文永盛

四川科学技术出版社

图书在版编目（CIP）数据

中药材市场常见易混品种鉴别图集 / 罗霄等主编.
—成都：四川科学技术出版社，2019.11
ISBN 978-7-5364-9645-3

Ⅰ.①中… Ⅱ.①罗… Ⅲ.①中药材－中药鉴定学－图集 Ⅳ.①R282.5-64

中国版本图书馆CIP数据核字（2019）第256675号

中药材市场常见易混品种鉴别图集

ZHONGYAOCAI SHICHANG CHANGJIAN YIHUN PINZHONG JIANBIE TUJI

主　　审　彭　成　张　继
主　　编　罗　霄　雷　蕾　文永盛

出 品 人　钱丹凝
责任编辑　李迎军
封面设计　晓　叶
责任出版　欧晓春
出版发行　四川科学技术出版社
成都市槐树街2号　邮政编码 610031
官方微博：http://e.weibo.com/sckjcbs
官方微信公众号：sckjcbs
传真：028-87734039
成品尺寸　210mm × 285mm
印　　张　26.5　字数650 千
印　　刷　成都市金雅迪彩色印刷有限公司
版　　次　2020年1月第 1 版
印　　次　2020年1月第 1 次印刷
定　　价　430.00元

ISBN 978-7-5364-9645-3

邮购：四川省成都市槐树街2号　邮政编码：610031
电话：028-87734035

本书编辑委员会

主任委员： 万渝平　傅超美　蒲旭峰

副主任委员： 郑　萍　刘琬玲　王立山　谯斌宗

主　　审： 彭　成　张　继

主　　编： 罗　霄　雷　蕾　文永盛

副 主 编： 周世玉　代　琪

编　　委：（排名不分先后）

王永康　王　达　王　良　王　欣　文永盛　尹相余　孔卫东　艾光丽

卢晓萍　代　琪　朱　蓉　刘　芳　刘　莉　许　莉　李　庆　李婷婷

廖彬池　梅　雪　杨小艳　肖春霞　张立新　张　良　张德波　陈　红

罗　霄　周　燕　周世玉　周重建　周晓英　赵小勤　袁　涛　高　飞

高　鹏　唐　松　唐　卓　黄春燕　黄晓刚　黄晓婧　章津铭　梁恒兴

彭善贵　曾　桢　雷　蕾　谭　鹏

摄影及图像处理： 罗　霄　雷　蕾

索引编制： 罗　霄　代　琪

主编单位： 国家药品监督管理局中药材质量监测评价重点实验室

成都市食品药品检验研究院

协作单位： 成都中医药大学

中国科学院成都生物研究所

特别鸣谢以下单位及人士提供药材支持、指导及宝贵意见

中国食品药品检定研究院

深圳市药品检验研究院

广东省药品检验所

广州市药品检验所

广西壮族自治区食品药品检验所

浙江省食品药品检验研究院

资阳市食品药品检验检测中心

成都汇道堂中药饮片有限责任公司

成都市康华药业股份有限公司

伊厦成都国际商贸城

成都荷花池中药材专业市场

昌进川贝虫草行　仁曦中药行

益康堂中药行　平康堂中药行

长春灵芝行　君诚堂药行

友明药材行　西南珍稀药材行

和露泰川贝行

谢氏虫草行（玉林）

赵氏本草堂药材行

马双成　魏　峰　康　帅

王淑红　侯惠婵　郭增喜

黄清泉　吴秀清　梁　巍

孟武威　赵鑫磊　邹立思

唐海发　李　崭　樊立勇

黄小茂　何　彬　马艳虎

曹昌进　杨成家　江玉彬

李　君　唐　伟　刘长春

赵清梅　陈晓玲　龙水云

熊晓菊　何伯阳　曾国强

赵梦萧　邝　玲　彭　力

谢　江　付　帅　毛正睿

序

XU

中医药的传承与发展，几千年来保障了我国人民的身体健康，保障了中华民族生生不息。近年来，中医药学正沿着丝绸之路经济带和21世纪海上丝绸之路快速走向世界，成为我国具有代表性的软实力文化之一。但随着中医药的快速发展，我国中药资源渐显不足，野生改栽培、道地药材异地栽培、中药造假、掺伪、真伪混用等现象时有发生。

中药质量关乎民众健康和生命安全，中医药行业急需提升适应当代中药材种植、生产、流通、使用实际状况的真伪鉴定、优劣鉴别的能力，急需快速对照的技术手段与技术方法，急需扩大从业人员的视野，提高从业人员专业水平，促进行业健康发展。

“纸上得来终觉浅，绝知此事要躬行”，中药鉴定需要亲自实践、反复论证和长期积累，才能获得丰富的经验。中药鉴定也特别需要传承，我非常欣慰地看到，在成都市食品药品检验研究院多年的精心培养下，年轻药检队伍常年奋战药材市场监管第一线，深入种养殖源头和药厂企业，收集一手资料。以三万余份珍贵药材及蜡叶标本为基础，结合全国中药材专业市场流通的大量药材，开展大量的基源调查、品种研究和真伪优劣鉴定工作，通过文献查阅结合药检机构的现代检测技术手段，相互论证，编纂了《中药材市场常见易混品种鉴别图集》一书。

全书共收载中药材市场常见中药材及易混品共计537种，附彩图1 427张，客观准确地反映了目前中药材存在的混伪现状，很好地触及了当前中药材的痛点与难点。在编撰方式上，汇集成都药检领域近60年检验检测和市场监管实践经验，独辟蹊径，阐幽发微，新增大量药材断面、理化鉴别和显微鉴别等有效手段，归纳正品与非正品的区别要点，图文并茂的将中药鉴别知识呈现出来，使本书成为实用价值较高的中药鉴定专业工具书。

《中药材市场常见易混品种鉴别图集》最为可贵的是书中绝大部分图片是编者原创，第一次公开面世，图片清晰，色彩丰富，特征明显，是具有较强原创性的中药鉴定专业工具书，对实际工作具有较高的指导价值。适合中药材及饮片相关的科研、教学、生产、经营、检验等工作人员使用，也可供广大中药爱好者阅览参考。值得拥有，值得使用，值得收藏！

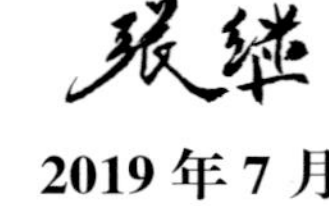

2019年7月

前　言

QIANYAN

中医药学是中国古代科学的瑰宝，也是打开中华文明宝库的钥匙。随着国家“一带一路”建设发展，中医药逐渐走向世界，将为世界人民健康服务。在中医应用和发展的历史长河中，中药和中医是相互依存的统一体，中药是中医发展不可分割的组成部分。

我国幅员辽阔、中药资源丰富、野生改栽培的变异、各地历史用药习惯差异等因素，导致一直存在同物异名、同名异物等混乱现象。历版《中华人民共和国药典》和各地方标准修订完善与政府有效监管相结合，促进了中药材规范生产、经营和使用的极大进步，假冒伪劣药材的现象得到有效抑制。但近年，随着野生资源的减少，中药材价格持续上涨，利益驱使下的造假、掺伪现象花样翻新，加之行业发展新增大量中药种植、加工和经营者，存在从业人员青黄不接、专业素质参差不齐等问题，急需普及中药材真伪优劣的鉴别知识，以提升行业队伍的专业水平。

成都荷花池中药材专业市场作为全国 17 家中药材专业市场之一，覆盖西南地区，品种丰富，是中药行业的晴雨表。成都市食品药品检验研究院（原成都市药品检验所）成立于 1960 年，从 1986 年起在成都荷花池中药材专业市场设立机构，监管中药材质量、提供技术服务并完成政府的一线监督检验任务，做了大量的调查、研究和鉴定工作。编者汇集多年市场监督和检验的实践经验，结合大量的珍贵标本和文字资料，编纂成《中药材市场常见易混品种鉴别图集》，书中照片均来源全国市场调查、收集实物和监督检验中发现的真伪品，能客观准确反映中药材市场出现的混伪现状。

本书在传统中药鉴别的基础上力图创新，具有以下特点：

（1）图片精美、代表性强，均系中药材市场流通实物图片。

（2）混伪品数量众多，并鉴定出品种来源。

（3）鉴别特征清晰，新增大量药材断面、理化鉴别和显微鉴别等。

（4）总结编者中药材市场一线监管和多年药品检验的经验，书中快速鉴别要点归纳简明易懂。

中药鉴定博大精深，本书涉及的图片和内容范围广泛，由于编者水平和时间所限，收载的药材种类和来源还存在局限性，拍摄和编写过程中难免出现错漏和不足之处，敬请各位同仁和读者批评指正，以便再版时加以修改完善。

《中药材市场常见易混品种鉴别图集》编辑委员会

2019 年 7 月

凡　例

FANLI

本书收载中药材市场常见中药材及易混品共计 537 种，附彩图 1 427 幅，并附中药饮片图、正伪劣品对照图、理化鉴别图和显微特征图供鉴定比较，卷末设有索引。

1. 编排以标准收载的 135 种中药材正品为序，按照药用部位分 9 大类，每类药材按拼音排序：根及根茎类（41 种），茎木类（3 种），皮类（3 种），叶类（6 种），花类（12 种），果实种子类（42 种），全草类（8 种），动物类（13 种），藻菌及其他类（7 种）。

2. 药材正文分为名称、来源、性状、标准收载、饮片、非正品、理化鉴别 7 部分。

（1）名称、来源、性状及饮片项：摘录于《中华人民共和国药典》2015 版一部或地方中药材标准，拉丁名称与标准收载一致，标准收载已注明出处，所附图片均为符合对应标准收载的正品实物拍摄。

（2）非正品项：收录不符合标准的样品，包括伪品、习用品、名称易混淆品、劣质品、掺伪品及非标准收载方式加工品等。为方便查阅，非正品项下的植物来源拉丁名与《中国植物志》一致。

（3）理化鉴别项：荧光或理化反应鉴别，采用空白对照或混伪品对照方式，便于对比观察。其中空白对照为提取液或提取物未加入试剂、试药的状态，样品为加入后的状态。

3. 本书收载图片绝大部分均为编者拍摄，少数其他来源图片均在图片编码中注明拍摄者；少量混伪品为馆藏标本拍摄，图片编码中均加以标示。药材图片和理化鉴别图片来源，绝大部分为全国中药材市场上调查、收集、鉴定的实物和监督检验中的真伪品拍摄，能反映市场流通现状。

4. 本书图片编码按“图 A-B-C 药材名称”或“图 A-B-C 药材名称（拍摄者）”顺序生成。其中“A”代表药用部位顺序，“B”代表某药用部位项下该品种的顺序，“C”代表某药用部位项下该品种相关图片的顺序，“*”代表该图片由馆藏标本拍摄。

5. 本书所用计量单位，均为法定计量单位，以国际通用单位符号表示。长度单位以厘米（cm）、毫米（mm）表示，重量单位以毫克（mg）、克（g）表示，体积单位以毫升（ml）表示，时间单位用小时（h）、分钟（min）表示。

目　录

MULU

第一章　根及根茎类

一、巴戟天…………………　003
二、白及…………………　007
三、白芍…………………　011
四、白术…………………　013
五、白芷…………………　016
六、百合…………………　018
七、板蓝根………………　020
八、半夏…………………　023
九、北沙参………………　028
十、川贝母………………　031
十一、川芎………………　038
十二、丹参………………　041
十三、当归………………　046
十四、党参………………　051
十五、地黄………………　055
十六、独活………………　057
十七、莪术………………　061
十八、粉葛………………　062
十九、高良姜……………　066
二十、骨碎补……………　068
二十一、何首乌…………　072
二十二、红景天…………　077
二十三、黄精……………　078
二十四、黄芪……………　082
二十五、黄芩……………　086
二十六、桔梗……………　089
二十七、芦根……………　092
二十八、麦冬……………　094
二十九、木香……………　097
三十、牛膝………………　100
三十一、人参……………　104
三十二、山豆根…………　110
三十三、山药……………　112
三十四、商陆……………　117
三十五、石菖蒲…………　119
三十六、天冬……………　121
三十七、天麻……………　124
三十八、延胡索…………　130
三十九、玉竹……………　133
四十、浙贝母……………　135
四十一、知母……………　139

第二章 茎木类

一、大血藤…………………… 145
二、桂枝…………………… 146
三、通草…………………… 147

第三章 皮类

一、白鲜皮…………………… 155
二、地骨皮…………………… 158
三、黄柏…………………… 162

第四章 叶类

一、布渣叶…………………… 167
二、侧柏叶…………………… 168
三、番泻叶…………………… 170
四、罗布麻叶…………………… 173
五、枇杷叶…………………… 174
六、人参叶…………………… 177

第五章 花类

一、代代花…………………… 181
二、丁香…………………… 183
三、谷精草…………………… 186
四、合欢花…………………… 188
五、红花…………………… 190
六、金银花…………………… 193
七、玫瑰花…………………… 198
八、密蒙花…………………… 200
九、蒲黄…………………… 203
十、西红花…………………… 206
十一、旋覆花…………………… 210
十二、野菊花…………………… 213

第六章 果实种子类

一、八角茴香…………………… 217
二、白扁豆…………………… 220
三、白果…………………… 222
四、柏子仁…………………… 224
五、荜茇…………………… 227
六、槟榔…………………… 228
七、草果…………………… 231
八、车前子…………………… 233
九、赤小豆…………………… 236

十、川楝子……………… 239
十一、大皂角………… 241
十二、刀豆……………… 243
十三、地肤子………… 246
十四、豆蔻……………… 248
十五、佛手……………… 251
十六、枸杞子………… 253
十七、谷芽……………… 255
十八、瓜蒌……………… 257
十九、瓜蒌皮………… 258
二十、瓜蒌子………… 260
二十一、花椒………… 265
二十二、化橘红……… 267
二十三、火麻仁……… 270
二十四、决明子……… 271
二十五、苦杏仁……… 274
二十六、莲子………… 277
二十七、木瓜………… 280
二十八、牛蒡子……… 283
二十九、牵牛子……… 286
三十、青葙子………… 288
三十一、沙棘………… 292
三十二、沙苑子……… 294
三十三、石榴皮……… 299
三十四、使君子……… 300
三十五、丝瓜络……… 302
三十六、酸枣仁……… 304
三十七、菟丝子……… 307
三十八、吴茱萸……… 310
三十九、五味子……… 312
四十、西青果………… 316
四十一、夏枯草……… 318
四十二、栀子………… 320

第七章 全草类

一、白花蛇舌草……… 325
二、薄荷……………… 328
三、车前草…………… 330
四、淡竹叶…………… 331
五、绞股蓝…………… 332
六、金钱草…………… 335
七、肉苁蓉…………… 338
八、伸筋草…………… 342

第八章 动物类

一、鳖甲……………… 347
二、蝉蜕……………… 348
三、脆蛇……………… 352
四、浮海石…………… 353
五、海龙……………… 355
六、海马……………… 358
七、鸡内金…………… 361
八、僵蚕……………… 362
九、金钱白花蛇……… 365
十、鹿角……………… 368
十一、桑螵蛸………… 371
十二、土鳖虫………… 374
十三、乌梢蛇………… 377

第九章 藻菌及其他类

一、冬虫夏草…………… 383
二、茯苓…………………… 394
三、猪苓…………………… 397
四、海金沙……………… 400
五、龙骨…………………… 403
六、天竺黄……………… 404
七、五倍子……………… 406

中文名称索引 …………………………………………………………………………409

第一章

根及根茎类

ZHONGYAOCAI SHICHANG CHANGJIAN YIHUN PINZHONG JIANBIE TUJI

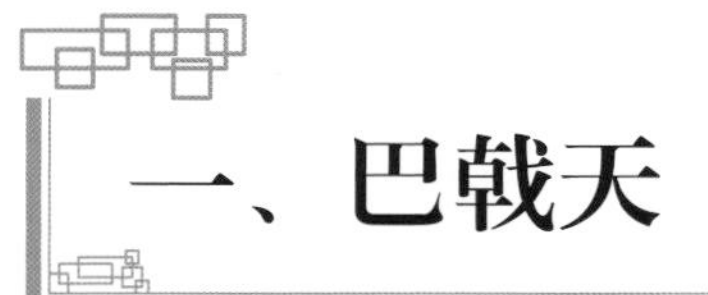

一、巴戟天

【来源】茜草科巴戟天属植物巴戟天 *Morinda officinalis* How 的干燥根。全年均可采挖，洗净，除去须根，晒至六七成干，轻轻捶扁，晒干。

【性状】呈扁圆柱形，略弯曲，长短不等，直径 0.5~2 cm。表面灰黄色或暗灰色，具纵纹和横裂纹，有的皮部横向断离露出木部；质韧，断面皮部厚，紫色或淡紫色，易与木部剥离；木部坚硬，黄棕色或黄白色，直径 1~5 mm。气微，味甘而微涩。（图 1-1-1~ 图 1-1-3）

【标准收载】《中华人民共和国药典》。

【饮片】**巴戟肉**　净巴戟天照蒸法蒸透，趁热除去木心。（图 1-1-4~ 图 1-1-6）

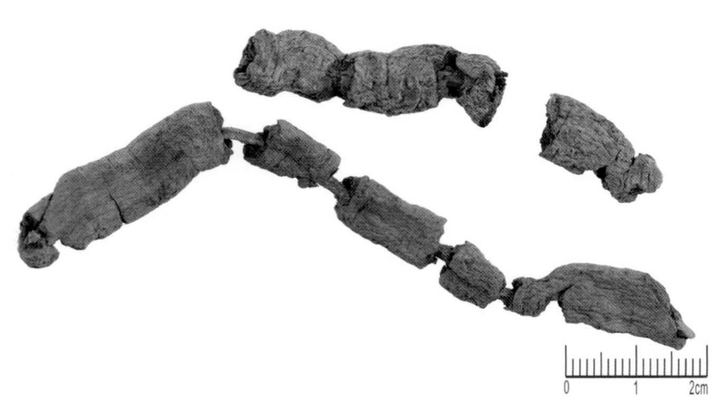

图1-1-1　巴戟天

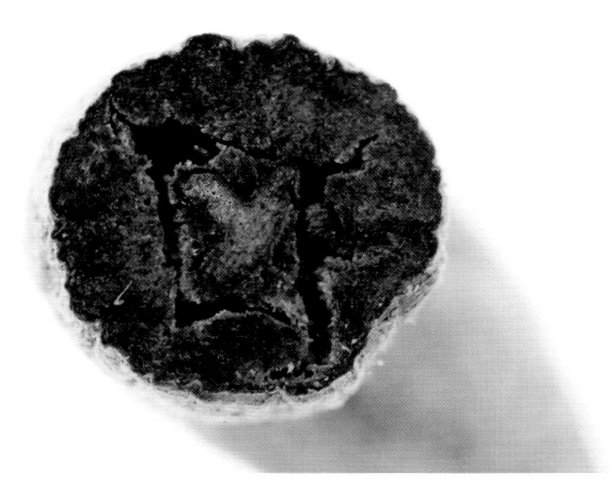

图1-1-2　巴戟天（横切面）

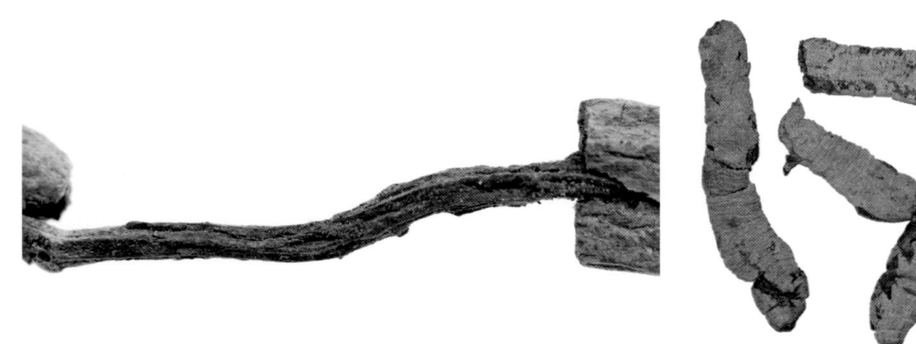

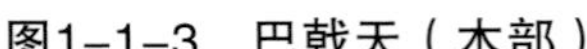

图1-1-3　巴戟天（木部）

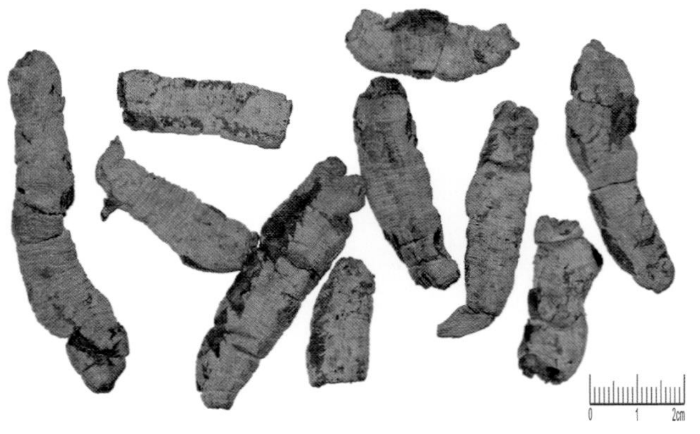

图1-1-4　巴戟肉（压扁）

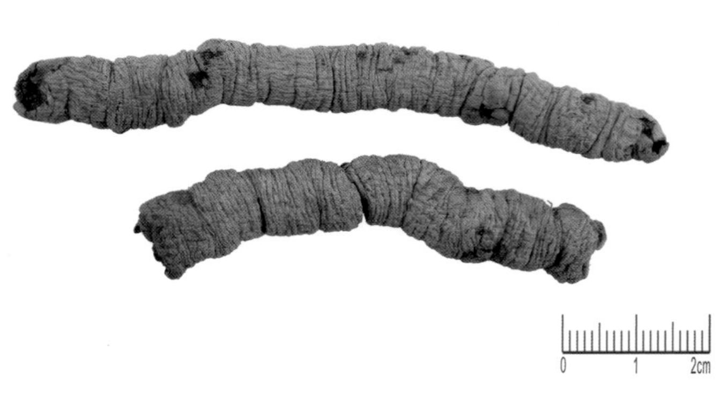

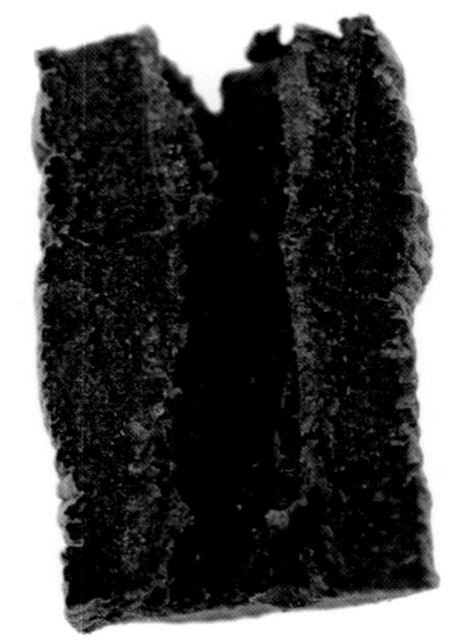

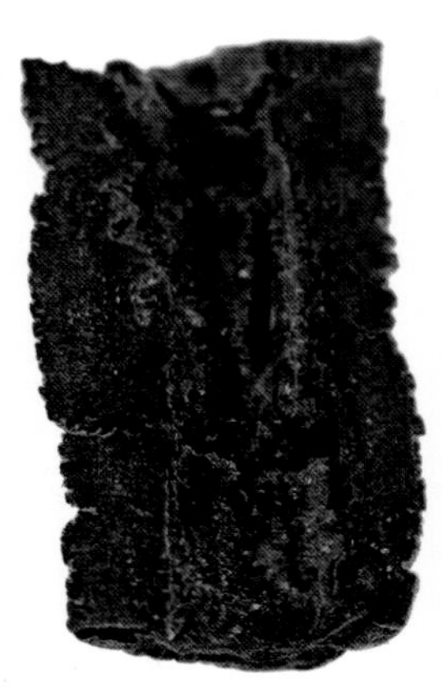

图1-1-5　巴戟肉

图1-1-6　巴戟肉（纵剖面）

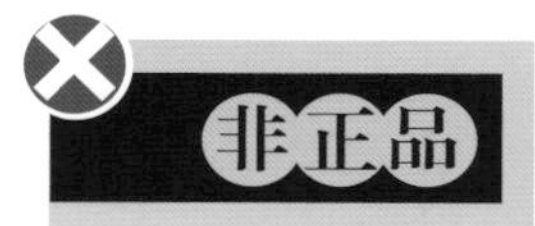

黑老虎根

木兰科南五味子属植物黑老虎 *Kadsuracoccinea* (Lem.) A. C. Smith 的干燥根。

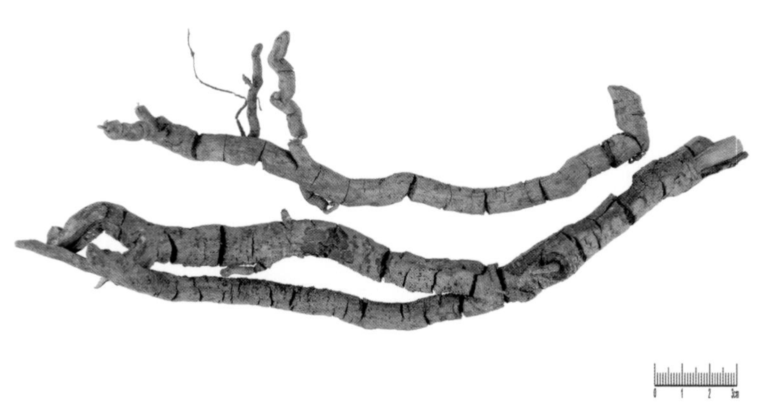

图1-1-7　黑老虎根

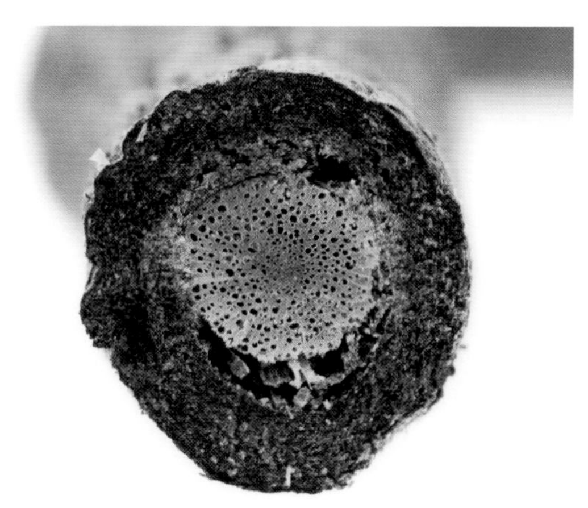

图1-1-8　黑老虎根（横切面）

快速鉴别：**皮部多横向断裂呈串珠状，且与木部易剥离；断面皮部有密集的小白点和不甚明显的放射状的细条纹；木部可见多数小孔。**（图 1-1-7、图 1-1-8）

恩施巴戟

茜草科巴戟天属植物四川虎刺 *Damnacanthus officinarum* Huang 的干燥根。

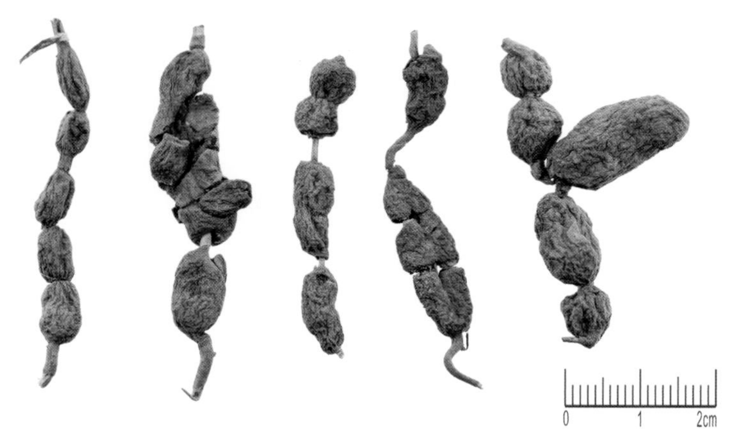

图1-1-9 恩施巴戟*

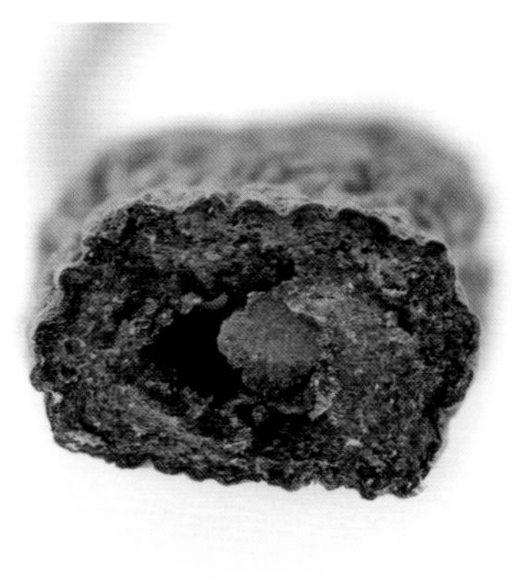

图1-1-10 恩施巴戟*（横切面）

快速鉴别：**呈扁球状连珠形或扁圆柱形；断面皮部厚，木心细小，占横切面的 15%~30%；皮部断裂处常有表皮包被而不露出木部。**（图 1-1-9、图 1-1-10）

玉葡萄根

葡萄科蛇葡萄属植物三裂蛇葡萄 *Ampelopsis delavayana* Planch. 的干燥根。

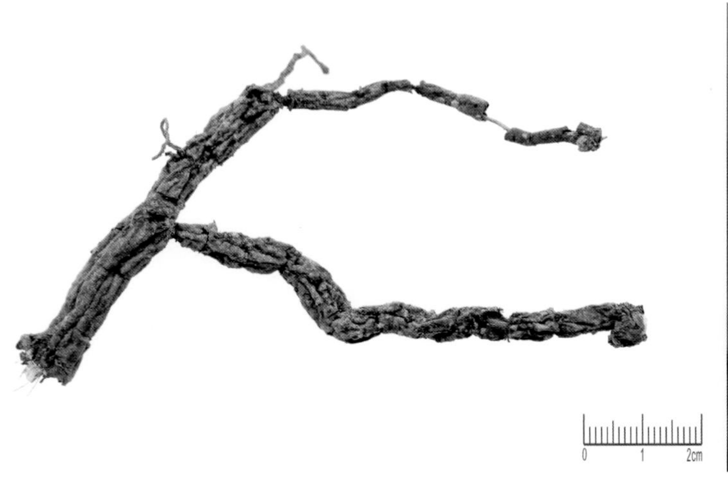

图1-1-11 玉葡萄根

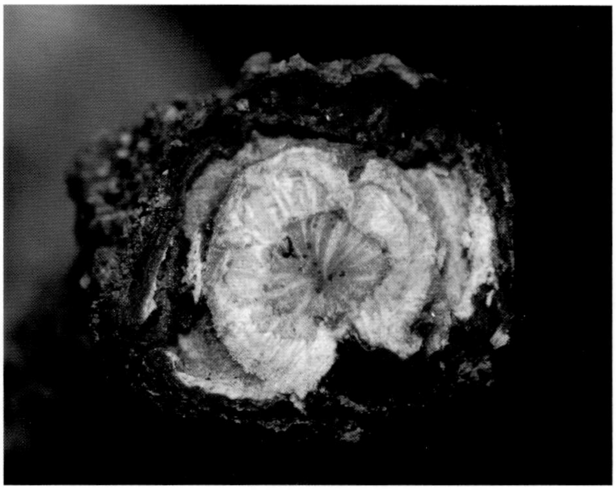

图1-1-12 玉葡萄根（横切面）

快速鉴别：**表面栓皮常呈片状脱落；断面皮部红褐色，粉性；木部黄棕色，纤维性；皮部与木部易分离；味涩。**（图 1-1-11、图 1-1-12）

香巴戟

木兰科五味子属植物铁箍散 *Schisandra propinqua* subsp. sinensis 的干燥藤茎和根茎。

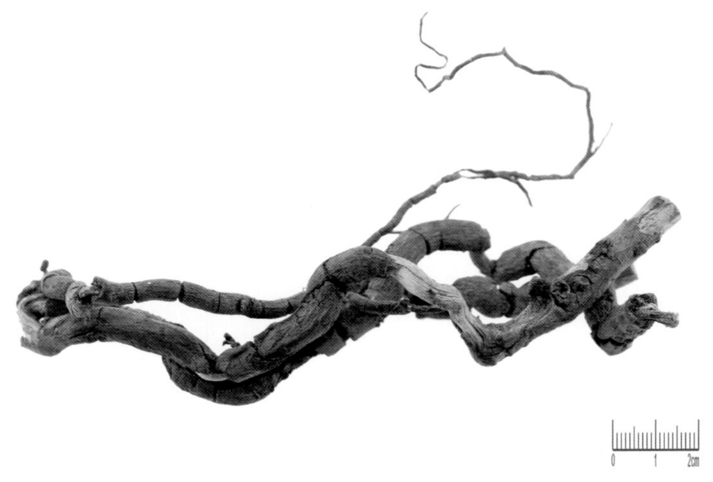

图1-1-13　香巴戟*

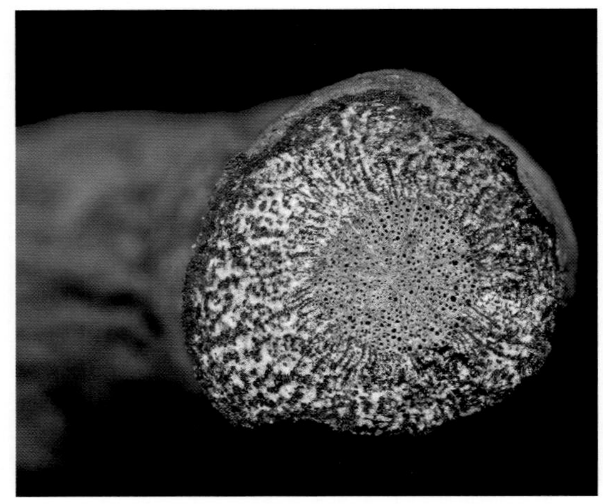

图1-1-14　香巴戟*（横切面）

快速鉴别：**多横向断裂呈节节状，横裂深者木部达横切面 80% 以上，环裂处露出木心；断面皮部有众多棕红色小点；皮部与木部交接处有紫棕色环；气香。**（图 1-1-13、图 1-1-14）

羊角藤

茜草科巴戟天属植物羊角藤 *Morinda umbellata* L. subsp. *obovata* Y. Z. Ruan 的干燥根及根皮，又名“建巴戟”。

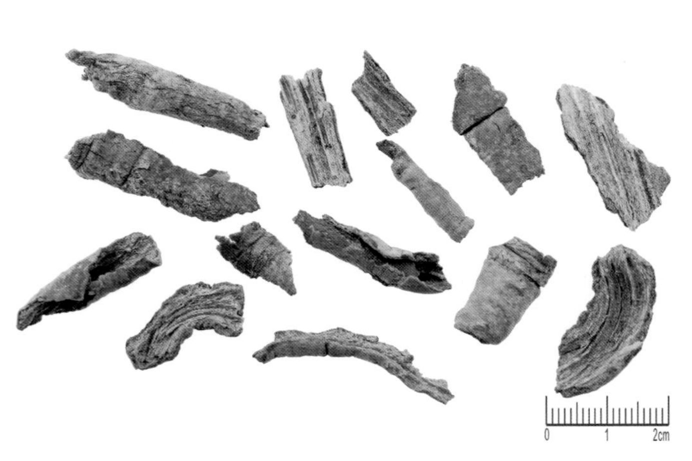

图1-1-15　羊角藤*（根皮）

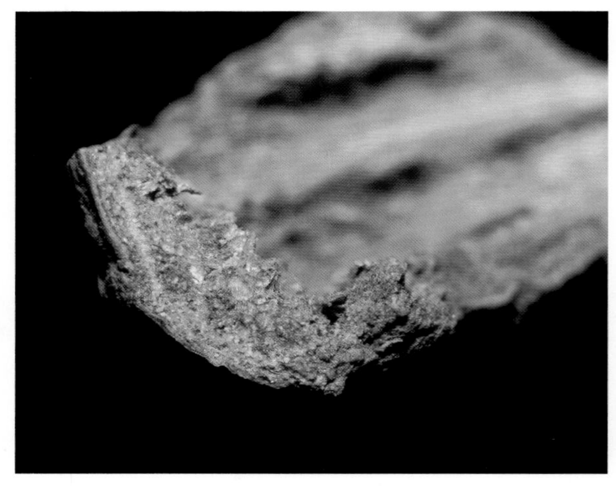

图1-1-16　羊角藤根皮*（横切面）

快速鉴别：**折断面皮部淡紫色；木部齿轮状或星状，具蜂窝状小孔，占直径的 70%~80%。**（图 1-1-15、图 1-1-16）

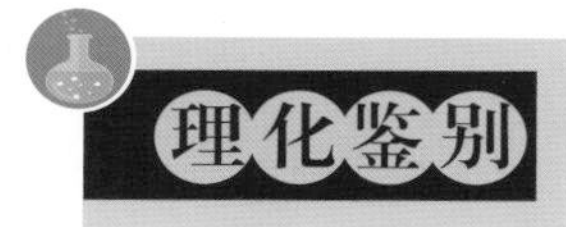

理化鉴别

取本品置紫外光灯（365 nm）下观察，横切面皮部呈淡红色荧光。（图 1-1-17）

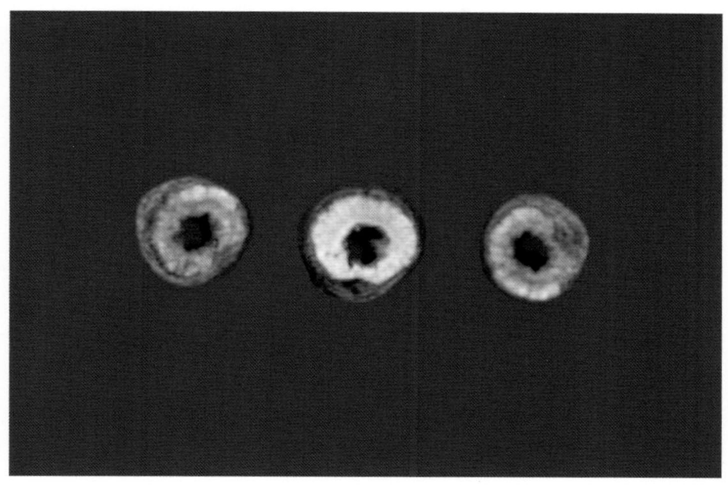

图1-1-17　巴戟天理化鉴别

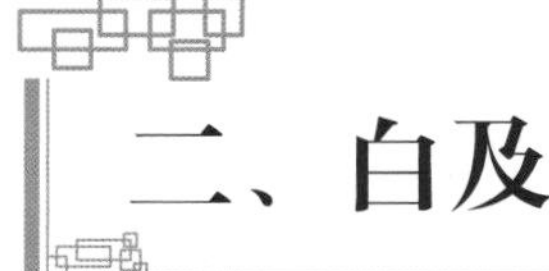

二、白及

【来源】兰科白及属植物白及 *Bletilla striata* (Thunb.) Reichb.f. 的干燥块茎。夏、秋二季采挖，除去须根，洗净，置沸水中煮或蒸至无白心，晒至半干，除去外皮，晒干。

【性状】呈不规则扁圆形，多有 2~3 个爪状分枝，长 1.5~5 cm，厚 0.5~1.5 cm。表面灰白色或黄白色，有数圈同心环节和棕色点状须根痕，上面有突起的茎痕，下面有连接另一块茎的痕迹。质坚硬，不易折断，断面类白色，角质样。气微，味苦，嚼之有黏性。（图 1-2-1）

【标准收载】《中华人民共和国药典》。

【饮片】**白及**　白及药材洗净，润透，切薄片，晒干。（图 1-2-2）

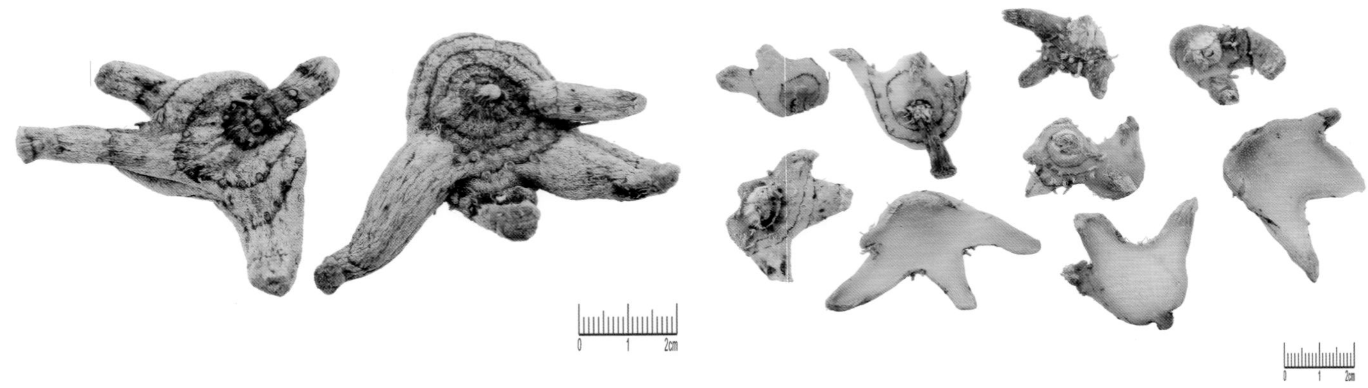

图1-2-1　白及　　　　图1-2-2　白及（饮片）

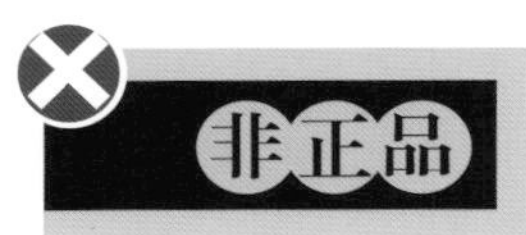

黄花白及

兰科白及属植物黄花白及 *Bletilla ochracea* Schltr. 的干燥块茎。

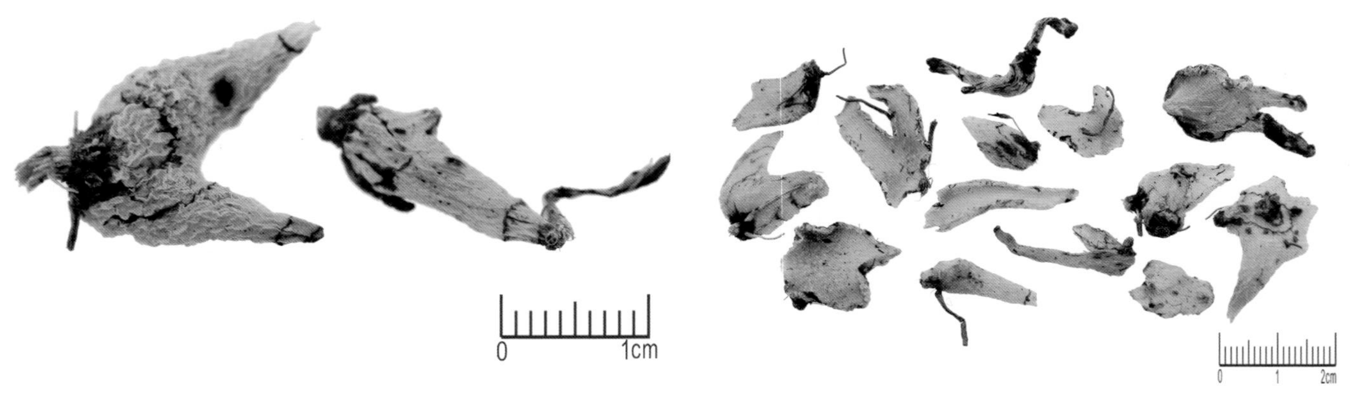

图1-2-3　黄花白及　　　　图1-2-4　黄花白及（切片）

快速鉴别：**较瘦小而短（长 1.5~3.5 cm，厚约 5 mm），外皮呈明显的纵皱，有 1~2 圈同心环节。**（图 1-2-3、图 1-2-4）

知母

百合科知母属植物知母 *Anemarrhena asphodeloides* Bunge 的干燥根茎，切片以冒充白及饮片。

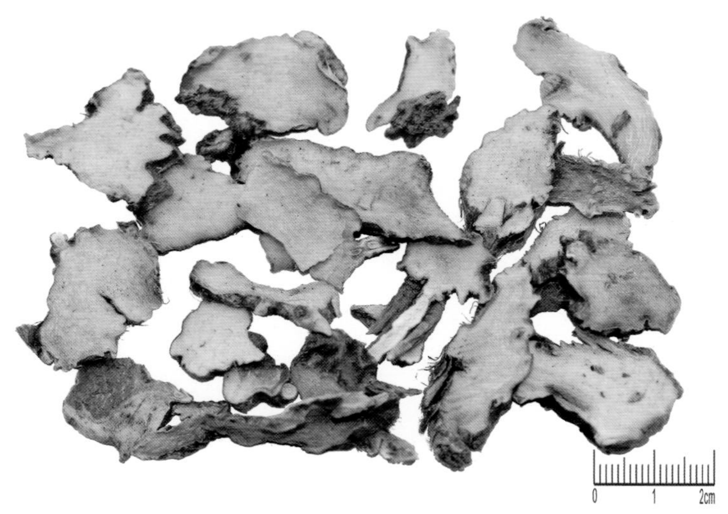

图1-2-5　知母（切片）

快速鉴别：**外表皮具少量残存黄棕色叶基纤维和凹陷或突起的点状根痕，味微甜而后苦。**（图1-2-5）

万年青

百合科万年青属植物万年青 *Rohdea japonica* (Thunb.) Roth 的干燥根及根茎，切片以冒充白及饮片。

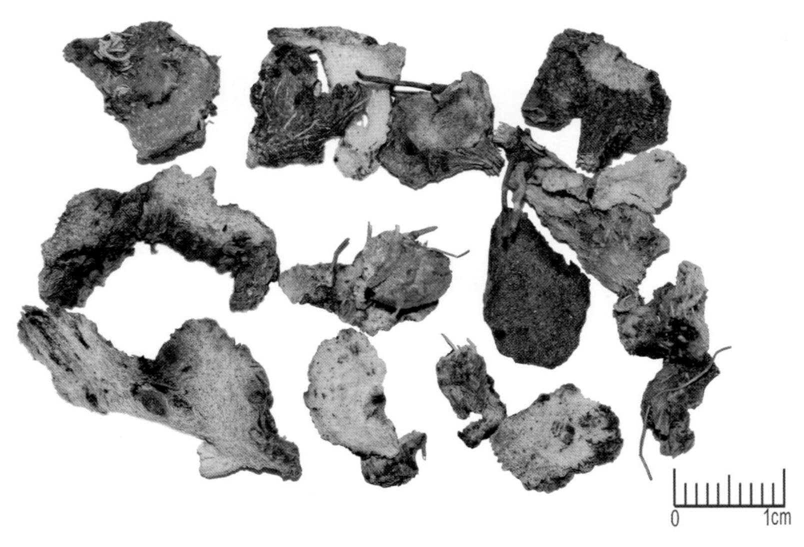

图1-2-6　万年青（切片）

快速鉴别：**外表面有须根或圆点状须根痕及密集的环纹；切面散在黄色维管束斑点；质韧，味甜，微苦涩。**（图 1-2-6）

兰科植物块茎

兰科白及属植物 *Bletilla* sp. 的干燥块茎。

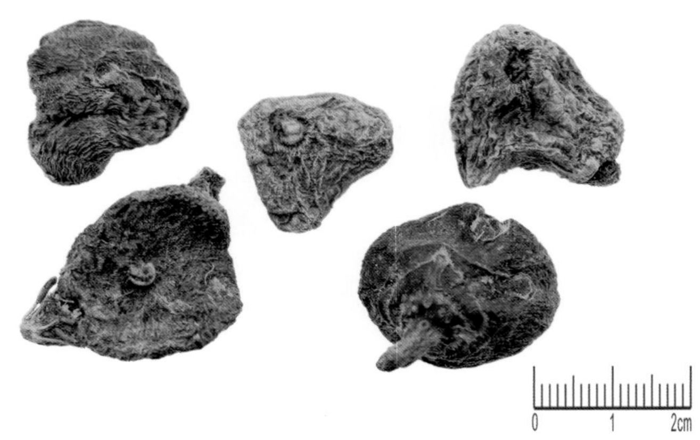

图1-2-7 兰科植物块茎

快速鉴别：**呈不规则的椭圆状或三角状卵形，不饱满，表面具不规则纵皱纹。**（图 1-2-7）

白及劣质（二氧化硫残留量超标）

白及块茎用硫黄熏蒸的加工品。

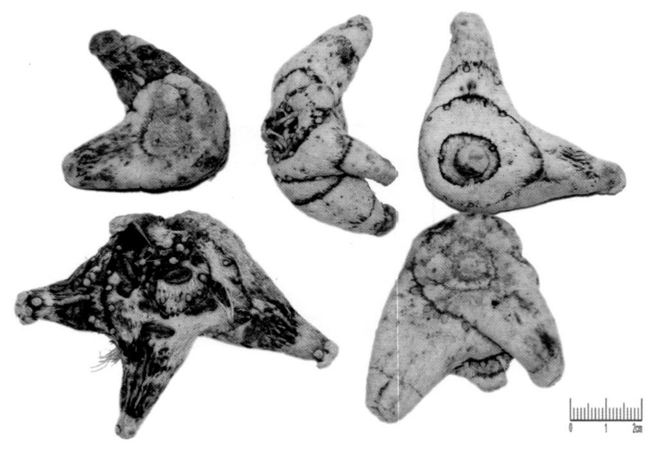

图1-2-8 白及劣质（二氧化硫残留量超标）

快速鉴别：**表面颜色偏白，具刺激性气味，味酸。**（图 1-2-8）

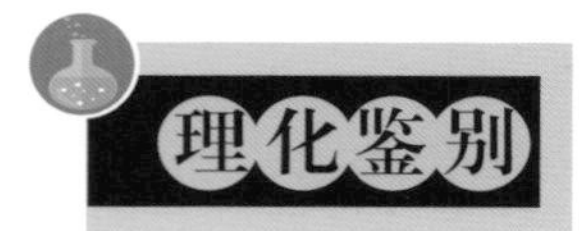

理化鉴别

取本品粉末 2 g，加水 20 ml，沸水浴加热 30 min，滤过，滤液进行下列试验：

1. 取滤液 1ml，加入新配制的碱性酒石酸铜试剂 5 滴，沸水浴中加热 5min，产生棕红色沉淀。（图 1-2-9）
2. 取滤液 1 ml，加入 5% α－萘酚乙醇溶液 3 滴，摇匀，沿试管壁缓缓加入浓硫酸 0.5 ml，下层溶

液变为紫色。（图 1-2-10）

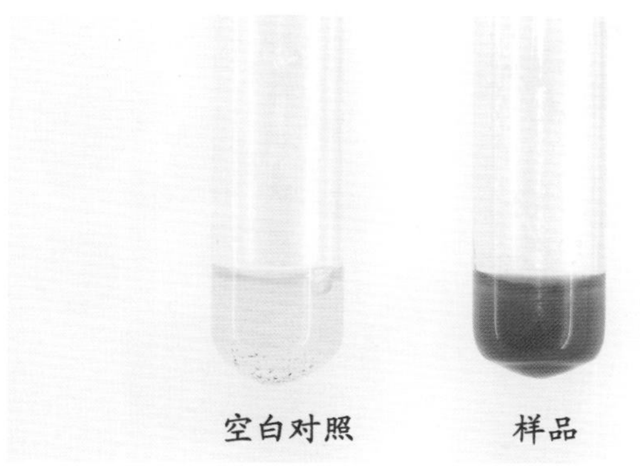

图1-2-9　白及理化鉴别（1）

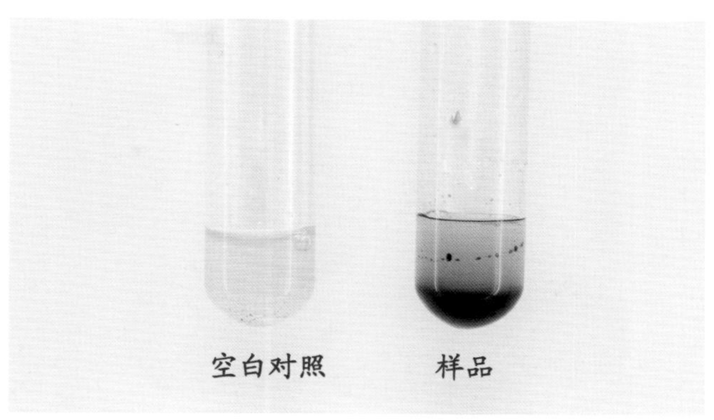

图1-2-10　白及理化鉴别（2）

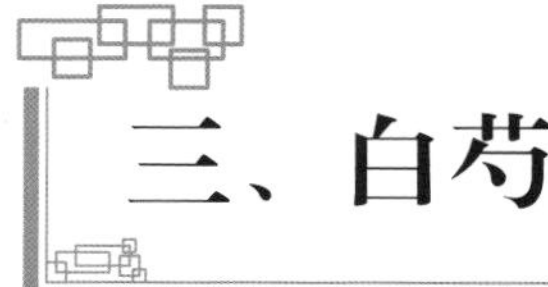

三、白芍

【来源】毛茛科芍药属植物芍药 *Paeonia lactiflora* Pall. 的干燥根。夏、秋二季采挖，洗净，除去头尾和细根，置沸水中煮后除去外皮或去皮后再煮，晒干。

【性状】呈圆柱形，平直或稍弯曲，两端平截，长 5~18 cm，直径 1~2.5 cm。表面类白色或淡棕红色，光洁或有纵皱纹及细根痕，偶有残存的棕褐色外皮。质坚实，不易折断，断面较平坦，类白色或微带棕红色，形成层环明显，射线放射状。气微，味微苦、酸。（图 1-3-1、图 1-3-2）

【标准收载】《中华人民共和国药典》。

【饮片】**白芍**　白芍药材洗净，润透，切薄片，干燥。（图 1-3-3）

炒白芍　净白芍片，照清炒法炒至微黄色。（图 1-3-4）

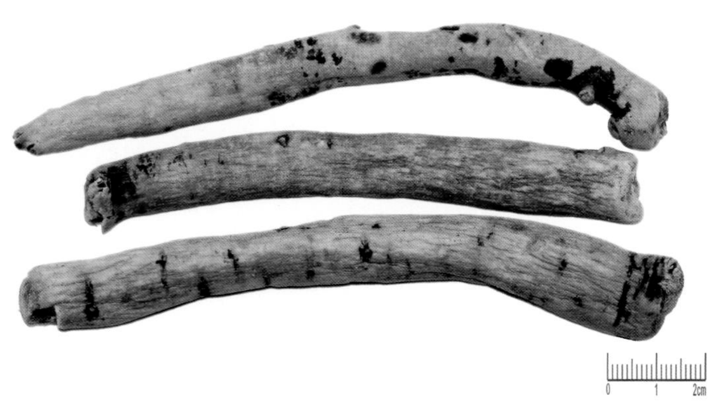

图1-3-1　白芍

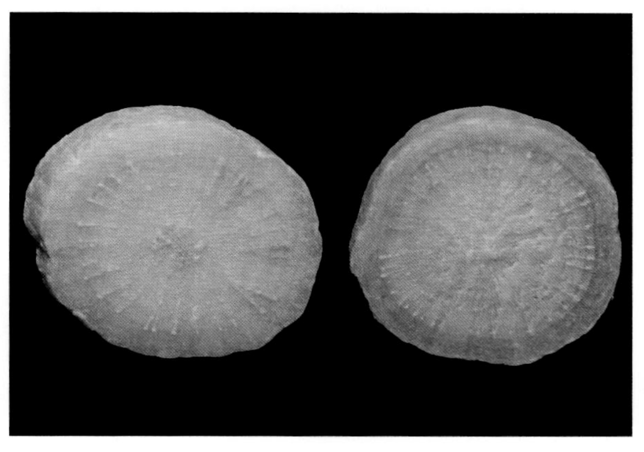

图1-3-2　白芍（横切面）

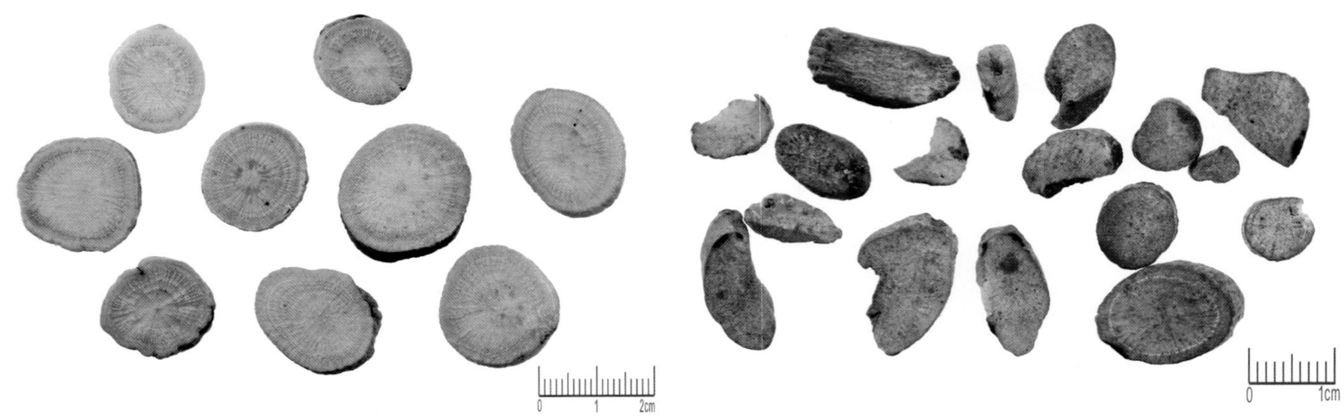

图1-3-3　白芍（饮片）　　图1-3-4　炒白芍（饮片）

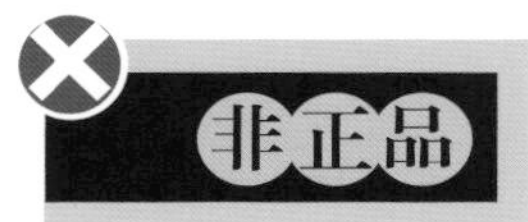

乌药

樟科山胡椒属植物乌药 *Lindera aggregata*(Sims) Kosterm. 的干燥根，切片冒充炒白芍。

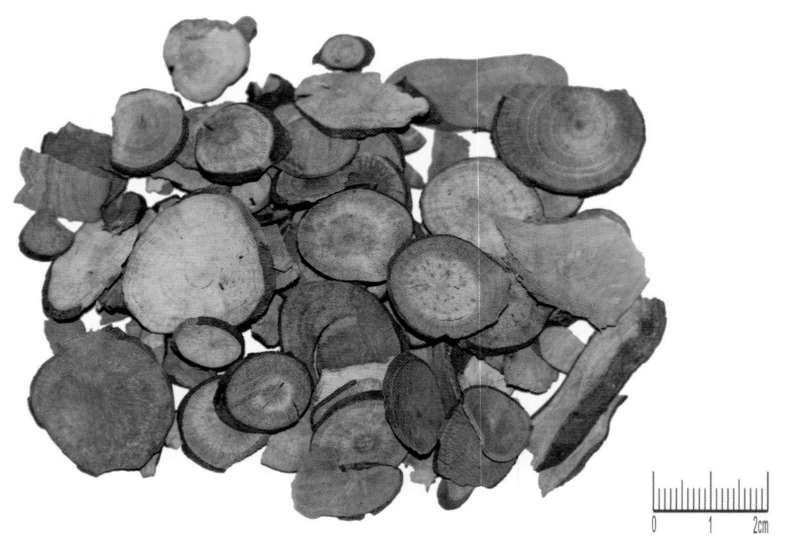

图1-3-5　乌药（切片）

快速鉴别：**切面射线放射状，可见年轮环纹；气香，味微苦、辛，有清凉感。**（图 1-3-5）

黑白芍

芍药较细的根，直接干燥（不煮、不去皮）的加工品。

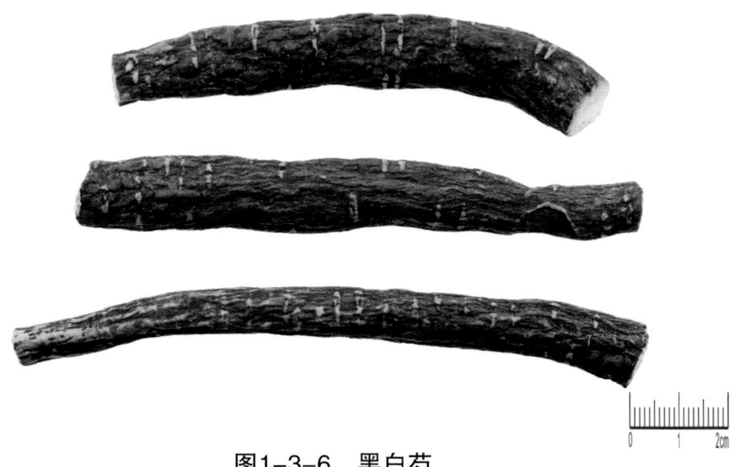

图1-3-6 黑白芍

快速鉴别：**表面灰黑色或棕黑色。**（图 1-3-6）

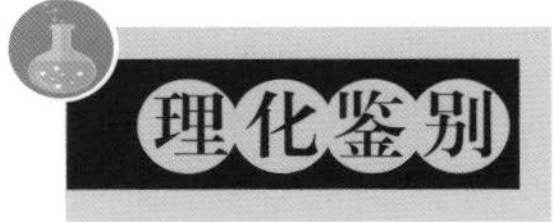

理化鉴别

取本品粉末 5 g，加乙醚 50 ml，水浴回流 10 min，滤过，取滤液 10 ml，置水浴上蒸干，加醋酸酐 1 ml 与硫酸 4 滴，显黄色，渐变成红色、紫色（1），最后呈绿色（2）。（图 1-3-7）

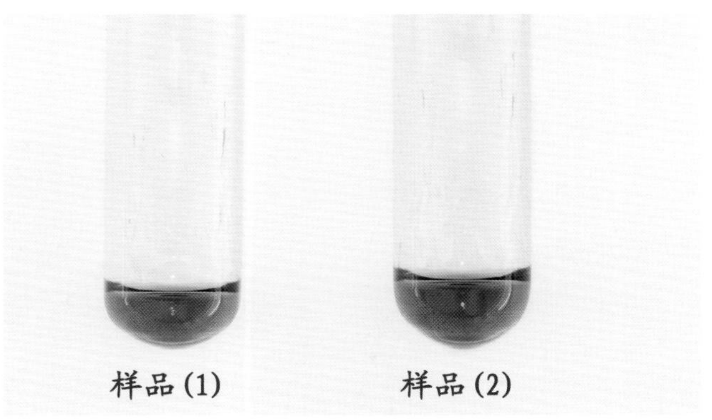

图1-3-7 白芍理化鉴别

四、白术

【来源】菊科苍术属植物白术 *Atractylodes macrocephala* Koidz. 的干燥根茎。冬季下部叶枯黄、上部叶变脆时采挖，除去泥沙，烘干或晒干，再除去须根。

【性状】呈不规则的肥厚团块，长 3~13 cm，直径 1.5~7 cm。表面灰黄色或灰棕色，有瘤状突起及断续的纵皱和沟纹，并有须根痕，顶端有残留茎基和芽痕。质坚硬不易折断，断面不平坦，黄白色至淡棕色，有棕黄色的点状油室散在；烘干者断面角质样，色较深或有裂隙。气清香，味甘、微辛，嚼之略带黏性。（图 1-4-1）

【标准收载】《中华人民共和国药典》。

【饮片】白术　白术药材除去杂质，洗净，润透，切厚片，干燥。（图 1-4-2）

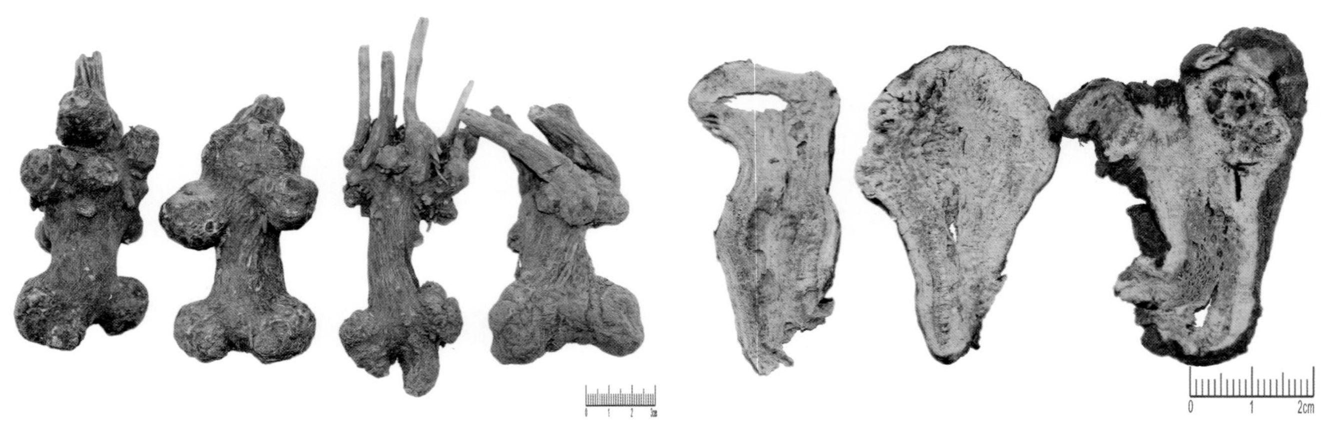

图1-4-1　白术　　图1-4-2　白术（饮片）

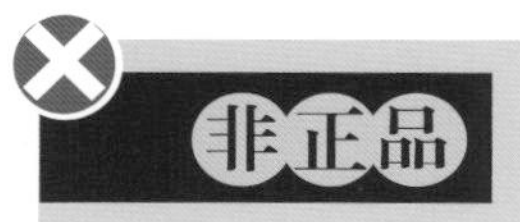

非正品

关苍术

菊科苍术属植物关苍术 *Atractylodes japonica* Koidz. ex Kitam. 的干燥根茎。

快速鉴别：**多呈结节状圆柱形，有瘤状突起；断面纤维性，有裂隙及黄棕色油点；味微苦辛。**（图1-4-3）

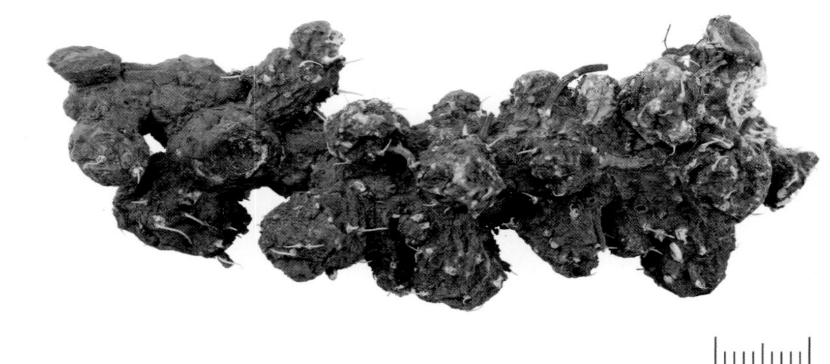

图1-4-3　关苍术

土木香根头

菊科旋覆花属植物土木香 *Inula helenium* L. 的干燥根头。

快速鉴别：**顶端有凹陷的茎痕及叶柄残迹；断面淡棕黄色至棕褐色，散在淡褐色点状油室；气微香，味微苦、辛。**（图1-4-4）

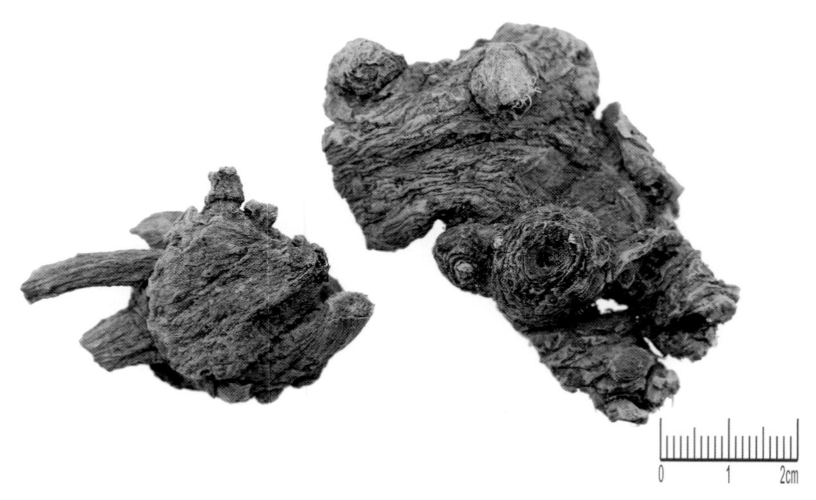

图1-4-4　土木香根头

菊三七

菊科菊三七属植物菊三七 *Gynura japonica* (Thunb.) Juel. 的干燥根茎。

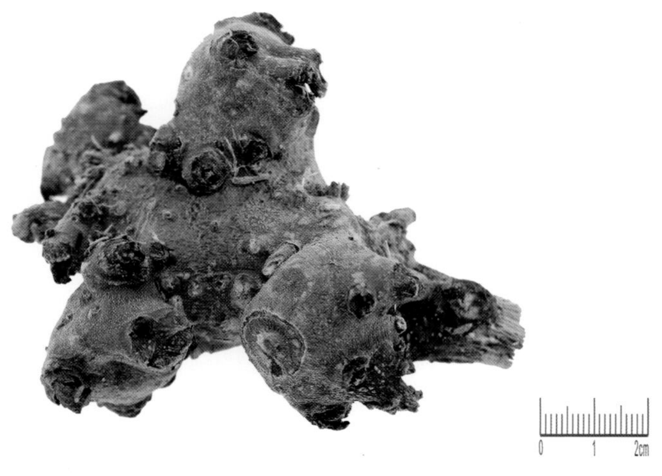

图1-4-5 菊三七

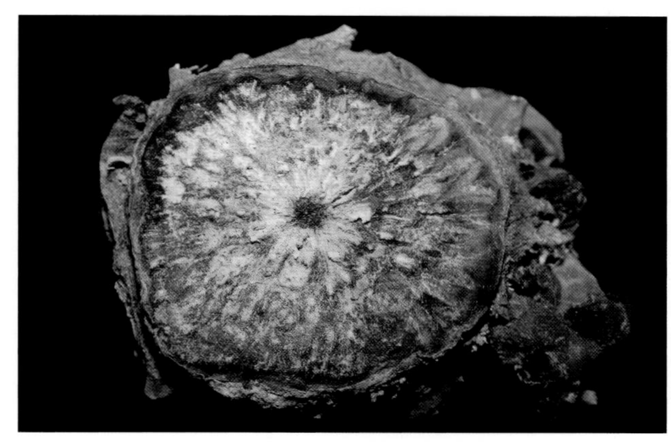

图1-4-6 菊三七（横切面）

快速鉴别：**呈拳形肥厚团块状，瘤状突起较多、较粗，断面致密，无油点散在，无白术香气。**（图 1-4-5、图 1-4-6）

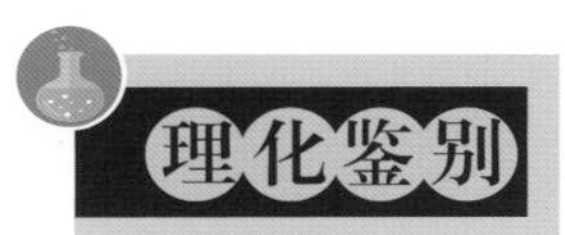

取本品粉末 2 g，置 100 ml 具塞锥形瓶中，加乙醚 20 ml，连续振摇 10 min，滤过，取滤液 3 ml，挥干，加乙醇 2 ml 溶解，滴加 2，4- 二硝基苯肼 10 滴，产生黄褐色沉淀。（图 1-4-7）

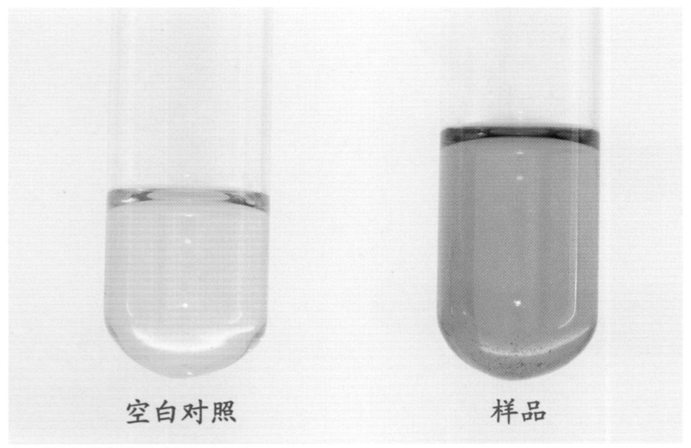

图1-4-7 白术理化鉴别

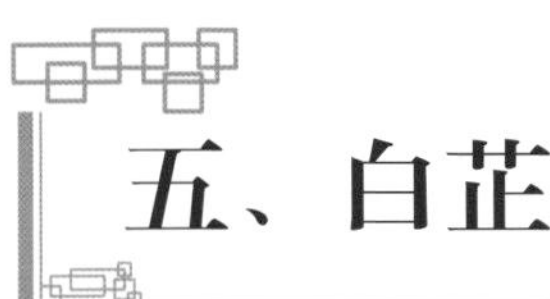

五、白芷

【来源】伞形科当归属植物白芷 *Angelica dahurica* (Fisch. ex Hoffm.) Benth. et Hook.f. 或杭白芷 *Angelica dahurica*(Fisch. ex Hoffm.) Benth. et Hook. f. var. *formosana* (Boiss.) Shan et Yuan 的干燥根。夏、秋间叶黄时采挖，除去须根和泥沙，晒干或低温干燥。

【性状】呈长圆锥形，长 10~25 cm，直径 1.5~2.5 cm。表面灰棕色或黄棕色，根头部钝四棱形或近圆形，具纵皱纹、支根痕及皮孔样的横向突起，有的排列成四纵行。顶端有凹陷的茎痕。质坚实，断面白色或灰白色，粉性，形成层环棕色，近方形或近圆形，皮部散有多数棕色油点。气芳香，味辛、微苦。（图 1-5-1~ 图 1-5-4）

【标准收载】《中华人民共和国药典》。

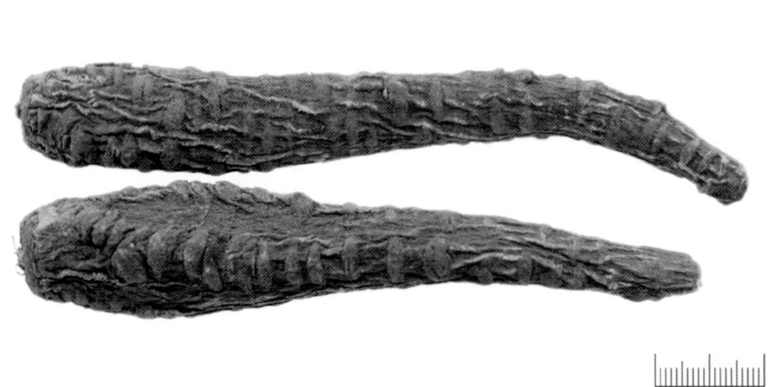

图1-5-1　白芷

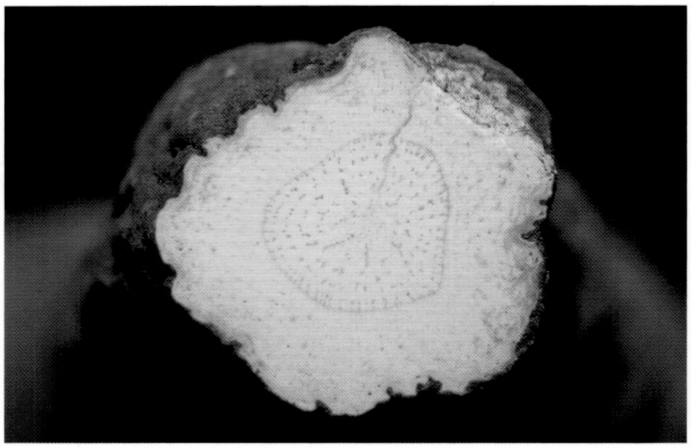

图1-5-2　白芷（横切面）

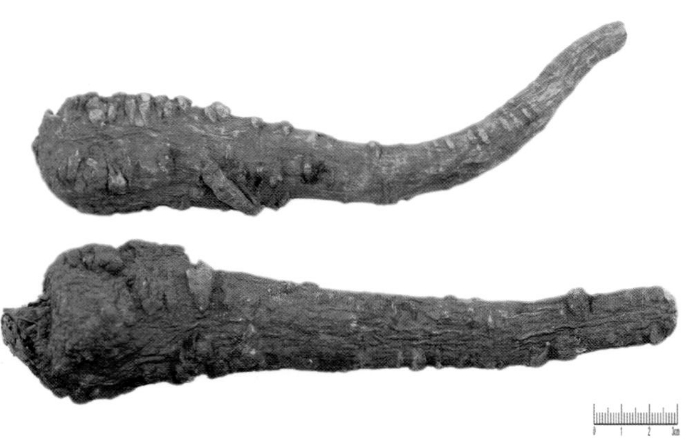

图1-5-3　白芷（红皮白芷）

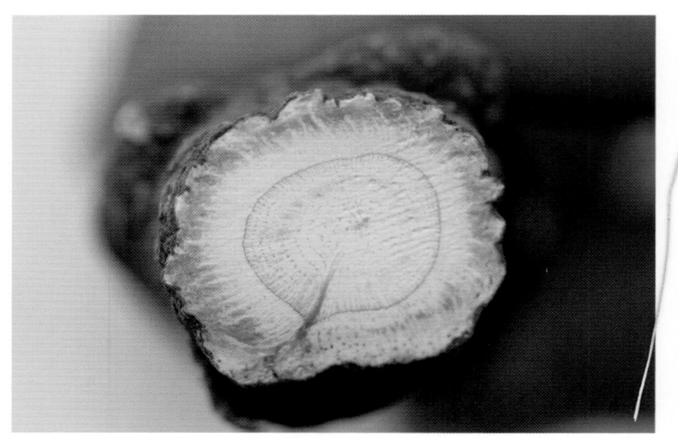

图1-5-4　红皮白芷（横切面）

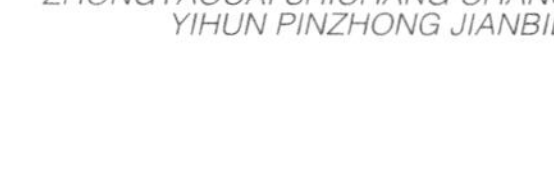

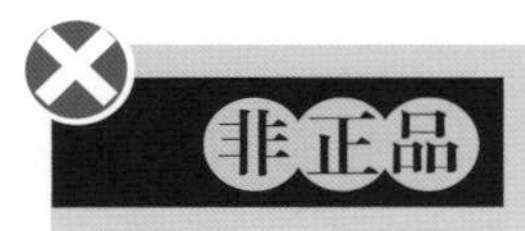

白芷劣质（受冻）

栽培时受冻的劣质品。

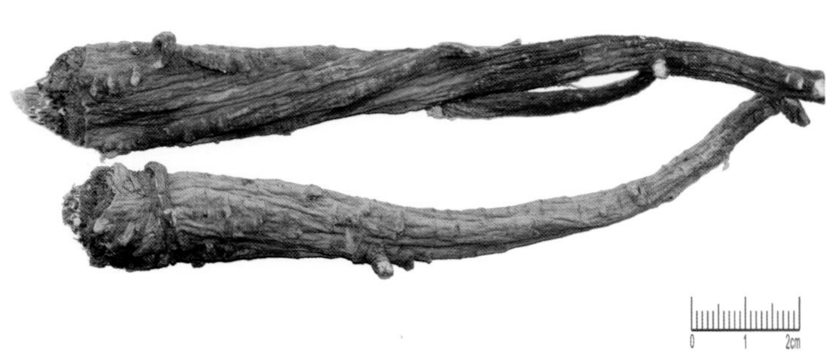

图1-5-5　白芷劣质（受冻）

图1-5-6　受冻白芷（横切面）

快速鉴别：**表面具不规则纵皱纹，质较软，断面粉性不强。**（图 1-5-5、图 1-5-6）

白芷劣质（加工不当）

产地加工不当的劣质品。

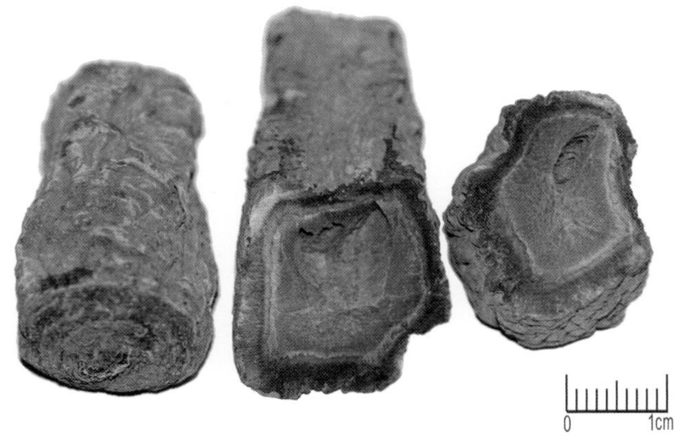

图1-5-7　白芷劣质（加工不当）

快速鉴别：**质较硬，断面灰棕色至黑棕色。**（图 1-5-7）

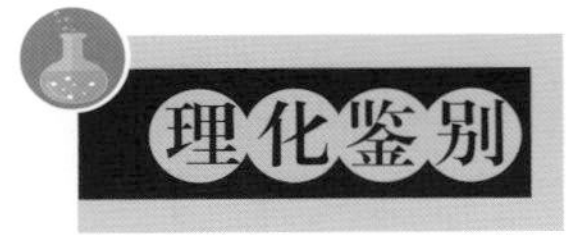

1. 取本品粉末 0.5 g，加水 3 ml，振摇 10 min，滤过，取滤液 3 滴，点于滤纸上，置紫外光灯

（365 nm）下观察，显蓝色荧色。（图 1-5-8）

2. 取本品粉末 1 g，加 70% 乙醇 10 ml，温浸 30 min，滤过，取滤液 1 ml，加 5% α－萘酚乙醇溶液 2 滴，摇匀后，沿管壁加 0.5 ml 浓硫酸，下层溶液显紫红色。（图 1-5-9）

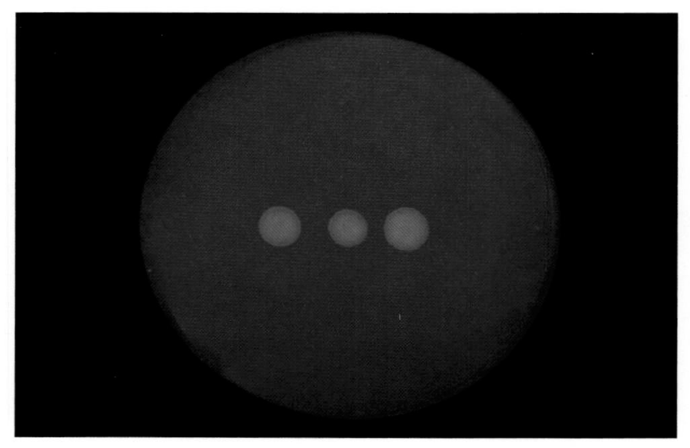

图1-5-8　白芷理化鉴别（1）

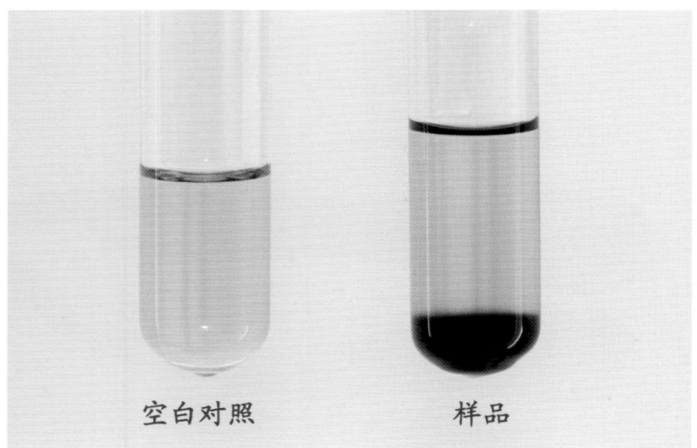

图1-5-9　白芷理化鉴别（2）

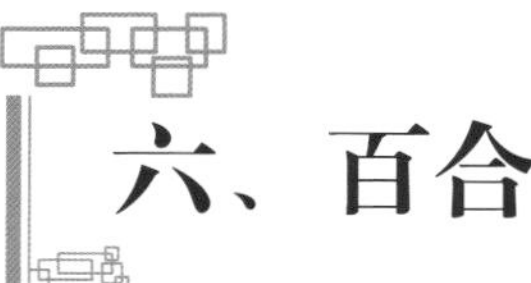

六、百合

【来源】百合科百合属植物卷丹 *Lilium lancifolium* Thunb.、百合 *Lilium brownie* F.E. Brown var. *viridulum* Baker 或细叶百合 *Lilium pumilum* DC. 的干燥肉质鳞叶。秋季采挖，洗净，剥取鳞叶，置沸水中略烫，干燥。

【性状】呈长椭圆形，长 2~5 cm，宽 1~2 cm，中部厚 1.3~4 mm。表面黄白色至淡棕黄色，有的微带紫色，有数条纵直平行的白色维管束。顶端稍尖，基部较宽，边缘薄，微波状，略内向弯曲。质硬而脆，断面较平坦，角质样，气微，味微苦。（图 1-6-1）

【标准收载】《中华人民共和国药典》。

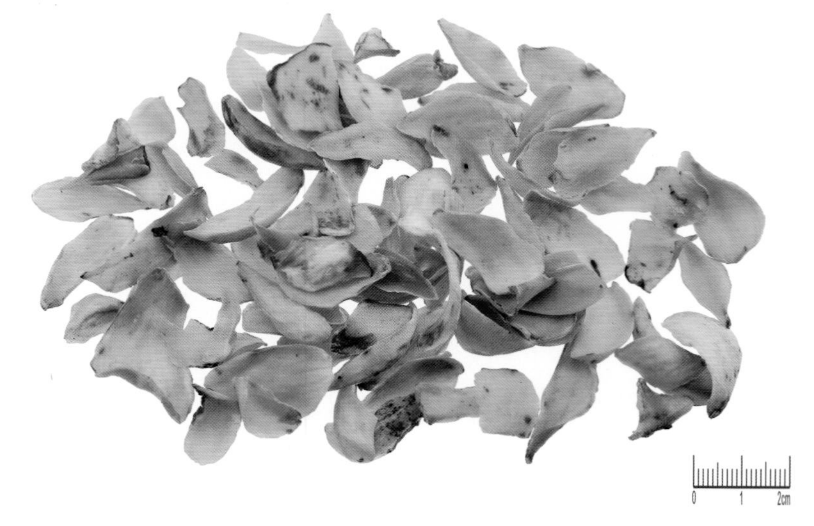

图1-6-1　百合

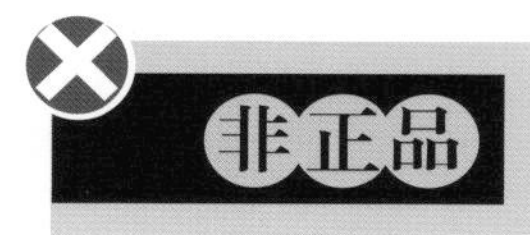

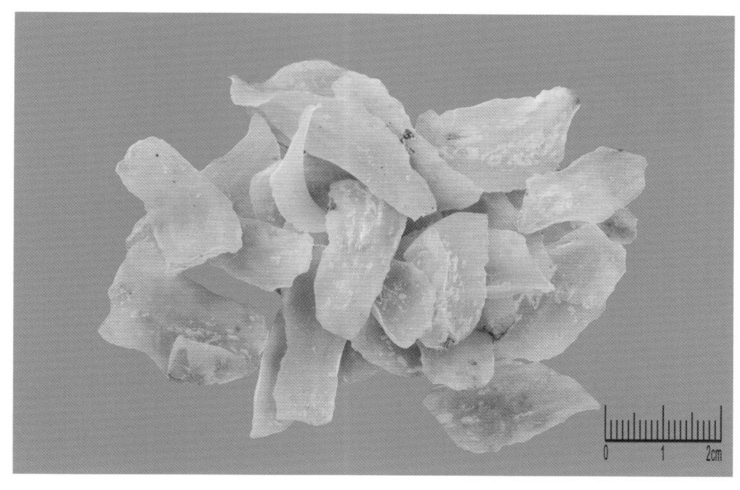

图1-6-2 兰州百合

兰州百合

百合科百合属植物兰州百合 *Lilium davidii Duchartre* var. *unicolor* Cotton. 的干燥肉质鳞叶。

快速鉴别：**长椭圆形、卵圆形肉质片状，长 1~4 cm，宽 0.5~2 cm；味甜。**（图 1-6-2）

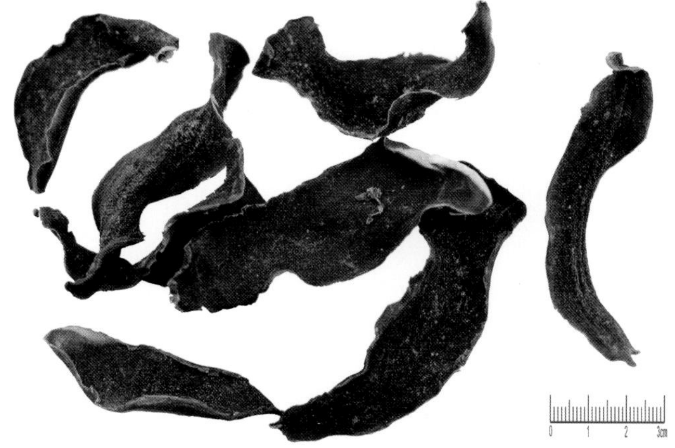

图1-6-3 淡黄花百合

淡黄花百合

百合科百合属植物淡黄花百合 *Lilium sulphureum* Baker apud Hook. f. 的干燥肉质鳞叶。

快速鉴别：**表面暗红色或棕褐色，不透明；长椭圆形、披针形，长 2~7 cm，宽 0.6~3 cm；味淡。**（图 1-6-3）

百合劣质（二氧化硫残留量超标）

百合的熏硫加工品。

快速鉴别：**表面白色，质地较重且柔软；有刺激性气味，味微酸。**（图 1-6-4）

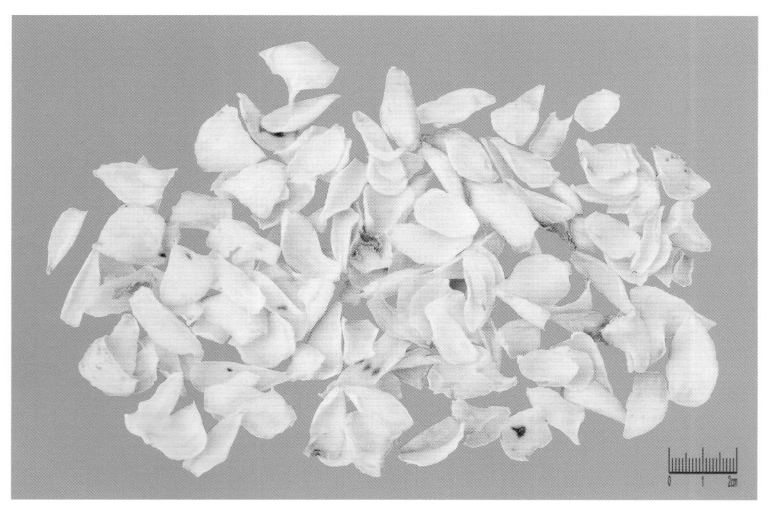

图1-6-4 百合劣质（二氧化硫残留量超标）

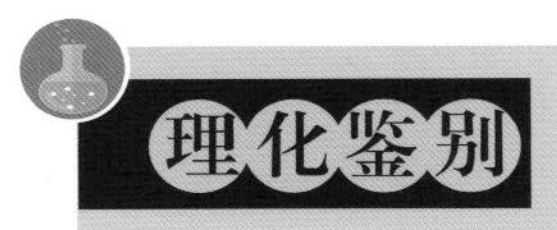

1. 取本品粉末 0.5 g，滴加碘试液 2 滴，显暗紫色。（图 1–6–5）

2. 取本品粉末 1 g，加稀乙醇 10 ml，振摇 2 min，滤过，滤液置水浴上蒸至近干，残渣加水 10 ml 使溶解，滤过，取滤液 3 ml，加入斐林试液 5 滴，水浴上加热，生成棕褐色沉淀。（图 1–6–6）

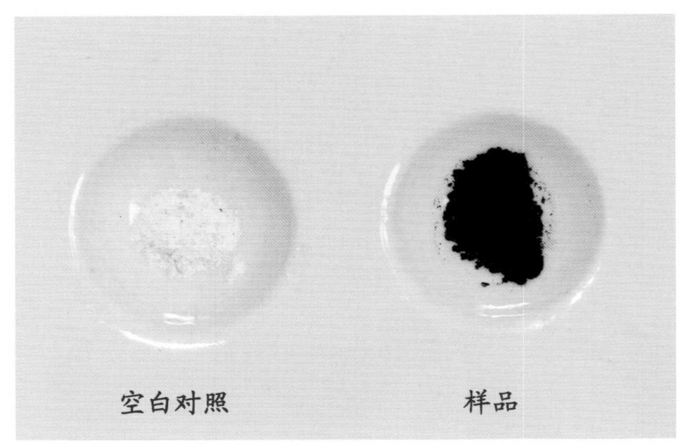

图1–6–5　百合理化鉴别（1）

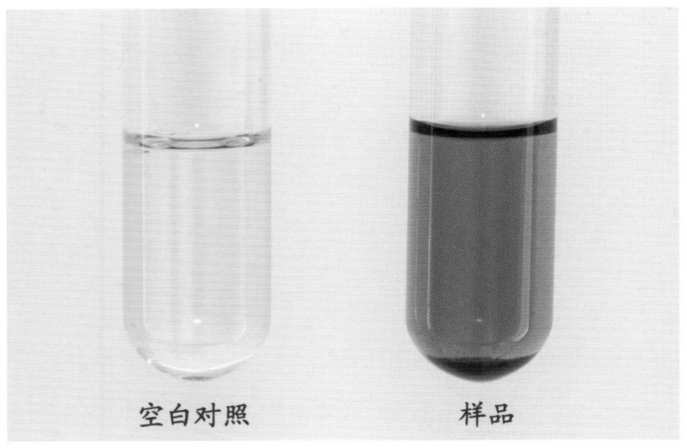

图1–6–6　百合理化鉴别（2）

七、板蓝根

【来源】十字花科菘蓝属植物菘蓝 *Isatis indigotica* Fort. 的干燥根。秋季采挖，除去泥沙，晒干。

【性状】呈圆柱形，稍扭曲，长 10~20 cm，直径 0.5~1 cm。表面淡灰黄色或淡棕黄色，有纵皱纹、横长皮孔样突起及支根痕。根头略膨大，可见暗绿色或暗棕色轮状排列的叶柄残基和密集的疣状突起。体实，质略软，断面皮部黄白色，木部黄色。气微，味微甜后苦涩。（图 1–7–1、图 1–7–2）

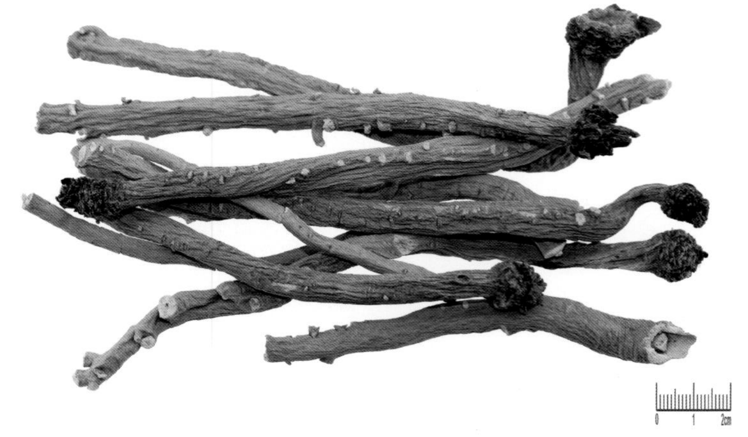

图1–7–1　板蓝根

【标准收载】《中华人民共和国药典》。

【饮片】**板蓝根**　板蓝根药材除去杂质，洗净，润透，切厚片，干燥。（图 1–7–3）

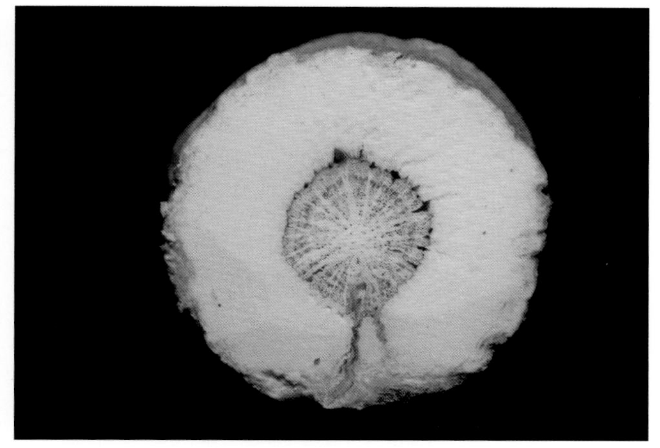

图1–7–2　板蓝根（横切面）

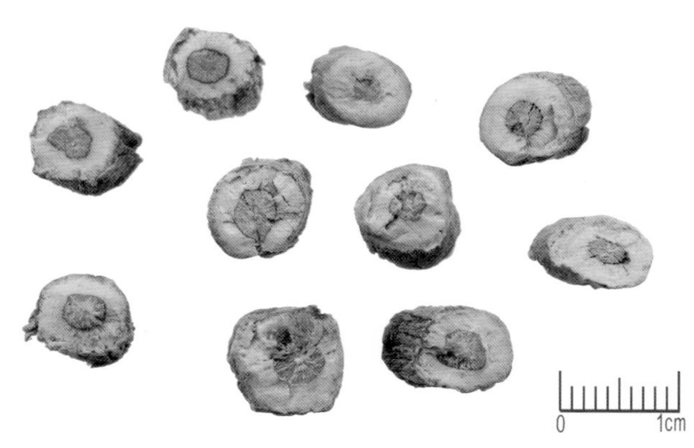

图1–7–3　板蓝根（饮片）

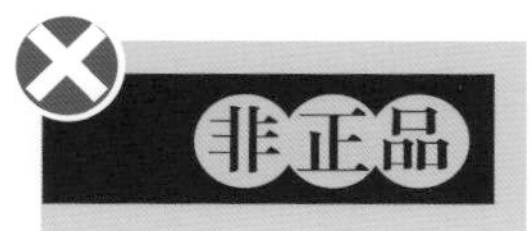

油菜根

十字花科芸苔属植物芸苔（油菜）*Brassica rapa* L.var. *oleifera* de Candolle 的干燥根。

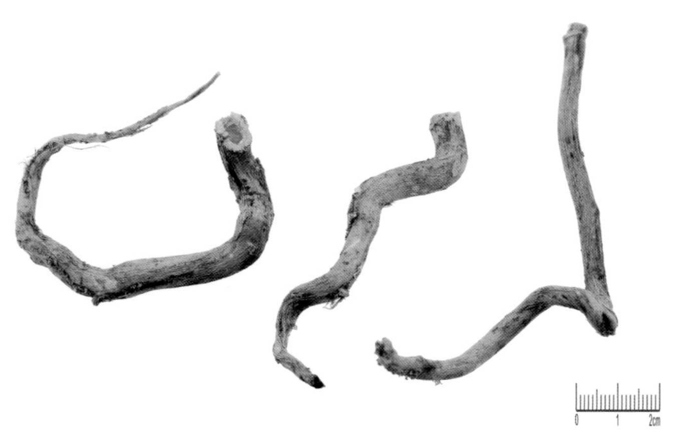

图1–7–4　油菜根

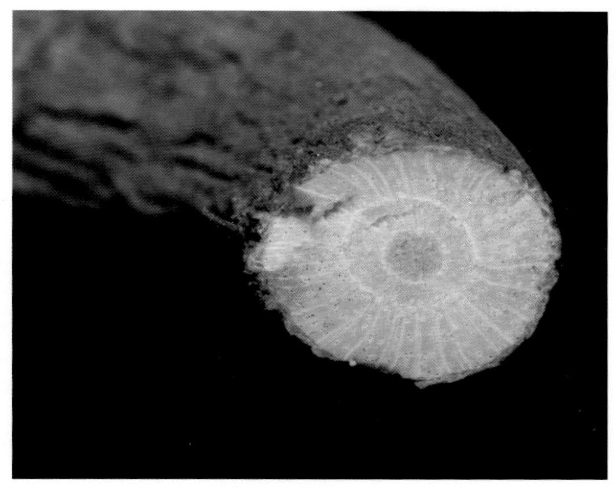

图1–7–5　油菜根（横切面）

快速鉴别：**多扭曲，表面具须根痕；断面皮部薄，可见放射状纹理。**（图 1–7–4、图 1–7–5）

南板蓝根

爵床科板蓝属植物板蓝（马蓝）*Strobilanthes cusia* (Nees) Kuntze 的干燥根及根茎。

快速鉴别：**根茎有稍膨大的节，节上分生根茎及细长的须状根；根细长而弯曲，表面较光滑；根茎断面中央有大型的髓。**（图 1-7-6）

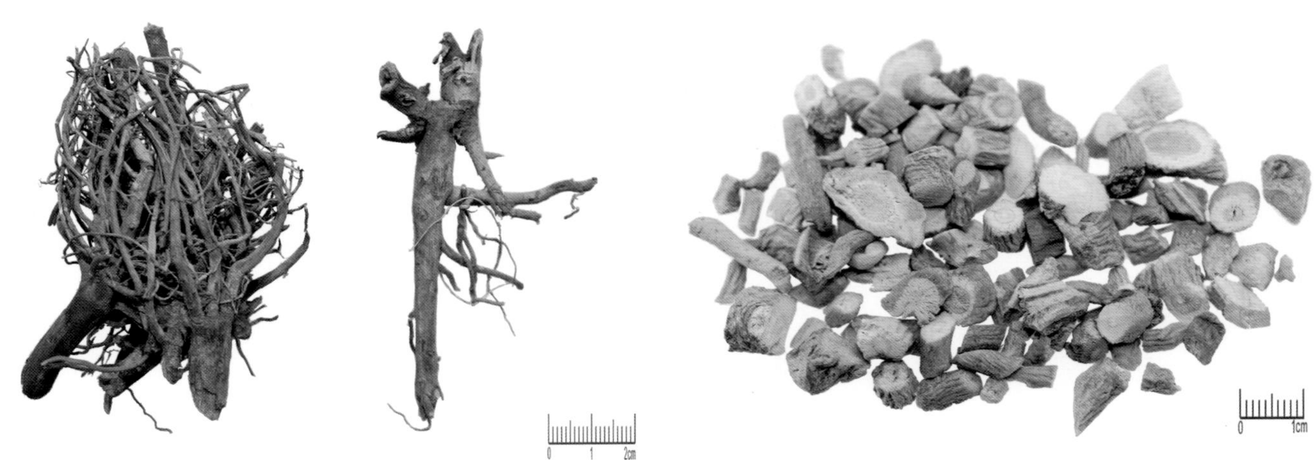

图1-7-6　南板蓝根*

图1-7-7　板蓝根劣质（二氧化硫残留量超标）

板蓝根劣质（二氧化硫残留量超标）

板蓝根硫黄熏蒸的劣质品。

快速鉴别：**颜色浅；味酸，具刺鼻性气味。**（图 1-7-7）

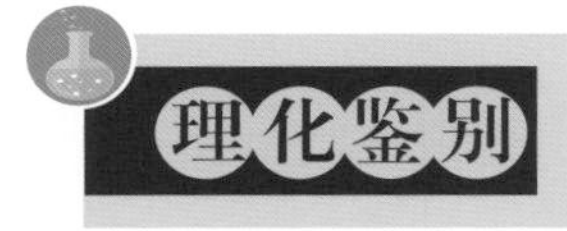

理化鉴别

取本品粉末 1 g，加水 10 ml，加热至沸腾，滤过，取滤液 1 滴，点于滤纸上，晾干，置紫外光灯（365 nm）下检视，显蓝色荧光。（图 1-7-8）

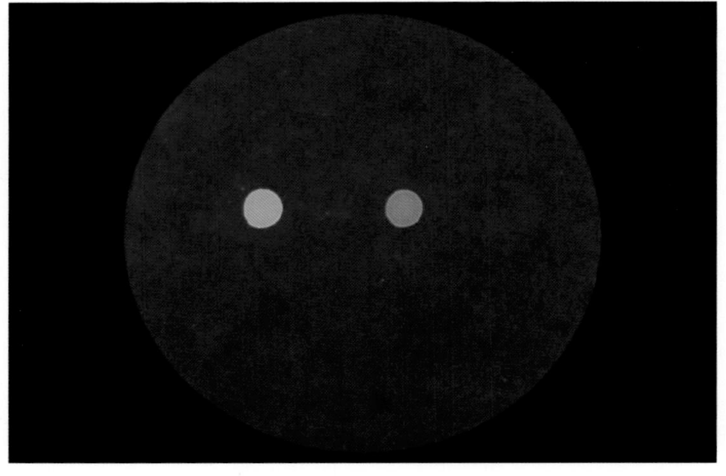

图1-7-8　板蓝根理化鉴别（左：熏硫品，右：正常品）

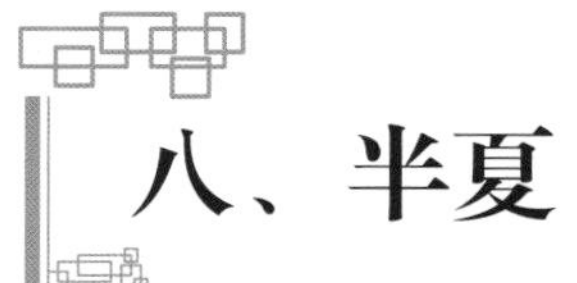

八、半夏

【来源】天南星科半夏属植物半夏 *Pinellia ternate* (Thunb.) Breit. 的干燥块茎。夏、秋二季采挖，洗净，除去外皮和须根，晒干。

【性状】呈类球形，有的稍偏斜，直径 1~1.5 cm。表面白色或浅黄色，顶端有凹陷的茎痕，周围密布麻点状根痕；下面钝圆，较光滑。质坚实，断面洁白，富粉性。气微，味辛辣、麻舌而刺喉。（图 1-8-1、图 1-8-2）

【标准收载】《中华人民共和国药典》。

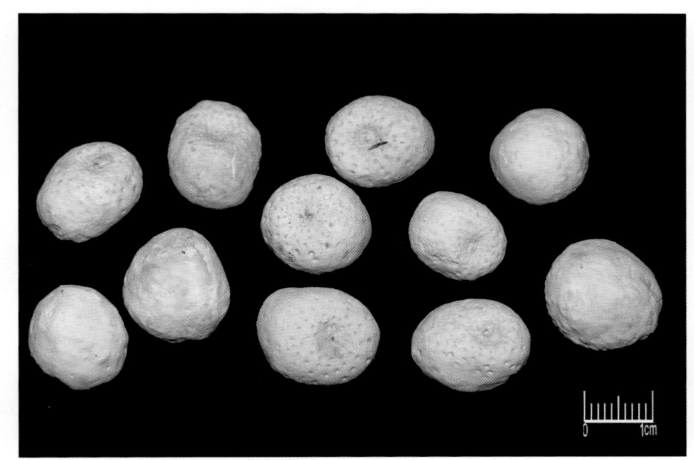

图1-8-1　半夏

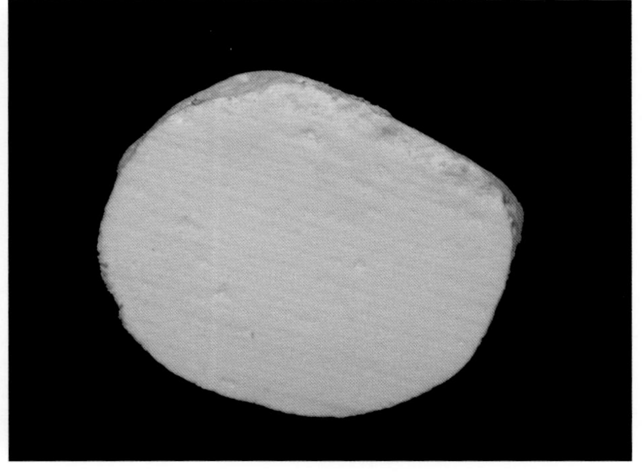

图1-8-2　半夏（纵剖面）

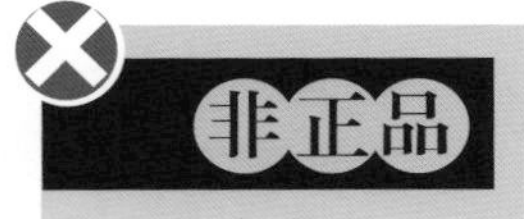

法半夏

半夏的炮制加工品。

快速鉴别：**呈类球形或破碎成不规则颗粒状；表面淡黄白色、黄色或棕黄色；质较松脆或硬脆；断面黄色或淡黄色；微有麻舌感。**（图 1-8-3）

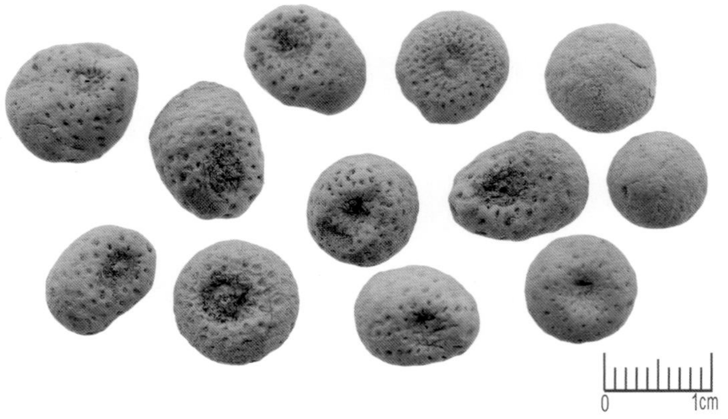

图1-8-3　法半夏

清半夏

半夏的炮制加工品。

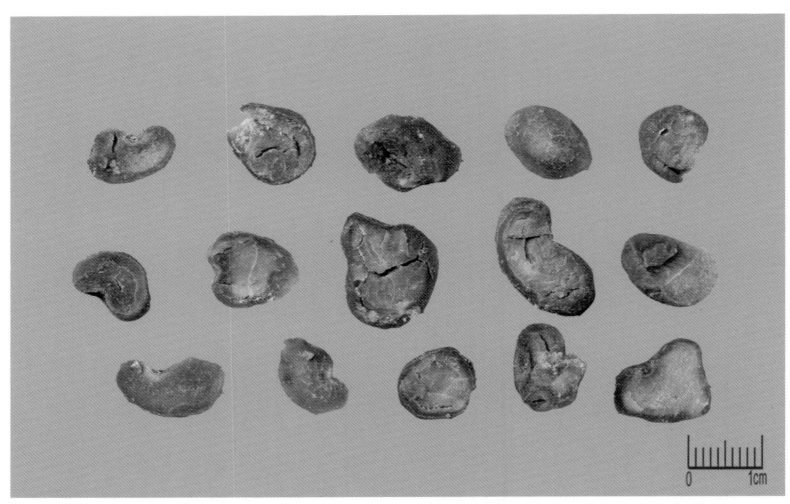

图1-8-4　清半夏

快速鉴别：**呈椭圆形、类圆形或不规则的片；切面可见灰白色点状或短线状维管束迹；断面略呈角质样；微有麻舌感。**（图 1-8-4）

姜半夏

半夏的炮制加工品。

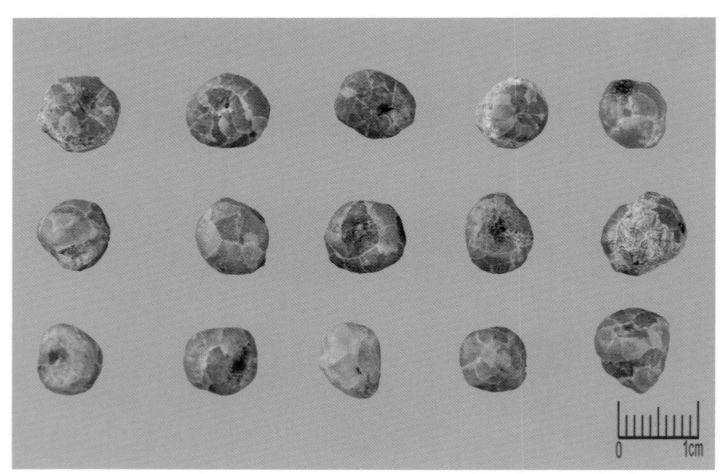

图1-8-5　姜半夏

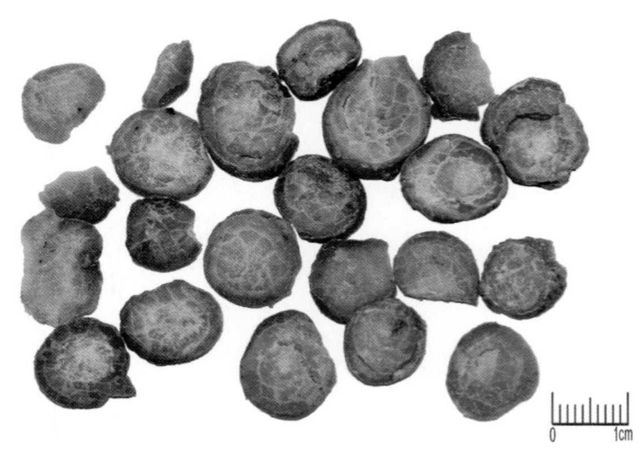

图1-8-6　姜半夏（片状）

快速鉴别：**呈片状、不规则颗粒状或类球形。表面棕色至棕褐色；断面淡黄棕色，常具角质样光泽，微有麻舌感，嚼之略粘牙。**（图 1-8-5、图 1-8-6）

京半夏

半夏的炮制加工品。

快速鉴别：**呈类球形或不规则的块、片；外表面黄色至棕黄色，内心或切面黄色；质脆；无麻味。**（图 1-8-7）

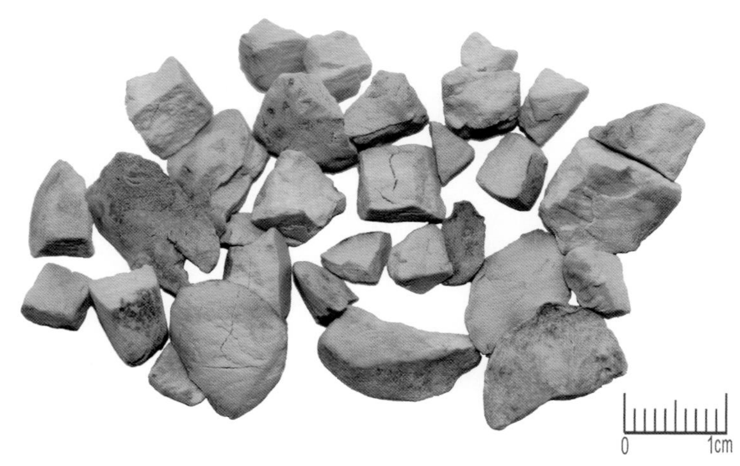

图1-8-7　京半夏

天南星

天南星科天南星属植物天南星 *Arisaema erubescens* (Wall.) Schott、异叶天南星 *Arisaema heterophyllum* Bl. 或东北天南星 *Arisaema amurense* Maxim. 的干燥块茎。

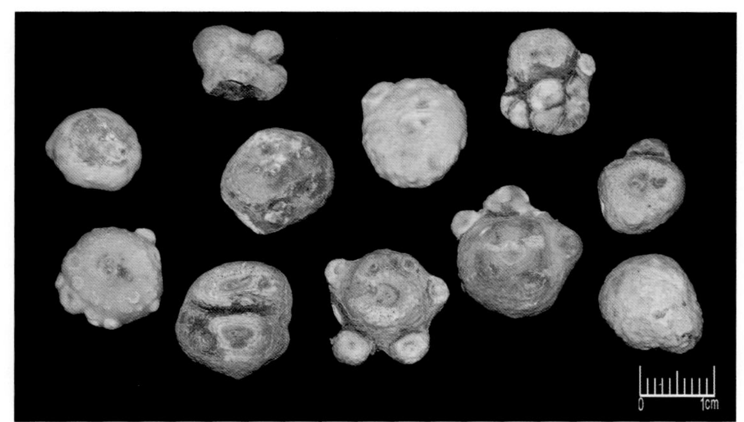

图1-8-8　天南星

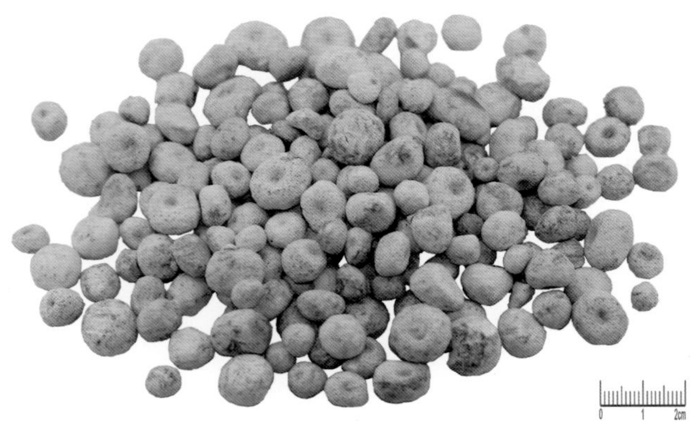

图1-8-9　天南星

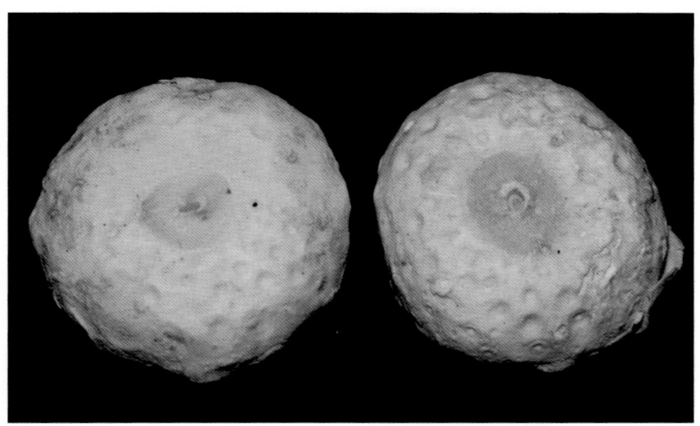

图1-8-10　天南星（放大）

快速鉴别：**呈扁球形，表面类白色或淡棕色，较光滑，顶端有凹陷的茎痕，周围有麻点状根痕，有的块茎周边有小扁球状侧芽，断面粉性，味麻辣。**（图 1-8-8~图 1-8-10）

虎掌半夏

天南星科半夏属植物虎掌 *Pinellia pedatisecta* Schott 的干燥块茎，又名“掌叶半夏”或“虎掌南星”。

快速鉴别：**扁圆形或不规则形；周围常附着 2~5 个小块茎或小茎痕；上端平，中间有 1 深陷的圆形残痕，残痕直径约为块茎的 1/2，周围密布麻点；下部钝圆。**（图 1-8-11）

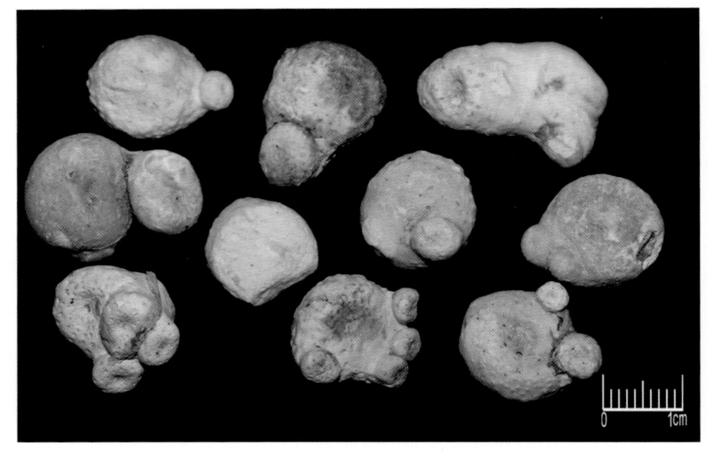

图1-8-11 虎掌半夏

水半夏

天南星科犁头尖属植物鞭檐犁头尖 *Typhonium flagelliforme* (Lodd.) Blume 的干燥块茎。

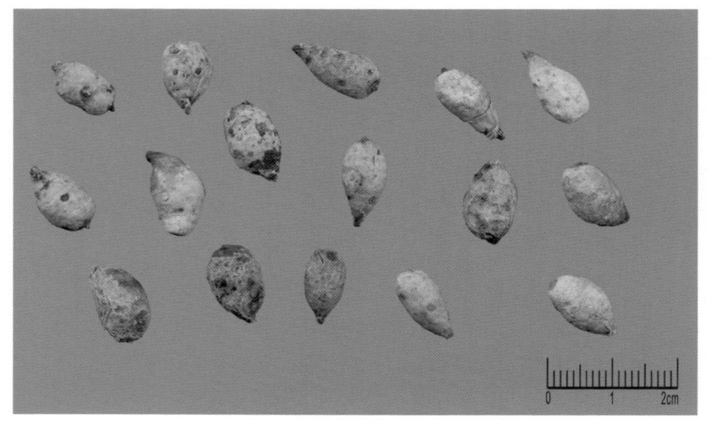

图1-8-12 水半夏

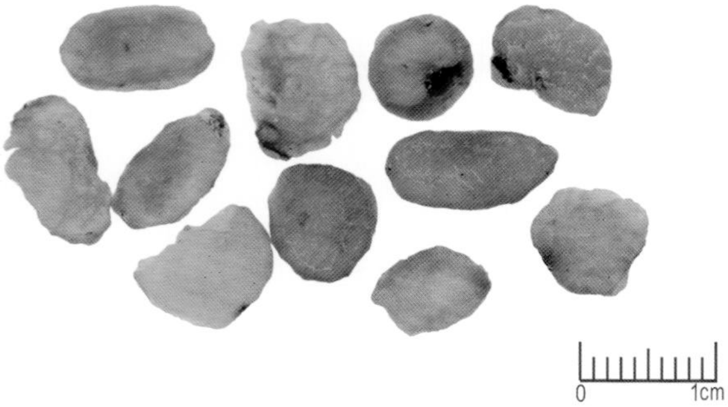

图1-8-13 水半夏（切片）

快速鉴别：**呈椭圆形、圆锥形或半圆形；表面不平滑，隐约可见点状根痕；上端类圆形，有凸起的芽痕，下端略尖；味辛辣，麻舌而刺喉。**（图 1-8-12~ 图 1-8-14）

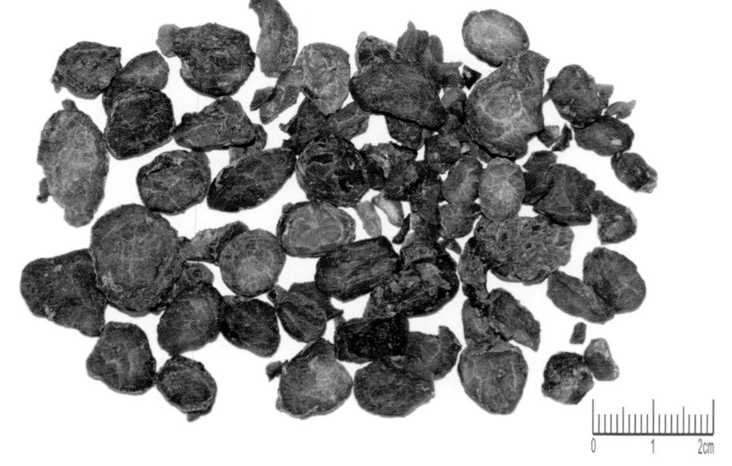

图1-8-14 水半夏（姜水半夏）

水半夏（打磨）

水半夏的加工品，切制或打磨后冒充半夏及法半夏。

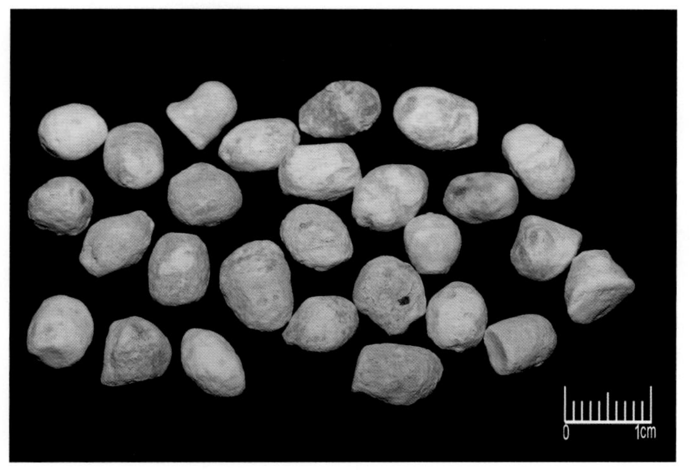

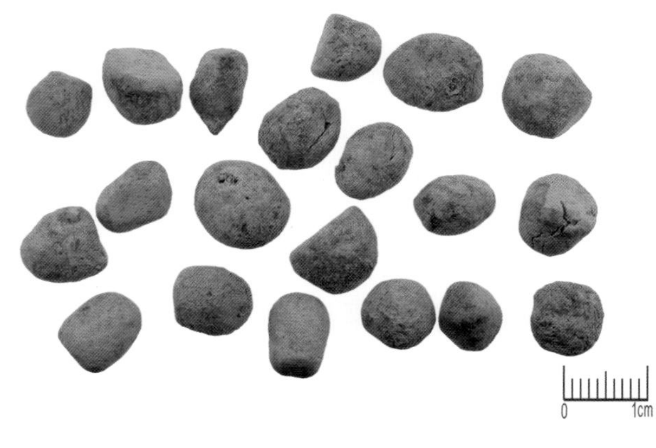

图1-8-15 水半夏（打磨）

图1-8-16 法水半夏（打磨）

快速鉴别：**一端钝圆，一端平截，明显可见切断或打磨痕迹。**（图 1-8-15、图 1-8-16）

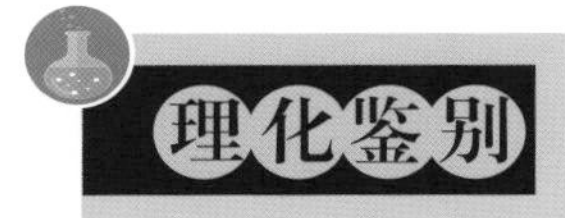

理化鉴别

取本品粉末 2 g，加乙醇 20 ml，水浴回流 1 h，滤过，滤液进行下列试验：

1. 取滤液 2 ml，置玻璃试管中，水浴蒸干，残渣中加 1 ml 醋酸酐 - 浓硫酸（19∶1）混合液，静置 1 min，溶液呈现浅绿色或绿黄色。（图 1-8-17）

2. 取滤液 2 ml，蒸干，残渣加三氯甲烷 1 ml 使溶解，置玻璃试管中，沿管壁缓缓滴加 1 ml 浓硫酸，置紫外光灯（365 nm）下观察，下层溶液显绿色荧光。（图 1-8-18）

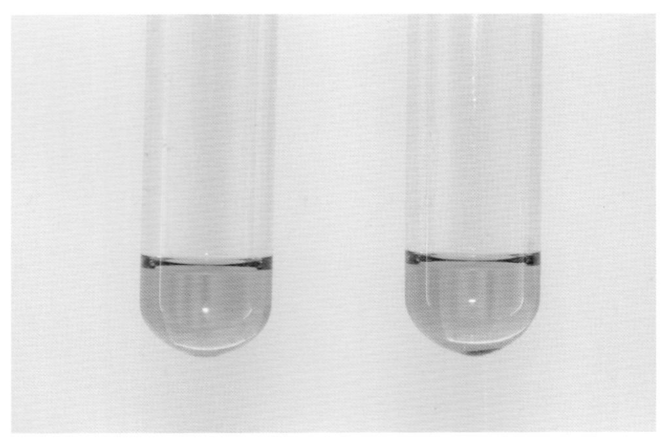

图1-8-17 半夏理化鉴别（1）

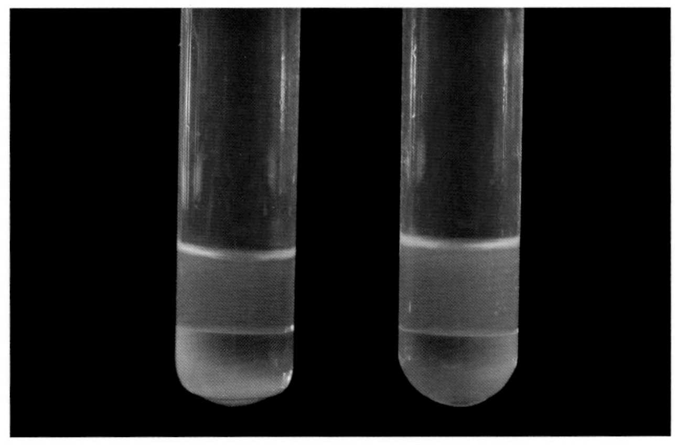

图1-8-18 半夏理化鉴别（2）

九、北沙参

【来源】伞形科珊瑚菜属植物珊瑚菜 *Glehnia littoralis* Fr. Schmidt ex Miq. 的干燥根。夏、秋二季采挖，除去须根，洗净，稍晾，置沸水中烫后，除去外皮，干燥，或洗净直接干燥。

【性状】呈细长圆柱形，偶有分枝，长 15~45 cm，直径 0.4~1.2 cm。表面淡黄白色，略粗糙，偶有残存外皮，不去外皮的表面黄棕色。全体有细纵皱纹和纵沟，并有棕黄色点状细根痕；顶端常留有黄棕色根茎残基；上端稍细，中部略粗，下部渐细。质脆，易折断，断面皮部浅黄白色，木部黄色。气特异，味微甘。（图 1-9-1、图 1-9-2）

【标准收载】《中华人民共和国药典》。

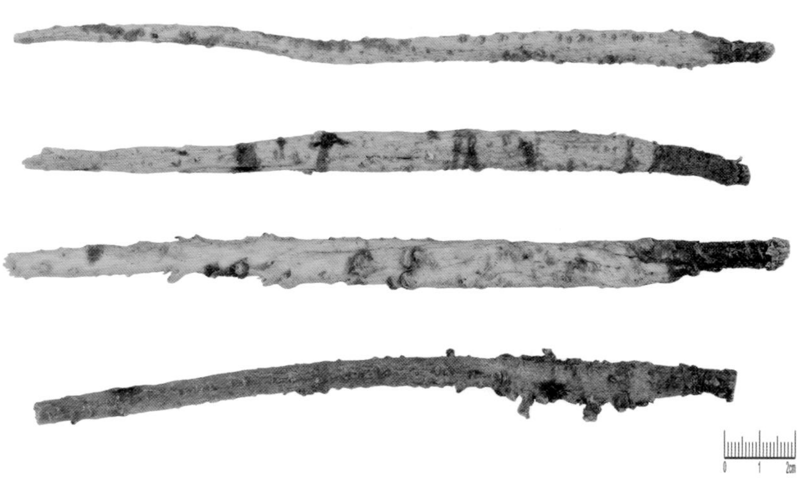

图1-9-1　北沙参

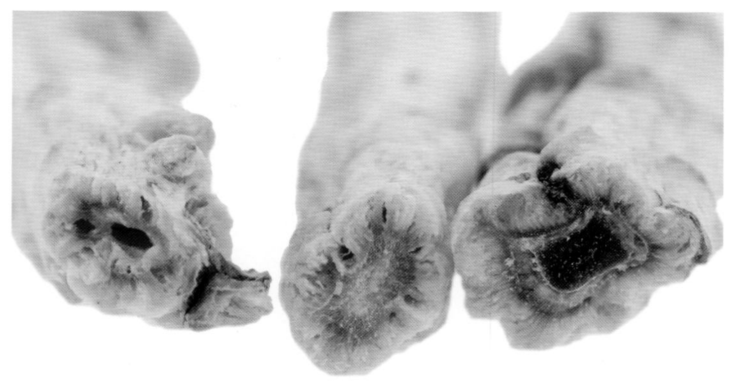

图1-9-2　北沙参（横断面）

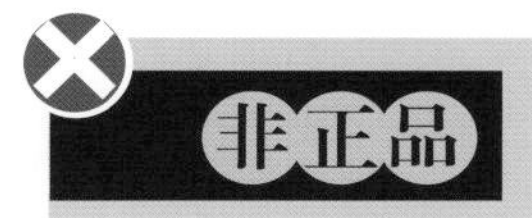

南沙参

桔梗科沙参属植物轮叶沙参 *Adenophora tetraphylla* (Thunb.) Fisch. 或沙参 *Adenophora stricta* Miq. 的干燥根。

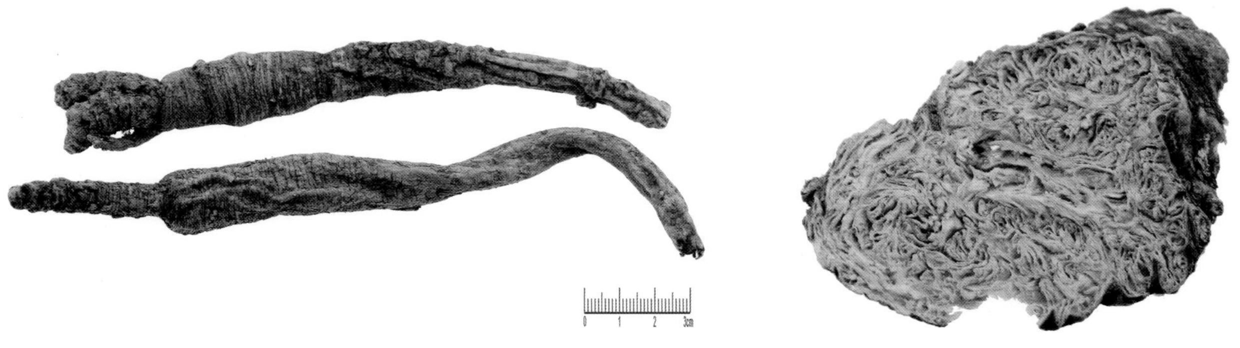

图1–9–3　南沙参　　图1–9–4　南沙参（横切面）

快速鉴别：**呈圆锥形或圆柱形，表面凹陷处常有残留粗皮，上部多有深陷横纹；体轻，质松泡，易折断，断面多裂隙。**（图 1–9–3、图 1–9–4）

川明参

伞形科川明参属植物川明参 *Chuanminshen violaceum* Sheh et Shan 的干燥根。

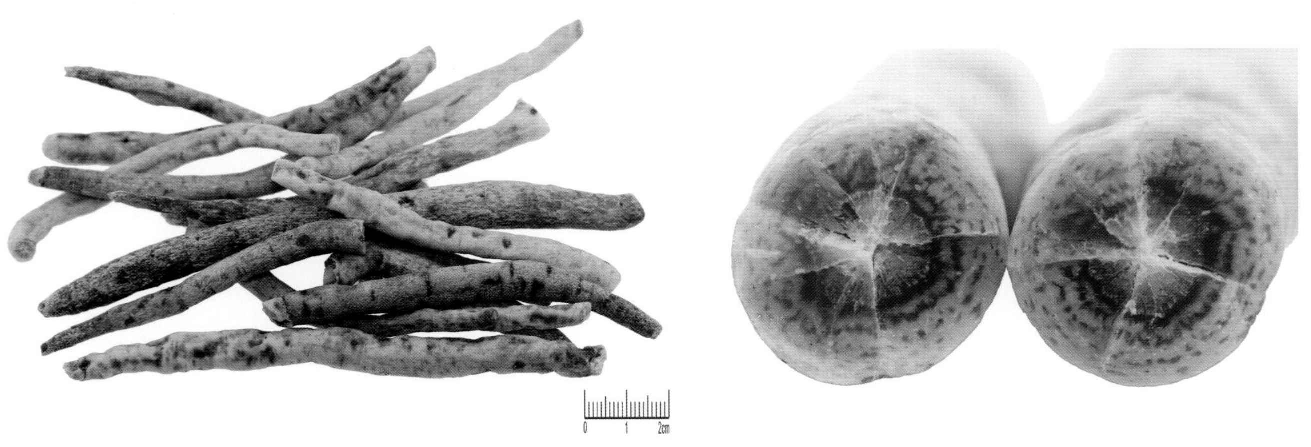

图1–9–5　川明参　　图1–9–6　川明参（横断面）

快速鉴别：**呈长圆柱形或长纺锤形，表面较光滑；质坚硬，易折断，断面有角质样光泽；皮部约占半径的 1/2，有 2~3 个白色断续同心环纹，可见淡黄棕色小油点，木部有放射状纹理。**（图

1-9-5、图 1-9-6）

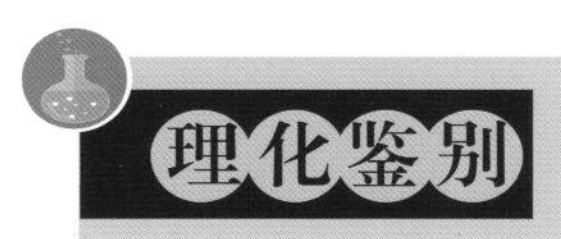

理化鉴别

1. 取本品横切面，置紫外光灯（365 nm）下观察，呈亮白色荧光。（图 1-9-7）

2. 取本品粉末 5 g，置锥形瓶中，加乙醚 25 ml，密塞，振摇 5 min，冷浸 1 h，滤过，滤液置蒸发皿中，挥去乙醚，残渣加醋酸酐 1 ml 使溶解，吸取上清液置干燥试管中，沿管壁缓缓加入硫酸 1 ml，两液面交界处呈棕色环，上层溶液变为绿色。（图 1-9-8）

3. 取本品粉末 2 g，置锥形瓶中，加水 20 ml，水浴中回流 10 min，滤过，取滤液 2 ml，加 5% α－萘酚的乙醇溶液 3 滴，摇匀，沿试管壁缓缓加入浓硫酸 0.5 ml，两液面交界处呈紫红色环。（图 1-9-9）

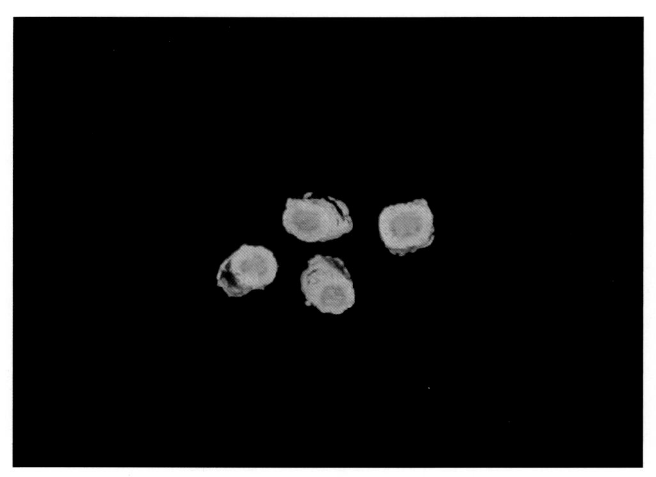

图1-9-7 北沙参理化鉴别（1）

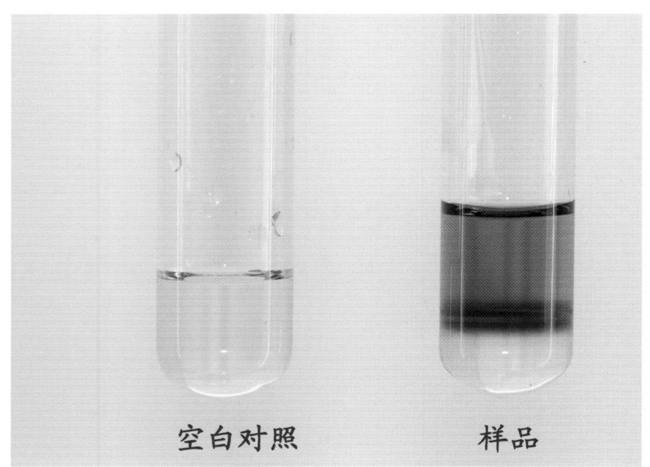

图1-9-8 北沙参理化鉴别（2）

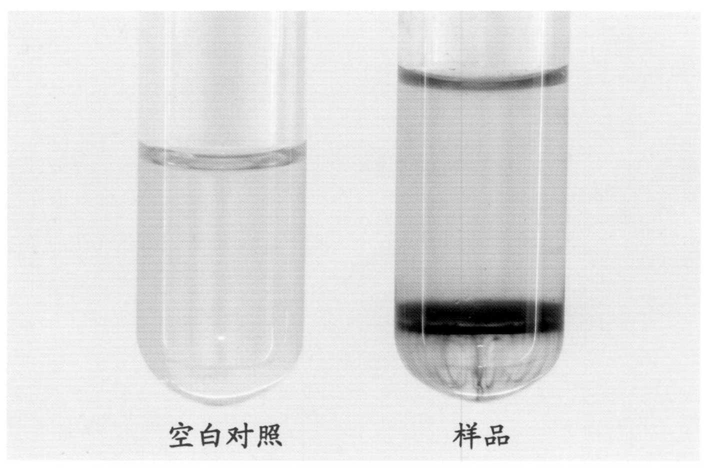

图1-9-9 北沙参理化鉴别（3）

十、川贝母

【来源】百合科贝母属植物川贝母 *Fritillaria cirrhosa* D.Don、暗紫贝母 *Fritillaria unibracteata* Hsiao et K.C.Hsia、甘肃贝母 *Fritillaria przewalskii* Maxim.、梭砂贝母 *Fritillaria delavayi* Franch.、太白贝母 *Fritillaria taipaiensis* P.Y.Li 或瓦布贝母 *Fritillaria unibracteata* Hsiao et K.C.Hsia var. *wabuensis* (S.Y.Tang et S.C.Yue) Z.D.Liu，S.Wang et S. C.Chen 的干燥鳞茎。按性状不同分别习称“松贝”“青贝”“炉贝”和“栽培品”。夏、秋二季或积雪融化后采挖，除去须根、粗皮及泥沙，晒干或低温干燥。

【性状】**松贝** 呈类圆锥形或近球形，高 0.3~0.8 cm，直径 0.3~0.9 cm。表面类白色。外层鳞叶 2 瓣，大小悬殊，大瓣紧抱小瓣，未抱部分呈新月形，习称“怀中抱月”；顶部闭合，内有类圆柱形、顶端稍尖的心芽和小鳞叶 1~2 枚；先端钝圆或稍尖，底部平，微凹入，中心有 1 灰褐色的鳞茎盘，偶有残存须根。质硬而脆，断面白色，富粉性。气微，味微苦。（图 1-10-1）

青贝 呈类扁球形，高 0.4~1.4 cm，直径 0.4~1.6 cm。外层鳞叶 2 瓣，大小相近，相对抱合，顶部开裂，内有心芽和小鳞叶 2~3 枚及细圆柱形的残茎。（图 1-10-2、图 1-10-3）

炉贝 呈长圆锥形，高 0.7~2.5 cm，直径 0.5~2.5 cm。表面类白色或浅棕黄色，有的具棕色斑点。外层鳞叶 2 瓣，大小相近，顶部开裂而略尖，基部稍尖或较钝。（图 1-10-4、图 1-10-5）

栽培品 呈类扁球形或短圆柱形，高 0.5~2 cm，直径 1~2.5 cm。表面类白色或浅棕黄色，稍粗糙，有的具浅黄色斑点。外层鳞叶 2 瓣，大小相近，顶部多开裂而较平。（图 1-10-6~ 图 1-10-9）

【标准收载】《中华人民共和国药典》。

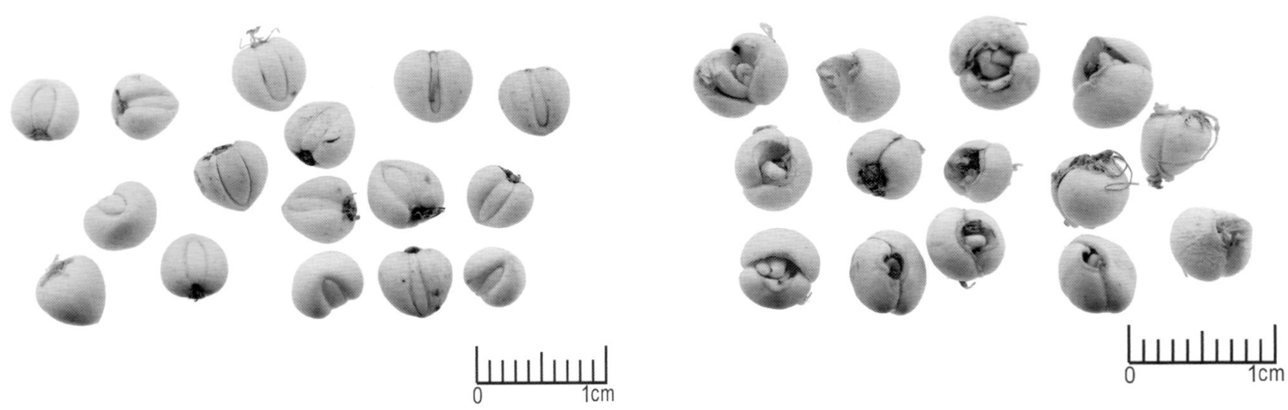

图1-10-1 松贝

图1-10-2 青贝

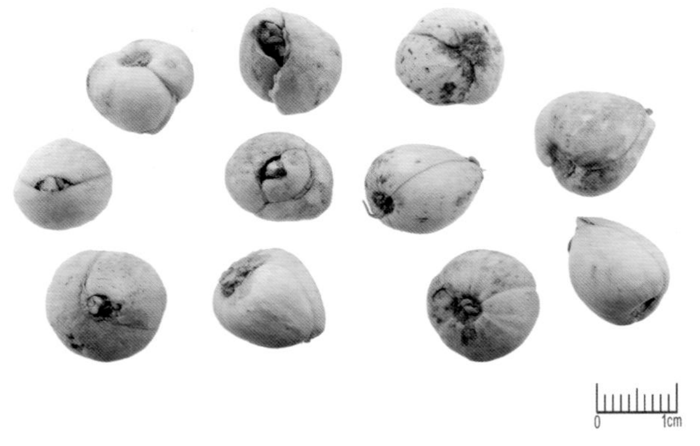

图1-10-3　青贝（藏青贝）

图1-10-4　炉贝（黄炉贝）

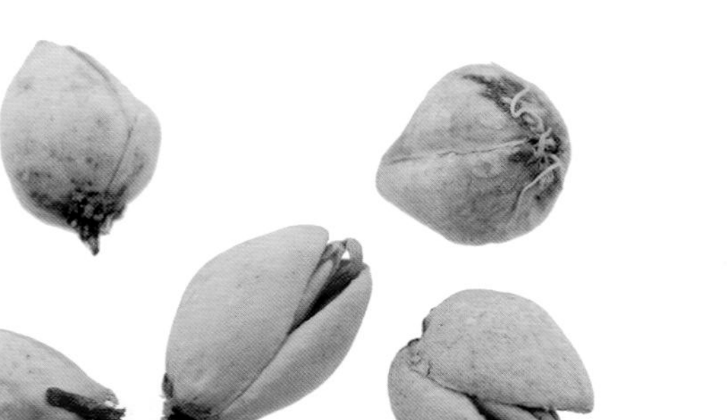

图1-10-5　炉贝（白炉贝）

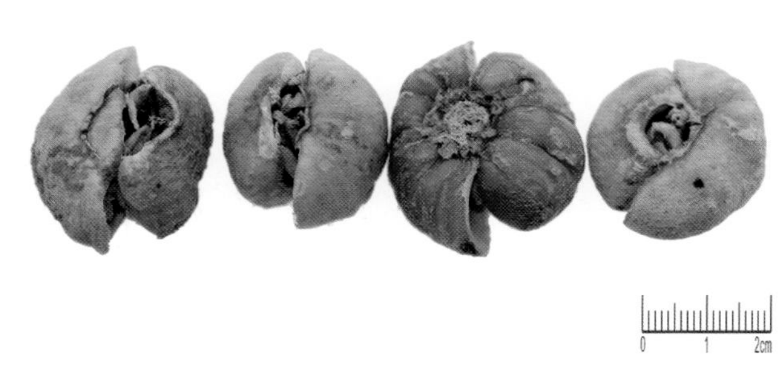

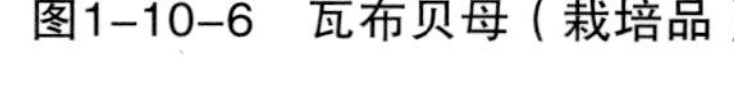

图1-10-6　瓦布贝母（栽培品）

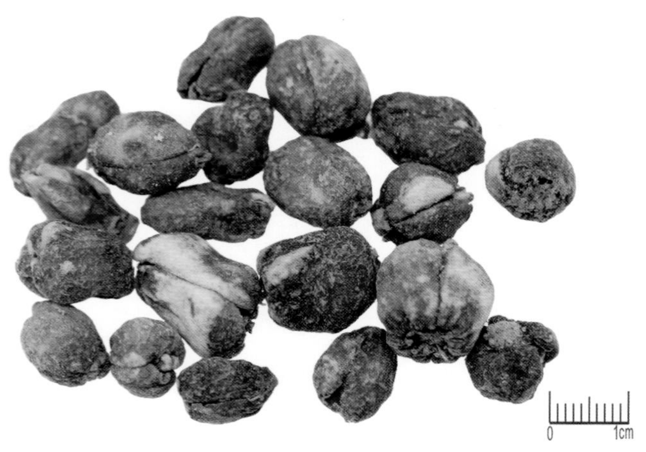

图1-10-7　太白贝母（栽培品）

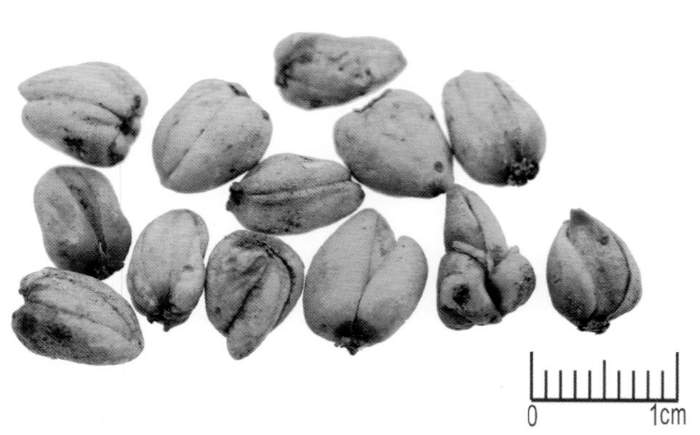

图1-10-8　暗紫贝母（栽培品）

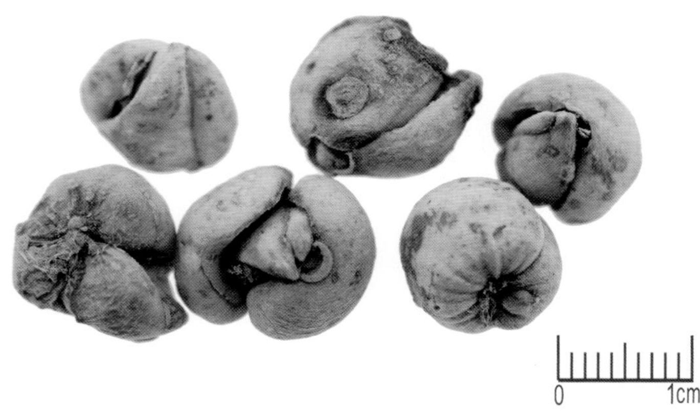

图1-10-9 川贝母（栽培品）

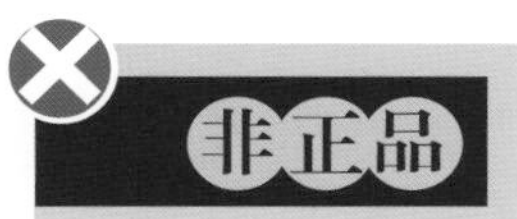

小平贝

百合科贝母属植物平贝母 *Fritillaria ussuriensis* Maxim. 的干燥幼小鳞茎，以幼小的平贝母冒充"松贝"。

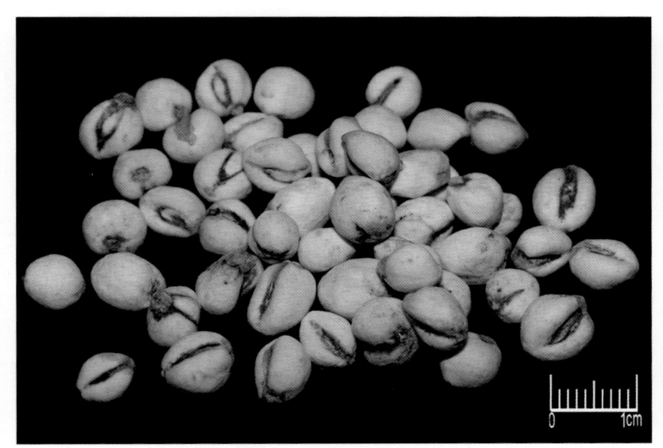

图1-10-10 小平贝

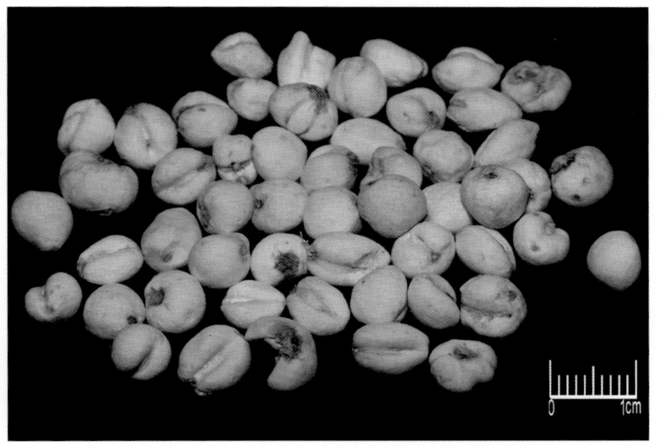

图1-10-11 小平贝（加工品）

快速鉴别：**顶端较圆；鳞叶大小悬殊，大瓣抱小瓣，但小瓣仅呈米粒样，高度比大瓣低 1/3 或只在中部显现，多不到基部；大小鳞叶之间多为黑色；味苦。**（图 1-10-10、图 1-10-11）

小浙贝

百合科贝母属植物浙贝母 *Fritillaria thunbergii* Miq. 的干燥幼小鳞茎，以幼小的浙贝母冒充川贝母。

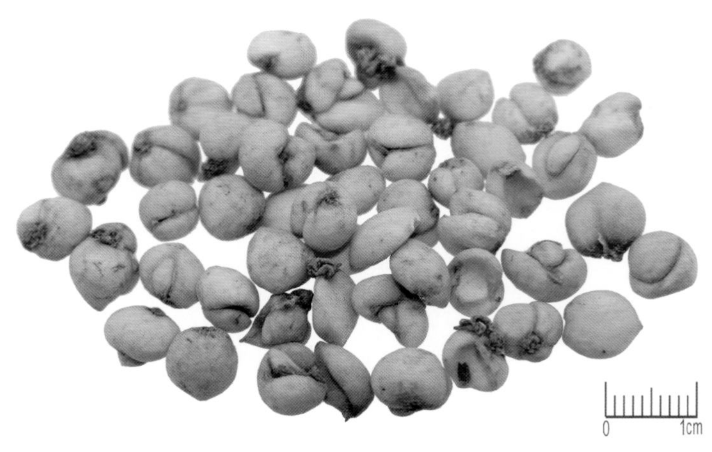

图1-10-12 小浙贝

快速鉴别：**大小鳞叶抱合不紧密，多数可见近等大的两枚鳞叶。**（图 1-10-12）

伊贝母（新疆贝母）

百合科贝母属植物新疆贝母 *Fritillaria walujewii* Regel 的干燥鳞茎，以小粒的新疆贝母冒充"青贝"。

快速鉴别：**鳞叶大小相近，抱合较紧，不易离散，基部较宽而平；顶端平，两瓣高低相等（手摸感觉到是平的）；两瓣连线都在中间弯曲，形成正圆形开口；表面经常有残存的棕色外皮（商品多经人工除去）；味苦。**（图 1-10-13）

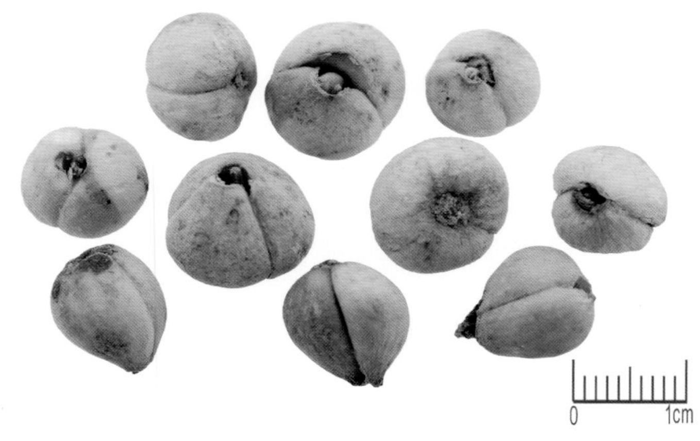

图1-10-13 伊贝母（新疆贝母）

槽鳞贝母

百合科贝母属植物槽鳞贝母 *Fritillaria sulcisquamosa* S.Y.Tang et S.C.Yueh 的干燥鳞茎。

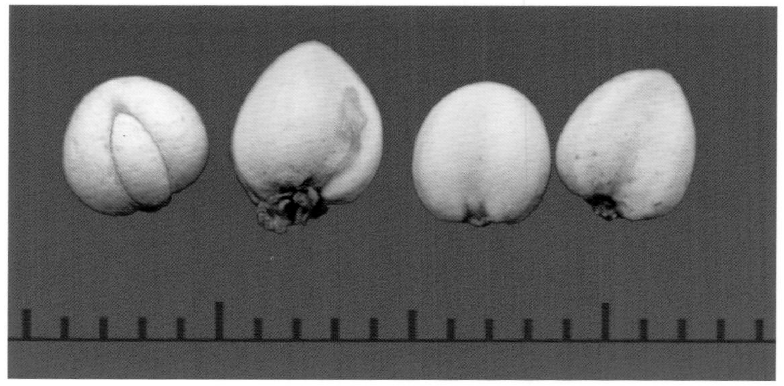

图1-10-14 槽鳞贝母

快速鉴别：**正面形同松贝“怀中抱月”，但在大鳞叶背面具一明显较宽的纵直沟槽。**（图1-10-14）

土贝母

葫芦科假贝母属植物假贝母 *Bolbostemma paniculatum* (Maxim.) Franquet 的干燥块茎。

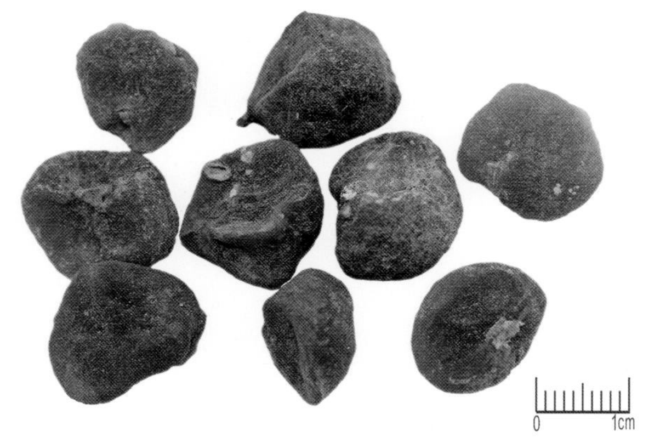

图1-10-15　土贝母

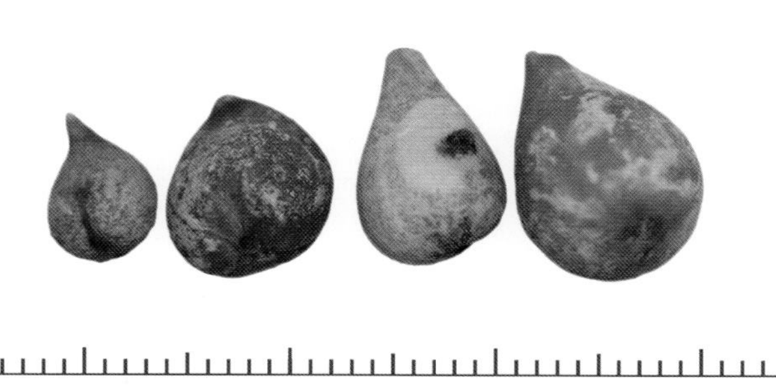

图1-10-16　光慈姑*

快速鉴别：**呈不规则块状，多角形或三棱形；表面淡红棕色或暗棕色，凹凸不平，多裂纹，顶端常有一突起的芽状物；质坚硬，断面角质样，半透明状。**（图1-10-15）

光慈姑

百合科郁金香属植物老鸦瓣 *Amana edulis* (Miq.) Honda 的干燥鳞茎。

快速鉴别：**呈圆锥形，不分瓣；顶端尖，底部圆平而凹陷，一侧有纵纹，自基部伸向顶端，形似桃状。**（图1-10-16）

一轮贝母

百合科贝母属植物轮叶贝母 *Fritillaria maximowiczii* Freyn 的干燥鳞茎。

快速鉴别：**基部凸出多数小粒状鳞芽，一侧有浅纵沟，不呈两鳞叶抱合；质坚而韧，不易打碎，断面呈角质糊化样。**（图1-10-17）

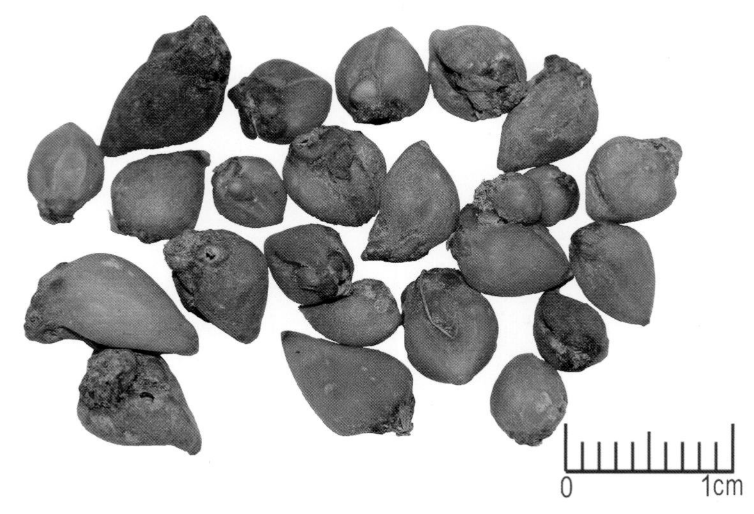

图1-10-17　一轮贝母*

草贝母

百合科山慈菇属植物山慈菇 *Iphigenia indica* Kunth 的干燥鳞茎，又名“丽江山慈菇”或“益辟坚”。

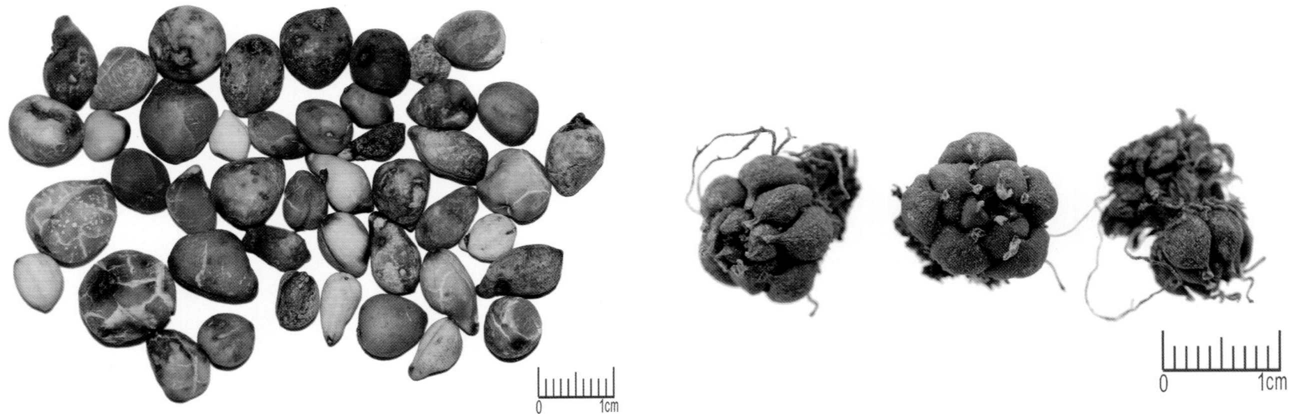

图1-10-18　草贝母*　　图1-10-19　米贝母*

快速鉴别：**呈不规则圆锥形；表面光滑，一侧有一纵直沟槽；单个，不分瓣，内部无心芽；味极苦而麻舌。**（图 1-10-18）

米贝母

百合科贝母属植物米贝母 *Fritillaria davidii* Franch. 的干燥鳞茎。

快速鉴别：**上部具 5~20 片大小不等的肥厚鳞叶，向内弯曲，相互抱合，似莲花状；中下部为子鳞茎脱落后遗留的小突起鳞盘。**（图 1-10-19）

唐菖蒲

鸢尾科唐菖蒲属植物唐菖蒲 *Gladiolus gandavensis* Van Houtte 的干燥鳞茎。

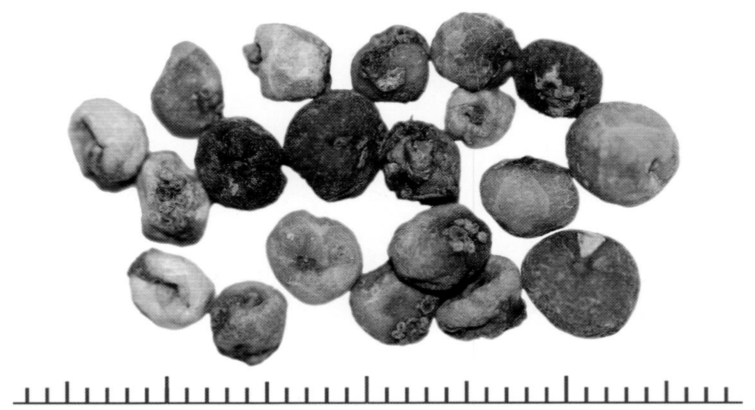

图1-10-20　唐菖蒲*（去皮）

快速鉴别：**呈扁圆形，表面有明显的断续横环纹和纵沟纹；未去皮者棕褐色，皱缩不平；有多数凹陷圆形芽痕；节明显。**（图 1-10-20）

川贝母（浸子）

包括“油子”及“黄子”，为川贝母加工干燥过程中堆积过厚、未干透时翻动或烘炕温度过高所致。

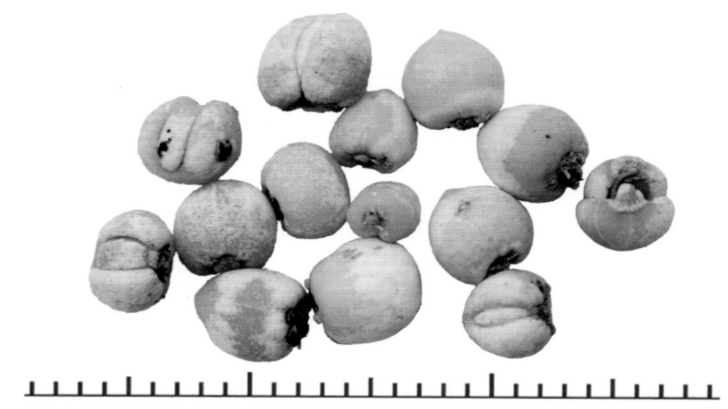

图1-10-21　川贝母（浸子）

快速鉴别：**表面呈油黄色。**（图 1-10-21）

川贝母（碎瓣、心芽）

系川贝母破碎的鳞叶、心芽等。

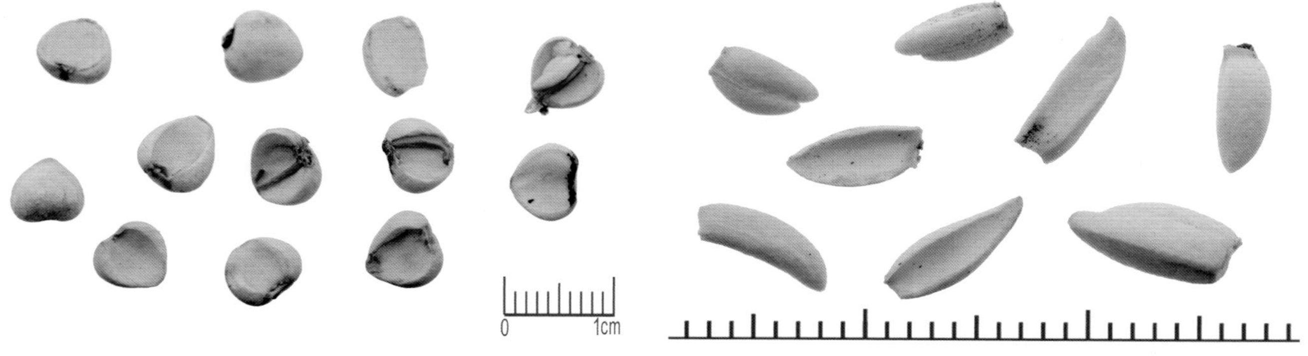

图1-10-22　川贝母（碎瓣）

图1-10-23　川贝母（心芽）

快速鉴别：**无川贝母的完整形态，均为碎裂瓣或心芽。**（图 1-10-22、图 1-10-23）

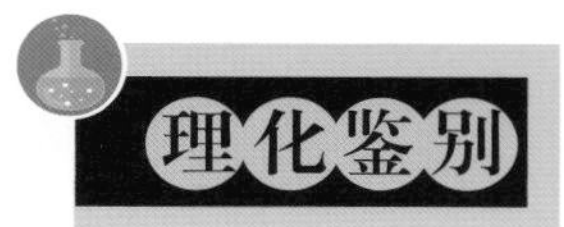

取本品横切面置紫外光灯（365 nm）下观察，可见亮淡蓝色荧光。（图 1-10-24）

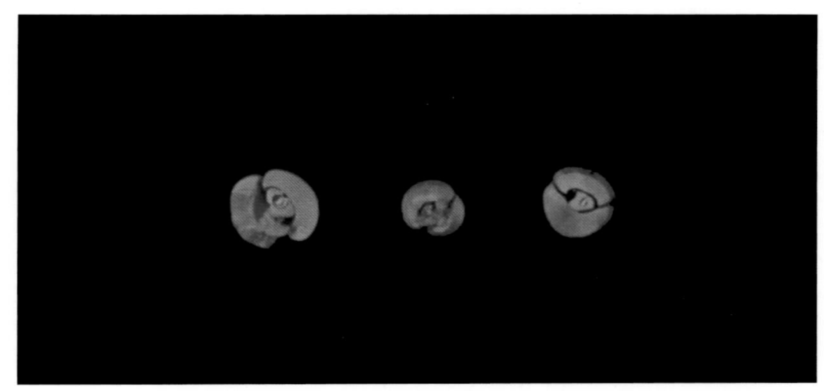

图1-10-24　川贝母理化鉴别

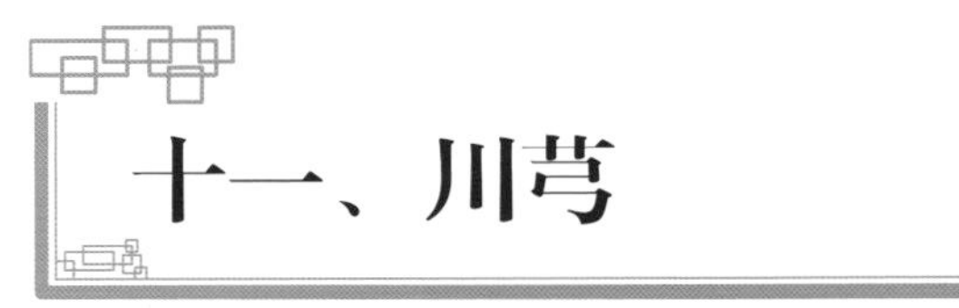

十一、川芎

【来源】伞形科藁本属植物川芎 *Ligusticum chuanxiong* Hort. 的干燥根茎。夏季当茎上的节盘显著突出，并略带紫色时采挖，除去泥沙，晒后烘干，再去须根。

【性状】呈不规则结节状拳形团块，直径 2~7 cm。表面灰褐色或褐色，粗糙皱缩，有多数平行隆起的轮节，顶端有凹陷的类圆形茎痕，下侧及轮节上有多数小瘤状根痕。质坚实，不易折断，断面黄白色或灰黄色，散有黄棕色的油室，形成层环呈波状。气浓香，味苦、辛，稍有麻舌感，微回甜。（图 1-11-1、图 1-11-2）

【标准收载】《中华人民共和国药典》。

【饮片】川芎　川芎药材除去杂质，分开大小，洗净，润透，切厚片，干燥。（图 1-11-3）

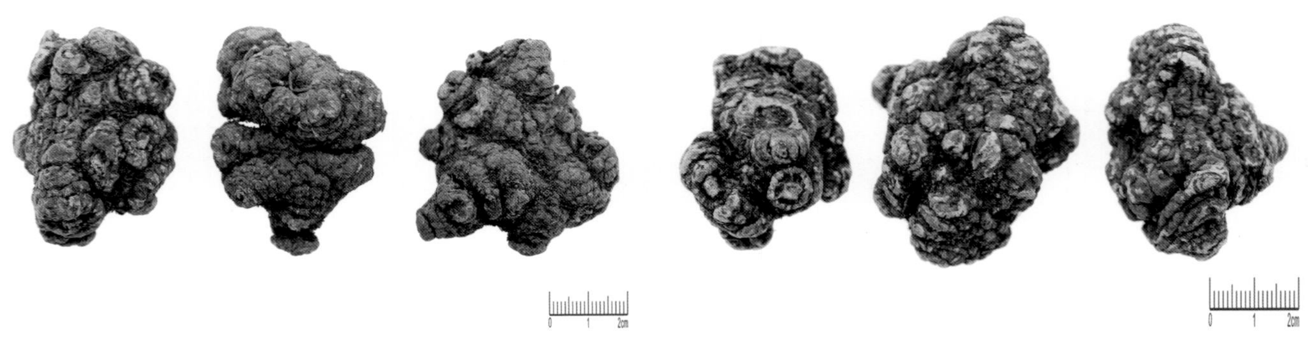

图1-11-1　川芎（晒干）　　图1-11-2　川芎（炕干）

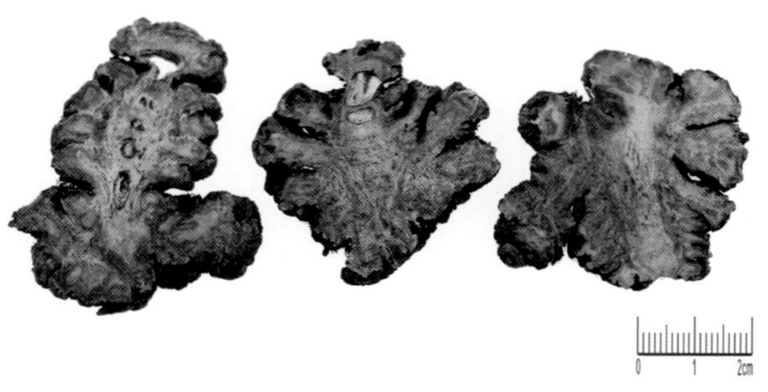

图1-11-3 川芎（饮片）

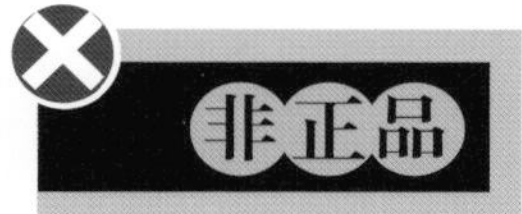

非正品

奶芎

未到采收季节提前采收的川芎，又名“乳芎”。

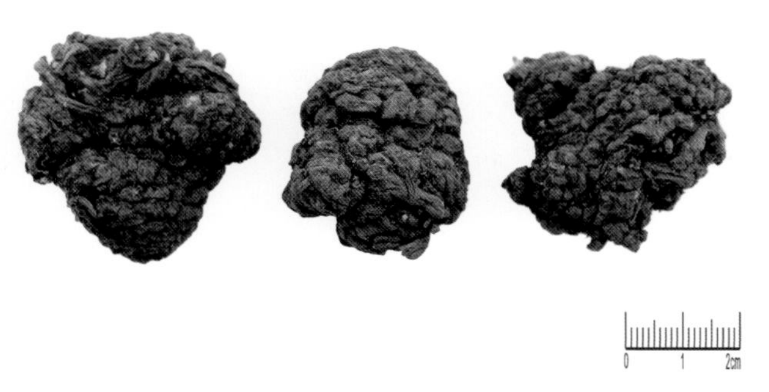

图1-11-4 奶芎

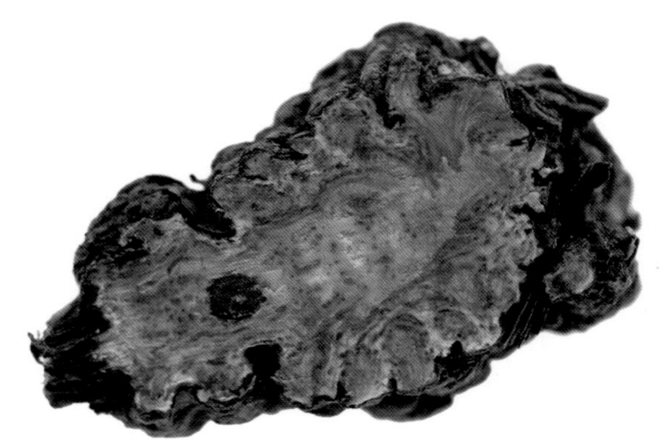

图1-11-5 奶芎（纵切面）

快速鉴别：**皱缩不明显，表面略红，断面略带绿色。**（图 1-11-4、图 1-11-5）

川芎（栽培变异）

外地移栽变异的川芎。

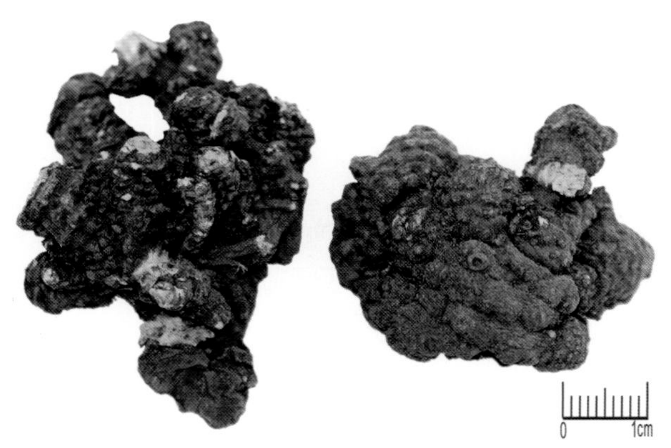

图1-11-6 川芎（栽培变异）

快速鉴别：**不呈结节状拳形团块。**（图 1-11-6）

川芎劣质（提取过）

提取过的川芎残渣。

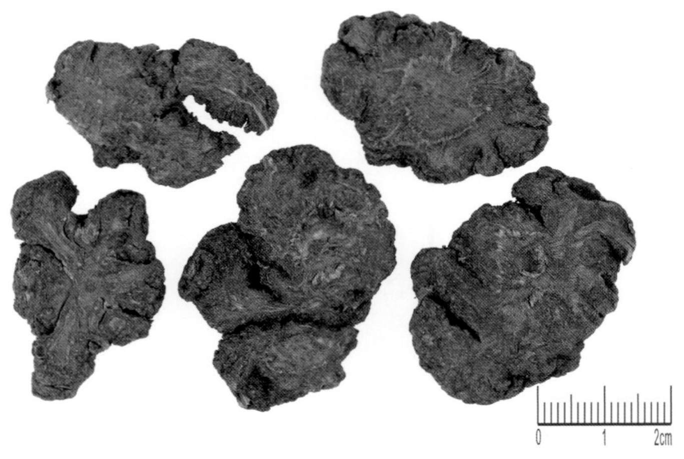

图1-11-7　川芎劣质（提取过）

快速鉴别：**外皮皱缩严重，质地坚硬，无川芎香气。**（图 1-11-7）

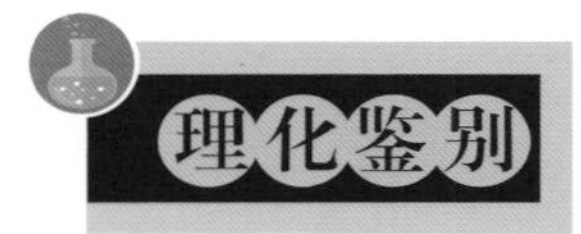

理化鉴别

1. 取本品切片置紫外光灯（365 nm）下观察，显亮蓝色荧光。（图 1-11-8）

2. 取本品粉末 1 g，加石油醚（30~60℃）5 ml，放置 6 h，时时振摇，静置，取上清液 1 ml，挥干后，残渣加甲醇 1 ml 使溶解，再加 2%3，5- 二硝基苯甲酸的甲醇溶液 2 滴与氢氧化钾的甲醇饱和溶液 2 滴，显紫红色。（图 1-11-9）

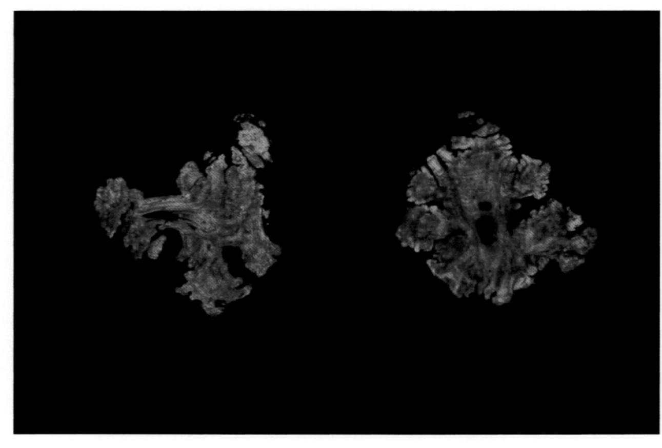

图1-11-8　川芎理化鉴别（1）

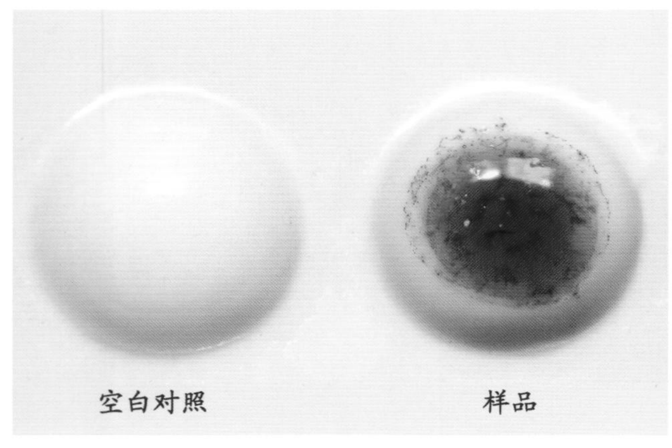

图1-11-9　川芎理化鉴别（2）

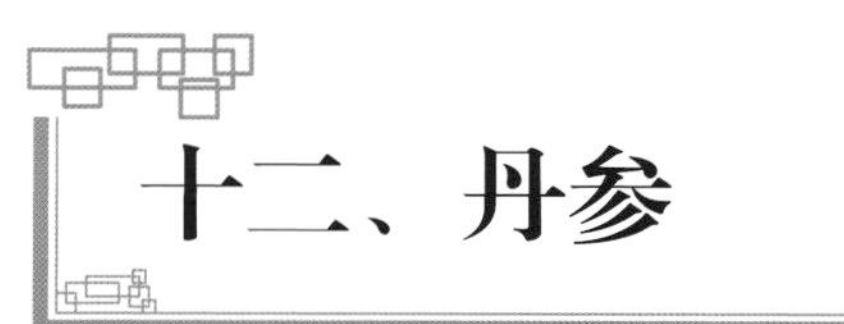

十二、丹参

【来源】唇形科鼠尾草属植物丹参 *Salvia miltiorrhiza* Bge. 的干燥根及根茎。春、秋二季采挖，除去泥沙，干燥。

【性状】根茎短粗，顶端有时残留茎基。根数条，长圆柱形，略弯曲，有的分枝并具须状细根，长 10~20 cm，直径 0.3~1 cm。表面棕红色或暗棕红色，粗糙，具纵皱纹。老根外皮疏松，多显紫棕色，常呈鳞片状剥落。质硬而脆，断面疏松，有裂隙或略平整而致密，皮部棕红色，木部灰黄色或紫褐色，导管束黄白色，呈放射状排列。气微，味微苦涩。

栽培品 较粗壮，直径 0.5~1.5 cm。表面红棕色，具纵皱纹，外皮紧贴不易剥落。质坚实，断面较平整，略呈角质样。（图 1-12-1、图 1-12-2）

【标准收载】《中华人民共和国药典》。

【饮片】**丹参** 丹参药材除去杂质和残茎，洗净，润透，切段或极薄片，干燥。《四川省中药饮片炮制规范》。（图 1-12-3）

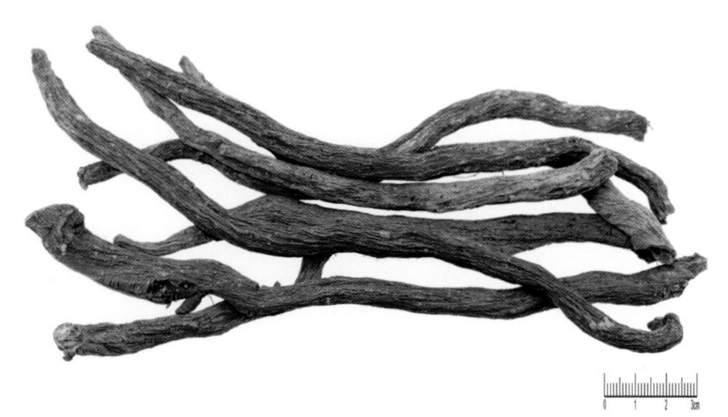

图1-12-1 丹参（栽培品）

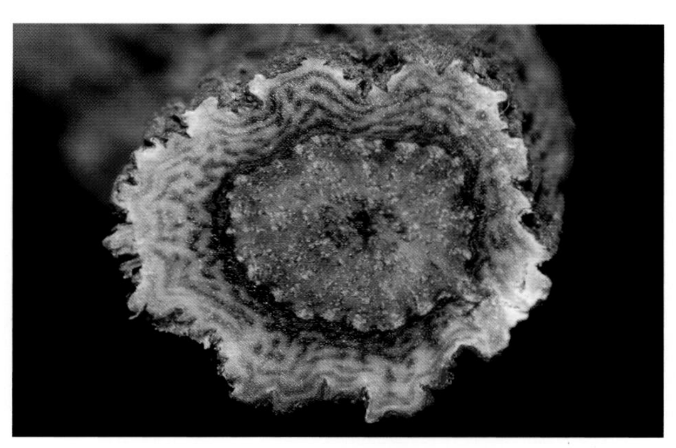

图1-12-2 栽培丹参（根横切面）

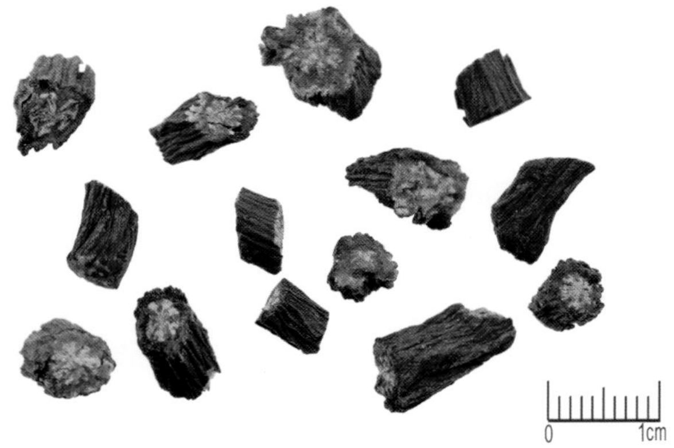

图1-12-3 丹参（饮片）

非正品

白花丹参

唇形科鼠尾草属植物白花丹参 *Salvia miltiorrhiza* Bunge f.*alba* C.Y.Wu et H.W.Li 的干燥根及根茎。

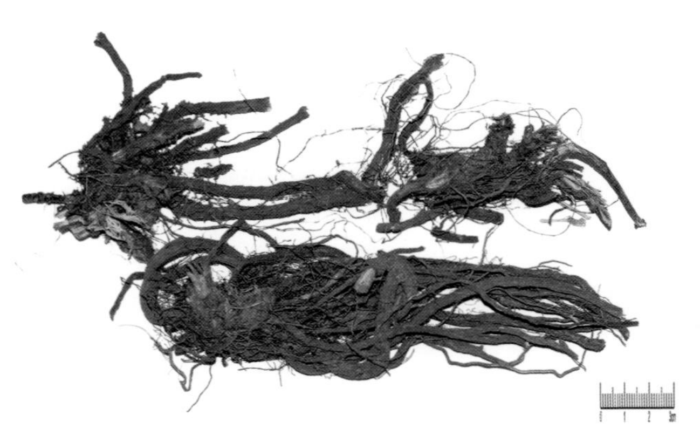

图1-12-4　白花丹参

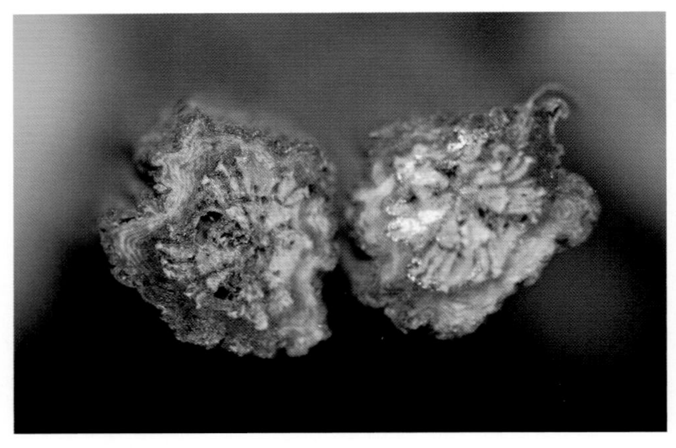

图1-12-5　白花丹参（横切面）

快速鉴别：**同丹参，但商品多带有根茎，表面全体具须根；断面呈角质样。**（图 1-12-4、图 1-12-5）

滇丹参

唇形科鼠尾草属植物云南鼠尾草（滇丹参）*Salvia yunnanensis* C. H. Wright 的干燥根及根茎。

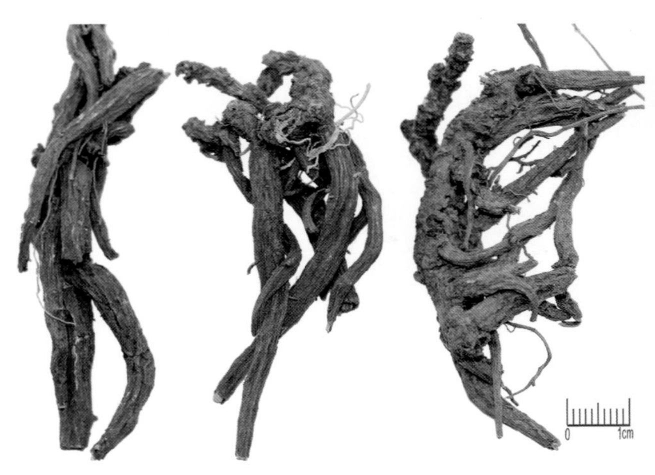

图1-12-6　滇丹参

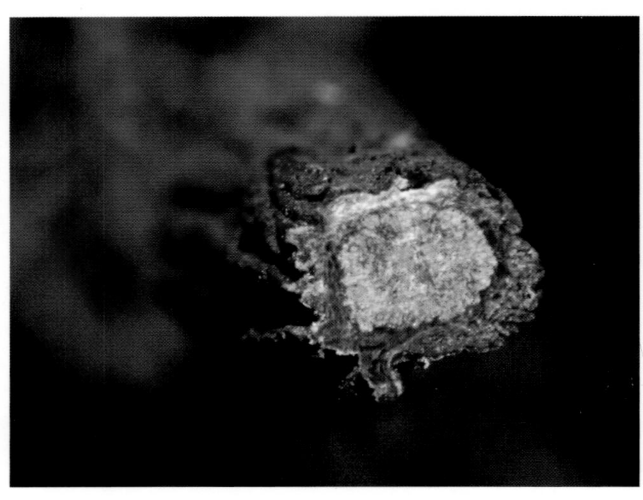

图1-12-7　滇丹参（横切面）

快速鉴别：**根茎粗短，表面粗糙，具有密集的叶痕及残留茎基和叶柄基；根呈簇状或着生于根茎的一侧；断面角质样或纤维性，木栓层砖红色，皮部灰褐色，形成层明显，木部黄白色，可见放射状纹理。**（图 1-12-6、图 1-12-7）

紫丹参

唇形科鼠尾草属植物甘西鼠尾草 *Salvia przewalskii* Maxim. 的干燥根，又名“红秦艽”或“甘肃丹参”。

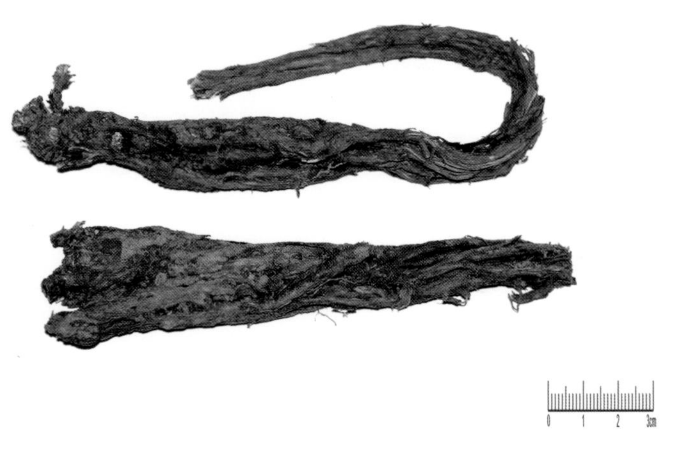

图1-12-8　紫丹参

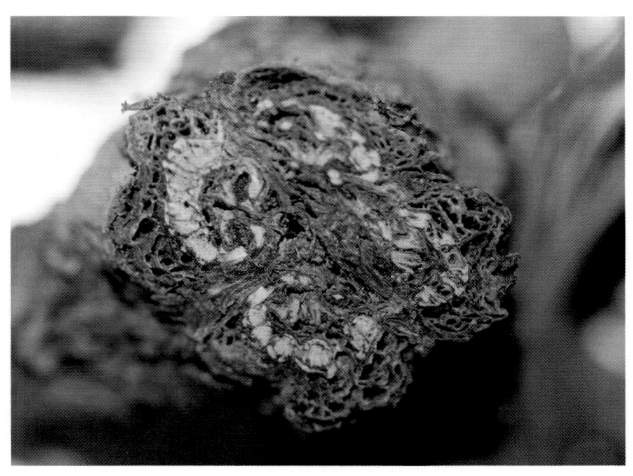

图1-12-9　紫丹参（横切面）

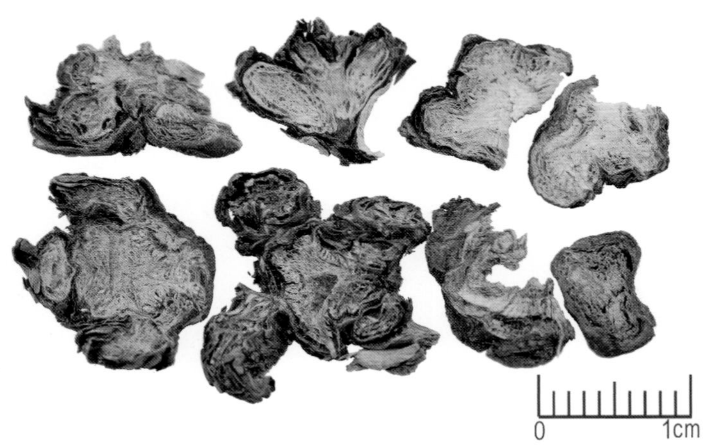

图1-12-10　紫丹参切片（熏硫）

快速鉴别：**根头部常见一个至数个根茎扭结在一起，根部扭曲呈辫子状，外皮常呈鳞片状及条状剥落而显红褐色；质松而脆，断面可见多数细小黄白色木心（维管束）。**（图 1-12-8 ～图 1-12-10）

续断伪制品（染色）

川续断科川续断属植物川续断 *Dipsacus asper* Wallich ex Candolle 的干燥根，切片染色冒充丹参。

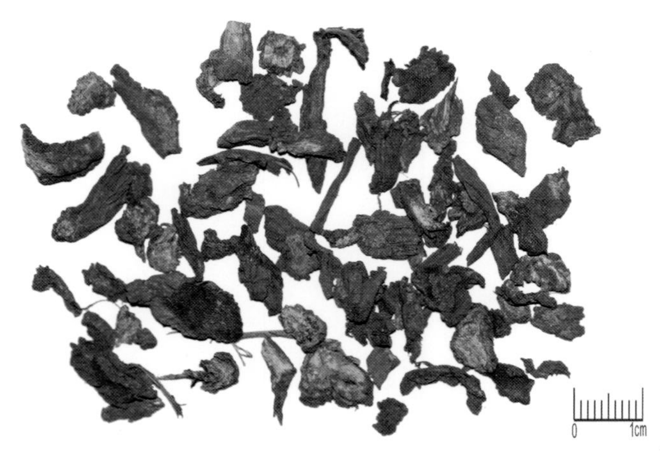

图1-12-11　续断伪制品（染色）

快速鉴别：**手搓后常有暗红色粉状物脱落；表面具明显扭曲的纵沟，可见横列的皮孔样疤痕；横切面木部呈放射状，有的切面被染色而呈不均匀的暗红色。**（图 1-12-11）

丹参（根头）

丹参除去支根后的根茎部分。

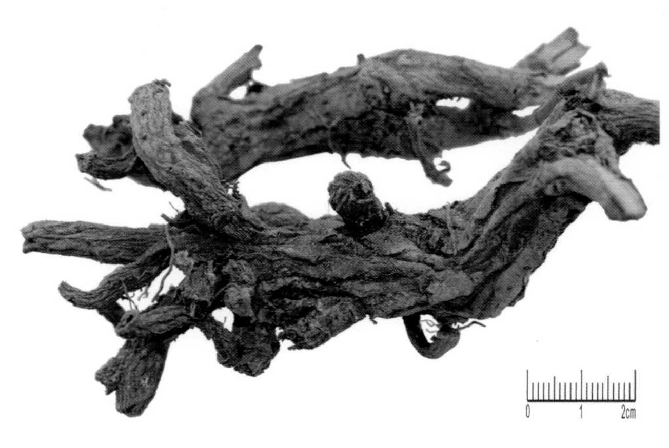

图1-12-12　丹参（根头）

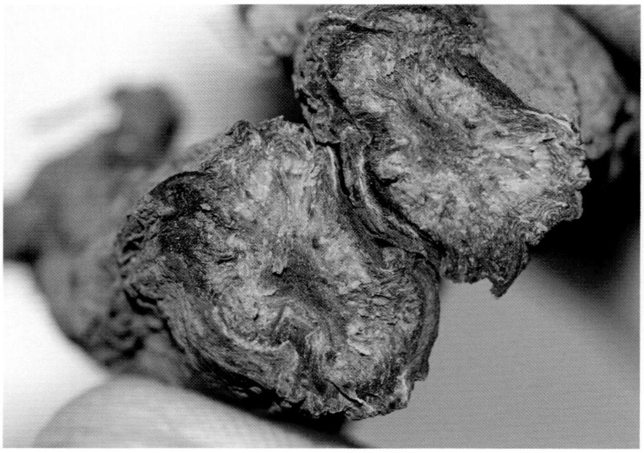

图1-12-13　丹参根头（横切面）

快速鉴别：**根茎粗短，残留外皮易脱落，常残留部分短支根，断面纤维性强。**（图 1-12-12、图 1-12-13）

丹参劣质（染色）

丹参的染色加工品。

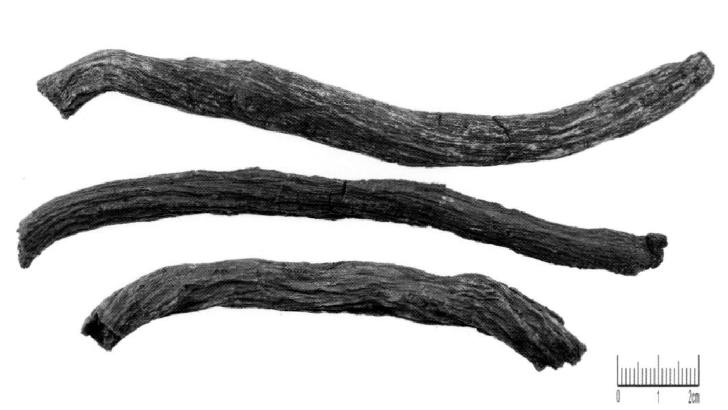

图1-12-14 丹参劣质（染色）

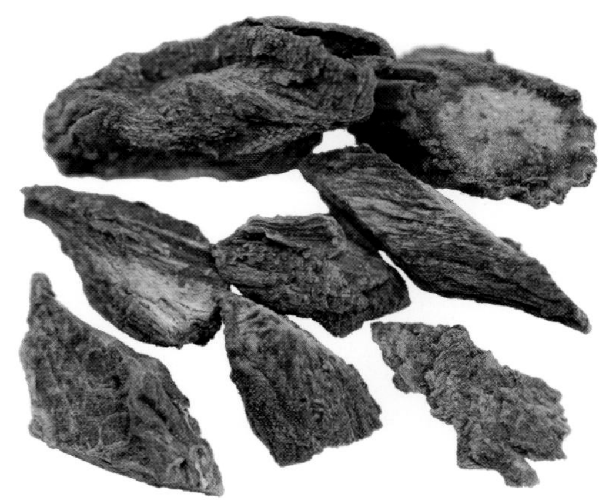

图1-12-15 丹参饮片劣质（染色）

快速鉴别：**手搓后有暗红色粉状物脱落，表面染色不均匀，水浸泡褪色迅速。**（图 1-12-14、图 1-12-15）

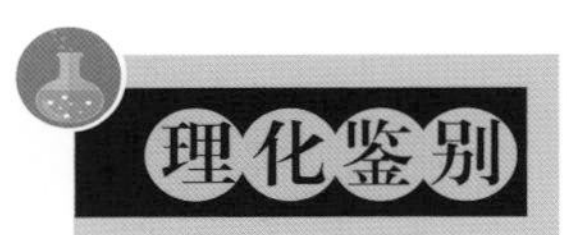

理化鉴别

1. 取本品粉末 5 g，加水 50 ml，煮沸 15 min，放冷，滤过，滤液置水浴上浓缩至黏稠状，放冷，加乙醇 5 ml 使溶解，滤过，取滤液 1 ml，置玻璃试管中，加三氯化铁试液 2 滴，显污绿色。（图 1-12-16）

2. 取本品加适量常温水浸泡，染色品的溶液迅速变红。（图 1-12-17）

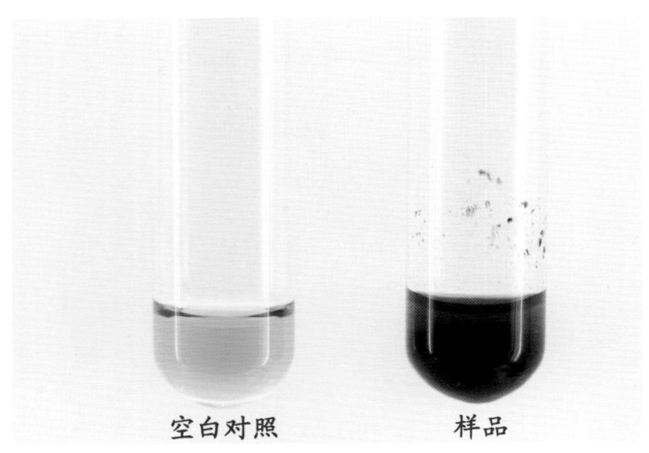

图1-12-16 丹参理化鉴别（1）

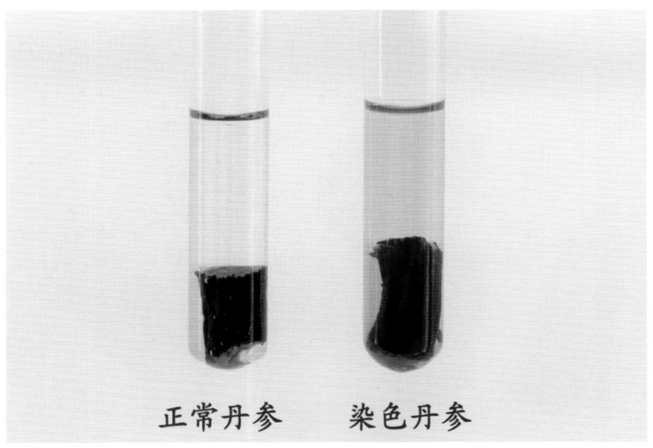

图1-12-17 丹参理化鉴别（2）

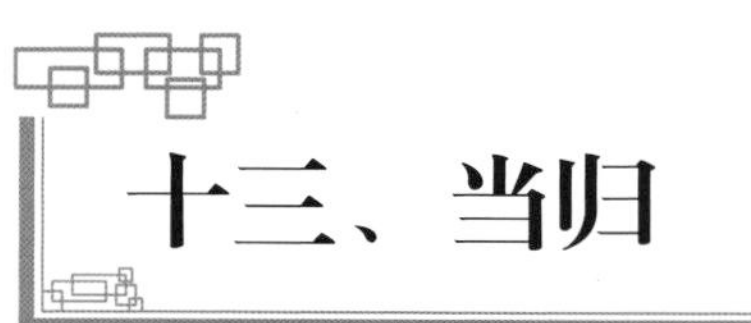

十三、当归

【来源】伞形科当归属植物当归 *Angelica sinensis* (Oliv.) Diels 的干燥根。秋末采挖，除去须根和泥沙，待水分稍蒸发后，捆成小把，上棚，用烟火慢慢熏干。

【性状】略呈圆柱形，下部有支根 3~5 条或更多，长 15~25 cm。表面浅棕色至棕褐色，具纵皱纹和横长皮孔样突起。根头（归头）直径 1.5~4 cm，具环纹，上端圆钝，或具数个明显突出的根茎痕，有紫色或黄绿色的茎和叶鞘的残基；主根（归身）表面凹凸不平；支根（归尾）直径 0.3~1 cm，上粗下细，多扭曲，有少数须根痕。质柔韧，断面黄白色或淡黄棕色，皮部厚，有裂隙和多数棕色点状分泌腔，木部色较淡，形成层环黄棕色。有浓郁的香气，味甘、辛、微苦。（图 1-13-1~ 图 1-13-4）

【标准收载】《中华人民共和国药典》。

【饮片】**当归**　当归药材除去杂质，洗净，润透，切薄片，晒干或低温干燥。（图 1-13-5）

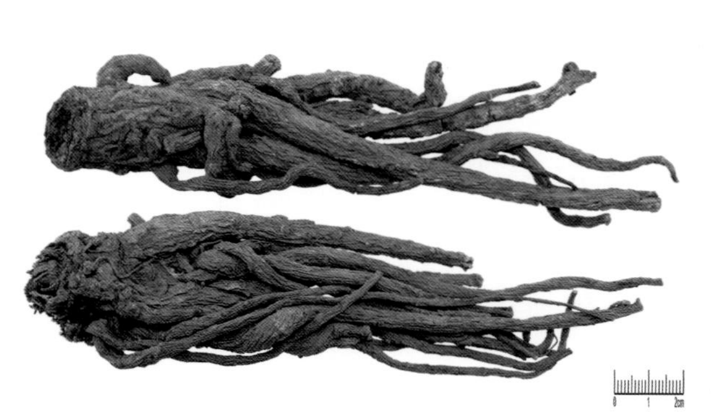

图1-13-1　当归

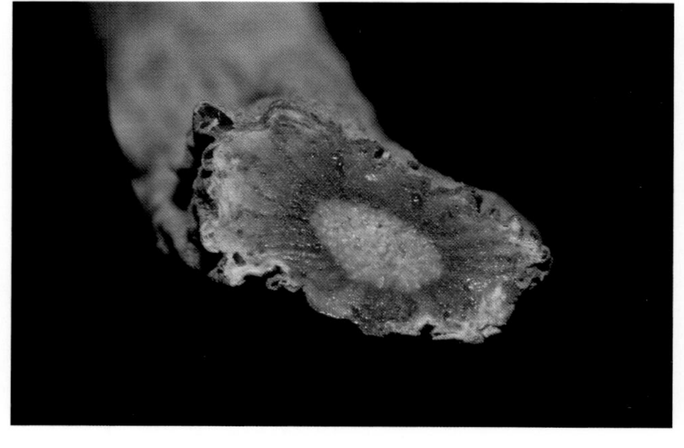

图1-13-2　当归支根（横切面）

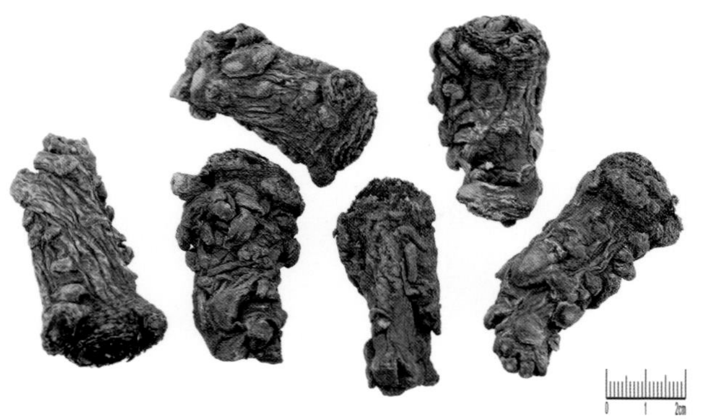

图1-13-3　当归头

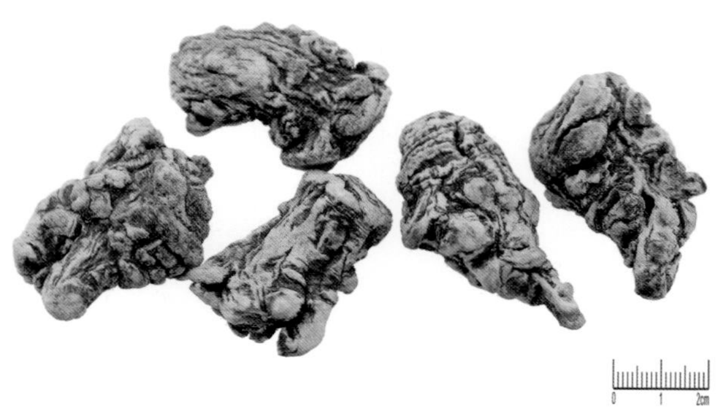

图1-13-4　当归头（碰撞去皮）

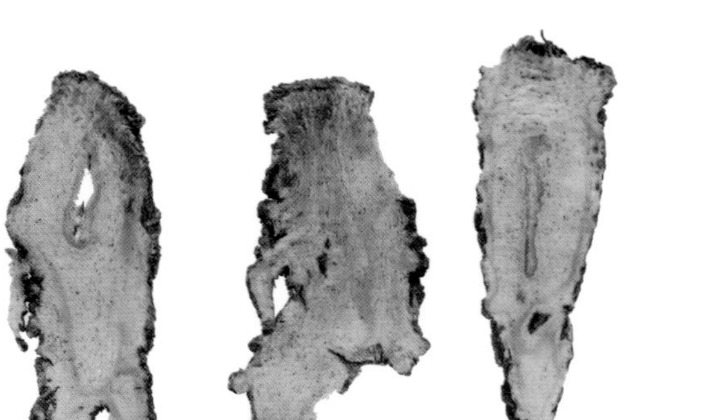

图1-13-5　当归（饮片）

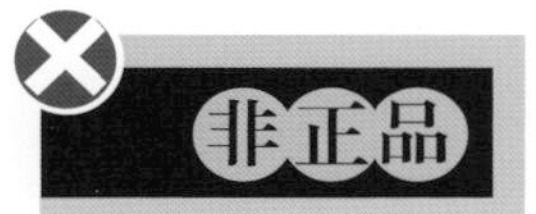

欧当归

伞形科欧当归属植物欧当归 *Levisticum officinale* Koch. 的干燥根。

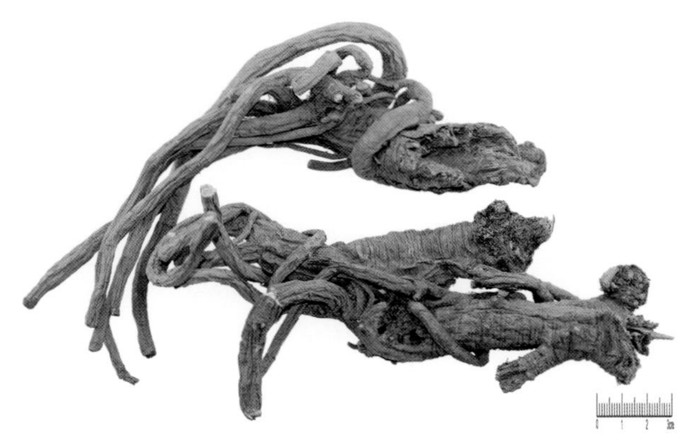

图1-13-6　欧当归

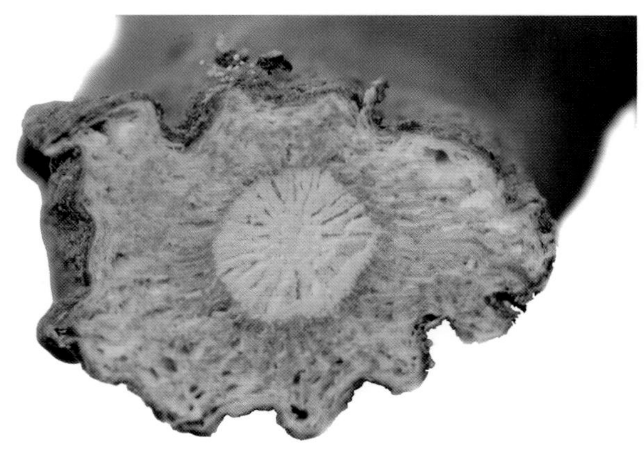

图1-13-7　欧当归支根（横切面）

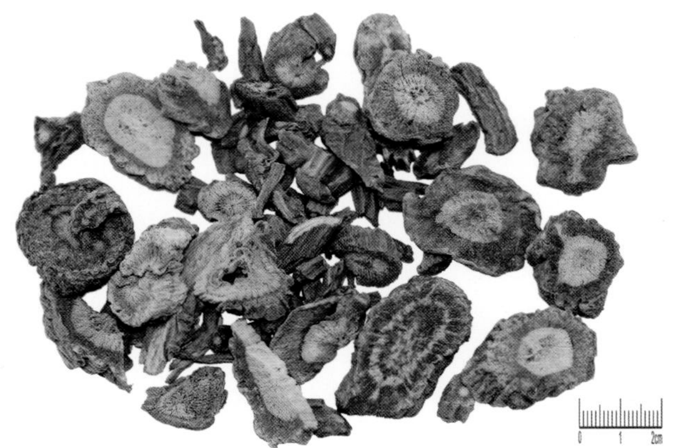

图1-13-8　欧当归（切片）

快速鉴别：**主根较长而粗，顶端有 2 个及以上茎基残痕；断面黄白色或棕黄白色，质疏松呈海绵状；气浊闷，味微甜而麻舌。**（图 1-13-6~ 图 1-13-8）

独活

伞形科独活属植物独活 *Heracleum hemsleyanum* Diels 的干燥根。

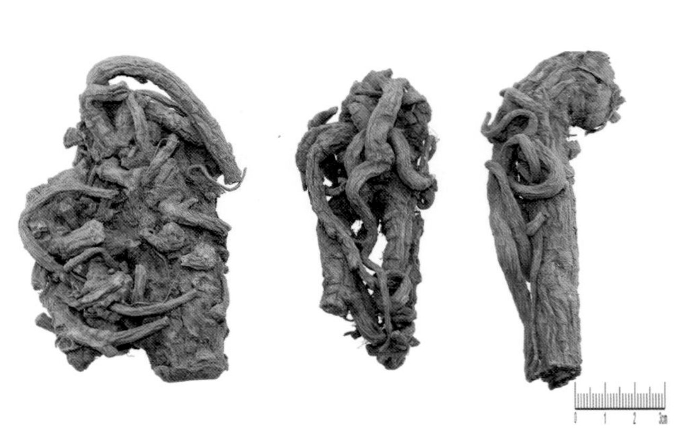

图1-13-9　独活

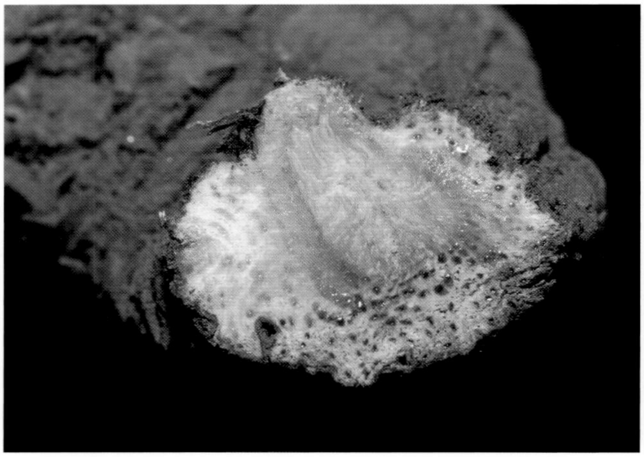

图1-13-10　独活支根（横切面）

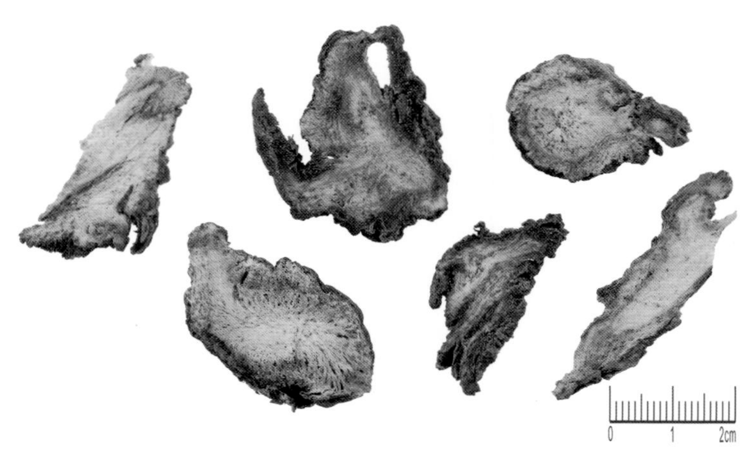

图1-13-11　独活（切片）

快速鉴别：**主根粗短，下部 2~3 分枝或较多；根头部膨大；断面有 1 棕色环，皮部可见多数散在棕色油点；有特异香气，味辛苦，微麻舌。**（图 1-13-9~ 图 1-13-11）

迷果芹

伞形科迷果芹属植物迷果芹 *Sphallerocarpus gracilis* (Bess.) K.-Pol. 的干燥根，又名“甜当归”。

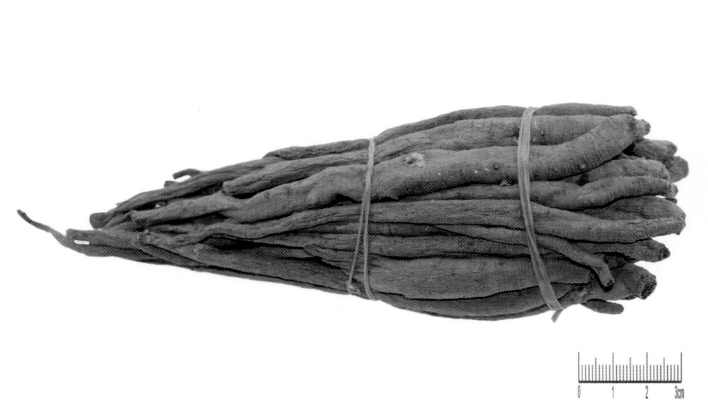

图1-13-12　迷果芹

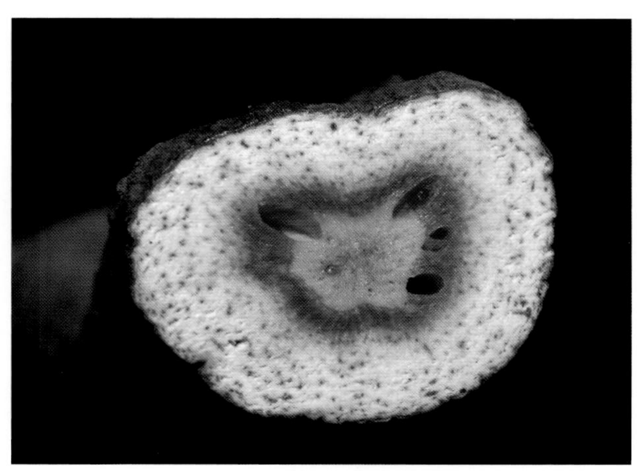

图1-13-13　迷果芹（横切面）

快速鉴别：**呈长圆锥形或圆柱形，少分枝；具细密的纵皱纹，顶端具横向环纹；木部白色，髓部黄色，有多数放射状裂隙；具胡萝卜气味，味甘。**（图 1-13-12、图 1-13-13）

紫花前胡

伞形科当归属植物紫花前胡 *Angelica decursiva* (Miquel) Franchet et Savatier 的干燥根。

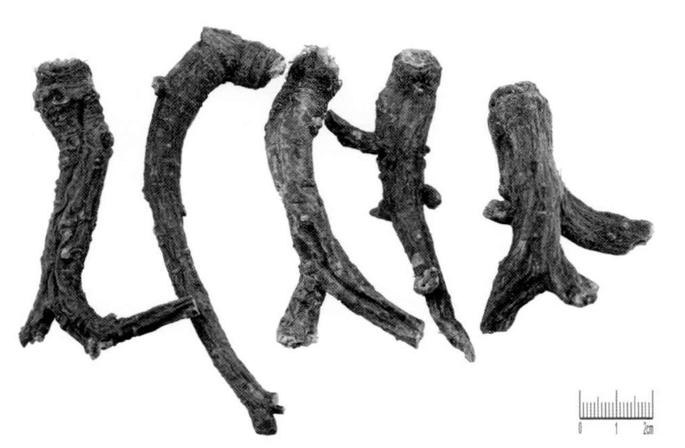

图1-13-14　紫花前胡

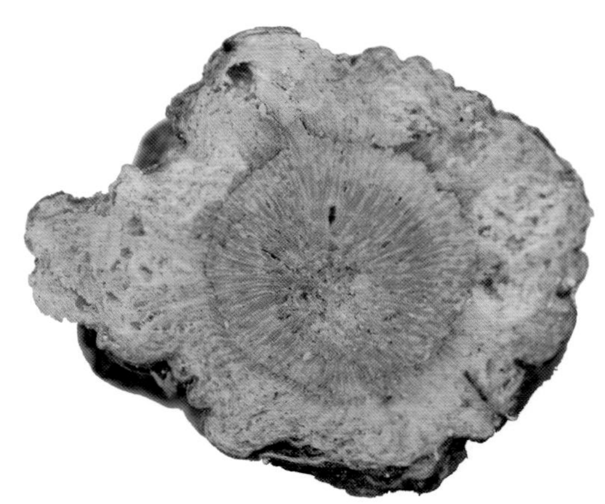

图1-13-15　紫花前胡主根（横切面）

快速鉴别：**主根呈不规则圆锥形，下面生有数个支根；表面具横向突起的皮孔状疤痕；易折断，皮部易与木部分离。**（图 1-13-14、图 1-13-15）

当归（佛手片）

当归经过洗、蒸、压、晒、去皮、刨片、晾晒等工序加工而成，又名“全当归顺片”，非药典标准加工方式。

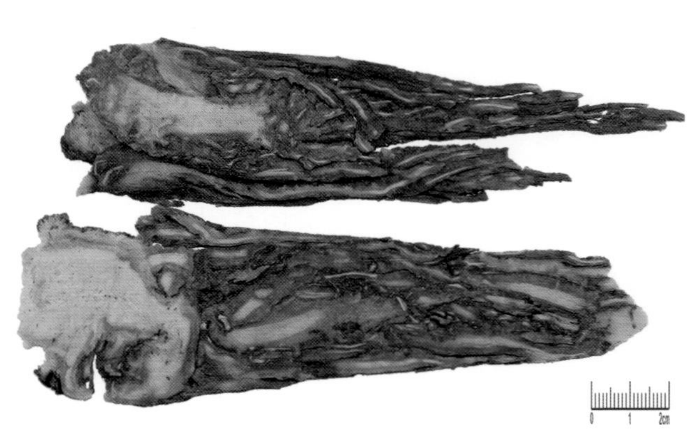

图1-13-16　当归（佛手片）

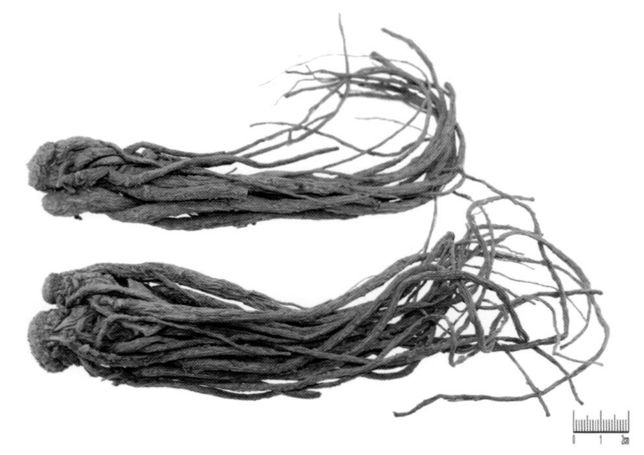

图1-13-17　当归劣质（二氧化硫残留量超标）

快速鉴别：**为纵切片，呈扁平片状，多条支根交错粘接。**（图 1-13-16）

当归劣质（二氧化硫残留量超标）

当归熏硫加工的劣质品。

快速鉴别：**表面颜色鲜黄，质柔润；具刺激性气味，味酸。**（图 1-13-17）

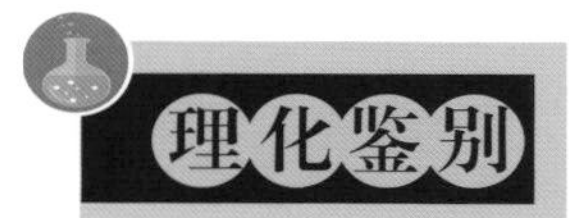

理化鉴别

1. 将本品断面置于紫外光灯（365 nm）下检视，呈蓝色荧光。（图 1-13-18）

2. 取本品粉末 1 g，加 50% 乙醇 20 ml，冷浸 4 h，取滤液 2 ml，加茚三酮试剂 8 滴，置沸水浴中加热 5 min，溶液呈深蓝紫色。（图 1-13-19）

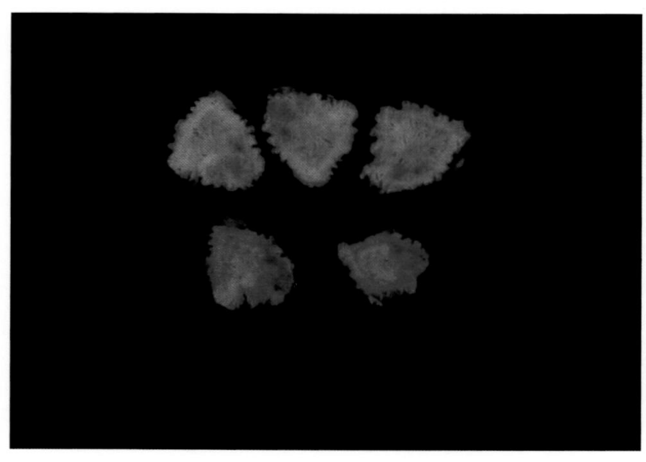

图1-13-18　当归理化鉴别（1）

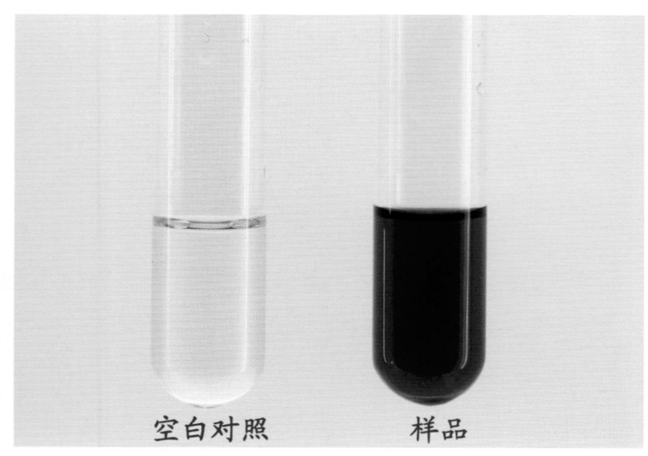

图1-13-19　当归理化鉴别（2）

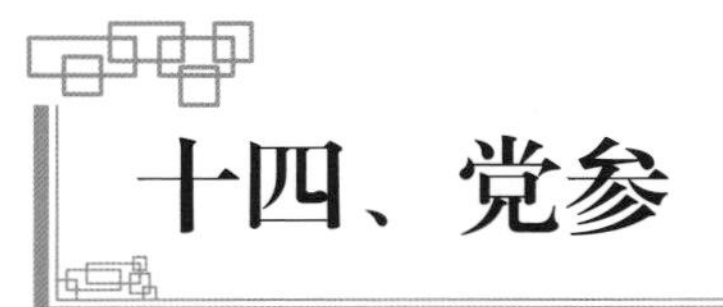

十四、党参

【来源】桔梗科党参属植物党参 *Codonopsis pilosula* (Franch.) Nannf.、素花党参 *Codonopsis pilosula* Nannf. var. *modesta* (Nannf.) L. T. Shen 或川党参 *Codonopsis tangshen* Oliv. 的干燥根。秋季采挖，洗净，晒干。

【性状】**党参** 呈长圆柱形，稍弯曲，长 10~35 cm，直径 0.4~2 cm。表面灰黄色、黄棕色至灰棕色，根头部有多数疣状突起的茎痕及芽，每个茎痕的顶端呈凹下的圆点状；根头下有致密的环状横纹，向下渐稀疏，有的达全长的一半，栽培品环状横纹少或无；全体有纵皱纹和散在的横长皮孔样突起，支根断落处常有黑褐色胶状物。质稍柔软或稍硬而略带韧性，断面稍平坦，有裂隙或放射状纹理，皮部淡棕黄色至黄棕色，木部淡黄色至黄色。有特殊香气，味微甜。（图 1–14–1~ 图 1–14–3）

素花党参（西党参） 长 10~35 cm，直径 0.5~2.5 cm。表面黄白色至灰黄色，根头下致密的环状横纹常达全长的一半以上。断面裂隙较多，皮部灰白色至淡棕色。（图 1–14–4）

川党参 长 10~45 cm，直径 0.5~2 cm。表面灰黄色至黄棕色，有明显不规则的纵沟。质较软而结实，断面裂隙较少，皮部黄白色。（图 1–14–5）

【标准收载】《中华人民共和国药典》。

【饮片】**党参片** 党参药材除去杂质，洗净，润透，切厚片，干燥。《中华人民共和国药典》。（图 1–14–6）

党参段 党参药材除去杂质，洗净，润透，切段，干燥。《四川省中药饮片炮制规范》。（图 1–14–7）

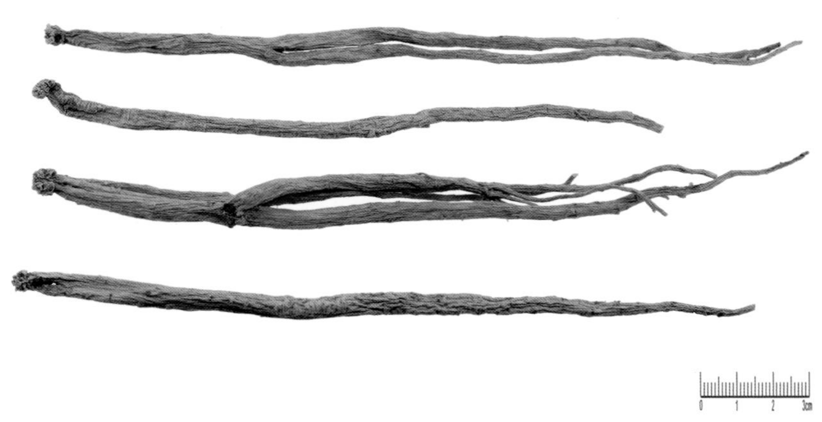

图1–14–1 党参

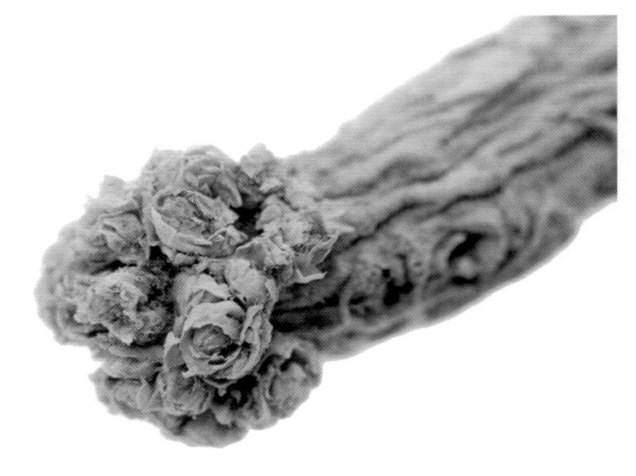

图1-14-2　党参（茎痕及芽）

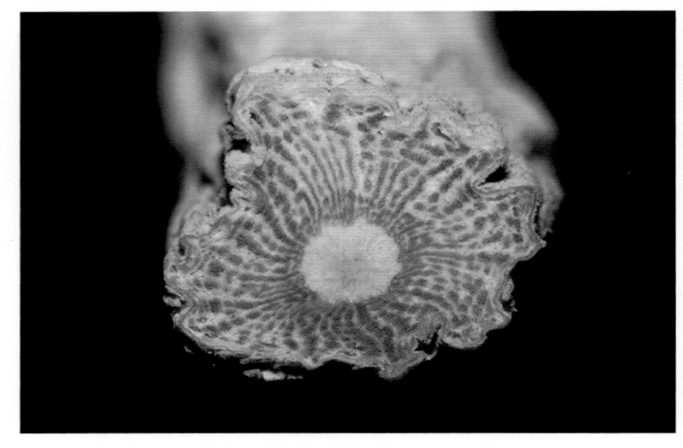

图1-14-3　党参（横切面）

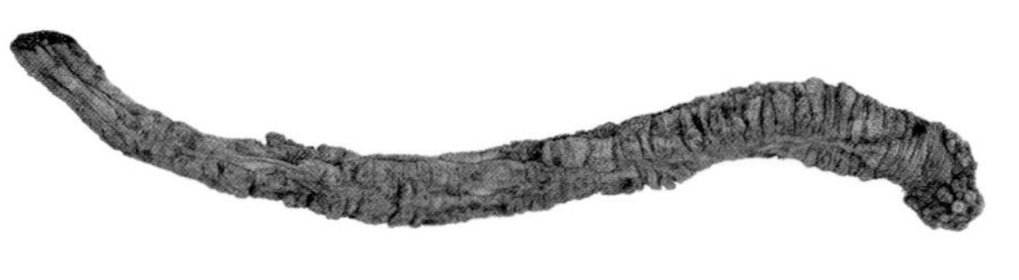

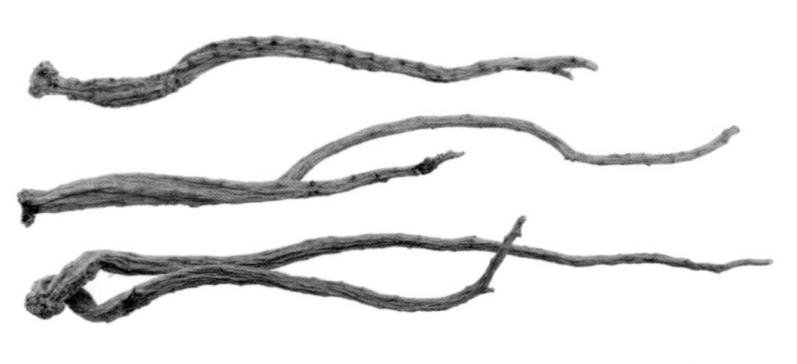

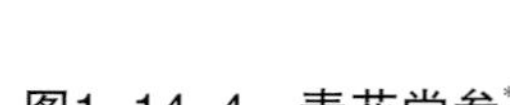

图1-14-4　素花党参*

图1-14-5　川党参

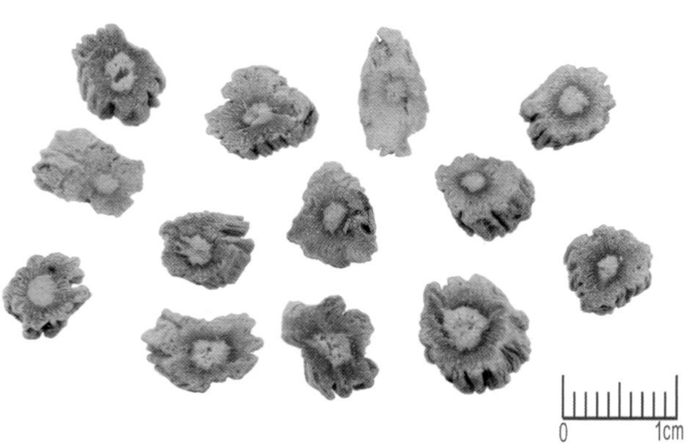

图1-14-6　党参片

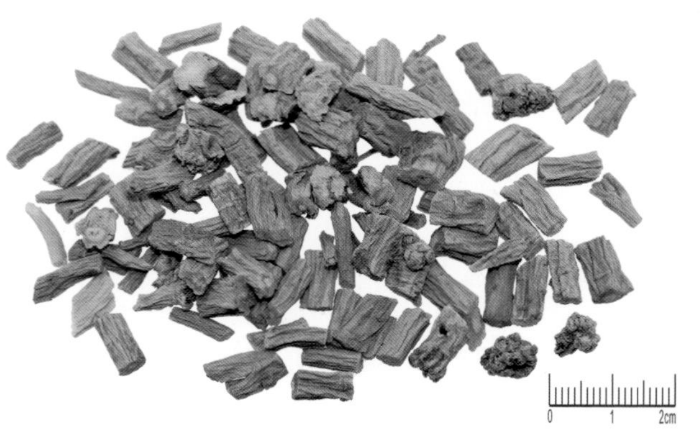

图1-14-7　党参段

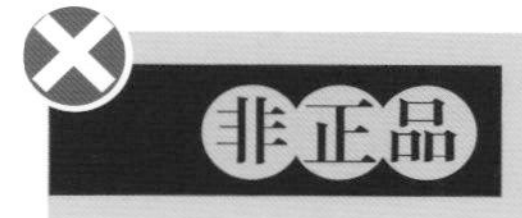

非正品

甘孜党参

桔梗科党参属植物球花党参 *Codonopsis subglobosa* W.W.Sm. 的干燥根，又名“甘孜党”或“蛇头党”。

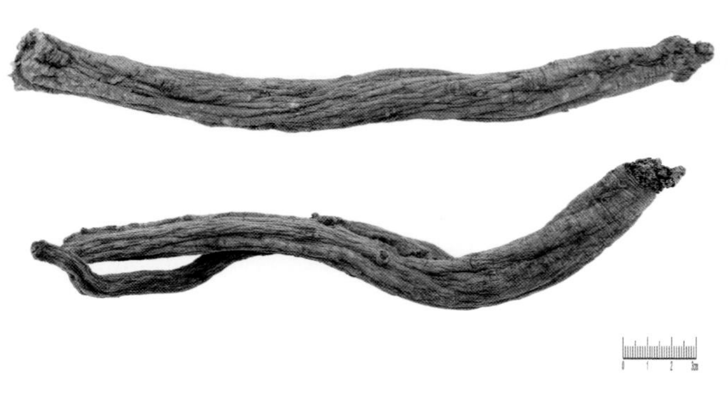
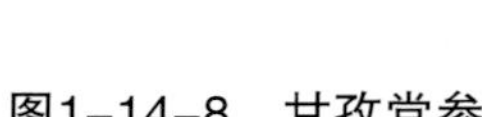

图1-14-8 甘孜党参

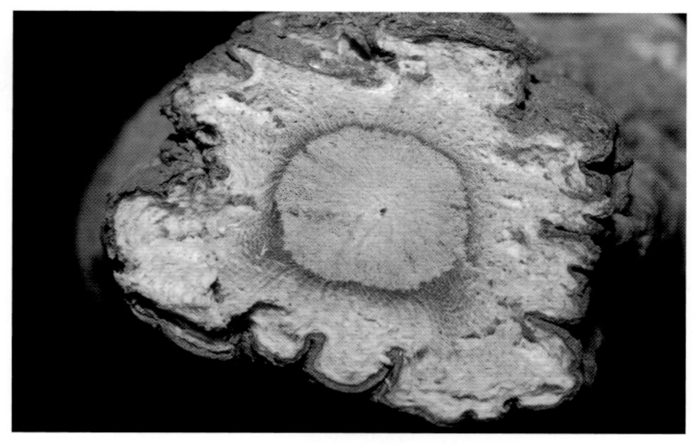

图1-14-9 甘孜党参（横切面）

快速鉴别：**呈圆柱形至长纺锤状圆柱形，顶端细，中部粗，长 10~35 cm，直径 1~3.2 cm；根茎呈圆锥形，顶端渐尖，类似“蛇头”状，四周有少量疣状突起的草质茎或芽痕；根茎下有致密的环状横纹，可达全体一半以上；质硬，断面皮部黄白色，木部黄色，具放射状纹理；气微、味淡或微甘，嚼之有渣。**（图 1-14-8、图 1-14-9）

银柴胡

石竹科繁缕属植物银柴胡 *Stellaria dichotoma* L. var. *lanceolata* Bge. 的干燥根。

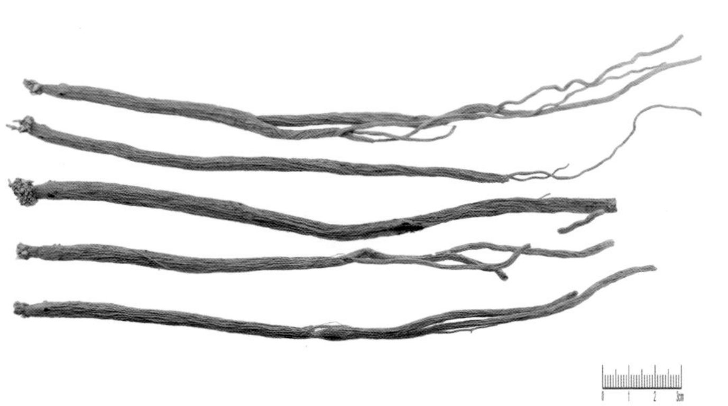

图1-14-10 银柴胡

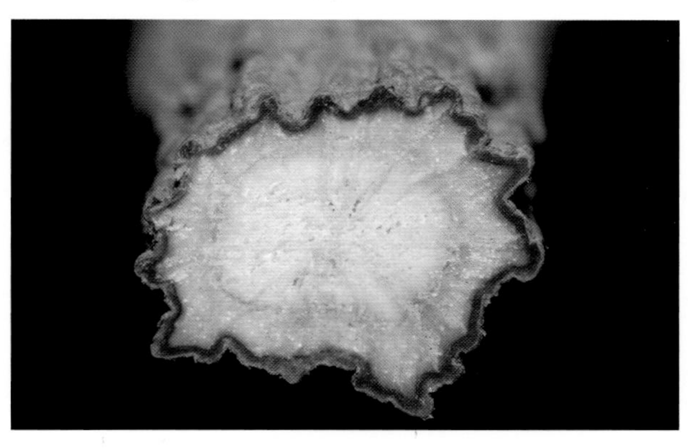

图1-14-11 银柴胡（横切面）

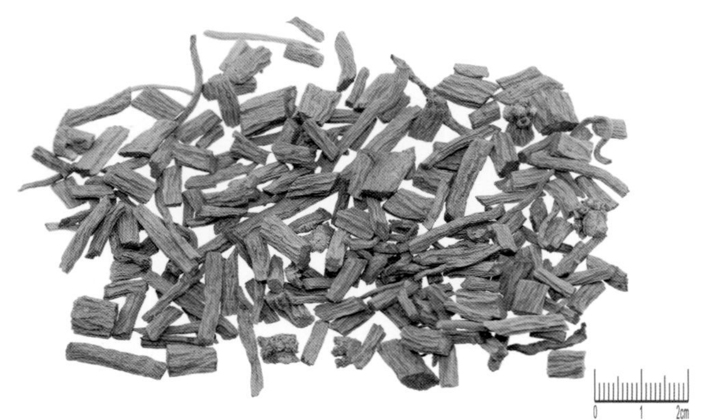

图1-14-12 银柴胡（切制）

快速鉴别：**根头部有多数疣状突起，无环状横纹；支根断落处无渗出物；质硬脆；断面韧皮部浅棕色，甚窄，为木部的1/6~1/4；木部宽大，黄白色，可见放射状纹理。**（图1-14-10~图1-14-12）

羊乳

桔梗科党参属植物羊乳 *Codonopsis lanceolata* (Sieb. et Zucc.) Trautv. 的干燥根，又名“山海螺”或“四叶参”。

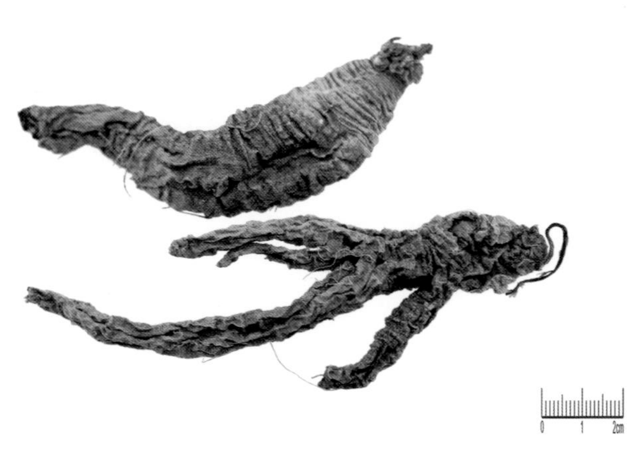

图1-14-13 羊乳

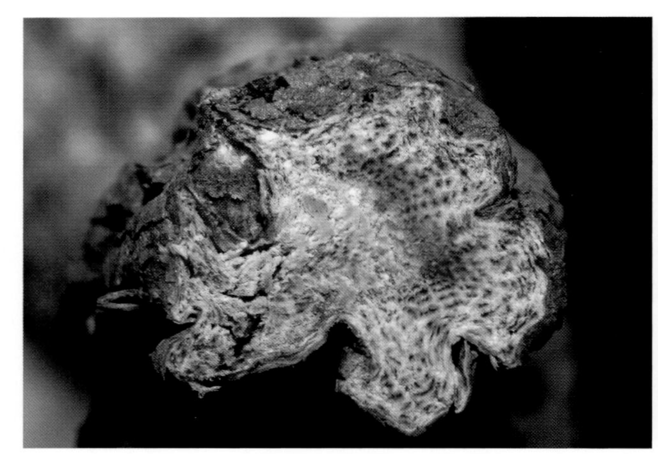

图1-14-14 羊乳（横切面）

快速鉴别：**呈纺锤形，中部膨大，有的具分枝；芦头（根茎）长，有密集的芽痕和茎痕；根上部有由密渐疏的环状横纹；全体有纵沟纹；体轻，质松泡，断面有裂隙；味甜、微苦。**（图1-14-13、图1-14-14）

党参劣质（二氧化硫残留量超标）

党参的熏硫加工品。

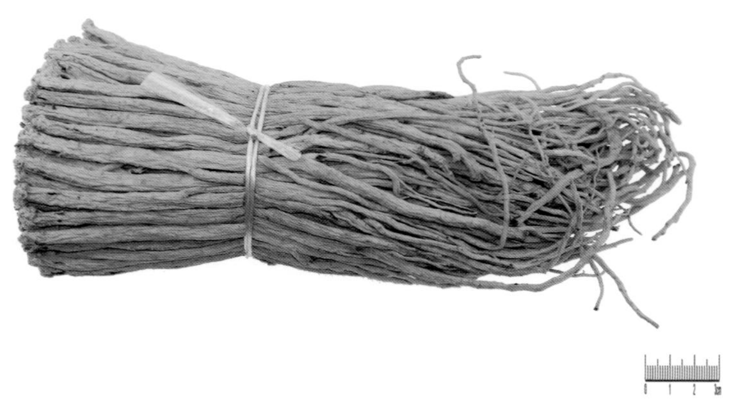

图1-14-15 党参劣质（二氧化硫残留量超标）

快速鉴别：**颜色白，质柔软；具刺激性气味，味酸。**（图 1-14-15）

党参（长段）

党参切制过长，超过药典标准规定“段”的长度。

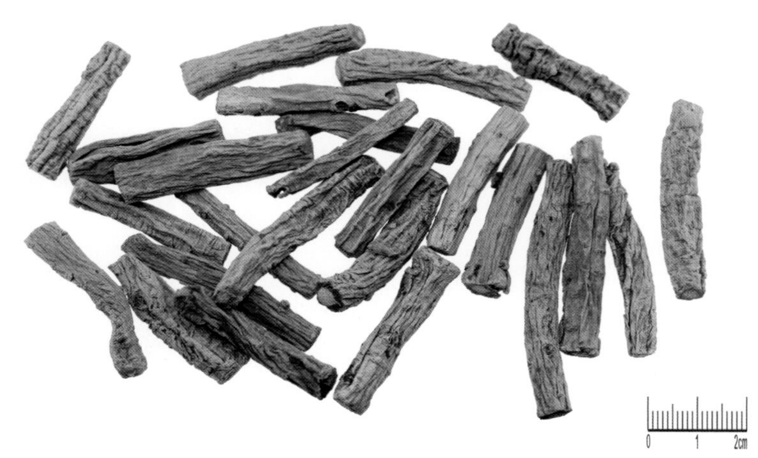

图1-14-16 党参（长段）

快速鉴别：**形似党参段，段长 4~6 cm。**（图 1-14-16）

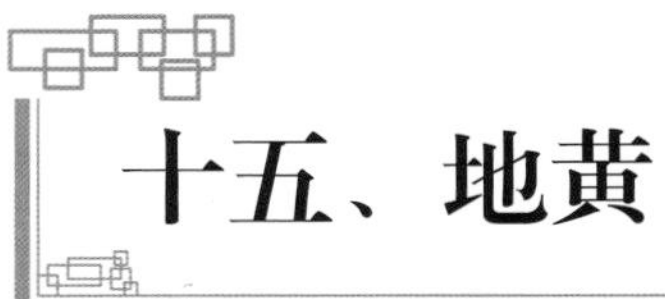

十五、地黄

【来源】玄参科地黄属植物地黄 *Rehmannia glutinosa* Libosch.的新鲜或干燥块根。秋季采挖，除去芦头、须根及泥沙，鲜用；或将地黄缓缓烘焙至约八成干。前者习称“鲜地黄”，后者习称“生地黄”。

【性状】**鲜地黄** 呈纺锤形或条状，长 8~24 cm，直径 2~9 cm。外皮薄，表面浅红黄色，具弯曲的纵皱纹、芽痕、横长皮孔样突起及不规则疤痕。肉质，易断，断面皮部淡黄白色，可见橘红色油点，木部黄白色，导管呈放射状排列。气微，味微甜、微苦。（图 1-15-1、图 1-15-2）

生地黄 多呈不规则的团块状或长圆形，中间膨大，两端稍细，有的细小，长条状，稍扁而扭曲，长 6~12 cm，直径 2~6 cm。表面棕黑色或棕灰色，极皱缩，具不规则的横曲纹。体重，质较软而韧，不易折断，断面棕黑色或乌黑色，有光泽，具黏性。气微，味微甜。（图 1-15-3、图 1-15-4）

【标准收载】《中华人民共和国药典》。

【饮片】**熟地黄** 生地黄的炮制加工品。（图 1-15-5）

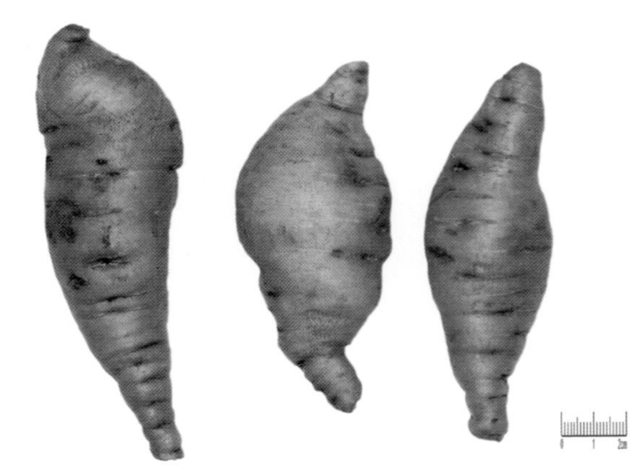

图1-15-1　鲜地黄

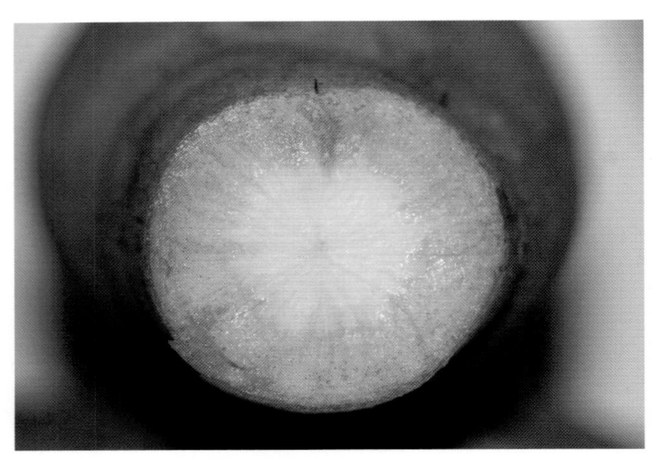

图1-15-2　鲜地黄（横切面）

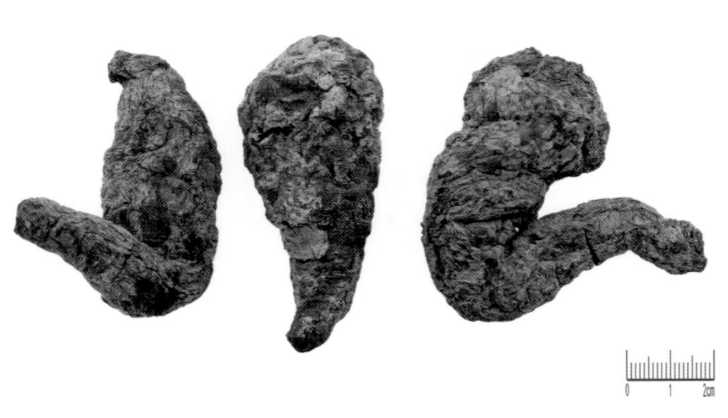

图1-15-3　生地黄

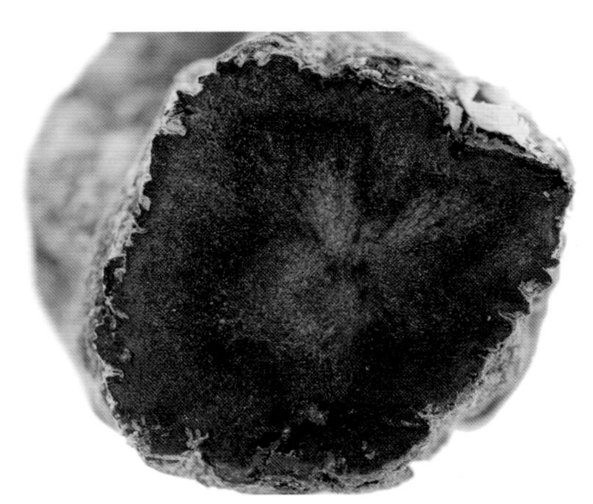

图1-15-4　生地黄（横切面）

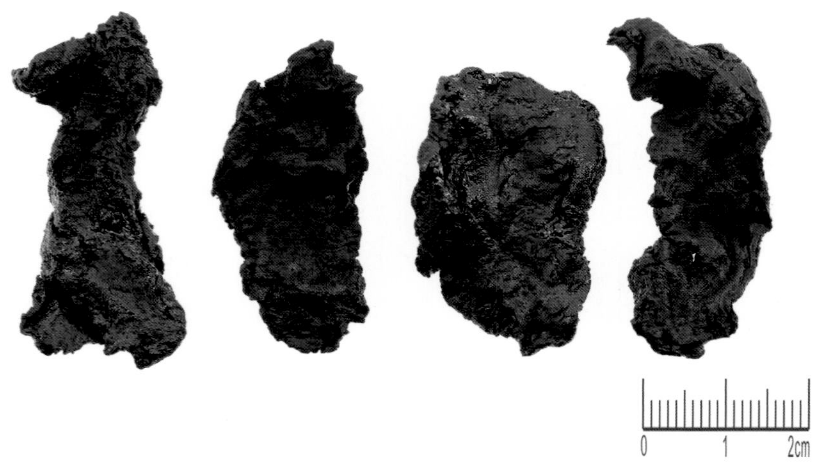

图1-15-5　熟地黄

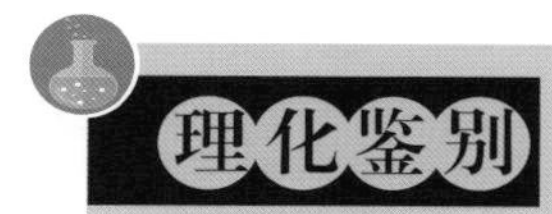

取本品粉末 1 g，加水 10 ml，摇匀，浸泡 4 h，取上清液 1 ml 置玻璃试管中，加入 5% α－萘酚乙醇溶液 2 滴，摇匀，沿管壁缓缓加入硫酸 1 ml，两液面交界处出现紫红色环。（图 1－15－6）

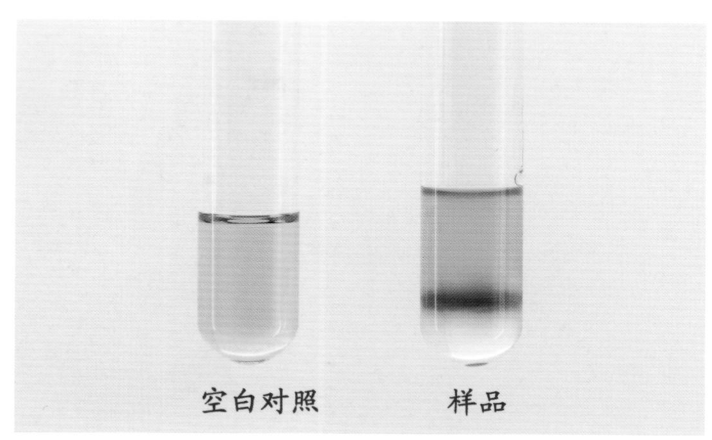

图1-15-6　地黄理化鉴别

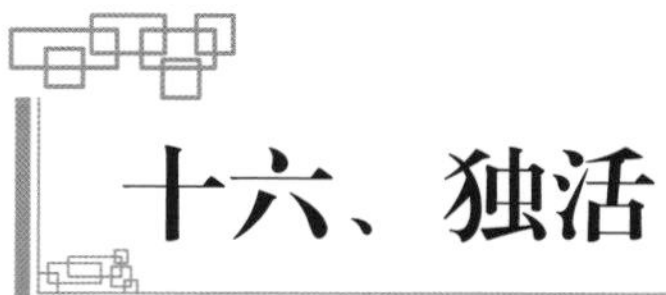

十六、独活

【来源】伞形科当归属植物重齿毛当归 *Angelica pubescens* Maxim. f. *biserrata* Shan et Yuan 的干燥根。春初苗刚发芽或秋末茎叶枯萎时采挖，除去须根和泥沙，烘至半干，堆置 2~3 天，发软后再烘至全干。

【性状】略呈圆柱形，下部 2~3 分枝或更多，长 10~30 cm。根头部膨大，圆锥状，多横皱纹，直径 1.5~3 cm，顶端有茎、叶的残基或凹陷。表面灰褐色或棕褐色，具纵皱纹，有横长皮孔样突起及稍突起的细根痕。质较硬，受潮则变软，断面皮部灰白色，有多数散在的棕色油室，木部灰黄色至黄棕色，形成层环棕色。有特异香气，味苦、辛、微麻舌。（图 1－16－1、图 1－16－2）

【标准收载】《中华人民共和国药典》。

【饮片】**独活**　独活药材除去杂质，洗净，润透，切薄片，晒干或低温干燥。（图 1－16－3）

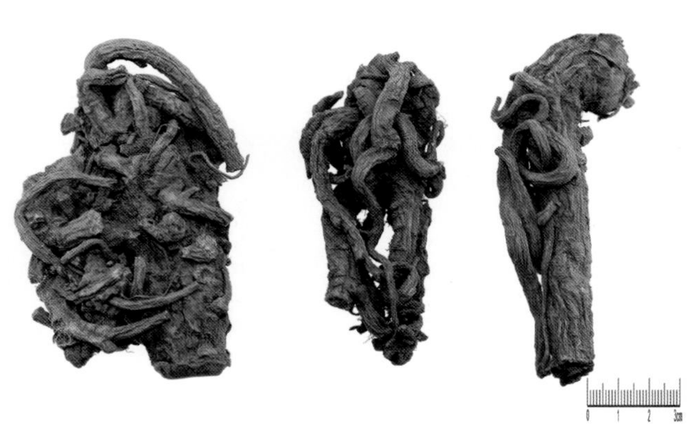

图1-16-1　独活

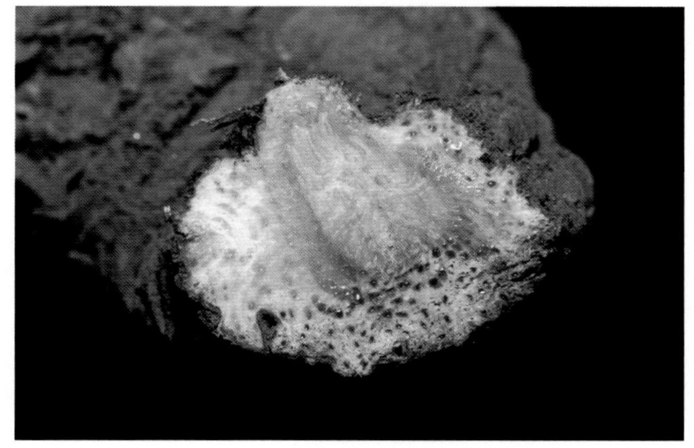

图1-16-2　独活支根（横切面）

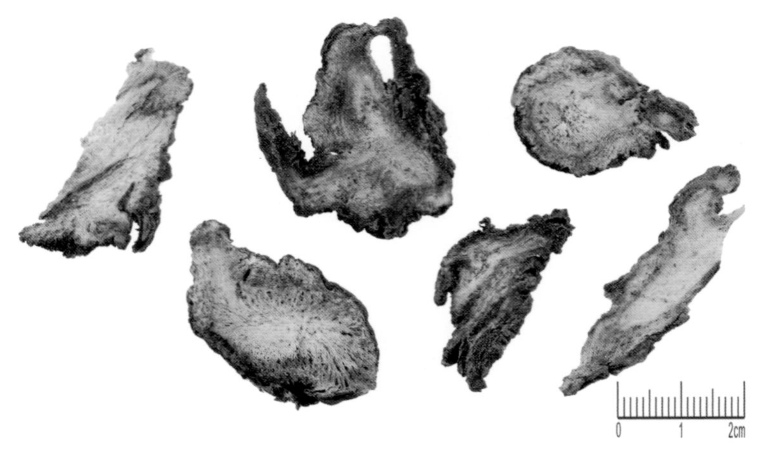

图1-16-3　独活（饮片）

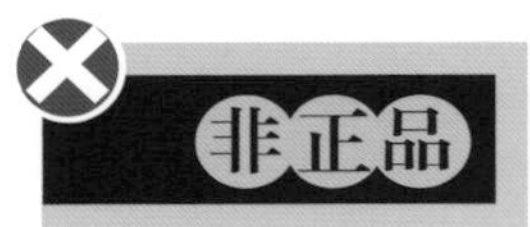

九眼独活

五加科楤木属植物食用土当归（食用楤木）*Aralia cordata* Thunb. 和柔毛龙眼独活（短序楤木）*Aralia henryi* Harms 的干燥根及根茎。

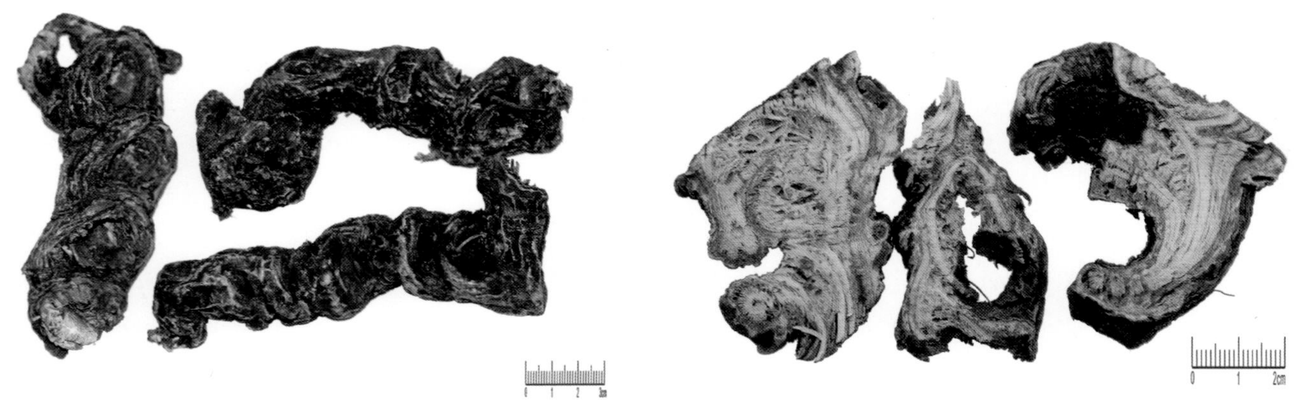

图1-16-4　九眼独活　　图1-16-5　九眼独活（切片）

快速鉴别：**根茎粗大，圆柱形，常呈扭曲状；上表面有 6~11 个圆形凹窝，呈串珠状排列，底部或侧面残留有数条圆柱形的不定根；根的横断面有木心；断面黄白色，有裂隙，显纤维性；气微香，味微苦、辛。**（图 1-16-4、图 1-16-5）

牛尾独活

伞形科独活属植物短毛独活 *Heracleum moellendorffii* Hance.、渐尖叶独活 *Heracleum acuminatum*

Franch. 及独活 *Heracleum hemsleyanum* Dieks 的干燥根及根茎。

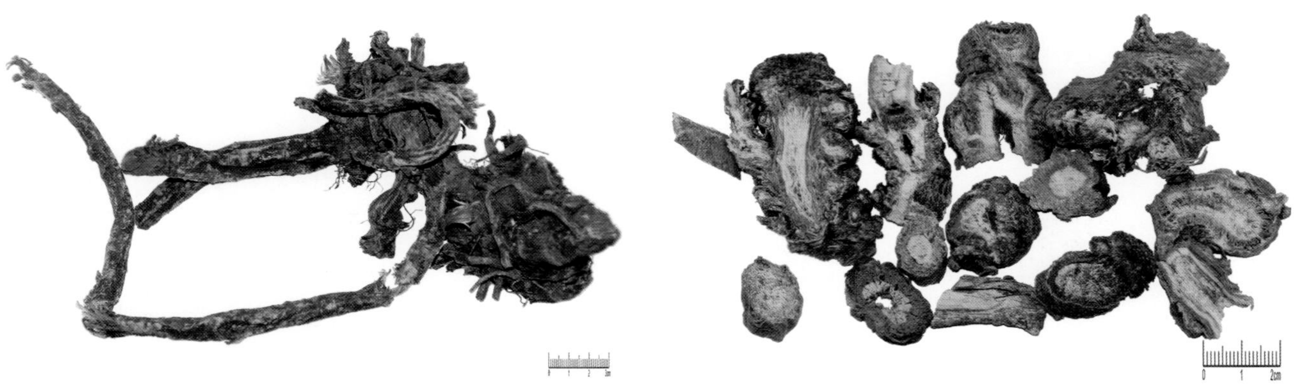

图1-16-6 牛尾独活　　图1-16-7 牛尾独活（切片）

快速鉴别：**根茎稍膨大，顶端有残留茎基和棕黄色叶鞘，周围有密集而粗糙的环状叶痕及环纹；断面皮部散在棕色油点，有裂隙，可见棕色环；香气特异，味微苦麻。**（图 1-16-6、图 1-16-7）

法落海

伞形科独活属植物阿坝当归 *Angelica apaensis* R. H. Shan et C. Q. Yuan 的干燥根及根茎。

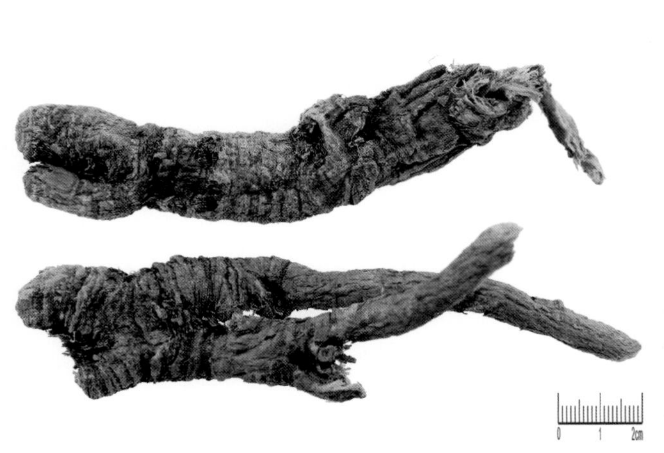

图1-16-8 法落海

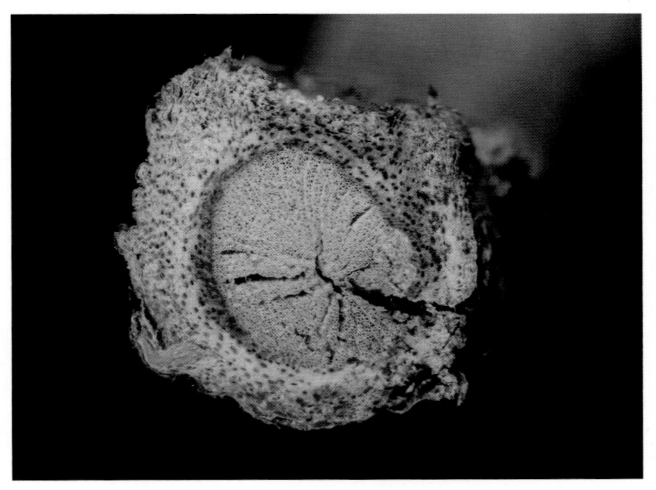

图1-16- 9 法落海（横切面）

快速鉴别：**根状茎端有残留茎基及具光泽的棕黄色叶鞘；根表面粗糙，有不规则皱缩沟纹；断面多裂隙，具明显的橙黄色油点，形成层处显淡棕色环，木部淡黄色。**（图 1-16-8、图 1-16-9）

欧当归

伞形科欧当归属植物欧当归 *Levisticum officinale* Koch. 的干燥根。

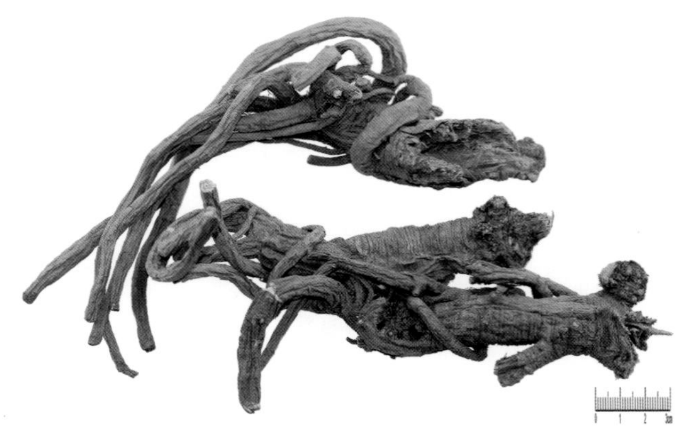

图1-16-10　欧当归

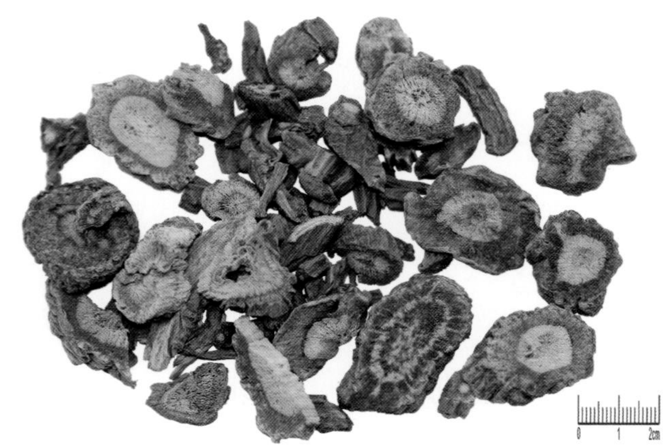

图1-16-11　欧当归（切片）

快速鉴别：**主根较长而粗，顶端有 2 个及以上茎基残痕；断面黄白色或棕黄白色，质疏松呈海绵状；气浊闷，味微甜而麻舌。**（图 1-16-10、图 1-16-11）

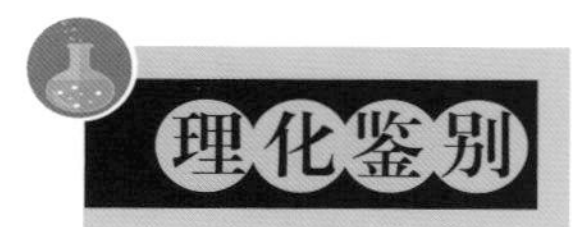

理化鉴别

取本品粉末 3 g，加乙醚 30 ml，回流 1 h，滤过，滤液挥去乙醚，残渣加石油醚（30~60℃）3 ml，振摇，弃去石油醚液，剩余残渣再加乙醇 3 ml 使溶解，溶液进行下列试验：

1. 取溶液适量，置紫外光灯 (365 nm) 下观察，显蓝色荧光。（图 1-16-12）

2. 取溶液 1 ml，加 2% 间二硝基苯的乙醇溶液与 10% 氢氧化钾溶液各 2 滴，振摇，溶液显橙红色。（图 1-16-13）

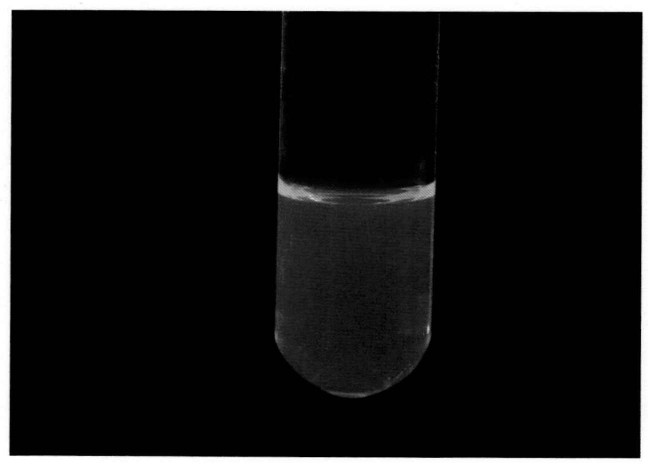

图1-16-12　独活理化鉴别（1）

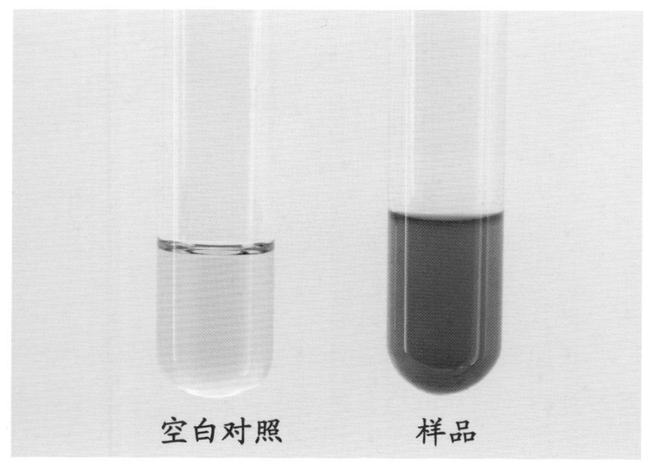

图1-16-13　独活理化鉴别（2）

十七、莪术

【来源】姜科姜黄属植物蓬莪术 *Curcuma phaeocaulis* Val.、广西莪术 *Curcuma kwangsiensis* S.G.Lee et C.F.Liang 或温郁金 *Curcuma wenyujin* Y.H.Chen et C.Ling 的干燥根茎。后者习称“温莪术”。冬季茎叶枯萎后采挖，洗净，蒸或煮至透心，晒干或低温干燥后除去须根和杂质。

【性状】**蓬莪术** 呈卵圆形、长卵形、圆锥形或长纺锤形，顶端多钝尖，基部钝圆，长 2~8 cm，直径 1.5~4 cm。表面灰黄色至灰棕色，上部环节突起，有圆形微凹的须根痕或残留的须根，有的两侧各有 1 列下陷的芽痕和类圆形的侧生根茎痕，有的可见刀削痕。体重，质坚实，断面灰褐色至蓝褐色，蜡样，常附有灰棕色粉末，皮层与中柱易分离，内皮层环纹棕褐色。气微香，味微苦而辛。（图 1–17–1、图 1–17–2）

广西莪术 环节稍突起，断面黄棕色至棕色，常附有淡黄色粉末，内皮层环纹黄白色。（图 1–17–3、图 1–17–4）

温莪术 断面黄棕色至棕褐色，常附有淡黄色至黄棕色粉末。气香或微香。（图 1–17–5、图 1–17–6）

【标准收载】《中华人民共和国药典》。

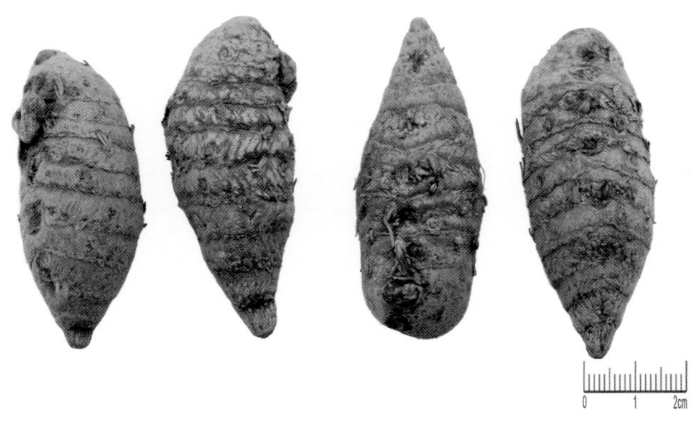

图1–17–1 莪术（蓬莪术）

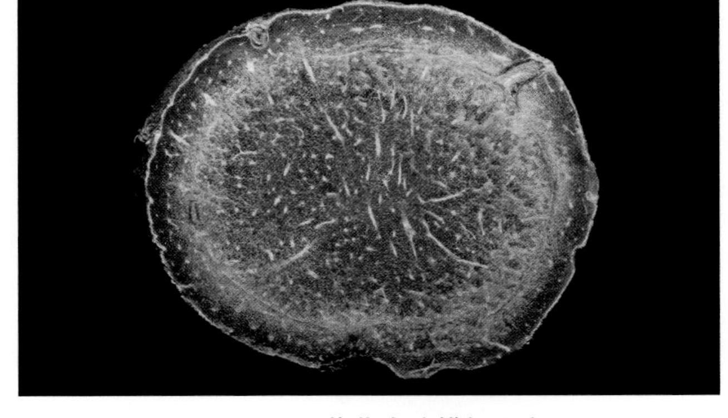

图1–17–2 蓬莪术（横切面）

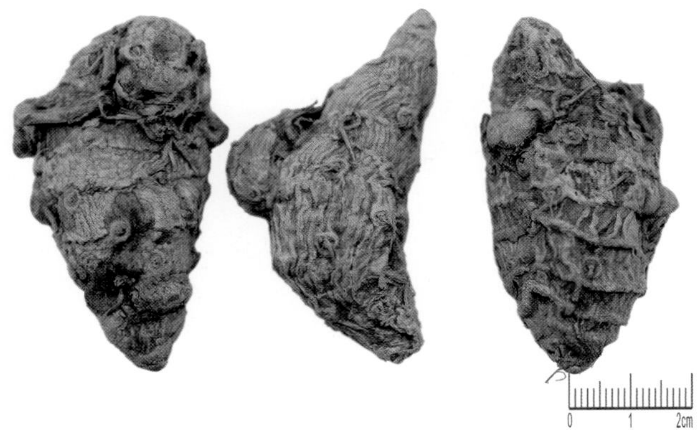

图1–17–3 莪术（广西莪术）

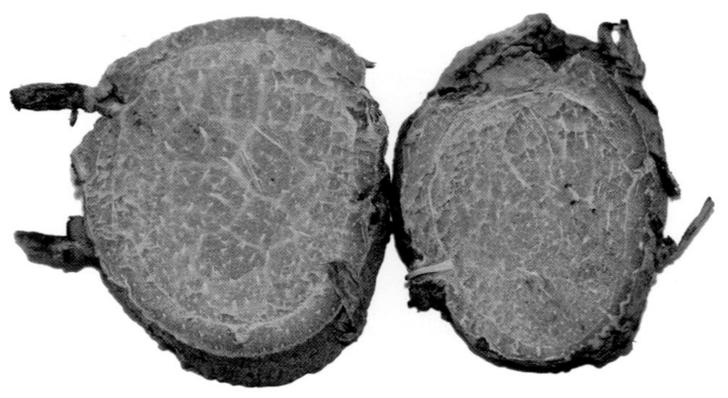

图1–17–4 广西莪术（横切面）

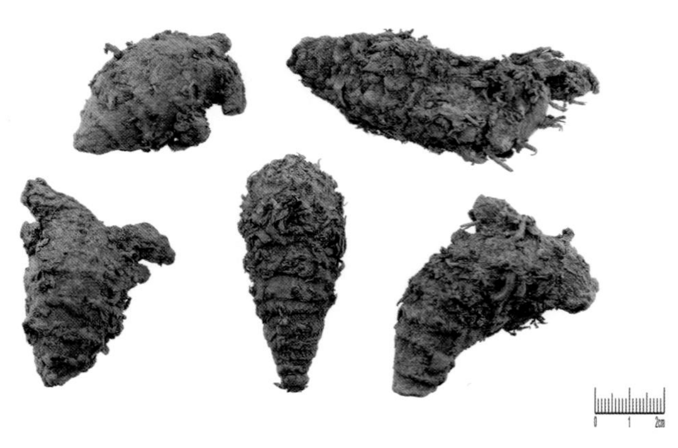
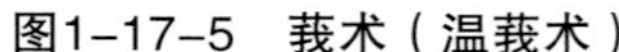

图1-17-5　莪术（温莪术）

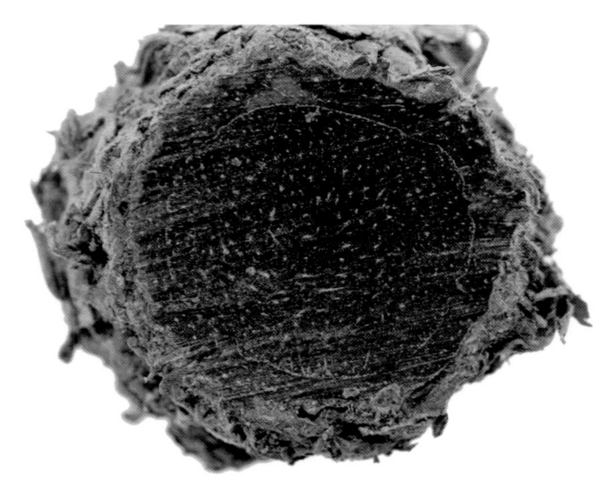

图1-17-6　温莪术（横切面）

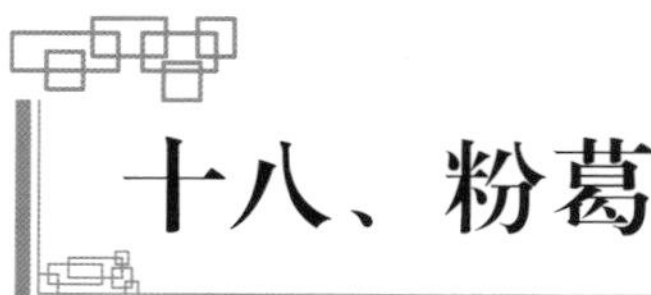

十八、粉葛

【来源】豆科葛属植物甘葛藤 *Pueraria thomsonii* Benth. 的干燥根。秋、冬二季采挖，除去外皮，稍干，截段或再纵切两半或斜切成厚片，干燥。

【性状】呈圆柱形、类纺锤形或半圆柱形，长 12~15 cm，直径 4~8 cm；有的为纵切或斜切的厚片，大小不一。表面黄白色或淡棕色，未去外皮的呈灰棕色。体重，质硬，富粉性，横切面可见由纤维形成的浅棕色同心性环纹，纵切面可见由纤维形成的数条纵纹。气微，味微甜。（图 1-18-1 ~图 1-18-3）

【标准收载】《中华人民共和国药典》。

【饮片】**粉葛**　粉葛药材除去杂质，洗净，润透，切厚片或切块，干燥。（图 1-18-4）

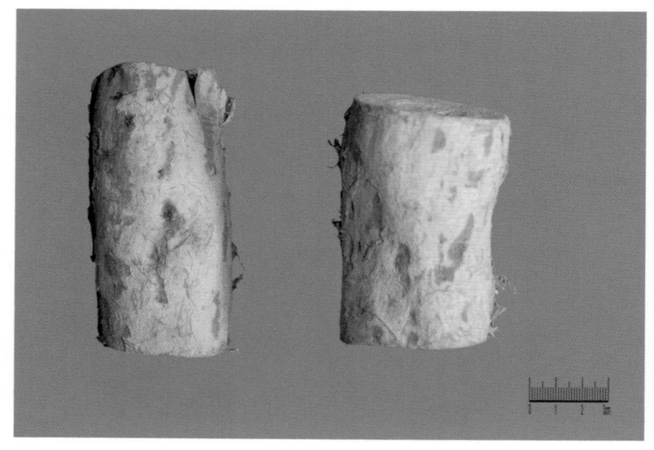

图1-18-1　粉葛

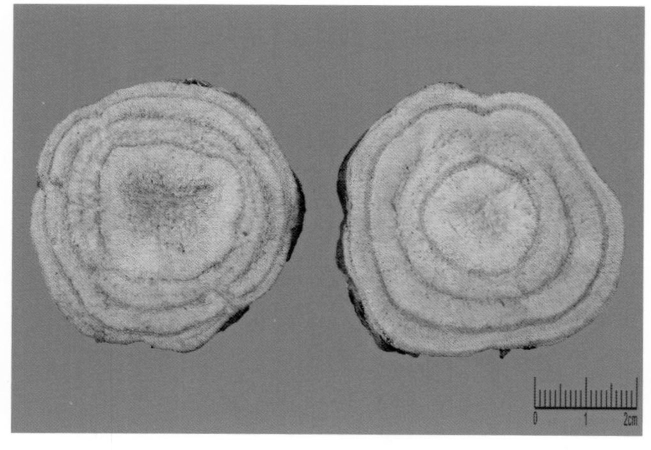

图1-18-2　粉葛（横切面）

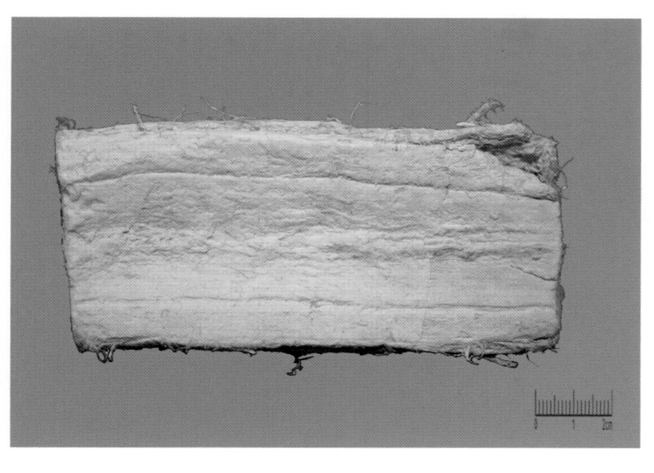

图1–18–3　粉葛（纵切面）

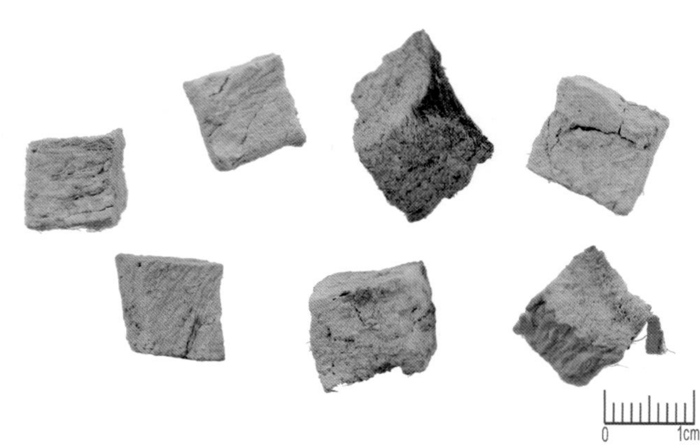

图1–18–4　粉葛（饮片）

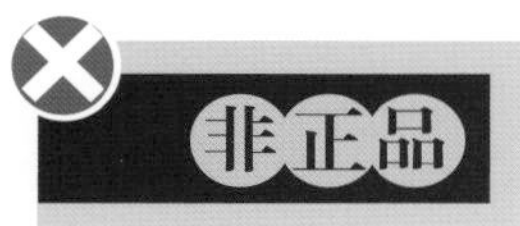

葛根

豆科葛属植物野葛 *Pueraria lobata* (Willd.) Ohwi 的干燥根，又名“野葛”。

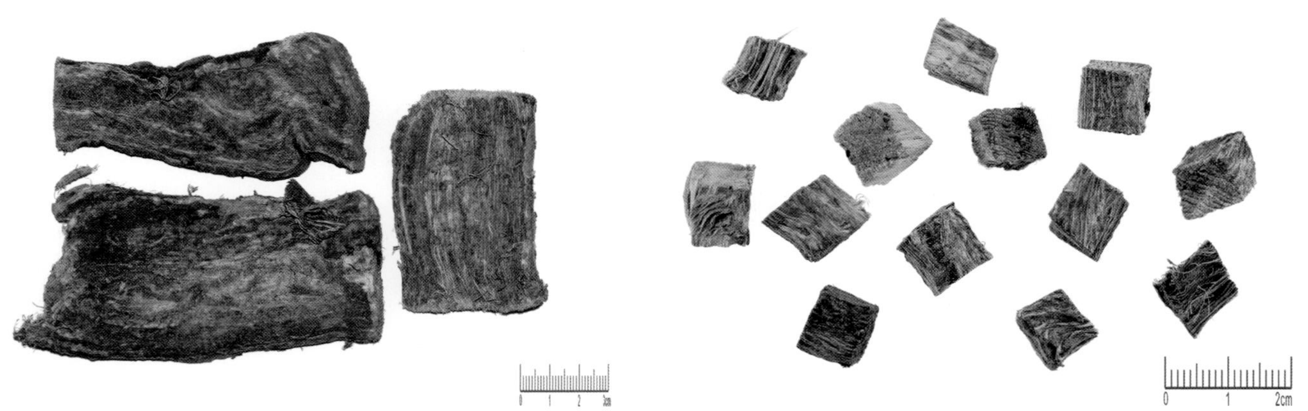

图1–18–5　葛根

图1–18–6　葛根（饮片）

快速鉴别：**呈纵切的长方形厚片或小方块；质韧，纤维性强。**（图 1–18–5、图 1–18–6）

木薯

大戟科木薯属植物木薯 *Manihot esculenta* Crantz 的干燥根。

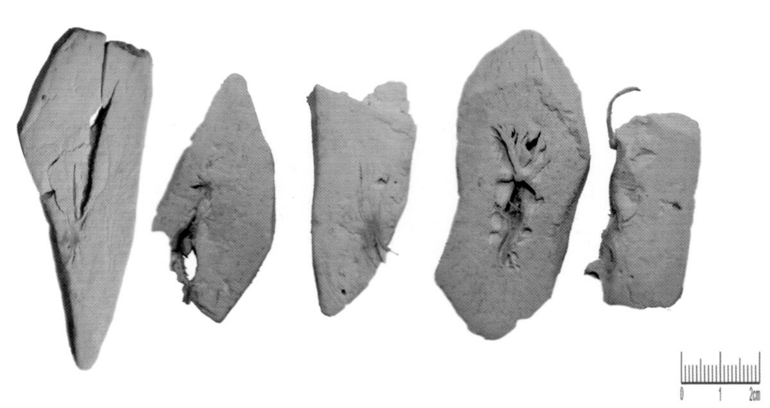

图1-18-7　木薯[*]

快速鉴别：**呈不规则的厚片或块；质脆易折断，断面粉性足；横切面中央有一小木心，淡黄色，纤维性，可见淡黄色筋脉点呈放射状稀疏散在；嚼之粉性，不发黏。**（图 1-18-7）

天花粉

葫芦科栝楼属植物栝楼 *Trichosanthes kirilowii* Maxim. 或中华栝楼（双边栝楼）*Trichosanthes rosthornii* Harms 的干燥根。

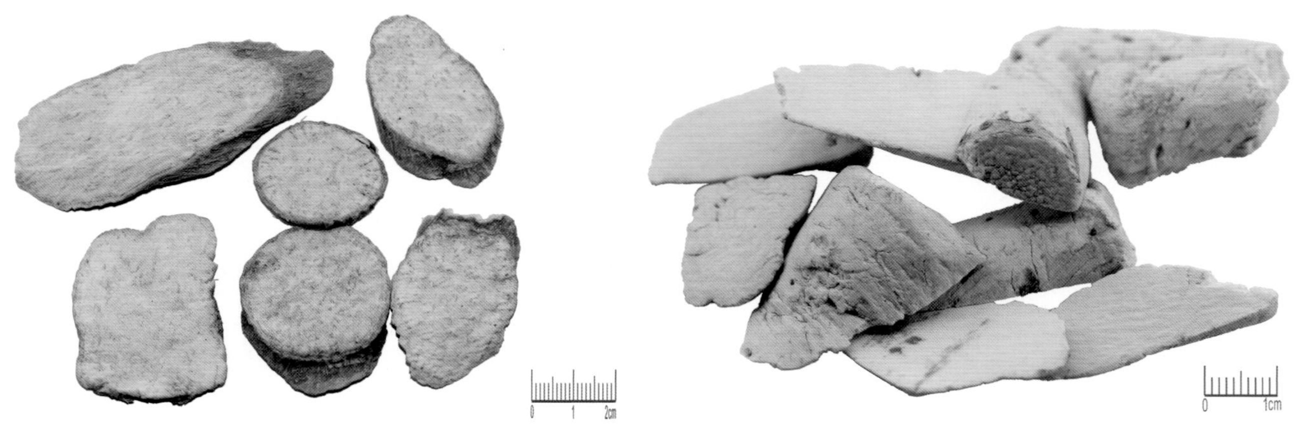

图1-18-8　天花粉　　图1-18-9　山药

快速鉴别：**粉性较强，断面纤维性差，味酸微苦。**（图 1-18-8）

山药

薯蓣科薯蓣属植物薯蓣 *Dioscorea oppositifolia* L. 干燥根的“头刀”或“边片”。

快速鉴别：**表面光滑；质脆，断面白色，粉质；味淡微酸，嚼之发黏。**（图 1-18-9）

茯苓

多孔菌科真菌茯苓 *Poria cocos* (Schw.) Wolf 的干燥菌核。

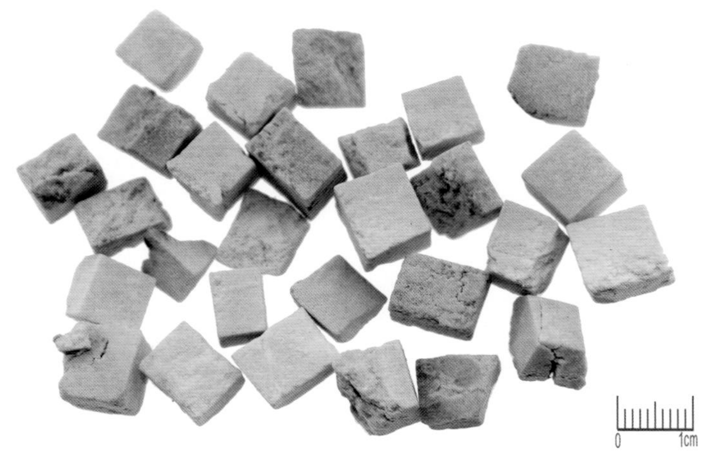

图1-18-10　茯苓

快速鉴别：**切面不平，边缘不整齐；质硬，无明显粉性；无浅棕色外皮和纤维。**（图 1-18-10）

雪胆

葫芦科雪胆属植物曲莲（雪胆）*Hemsleya amabilis* Diels 的干燥根。

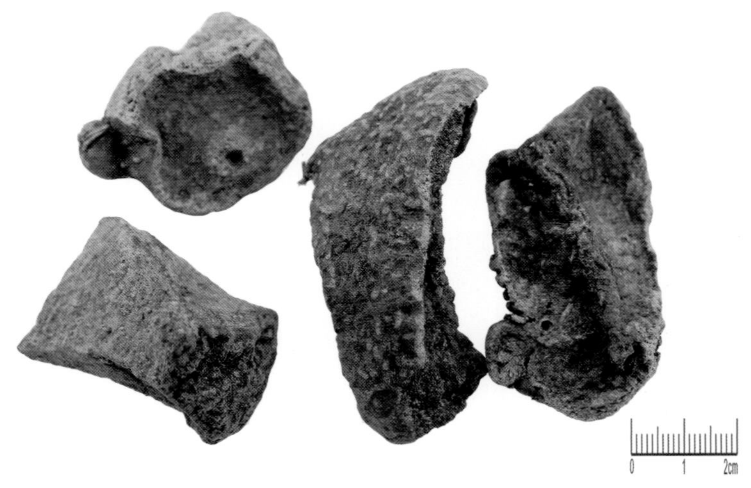

图1-18-11　雪胆

快速鉴别：**表面棕褐色或灰褐色，呈不规则的小块状；质坚实；切面淡黄色或灰白色，粉性。**（图 1-18-11）

十九、高良姜

【来源】姜科山姜属植物高良姜 *Alpinia officinarum* Hance 的干燥根茎。夏末秋初采挖，除去须根和残留的鳞片，洗净，切段，晒干。

【性状】呈圆柱形，多弯曲，有分枝，长 5~9 cm，直径 1~1.5 cm。表面棕红色至暗褐色，有细密的纵皱纹和灰棕色的波状环节，节间长 0.2~1 cm，一面有圆形的根痕。质坚韧，不易折断，断面灰棕色或红棕色，纤维性，中柱约占 1/3。气香，味辛辣。（图 1−19−1~ 图 1−19−3）

【标准收载】《中华人民共和国药典》。

【饮片】**高良姜** 高良姜药材除去杂质，洗净，润透，切薄片，晒干。（图 1−19−4）

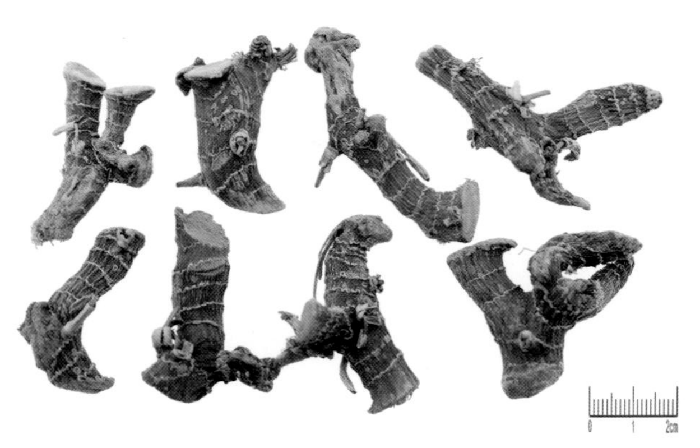

图1–19–1 高良姜

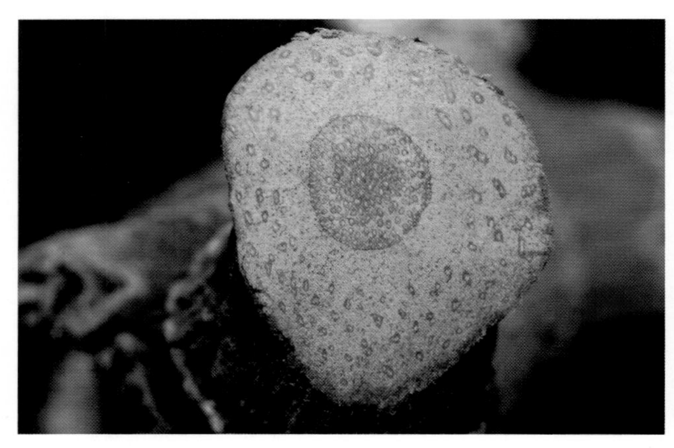

图1–19–2 高良姜（横切面）

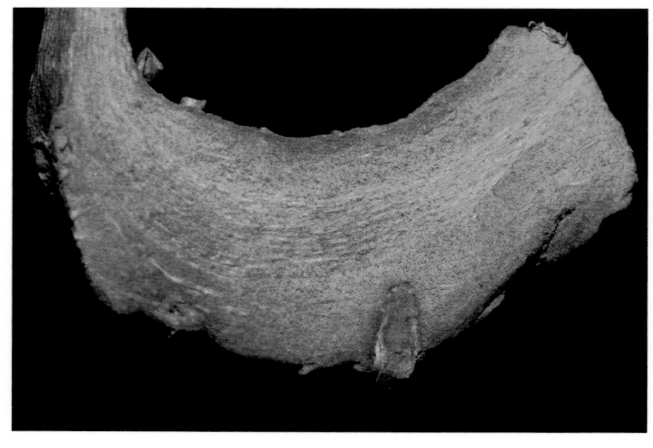

图1–19–3 高良姜（纵切面）

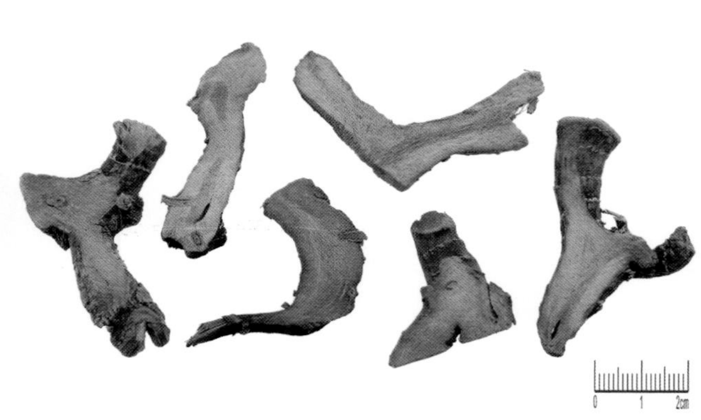

图1–19–4 高良姜（饮片）

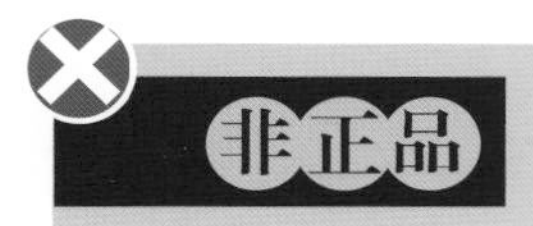

大高良姜

姜科山姜属植物红豆蔻（大高良姜）*Alpinia galanga* (L.) Willd. 的干燥根茎。

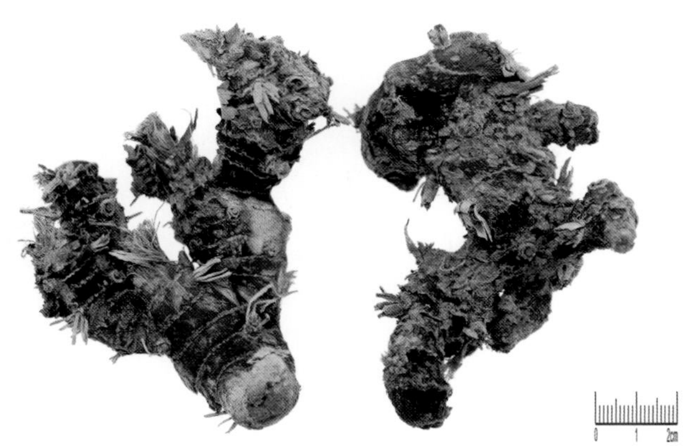

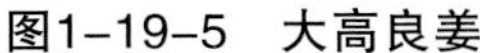
图1–19–5　大高良姜

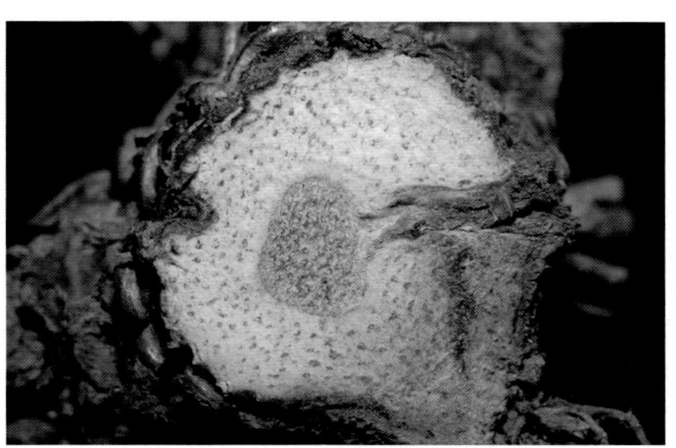
图1–19–6　大高良姜（横切面）

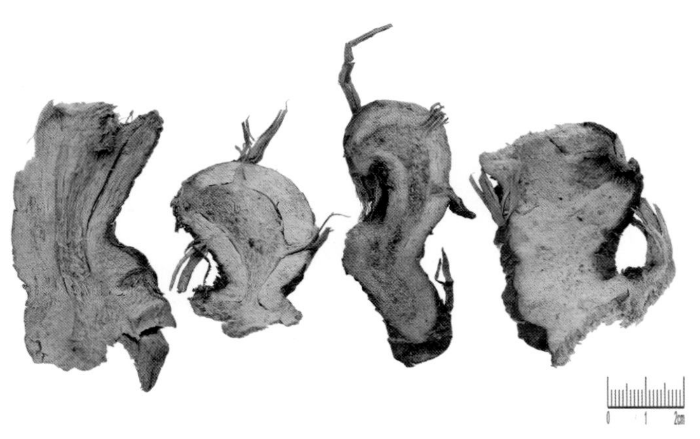
图1–19–7　大高良姜（切片）

快速鉴别：**环节明显，节上有波浪形的淡黄色或暗褐色鳞片，下侧有类白色或淡黄色的凸起须根痕；质坚韧，不易折断；断面纤维性，皮部占 2/3；内皮层明显，维管束星点可见；木部色较深，常与皮部分离。**（图 1–19–5~ 图 1–19–7）

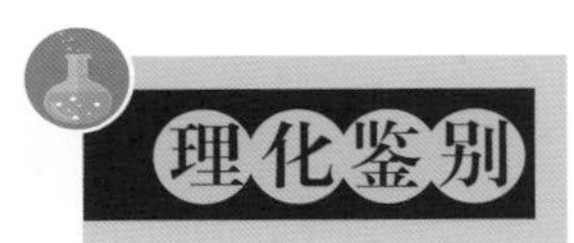

1. 取本品粉末 1 g，加乙醚 10 ml，浸渍 15 min，时时振摇，滤过，滤液挥干后，加浓硫酸 1 滴与香草醛结晶 1 粒，呈紫红色。（图 1–19–8）

2. 取本品粉末 0.2 g，加乙醇 5 ml，浸泡 30 min，滤过，取滤液 2 ml，置玻璃试管中，加锌粉少量，沿管壁加盐酸 0.5 ml，置水浴加热 2 min，溶液呈紫红色。（图 1−19−9）

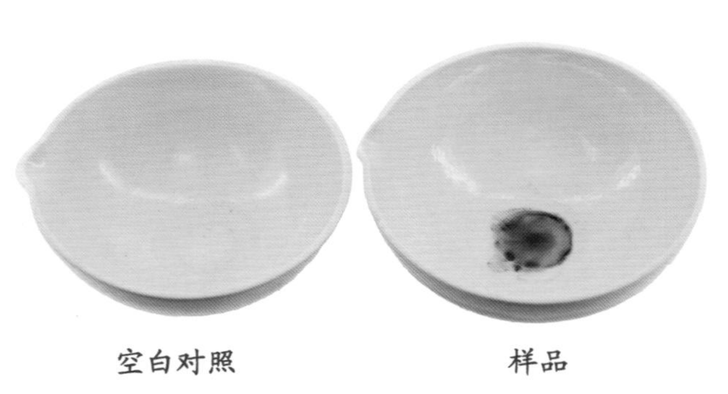

图1−19−8　高良姜理化鉴别（1）

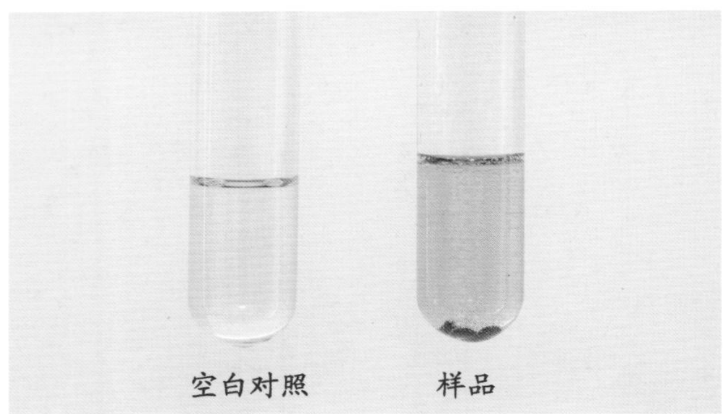

图1−19−9　高良姜理化鉴别（2）

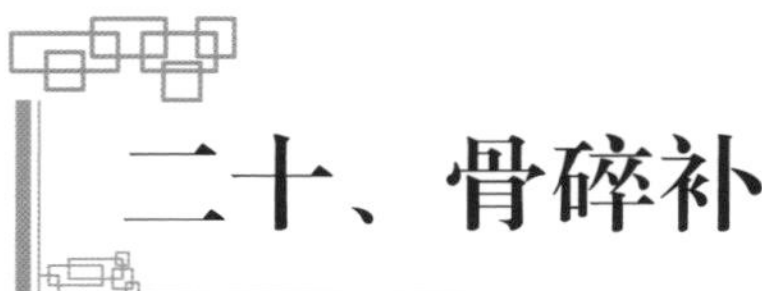

二十、骨碎补

【来源】水龙骨科槲蕨属植物槲蕨 *Drynaria fortunei* (Kunze) J.Sm. 的干燥根茎。全年均可采挖，除去泥沙，干燥，或再燎去茸毛（鳞片）。

【性状】呈扁平长条状，多弯曲，有分枝，长 5~15 cm，宽 1~1.5 cm，厚 0.2~0.5 cm。表面密被深棕色至暗棕色的小鳞片，柔软如毛，经火燎者呈棕褐色或暗褐色，两侧及上表面均具突起或凹下的圆形叶痕，少数有叶柄残基和须根残留。体轻，质脆，易折断，断面红棕色，维管束呈黄色点状，排列成环。气微，味淡、微涩。（图 1−20−1~ 图 1−20−3）

【标准收载】《中华人民共和国药典》。

【饮片】**烫骨碎补**　净骨碎补或骨碎补片，照烫法用砂烫至鼓起，撞去毛。（图 1−20−4、图 1−20−5）

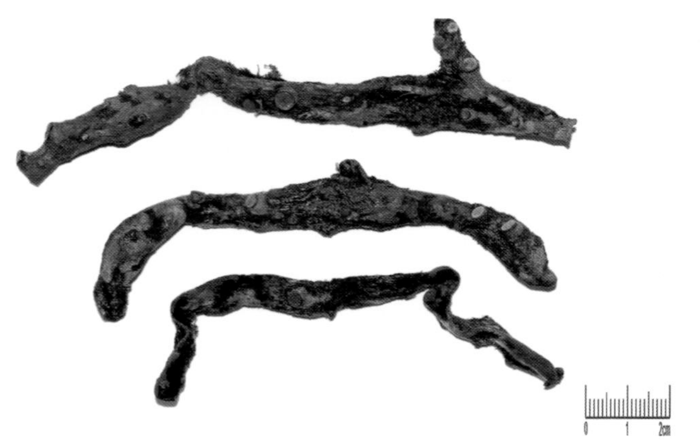

图1−20−1　骨碎补

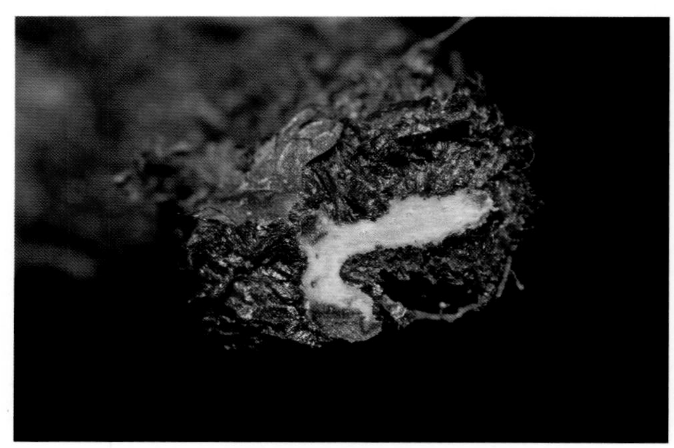

图1−20−2　骨碎补（横切面）

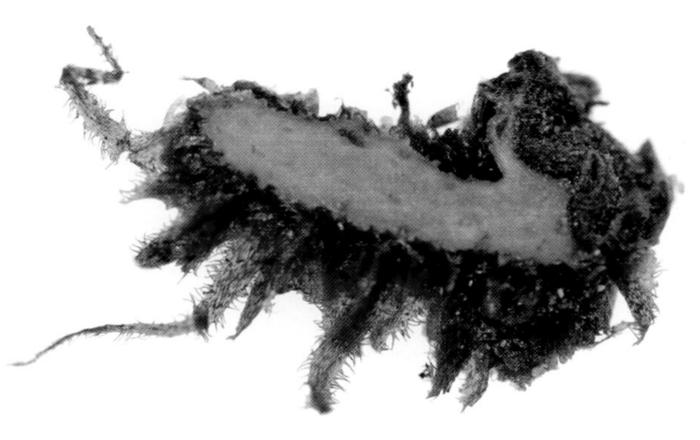

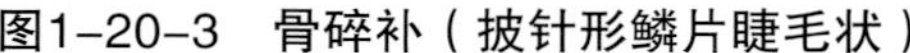

图1-20-3　骨碎补（披针形鳞片睫毛状）

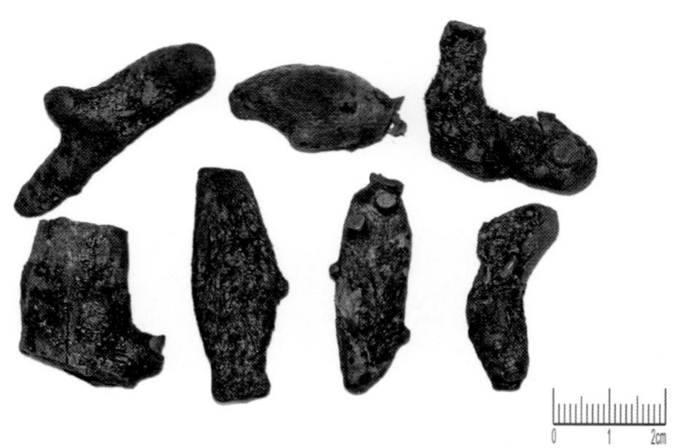

图1-20-4　烫骨碎补

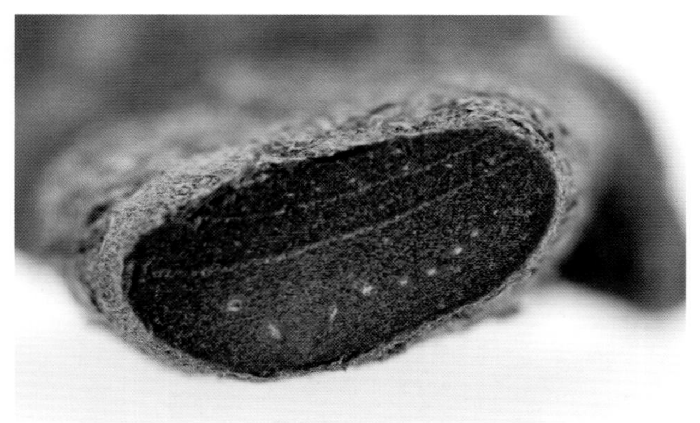

图1-20-5　烫骨碎补（横切面）

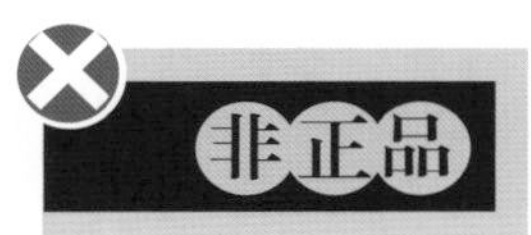

大叶骨碎补

骨碎补科骨碎补属植物大叶骨碎补 *Davallia divaricata* Dutch et Tutch. 的干燥根状茎。

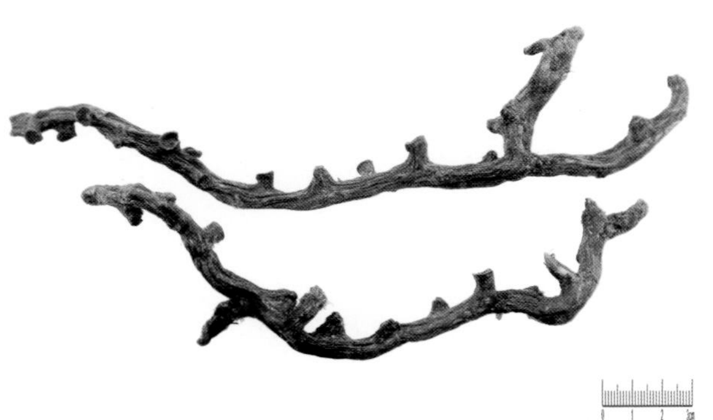

图1-20-6　大叶骨碎补

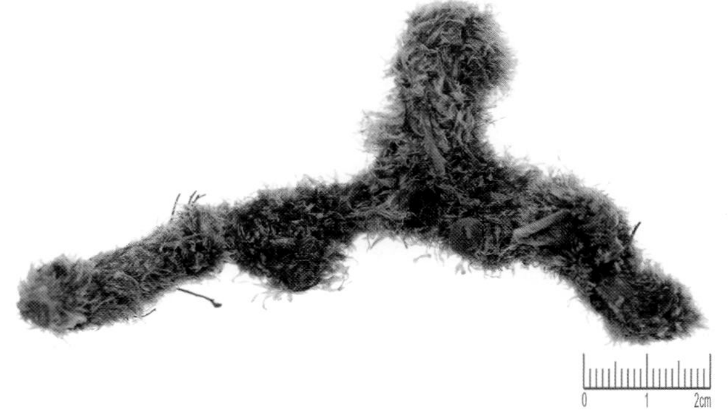

图1-20-7　大叶骨碎补（未去鳞片）

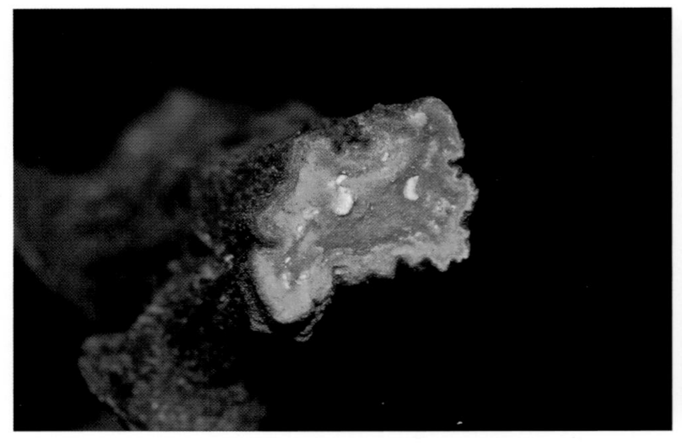
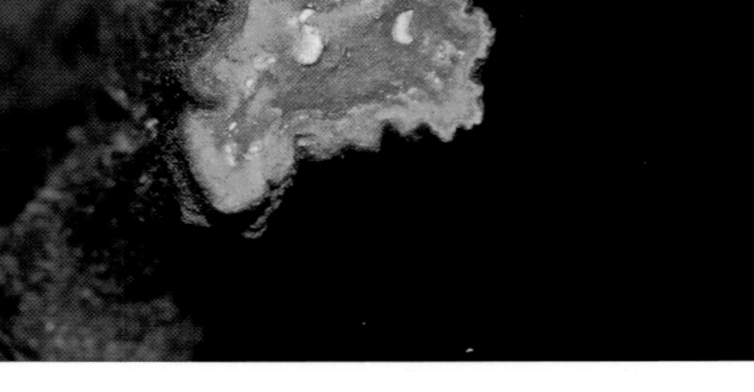

图1-20-8 大叶骨碎补（横切面）

图1-20-9 大叶骨碎补（小鳞片）

快速鉴别：**呈扭曲的圆柱形；表面具突起的圆柱状叶基痕；断面有多数黄色点状维管束排列成环状，中央有2个大型维管束，新月形。**（图1-20-6~图1-20-9）

中华槲蕨

槲蕨科槲蕨属植物秦岭槲蕨 *Drynaria baronii* Diels 的干燥根茎。

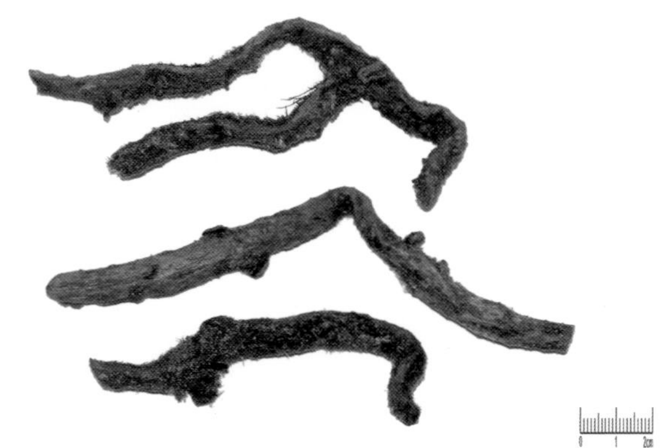

图1-20-10 中华槲蕨

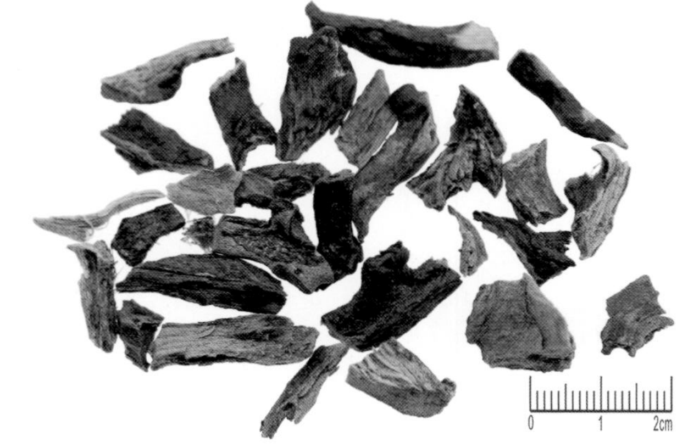

图1-20-11 中华槲蕨（切片）

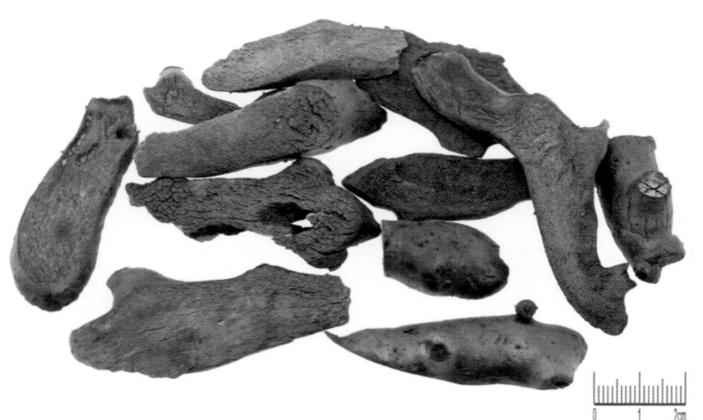

图1-20-12 中华槲蕨（烫制）

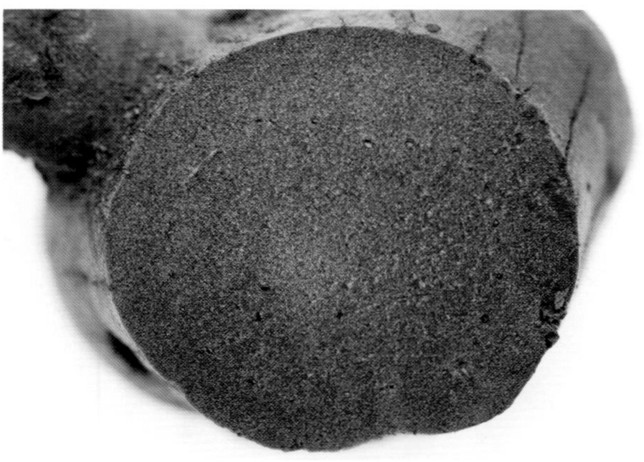

图1-20-13 烫中华槲蕨（横切面）

快速鉴别：**呈扁平细长条状，略弯曲；表面密被黄棕色至棕色的小鳞片，柔软如毛，易脱落；体轻，质脆，易折断；断面维管束呈黄白色点状，排列成环。**（图 1–20–10~ 图 1–20–13）

草石蚕

骨碎补科阴石蕨属植物圆盖阴石蕨 *Davallia teyermannii* Baker 的干燥根茎。

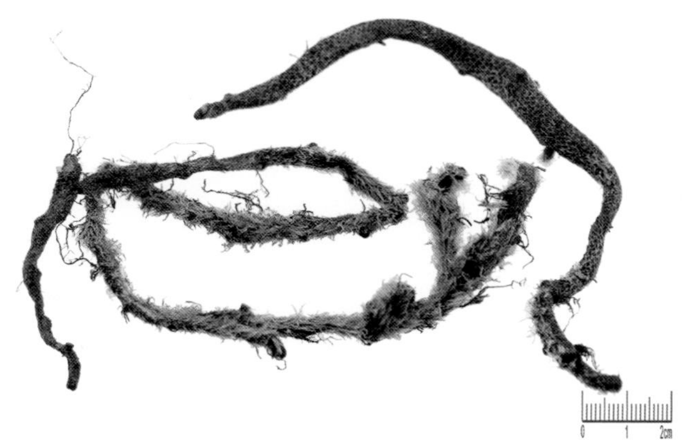

图1–20–14　草石蚕

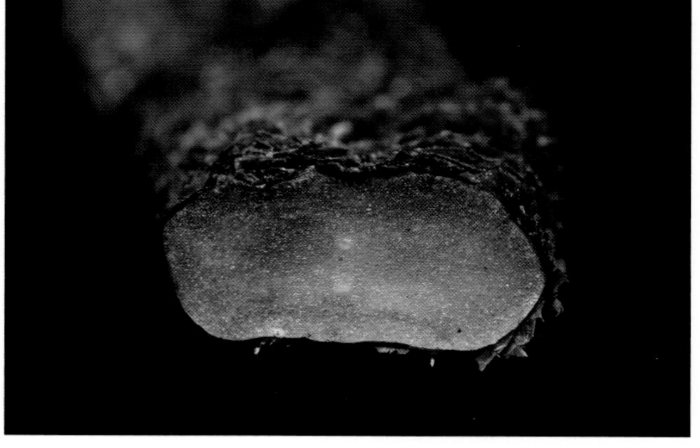

图1–20–15　草石蚕鲜品（横切面）

快速鉴别：**直径 4~8 mm；表面具众多毛孔样小点，或残留有灰棕色至棕色鳞片；切面维管束点排列成环状，中央有 2 个较大的维管束点。**（图 1–20–14、图 1–20–15）

披针新月蕨

金星蕨科新月蕨属植物披针新月蕨 *Pronephrium penangianum* (Hook.) Holtt. 的干燥根茎，又名“过山龙”或“地苏木”。

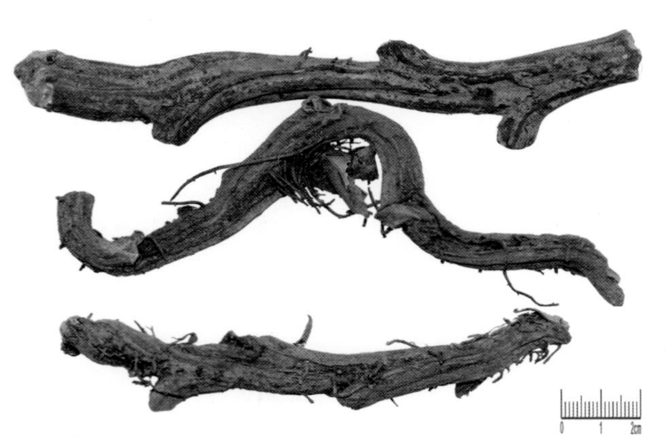

图1–20–16　披针新月蕨

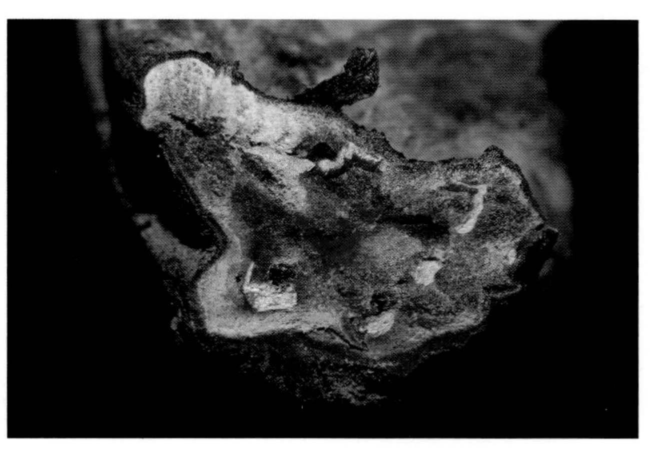

图1–20–17　披针新月蕨（横切面）

快速鉴别：**根状茎长而横走，常扭曲，粗壮，有纵槽沟，具多数须根残痕；质坚硬，断面背侧有较大略呈“八”字形的黄白色维管束。**（图 1–20–16、图 1–20–17）

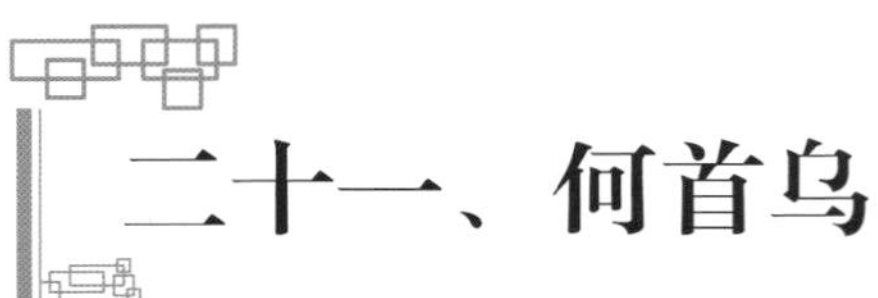

二十一、何首乌

【来源】蓼科何首乌属植物何首乌 *Polygonum multiflorum* Thunb. 的干燥块根。秋、冬二季叶枯萎时采挖，削去两端，洗净，个大的切成块，干燥。

【性状】呈团块状或不规则纺锤形，长 6~15 cm，直径 4~12 cm。表面红棕色或红褐色，皱缩不平，有浅沟，并有横长皮孔样突起和细根痕。体重，质坚实，不易折断，断面浅黄棕色或浅红棕色，显粉性，皮部有 4~11 个类圆形异型维管束环列，形成云锦状花纹，中央木部较大，有的呈木心。气微，味微苦而甘涩。（图 1-21-1~ 图 1-21-3）

【标准收载】《中华人民共和国药典》。

【炮制品】**制何首乌**　何首乌片或块，照炖法用黑豆汁炖制加工而成。（图 1-21-4、图 1-21-5）

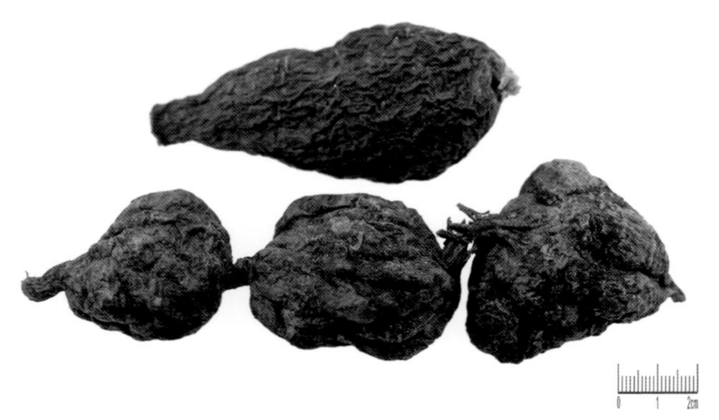

图1-21-1　何首乌

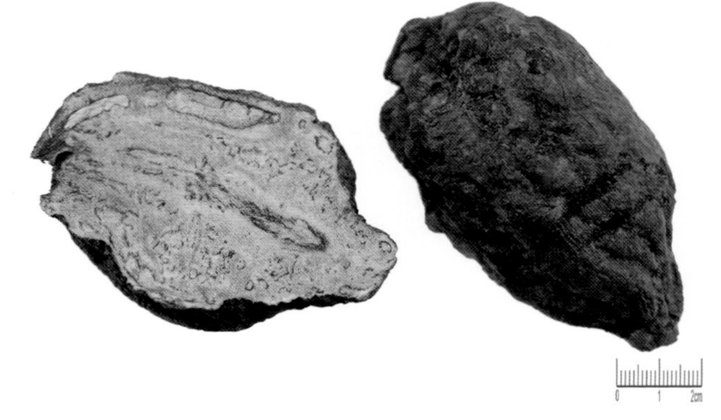

图1-21-2　何首乌（纵切）

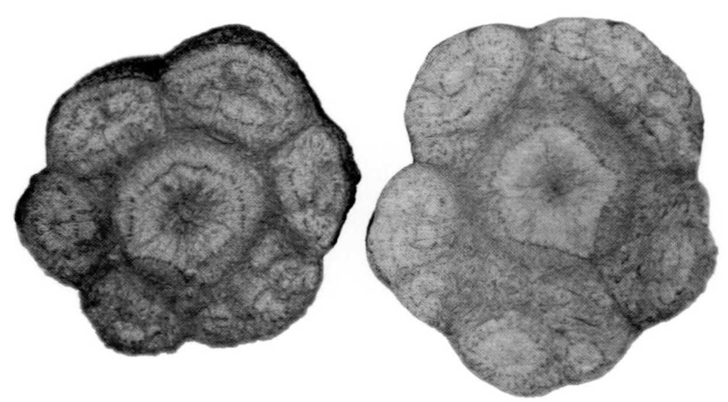

图1-21-3　何首乌（横切）

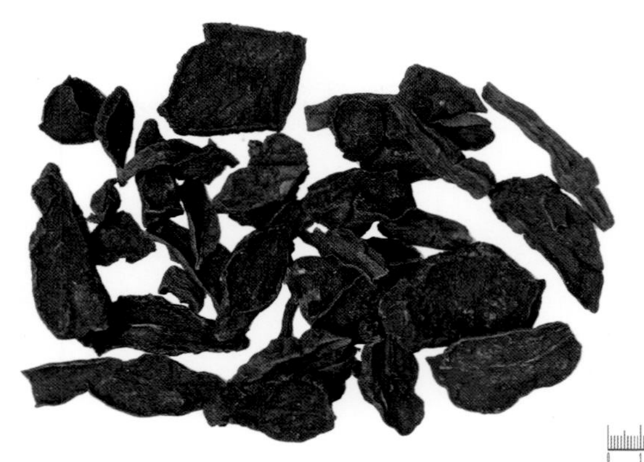

图1-21-4　制何首乌

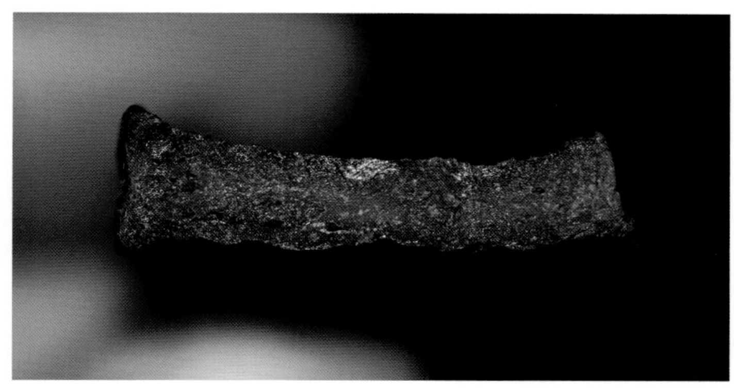

图1-21-5 制何首乌（断面）

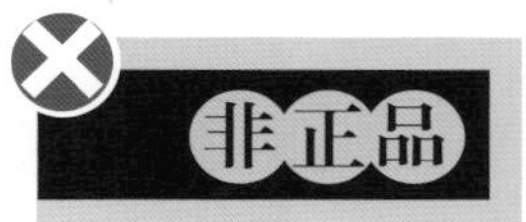

人形何首乌

芭蕉科芭蕉属植物芭蕉 *Musa basjoo* Sieb. et Zucc. 的干燥根，系模具栽培成型，插入何首乌植物的藤茎继续生长，冒充“人形何首乌”。

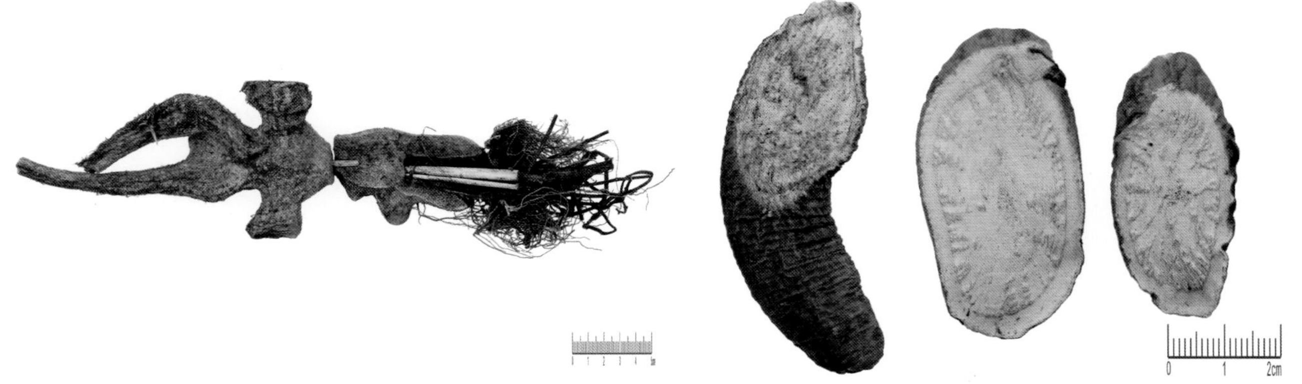

图1-21-6 人形何首乌

图1-21-7 隔山撬

快速鉴别：**表面有多数毛须状的不定根，断面内皮层呈明显环状，可见点状维管束散乱排列，显微镜检查可见大量草酸钙针晶束，何首乌正品具有大量簇晶并非针晶。**（图 1-21-6）

隔山撬

萝摩科鹅绒藤属植物隔山消 *Cynanchum wilfordii* (Maxim.) Hook. F 的干燥块根，切片冒充何首乌。

快速鉴别：**断面黄白色，有鲜黄色放射状纹理；味微苦、涩，有刺喉感。**（图 1-21-7）

番薯伪制品

薯蓣科薯蓣属植物番薯 *Ipomoea batatas* (L.) Lamarck 的干燥块茎，又名“红薯”；加工冒充制何首乌。

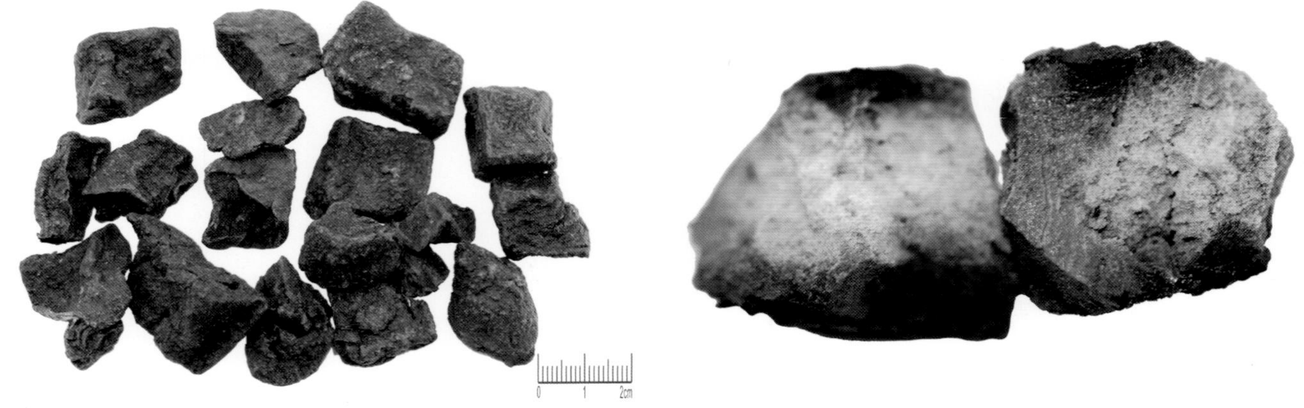

图1-21-8　番薯伪制品　　图1-21-9　番薯伪制品（断面）

快速鉴别：**无“云锦花纹”及筋脉点；断面不呈角质样，粉性，白色或黄色；味甘。**（图1-21-8、图1-21-9）

白首乌

萝藦科鹅绒藤属植物牛皮消 *Cynanchum auriculatum* Royle ex Wight 的干燥块根。

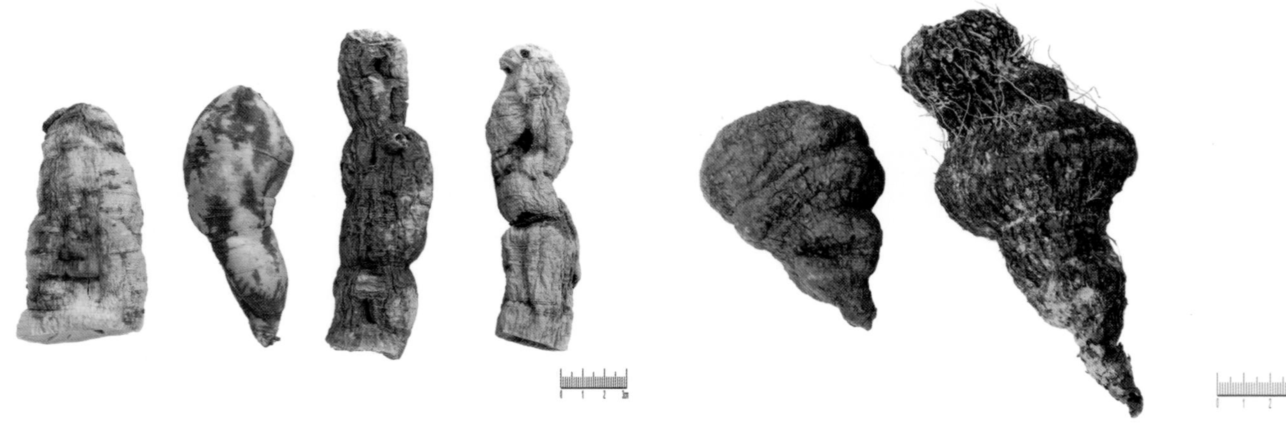

图1-21-10　白首乌（拍摄者：周重建）　　图1-21-11　薯莨（拍摄者：周重建）

快速鉴别：**栓皮质薄，易脱落；断面类白色，味先苦而后甜。**（图1-21-10）

薯莨

薯蓣科薯蓣属植物薯莨 *Dioscorea cirrhosa* Lour. 的干燥块茎。

快速鉴别：**有明显的纵皱和环形凹陷，形成结节状和起伏不平的突起；在凹陷缩小部分有一圈须根痕；断面红棕色，呈规则的网状花纹；放大镜下可见到折光率较强的白色结晶物。**（图1-21-11~图1-21-13）

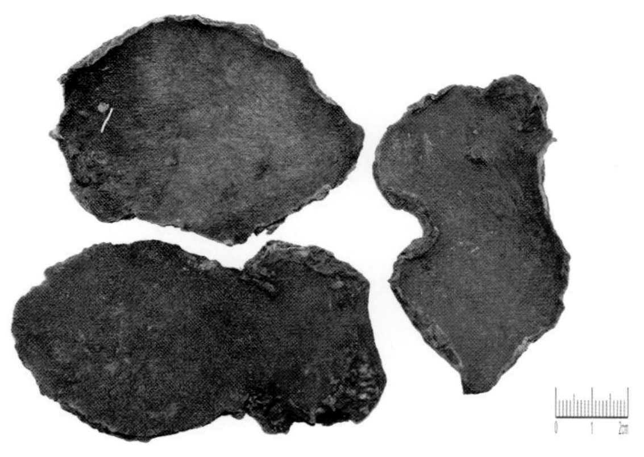
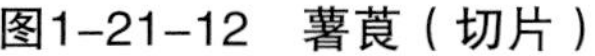

图1-21-12 薯莨（切片）

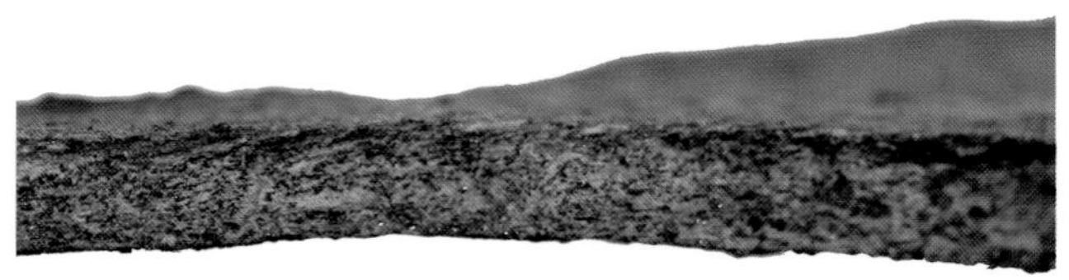

图1-21-13 薯莨切片（断面）

蓼科植物块根

蓼科同属植物的块根。

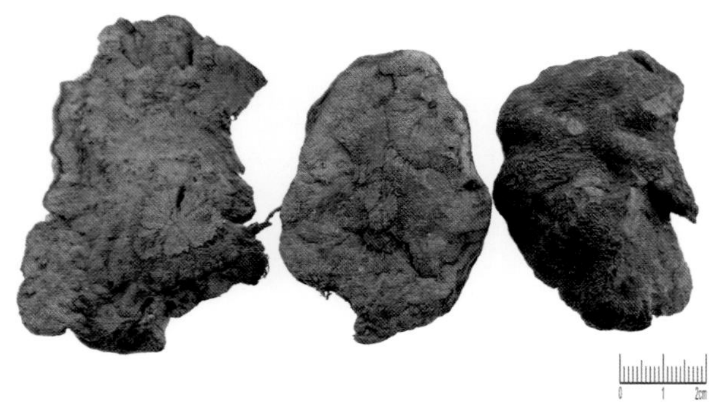

图1-21-14 蓼科植物块根*

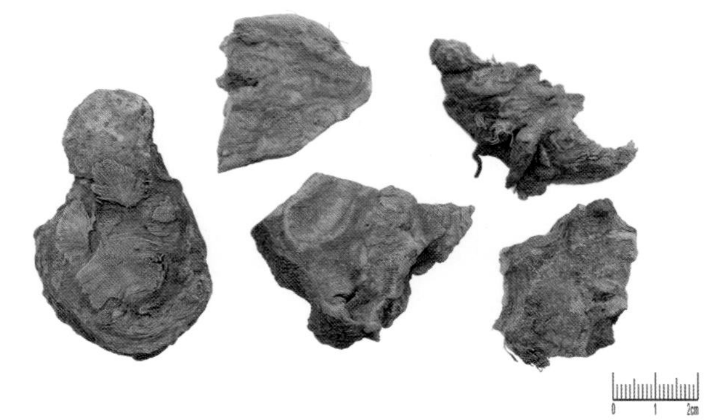

图1-21-15 蓼科植物块根*

快速鉴别：**断面严重木化，无"云锦花纹"，中央具明显木心。**（图 1-21-14、图 1-21-15）

青羊参

萝藦科鹅绒藤属植物青羊参 *Cynanchum otophyllum* Schneid. 的干燥块根，又名"青阳参"。

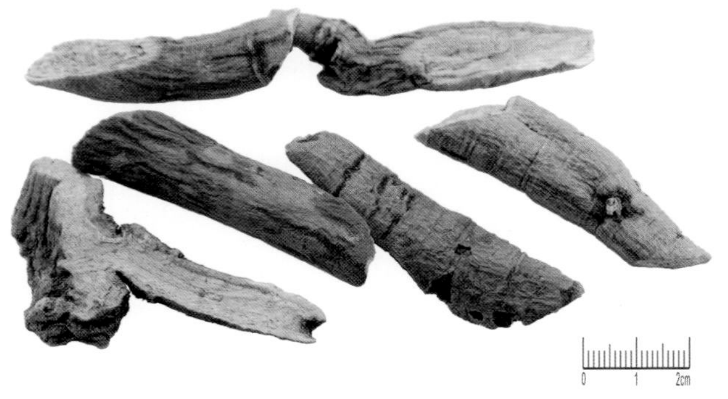

图1-21-16 青羊参（切片）

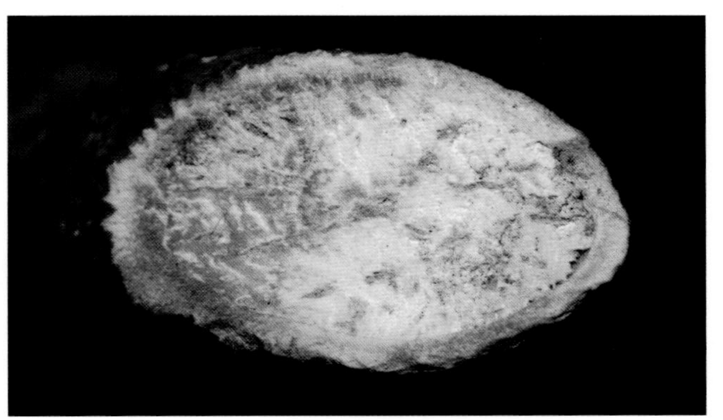

图1-21-17 青羊参（斜切面）

快速鉴别：**外皮黄褐色，具有规则和深浅不一的纵纹和横纹；断面白色粉质，周围有散生的黄色筋脉小点。**（图 1-21-16、图 1-21-17）

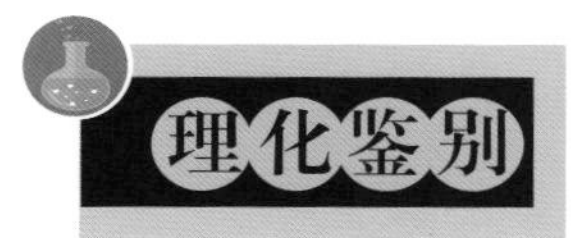

理化鉴别

取本品粉末 0.5 g，加乙醇 20 ml，回流提取 1 h，滤过，滤液进行下列试验：

1. 取滤液 1 滴至滤纸上，挥干，置紫外光灯（365 nm）下检视，显亮蓝色荧光斑点。（图 1-21-18）

2. 取滤液 1 ml，加 2% 氢氧化钠溶液 1 ml，呈红色（1）；另取滤液 1 ml，加 1% 三氯化铁试剂 2 滴，呈墨绿色（2）。（图 1-21-19）

3. 取粉末 1 g，加 5% 氢氧化钠溶液 10 ml，振摇 5 min，滤过，滤液显红色（1）；加入 10% 盐酸溶液 5 ml 使溶液呈酸性，用三氯甲烷 10 ml 振摇提取，分取三氯甲烷液，呈黄色（2）；在三氯甲烷液中加入 5% 氢氧化钠溶液 0.5 ml，轻轻振摇，上层显红色（3）。（图 1-21-20）

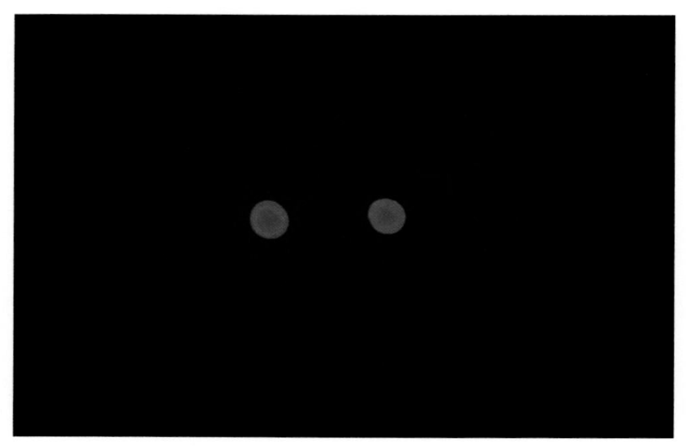

图1-21-18　何首乌理化鉴别（1）

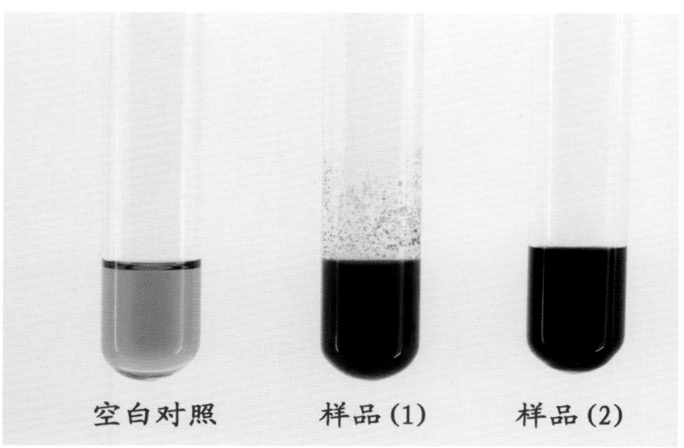

图1-21-19　何首乌理化鉴别（2）

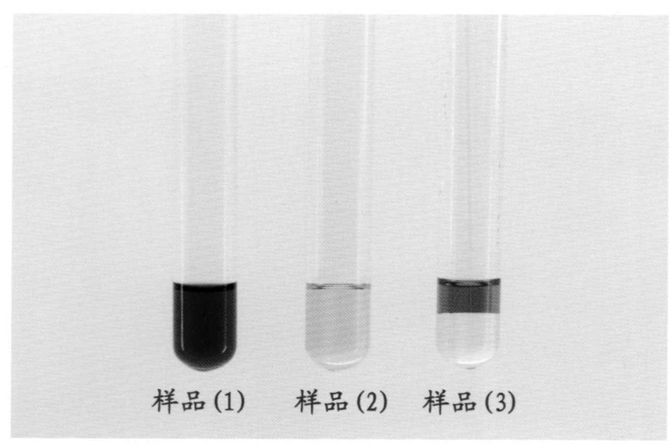

图1-21-20　何首乌理化鉴别（3）

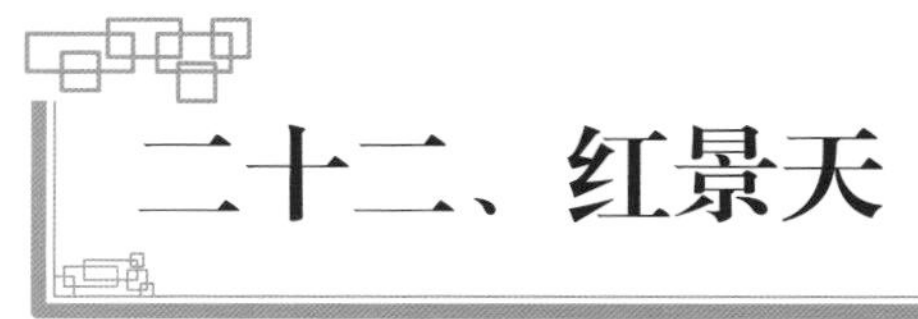

二十二、红景天

【来源】景天科红景天属植物大花红景天 *Rhodiola crenulata* (Hook. f. et Thoms.) H.Ohba 的干燥根及根茎。秋季花茎凋枯后采挖，除去粗皮，洗净，晒干。

【性状】根茎呈圆柱形，粗短，略弯曲，少数有分枝，长 5~20 cm，直径 2.9~4.5 cm。表面棕色或褐色，粗糙有褶皱，剥开外表皮有一层膜质黄色表皮且具粉红色花纹；宿存部分老花茎，花茎基部被三角形或卵形膜质鳞片；节间不规则，断面粉红色至紫红色，有一环纹，质轻，疏松。主根呈圆柱形，粗短，长约 20 cm，上部直径约 1.5 cm，侧根长 10~30 cm；断面橙红色或紫红色，有时具裂隙。气芳香，味微苦涩、后甜。（图 1-22-1、图 1-22-2）

【标准收载】《中华人民共和国药典》。

【饮片】**红景天** 红景天药材除去须根、杂质，切片，干燥。（图 1-22-3）

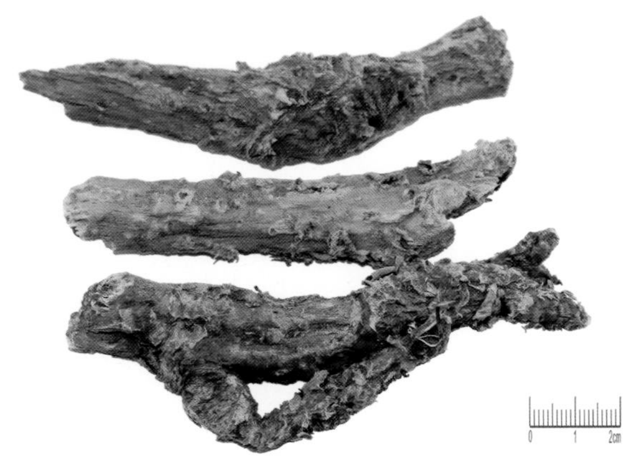

图1-22-1 红景天

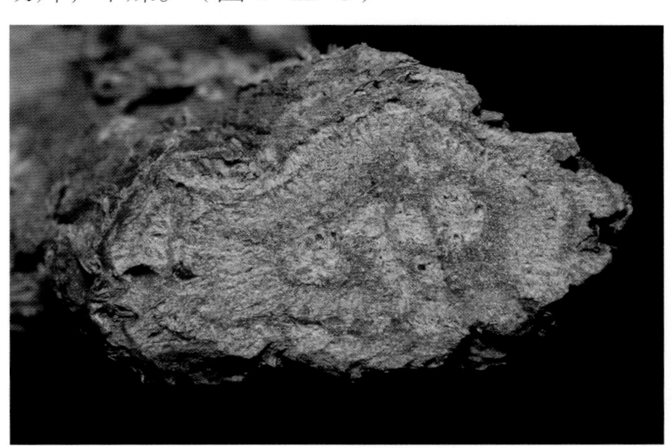

图1-22-2 红景天（横断面）

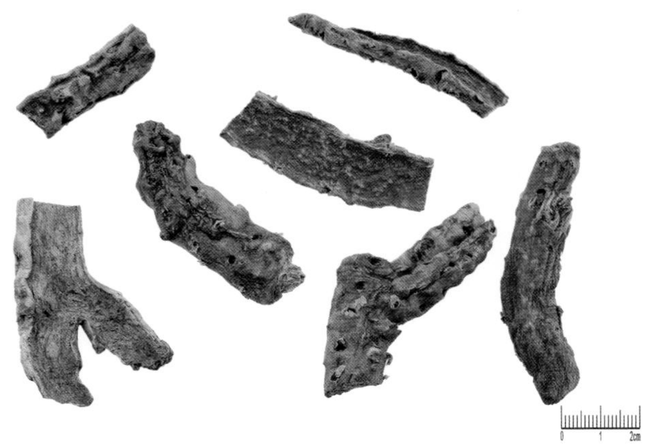

图1-22-3 红景天（饮片）

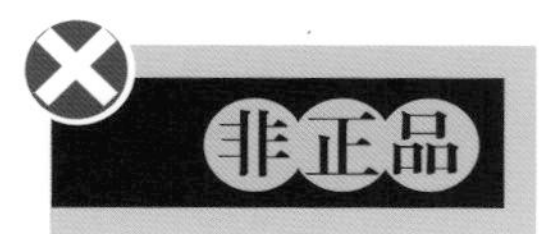

非正品

狭叶红景天

景天科红景天属植物狭叶红景天 *Rhodiola kirilowii* (Regel) Maxim. 的干燥根及根茎。

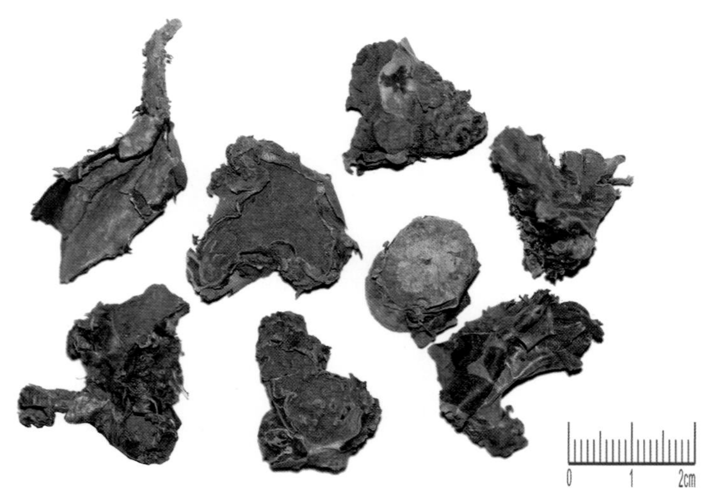

图1-22-4　狭叶红景天（切片）

快速鉴别：**根茎粗壮，呈不规则的圆块状或圆柱形，表面木栓层易剥落；根细长，易折断，断面棕红色，根皮易鳞片状剥落。**（图 1-22-4）

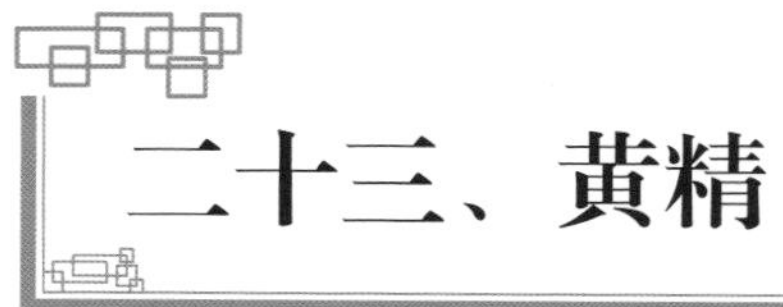

二十三、黄精

【来源】百合科黄精属植物滇黄精 *Polygonatum kingianum* Coll. et Hemsl.、黄精 *Polygonatum sibiricum* Red. 或多花黄精 *Polygonatum cyrtonema* Hua 的干燥根茎。按形状不同，习称“大黄精”“鸡头黄精”“姜形黄精”。春、秋二季采挖，除去须根，洗净，置沸水中略烫或蒸至透心，干燥。

【性状】**大黄精**　呈肥厚肉质的结节块状，结节长可达 10 cm 以上，宽 3~6 cm，厚 2~3 cm。表面淡黄色至黄棕色，具环节，有皱纹及须根痕，结节上侧茎痕呈圆盘状，圆周凹入，中部突出。质硬而韧，不易折断，断面角质，淡黄色至黄棕色。气微，味甜，嚼之有黏性。（图 1-23-1、图 1-23-4）

鸡头黄精　呈结节状弯柱形，长 3~10 cm，直径 0.5~1.5 cm。结节长 2~4 cm，略呈圆锥形，常有分枝。表面黄白色或灰黄色，半透明，有纵皱纹，茎痕圆形，直径 5~8 mm。（图 1-23-2）

姜形黄精 呈长条结节块状，长短不等，常数个块状结节相连。表面灰黄色或黄褐色，粗糙，结节上侧有突出的圆盘状茎痕，直径 0.8~1.5 cm。（图 1-23-3）

【标准收载】《中华人民共和国药典》。

【饮片】**酒黄精** 净黄精，照酒炖法或酒蒸法炖透或蒸透，稍晾，切厚片，干燥。（图 1-23-5）

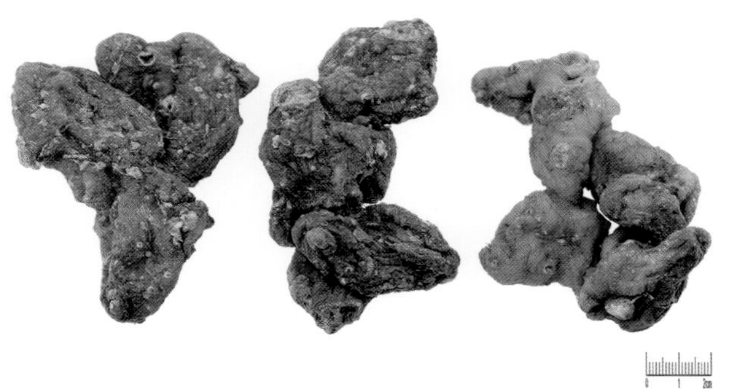

图1-23-1 大黄精

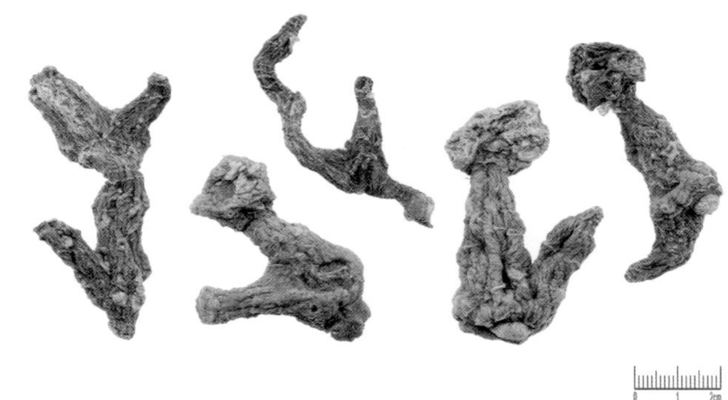

图1-23-2 鸡头黄精

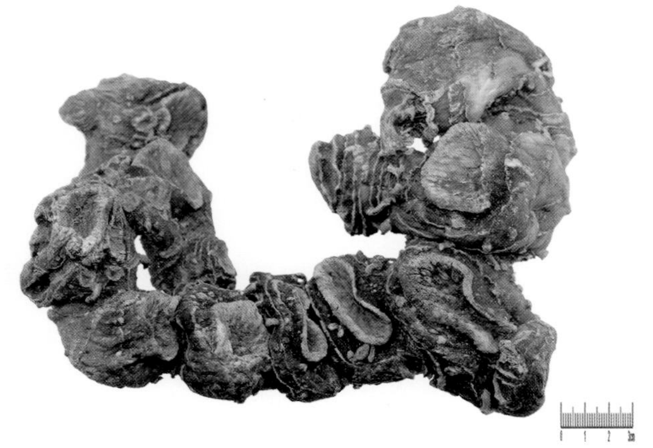

图1-23-3 姜形黄精

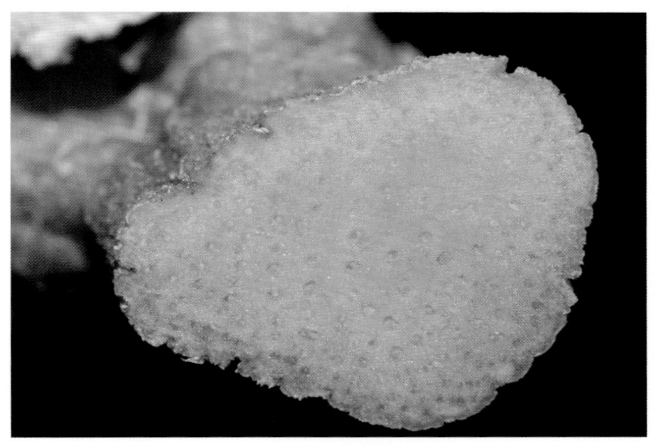

图1-23-4 大黄精（横切面）

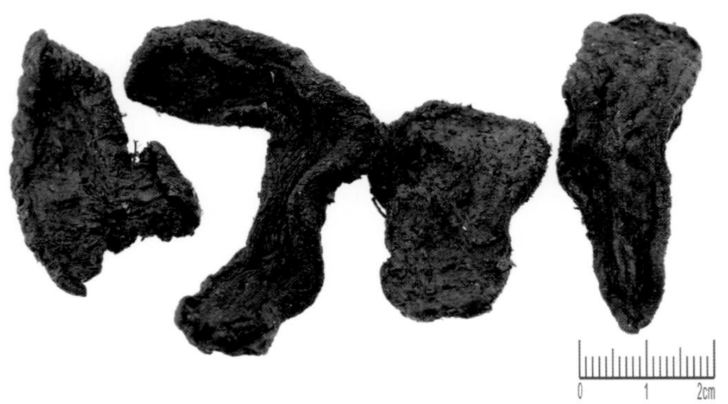

图1-23-5 酒黄精

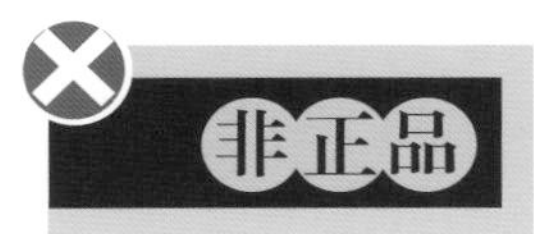

非正品

洋姜

菊科向日葵属植物菊芋 *Helianthus tuberosus* L. 的干燥块茎。

快速鉴别：**呈纺锤形或不规则瘤状形；表面红色、黄色和白色，较光滑，具 2~3 轮横环纹；质硬脆，可折断，断面淡黄白色。**（图 1–23–6）

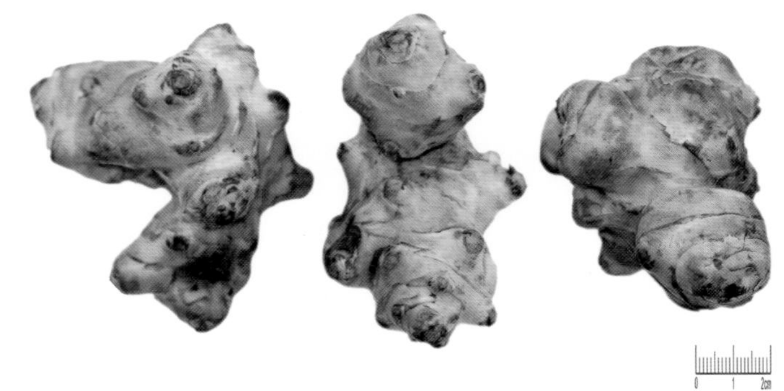

图1–23–6　洋姜（鲜品）

路边姜

姜科姜花属植物姜花 *Hedychium coronarium* Koen. 的干燥根状茎。

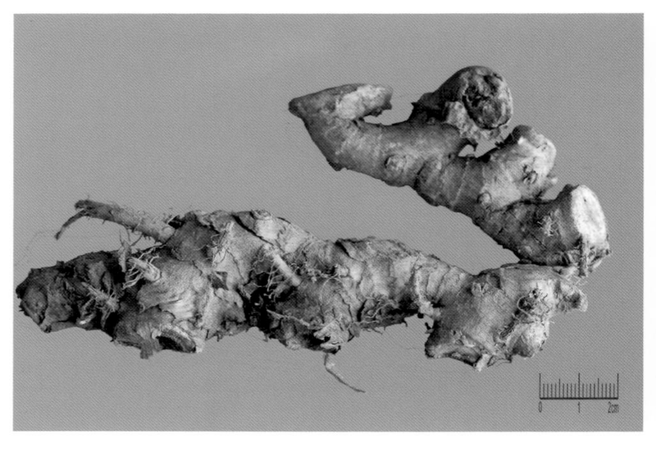

图1–23–7　路边姜

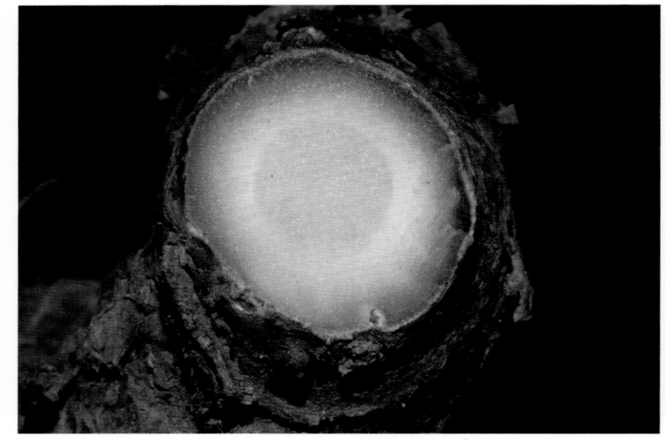

图1–23–8　路边姜（横切面）

快速鉴别：**表面粗糙，具明显纵皱纹及环节，环节略微隆起；须根痕突起呈瘤状或钉角状；茎痕类圆形，深凹，碗状；断面有一浅棕色内皮层圆环，维管束点明显，散在；气芳香，微苦微辛。**（图 1–23–7、图 1–23–8）

黄精伪品

百合科黄精属植物 *Polygonatum* sp. 的干燥根茎。

快速鉴别：**呈结节状不规则形，具短分枝；表面纵皱明显，质坚硬，不易折断；味苦。**（图 1–23–9）

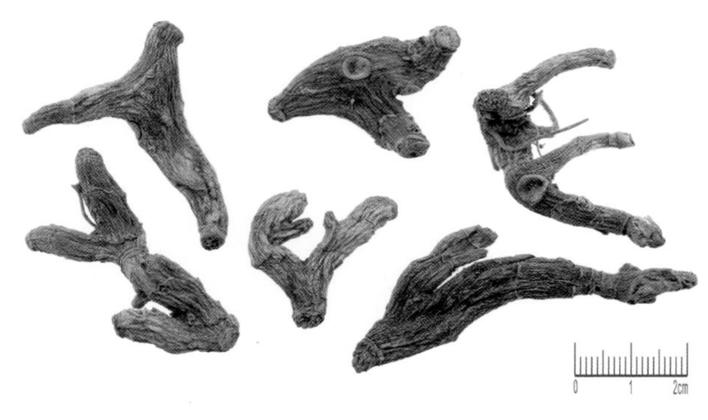

图1-23-9 黄精伪品*

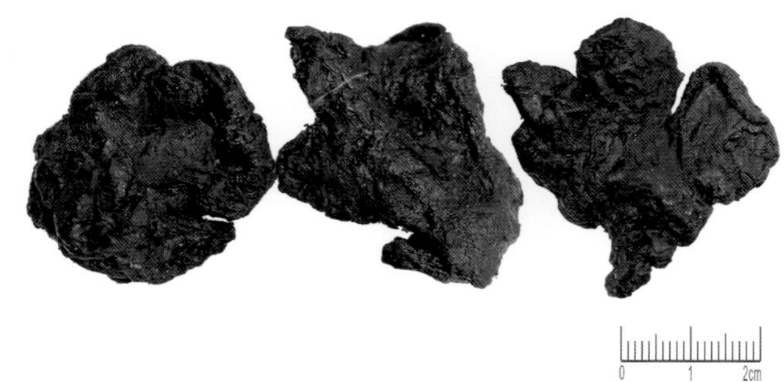

图1-23-10 酒黄精伪品

酒黄精伪品

百合科黄精属植物湖北黄精 *Polygonatum zanlanscianense* Pamp. 的干燥根状茎加工品，又名“苦黄精”。

快速鉴别：**味苦，嚼之无黏性。**（图 1-23-10）

黄精劣质（生切片）

黄精鲜品未经沸水中略烫或蒸至透心，直接切片干燥的加工品。

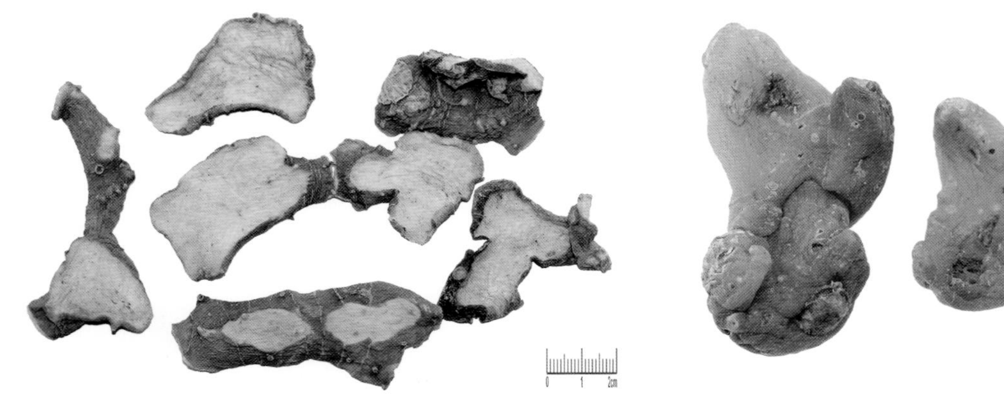

图1-23-11 黄精劣质（生切片）

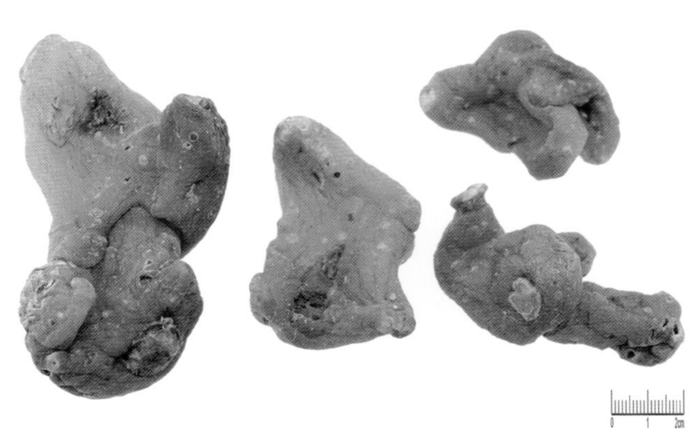

图1-23-12 黄精劣质（二氧化硫残留量超标）

快速鉴别：**质较硬，切面不呈角质样，可见多数淡黄色“筋脉点”或线性条纹。**（图 1-23-11）。

黄精劣质（二氧化硫残留量超标）

黄精的熏硫加工品。

快速鉴别：**质重，体型饱满；色浅，皱纹不明显；具刺激性气味，味酸。**（图 1-23-12）

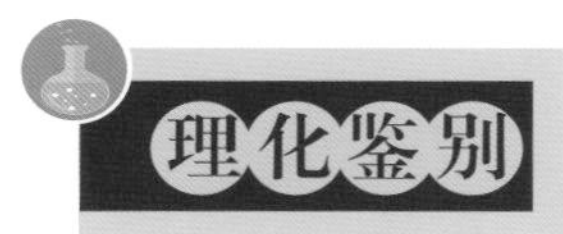

理化鉴别

取本品粉末2 g，加甲醇10 ml，超声处理15 min，滤过，取滤液2 ml蒸干，残渣加三氯化铁的冰醋酸溶液（1∶1）1 ml使溶解，再加入浓盐酸1滴，显褐色或黄褐色，且边缘不出现紫红色或绿色。（图1-23-13）

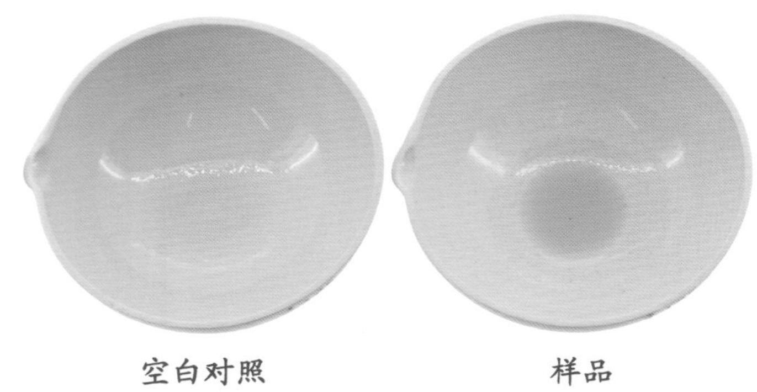

图1-23-13　黄精理化鉴别

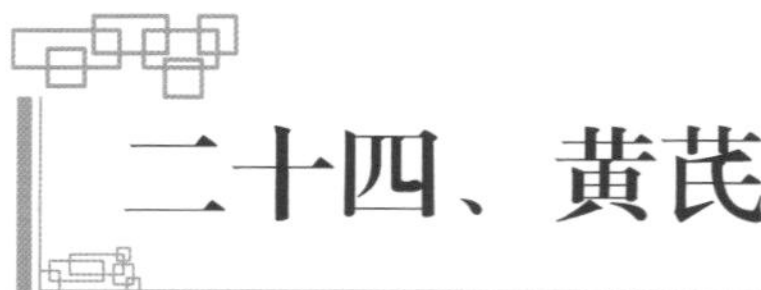

二十四、黄芪

【来源】豆科黄芪属植物蒙古黄芪 *Astragalus membranaceus* (Fisch.) Bge.var.*mongholicus* (Bge.) Hsiao 或膜荚黄芪 *Astragalus membranaceus* (Fisch.) Bge. 的干燥根。春、秋二季采挖，除去须根和根头，晒干。

【性状】呈圆柱形，有的有分枝，上端较粗，长30~90 cm，直径1~3.5 cm。表面淡棕黄色或淡棕褐色，有不整齐的纵皱纹或纵沟。质硬而韧，不易折断，断面纤维性强，并显粉性，皮部黄白色，木部淡黄色，有放射状纹理和裂隙，老根中心偶呈枯朽状，黑褐色或呈空洞。气微，味微甜，嚼之微有豆腥味。（图1-24-1 ~图1-24-3）

【标准收载】《中华人民共和国药典》。

【饮片】**黄芪**　黄芪药材除去杂质，大小分开，洗净，润透，切厚片，干燥。（图1-24-4）

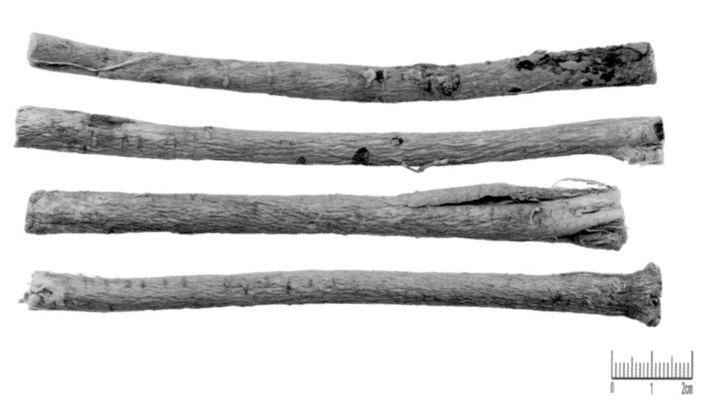

图1-24-1　黄芪

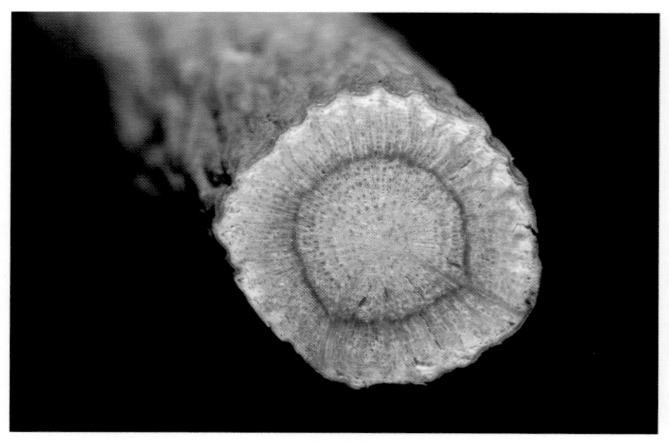

图1-24-2　黄芪（横切面）

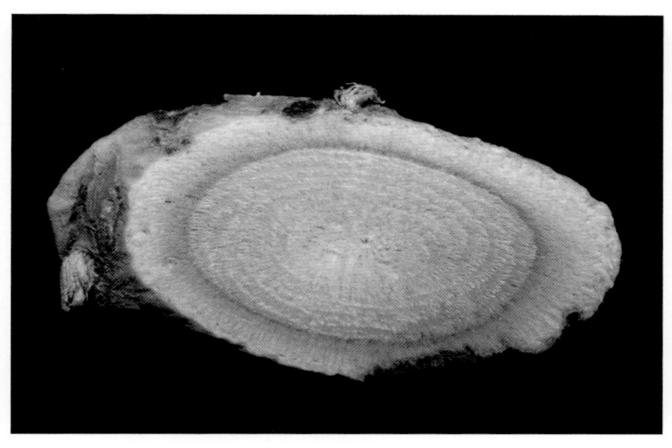

图1-24-3　黄芪（斜切面）

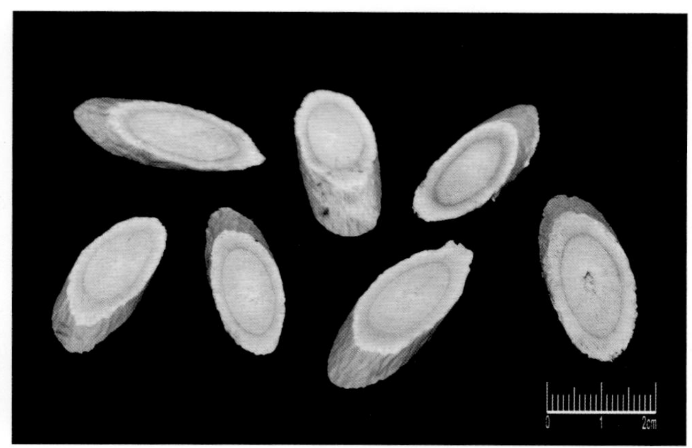

图1-24-4　黄芪（饮片）

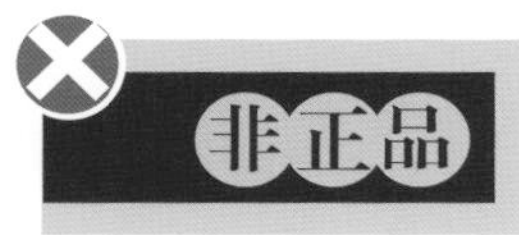

川黄芪（梭果黄芪）

豆科黄芪属植物梭果黄芪 *Astragalus ernestii* Comb. 的干燥根。

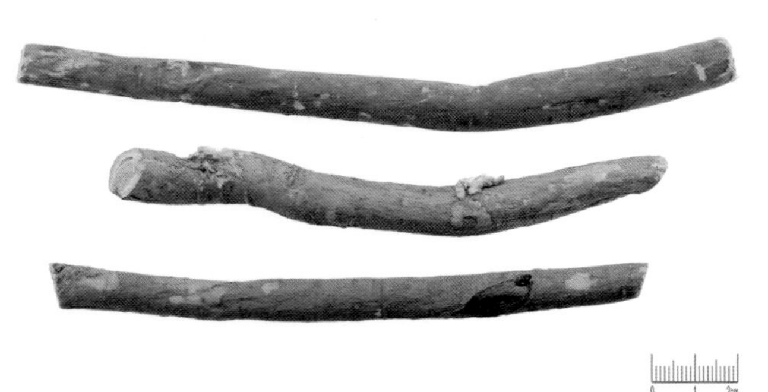

图1-24-5　川黄芪（梭果黄芪）

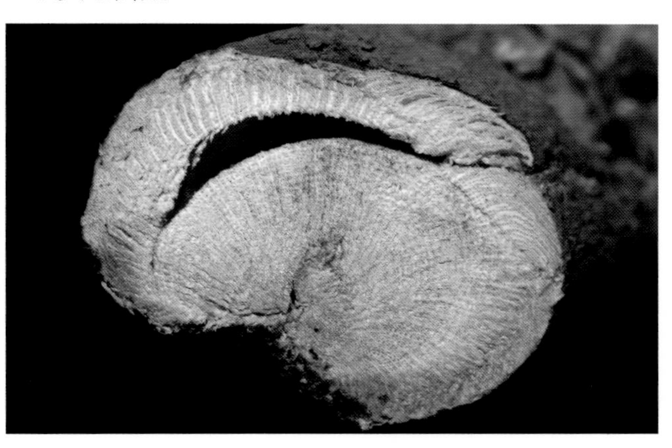

图1-24-6　梭果黄芪（横切面）

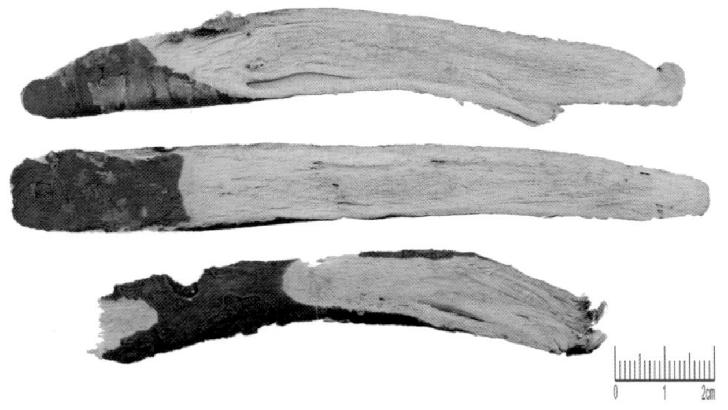

图1-24-7　梭果黄芪（切片）

快速鉴别：**表面有横向突起的皮孔；外皮和木心易剥离；质韧，不易折断，断面纤维性；味淡，有豆腥气。**（图 1−24−5~ 图 1−24−7）

红芪

豆科岩黄芪属植物多序岩黄芪 *Hedysarum polybotrys* Hand.-Mazz. 的干燥根。

快速鉴别：**表面灰红棕色，有纵皱纹、横长皮孔样突起及少数支根痕，外皮易脱落，剥落处淡黄色。味微甜，嚼之有豆腥味。**（图 1−24−8）

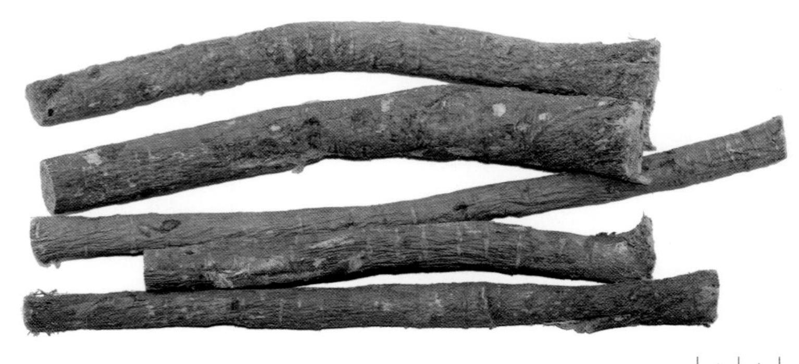

图1−24−8　红芪

红狼毒

瑞香科狼毒属植物狼毒（瑞香狼毒）*Stellera chamaejasme* Linn. 的干燥根，又名“绵大戟”或“川狼毒”。

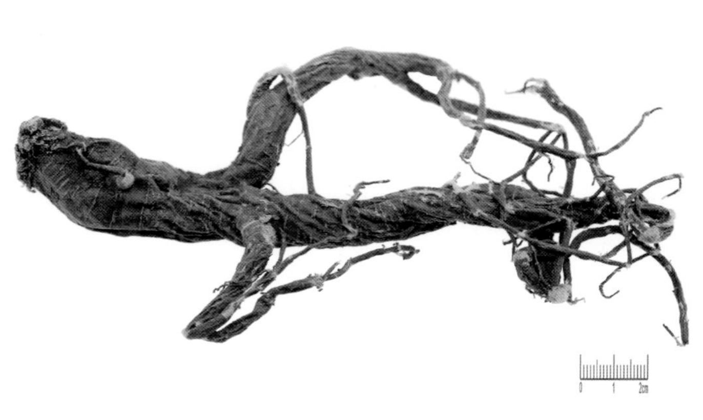

图1−24−9　红狼毒

图1−24−10　红狼毒（横切面）

快速鉴别：**呈圆锥形至长圆柱形，根头部留有地上茎残基 1 个或数个；外表紫褐色至棕褐色，栓皮剥落后，露出柔软的白色丝状纤维，呈絮毛状；体轻、质韧，不易折断；断面具黄白相间的异形维管束花纹；有闷臭感，味微甘、微苦而辣。**（图 1−24−9、图 1−24−10）

圆叶锦葵根

锦葵科锦葵属植物圆叶锦葵 *Malva pusilla* Smith 的干燥根。

快速鉴别：**呈圆柱形，表面土黄色或棕黄色，韧皮部淡黄色；富含黏液而有黏滑感。**（图 1−24−11）

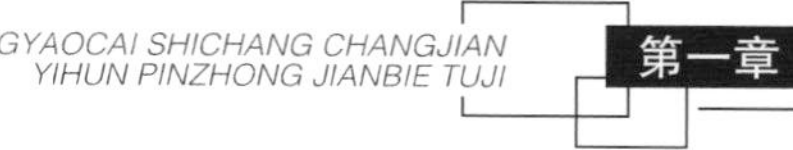

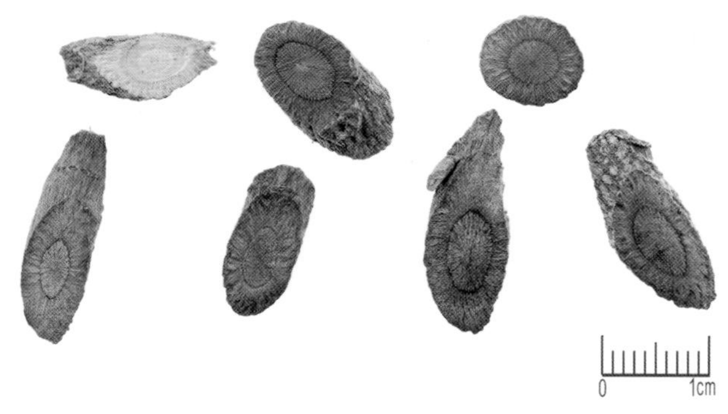

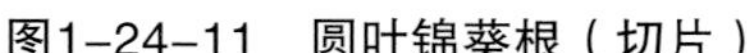

图1-24-11　圆叶锦葵根（切片）

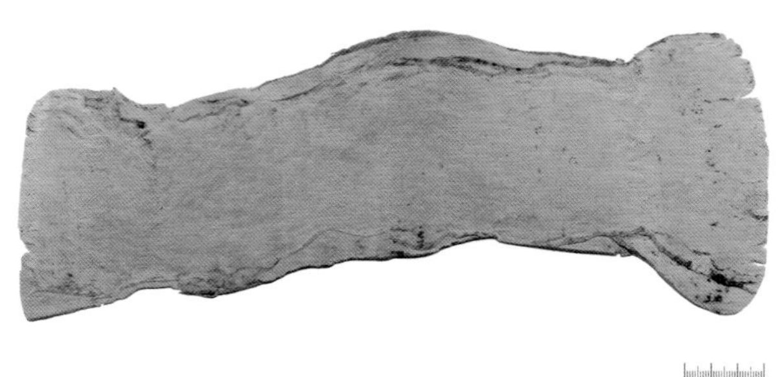

图1-24-12　黄芪劣质（拼接压片）

黄芪劣质（拼接压片）

取较小的黄芪拼接压片而成，又名“腰带片”。

快速鉴别：**呈扁平状，中间偶有外皮残留。**（图 1-24-12）

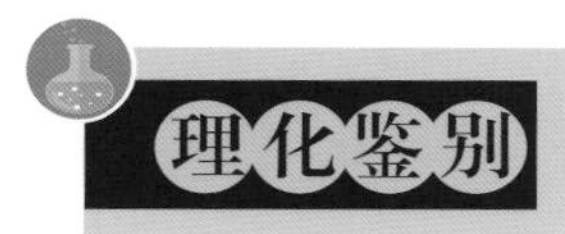

理化鉴别

1. 取本品粉末 2 g，加甲醇 10 ml，放置过夜，滤过，取滤液 1 ml，水浴蒸干，残渣加 1 ml 冰醋酸使溶解，加入 0.5 ml 醋酸酐浓硫酸试剂 (19 : 1)，溶液颜色由黄转变为红色→青色→污绿色。（图 1-24-13）

2. 取本品粉末 3 g，加水 30 ml，浸渍过夜，滤过，滤液进行下列试验：

（1）取滤液 1 ml，密塞，剧烈振摇，产生的持久性泡沫，10 min 内不消失。（图 1-24-14）

（2）取滤液 1 ml，加 0.2% 茚三酮溶液 2 滴，在沸水加热 5 min，放冷，溶液显淡紫色。（图 1-24-15）

（3）取滤液 1 ml，置玻璃试管中，60℃水浴加热 10 min，加 5% α－萘酚乙醇溶液 5 滴，摇匀，沿管壁缓缓加入浓硫酸 0.5 ml，两液面交界处出现紫红色环。（图 1-24-16）

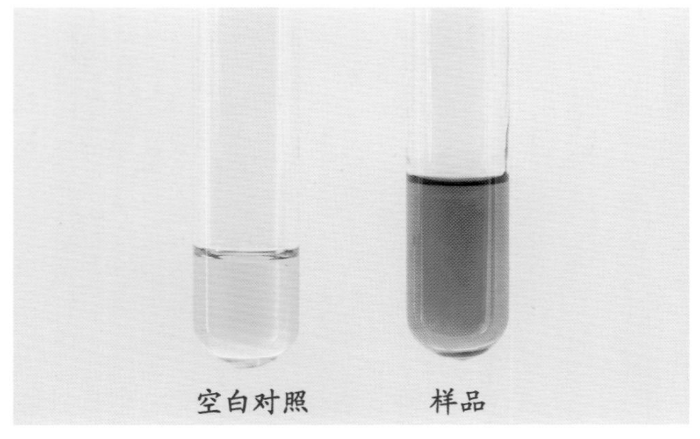

图1-24-13　黄芪理化鉴别（1）

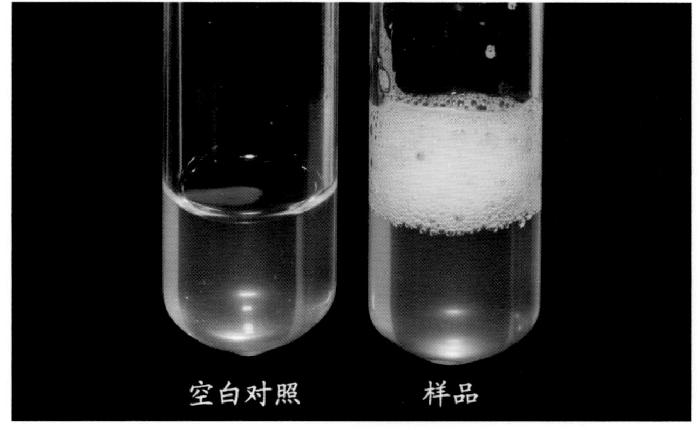

图1-24-14　黄芪理化鉴别（2）

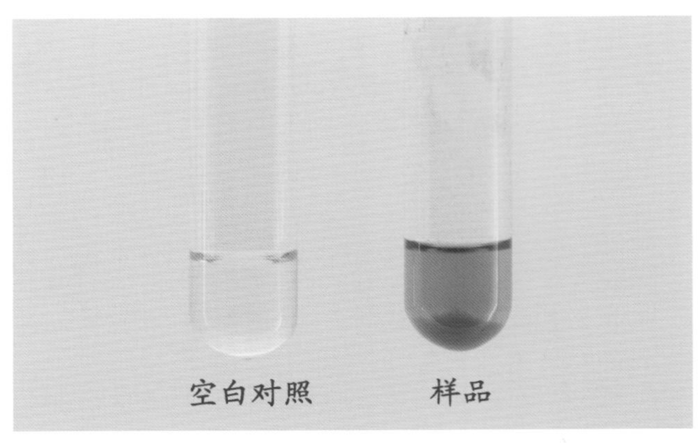

图1-24-15　黄芪理化鉴别（3）

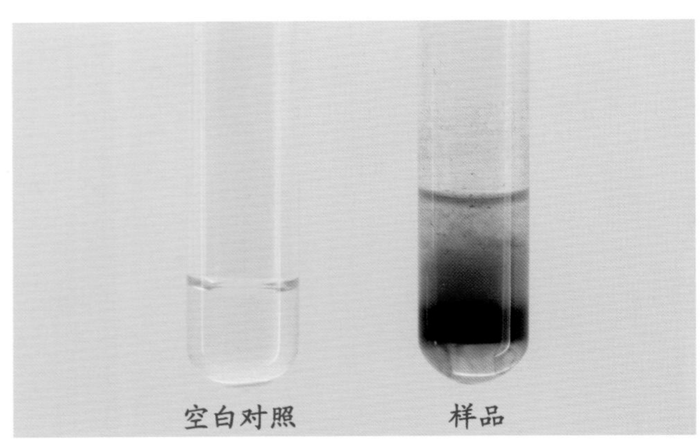

图1-24-16　黄芪理化鉴别（4）

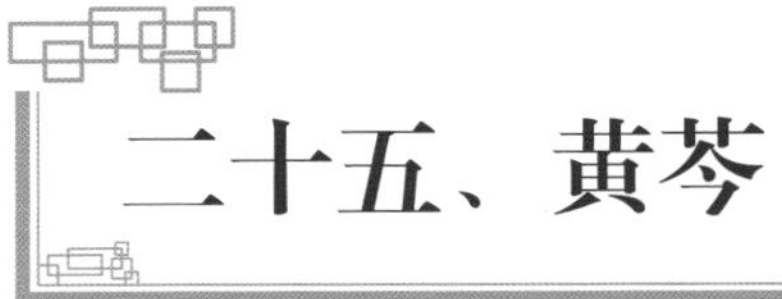

二十五、黄芩

【来源】唇形科黄芩属植物黄芩 *Scutellaria baicalensis* Georgi 的干燥根。春、秋二季采挖，除去须根和泥沙，晒后撞去粗皮，晒干。

【性状】呈圆锥形，扭曲，长 8~25 cm，直径 1~3 cm。表面棕黄色或深黄色，有稀疏的疣状细根痕，上部较粗糙，有扭曲的纵皱纹或不规则的网纹，下部有顺纹和细皱纹。质硬而脆，易折断，断面黄色，中心红棕色；老根中心呈枯朽状或中空，暗棕色或棕黑色。气微，味苦。

栽培品　较细长，多有分枝。表面浅黄棕色，外皮紧贴，纵皱纹较细腻。断面黄色或浅黄色，略呈角质样。味微苦。（图 1-25-1、图 1-25-2）

【标准收载】《中华人民共和国药典》。

【饮片】**黄芩片**　黄芩药材除去杂质，置沸水中煮 10 min，取出，闷透，切薄片，干燥；或蒸半小时，取出，切薄片，干燥。（图 1-25-3）

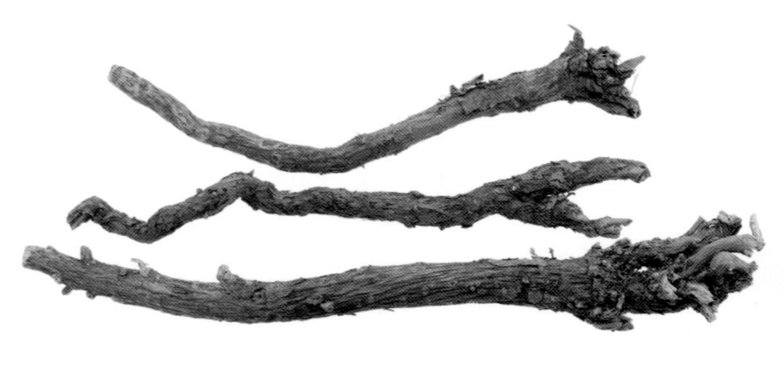

图1-25-1　黄芩（栽培品）

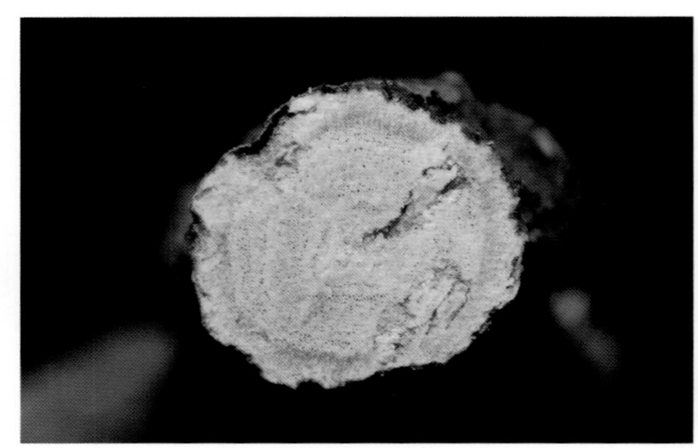

图1-25-2　黄芩（横切面）

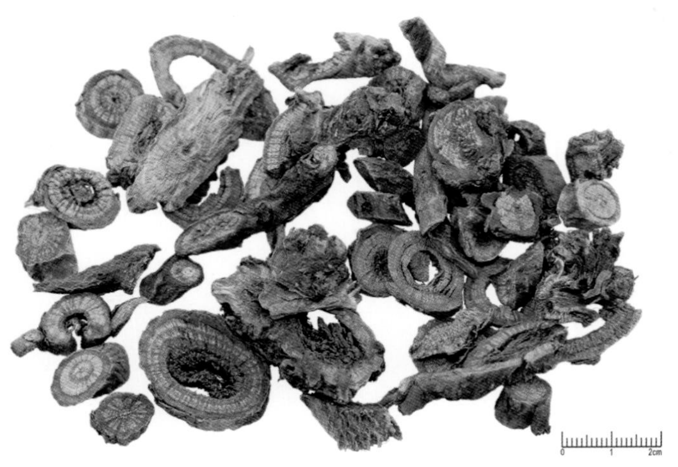

图1-25-3　黄芩片

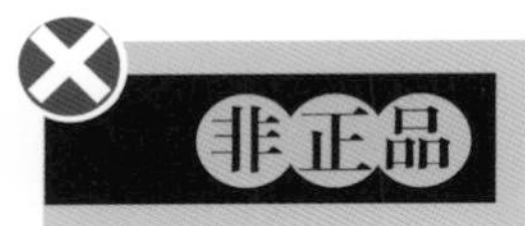

非正品

小黄芩

唇形科黄芩属植物甘肃黄芩 *Scutellaria rehderiana* Diels 的干燥根及根茎，又名“甘肃黄芩”。

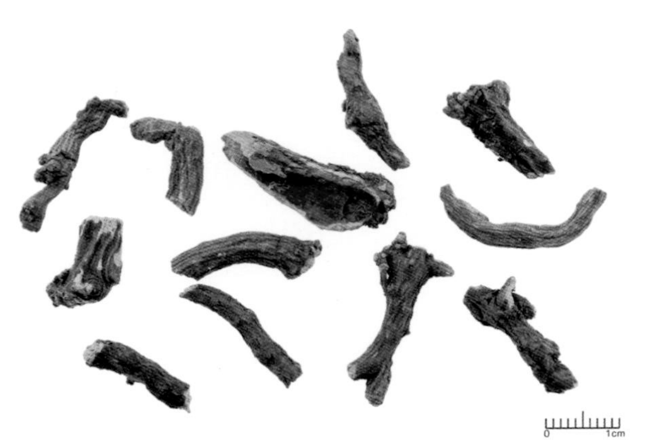

图1-25-4　小黄芩

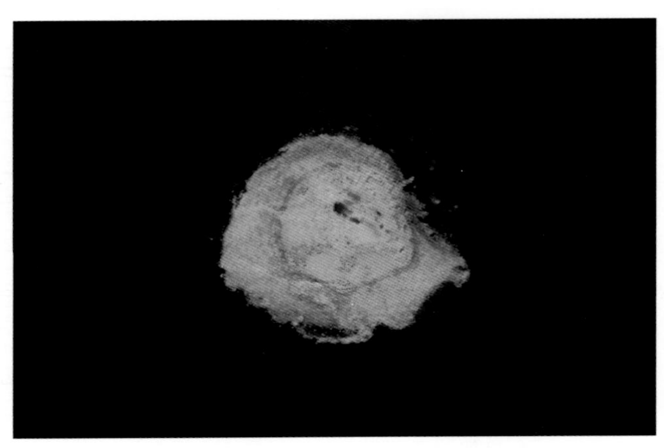

图1-25-5　小黄芩（横切面）

快速鉴别：**根较细，常有分枝，直径 0.2~0.8 cm；呈圆柱形，不规则弯曲或稍弯曲；根茎表面具多数节和对生突起的芽痕或茎痕；断面黄色，老根中间显暗褐色，或呈枯朽状。**（图 1-25-4、图 1-25-5）

黄芩劣质

炮制或保存不当的黄芩，有效成分受到破坏，质量随之降低。

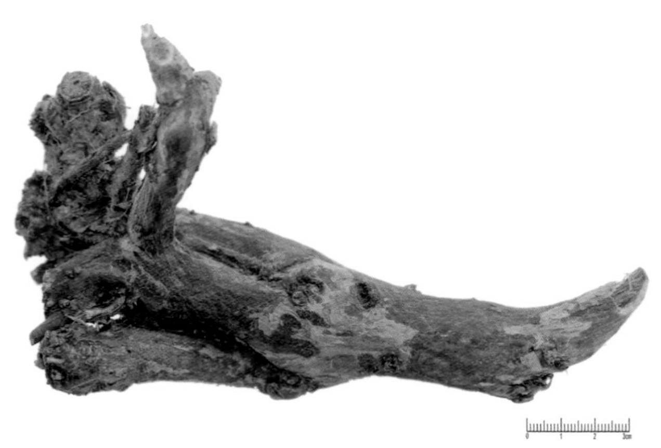

图1-25-6　黄芩劣质

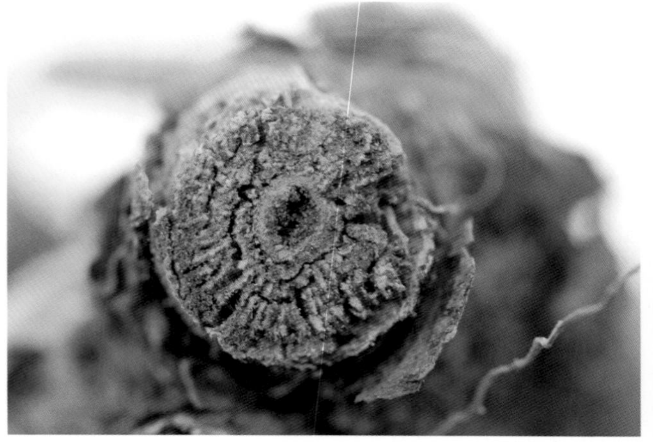

图1-25-7　黄芩劣质（横切面）

快速鉴别：**表面或断面颜色变绿（黄芩苷经水解后生成的黄芩素具有邻三酚羟基，易被氧化转为醌类衍生物而显绿色）。**（图 1-25-6、图 1-25-7）

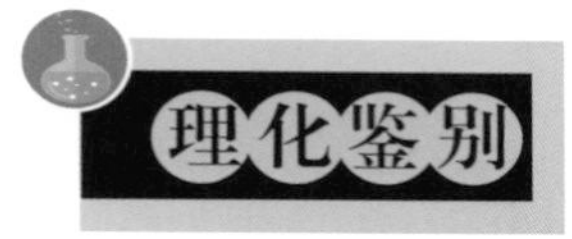

理化鉴别

1. 取本品粉末 2 g，加乙醇 20 ml，加热回流 15 min，滤过，取滤液 1 ml，置玻璃试管中，加镁粉少量与盐酸 3 滴，溶液显红色。（图 1-25-8）

2. 取本品粉末 0.1 g，加乙醇 10 ml，加热 5 min，滤过，取滤液 1 ml，置玻璃试管中，加 5% 的三氧化铁试液 2 滴，显深绿色。（图 1-25-9）

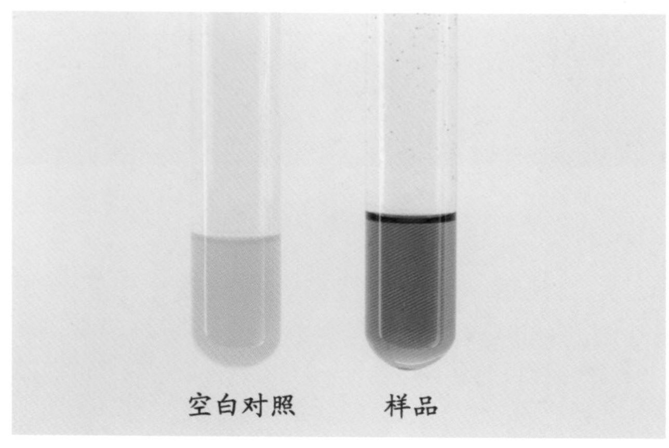

图1-25-8　黄芩理化鉴别（1）

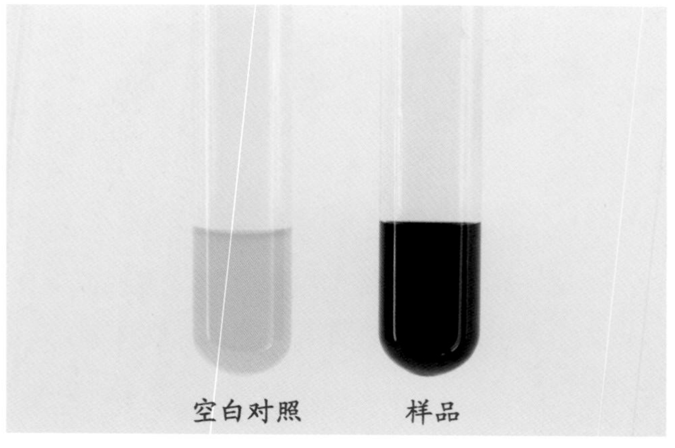

图1-25-9　黄芩理化鉴别（2）

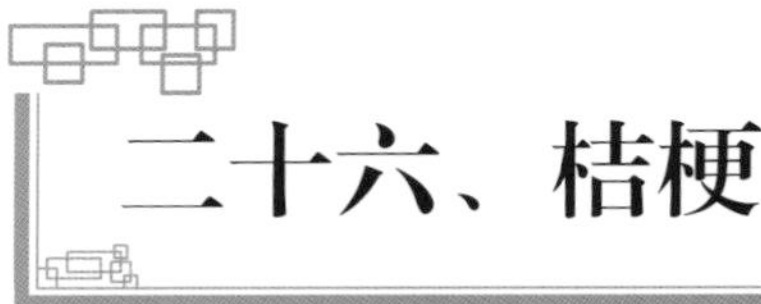

二十六、桔梗

【来源】桔梗科桔梗属植物桔梗 *Platycodon grandiflorum* (Jacq.)A.DC. 的干燥根。 春、秋二季采挖，洗净，除去须根，趁鲜剥去外皮或不去外皮，干燥。

【性状】呈圆柱形或略呈纺锤形，下部渐细，有的有分枝，略扭曲，长 7~20 cm，直径 0.7~2 cm。表面淡黄白色至黄色，不去外皮者表面黄棕色至灰棕色，具纵扭皱沟，并有横长的皮孔样斑痕及支根痕，上部有横纹。有的顶端有较短的根茎或不明显，其上有数个半月形茎痕。质脆，断面不平坦，形成层环棕色，皮部黄白色，有裂隙，木部淡黄色。气微，味微甜后苦。（图 1–26–1、图 1–26–2）

【标准收载】《中华人民共和国药典》。

【饮片】**桔梗**　桔梗药材除去杂质，洗净，润透，切厚片，干燥。（图 1–26–3、图 1–26–4）

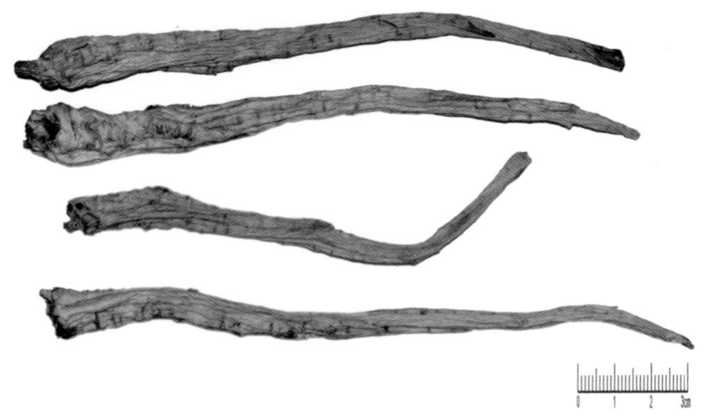

图1–26–1　桔梗（去皮）

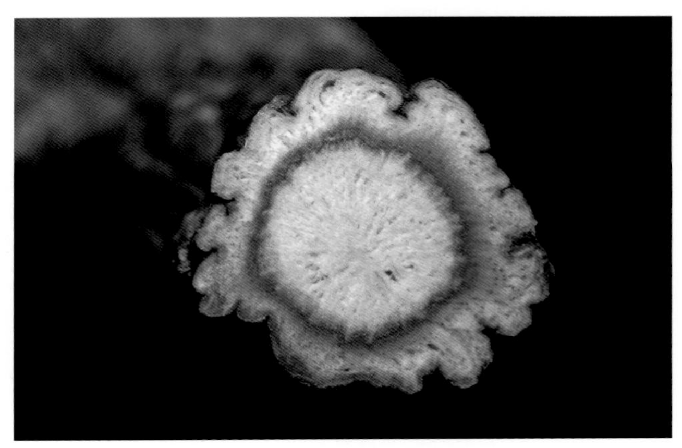

图1–26–2　桔梗（横切面）

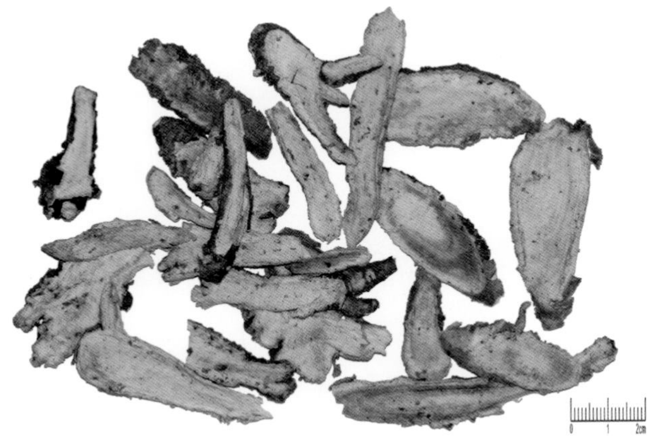

图1–26–3　桔梗饮片（斜切片）

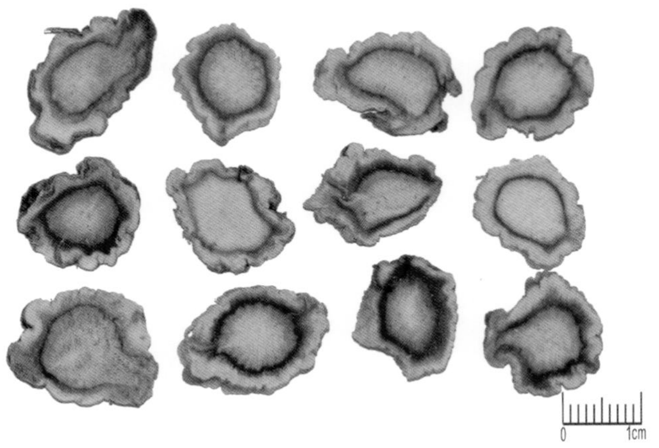

图1–26–4　桔梗饮片（横切片）

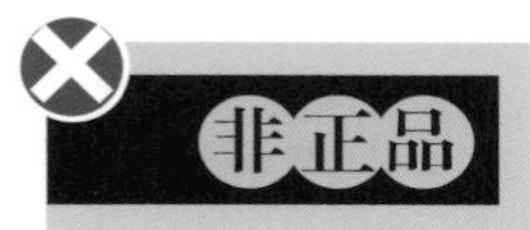

非正品

南沙参

桔梗科沙参属植物轮叶沙参 *Adenophora tetraphylla* (Thunb.) Fisch. 或沙参 *Adenophora stricta* Miq. 的干燥根。

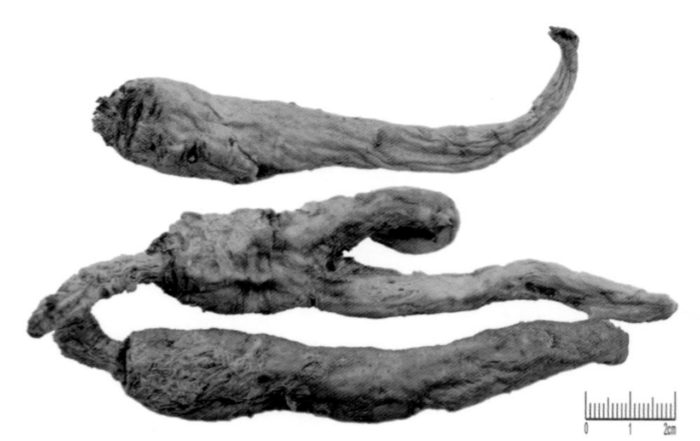

图1-26-5　南沙参（去皮）

图1-26-6　南沙参（横切面）

快速鉴别：**呈圆锥形或圆柱形，表面凹陷处常有残留粗皮，上部多有深陷横纹；体轻，质松泡，易折断，断面多裂隙。**（图 1-26-5、图 1-26-6）

桔梗劣质（增重）

桔梗掺入明矾、食盐、芒硝等矿物质增重。

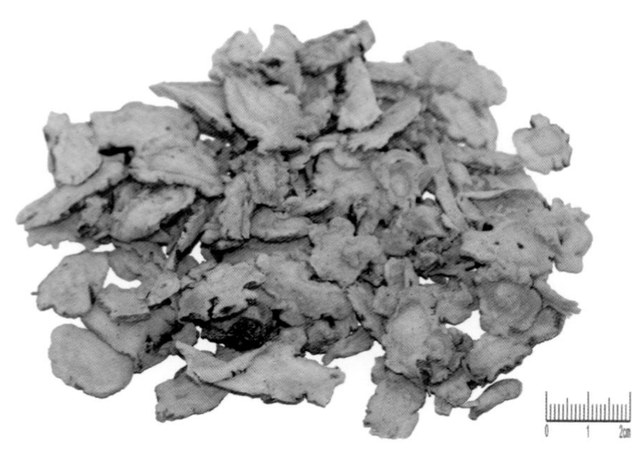

图1-26-7　桔梗片（增重）

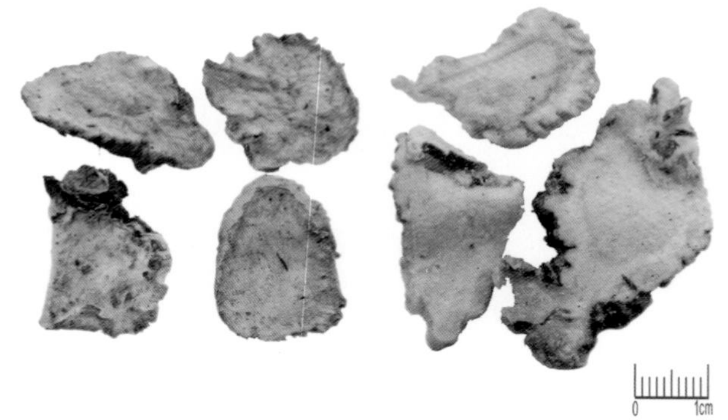

图1-26-8　桔梗片（左4）与增重桔梗片（右3）

快速鉴别：**断面形成层环不明显；体重；质较硬，手握有刺手感；放大可见白色颗粒状物；味涩。**（图 1-26-7、图 1-26-8）

知母（切片）

百合科知母属植物知母 *Anemarrhena asphodeloides* Bunge 的干燥根茎。

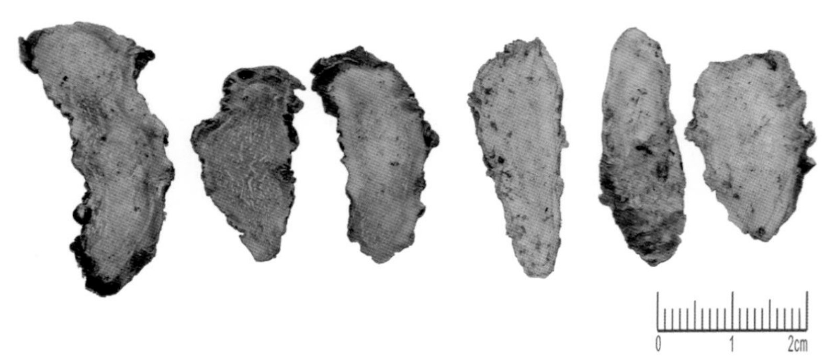

图1-26-9 知母片（左3）与桔梗片（右3）

快速鉴别：**表面具残存黄棕色叶基纤维和凹陷或突起的点状根痕；嚼之带黏性。**（图 1-26-9）

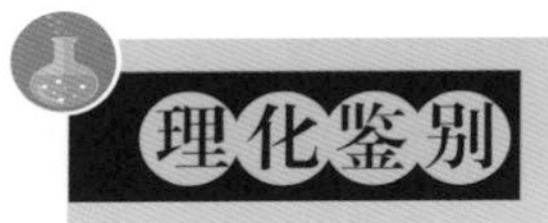

1. 取本品粉末 2 g，加乙醇 20 ml，超声处理 15 min，滤过，取滤液 1 ml，置紫外光灯（365 nm）下观察，显亮蓝色荧光。（图 1-26-10）

2. 取本品粉末 0.5 g，加入 10 ml，水浴加热 10 min，放冷，滤过，取滤液 1 ml，置具塞试管中，用力振摇，产生持久性蜂窝状泡沫。（图 1-26-11）

3. 取本品粉末 1 g，加甲醇 10 ml，水浴回流 30 min，滤过，滤液置蒸发皿中，水浴蒸干，残渣加醋酸酐 2 ml 使溶解，取上清液 1 ml，置干燥玻璃试管中，沿管壁加入硫酸 0.5 ml，两液面交界处呈棕红色环，上层溶液由蓝色（1）立即变为污绿色（2）。（图 1-26-12）

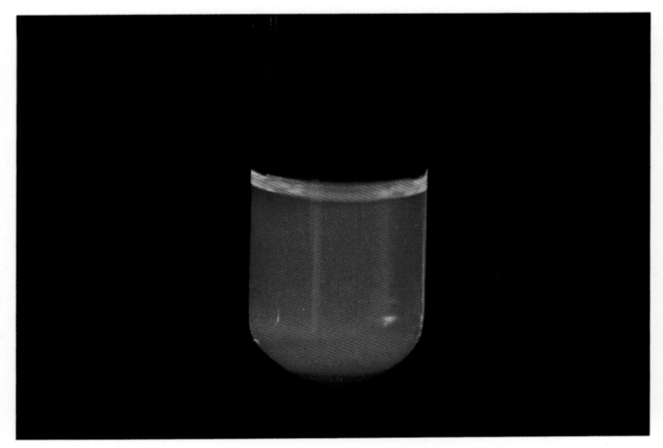

图1-26-10 桔梗理化鉴别（1）

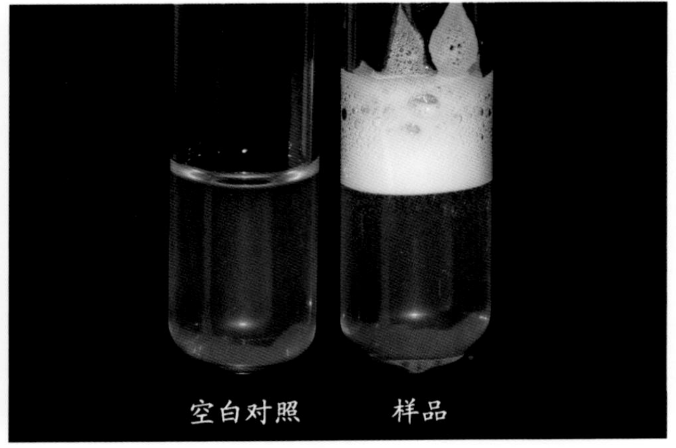

图1-26-11 桔梗理化鉴别（2）

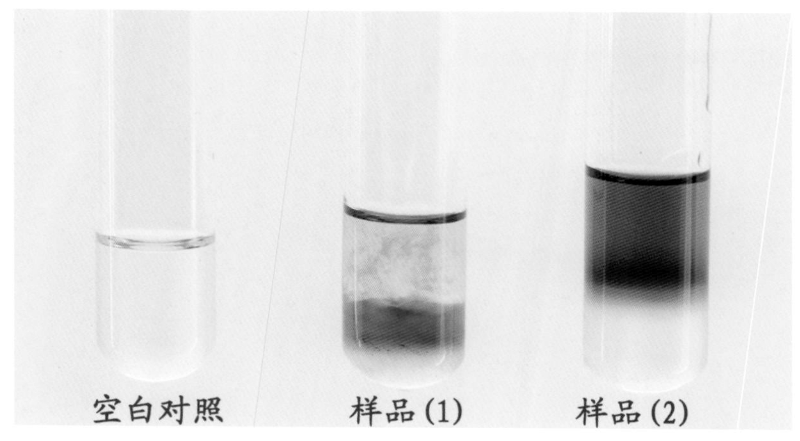

图1-26-12　桔梗理化鉴别（3）

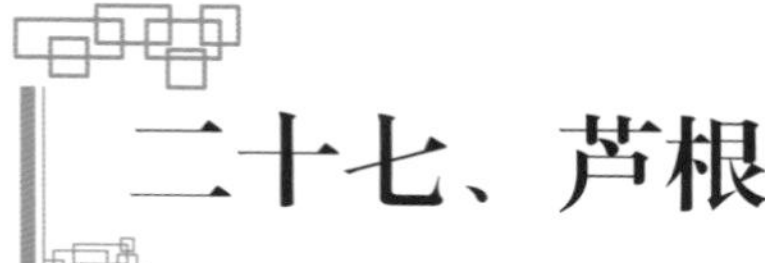

二十七、芦根

【来源】禾本科芦苇属植物芦苇 *Phragmites communis* Trin. 的新鲜或干燥根茎。全年均可采挖，除去芽、须根及膜状叶，鲜用或晒干。

【性状】**鲜芦根**　呈长圆柱形，有的略扁，长短不一，直径 1~2 cm。表面黄白色，有光泽，外皮疏松可剥离，节呈环状，有残根及芽痕。体轻，质韧，不易折断。切断面黄白色，中空，壁厚 1~2 mm，有小孔排列成环。气微，味甘。（图 1-27-1）

芦根　呈扁圆柱形。节处较硬，节间有纵皱纹。（图 1-27-2、图 1-27-3）

【标准收载】《中华人民共和国药典》。

【饮片】**芦根**　芦根药材除去杂质，洗净，切段，干燥。（图 1-27-4）

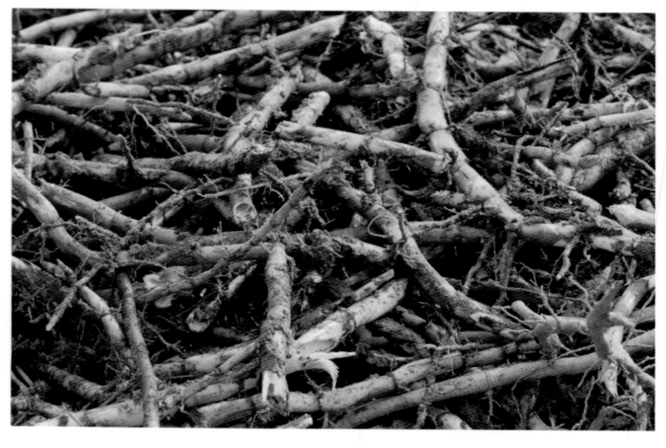

图1-27-1　鲜芦根（拍摄者：周重建）

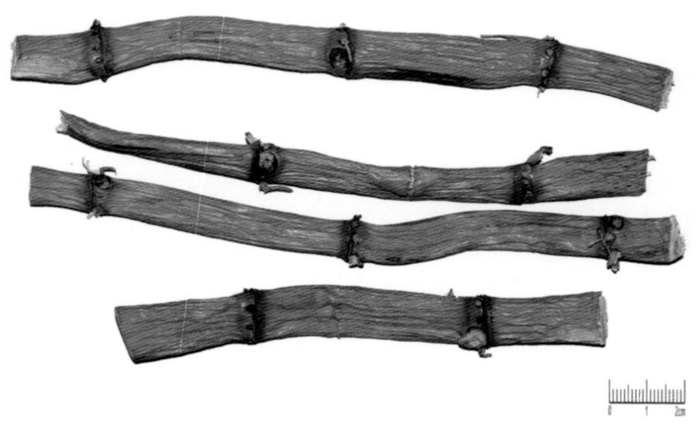

图1-27-2　芦根

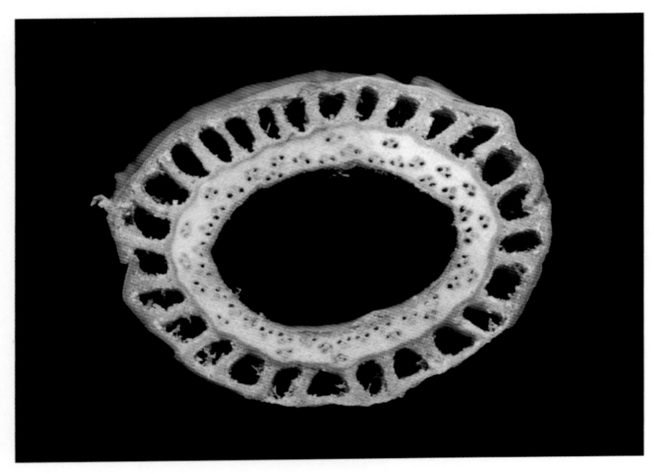

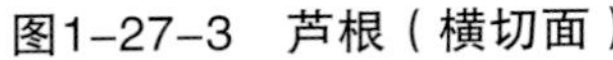
图1-27-3 芦根（横切面）

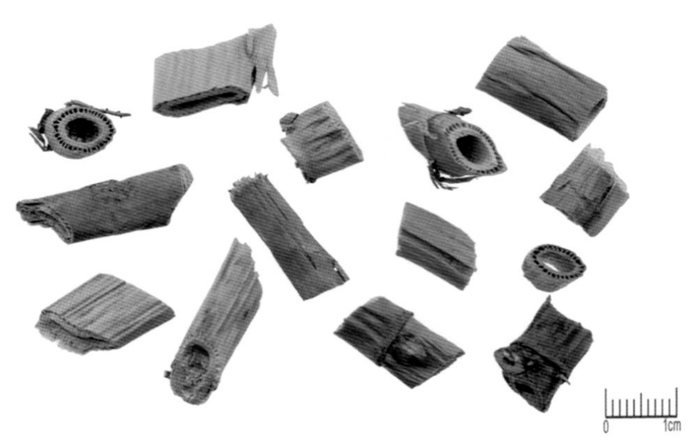
图1-27-4 芦根（饮片）

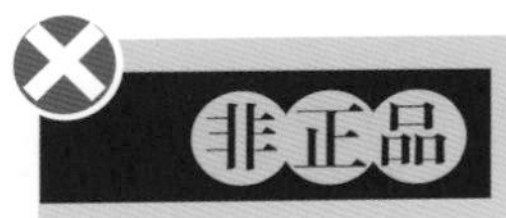

芦竹根

禾本科芦竹属植物芦竹 *Arundo donax* L. 的干燥根茎。

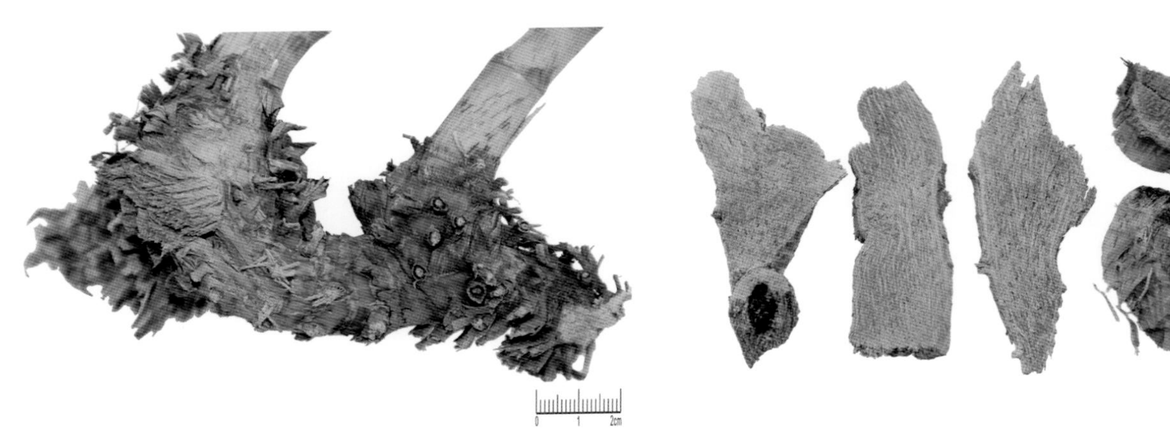
图1-27-5 芦竹根

图1-27-6 芦竹根（切片）

快速鉴别：**外皮浅黄色，具光泽；环节上有黄白色叶鞘残痕，有的具残存须根；切片呈不规则的厚块片，黄白色，粗糙，有多数突起的筋脉小点，纵切片可见众多纤维。**（图 1-27-5、图 1-27-6）

菰根

禾本科菰属植物菰（茭白）*Zizania latifolia* (Griseb.) Stapf 的干燥根茎。

快速鉴别：**外表无光泽；环节突起；节上有根痕及芽痕；横切面中空，周壁无排列成环的小孔或**

不显著；节间纵切面有 8~15 个横隔膜残基。（图 1-27-7、图 1-27-8）

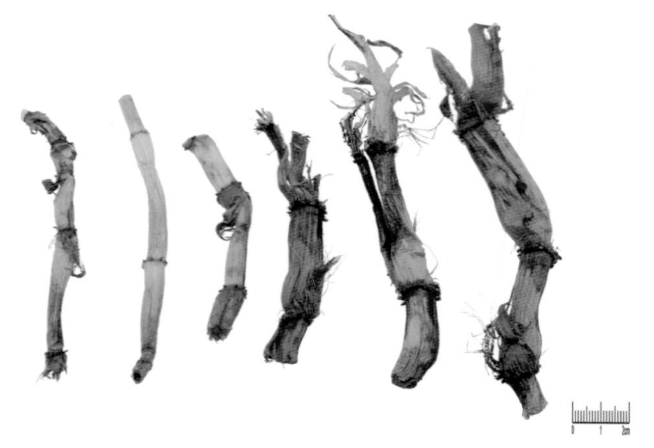

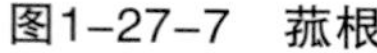

图1-27-7 菰根

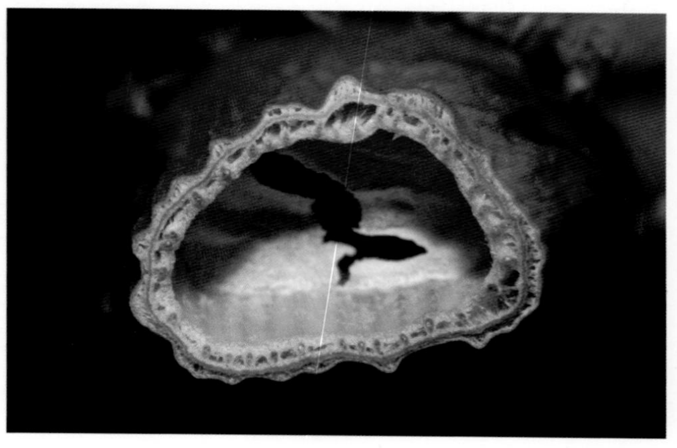

图1-27-8 菰根（横切面）

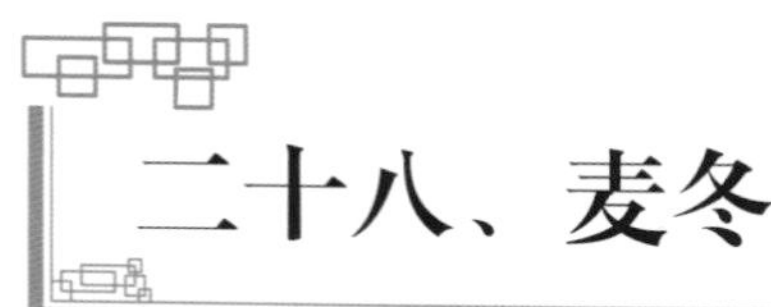

二十八、麦冬

【来源】百合科沿阶草属植物麦冬 *Ophiopogon japonicus* (L. f.) Ker-Gawl. 的干燥块根。夏季采挖，洗净，反复暴晒、堆置，至七八成干，除去须根，干燥。

【性状】呈纺锤形，两端略尖，长 1.5~3 cm，直径 0.3~0.6 cm。表面淡黄色或灰黄色，有细纵纹。质柔韧，断面黄白色，半透明，中柱细小。气微香，味甘、微苦。（图 1-28-1~图 1-28-4）

【标准收载】《中华人民共和国药典》。

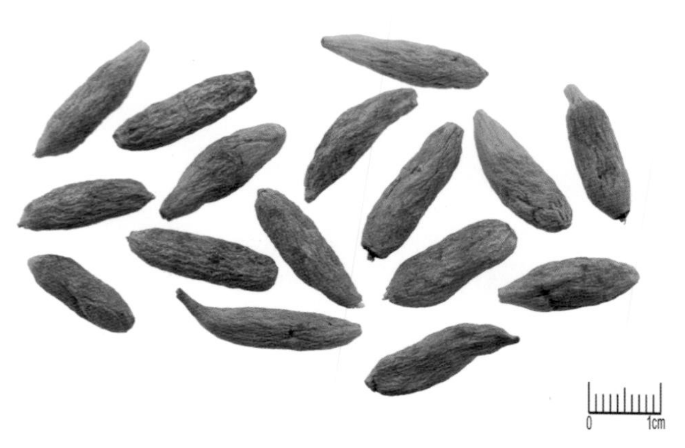

图1-28-1 麦冬（川麦冬）

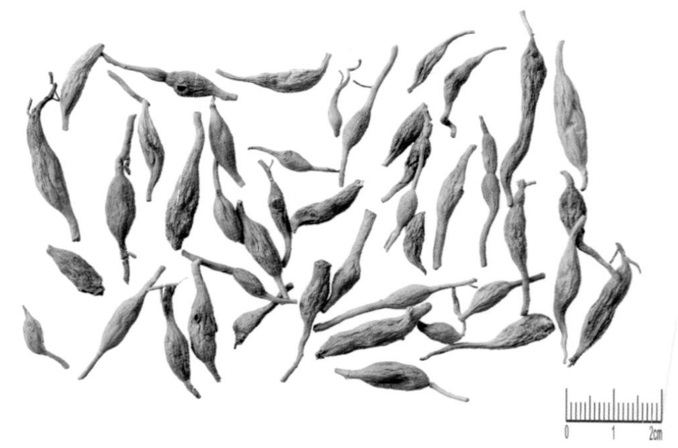

图1-28-2 麦冬（浙麦冬）

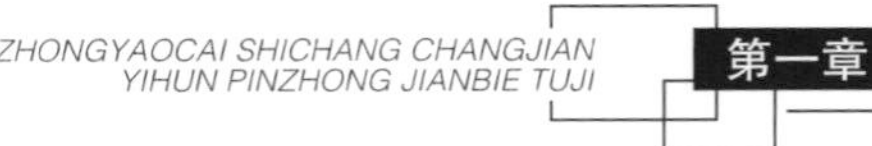

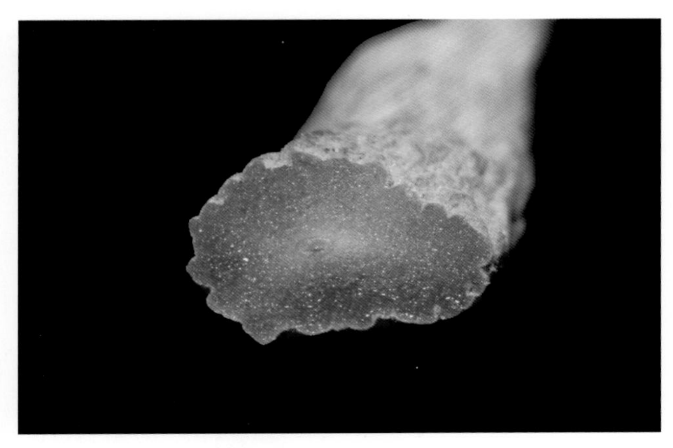

图1-28-3 麦冬（横切面）

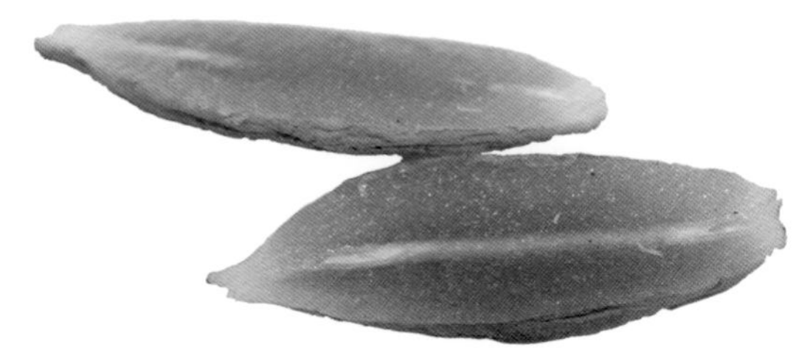

图1-28-4 麦冬（纵切面）

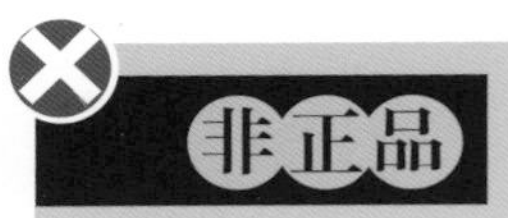

竹叶麦冬

禾本科淡竹叶属植物淡竹叶 *Lophatherum gracile* Brongn. 的干燥块根。

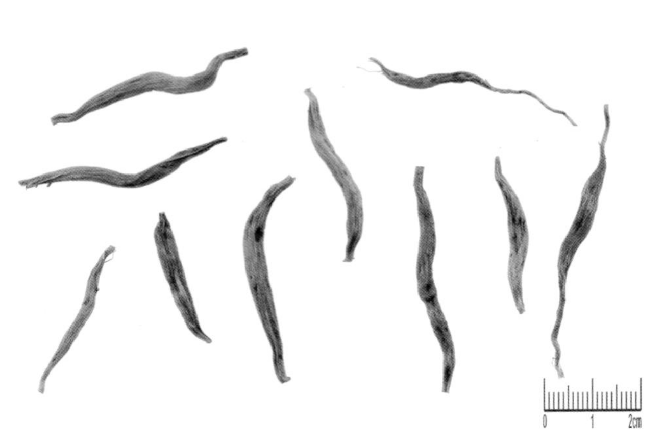

图1-28-5 竹叶麦冬

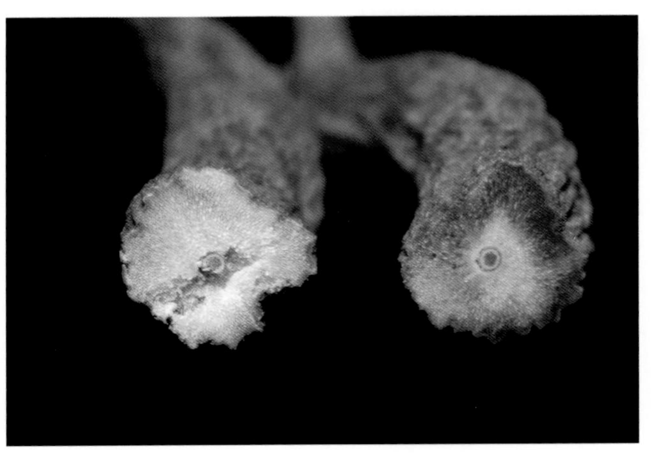

图1-28-6 竹叶麦冬（横切面）

快速鉴别：**无糖性；细长而瘦弱，略弯曲；表面有细纵皱纹或较深的沟槽，两端细长，丝状开裂；质硬而脆，断面半透明，角质状或白色粉质状，中柱细小而硬；久嚼有黏滑感。**（图 1-28-5、图 1-28-6）

湖北麦冬

百合科山麦冬属植物湖北麦冬 *Liriope spicata* (Thunb.) Lour.var. *prolifera* Y.T.Ma 的干燥块根，又名"山麦冬"。

快速鉴别：**呈纺锤形，质柔韧，干后质硬脆；味甜，嚼之发黏。**（图 1-28-7）

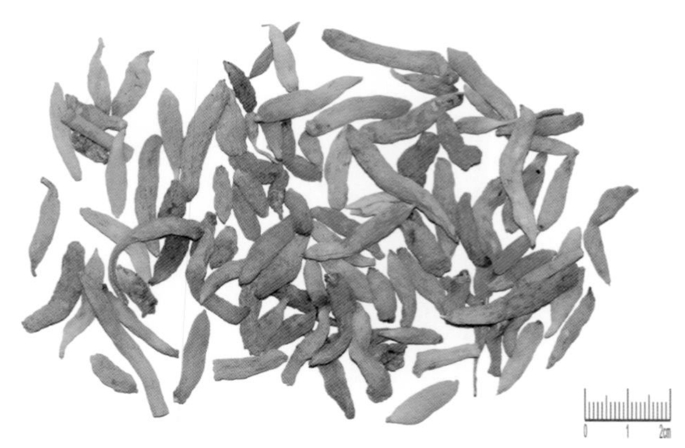

图1-28-7　湖北麦冬

麦冬（冻干）

麦冬鲜品采取冷冻干燥加工而成。

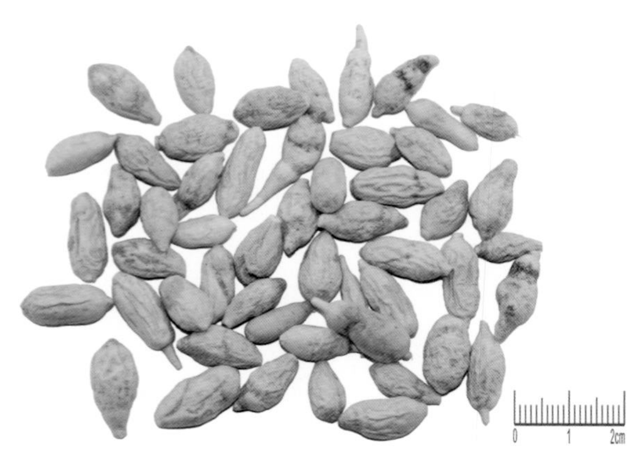

图1-28-8　麦冬（冻干）

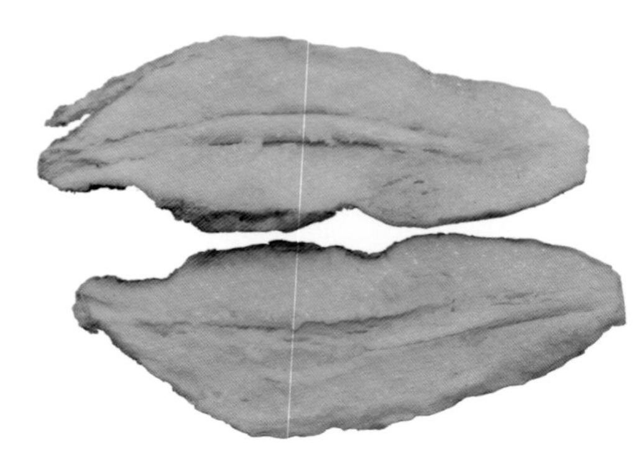

图1-28-9　冻干麦冬（纵切面）

快速鉴别：**体轻，质松泡；断面粉性，不呈角质状。**（图 1-28-8、图 1-28-9）

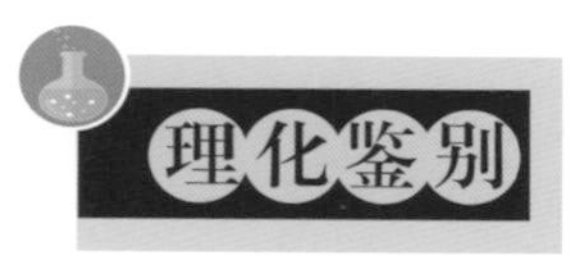

理化鉴别

取本品薄片，置紫外光灯（365 nm）下观察，显浅蓝色荧光。（图 1-28-10）

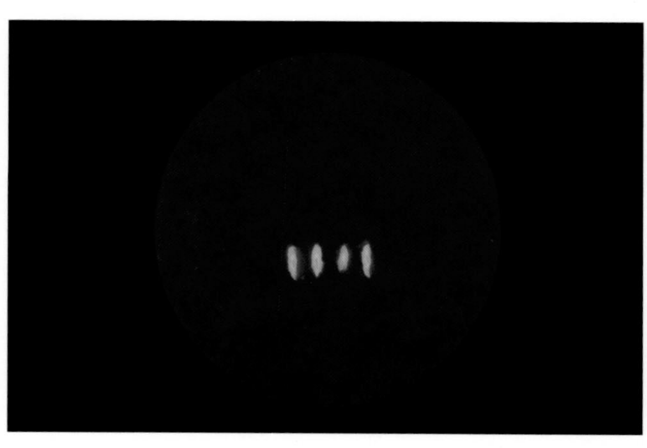

图1-28-10　麦冬理化鉴别

二十九、木香

【来源】菊科风毛菊属植物木香 *Aucklandia lappa* Decne. 的干燥根。秋、冬二季采挖，除去泥沙和须根，切段，大的再纵剖成瓣，干燥后撞去粗皮。

【性状】呈圆柱形或半圆柱形，长 5~10 cm，直径 0.5~5 cm。表面黄棕色至灰褐色，有明显的皱纹、纵沟及侧根痕。质坚，不易折断，断面灰褐色至暗褐色，周边灰黄色或浅棕黄色，形成层环棕色，有放射状纹理及散在的褐色点状油室。气香特异，味微苦。（图 1-29-1、图 1-29-2）

【标准收载】《中华人民共和国药典》。

【饮片】木香　木香药材除去杂质，洗净，闷透，切厚片，干燥。（图 1-29-3）

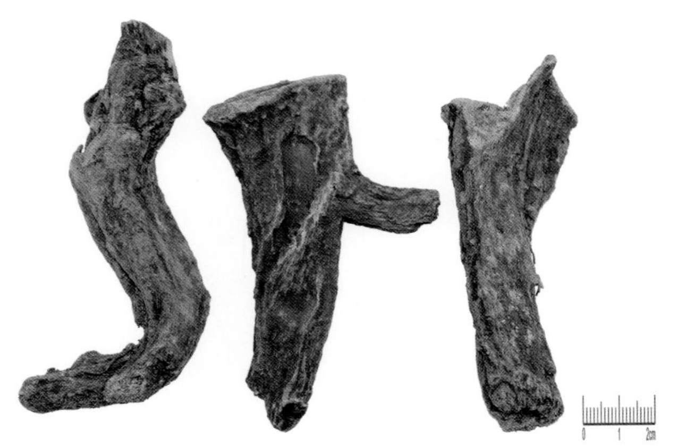

图1-29-1　木香

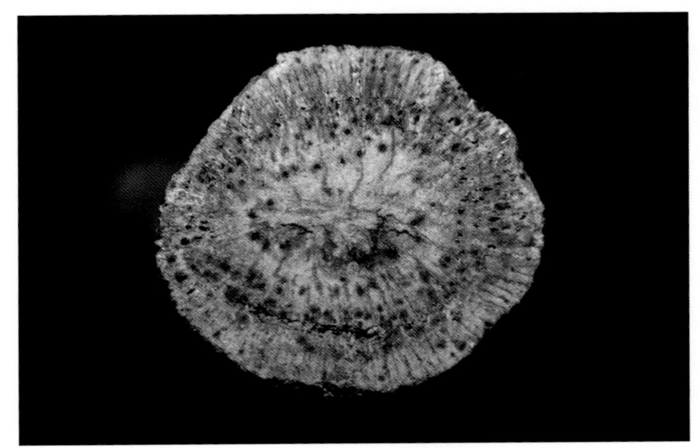

图1-29-2　木香（横切面）

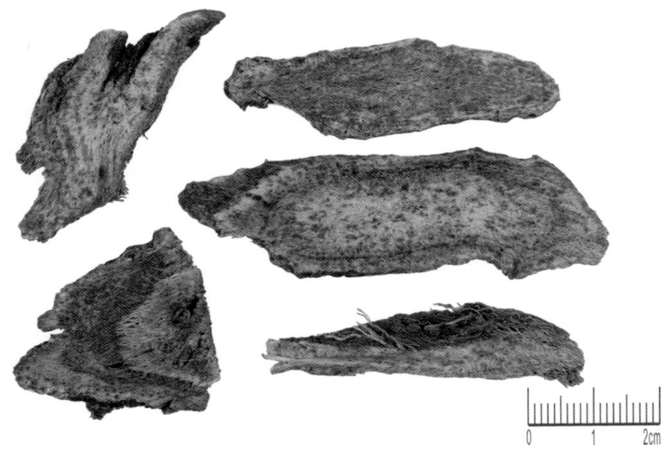

图1-29-3　木香（饮片）

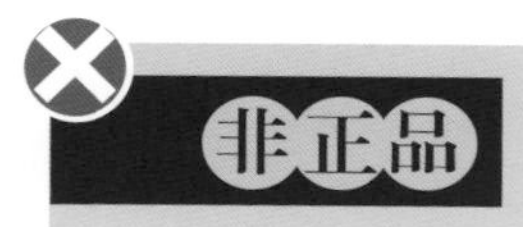

川木香

菊科川木香属植物川木香 *Dolomiaea souliei* (Franch.) Shih 或灰毛川木香 *Dolomiaea souliei* (Franch.) Shih var. *cinerea* (Y. Ling) Q. Yuan 的干燥根，又名“铁杆木香”或“槽子木香”。

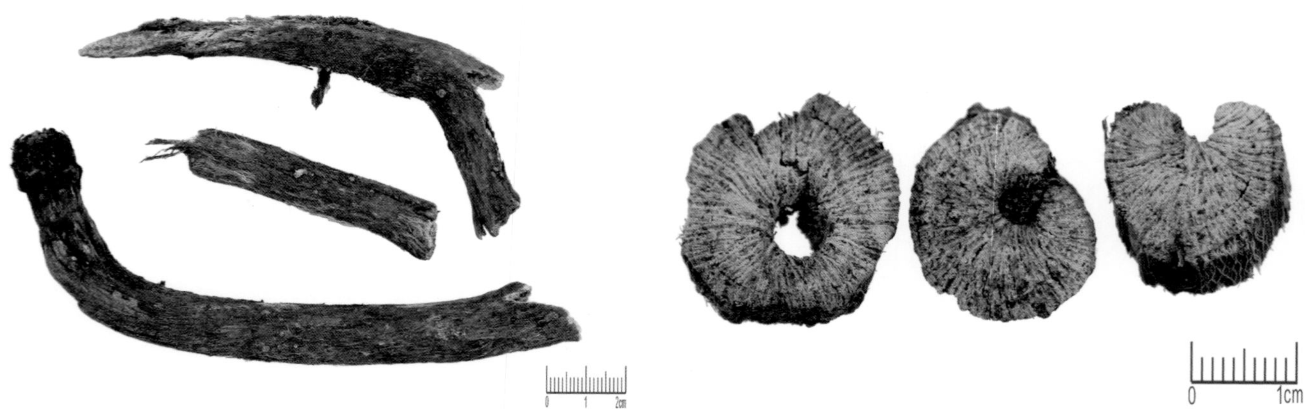

图1-29-4 川木香　　图1-29-5 川木香（横切面）

快速鉴别：**呈圆柱形或有纵槽的半圆柱形；长 10~30 cm，直径 1~3 cm；外皮脱落处可见丝瓜络状细筋脉；根头偶有黑色发黏的胶状物，习称“油头”；断面有深黄色稀疏油点及裂隙，有的中心呈枯朽状；气微香，味苦，嚼之粘牙。**（图 1-29-4~ 图 1-29-6）

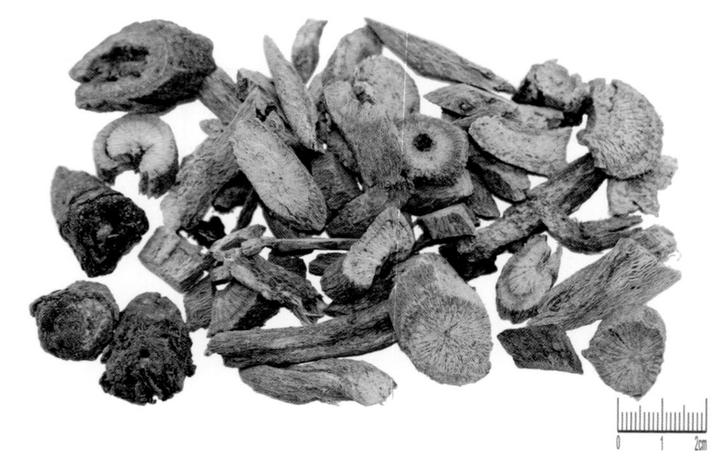

图1-29-6 川木香（切片）

土木香

菊科旋覆花属植物土木香 *Inula helenium* L. 的干燥根，又名“祁木香”。

快速鉴别：**呈圆锥形，根头粗大，顶端有凹陷的茎痕及叶鞘残基，周围有圆柱形支根；质坚硬，不易折断；断面有凹点状油室。气微香，味苦、辛。**（图 1-29-7、图 1-29-8）

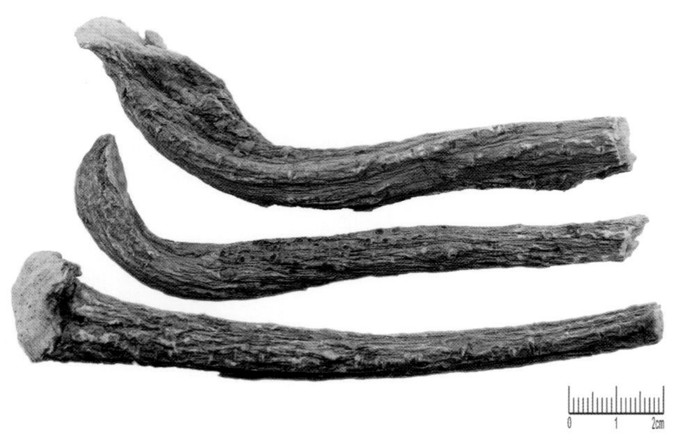

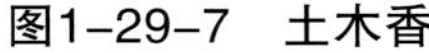

图1-29-7　土木香

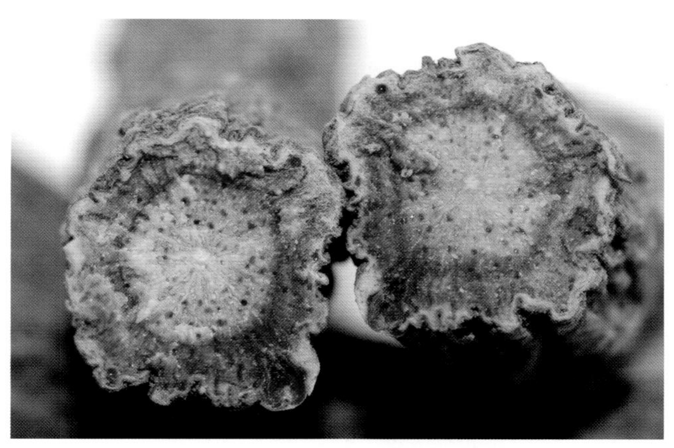

图1-29-8　土木香（横切面）

青木香

马兜铃科马兜铃属植物马兜铃 *Aristolochia debilis* Sieb. et Zucc. 的干燥根。

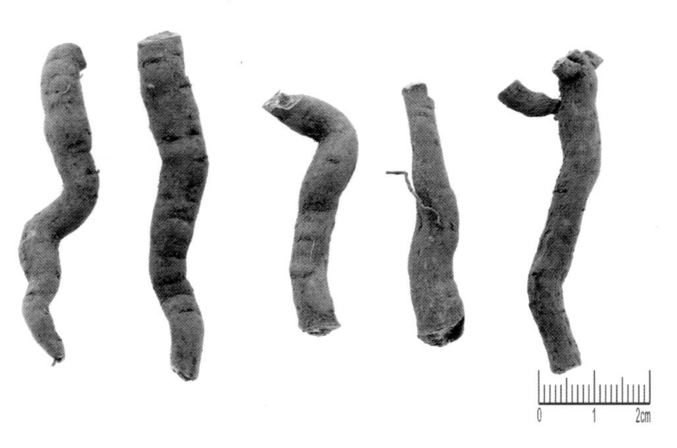

图1-29-9　青木香

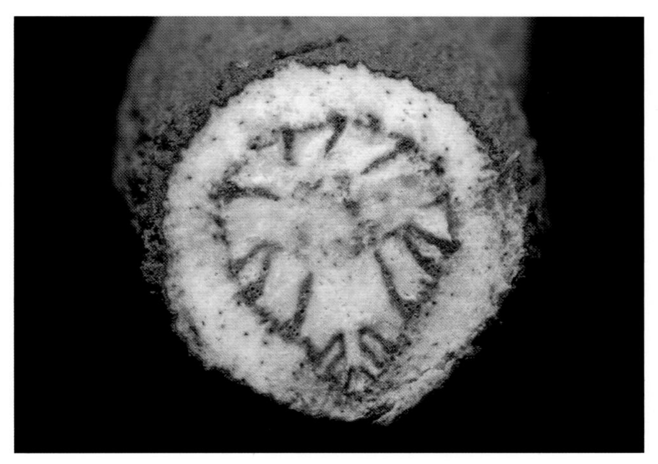

图1-29-10　青木香（横切面）

快速鉴别：**呈圆柱形或扁圆柱形，略弯曲；表面粗糙不平，有纵皱纹及须根痕；断面有类白色与黄棕色相间排列的放射状纹理，皮部与木质部之间的黄棕色形成层环明显。**（图 1-29-9、图 1-29-10）

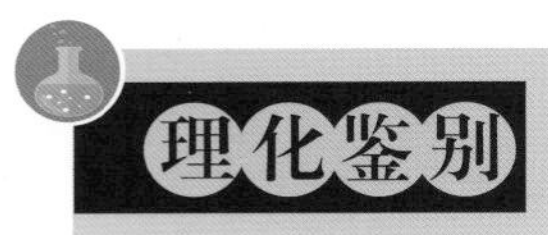

理化鉴别

1. 取本品切片，经 70% 乙醇浸泡软化后，加 5% α－萘酚溶液与硫酸各 1 滴，表面呈紫色。（图 1-29-11）

2. 取本品粉末 3 g，置具塞锥形瓶中，加石油醚 (30~60℃)20 ml，浸渍 2 h，时时振摇，滤过，取滤液 1 ml，置蒸发皿中，挥干，残渣加浓盐酸 2 滴，呈桃红色。（图 1-29-12）

3. 取本品粉末 1 g，加甲醇 5 ml，加热回流 5 min，滤过，取滤液 1 ml，置玻璃试管中，沿管壁缓

缓加入硫酸 0.5 ml，两液面交界处显棕红色环。（图 1-29-13）

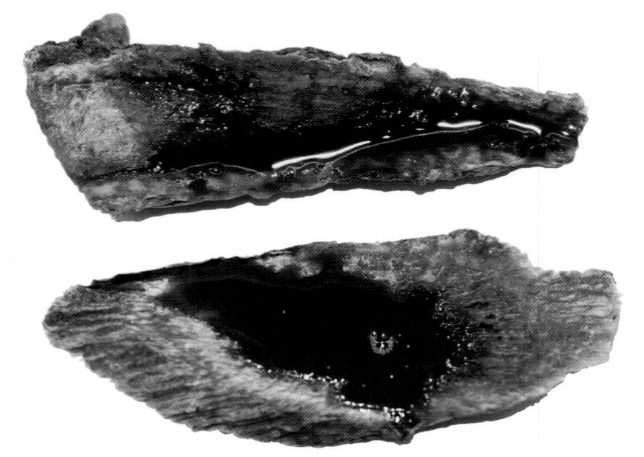

图1-29-11　木香理化鉴别（1）

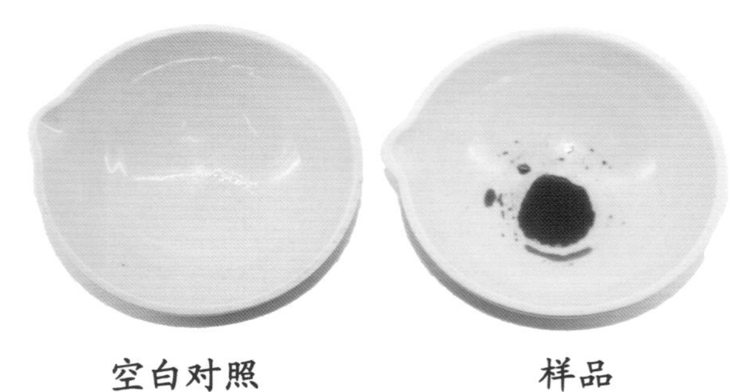

图1-29-12　木香理化鉴别（2）

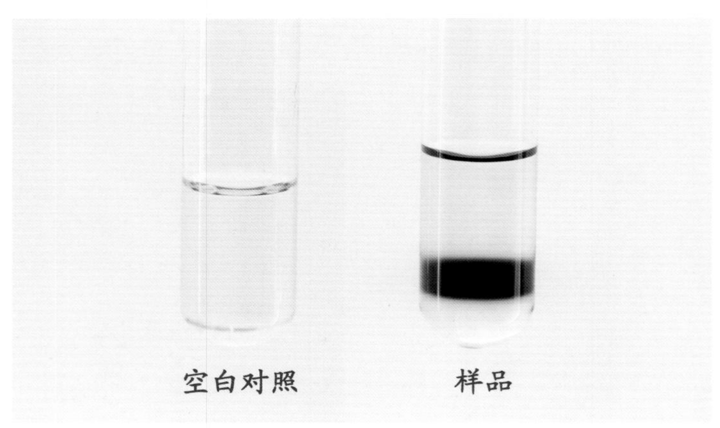

图 1-29-13　木香理化鉴别（3）

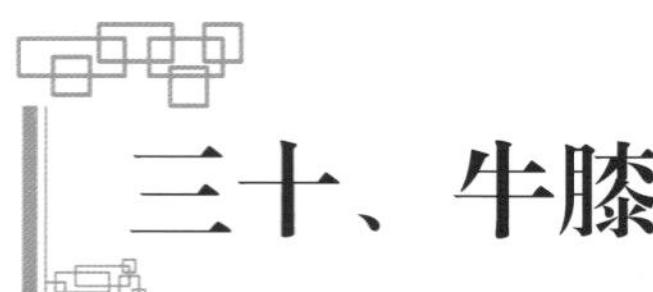

三十、牛膝

【来源】苋科牛膝属植物牛膝 *Achyranthes bidentata* Bl. 的干燥根。冬季茎叶枯萎时采挖，除去须根和泥沙，捆成小把，晒至干皱后，将顶端切齐，晒干。

【性状】呈细长圆柱形，挺直或稍弯曲，长 15~70 cm，直径 0.4~1 cm。表面灰黄色或淡棕色，有微扭曲的细纵皱纹、排列稀疏的侧根痕和横长皮孔样的突起。质硬脆，易折断，受潮后变软，断面平坦，淡棕色，略呈角质样而油润，中心维管束木质部较大，黄白色，其外周散有多数黄白色点状维管束，断续排列成 2~4 轮。气微，味微甜而稍苦涩。（图 1-30-1、图 1-30-2）

【标准收载】《中华人民共和国药典》。

【饮片】**牛膝** 牛膝药材除去杂质，洗净，润透，除去残留芦头，切段，干燥。（图 1-30-3）

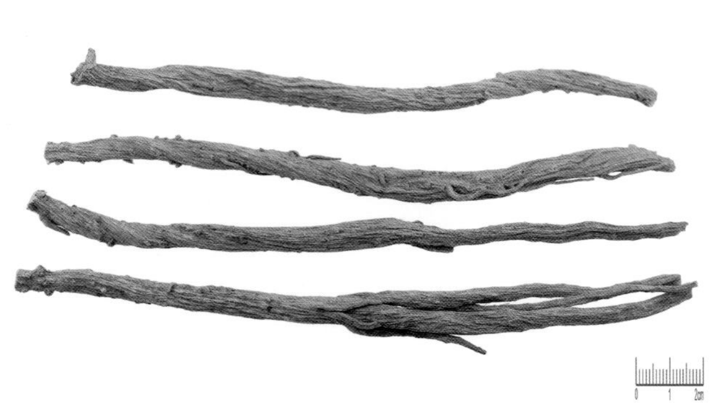

图1-30-1 牛膝

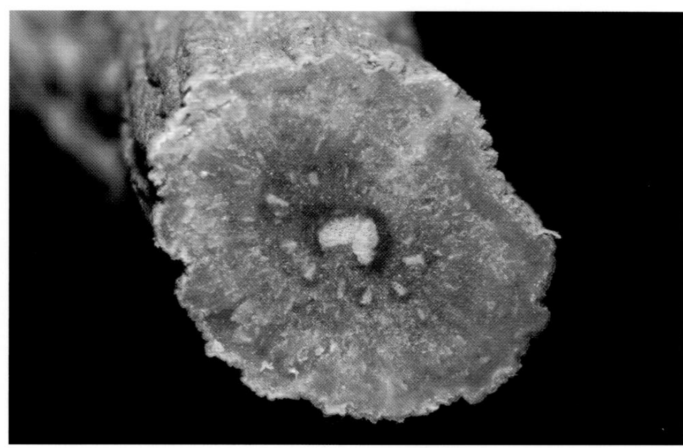

图1-30-2 牛膝（横切面）

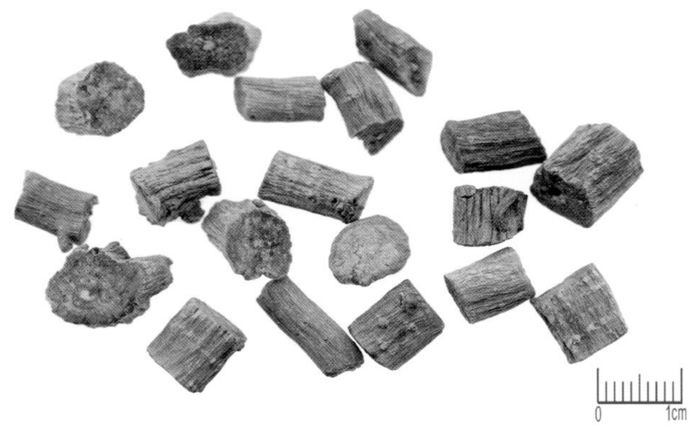

图1-30-3 牛膝（饮片）

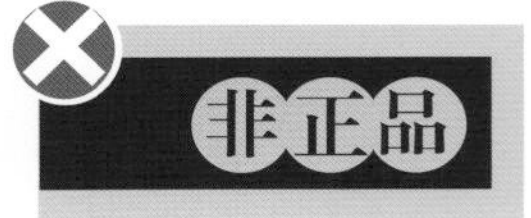

川牛膝

苋科杯苋属植物川牛膝 *Cyathula officinalis* Kuan 的干燥根。

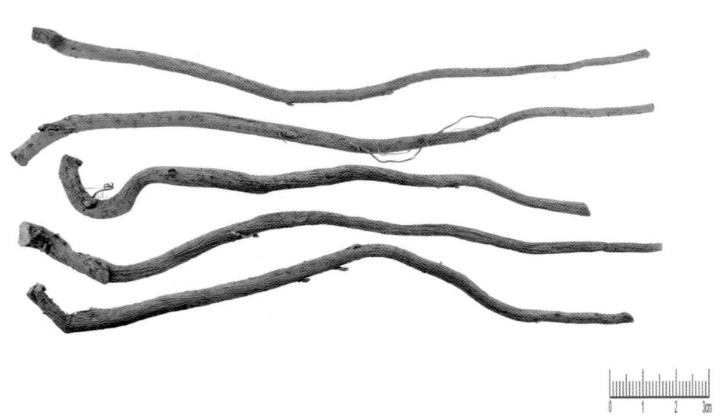

图1-30-4 川牛膝

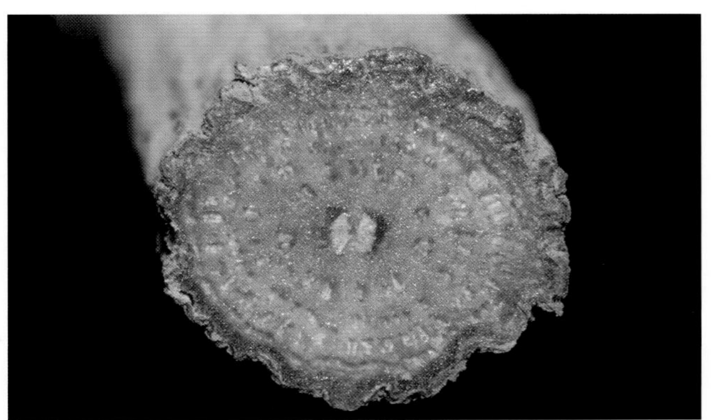

图1-30-5 川牛膝（横切面）

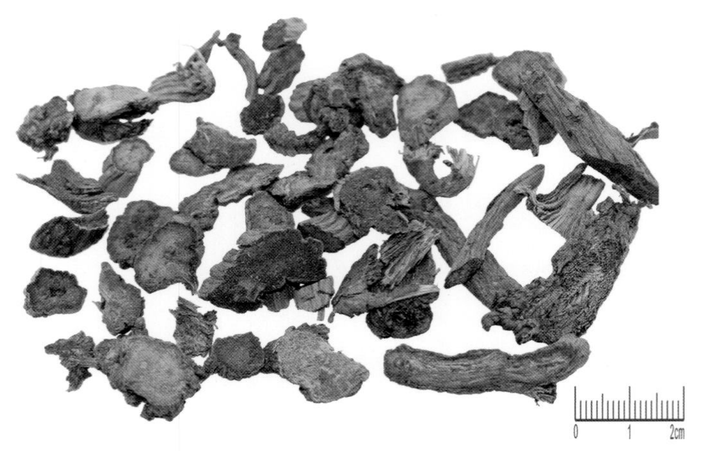

图1-30-6　川牛膝（切片）

快速鉴别：**呈近圆柱形，微扭曲，向下略细或有少数分枝；断面具点状维管束，排列成数轮同心环；气微，味甜。**（图 1-30-4~图 1-30-6）

麻牛膝

苋科杯苋属植物头花杯苋 *Cyathula capitata* Moq. 的干燥根。

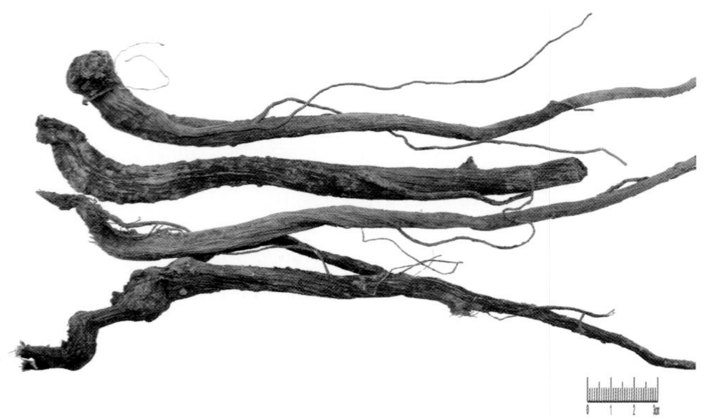

图1-30-7　麻牛膝

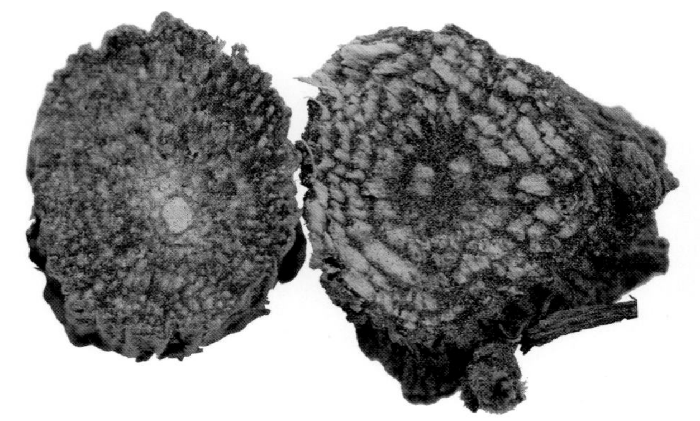

图1-30-8　麻牛膝（横切面）

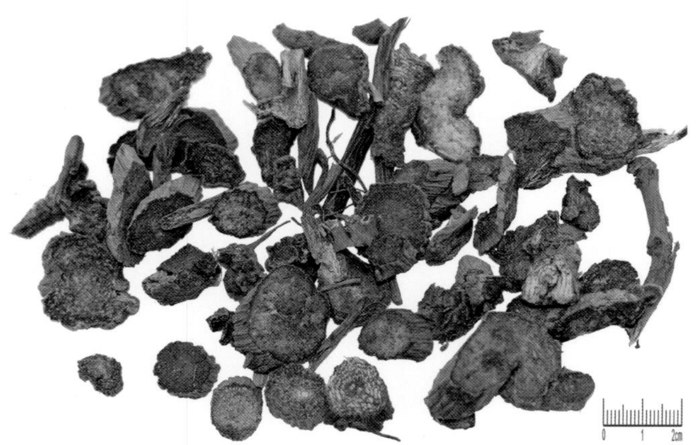

图1-30-9　麻牛膝（切片）

快速鉴别：**芦头膨大；根单生或数条簇生，常有分枝；表面皮孔明显横向突起；横切面可见多数淡黄白色小点（维管束），排列成数层断续的同心环；气微、味微甘，苦、麻。**（图 1-30-7~ 图 1-30-9）

红牛膝

苋科牛膝属植物柳叶牛膝 *Achyranthes longifolia* (Makino) Makino 的干燥根及根茎，又名“狭叶红牛膝”。

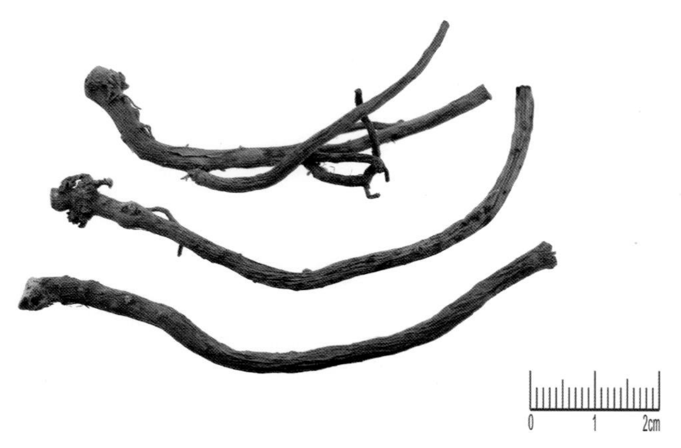

图1-30-10　红牛膝*

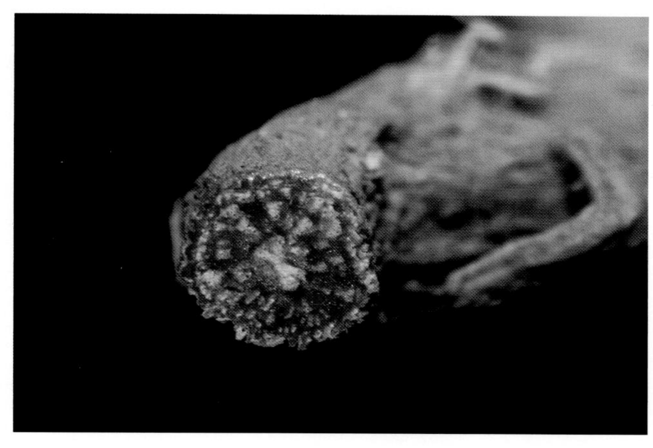

图1-30-11　红牛膝*（横切面）

快速鉴别：**根茎短粗，上部有数个凹窝状茎痕或残留茎基，下部簇生根 4~9 条；断面新鲜时呈淡紫红色，有多数点状维管束，排列成数轮同心环；气微，味微甜、微苦涩。**（图 1-30-10、图 1-30-11）

味牛膝

爵床科马蓝属植物腺毛马蓝 *Strobilanthes forrestii* Diels 的根及根茎。

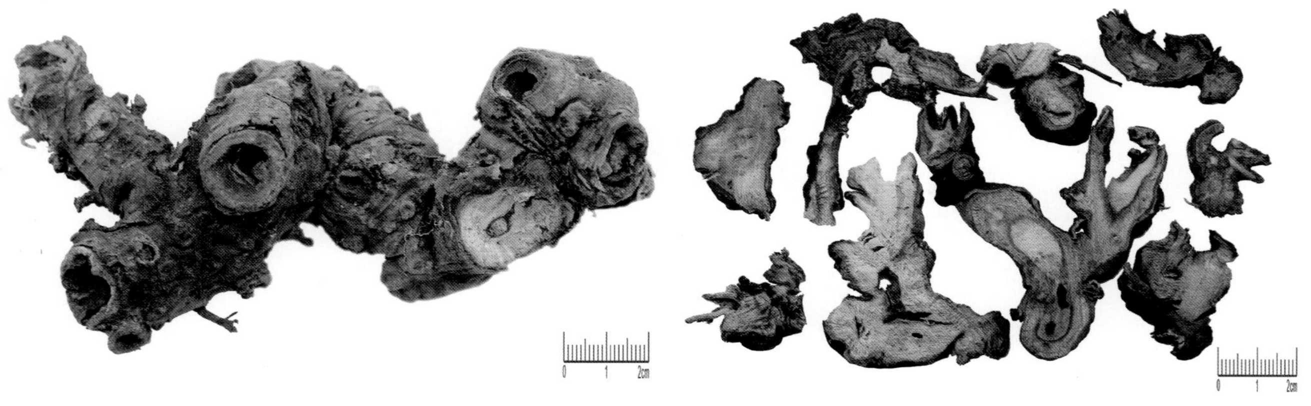

图1-30-12　味牛膝

图1-30-13　味牛膝（切片）

快速鉴别：**根茎粗大，呈不规则长块状或盘曲结节状，多分枝；上部有多数类圆形凹陷的茎痕，下部须根丛生；常有环形的断节裂缝，有时脱落而露出木心；断面皮部蓝褐色，木部暗灰或黄白色，髓部灰白色。**（图 1-30-12、图 1-30-13）

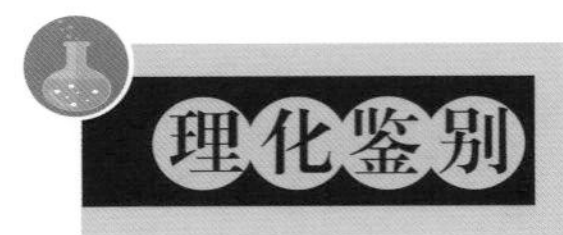

理化鉴别

1. 各取粉末少量，加 10 倍量的水，充分振摇，牛膝及麻牛膝均产生大量泡沫，经久不散，川牛膝无此反应。（图 1-30-14）

2. 各取粉末少量，滴加冰醋酸及浓硫酸各 3 滴，牛膝及麻牛膝均显粉红至紫红色，川牛膝不呈现红色。（图 1-30-15）

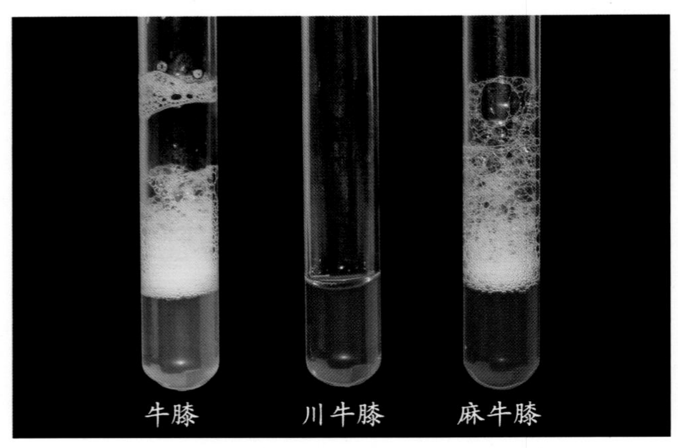

图1-30-14　牛膝理化鉴别（1）

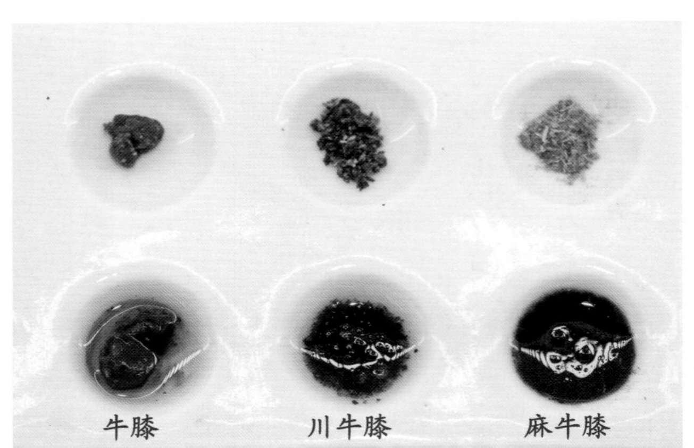

图1-30-15　牛膝理化鉴别（2）

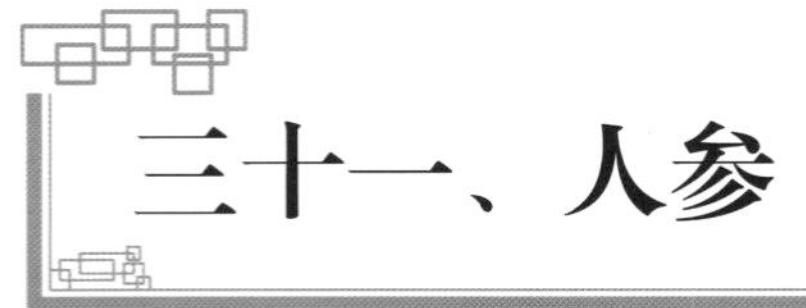

三十一、人参

【来源】五加科人参属植物人参 *Panax ginseng* C.A.Mey. 的干燥根及根茎。多于秋季采挖，洗净经晒干或烘干。栽培的俗称“园参”；播种在山林野生状态下自然生长的称“林下山参”，习称“籽海”。

【性状】主根呈纺锤形或圆柱形，长 3~15 cm，直径 1~2 cm。表面灰黄色，上部或全体有疏浅断续的粗横纹及明显的纵皱，下部有支根 2~3 条，并着生多数细长的须根，须根上常有不明显的细小疣状突出。根茎（芦头）长 1~4 cm，直径 0.3~1.5 cm，多拘挛而弯曲，具不定根（艼）和稀疏的凹窝状茎痕（芦碗）。质较硬，断面淡黄白色，显粉性，形成层环纹棕黄色，皮部有黄棕色的点状树脂道及放射状裂隙。香气特异，味微苦、甘。（图 1-31-1、图 1-31-2）

【标准收载】《中华人民共和国药典》。

【饮片】**人参** 人参药材润透，切薄片，干燥。（图 1-31-3）

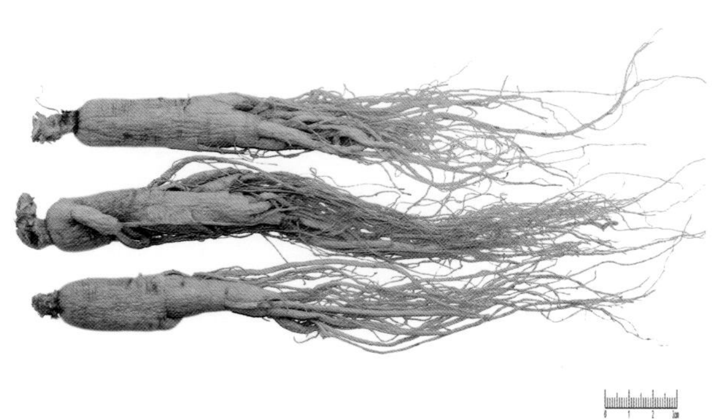

图1-31-1 人参

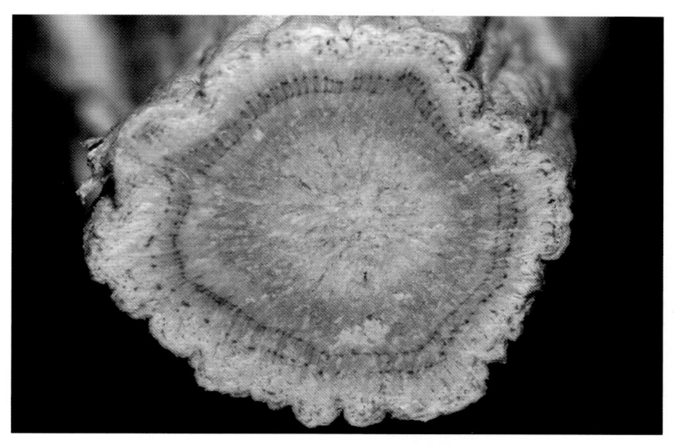

图1-31-2 人参（横切面）

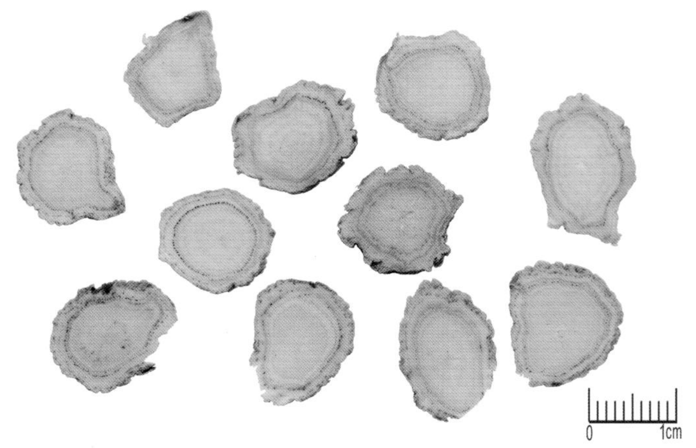

图1-31-3 人参（饮片）

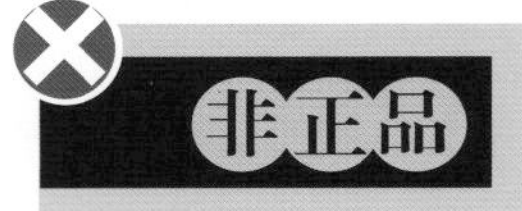

土人参（栌兰根）

马齿苋科土人参属植物土人参（栌兰）*Talinum paniculatum* (Jacq.) Gaertn. 的干燥根及根茎。

快速鉴别：**根茎短柱状或不规则块状，上端有茎痕或残留茎基；表面粗糙，具不规则皱纹及疣状皮孔样突起；断面具放射状纹理；味微甘，嚼之有黏性。**（图 1-31-4）

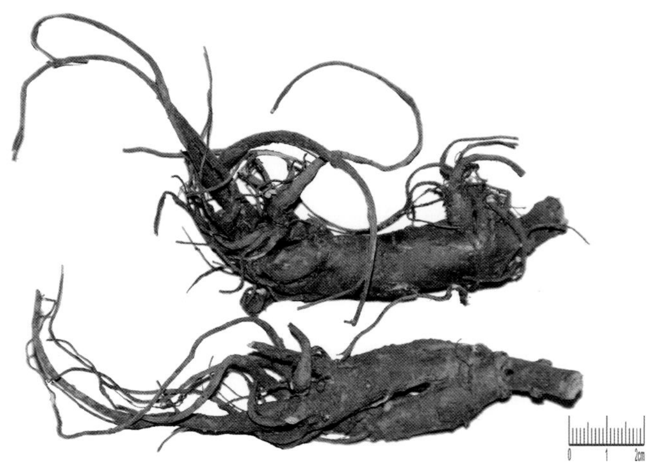

图1-31-4 土人参（栌兰根）

紫茉莉根

紫茉莉科紫茉莉属植物紫茉莉 *Mirabilis jalapa* L. 的干燥根。

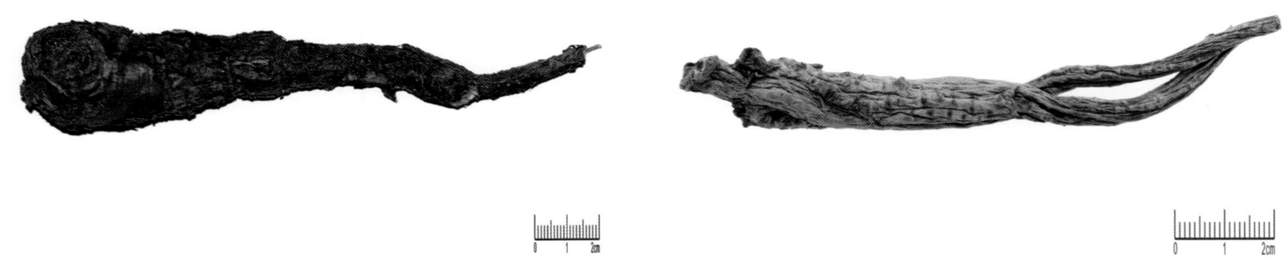

图1–31–5　紫茉莉根　　图1–31–6　桔梗

快速鉴别：**呈圆锥形，分枝少；顶端有除去地上茎留下的疤痕；表面栓皮呈灰黑色；质坚实，难折断；断面角质状，可见细小的白色晶点；臭微，味淡。**（图 1–31–5）

桔梗

桔梗科桔梗属植物桔梗 *Platycodon grandiflorus* (Jacq.) A. DC. 的干燥根。

快速鉴别：**呈圆柱形，无须根；有的顶端具数个半月形茎痕（芦碗），表面呈淡黄白色；断面形成层环明显，具放射状菊花心；味微甜、后苦。**（图 1–31–6）

商陆

商陆科商陆属植物商陆 *Phytolacca acinosa* Roxb. 或垂序商陆 *Phytolacca americana* L. 的干燥根。

快速鉴别：**呈圆柱形或圆锥形，下端分枝较多；顶端有中空的地上茎残基，无芦碗；有明显的纵皱纹及横向皮孔；断面可见数轮同心环纹；久嚼麻舌。**（图 1–31–7）

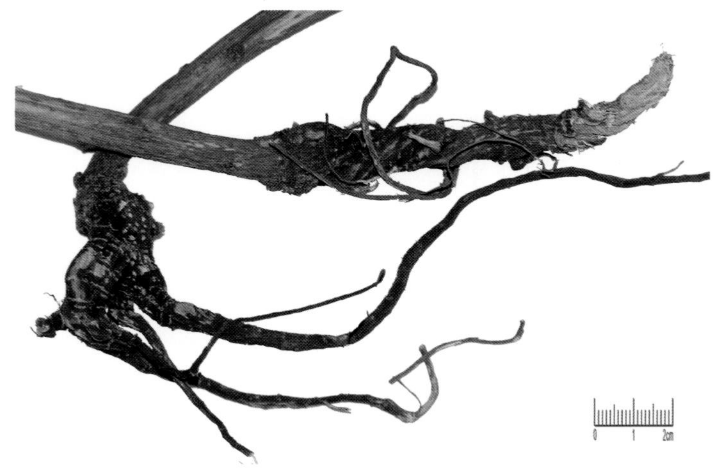

图1–31–7　商陆（垂序商陆）

五指山参

锦葵科秋葵属植物箭叶秋葵 *Abelmoschus sagittifolius* (Kurz) Merr. 的干燥根及根茎。

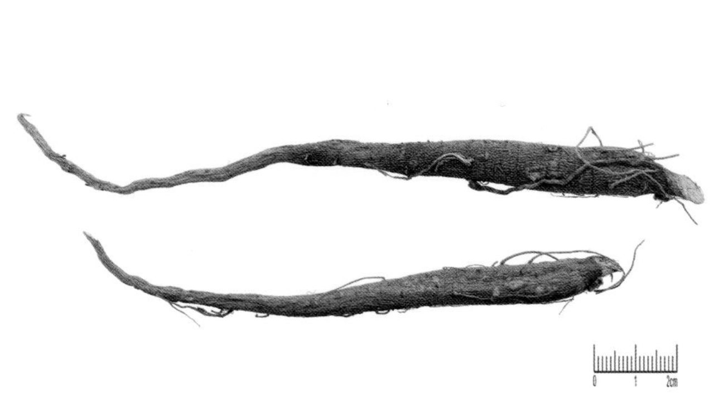

图1-31-8 五指山参

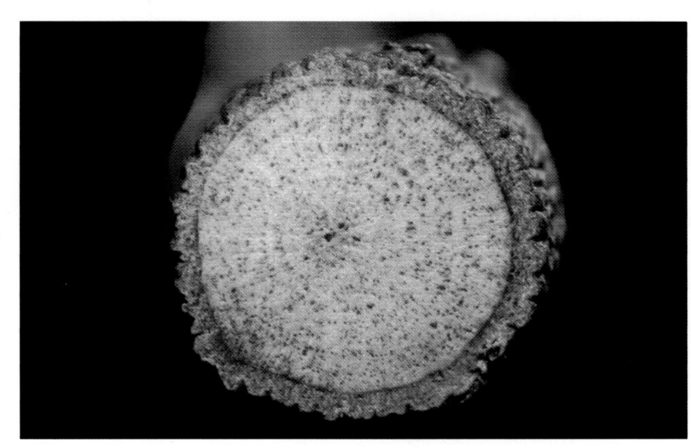

图1-31-9 五指山参（横切面）

快速鉴别：**根茎上端有茎痕或残留茎基；根呈长圆锥形，有分枝；表面具不规则皱纹及疣状皮孔样突起；断面具放射状纹理；味微甘，嚼之有黏性。**（图 1-31-8、图 1-31-9）

工艺参

以形似野山参的芦头与人参肢体粘接冒充野山参，业内俗称“工艺参”。

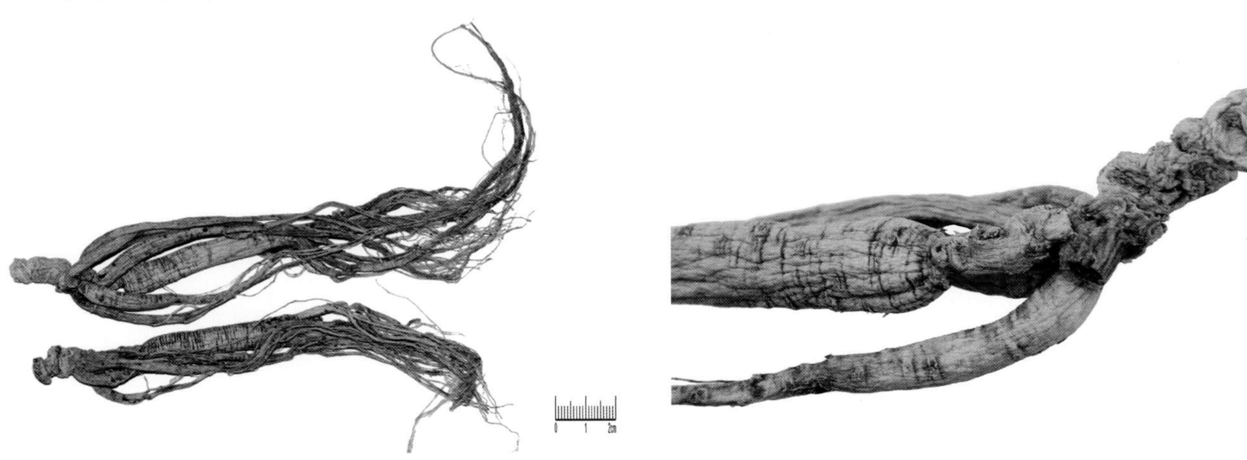

图1-31-10 工艺参

图1-31-11 工艺参（粘接处）

快速鉴别：**腿形不自然，皮纹光泽与野山参不同；芦头与参体粘合处易脱落，可看出粘接或插入痕迹，有的支根及部分须根与参体上亦有粘接痕迹。**（图 1-31-10、图 1-31-11）

红参

人参经蒸制后的加工品。

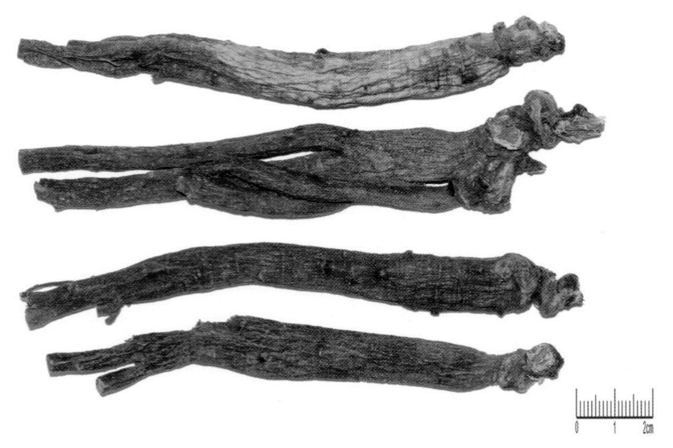
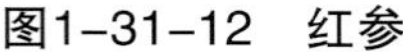

图1-31-12　红参

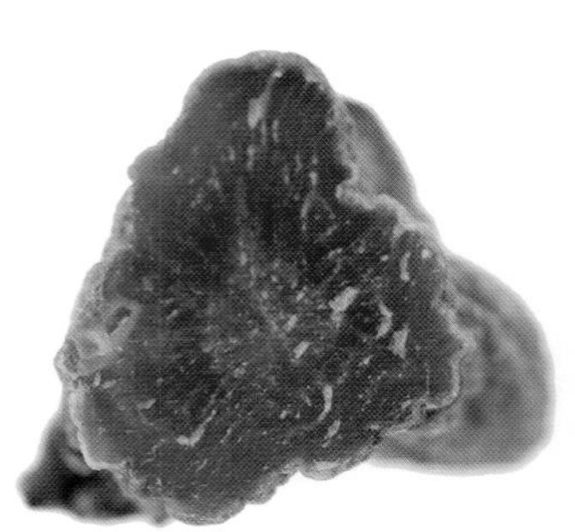
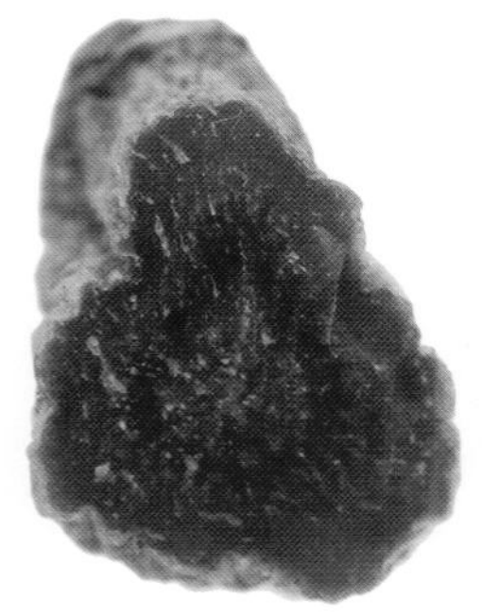

图1-31-13　红参（横切面）

快速鉴别：**主根呈纺锤形、圆柱形或扁方柱形；表面半透明，红棕色，偶有不透明的暗黄褐色斑块；质硬而脆，断面平坦，角质样。**（图 1-31-12、图 1-31-13）

西洋参

五加科植物西洋参 *Panax quinquefoliun* L. 的干燥根。

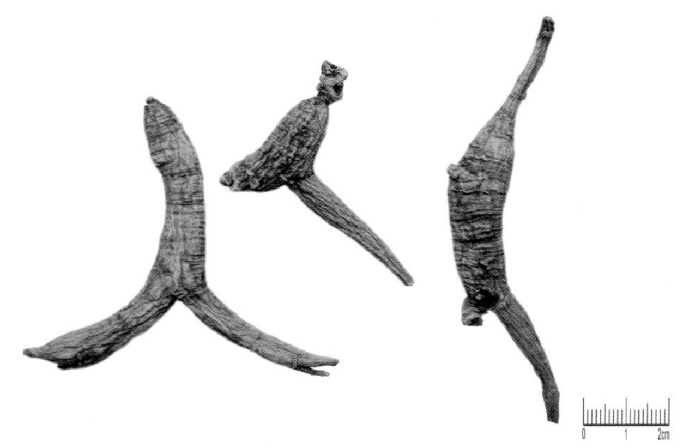

图1-31-14　西洋参（进口）

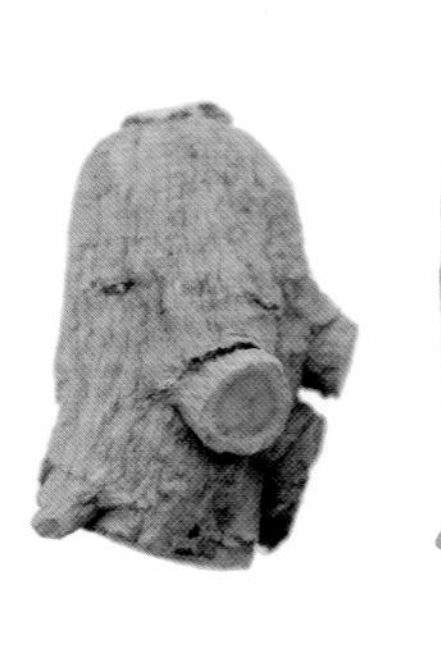
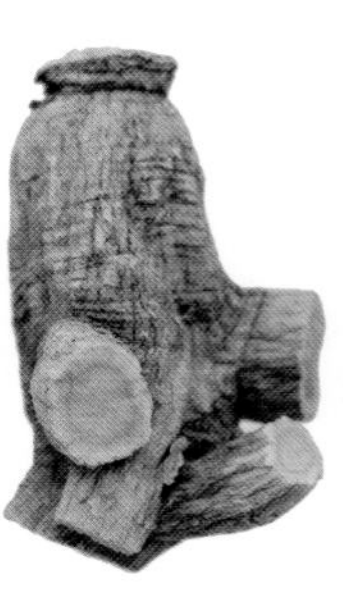
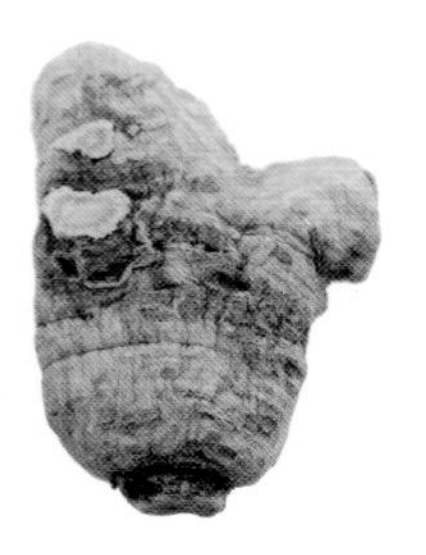

图1-31-15　西洋参（国产）

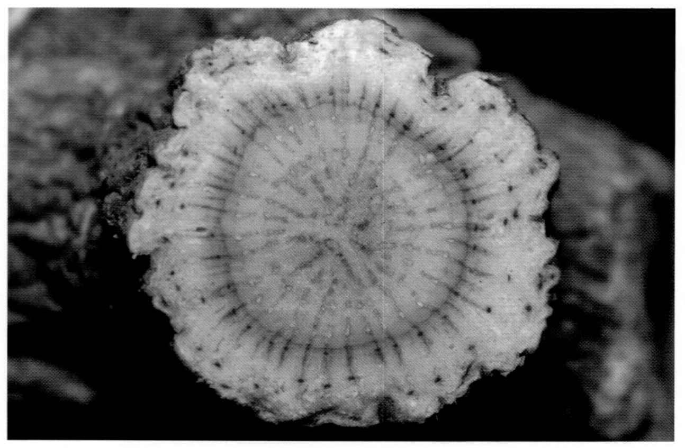

图1-31-16　国产西洋参（横切面）

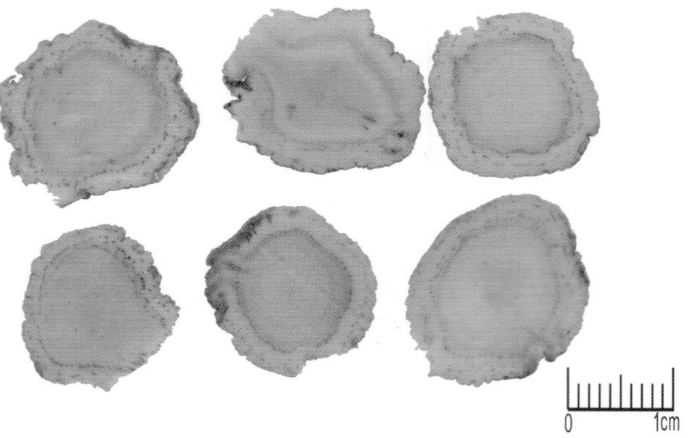

图1-31-17　国产西洋参（切片）

快速鉴别：**表面有细密浅纵皱纹及须根痕；主根中下部有一至数条侧根，多已折断；断面略显粉性，皮部可见黄棕色点状树脂道，形成层环纹棕黄色，木部略呈放射状纹理；气微而特异，味微苦、甘。**（图 1-31-14~图 1-31-17）

人参劣质（提取过）

人参提取后干燥的加工品。

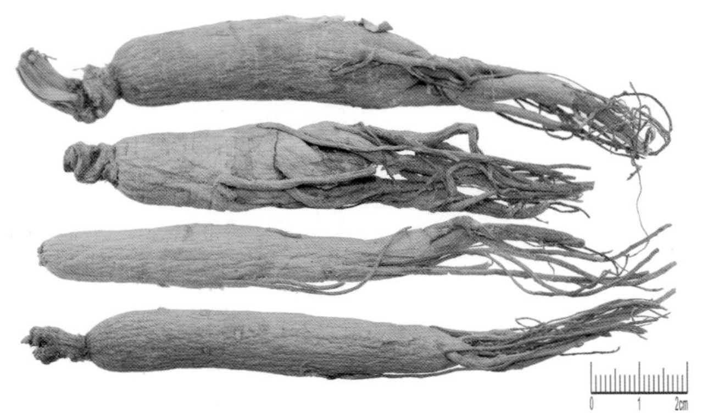

图1-31-18　人参劣质（提取过）

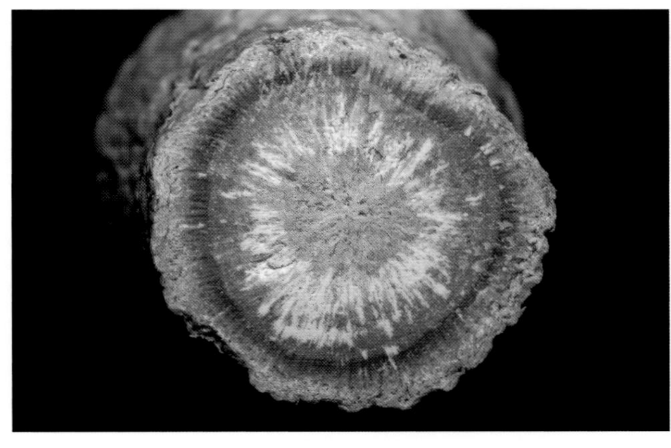

图1-31-19　人参提取过（横切面）

快速鉴别：**表面皱缩严重，表面颜色较浅，须根多数断裂；断面颜色加深，点状树脂道不明显。**（图 1-31-18、图 1-31-19）

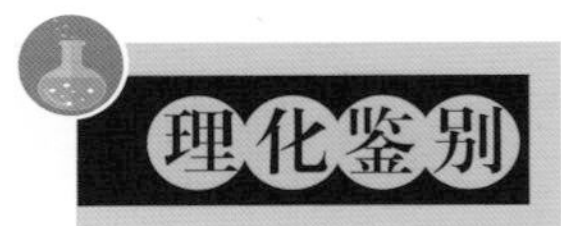

理化鉴别

1. 取本品置紫外光灯（365 nm）下观察，断面显蓝色荧光。（图 1-31-20）

2. 取本品粉末 0.5 g，加乙醇 5 ml，振摇 5 min，滤过，滤液置蒸发皿中蒸干，滴加三氯化锑的三氯甲烷饱和溶液 2 ml，再蒸干，显紫色。（图 1-31-21）

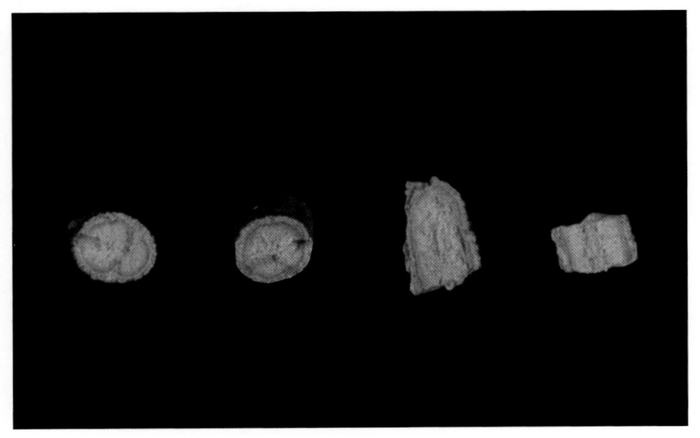

图1-31-20　人参理化鉴别（1）

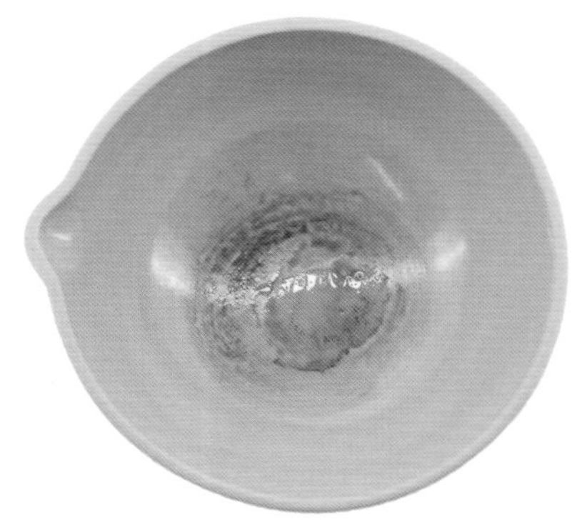

图1-31-21　人参理化鉴别（2）

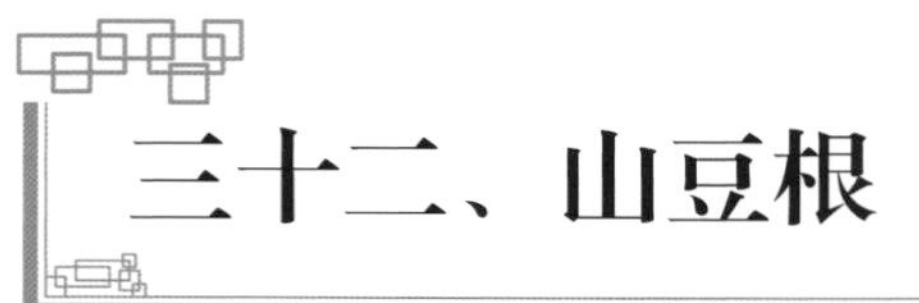

三十二、山豆根

【来源】豆科槐属植物越南槐 *Sophora tonkinensis* Gagnep. 的干燥根及根茎。秋季采挖，除去杂质，洗净，干燥。

【性状】根茎呈不规则的结节状，顶端常残存茎基，其下着生根数条。根呈长圆柱形，常有分枝，长短不等，直径 0.7~1.5 cm。表面棕色至棕褐色，有不规则的纵皱纹及横长皮孔样突起。质坚硬，难折断，断面皮部浅棕色，木部淡黄色。有豆腥气，味极苦。（图 1-32-1、图 1-32-2）

【标准收载】《中华人民共和国药典》。

【饮片】**山豆根** 山豆根药材除去残茎及杂质，浸泡，洗净，润透，切厚片，干燥。（图 1-32-3）

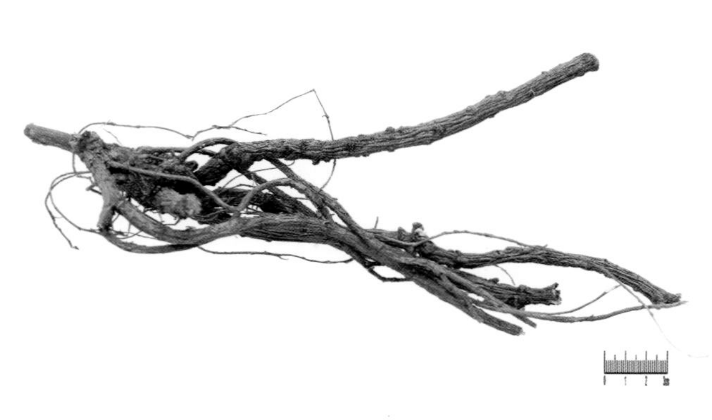

图1-32-1 山豆根

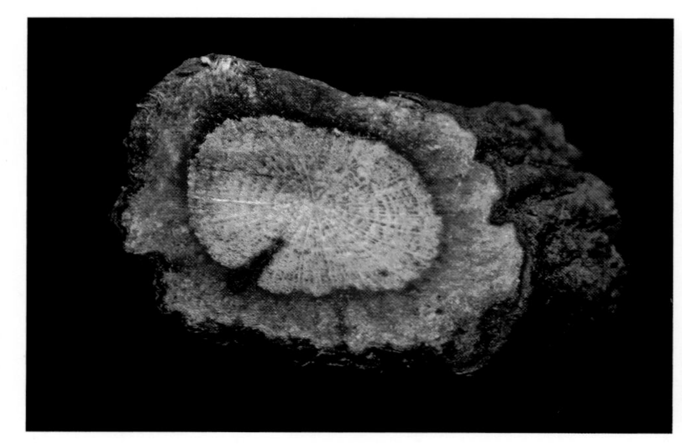

图1-32-2 山豆根（横切面）

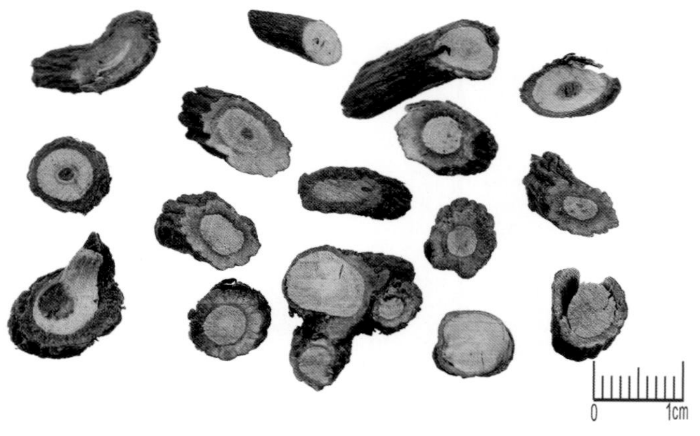

图1-32-3 山豆根（饮片）

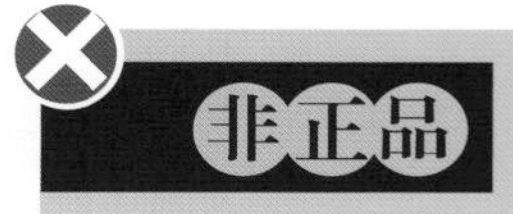

非正品

北豆根

防已科蝙蝠葛属植物蝙蝠葛 *Menispermum dauricum* DC. 的干燥根茎。

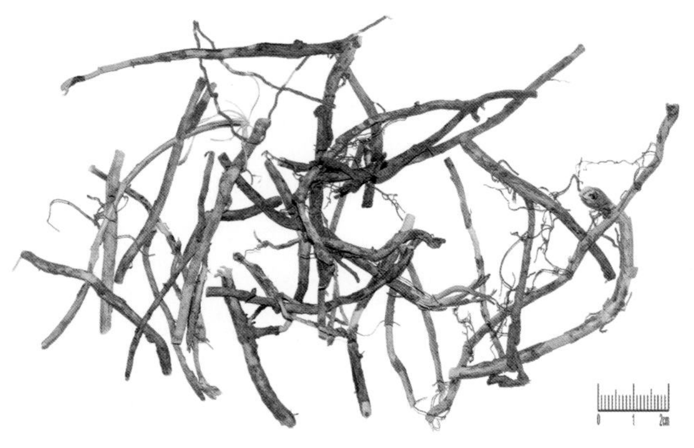

图1-32-4　北豆根

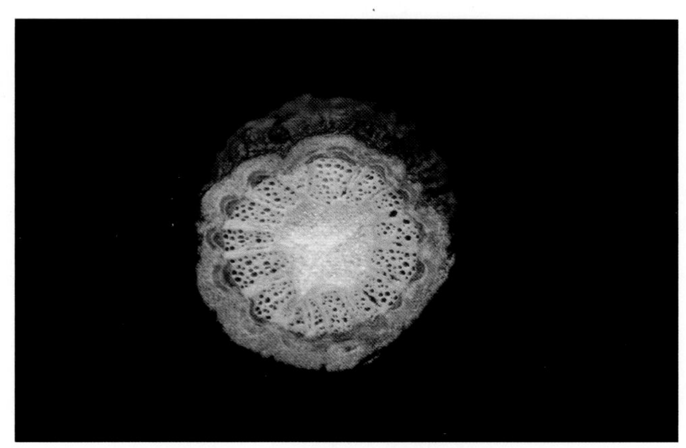

图1-32-5　北豆根（横切面）

快速鉴别：**呈细长圆柱形，弯曲，有分枝，长可达 50 cm，直径 0.3~0.8 cm；表面多有弯曲的细根，并可见突起的根痕和纵皱纹；外皮易剥落；断面木部淡黄色，呈放射状排列，中心有髓。**（图 1-32-4、图 1-32-5）

陕豆根

豆科木蓝属植物苏木蓝 *Indigofera carlesii* Craib.、四川木蓝 *Indigofera szechuensis*、多花木蓝 *Indigofera amblyantha* Craib 及花木蓝 *Indigofera kirilowii* Maxim. ex Palibin 的干燥根及根茎，又名"土豆根"。

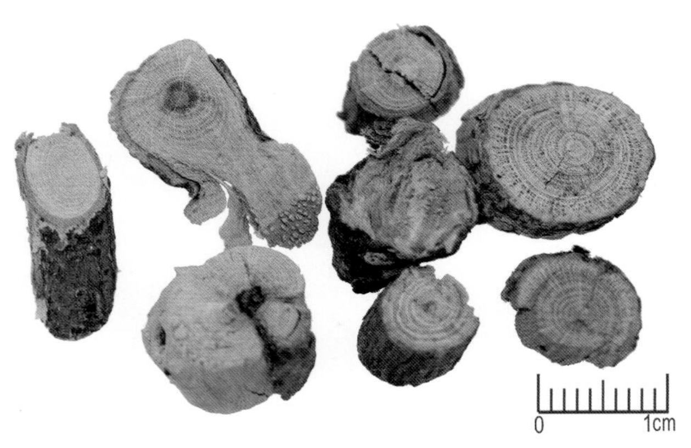

图1-32-6　陕豆根

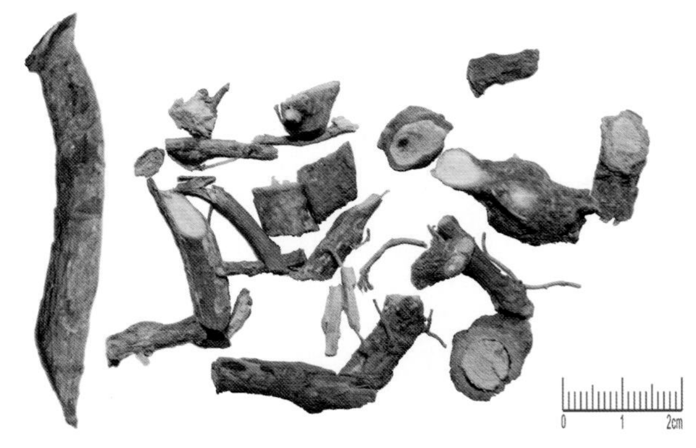

图1-32-7　陕豆根（苏木蓝）

快速鉴别：**根茎呈不规则结节状，其下着生根数条；根呈长纺锤形或长圆柱形；表面有不规则纵皱纹及横长皮孔样突起，栓皮多皱缩开裂，易脱落；具豆腥气，味微苦。**（图 1–32–6、图 1–32–7）

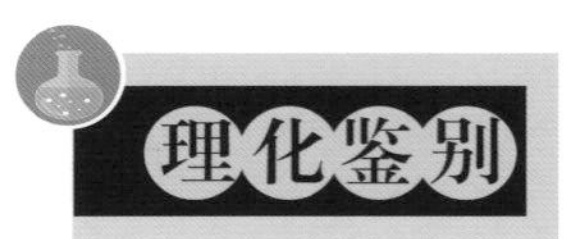

理化鉴别

1. 取 10% 氢氧化钠溶液滴于本品断面，颜色由橙红色变血红色，久置不褪。（图 1–32–8）

2. 取本品粉末 2 g，加 70% 乙醇 20 ml，水浴回流 30 min，滤过，滤液置水浴上蒸干，残渣加 1% 盐酸 5 ml 使溶解，滤过，取滤液 1 ml，置玻璃试管中，加碘化铋钾试液 5 滴，产生橘红色沉淀。（图 1–32–9）

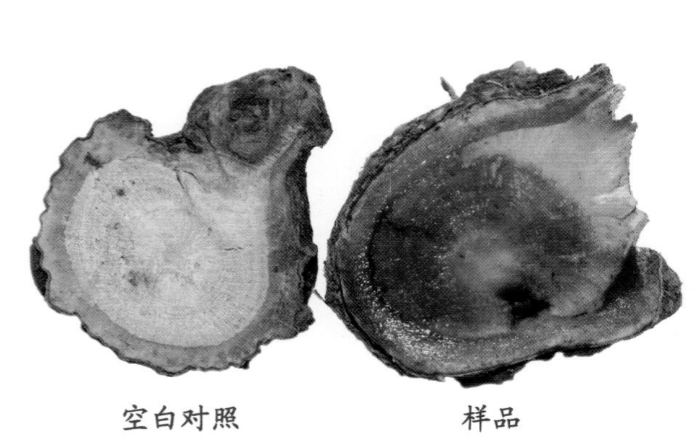

图1–32–8　山豆根理化鉴别（1）

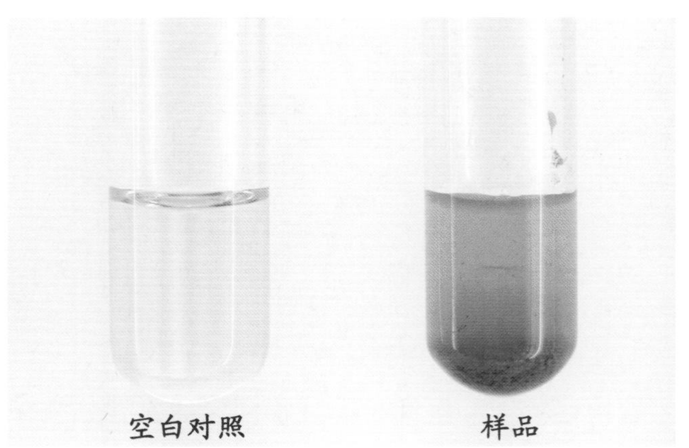

图1–32–9　山豆根理化鉴别（2）

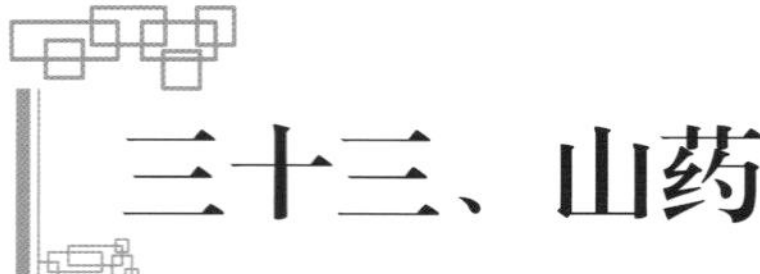

三十三、山药

【来源】薯蓣科薯蓣属植物薯蓣 *Dioscorea opposite* Thunb. 的干燥根茎。冬季茎叶枯萎后采挖，切去根头，洗净，除去外皮和须根，干燥，习称“毛山药”；或除去外皮，趁鲜切厚片，干燥，称为“山药片”；也有选择肥大顺直的干燥山药，置清水中，浸至无干心，闷透，切齐两端，用木板搓成圆柱状，晒干，打光，习称“光山药”。

【性状】**光山药**　呈圆柱形，两端平齐，长 9~18 cm，直径 1.5~3 cm。表面光滑，白色或黄白色。体重，质坚实，不易折断，断面白色，粉性。气微，味淡、微酸，嚼之发黏。（图 1–33–1、图 1–33–2）

毛山药　略呈圆柱形，弯曲而稍扁，长 15~30 cm，直径 1.5~6 cm。表面黄白色或淡黄色，有纵沟、纵皱纹及须根痕，偶有浅棕色外皮残留。（图 1–33–3）

山药片 呈不规则的厚片，皱缩不平，切面白色或黄白色，质坚脆，粉性。气微，味淡、微酸。（图 1-33-4）

【标准收载】《中华人民共和国药典》。

【饮片】**山药** 毛山药或光山药药材，除去杂质，分开大小个，泡润至透，切厚片，干燥。（图 1-33-5、图 1-33-6）

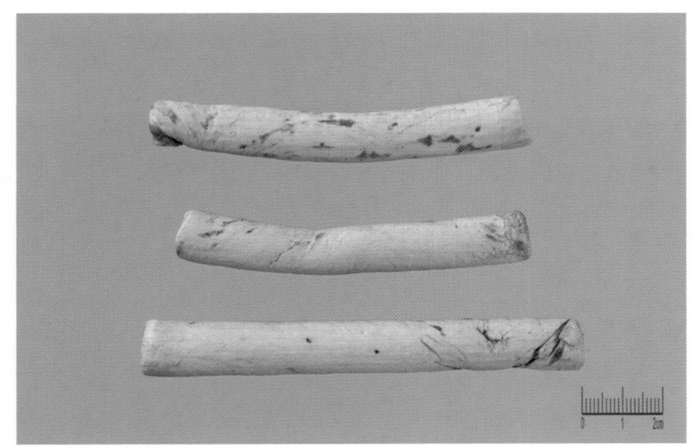

图1-33-1 山药（光山药）

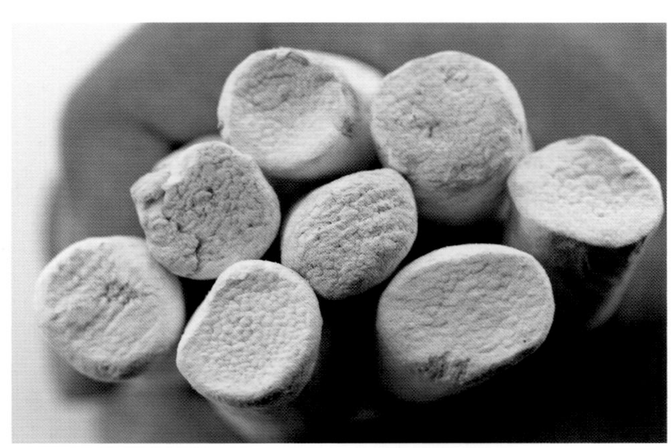

图1-33-2 光山药（端面观）

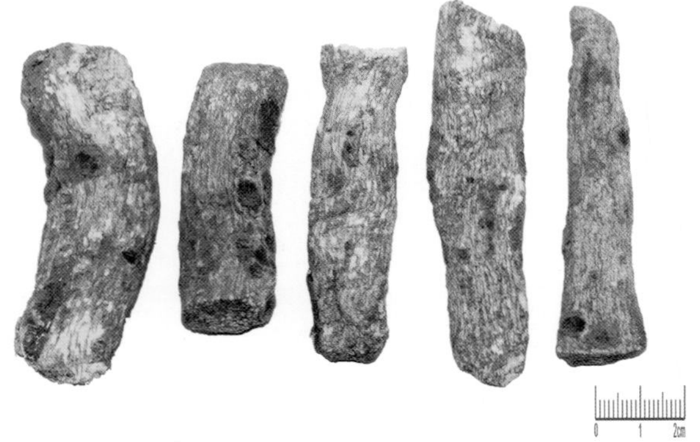

图1-33-3 山药（毛山药）

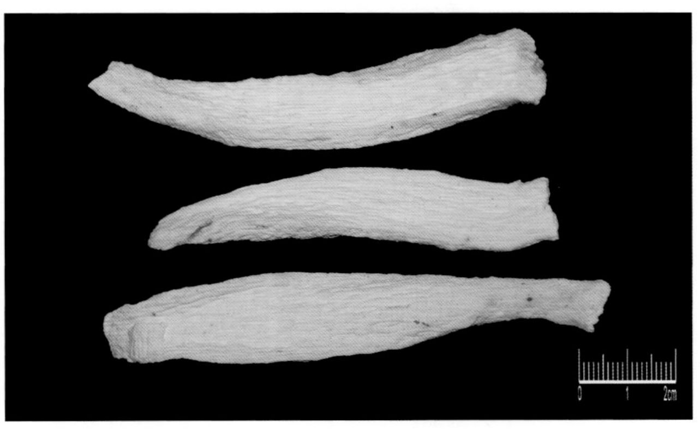

图1-33-4 山药（山药片）

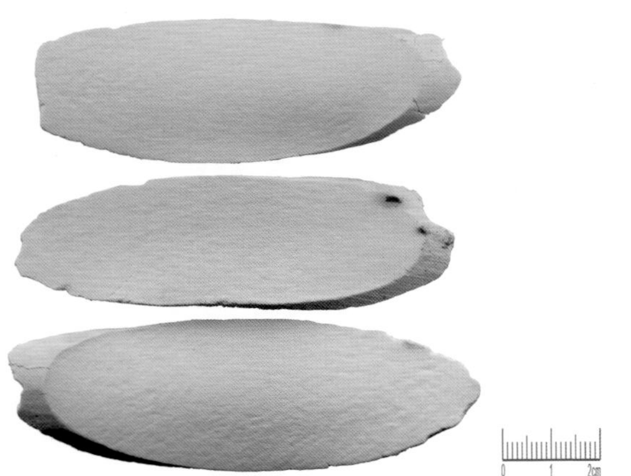

图1-33-5 山药饮片（斜切）

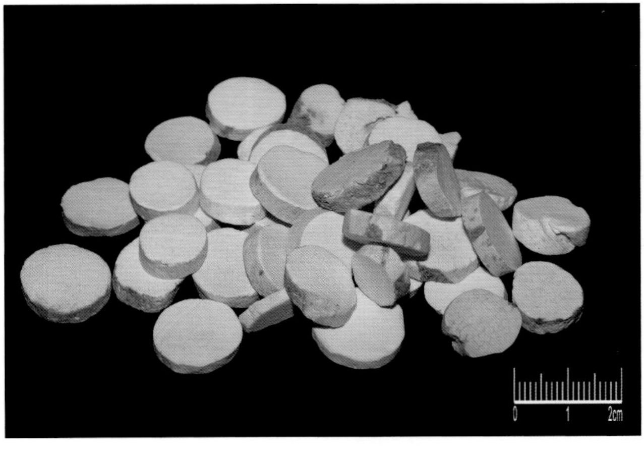

图1-33-6 山药饮片（横切）

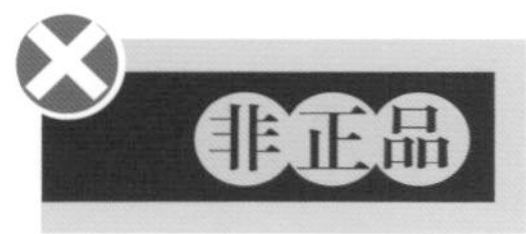

广山药

薯蓣科薯蓣属植物山薯 *Dioscorea fordii* Prain et Burkill 和褐苞薯蓣 *Dioscorea persimilis* Prain et Burkill 的干燥根茎。

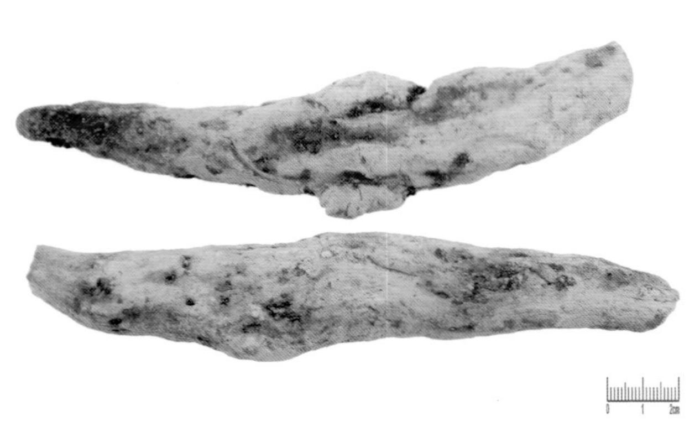

图1-33-7　广山药

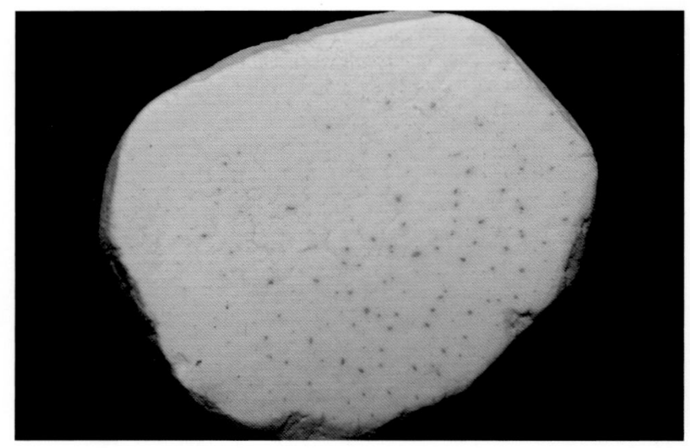

图1-33-8　广山药（横切面）

快速鉴别：**略呈类圆柱形、不规则圆柱形或块状，有的略扁；表面栓皮常刮去，偶有未去净的淡黄色内皮；断面呈颗粒状，散有少量棕色点状物；嚼之稍黏。**（图 1-33-7~ 图 1-33-9）

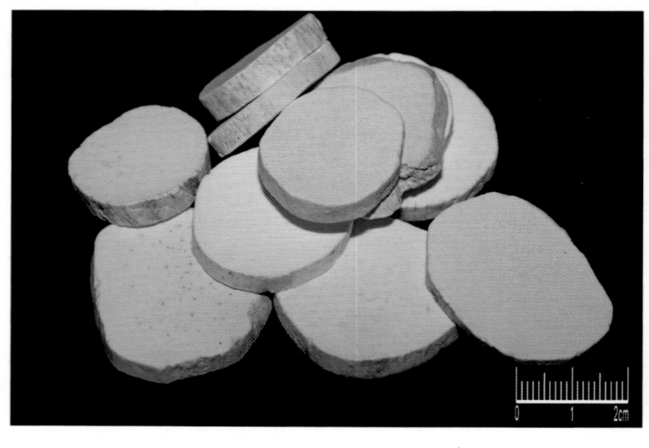

图1-33-9　广山药（切片）

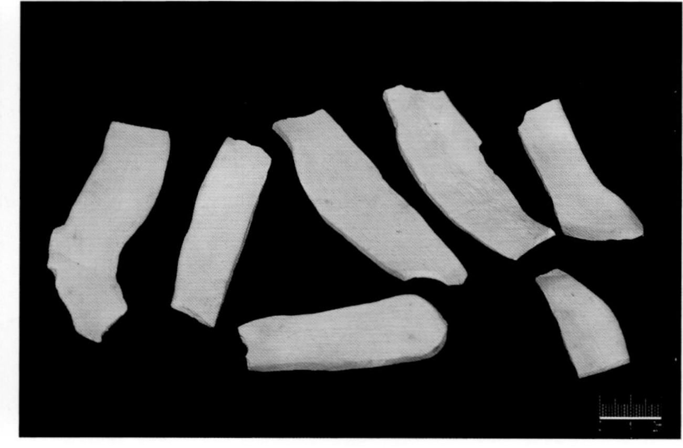

图1-33-10　番薯*（切片）

番薯

旋花科番薯属植物番薯 *Ipomoea batatas* (L.) Lamarck 的干燥块根，又名“地瓜”或“红薯”。

快速鉴别：**切成片状，外皮多已除去呈类白色，偶见未除净者呈浅紫红色或浅灰棕；近皮部有一淡黄棕色环；质硬脆，富粉性，极易吸潮变软；味甘；嚼之具特异的番薯味，无黏性。**（图 1-33-10）

参薯

薯蓣科薯蓣属植物参薯 *Dioscorea alata* L. 的干燥根茎，有趾状分歧者较多，又名“脚板苕”。

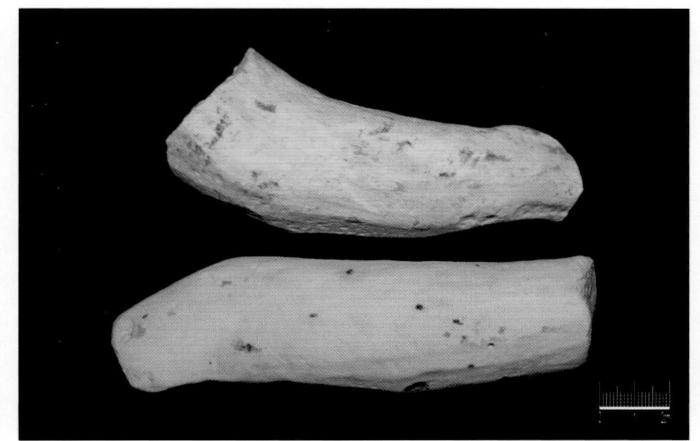

图1-33-11 参薯*

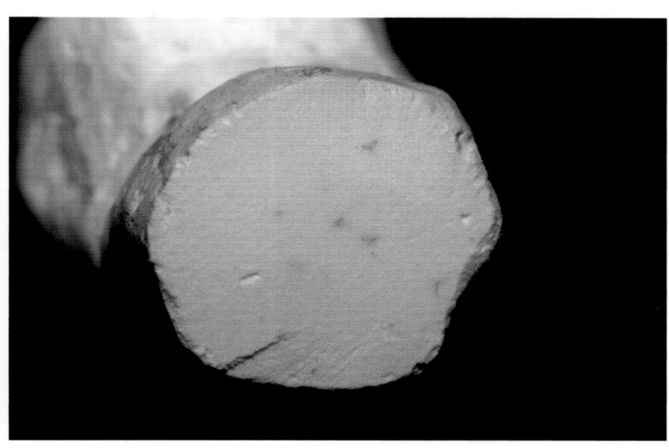

图1-33-12 参薯*（横切面）

快速鉴别：**外皮多已除去，具刀削刻的痕迹；呈不规则圆柱形或扁圆柱形，有的纵剖成两半，表面黄白色或淡黄色，有浅棕色外皮残留；体重，质坚实；断面白色，粉性，中央部位多有空隙；味淡、微酸，嚼之发黏。**（图 1-33-11、图 1-33-12）

木薯

大戟科木薯属植物木薯 *Manihot esculenta* Crantz 的干燥块根。

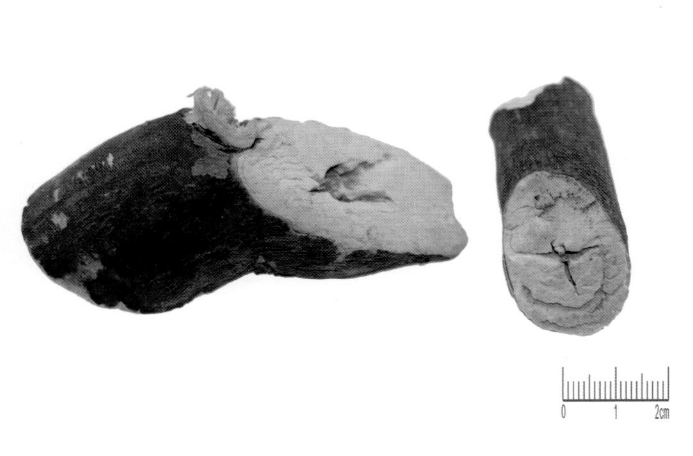

图1-33-13 木薯*

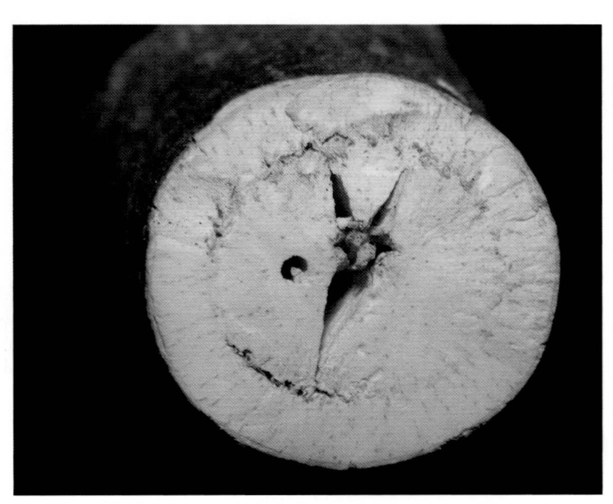

图1-33-14 木薯*（横切面）

快速鉴别：**表面呈棕褐色或黑褐色；切面类白色，粉性足，手捏有滑感；靠外侧有明显的形成层环纹，中央有一细小黄色木心，中心常具裂隙或形成一细小空洞；嚼之有纤维感。**（图 1-33-13、图 1-33-14）

天花粉

葫芦科栝楼属植物栝楼 *Trichosanthes kirilowii* Maxim. 或中华栝楼（双边栝楼）*Trichosanthesrosthornii* Harms 的干燥根。

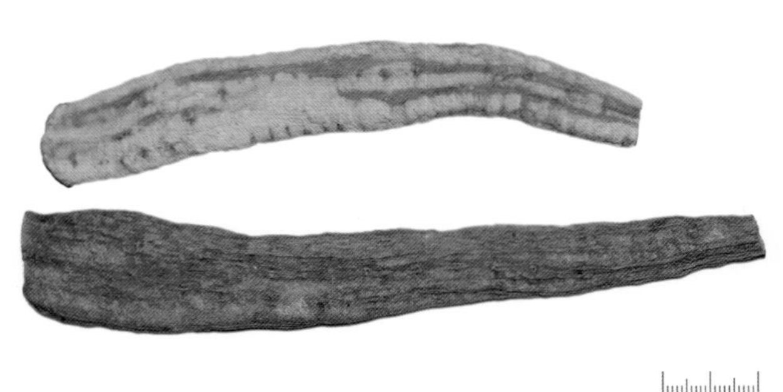

图1-33-15　天花粉

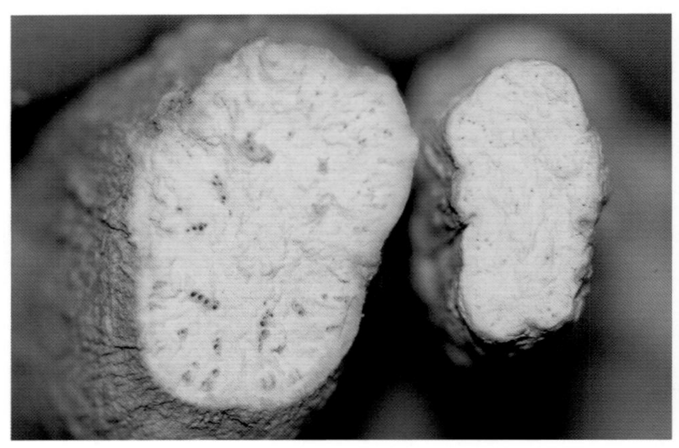

图1-33-16　天花粉（横断面）

快速鉴别：**横断面可见棕黄色导管小孔；味酸微苦。**（图 1-33-15、图 1-33-16）

山药（切块）

山药斜切片加工，第一刀或最末一刀所切制的山药块；又名“头刀” 或“边片”。

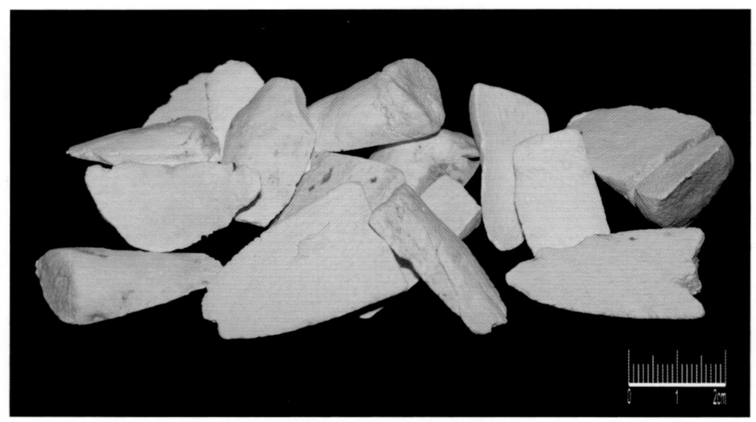

图1-33-17　山药（切块）

快速鉴别：**呈不规则块状。**（图 1-33-17）

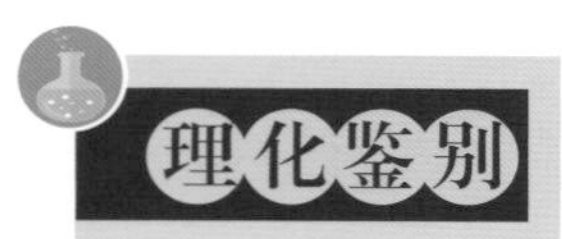

理化鉴别

1. 取本品粉末少许，加浓硝酸 1 ml，显鲜黄色。（图 1-33-18）

2. 取本品粗粉 1 g，加水 20 ml，煮沸，滤过，滤液进行下列试验：

（1）取滤液 1 滴于滤纸上，加 1% 茚三酮丙酮液 1 滴，加热后立即显紫色。（图 1−33−19）

（2）取滤液 1 ml，加 5% 氢氧化钠液 2 滴，再加稀硫酸铜溶液 2 滴，呈蓝色。（图 1−33−20）

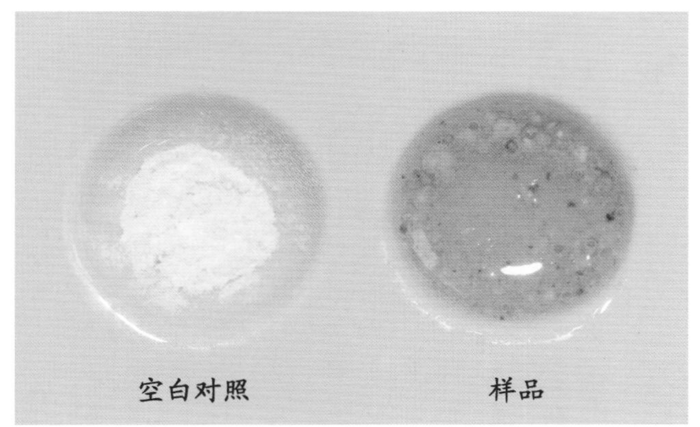

图1−33−18 天花粉理化鉴别（1）

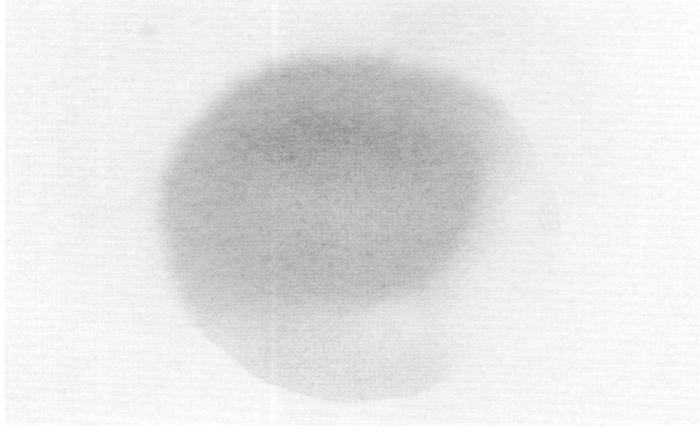

图1−33−19 天花粉理化鉴别（2）

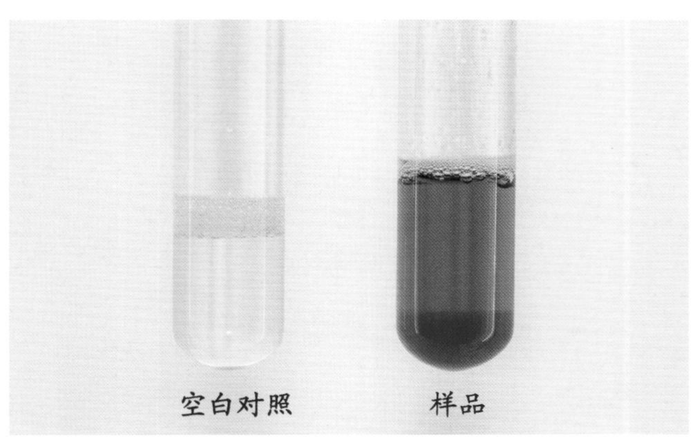

图1−33−20 天花粉理化鉴别（3）

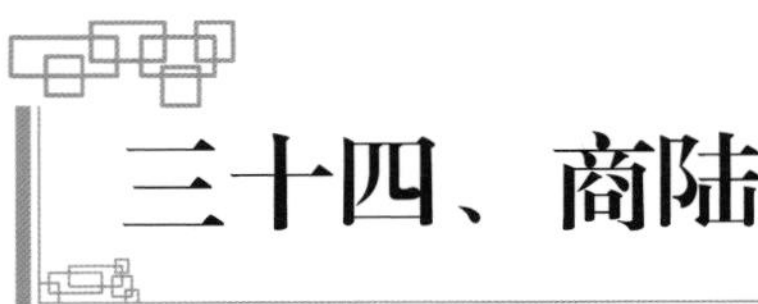

三十四、商陆

【来源】商陆科商陆属植物商陆 *Phytolacca acinosa* Roxb. 或垂序商陆 *Phytolacca americana* L. 的干燥根。秋季至次春采挖，除去须根和泥沙，切成块或片，晒干或阴干。

【性状】为横切或纵切的不规则块片，厚薄不等。外皮灰黄色或灰棕色。横切片弯曲不平，边缘皱缩，直径 2~8 cm；切面浅黄棕色或黄白色，木部隆起，形成数个突起的同心性环轮。纵切片弯曲或卷曲，长 5~8 cm，宽 1~2 cm，木部呈平行条状突起。质硬。气微，味稍甜，久嚼麻舌。（图 1−34−1~ 图 1−34−5）

【标准收载】《中华人民共和国药典》。

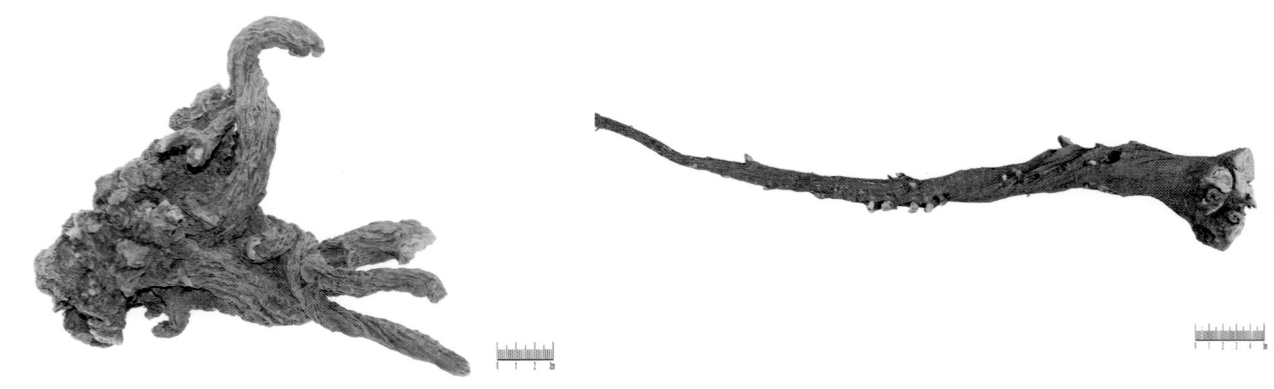

图1-34-1　商陆（商陆）　　图1-34-2　商陆（垂序商陆）

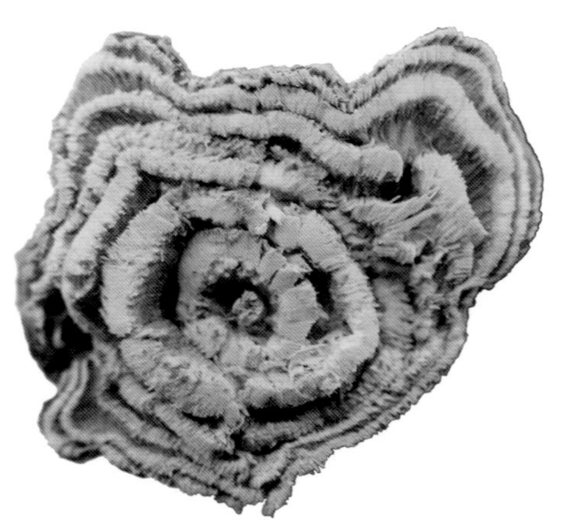

图1-34-3　商陆（横切面）

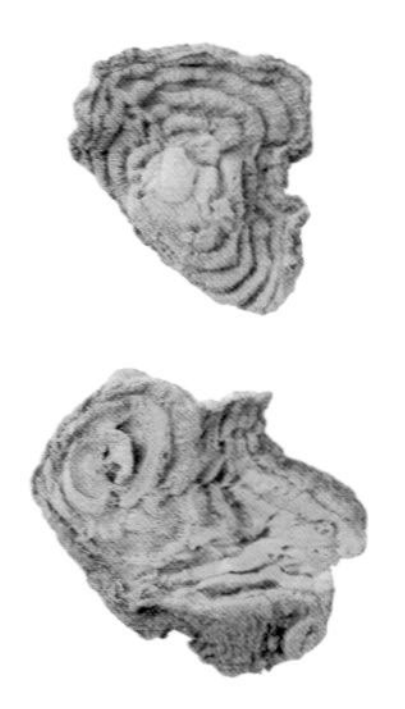

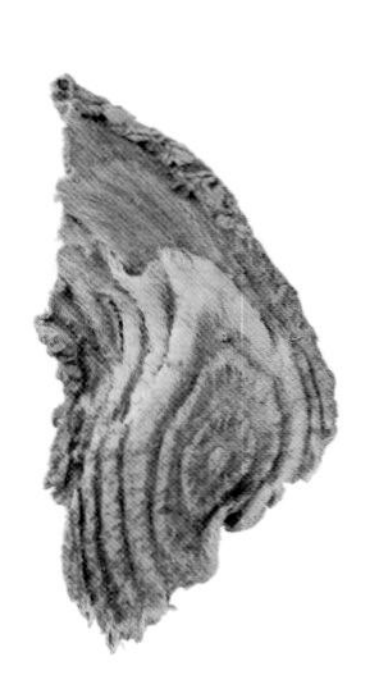

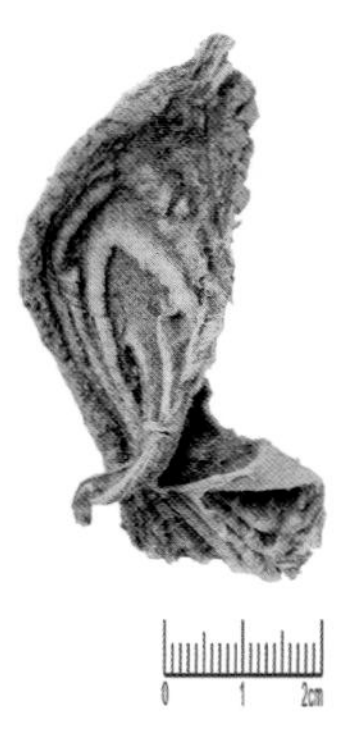

图1-34-4　商陆（横切片）

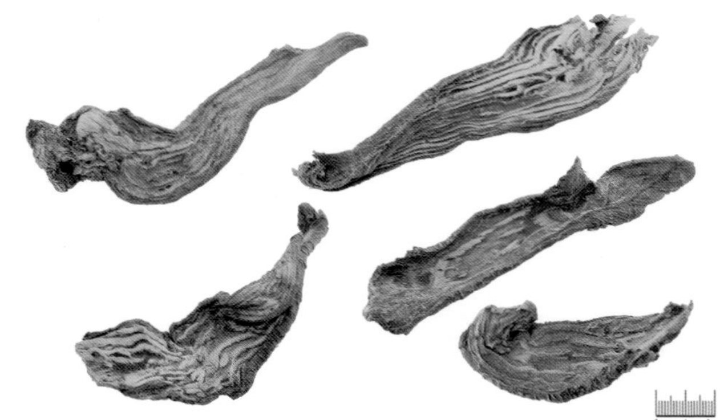

图1-34-5　商陆（纵切片）

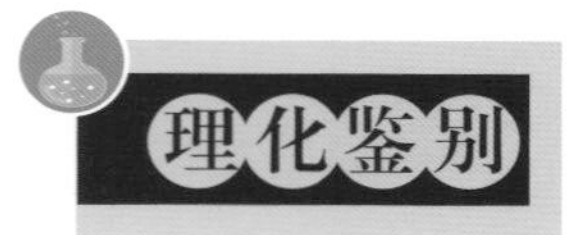

理化鉴别

1. 取本品细粉 0.5 g，加 50% 乙醇 10 ml，水浴回流 30 min，滤过，滤液蒸干，残渣加 7 ml 生理盐水使溶解，滤过，滤液用氢氧化钠溶液调至中性，取 3 ml 置具塞试管内，剧烈振摇 1 min，产生蜂窝状

泡沫。（图 1–34–6）

2. 取本品细粉 0.5 g，加 95% 乙醇 10 ml，水浴回流 30 min，滤过，滤液蒸干，残渣加冰醋酸和醋酸酐各 1 ml 使溶解，取 1 ml 置玻璃试管中，沿试管壁缓缓加入浓硫酸 3 滴，溶液显红棕色。（图 1–34–7）

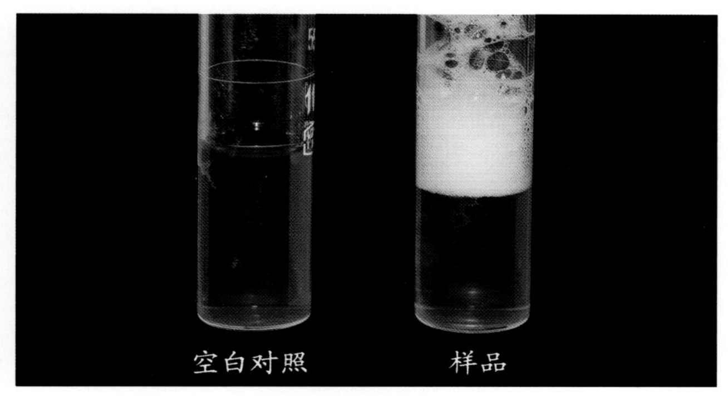

图1–34–6　商陆理化鉴别（1）

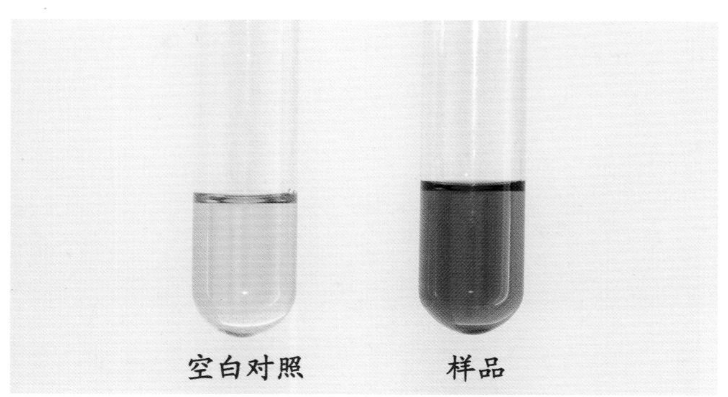

图1–34–7　商陆理化鉴别（2）

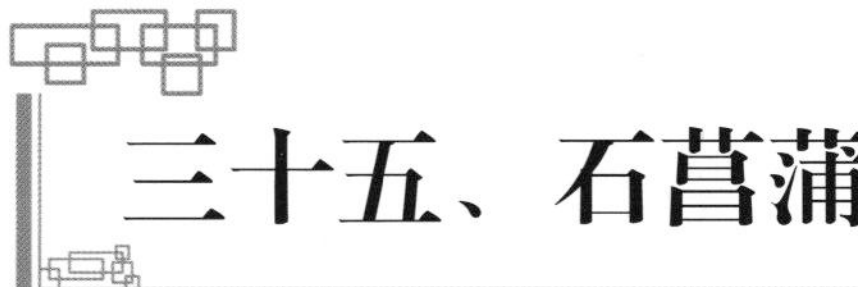

三十五、石菖蒲

【来源】天南星科菖蒲属植物石菖蒲 *Acorus tatarinowii* Schott 的干燥根茎。秋、冬二季采挖，除去须根和泥沙，晒干。

【性状】呈扁圆柱形，多弯曲，常有分枝，长 3~20 cm，直径 0.3~1 cm。表面棕褐色或灰棕色，粗糙，有疏密不匀的环节，节间长 0.2~0.8 cm，具细纵纹，一面残留须根或圆点状根痕；叶痕呈三角形，左右交互排列，有的其上有毛鳞状的叶基残余。质硬，断面纤维性，类白色或微红色，内皮层环明显，可见多数维管束小点及棕色油细胞。气芳香，味苦、微辛。（图 1–35–1、图 1–35–3、图 1–35–4）

【标准收载】《中华人民共和国药典》。

【饮片】**石菖蒲**　石菖蒲药材除去杂质，洗净，润透，切厚片，干燥。（图 1–35–2）

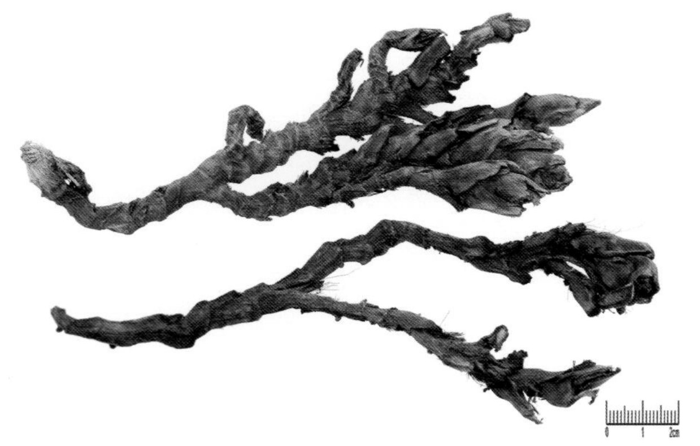

图1–35–1　石菖蒲

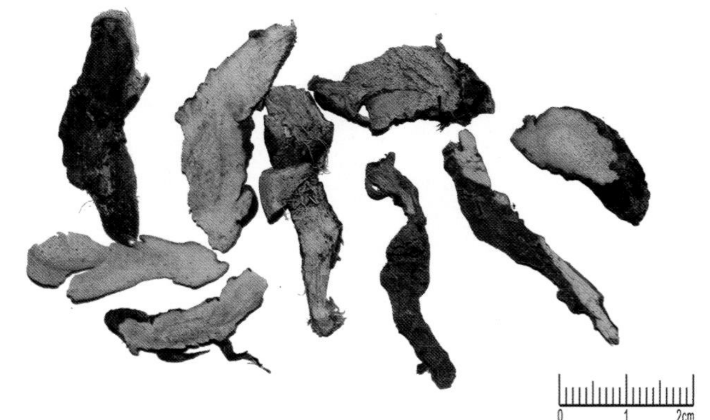

图1–35–2　石菖蒲（饮片）

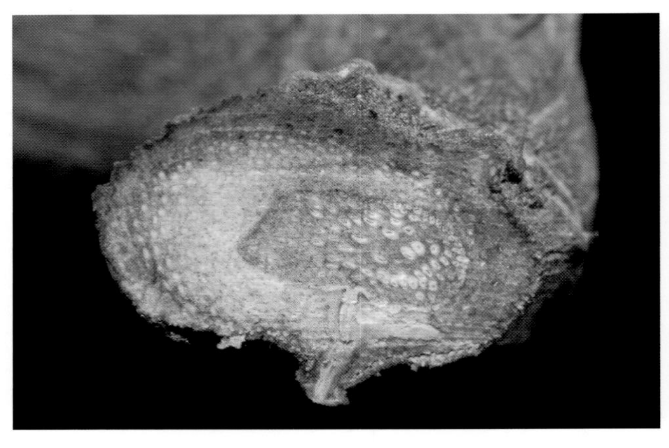

图1-35-3　石菖蒲（横切面）

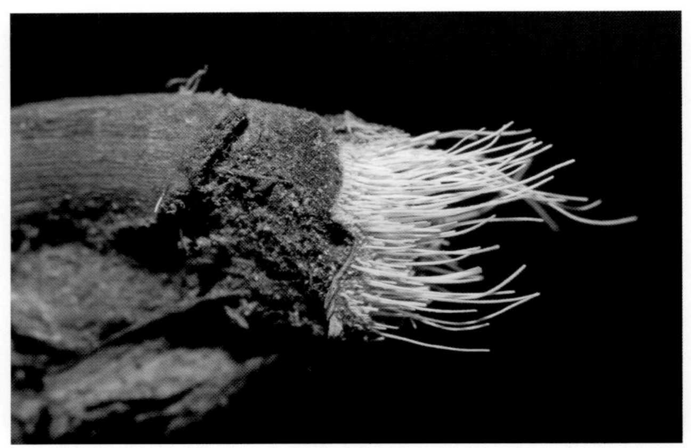

图1-35-4　石菖蒲（折断面）

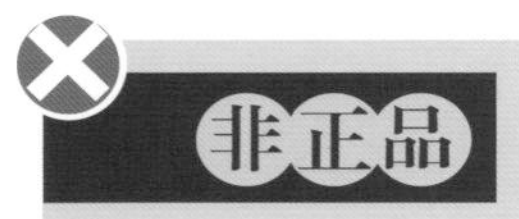

水菖蒲

天南星科菖蒲属植物菖蒲（藏菖蒲）*Acorus calamus* L. 的干燥根茎，又名“藏菖蒲”或“白菖蒲”。

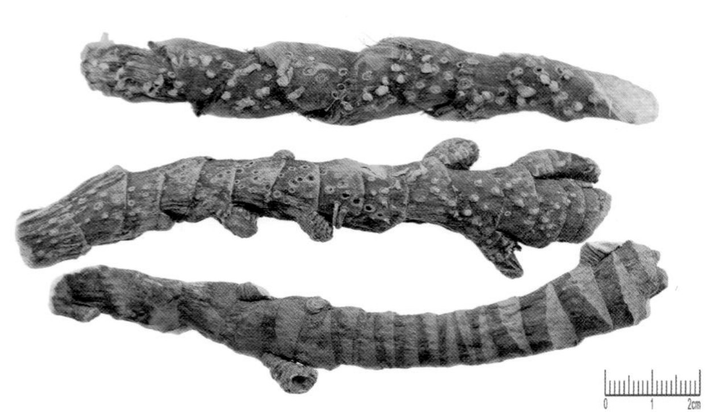

图1-35-5　水菖蒲

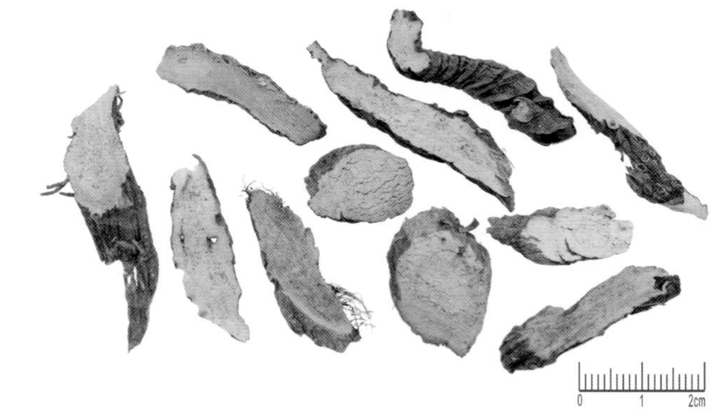

图1-35-6　水菖蒲（切片）

快速鉴别：**呈扁圆柱形，较粗大，长 4~20 cm，直径 0.8~2 cm；节明显，节间长 0.5~1.5 cm，一侧具密集圆点状根痕；叶痕呈斜三角形，左右交互排列；断面粉性较强，内皮层环明显，可见众多棕色油细胞小点；气浓烈而特异，味辛。**（图 1-35-5~ 图 1-35-7）

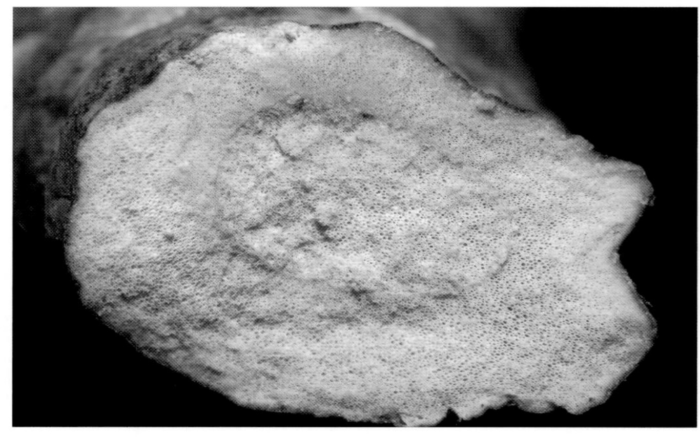

图1-35-7　水菖蒲（折断面）

九节菖蒲

毛茛科银莲花属植物阿尔泰银莲花 *Anemone altaica* Fisch. 的干燥根茎，又名“节菖蒲”。

快速鉴别：**略呈纺锤形，微弯曲，个体小，长 1~4 cm，直径 0.3~0.5 cm；表面棕黄色至暗棕色，具多数半环状突起的节（鳞叶痕），斜向交错排列，节上有 1~8 个突起的根痕；断面有粉性，可见淡黄色小点（维管束）6~9 个，排列成环；味微酸。**（图 1−35−8~ 图 1−35−10）

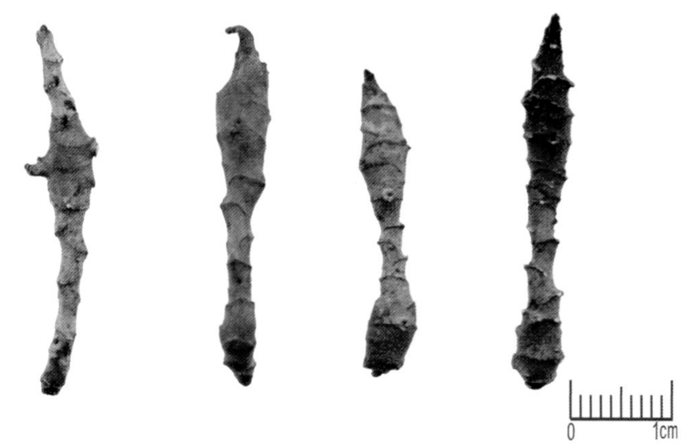

图1−35−8　九节菖蒲

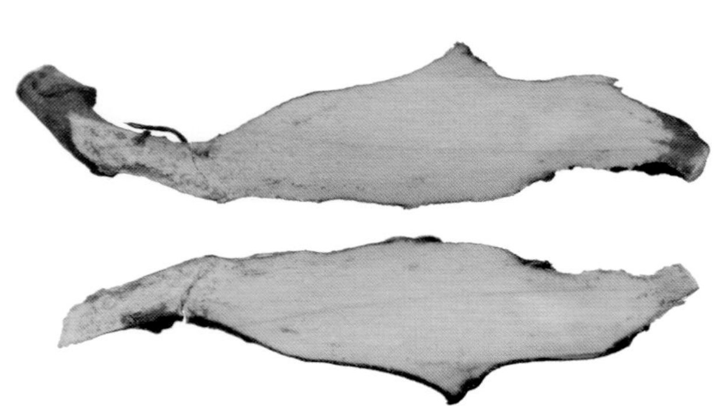

图1−35−9　九节菖蒲（纵切面）

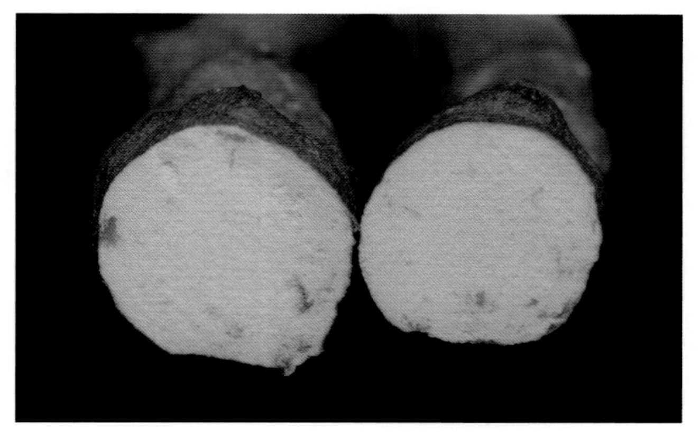

图1−35−10　九节菖蒲（横切面）

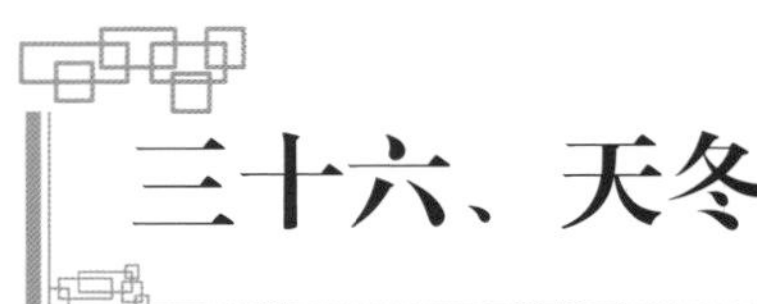

三十六、天冬

【来源】百合科天门冬属植物天冬 *Asparagus cochinchinensis* (Lour.) Merr. 的干燥块根。秋、冬二季采挖，洗净，除去茎基和须根，置沸水中煮或蒸至透心，趁热除去外皮，洗净，干燥。

【性状】呈长纺锤形，略弯曲，长 5~18 cm，直径 0.5~2 cm。表面黄白色至淡黄棕色，半透明，光滑或具深浅不等的纵皱纹，偶有残存的灰棕色外皮。质硬或柔润，有黏性，断面角质样，中柱黄白色。气微，味甜、微苦。（图 1−36−1、图 1−36−3、图 1−36−4）

【标准收载】《中华人民共和国药典》。

【饮片】天冬　天冬药材除去杂质，迅速洗净，切薄片，干燥。（图 1-36-2）

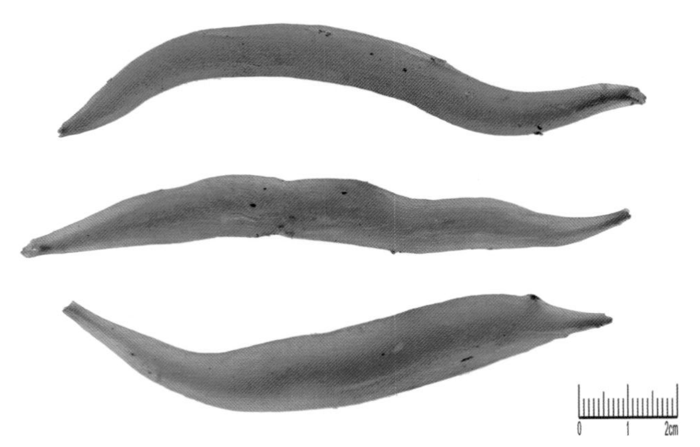

图1-36-1　天冬

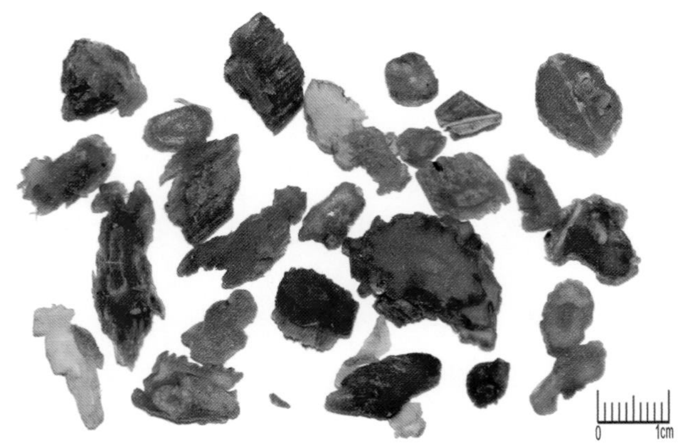

图1-36-2　天冬（饮片）

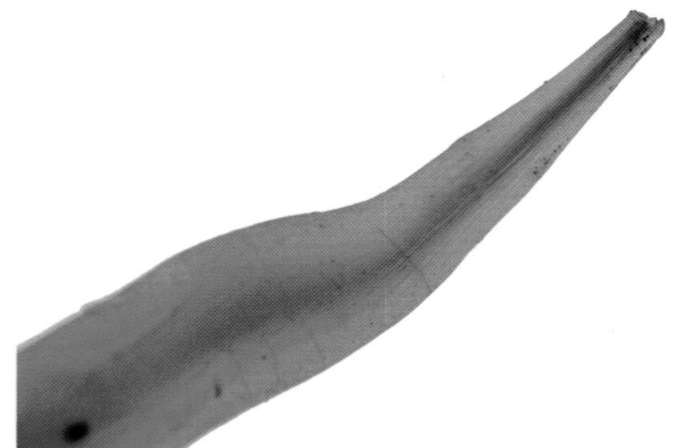

图1-36-3　天冬（中柱）

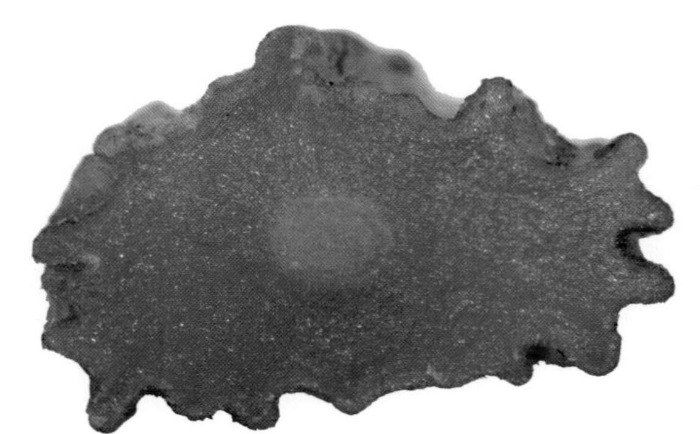

图1-36-4　天冬（横切面）

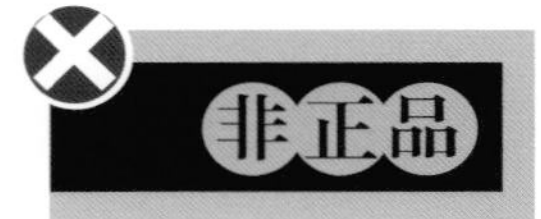

小天冬

百合科天门冬属植物密齿天门冬 *Asparagus meiocladosLevl.* 的干燥块根。

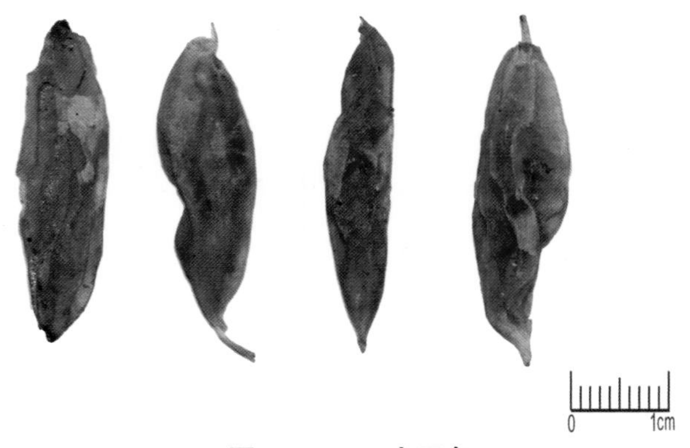

图1-36-5　小天冬

快速鉴别：**呈纺锤形，微弯曲，较皱缩，长 4~10 cm，直径 0.4~2 cm；表面偶见残存的灰棕色外皮；断面角质样，木心黄白色。**（图 1−36−5）

羊齿天门冬

百合科天门冬属植物羊齿天门冬 *Asparagus filicinus* D. Don 的干燥块根。

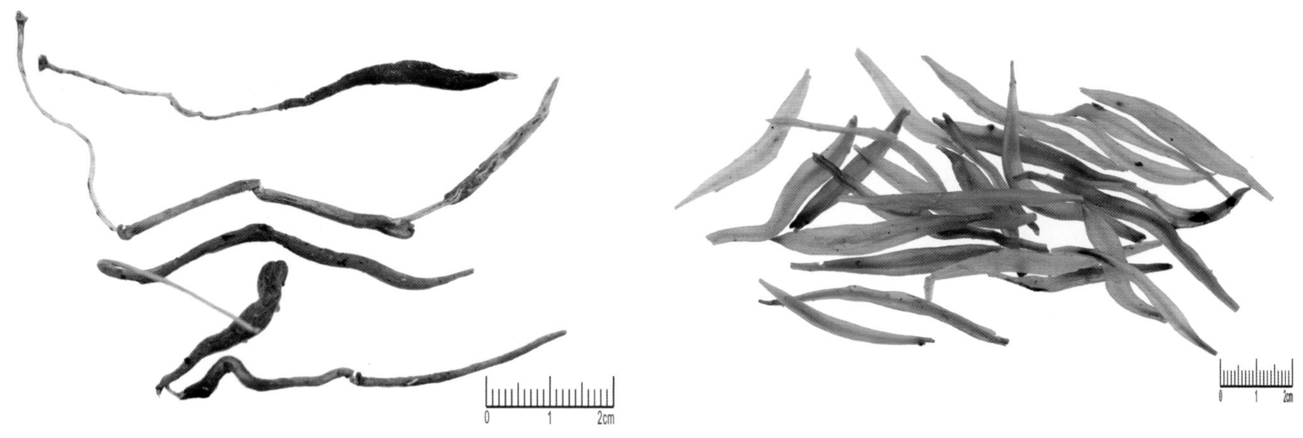

图1−36−6 羊齿天门冬　　图1−36−7 天冬（小块根）

快速鉴别：**呈瘦小的长条形，长 2~8 cm，直径 0.5~0.9 cm；有的内部干瘪呈空壳状；味苦，微麻舌。**（图 1−36−6）

天冬（小块根）

天冬的幼小干燥块根。

快速鉴别：**形同天冬，较瘦小；长 2~6 cm，直径 0.5~1 cm。**（图 1−36−7）

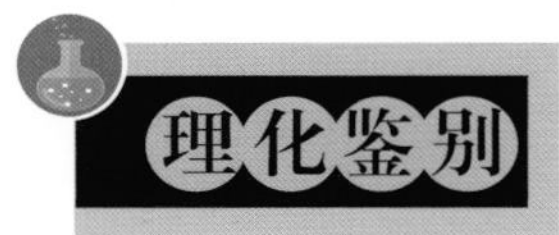

理化鉴别

取本品粉末 5 g，加 50% 乙醇 50 ml，水浴回流 1 h，放冷，滤过，分取滤液各 2 ml，分置两支玻璃试管中，一管加茚三酮试液 0.5 ml，水浴加热，溶液显紫色（1）；一管加碱性酒石酸铜试液 0.5 ml，水浴加热，生成砖红色沉淀（2）。（图 1−36−8）

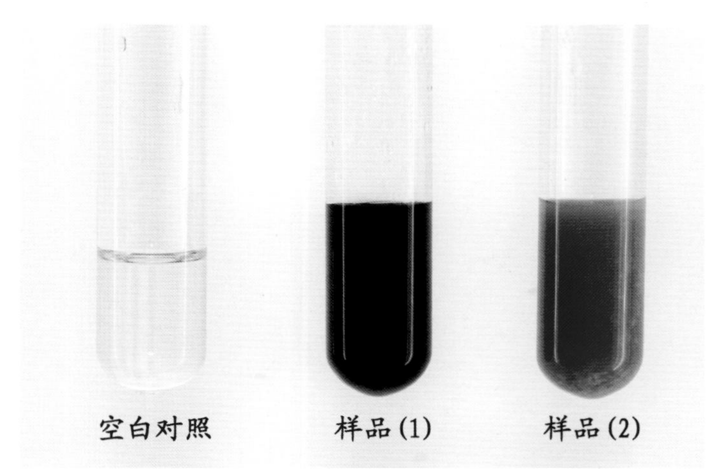

图1−36−8 天冬理化鉴别

三十七、天麻

【来源】兰科天麻属植物天麻 *Gastrodia elata* Bl. 的干燥块茎。立冬后至次年清明前采挖，立即洗净，蒸透，敞开低温干燥。

【性状】呈椭圆形或长条形，略扁，皱缩而稍弯曲，长 3~15 cm，宽 1.5~6 cm，厚 0.5~2 cm。表面黄白色至黄棕色，有纵皱纹及由潜伏芽排列而成的横环纹多轮，有时可见棕褐色菌索。顶端有红棕色至深棕色鹦嘴状的芽或残留茎基；另端有圆脐形疤痕。质坚硬，不易折断，断面较平坦，黄白色至淡棕色，角质样。气微，味甘。（图 1–37–1~ 图 1–37–5）

【标准收载】《中华人民共和国药典》。

【饮片】**天麻**　天麻药材洗净，润透或蒸软，切薄片，干燥。（图 1–37–6）

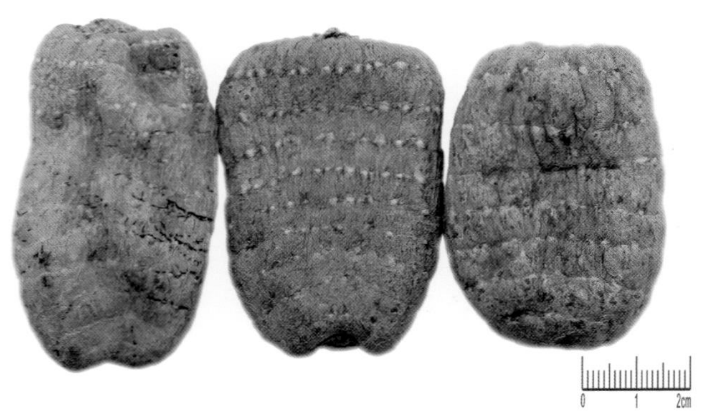

图1–37–1　天麻（冬麻）

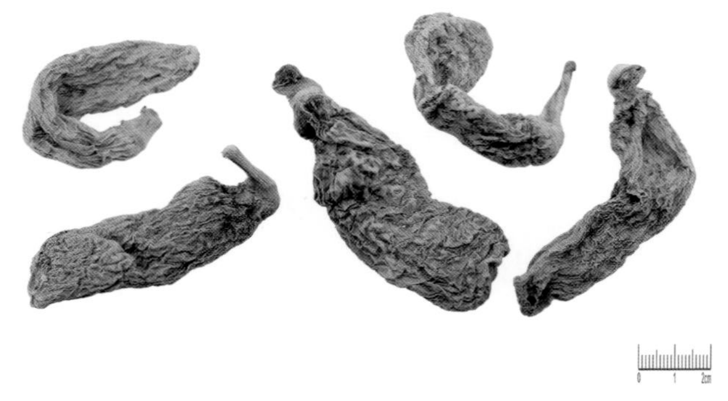

图1–37–2　天麻（春麻）

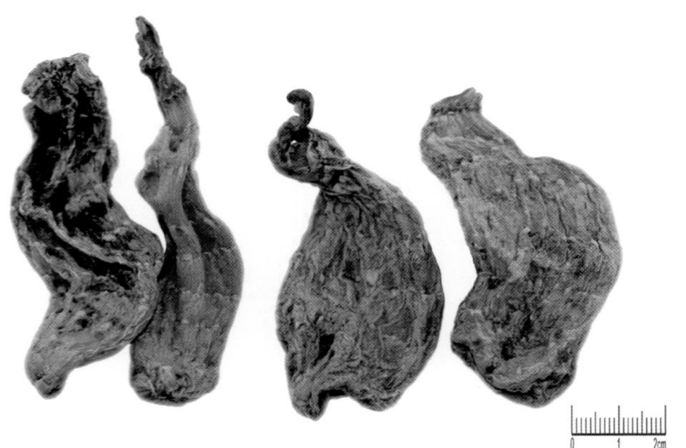

图1–37–3　天麻（野生）

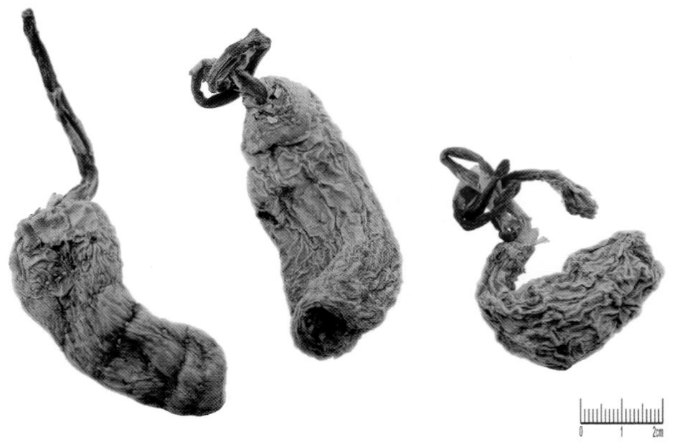

图1–37–4　天麻（红小辫）

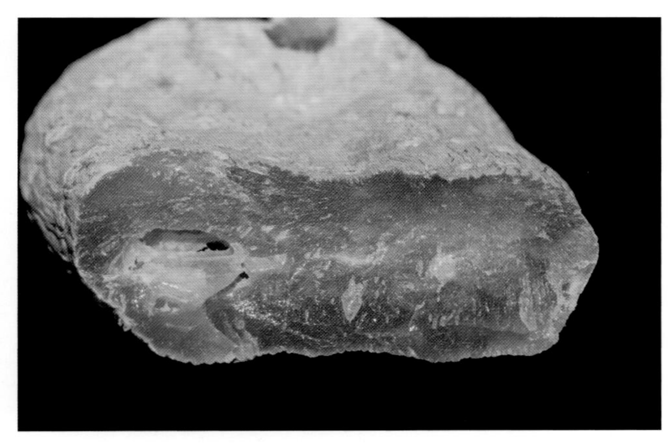

图1-37-5　天麻（横断面）

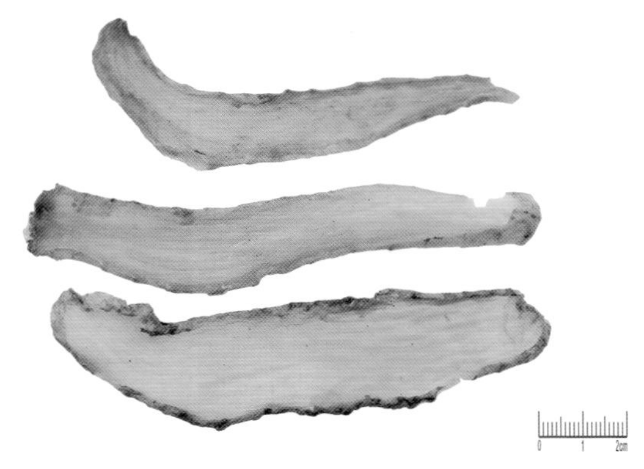

图1-37-6　天麻饮片（纵切片）

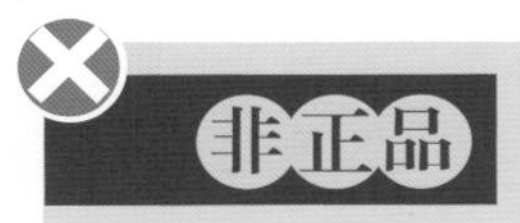

芭蕉芋

美人蕉科美人蕉属植物蕉芋 *Canna edulis* Ker Gawl. 的干燥根。

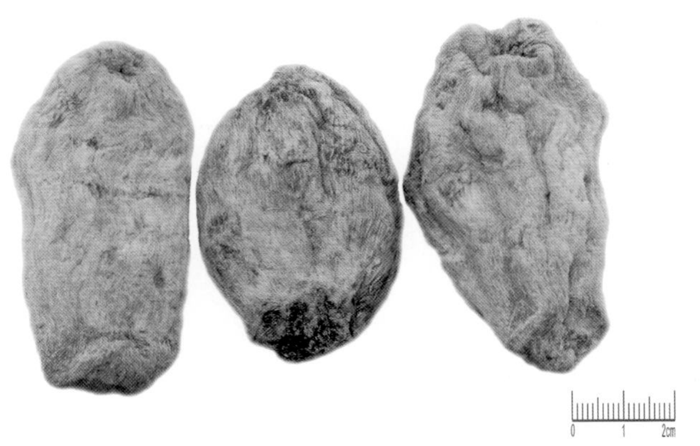

图1-37-7　芭蕉芋

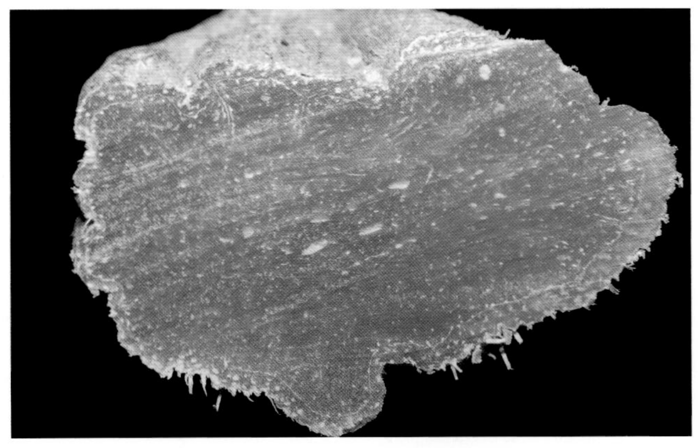

图1-37-8　芭蕉芋（横切面）

图1-37-9　芭蕉芋（切片）

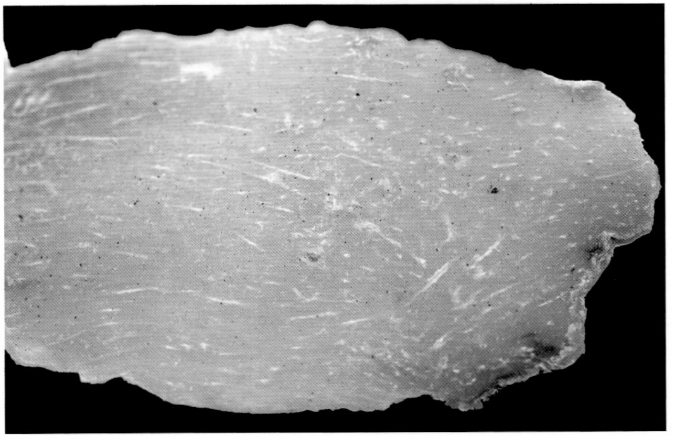

图1-37-10　芭蕉芋片（局部）

快速鉴别：**多数已除去外皮，横环纹稀，不明显（未去皮者表面有微突起而不连续的横环纹）；表面显露较多的纵向纤维丝；上端残茎基凹陷状，下端无圆脐疤痕；断面角质样，可见众多小白点散在（点状维管束）；味微甜，嚼之粘牙。**（图 1–37–7~ 图 1–37–10）

角麻

菊科华蟹甲属植物华蟹甲（羽裂蟹甲草）*Sinacalia tangutica* (Maxim.) B. Nord. 和双花华蟹甲（双舌蟹甲草）*Sinacalia davidii* (Franch.) Koyama 的干燥块茎。

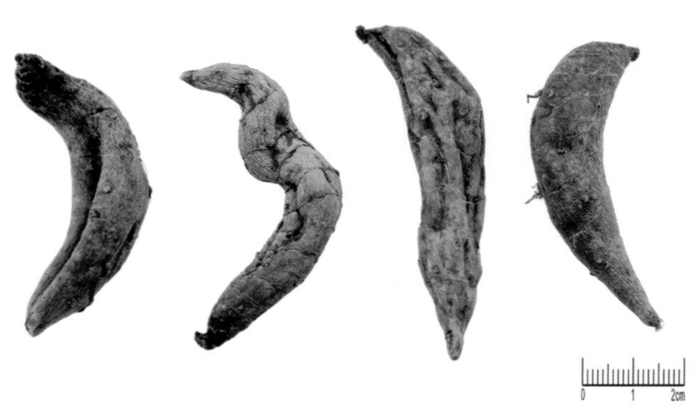

图1–37–11　角麻

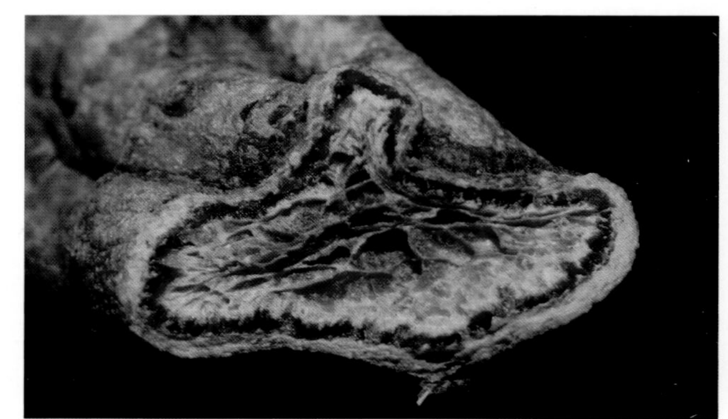

图1–37–12　角麻（横切面）

快速鉴别：**呈长椭圆形或圆形，两端稍尖似羊角；表面线状斜向环节明显，并有须根痕；断面中空或薄膜状，未加工蒸煮的呈隔片状；无臭，味微甜。**（图 1–37–11、图 1–37–12）

大丽菊

菊科大丽花属植物大丽花 *Dahlia pinnata* Cav. 的干燥根，又名“大理菊”。

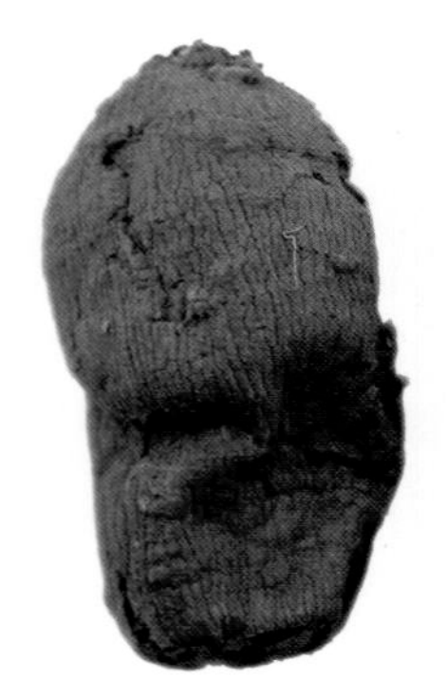

图1–37–13　大丽菊

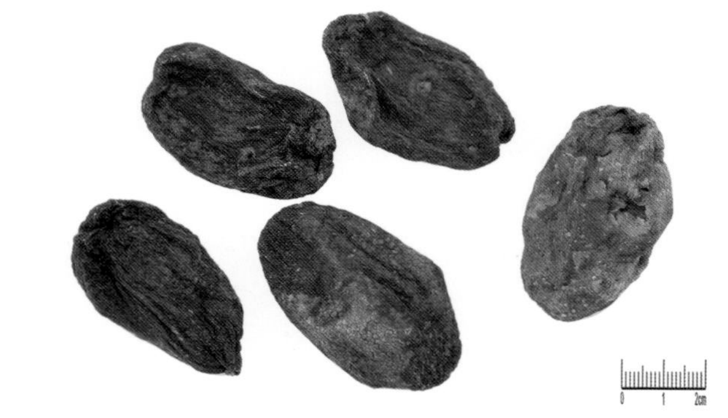

图1–37–14　马铃薯伪制品

快速鉴别：**呈长纺锤形，表面无点状横环纹，有明显而不规则的纵沟纹；顶端及尾部均呈纤维状；断面纤维性，角质化，中有木质心或中空；嚼之粘牙。**（图 1–37–13）

马铃薯伪制品

茄科茄属植物阳芋（土豆）*Solanum tuberosum* L. 根加工的天麻伪品，又名“洋天麻”。

快速鉴别：**呈椭圆形，已压扁，表面多具细裂纹；底部无圆形疤痕；断面颗粒性，无光泽，角质化；嚼之粘牙。**（图 1-37-14）

天麻劣质（二氧化硫残留量超标）

天麻的熏硫加工品。

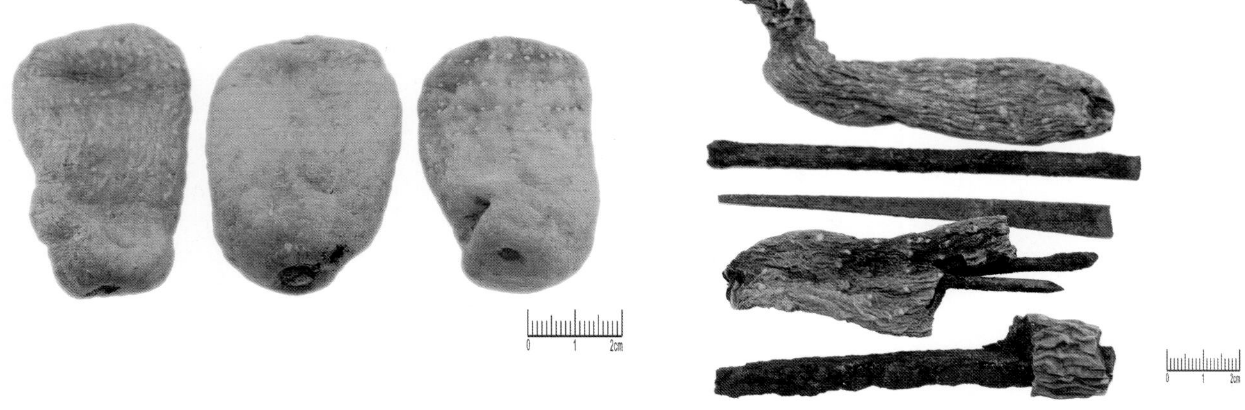

图1-37-15　天麻劣质（二氧化硫残留量超标）

图1-37-16　天麻劣质（加铁钉增重）

快速鉴别：**表面呈浅黄色，半透明状；体重，表面较光滑；微具刺激性气味。**（图 1-37-15）

天麻劣质（加铁钉增重）

天麻的增重加工品。

快速鉴别：**体重，顶端有铁钉加工的痕迹。**（图 1-37-16）

乌天麻伪制品

人工加工的天麻冒充乌天麻；乌天麻原指按照花茎的颜色分类 *Gastrodia elata* Bl.f glauca 的天麻块茎。

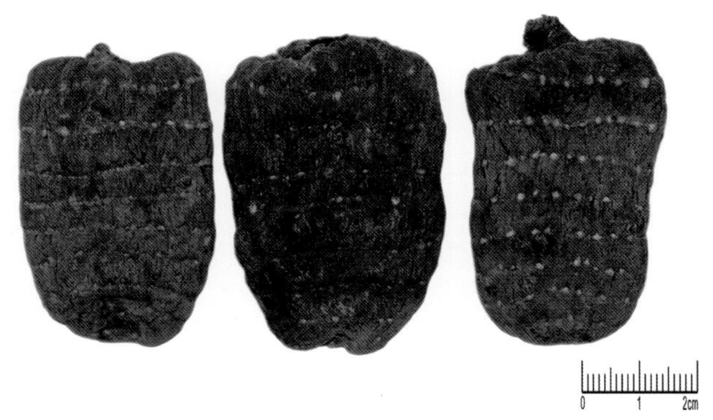

图1-37-17　乌天麻伪制品

快速鉴别：**形似天麻，外表棕黑色至黑褐色。**（图 1-37-17）

天麻（小白麻）

未抽薹开花结实的天麻块茎，又称“白头麻”，一般作种用。

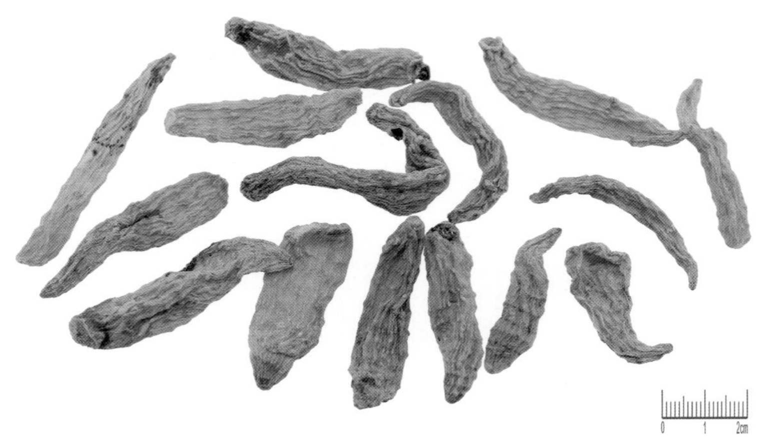

图1-37-18　天麻（小白麻）

快速鉴别：**体型瘦小，细长。**（图 1-37-18）

天麻劣质（加工不当）

产地加工未蒸透心的劣质品。

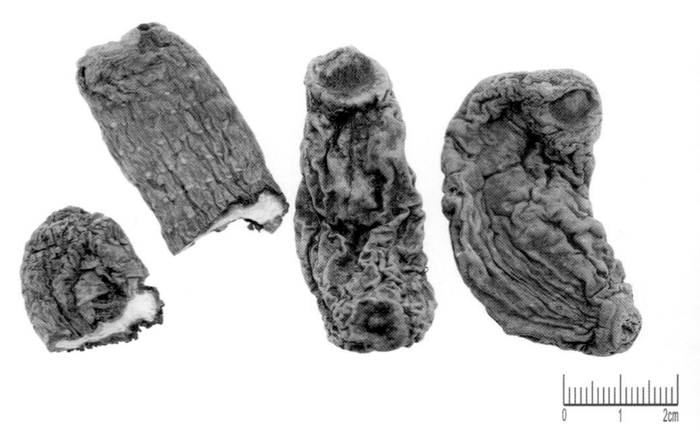

图1-37-19　天麻劣质（加工不当）

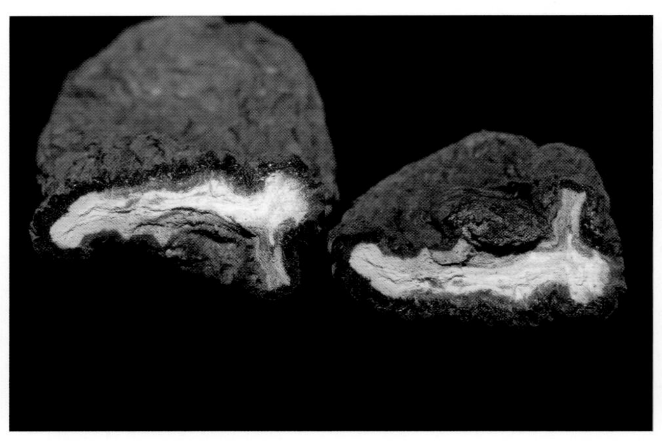

图1-37-20　天麻加工不当（横断面）

快速鉴别：**断面颜色浅、粉性较强，不呈角质化。**（图 1-37-19、图 1-37-20）

天麻（极薄片）

天麻加工成极薄片，非药典标准加工方式。

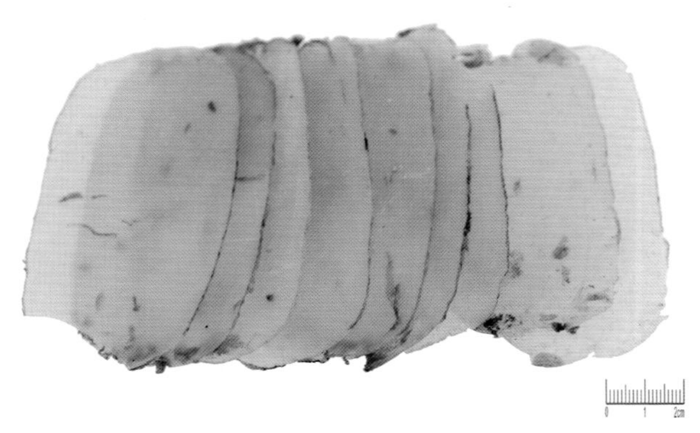

图1-37-21 天麻（极薄片）

快速鉴别：**形似天麻片，片厚度 0.5 mm 以下，透光性较强。**（图 1-37-21）

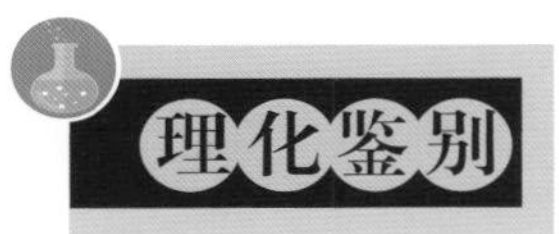

理化鉴别

1. 取本品粉末 1 g，加水 10 ml，超声处理 30 min，滤过，取滤液 1 ml，置玻璃试管中，加碘试液 2 滴，显紫红色至酒红色。（图 1-37-22）

2. 取本品粉末 1 g，加甲醇 10 ml，水浴回流 10 min，滤过，滤液置水浴上挥干，残渣加 2 ml 三氯甲烷使溶解，取 1 ml 置玻璃试管中，再沿试管壁缓缓加入 0.5 ml 浓硫酸，下层溶液显橙红色。（图 1-37-23）

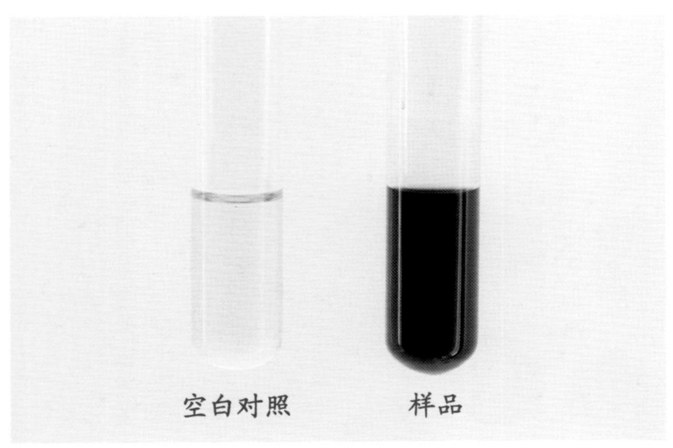

图1-37-22 天麻理化鉴别（1）

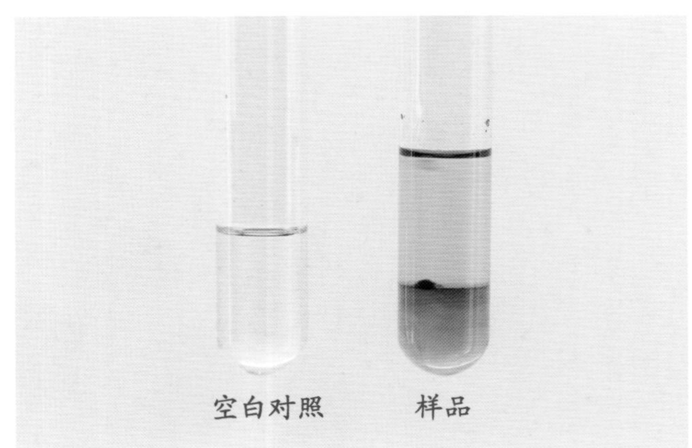

图1-37-23 天麻理化鉴别（2）

三十八、延胡索

【来源】罂粟科紫堇属植物延胡索 *Corydalis yanhusuo* W.T.Wang 的干燥块茎。夏初茎叶枯萎时采挖，除去须根，洗净，置沸水中煮至恰无白心时，取出，晒干。

【性状】呈不规则的扁球形，直径 0.5~1.5 cm。表面黄色或黄褐色，有不规则网状皱纹。顶端有略凹陷的茎痕，底部常有疙瘩状突起。质硬而脆，断面黄色，角质样，有蜡样光泽。气微，味苦。（图 1−38−1、图 1−38−2）

【标准收载】《中华人民共和国药典》。

【饮片】**醋延胡索**　净延胡索照醋炙法炒干，或照醋煮法煮至醋吸尽，切厚片或用时捣碎。（图 1−38−3）

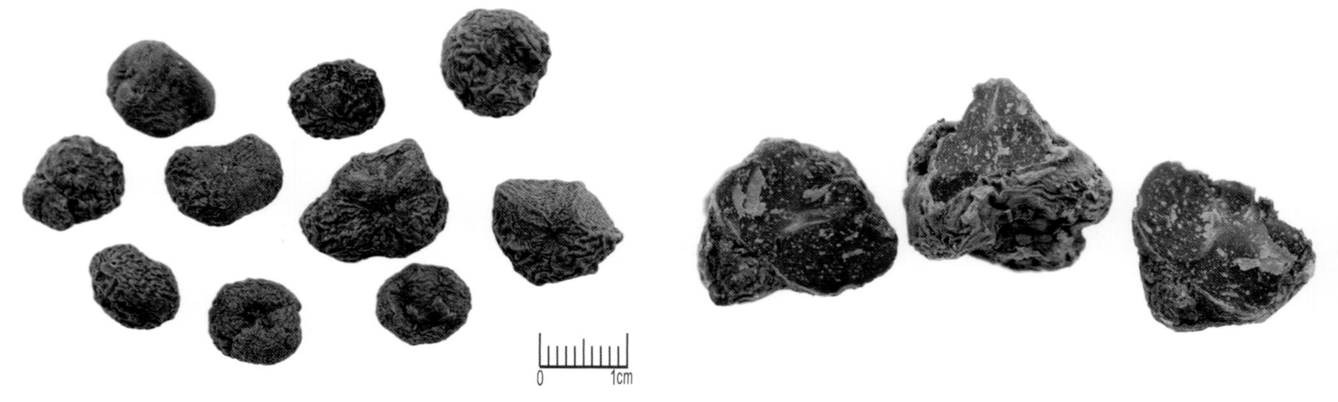

图1−38−1　延胡索

图1−38−2　延胡索（断面）

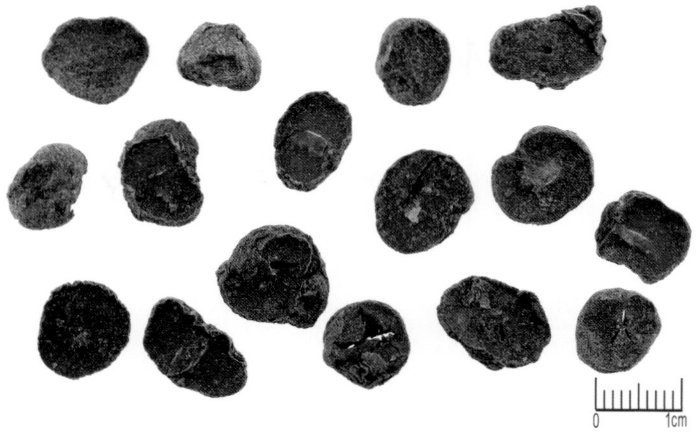

图1−38−3　醋延胡索

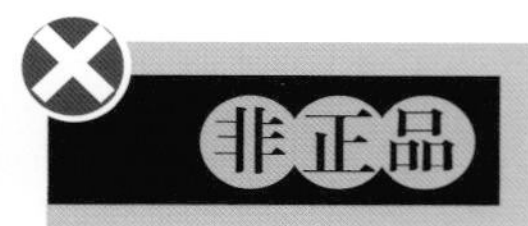

山药蛋（染色）

薯蓣科薯蓣属植物薯蓣 *Dioscorea oppositifolia* L. 珠芽的染色加工品。

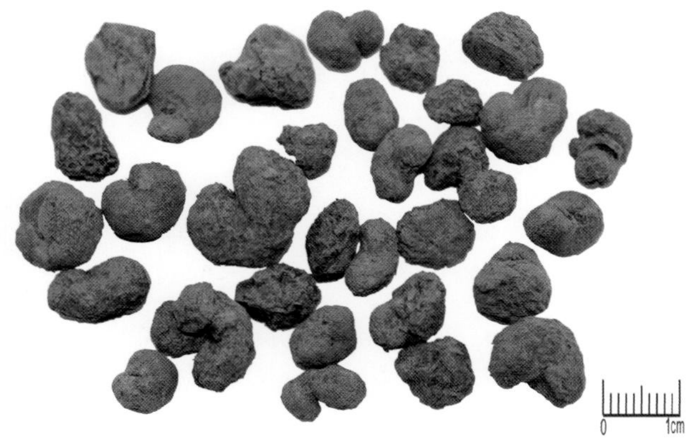

图1-38-4 山药蛋（染色）

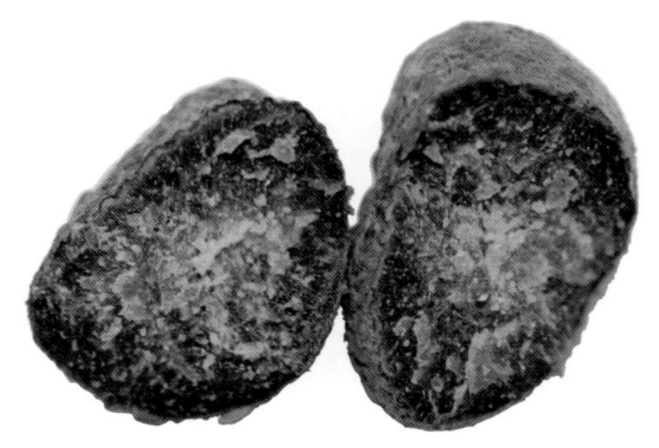

图1-38-5 染色山药蛋（断面）

快速鉴别：**表面有芽痕，顶端无凹陷的茎痕；断面无蜡样光泽；味甘，嚼之有黏性。**（图 1-38-4~图 1-38-6）

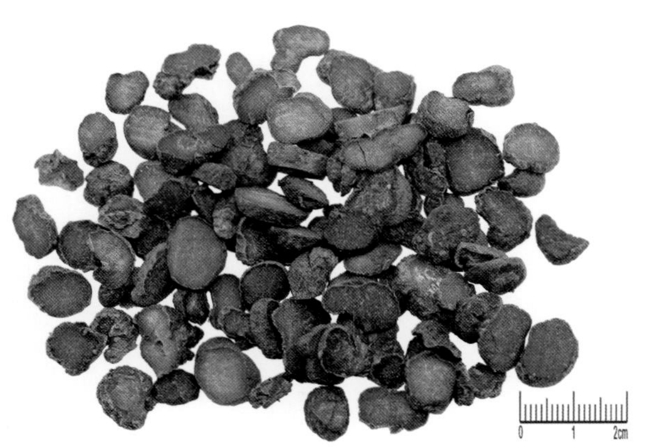

图1-38-6 染色山药蛋（切片）

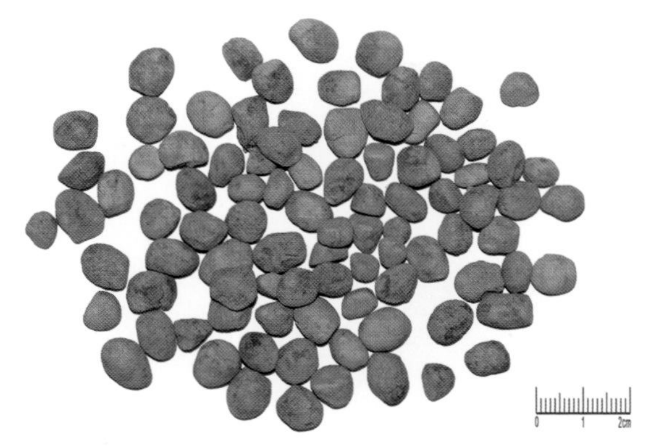

图1-38-7 水半夏（染色）

水半夏（染色）

水半夏机械打磨、染色的加工品。

快速鉴别：**表面颜色不自然；具打磨的痕迹；折断面粉质。**（图 1-38-7）

夏天无

罂粟科紫堇属植物夏天无（伏生紫堇）*Corydalis decumbens* (Thunb.) Pers. 的干燥块茎。

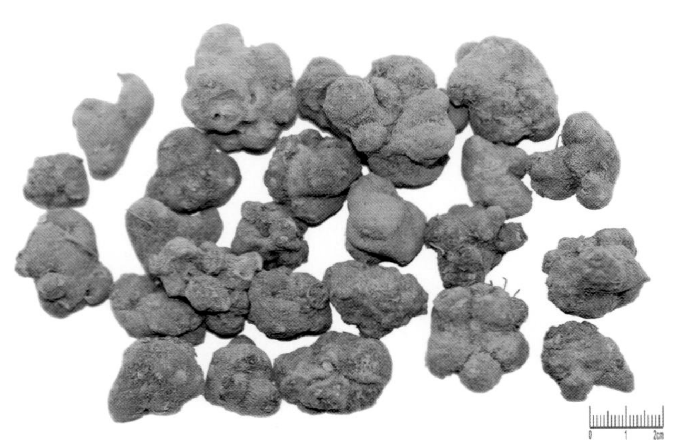

图1-38-8　夏天无

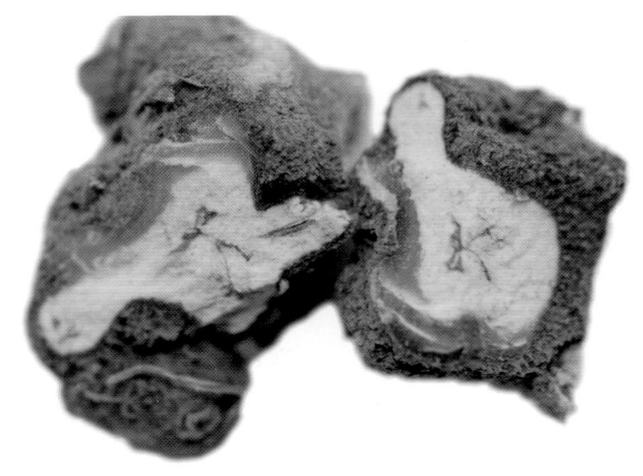

图1-38-9　夏天无（断面）

快速鉴别：**呈类球形、长圆形或不规则块状；表面有瘤状突起；顶端四周有淡黄色点状叶痕及须根痕；断面黄白色或黄色，颗粒状或角质样，有的略带粉性。**（图 1-38-8、图 1-38-9）

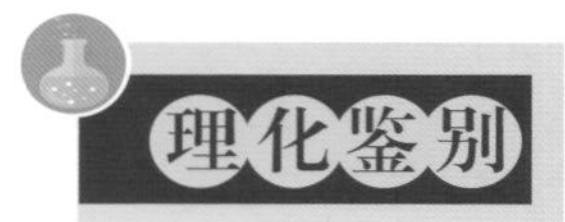

理化鉴别

1. 取本品药材切面或粉末置紫外光灯（365 nm）下观察，均有亮黄色荧光。（图 1-38-10）

2. 取本品粉末 0.2 g，加稀醋酸 5 ml，水浴上加热 5 min，滤过，取滤液 1 ml 置玻璃试管中，加硅钨酸试液 3 滴，生成淡黄白色沉淀。（图 1-38-11）

3. 取本品粉末 1 g，加 0.25 mol/L 的硫酸液 10 ml，振摇，滤过，取滤液 2 ml，加 1% 铁氰化钾溶液 0.4 ml 与 1 % 三氯化铁溶液 0.3 ml，溶液显深绿色，渐变深蓝色。（图 1-38-12）

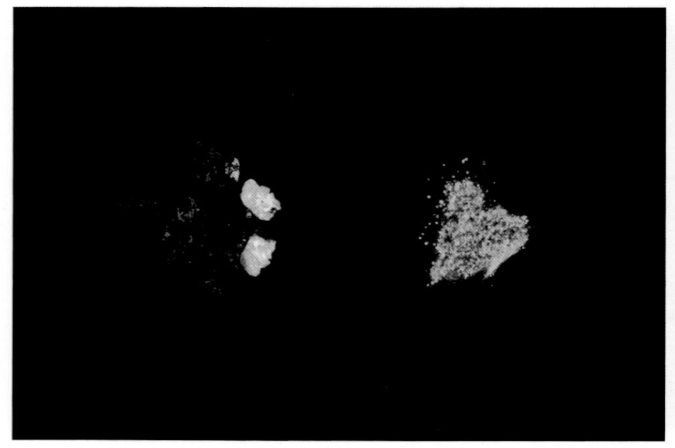

图1-38-10　延胡索理化鉴别（1）

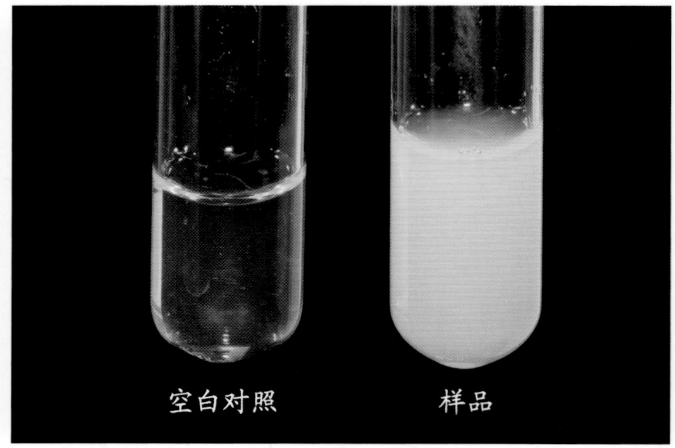

图1-38-11　延胡索理化鉴别（2）

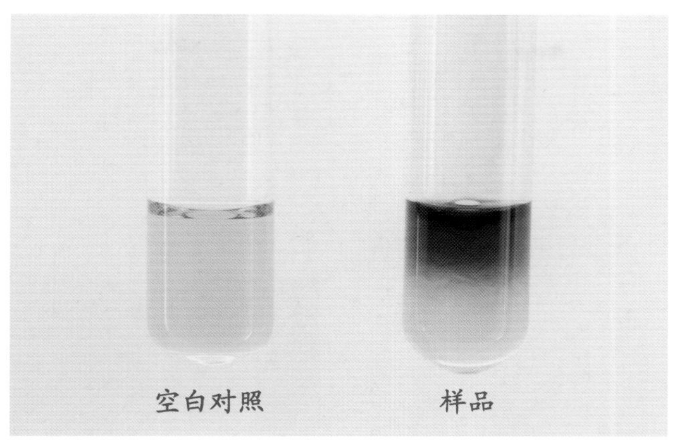

图1-38-12 延胡索理化鉴别（3）

三十九、玉竹

【来源】百合科黄精属植物玉竹 *Polygonatum odoratum* (Mill.) Druce 的干燥根茎。秋季采挖，除去须根，洗净，晒至柔软后，反复揉搓、晾晒至无硬心，晒干；或蒸透后，揉至半透明，晒干。

【性状】呈长圆柱形，略扁，少有分枝，长 4~18 cm，直径 0.3~1.6 cm。表面黄白色或淡黄棕色，半透明，具纵皱纹和微隆起的环节，有白色圆点状的须根痕和圆盘状茎痕。质硬而脆或稍软，易折断，断面角质样或显颗粒性。气微，味甘，嚼之发黏。（图 1-39-1、图 1-39-2）

【标准收载】《中华人民共和国药典》。

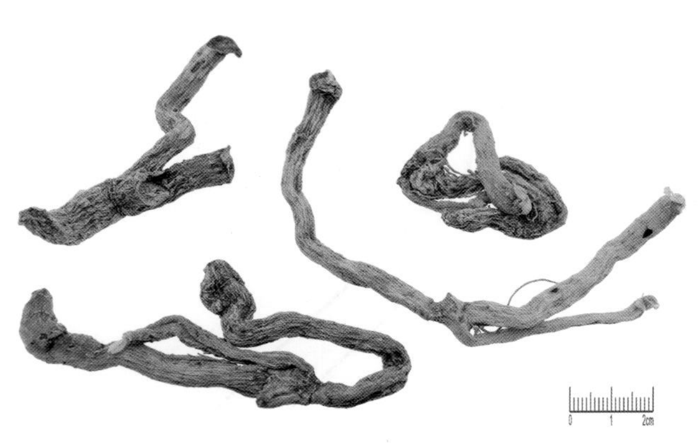

图1-39-1 玉竹

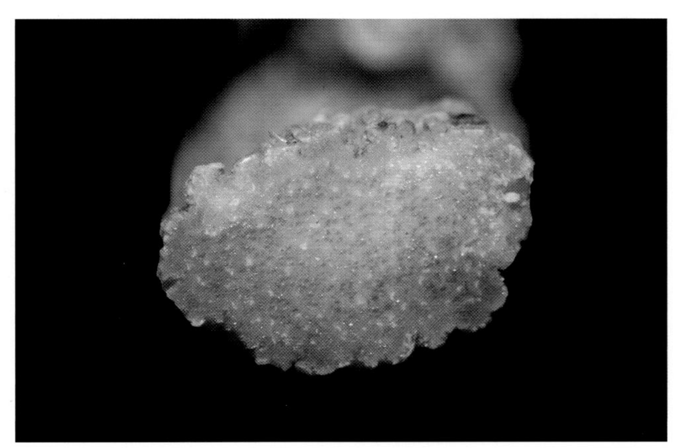

图1-39-2 玉竹（横切面）

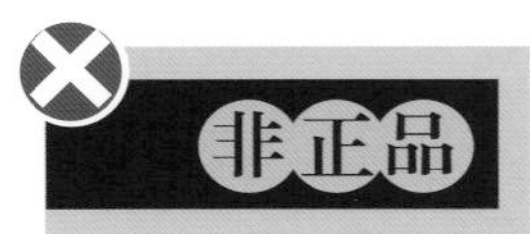

小玉竹

百合科黄精属植物康定玉竹 *Polygonatum prattii* 的干燥根茎。

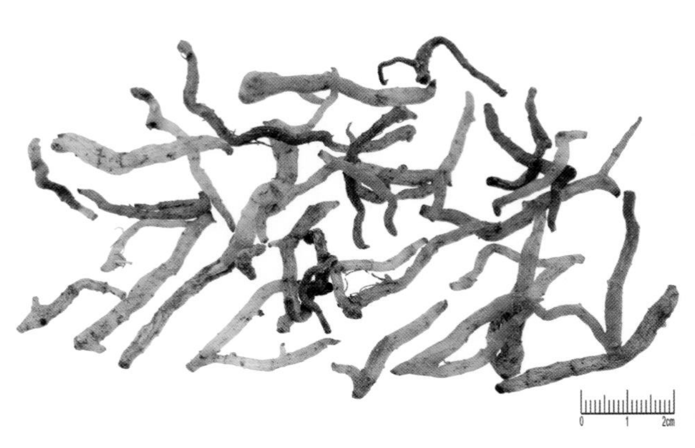

图1-39-3　小玉竹

图1-39-4　小玉竹（局部）

快速鉴别：**体型小，长 2~8 cm，直径 2~6 mm；常呈不等的二叉分枝；外表半透明或略透明，可见圆点状的须根痕和环节。**（图 1-39-3、图 1-39-4）

肖玉竹

百合科竹根七属植物散斑竹根七（散斑假万寿竹）*Disporopsis aspersa* (Hua) Engler 或深裂竹根七 *Disporopsis pernyi* (Hua) Diels 的干燥根茎。

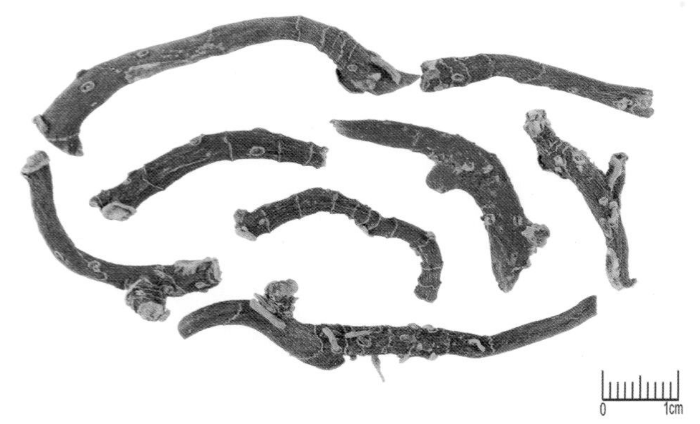

图1-39-5　肖玉竹*

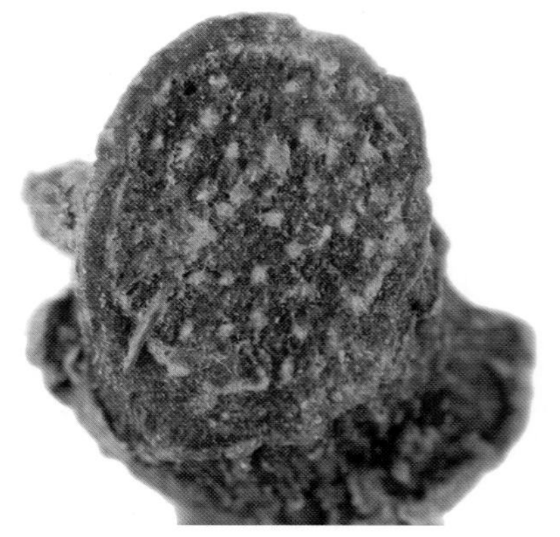

图1-39-6　肖玉竹*（横切面）

快速鉴别：**呈细长圆柱形或微扁，多弯曲，少分枝；表面可见圆盘状突起的茎痕，其间有 6~9 圈斜形环节，节间长不等；具类白色点状突起的须根痕；干时质硬，断面颗粒状。**（图 1-39-5、图 1-39-6）

玉竹劣质（二氧化硫残留量超标）

玉竹的熏硫加工品。

快速鉴别：**体重，质柔软；颜色浅，具刺激性气味。**（图 1–39–7）

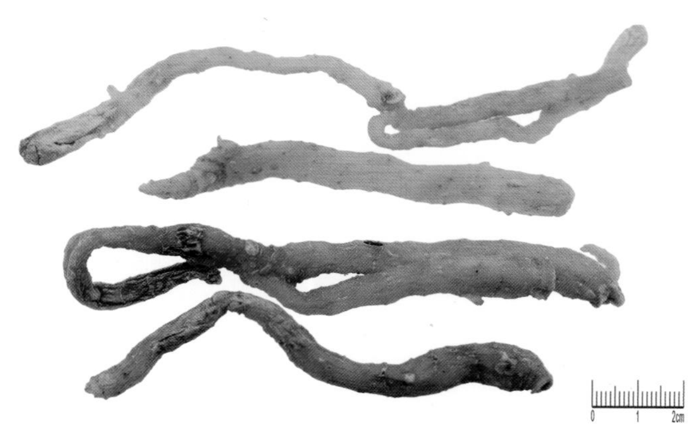

图1–39–7 玉竹劣质（二氧化硫残留量超标）

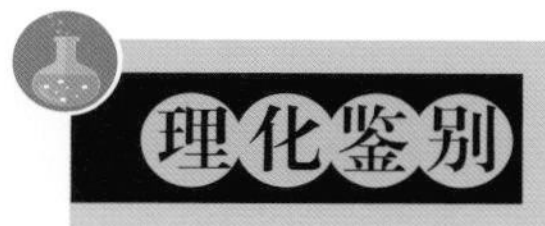

理化鉴别

取本品薄片 2 g，加蒸馏水 20 ml，置 60℃水浴上温浸 15 min，趁热滤过，取滤液 3 ml，振摇 1 min，产生持久性蜂窝状泡沫。（图 1–39–8）

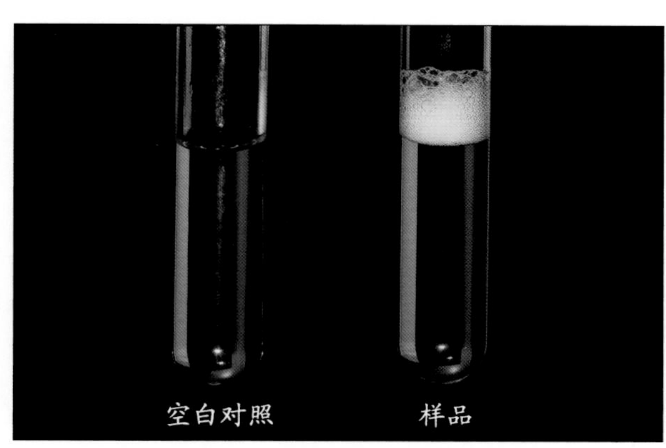

图1–39–8 玉竹理化鉴别

四十、浙贝母

【来源】百合科贝母属植物浙贝母 *Fritillaria thunbergii* Miq. 的干燥鳞茎。初夏植株枯萎时采挖，洗净。大小分开，大者除去芯芽，习称“大贝”；小者不去芯芽，习称“珠贝”。分别撞擦，除去外皮，拌以煅过的贝壳粉，吸去擦出的浆汁，干燥；或取鳞茎，大小分开，洗净，除去芯芽，趁鲜切成厚片，洗净，干燥，习称“浙贝片”。

【性状】**大贝** 为鳞茎外层的单瓣鳞叶，略呈新月形，高 1~2 cm，直径 2~3.5 cm。外表面类白色至淡黄色，内表面白色或淡棕色，被有白色粉末。质硬而脆，易折断，断面白色至黄白色，富粉性。

气微，味微苦。（图 1–40–1）

珠贝 为完整的鳞茎，呈扁圆形，高 1~1.5 cm，直径 1~2.5 cm。表面类白色，外层鳞叶 2 瓣，肥厚，略似肾形，互相抱合，内有小鳞叶 2~3 枚及干缩的残茎。（图 1–40–2）

浙贝片 为鳞茎外层的单瓣鳞叶切成的片。椭圆形或类圆形，直径 1~2 cm，边缘表面淡黄色，切面平坦，粉白色。质脆，易折断，断面粉白色，富粉性。（图 1–40–3）

【标准收载】《中华人民共和国药典》。

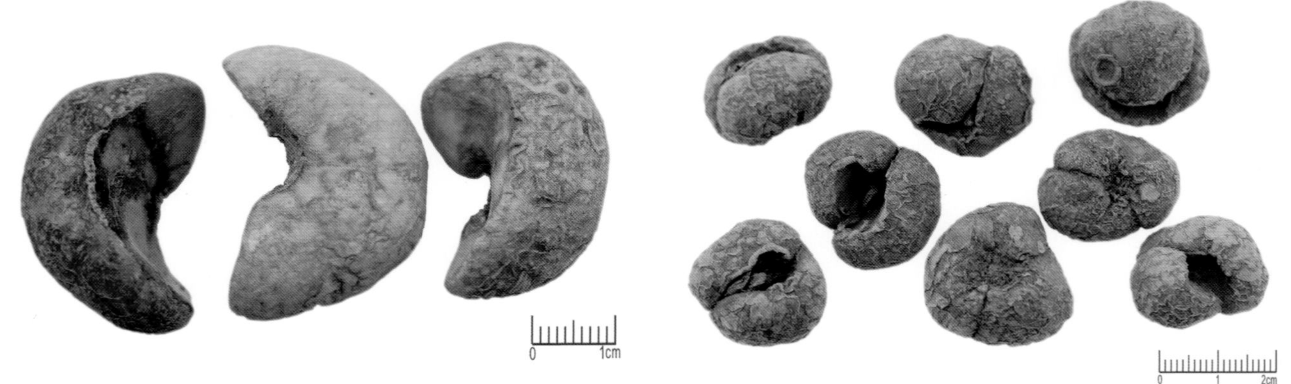

图1–40–1　浙贝母（大贝）　　图1–40–2　浙贝母（珠贝）

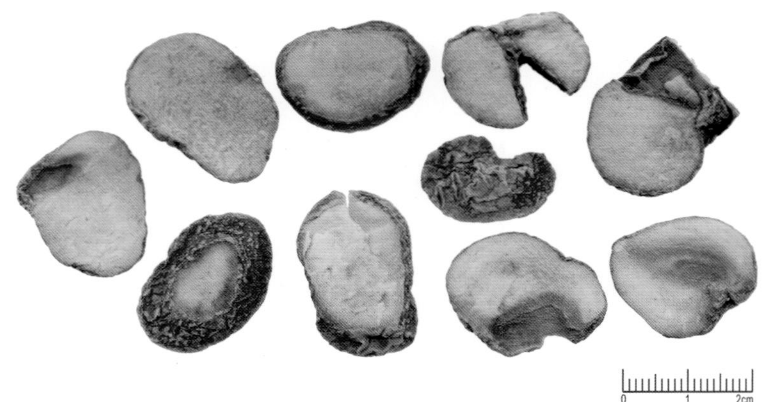

图1–40–3　浙贝母（浙贝片）

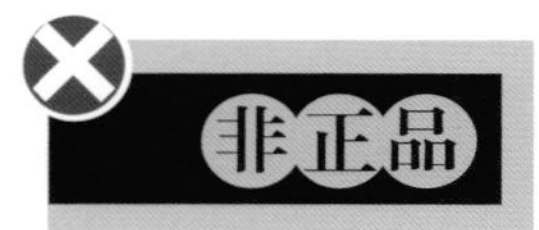

湖北贝母

百合科贝母属植物天目贝母 *Fritillaria monantha* Migo 的干燥鳞茎，又名“板贝”或“窑贝”。

快速鉴别：**外层 2 枚鳞叶肥厚，通常大小悬殊，大瓣紧抱小瓣，少数 2 瓣大小近相等；顶端闭合或开裂，鳞叶上缘呈刀刃状；基部凹陷成窝状，皱褶明显。**（图 1–40–4、图 1–40–5）

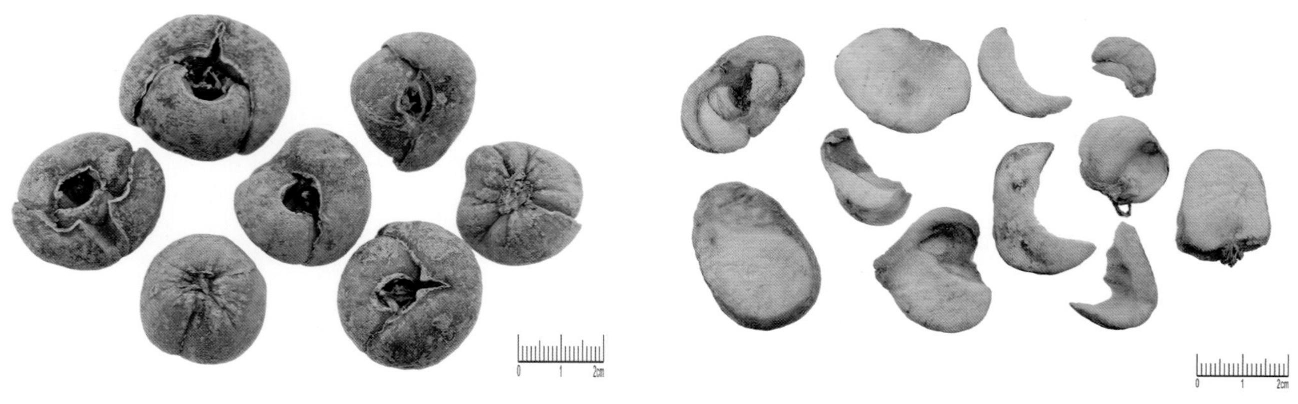

图1-40-4　湖北贝母　　图1-40-5　湖北贝母（切制）

山柰

姜科山柰属植物山柰 *Kaempferia galanga* L. 的干燥根茎，又名“沙姜”。

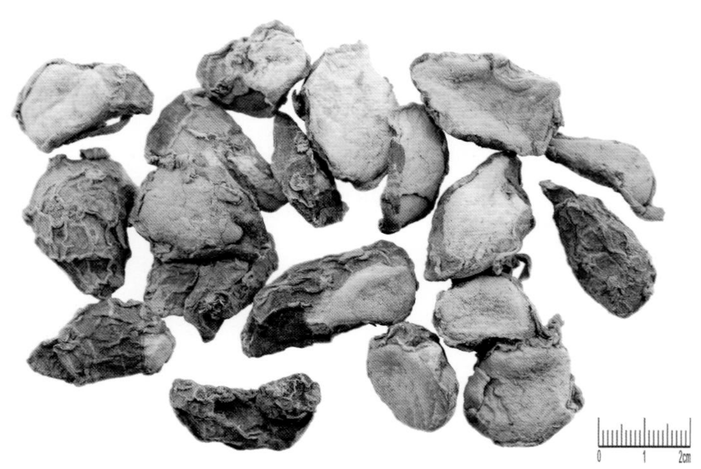

图1-40-6　山柰

快速鉴别：**类圆形、肾形的横或纵切片；外表皱缩；切面粉性，常鼓凸；气香特异，味辛辣。**（图 1-40-6）

安徽贝母

百合科贝母属植物安徽贝母 *Fritillaria anhuiensis* S.C.Chen et S.F.Yin 的干燥鳞茎，又名“皖贝母”。

快速鉴别：**多为单瓣，完整的鳞茎呈扁球形、类圆锥形或心形，顶端钝圆或突尖，基部中央凹入；外层鳞叶两瓣，大小悬殊，内有小鳞芽 2~3 枚或更多；味苦。**（图 1-40-7、图 1-40-8）

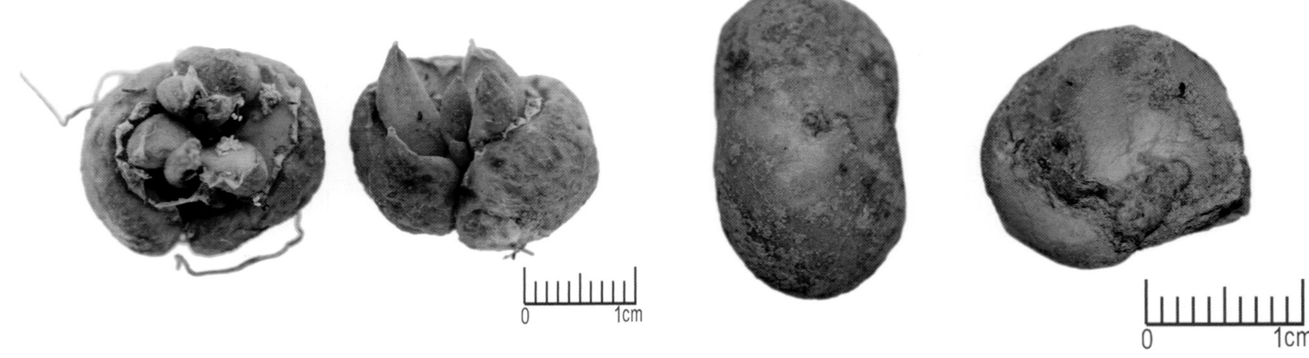

图1-40-7　安徽贝母　　　　图1-40-8　安徽贝母（单瓣）

浙贝母（留种用）

浙贝母留种用的鳞茎加工品。

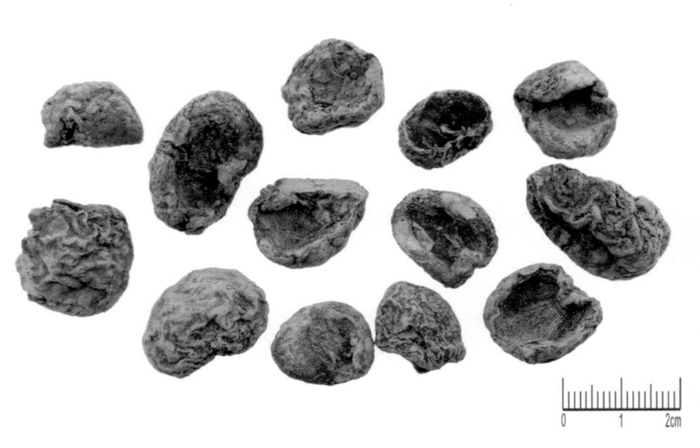

图1-40-9　浙贝母（留种用）

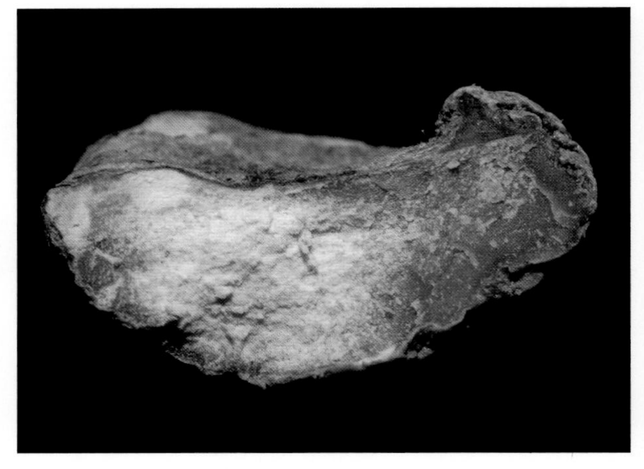

图1-40-10　留种用浙贝母（断面）

快速鉴别：**体型较干瘪，表面皱缩严重，断面粉性或微角质化。**（图 1-40-9、图 1-40-10）

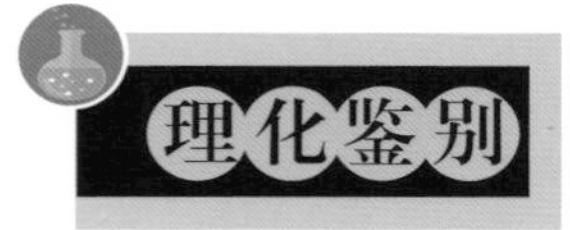

理化鉴别

取本品粉末 1 g，加 70% 乙醇 20 ml，加热回流 30 min，滤过，滤液蒸干，残渣加 1% 盐酸溶液 5 ml 使溶解，滤过，滤液进行下列试验：

1. 取滤液 1 ml，置玻璃试管中，加碘化铋钾试液 3 滴，生成橘红色沉淀。（图 1-40-11）
2. 取滤液 1 ml，置玻璃试管中，加硅钨酸试液 3 滴，生成白色絮状沉淀。（图 1-40-12）

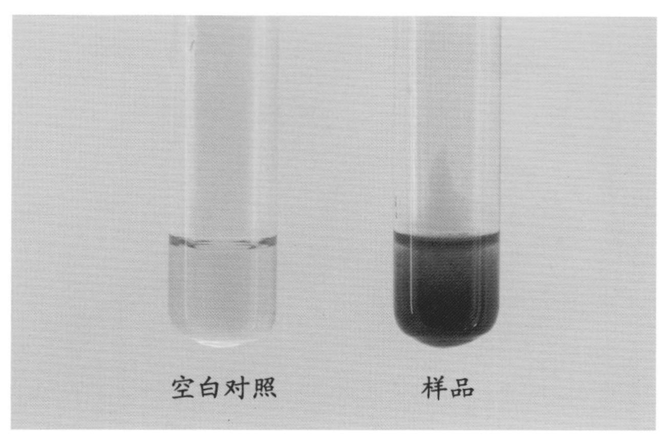

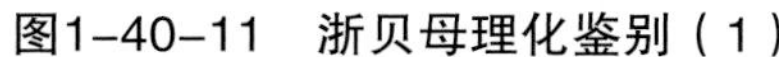

图1-40-11 浙贝母理化鉴别（1）

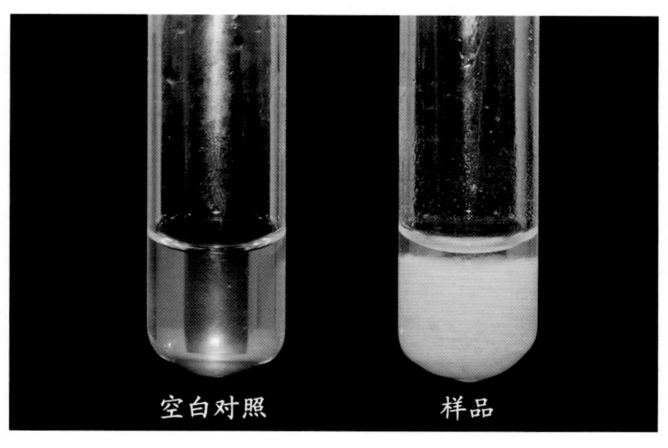

图1-40-12 浙贝母理化鉴别（2）

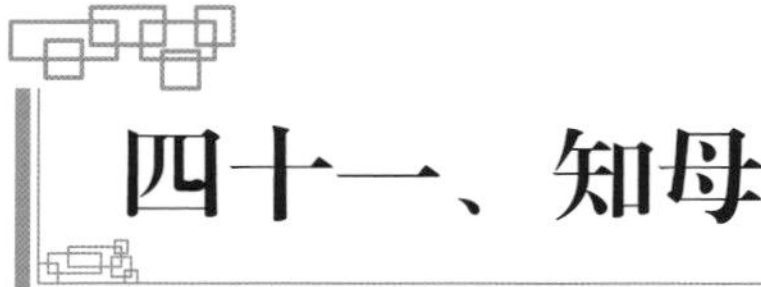

四十一、知母

【来源】百合科知母属植物知母 *Anemarrhena asphodeloides* Bge. 的干燥根茎。春、秋二季采挖，除去须根和泥沙，晒干，习称“毛知母”；或除去外皮，晒干，习称“知母肉”。

【性状】呈长条状，微弯曲，略扁，偶有分枝，长 3~15 cm，直径 0.8~1.5 cm，一端有浅黄色的茎叶残痕。表面黄棕色至棕色，上面有一凹沟，具紧密排列的环状节，节上密生黄棕色的残存叶基，由两侧向根茎上方生长；下面隆起而略皱缩，并有凹陷或突起的点状根痕。质硬，易折断，断面黄白色。气微，味微甜、略苦，嚼之带黏性。（图 1-41-1、图 1-41-2、图 1-41-5）

【标准收载】《中华人民共和国药典》。

【饮片】**知母** 知母药材除去杂质，洗净，润透，切厚片，干燥，去毛屑。（图 1-41-3、图 1-41-4）

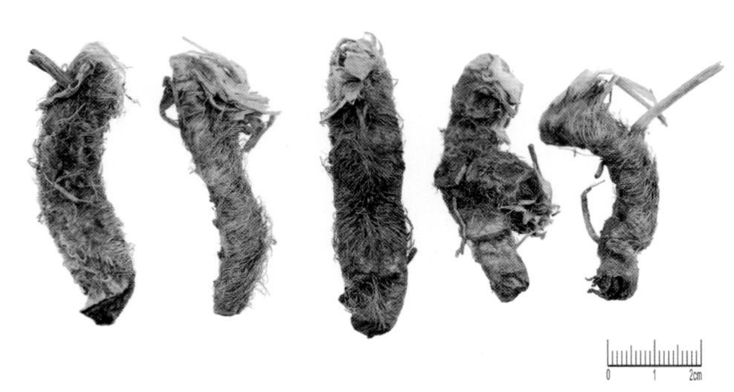

图1-41-1 知母（毛知母）

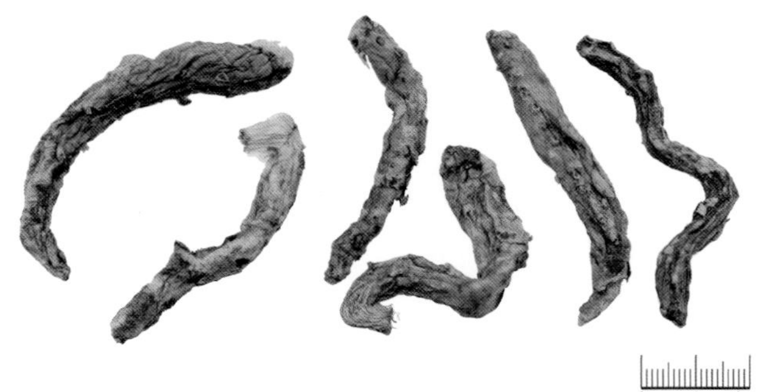

图1-41-2 知母（知母肉）

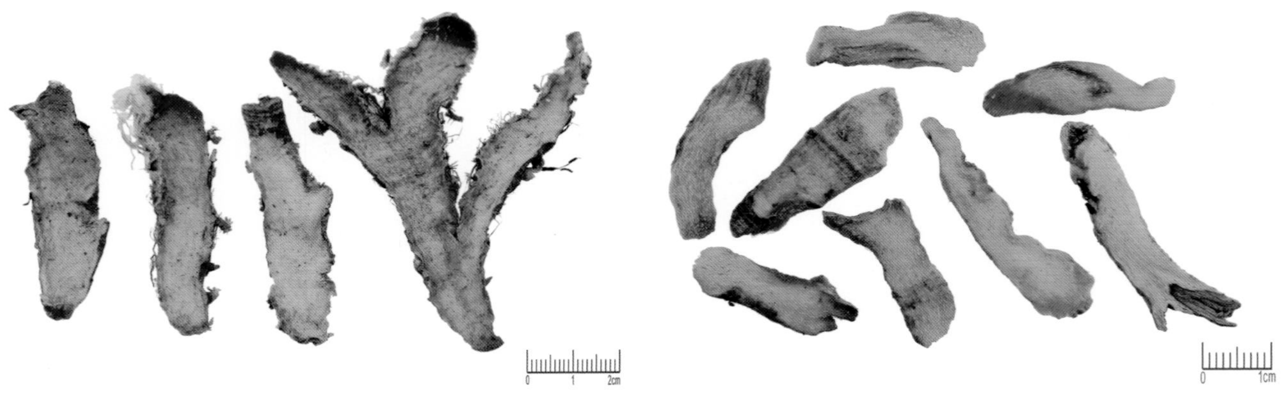

图1-41-3　毛知母（饮片）　　图1-41-4　知母肉（饮片）

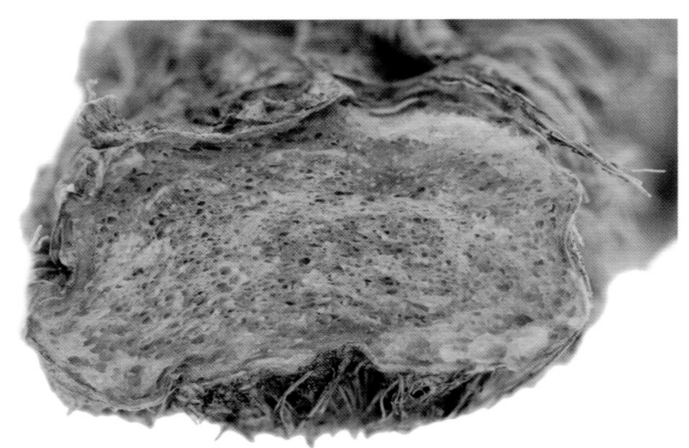

图1-41-5　知母（横切面）

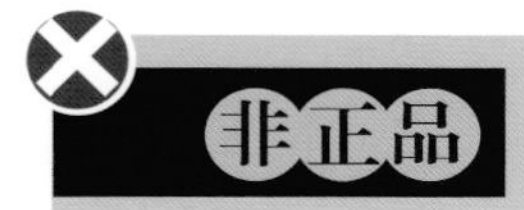

知母劣质（须根过多）

知母带有大量非药用部位（须根）。（图 1-41-6）

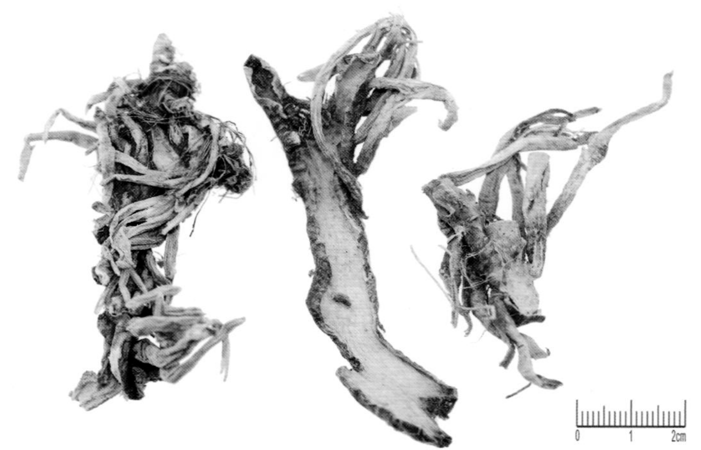

图1-41-6　知母劣质（须根过多）

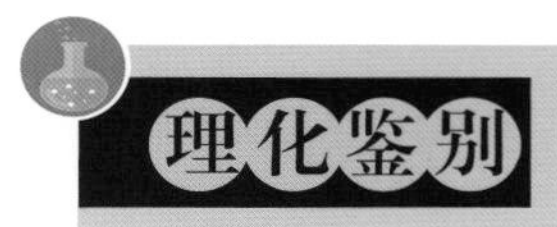

1. 取本品粉末 0.5 g，置具塞试管中，加水 5 ml，用力振摇 1 min，产生持久性泡沫。（图 1-41-7）

2. 取本品粉末 1 g，加甲醇 5 ml，振摇提取 30 min，滤过，取滤液 1 ml，加盐酸 5 滴及镁粉少许，水浴加热 2 min，溶液显橙红色。（图 1-41-8）

3. 取本品粉末 2 g，加乙醇 10 ml，超声处理 15 min，滤过，滤液进行下列试验：

（1）取滤液 1 ml，置玻璃试管中，加 5% α - 萘酚乙醇液 2 滴，沿管壁加浓硫酸 0.5 ml，两液面交界处呈紫色环。（图 1-41-9）

（2）取滤液 1 ml，置玻璃试管中，加三氯化铁试液 2 滴，生成蓝绿色沉淀。（图 1-41-10）

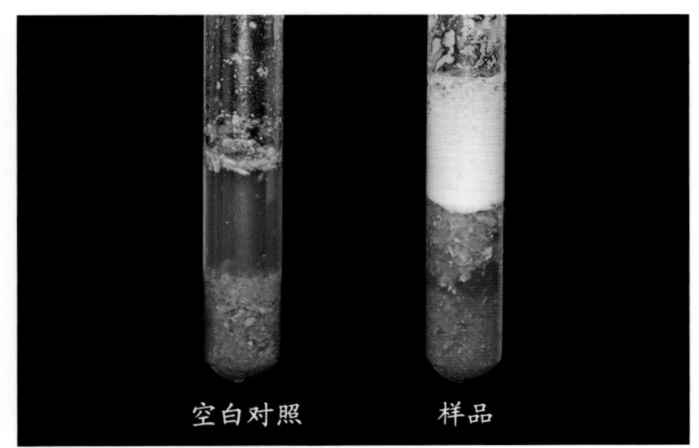

图1-41-7　知母理化鉴别（1）

空白对照　样品

图1-41-8　知母理化鉴别（2）

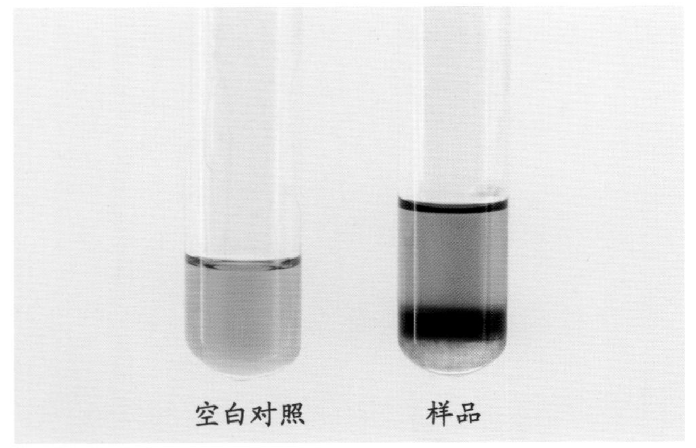

图1-41-9　知母理化鉴别（3）

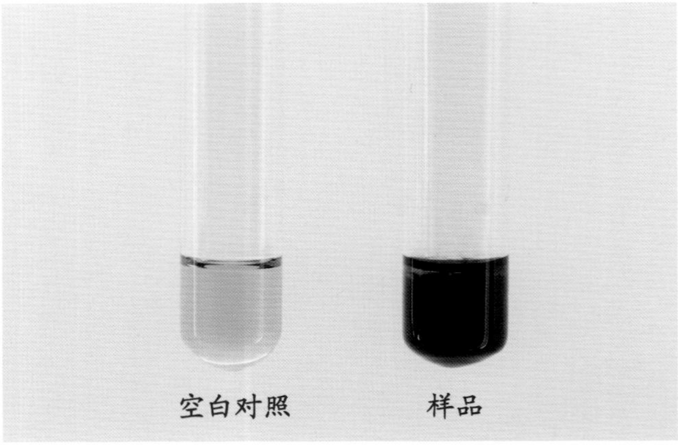

图1-41-10　知母理化鉴别（4）

第二章 茎木类

ZHONGYAOCAI SHICHANG CHANGJIAN YIHUN PINZHONG JIANBIE TUJI

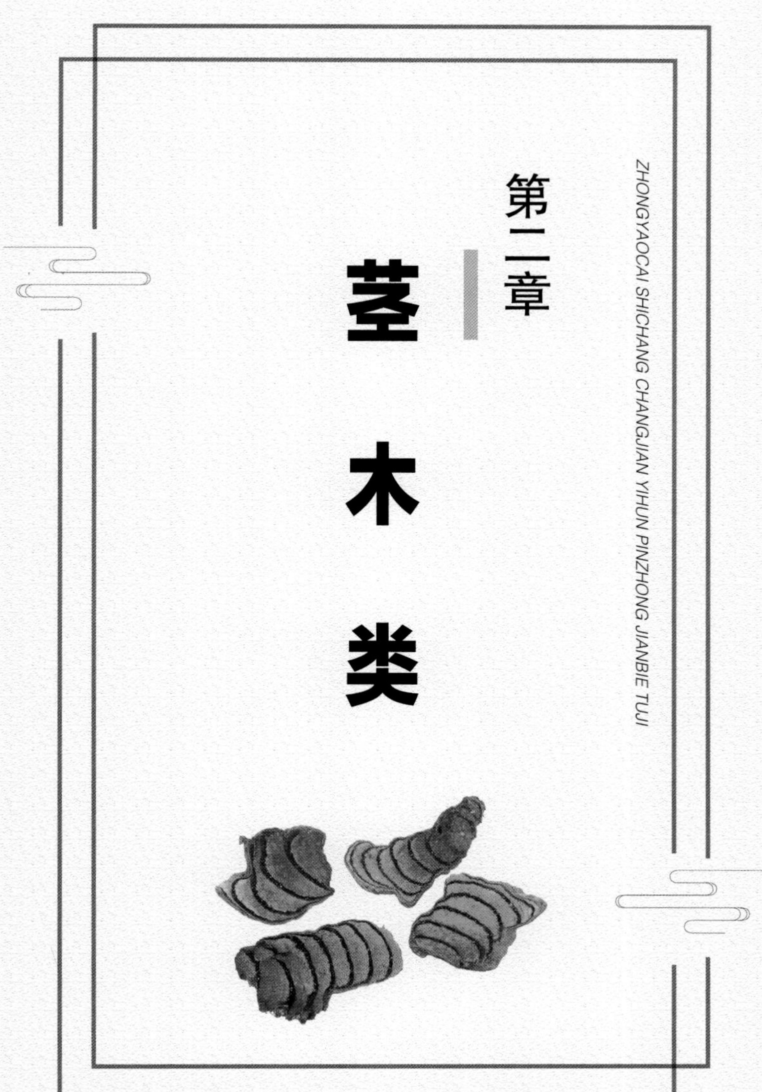

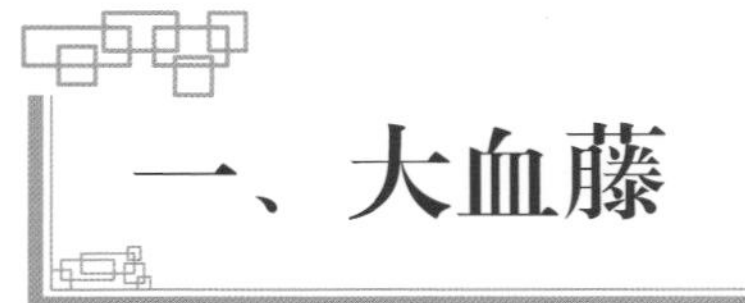

一、大血藤

【来源】木通科大血藤属植物大血藤 *Sargentodoxa cuneata* (Oliv.) Rehd. et Wils. 的干燥藤茎。秋、冬二季采收，除去侧枝，截段，干燥。

【性状】呈圆柱形，略弯曲，30~60 cm，直径 1~3 cm。表面灰棕色，粗糙，外皮常呈鳞片状剥落，剥落处显暗红棕色，有的可见膨大的节和略凹陷的枝痕或叶痕。质硬，断面皮部红棕色，有数处向内嵌入木部，木部黄白色，有多数细孔状导管，射线呈放射状排列。气微，味微涩。（图 2−1−1、图 2−1−2）

【标准收载】《中华人民共和国药典》。

【饮片】**大血藤**　大血藤药材除去杂质，洗净，切厚片，干燥。（图 2−1−3）

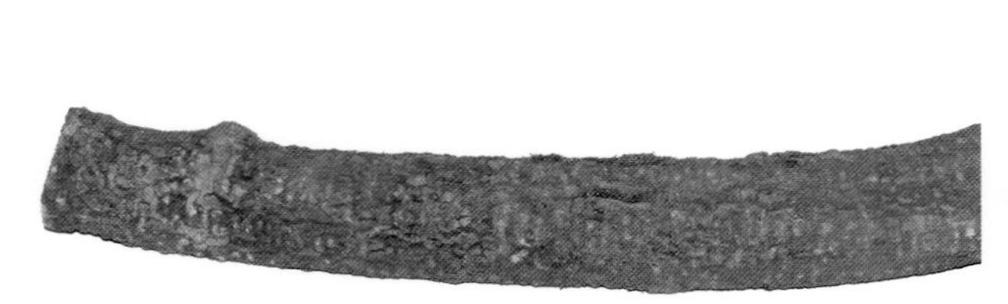

图2−1−1　大血藤

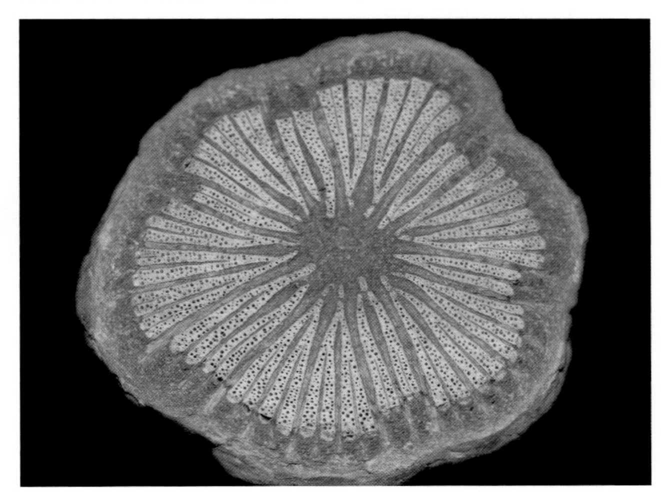

图2−1−2　大血藤（横切面）

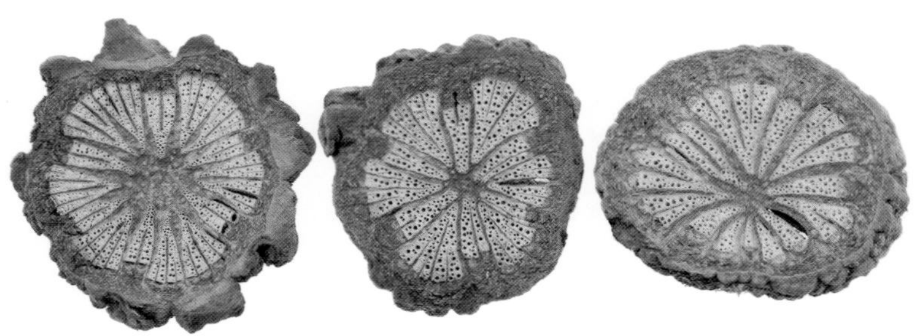

图2−1−3　大血藤（饮片）

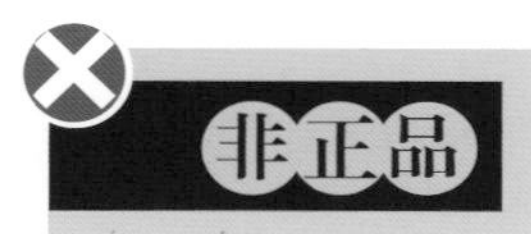

鸡血藤

豆科密花豆属植物密花豆 *Spatholobus suberectus* Dunn 的干燥藤茎。

快速鉴别：**为椭圆形、长矩圆形或不规则的斜切片；切面木部红棕色或棕色，导管孔多数；韧皮部有树脂状分泌物呈红棕色至黑棕色，与木部相间排列呈 3~8 个偏心性半圆形环；髓部偏向一侧。**（图 2-1-4）

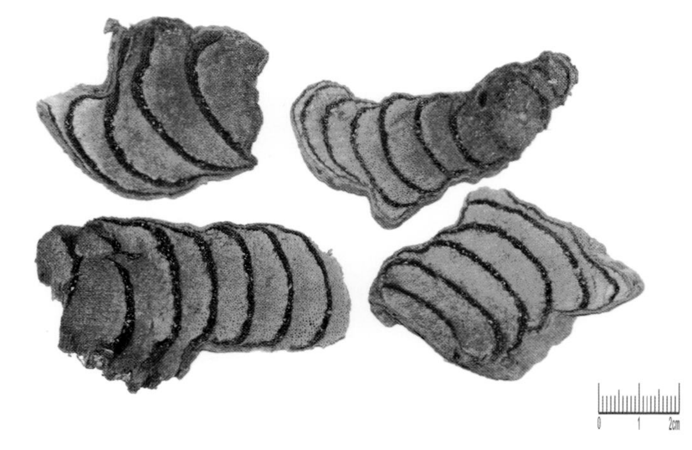

图2-1-4　鸡血藤

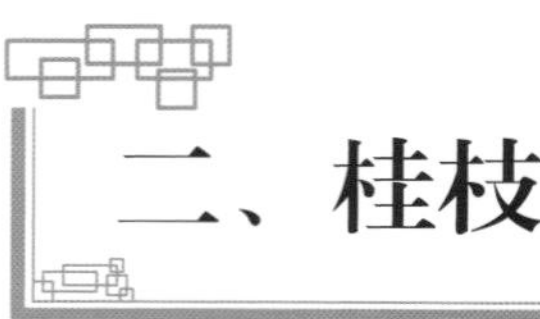

二、桂枝

【来源】樟科樟属植物肉桂 *Cinnamomum cassia* Presl 的干燥嫩枝。春、夏二季采收，除去叶，晒干，或切片晒干。

【性状】呈长圆柱形，多分枝，长 30~75 cm，粗端直径 0.3~1 cm。表面红棕色至棕色，有纵棱线、细皱纹及小疙瘩状的叶痕、枝痕和芽痕，皮孔点状。质硬而脆，易折断。切片厚 2~4 mm，切面皮部红棕色，木部黄白色至浅黄棕色，髓部略呈方形。有特异香气，味甜、微辛，皮部味较浓。（图 2-2-1）

【标准收载】《中华人民共和国药典》。

【饮片】**桂枝**　桂枝药材除去杂质，洗净，润透，切厚片，干燥。（图 2-2-2）

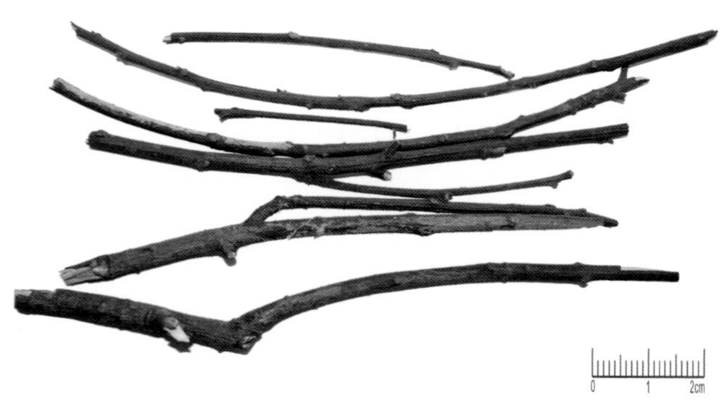

图2-2-1　桂枝

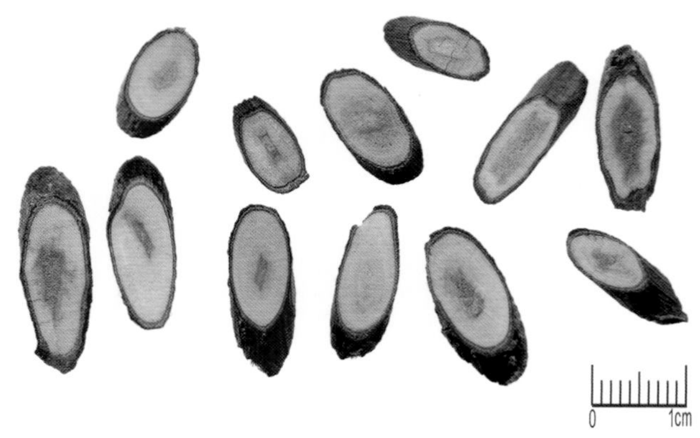

图2-2-2　桂枝（饮片）

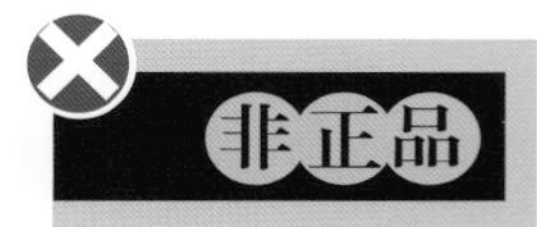

非正品

肉桂子

肉桂带宿萼的干燥未成熟果实，又名“桂丁”。

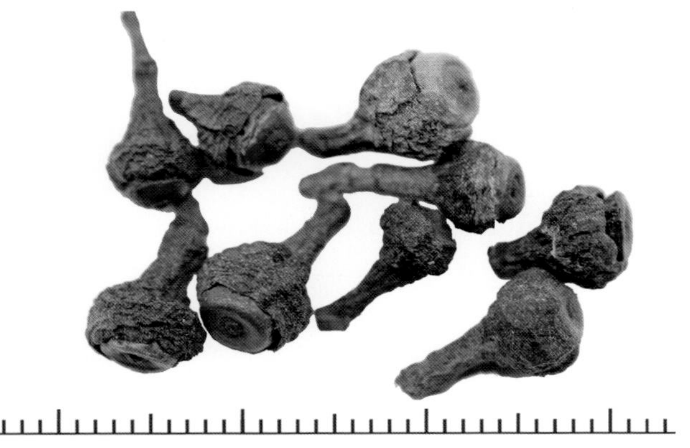

图2-2-3 肉桂子

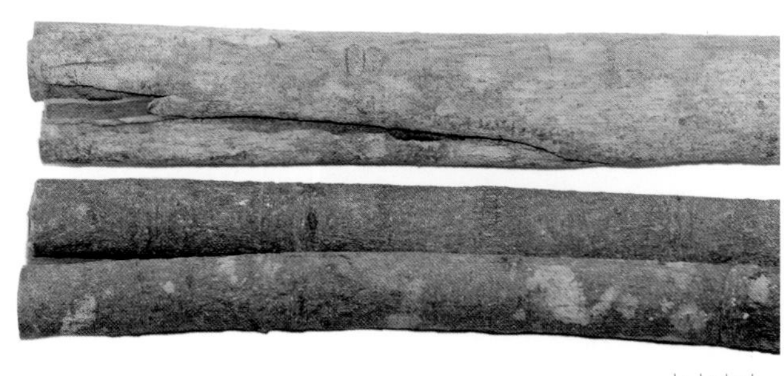

图2-2-4 肉桂

快速鉴别：**呈倒圆锥形；宿萼杯状，边缘具不明显的 6 浅齿裂；下部延长成萼筒，幼果微外露；顶端有微凸的花柱残基。**（图 2-2-3）

肉桂

肉桂的干燥树皮，又名“桂皮”。

快速鉴别：**呈槽状或卷筒状；外表面稍粗糙，有不规则的细皱纹及横向突起的皮孔；内表面红棕色，划之显油痕。断面两层间有 1 条黄棕色的线纹；气香浓烈，味甜、辣。**（图 2-2-4）

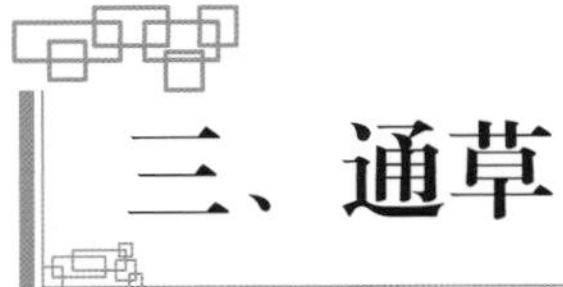

三、通草

【来源】五加科通脱木属植物通脱木 *Tetrapanax papyrifer* (Hook.) K. Koch 的干燥茎髓。秋季割取茎，截成段，趁鲜取出髓部，理直，晒干。

【性状】呈圆柱形，长 20~40 cm，直径 1~2.5 cm。表面白色或淡黄色，有浅纵沟纹。体轻，质松软，稍有弹性，易折断，断面平坦，显银白色光泽，中部有直径 0.3~1.5 cm 的空心或半透明的薄膜，纵剖面呈梯状排列，实心者少见。气微，味淡。（图 2-3-1~ 图 2-3-5）

【标准收载】《中华人民共和国药典》。

【饮片】**通草** 通草药材除去杂质，切厚片。（图2-3-6、图2-3-7）

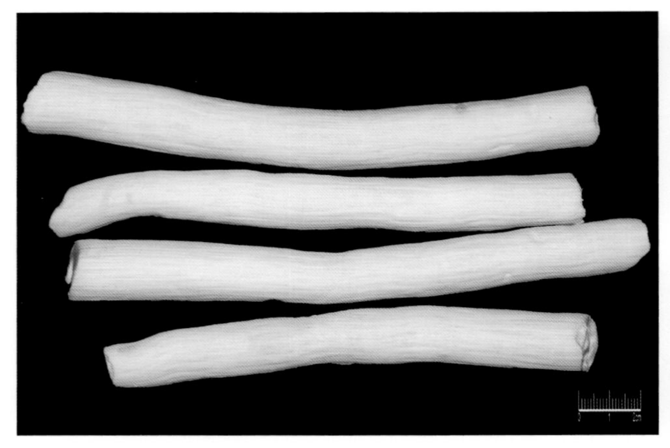

图2-3-1 通草

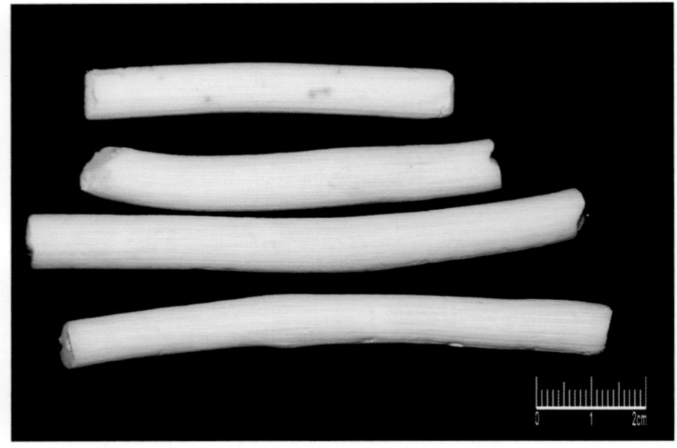

图2-3-2 通草（实心）

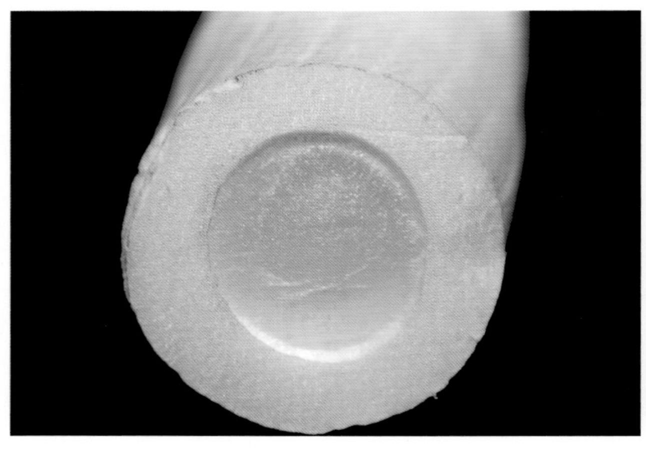

图2-3-3 通草（横切面）

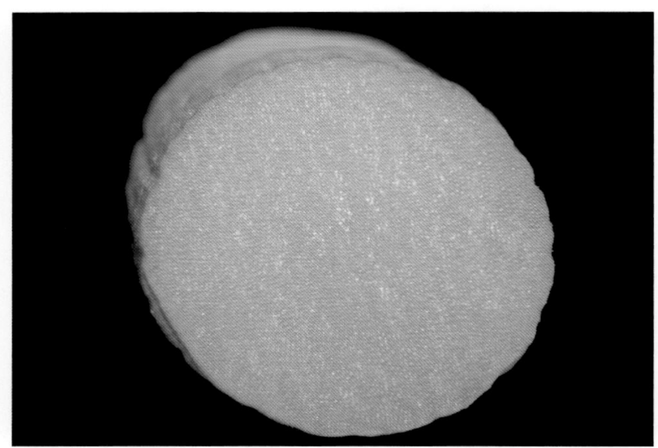

图2-3-4 实心通草（横切面）

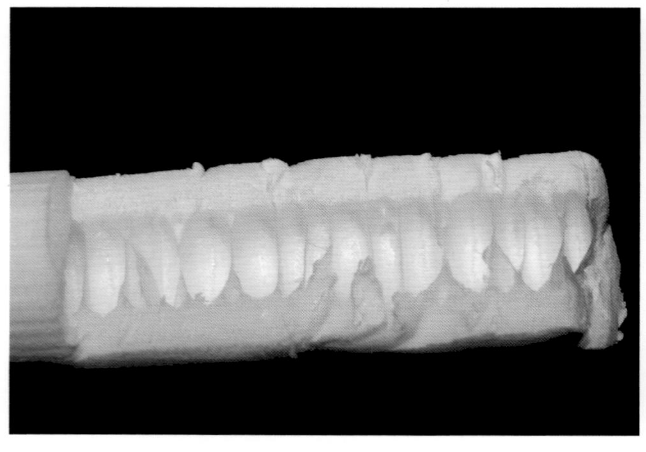

图2-3-5 通草（纵剖面）

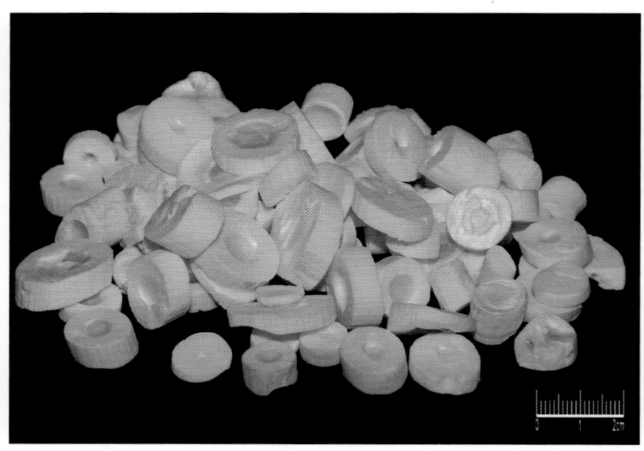

图2-3-6 通草（饮片）

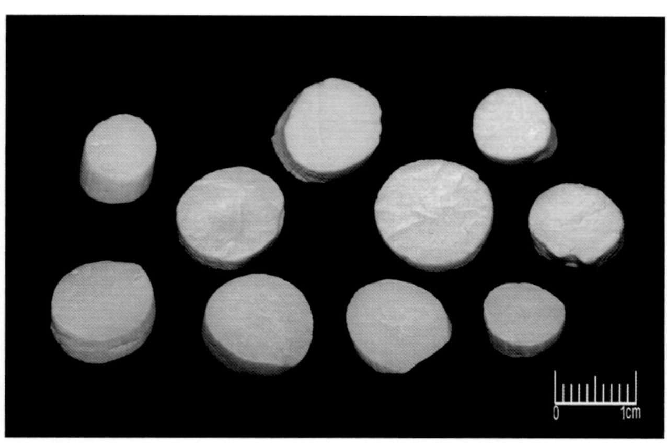

图2-3-7 实心通草（饮片）

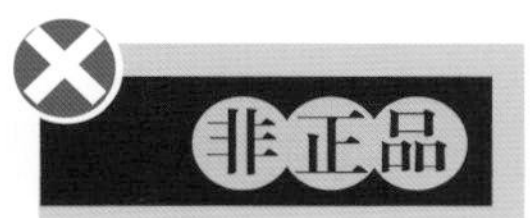

绣球小通草

虎耳草科绣球属植物西南绣球（云南绣球）*Hydrangea davidii* Franch. 的干燥茎髓。

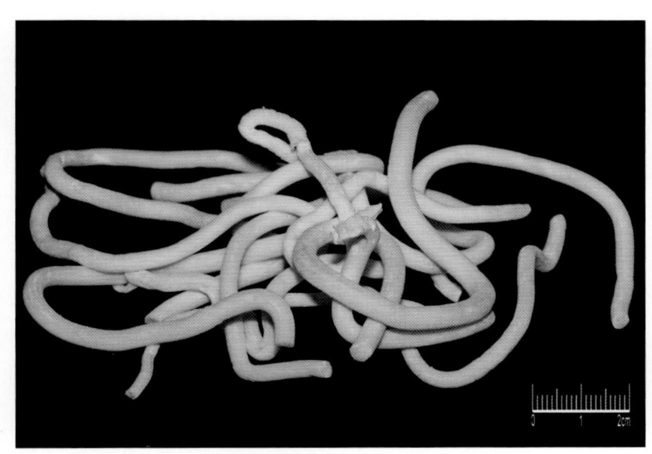

图2-3-8 绣球小通草

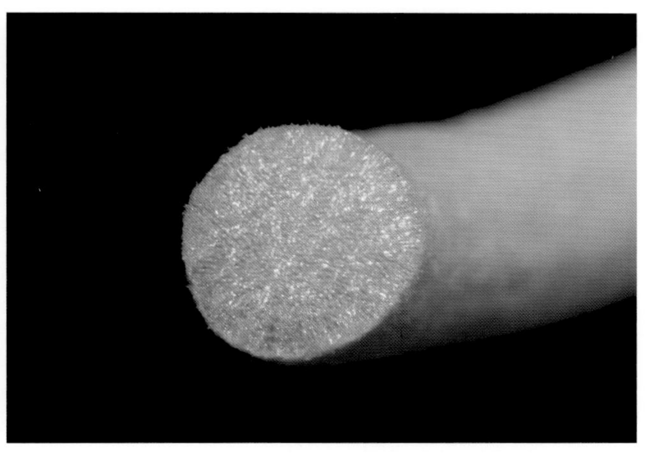

图2-3-9 绣球小通草（横切面）

快速鉴别：**呈圆柱形，较细小，直径 0.3~0.9 cm；表面无纹理，每隔 3~16 cm 有明显或不明显的对生凹陷（叶柄着生处）；质柔韧，可卷曲成小环，捏之能变形；折断面实心；水浸后无黏滑感。**（图 2-3-8、图 2-3-9）

小通草（旌节花）

旌节花科旌节花属植物西域旌节花（喜马山旌节花）*Stachyurus himalaicus* Hook. f. et Thoms.、中国旌节花 *Stachyurus chinensis* Franch. 的干燥茎髓。

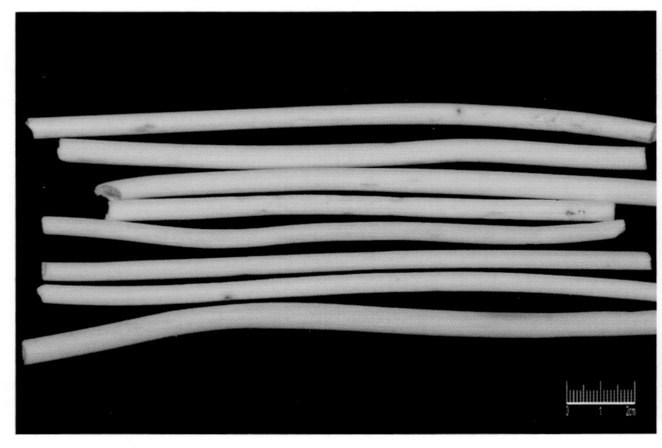

图2-3-10　小通草（旌节花）

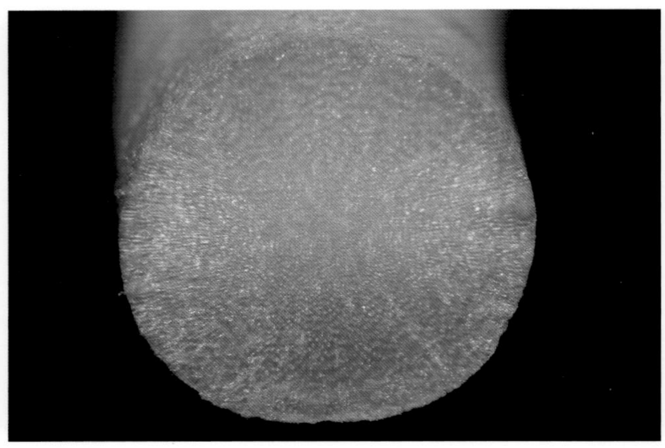

图2-3-11　小通草（旌节花）横切面

快速鉴别：**呈圆柱形；质松软，捏之能变形，有弹性；水浸后有黏滑感。**（图 2-3-10、图 2-3-11）

小通草（青荚叶）

山茱萸科青荚叶属植物青荚叶 *Helwingia japonica* (Thunb.) Dietr. 的干燥茎髓。

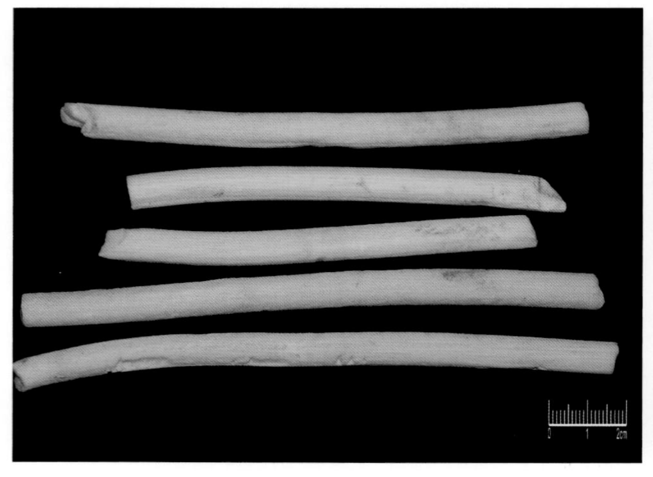

图2-3-12　小通草（青荚叶）

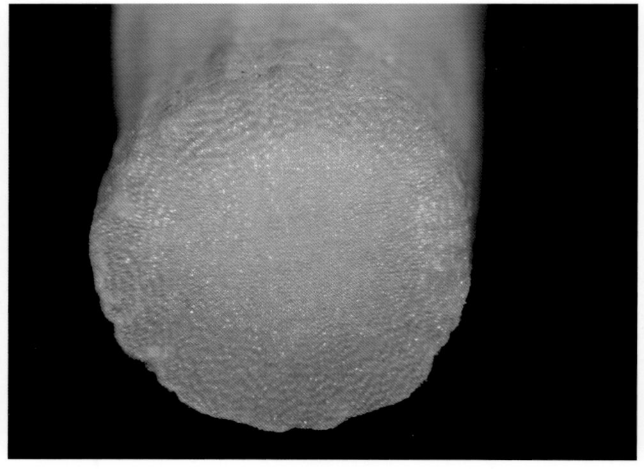

图2-3-13　小通草（青荚叶）横切面

快速鉴别：**性状同小通草（旌节花），表面有浅纵条纹；质较硬，捏之不易变形；水浸后无黏滑感。**（图 2-3-12、图 2-3-13）

梗通草

豆科合萌属植物合萌（田皂角）*Aeschynomene indica* L. 去外皮的干燥主茎。

快速鉴别：**表面黄白色至淡棕黄色，具细纵纹，可见凹点及凹陷的枝痕；切面平坦，类白色至黄**

白色，具放射状纹理，中央有小孔，周围隐约可见数层同心环纹。（图 2-3-14、图 2-3-15）

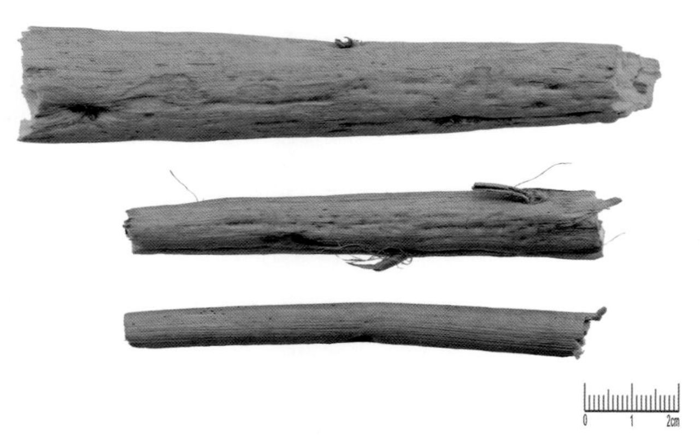

图2-3-14　梗通草*

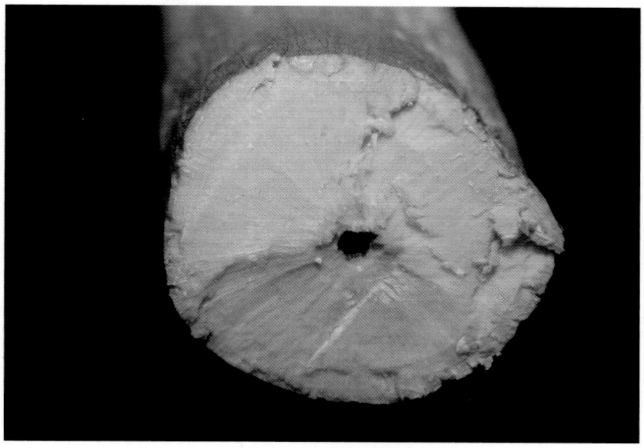

图2-3-15　梗通草*（横切面）

通草劣质（增重）

加入增重粉的通草。

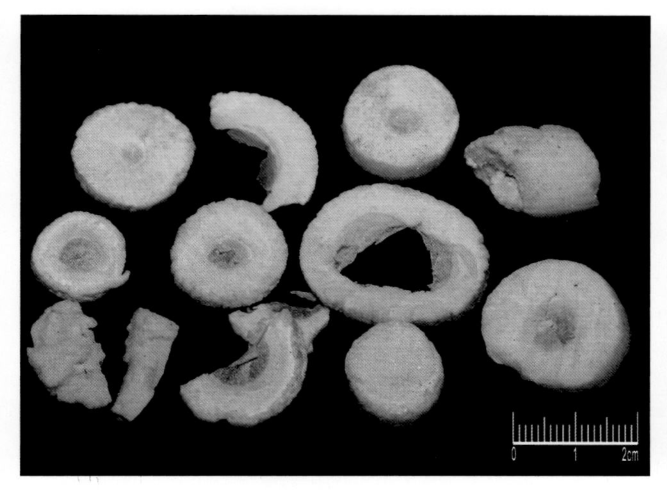

图2-3-16　通草劣质（增重）

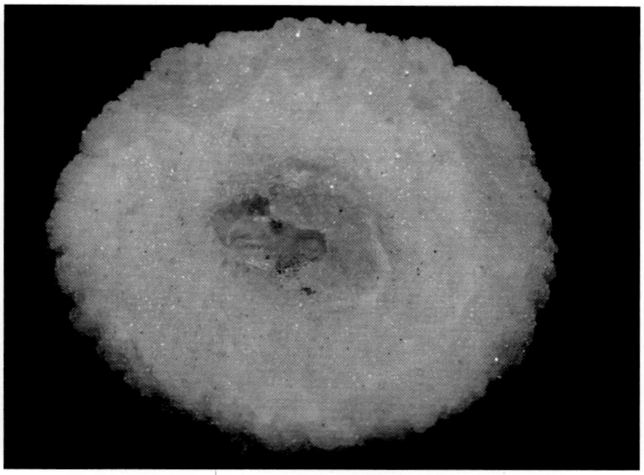

图2-3-17　增重通草（放大）

快速鉴别：**体重，质硬；无弹性，手握有顶手感；味涩。**（图 2-3-16、图 2-3-17）

通草（方通）

非药典标准加工方式，将较粗的通草用特制工具刨成纸状方形薄片，又称“方通草”。（图 2-3-18）

图2-3-18　通草*（方通）

通草（丝通）

非药典标准加工方式，加工“方通”修边时，切下的边角料。（图 2-3-19）

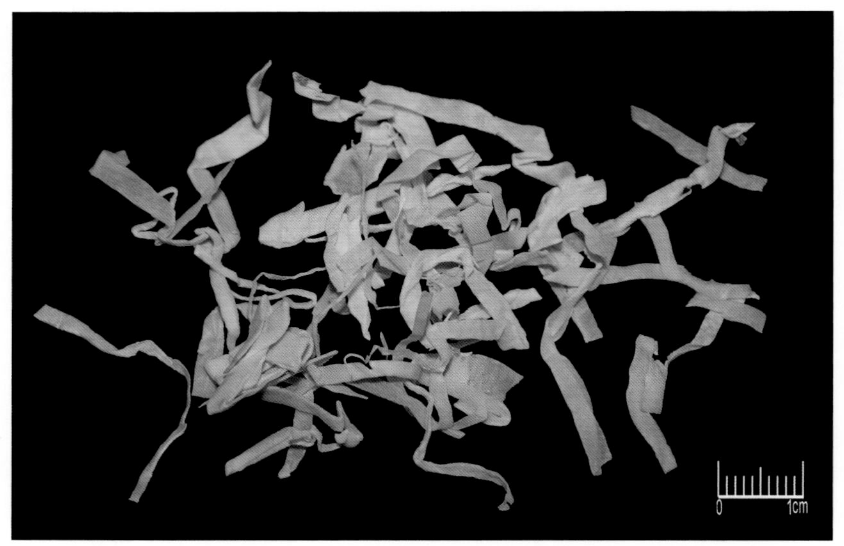

图2-3-19　通草*（丝通）

第三章 皮类

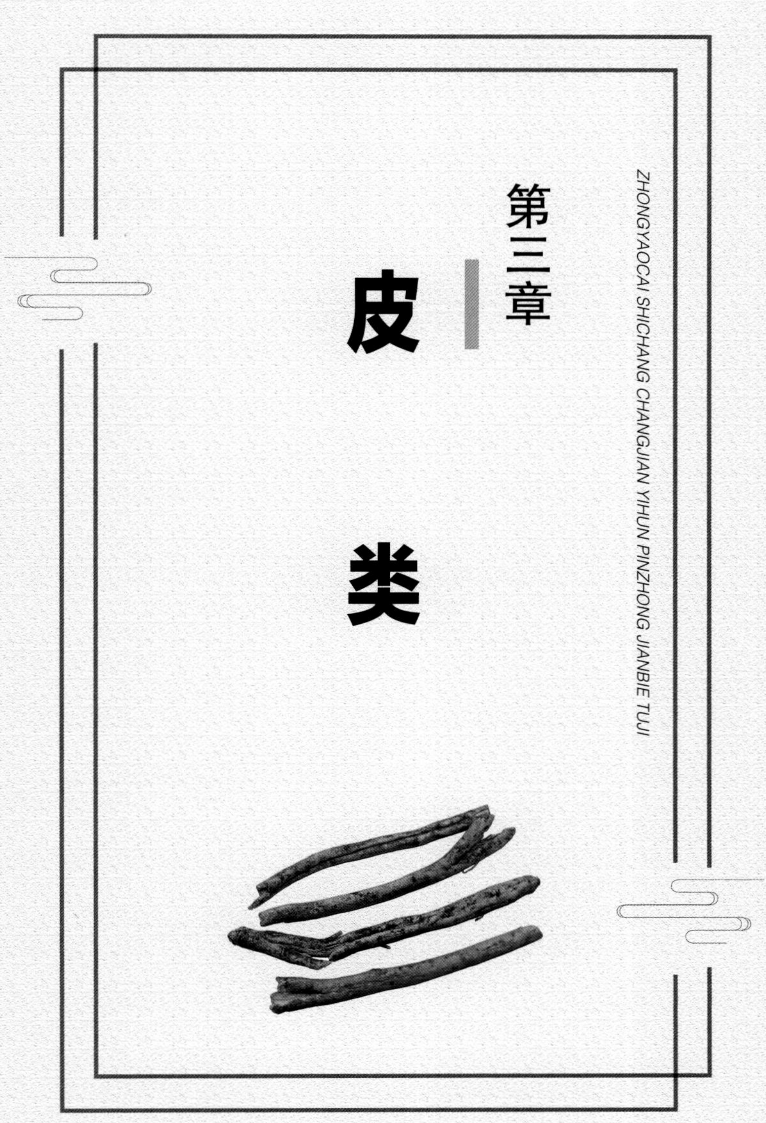

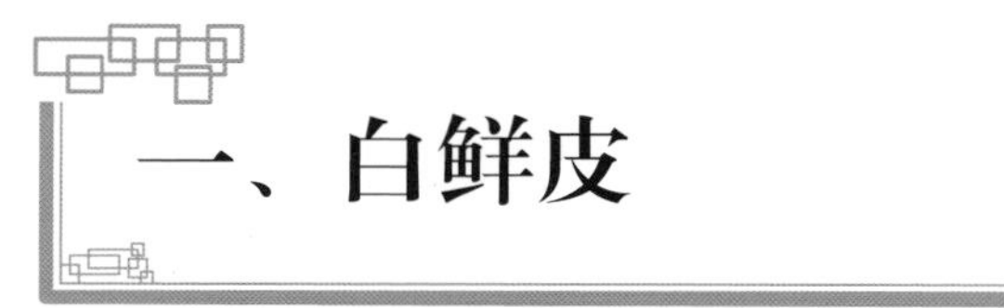

一、白鲜皮

【来源】芸香科白鲜属植物白鲜 *Dictamnus dasycarpus* Turcz. 的干燥根皮。春、秋二季采挖根部，除去泥沙和粗皮，剥取根皮，干燥。

【性状】呈卷筒状，长 5~15 cm，直径 1~2 cm，厚 0.2~0.5 cm。外表面灰白色或淡灰黄色，具细纵皱纹和细根痕，常有突起的颗粒状小点；内表面类白色，有细纵纹。质脆，折断时有粉尘飞扬，断面不平坦，略呈层片状，剥去外层，迎光可见闪烁的小亮点。有羊膻气，味微苦。（图 3-1-1、图 3-1-2）

【标准收载】《中华人民共和国药典》。

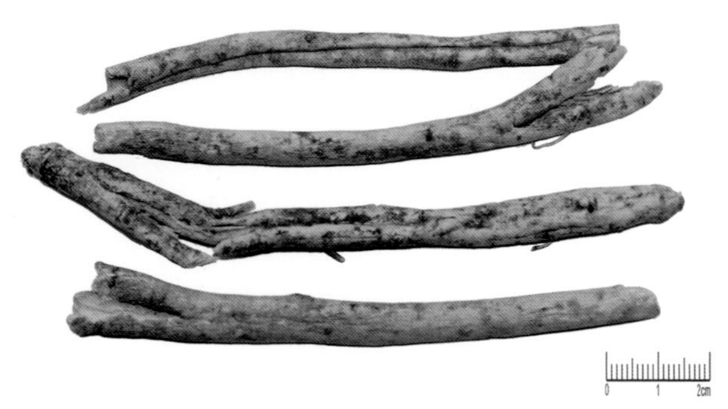

图3-1-1 白鲜皮

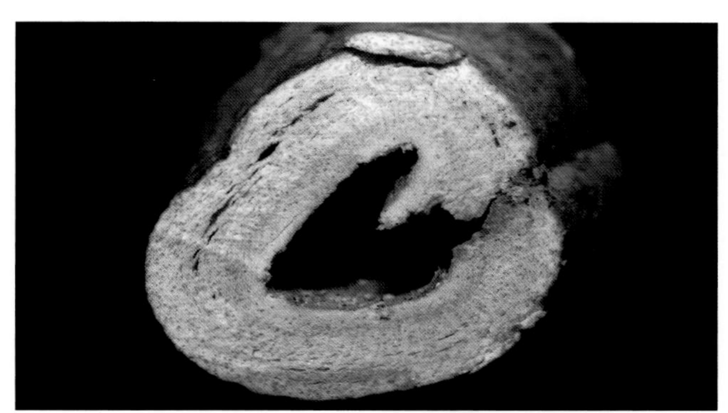

图3-1-2 白鲜皮（横切面）

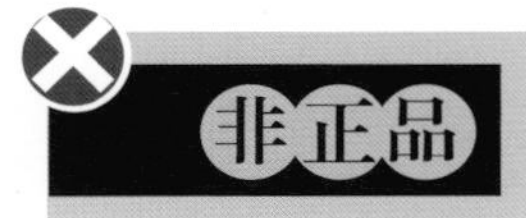

非正品

锦鸡儿

豆科锦鸡儿属植物锦鸡儿 *Caragana sinica* (Buc'hoz) Rehd. 的干燥根皮，又名“阳雀花根”。

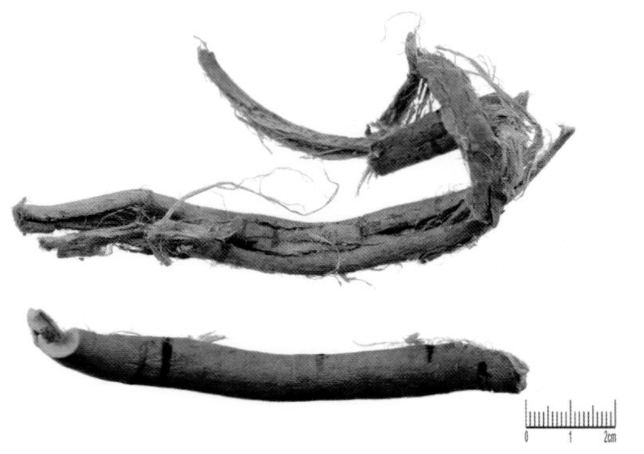

图3-1-3 锦鸡儿*

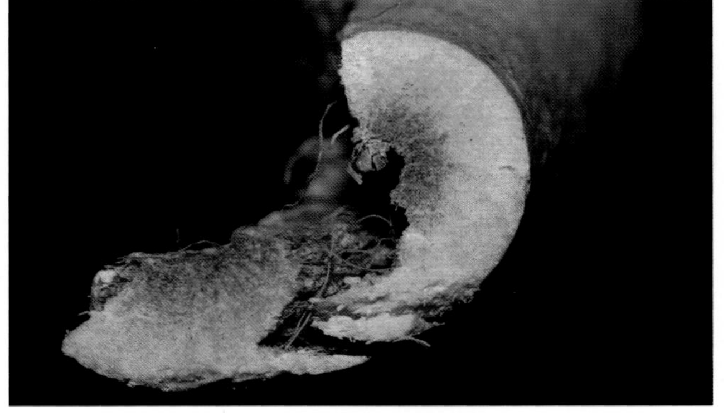

图3-1-4 锦鸡儿*（横断面）

快速鉴别：**表面有棕色横长的皮孔样突起，稀疏而明显；内表面浅棕色；质坚硬，断面呈纤维状，黄白色带粉性，嚼之具豆腥味。**（图 3-1-3、图 3-1-4）

鹅绒藤

萝藦科鹅绒藤属植物鹅绒藤 *Cynanchum chinense* R. Br. 的干燥根皮。

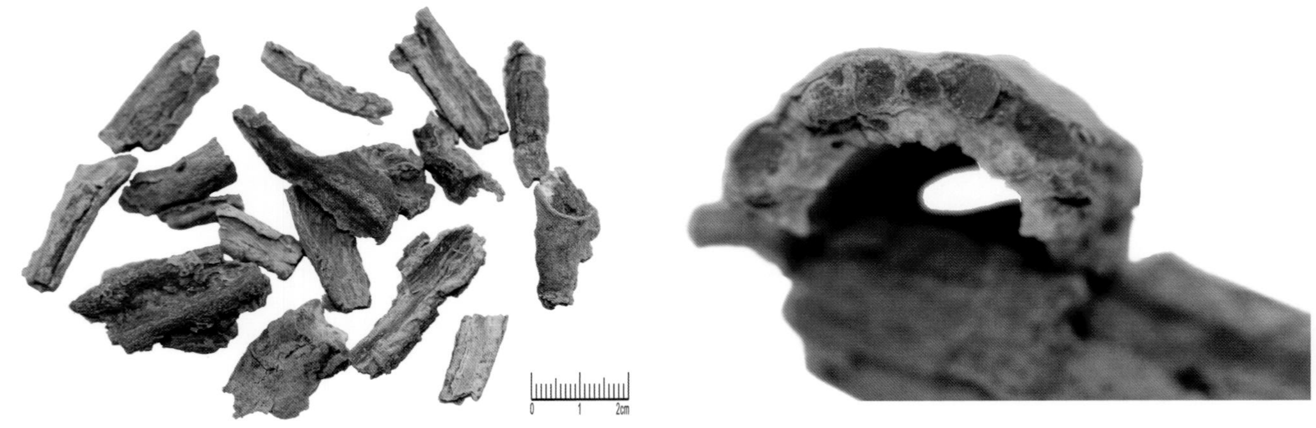

图3-1-5 鹅绒藤　　图3-1-6 鹅绒藤（横断面）

快速鉴别：**外形似地骨皮；外皮紧贴，不易剥落；表面有皱纹或裂纹；断面分两层，外层黄棕色，内层黄白色，嚼之有明显沙粒感。**（图 3-1-5、图 3-1-6）

白鲜皮劣质（提取过）

白鲜皮提取过的劣质品。

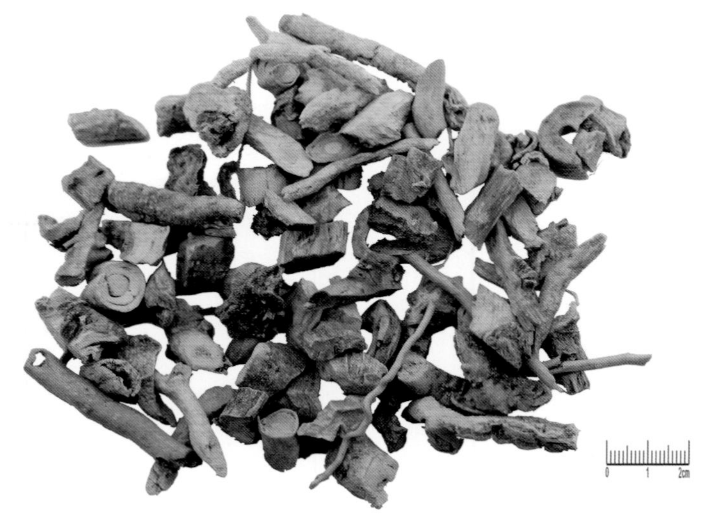

图3-1-7 白鲜皮劣质（提取过）

快速鉴别：**表面皱缩，颜色较灰暗；味涩。**（图 3-1-7）

白鲜皮劣质（具非药用部位）

白鲜根直接切段、干燥。

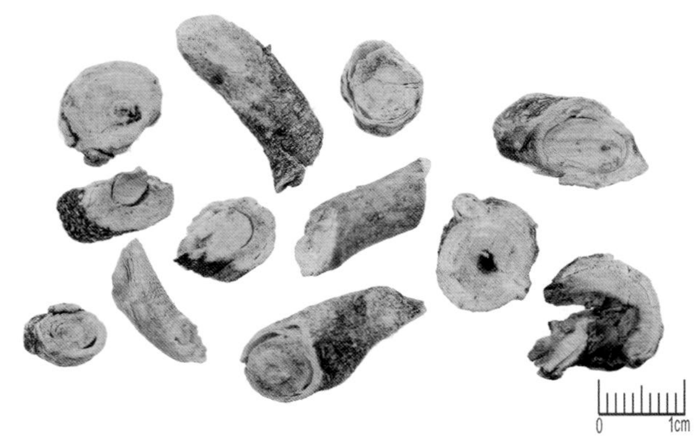

图3-1-8 白鲜皮劣质（具非药用部位）

快速鉴别：**切面可见黄白色木心。**（图 3-1-8）

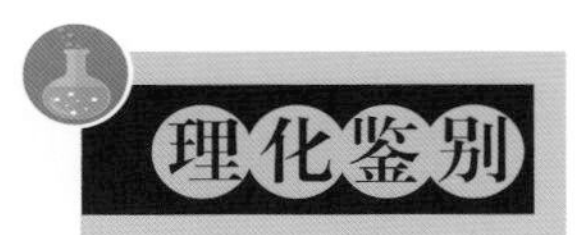

取本品粉末 1 g，加乙醇 5 ml，温浸 0.5 h，滤过，取滤液数滴置白瓷板上，置紫外光灯（365 nm）下观察，显天蓝色荧光。（图 3-1-9）

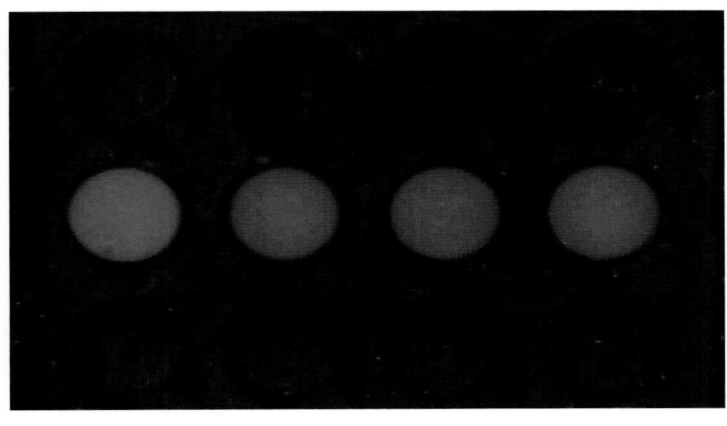

图3-1-9 白鲜皮理化鉴别

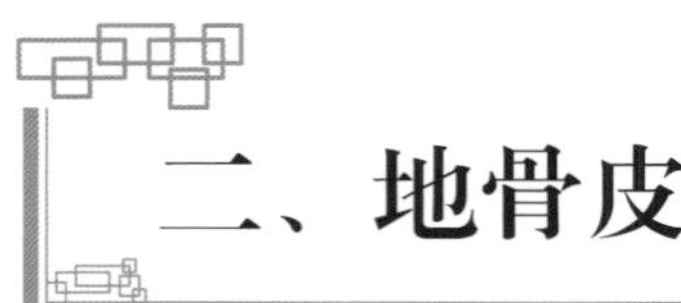

二、地骨皮

【来源】茄科枸杞属植物枸杞 *Lycium chinense* Mill. 或宁夏枸杞 *Lycium barbarum* L. 的干燥根皮。春初或秋后采挖根部，洗净，剥取根皮，晒干。

【性状】呈筒状或槽状，长 3~10 cm，宽 0.5~1.5 cm，厚 0.1~0.3 cm。外表面灰黄色至棕黄色，粗糙，有不规则纵裂纹，易成鳞片状剥落。内表面黄白色至灰黄色，较平坦，有细纵纹。体轻，质脆，易折断，断面不平坦，外层黄棕色，内层灰白色。气微，味微甘而后苦。（图 3-2-1、图 3-2-2）

【标准收载】《中华人民共和国药典》。

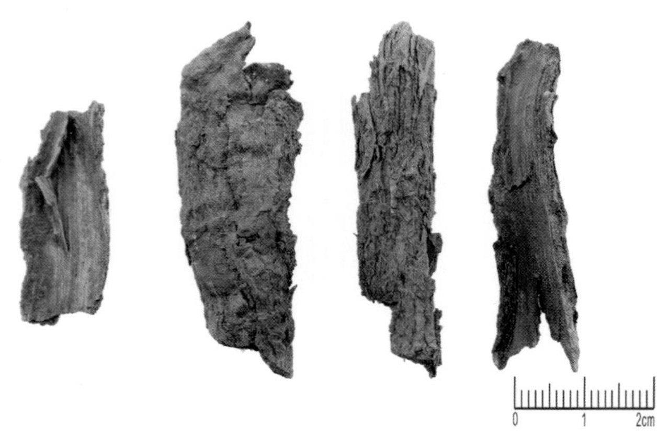

图3-2-1　地骨皮

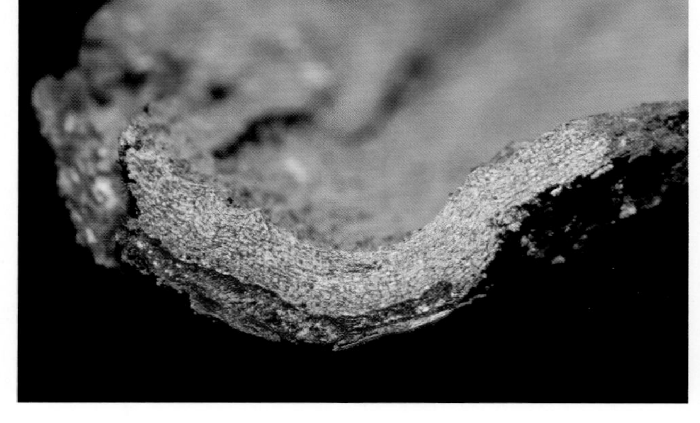

图3-2-2　地骨皮（横切面）

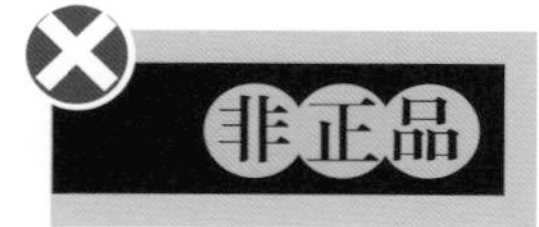

香加皮

萝藦科杠柳属植物杠柳 *Periploca sepium* Bunge 的干燥根皮。

快速鉴别：**呈卷筒状或槽状；外表面栓皮松软常呈鳞片状，易剥落；断面黄白色；有特异香气，味苦。**（图 3-2-3、图 3-2-4）

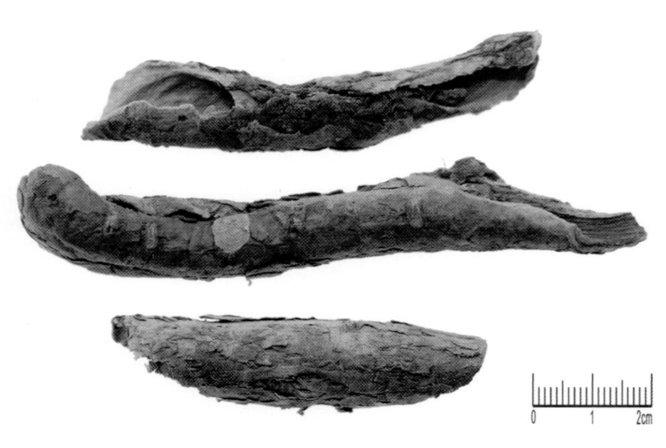

图3-2-3 香加皮

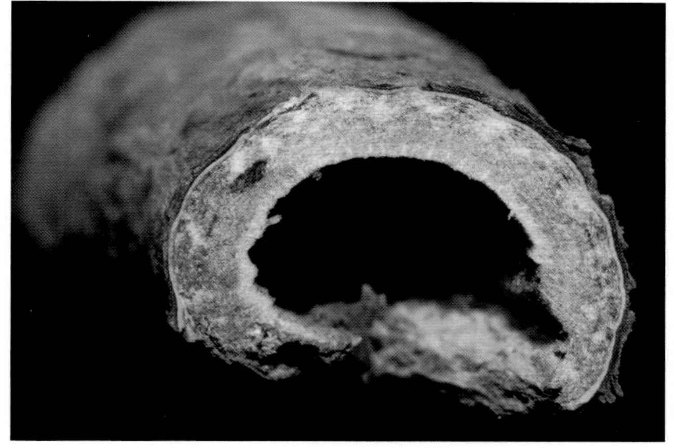

图3-2-4 香加皮（横切面）

鹅绒藤

萝藦科鹅绒藤属植物鹅绒藤 *Cynanchum chinense* R. Br. 的干燥根皮。

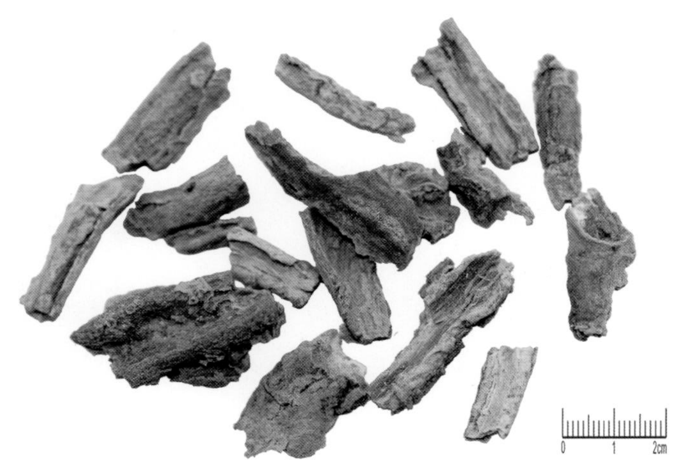

图3-2-5 鹅绒藤

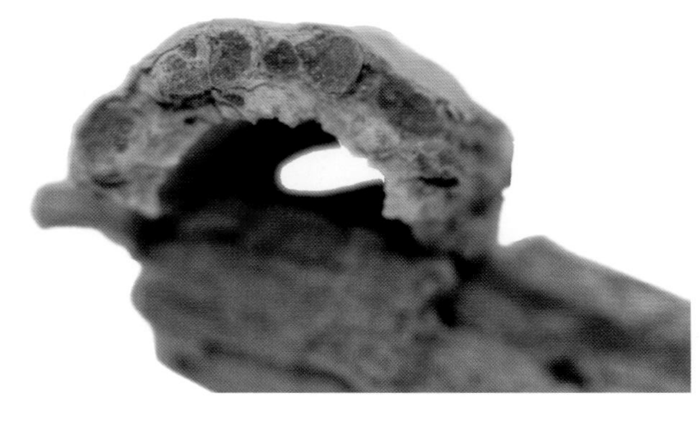

图3-2-6 鹅绒藤（横断面）

快速鉴别：**外形似地骨皮；外皮紧贴，不易剥落；表面有皱纹或裂纹；断面分两层，外层黄棕色，内层黄白色，嚼之有明显沙粒感。**（图 3-2-5、图 3-2-6）

黑枸杞根皮

茄科枸杞属植物黑果枸杞 *Lycium ruthenicum* Murray 的干燥根皮。

快速鉴别：**外皮易成鳞片状剥落；断面外层黄棕色，内层棕褐色；味咸。**（图 3-2-7、图 3-2-8）

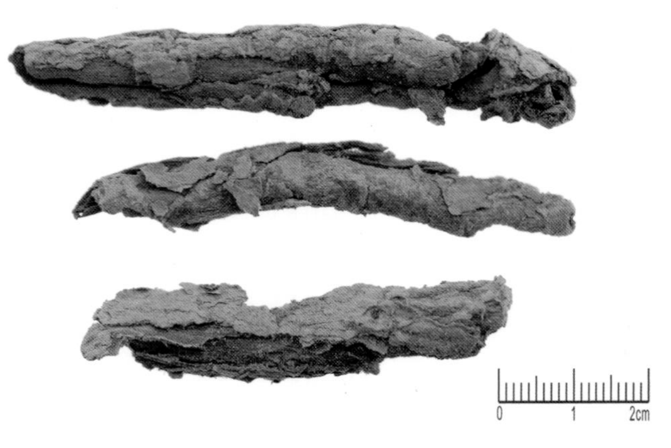

图3-2-7　黑枸杞根皮*

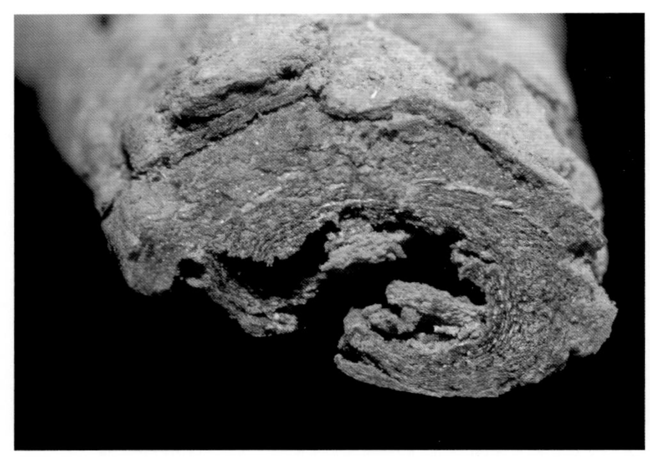

图3-2-8　黑枸杞根皮*（横切面）

荃皮

木犀科素馨属植物黄素馨（探春花）*Jasminum floridum* Bunge 的干燥根皮。

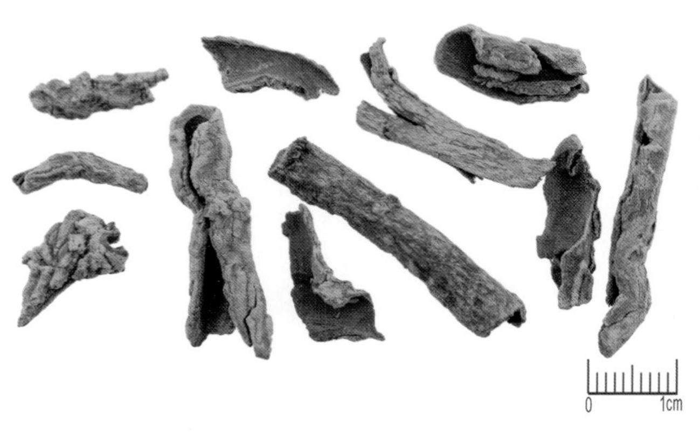

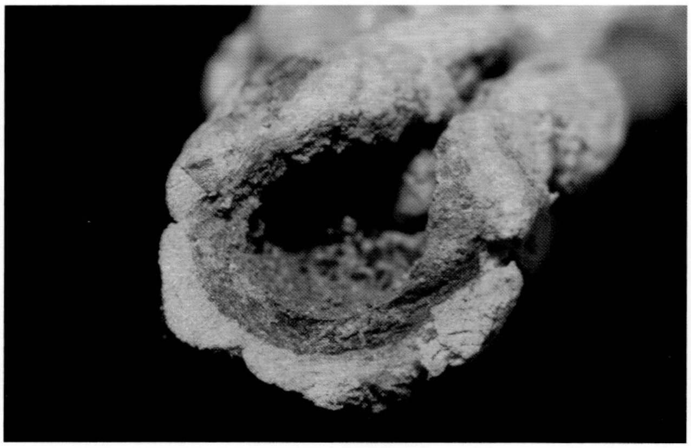

图3-2-9　荃皮*

图3-2-10　荃皮*（横切面）

快速鉴别：**呈筒状、半筒状；表面有不规则裂纹；裂纹处布有黄色粉状物质；断面外层灰黄至棕黄色，内层棕褐色；味微苦，涩。**（图 3-2-9、图 3-2-10）

地骨皮劣质（具非药用部位）

未除去木心。

快速鉴别：**断面可见淡黄色木部，导管孔呈环状排列。**（图 3-2-11、图 3-2-12）

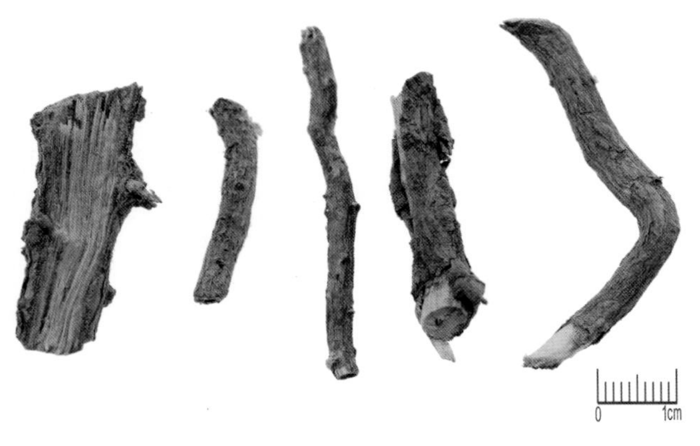

图3-2-11 地骨皮劣质(具非药用部位)

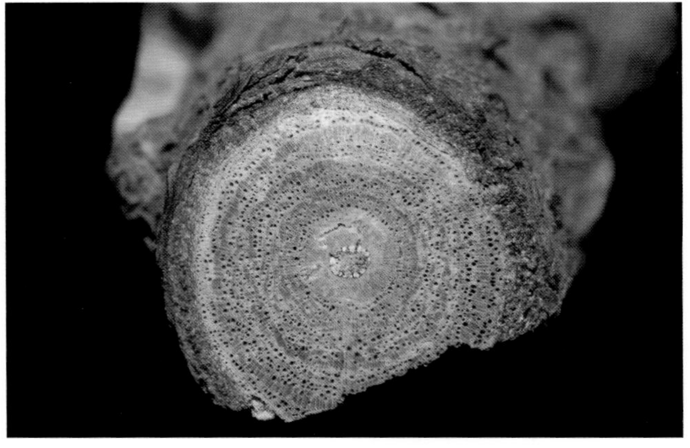

图3-2-12 地骨皮劣质(横切面)

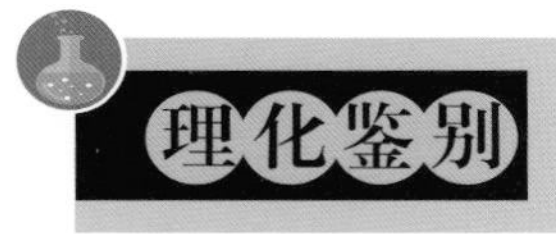

理化鉴别

1. 取本品粉末 1 g，加甲醇 10 ml，水浴回流 30 min，滤过，取滤液 1 ml，置玻璃试管中，加硅钨酸试剂 5 滴，生成白色沉淀（1），加碘化铋钾试剂 3 滴，生成棕色沉淀（2）。（图 3-2-13、图 3-2-14）

2. 取本品粉末 0.5 g，加冰醋酸 10 ml，水浴加热 2 min，滤过，取滤液 2 ml，置玻璃试管中，缓缓加入硫酸 1 ml 时，两液面交界处呈红棕色。（图 3-2-15）

3. 取本品粉末 0.5 g，加水 10 ml，在水浴上加热 5 min，滤过，取滤液 2 ml，置玻璃试管中，加入茚三酮试液 1 ml，水浴加热 3 min，溶液呈紫色。（图 3-2-16）

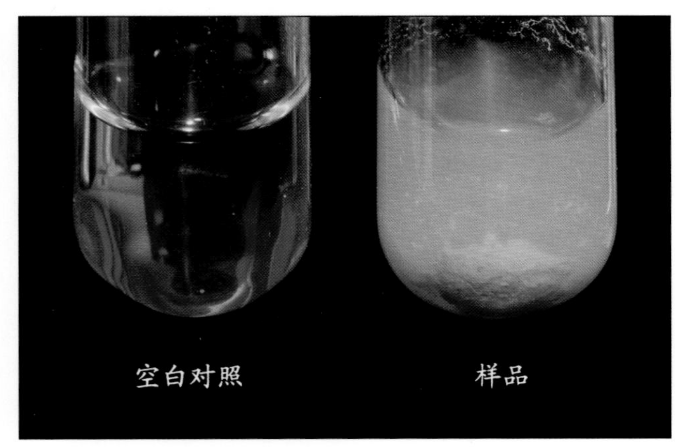

图3-2-13 地骨皮理化鉴别（1）

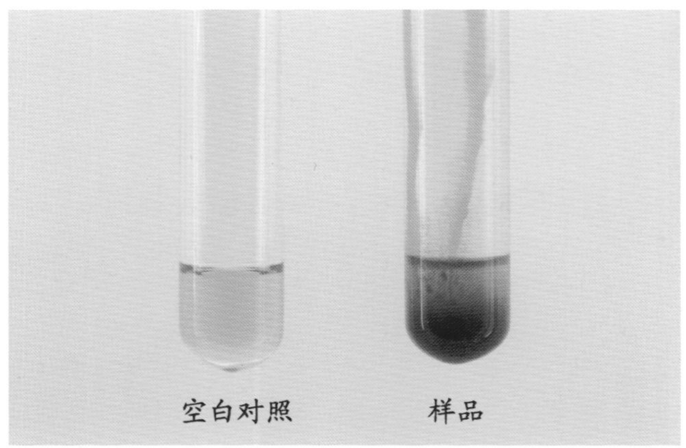

图3-2-14 地骨皮理化鉴别（2）

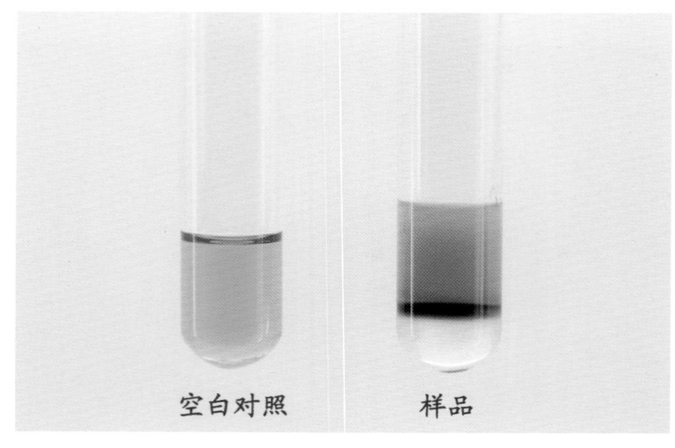

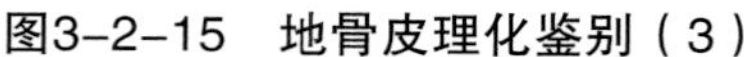
图3-2-15 地骨皮理化鉴别（3）

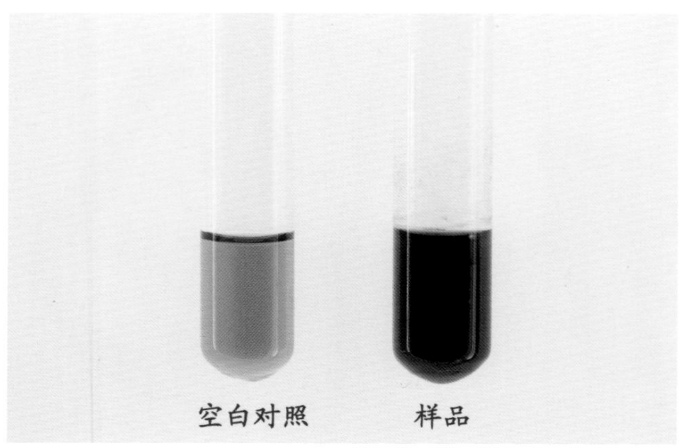

图3-2-16 地骨皮理化鉴别（4）

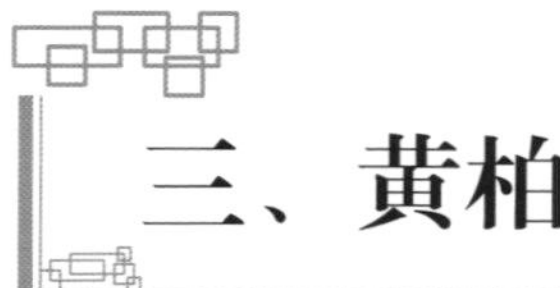

三、黄柏

【来源】芸香科黄檗属植物黄皮树 *Phellodendron chinense* Schneid. 的干燥树皮，习称“川黄柏”。剥取树皮后，除去粗皮，晒干。

【性状】呈板片状或浅槽状，长宽不一，厚 1~6 mm。外表面黄褐色或黄棕色，平坦或具纵沟纹，有的可见皮孔痕及残存的灰褐色粗皮；内表面暗黄色或淡棕色，具细密的纵棱纹。体轻，质硬，断面纤维性，呈裂片状分层，深黄色。气微，味极苦，嚼之有黏性。（图 3-3-1、图 3-3-3、图 3-3-4）

【标准收载】《中华人民共和国药典》。

【饮片】**黄柏** 黄柏药材除去杂质，喷淋清水，润透，切丝，干燥。（图 3-3-2）

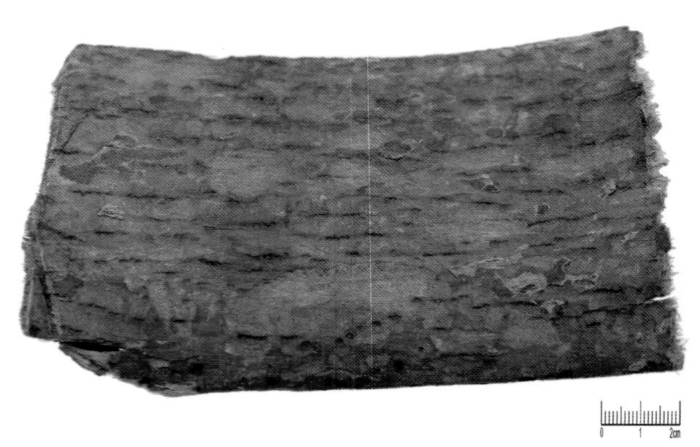
图3-3-1 黄柏

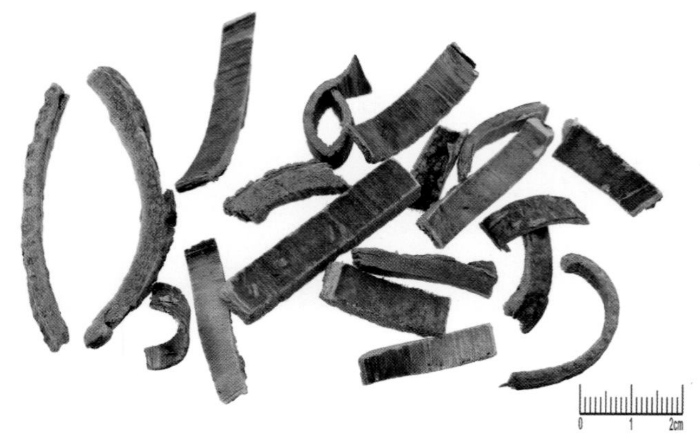
图3-3-2 黄柏（饮片）

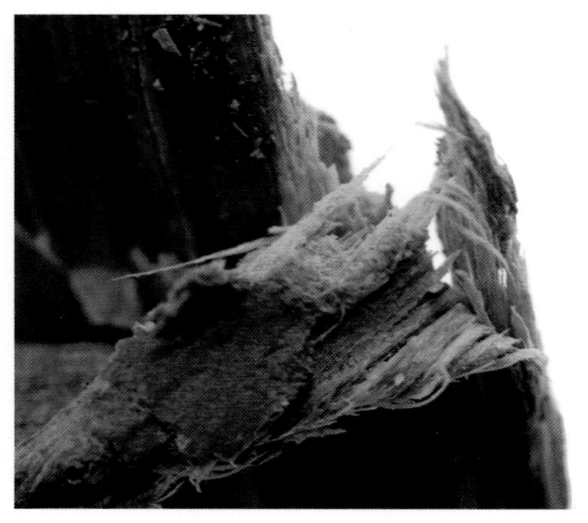
图3-3-3 黄柏（折断面）

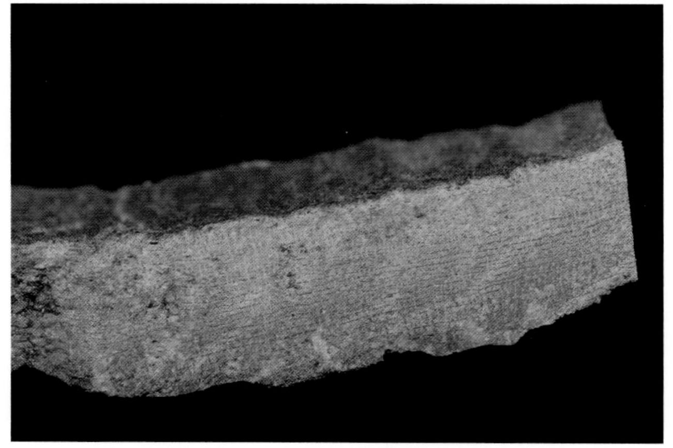
图3-3-4 黄柏（切面观）

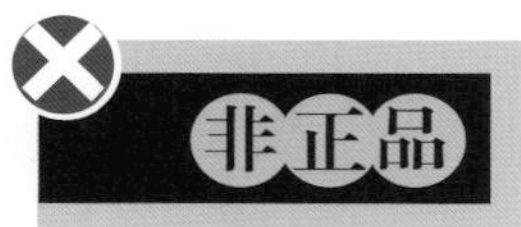

关黄柏

芸香科黄檗属植物黄檗 *Phellodendron amurense* Rupr. 的干燥树皮。

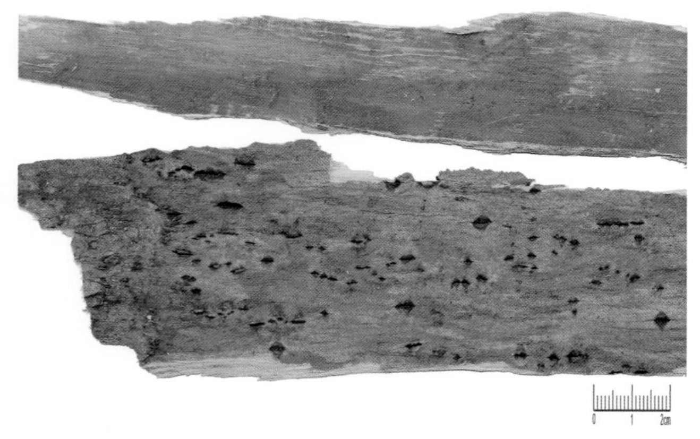
图3-3-5 关黄柏

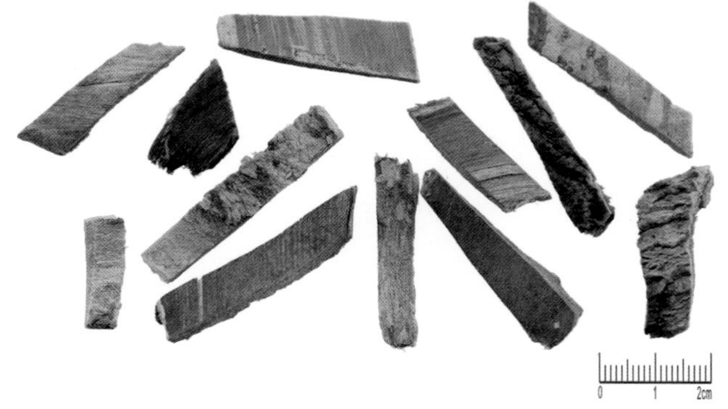
图3-3-6 关黄柏（切丝）

快速鉴别：**呈板片状或浅槽状；外表面黄绿色或淡棕黄色，皮孔痕小而少见；内表面黄色或黄棕色。**（图 3-3-5、图 3-3-6）

土黄柏

小檗科十大功劳属植物阔叶十大功劳 *Mahonia bealei* (Fort.) Carr. 或十大功劳（细叶十大功劳）*Mahonia fortunei* (Lindl.) Fedde 的干燥根、茎。

快速鉴别：**外表面灰黄色至棕褐色，有明显的纵沟纹及横向细裂纹；切面皮部薄，棕褐色，木部**

黄色；易呈片状剥离；味苦；热水浸泡手摸无滑腻感。（图 3-3-7）

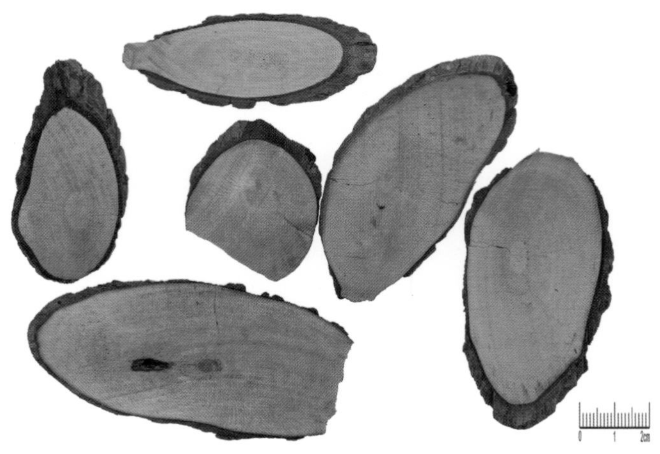

图3-3-7 土黄柏

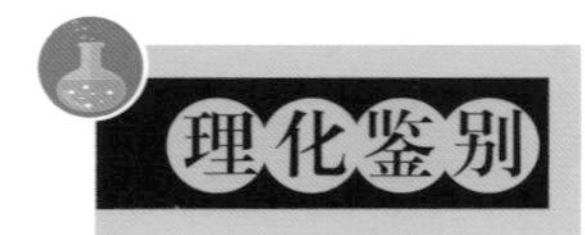

理化鉴别

取本品粉末 1 g，加水 15 ml，温浸 20 min，室温浸泡 2 h，滤过，滤液进行下列试验：

1. 取滤液 1 ml，置玻璃试管中，加碘化铋钾试剂 5 滴，生成棕红色沉淀。（图 3-3-8）
2. 取滤液 1 ml，置玻璃试管中，加硅钨酸试剂 5 滴，生成浅黄色沉淀。（图 3-3-9）

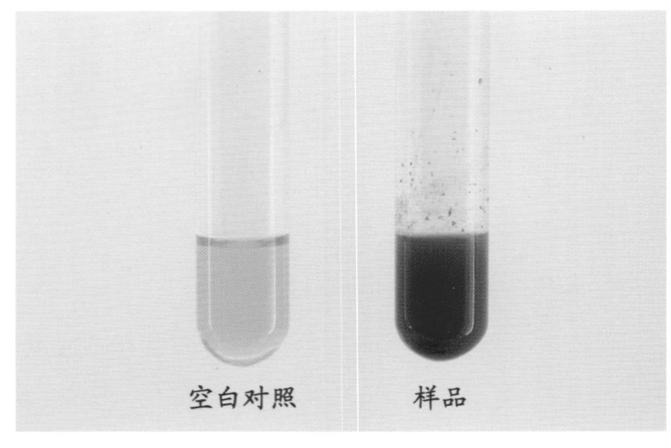

图3-3-8 黄柏理化鉴别（1）

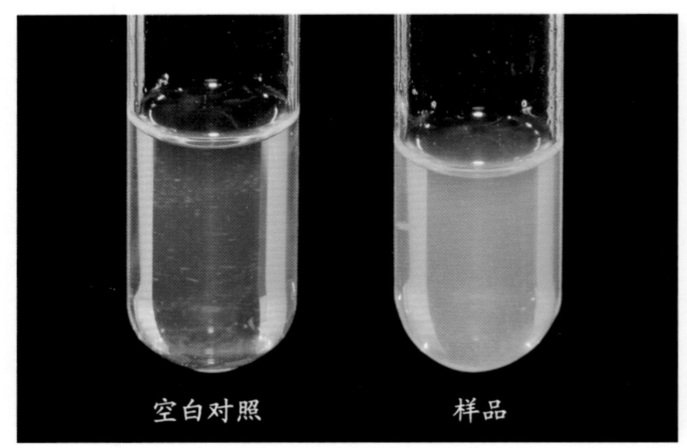

图3-3-9 黄柏理化鉴别（2）

第四章 叶类

ZHONGYAOCAI SHICHANG CHANGJIAN YIHUN PINZHONG JIANBIE TUJI

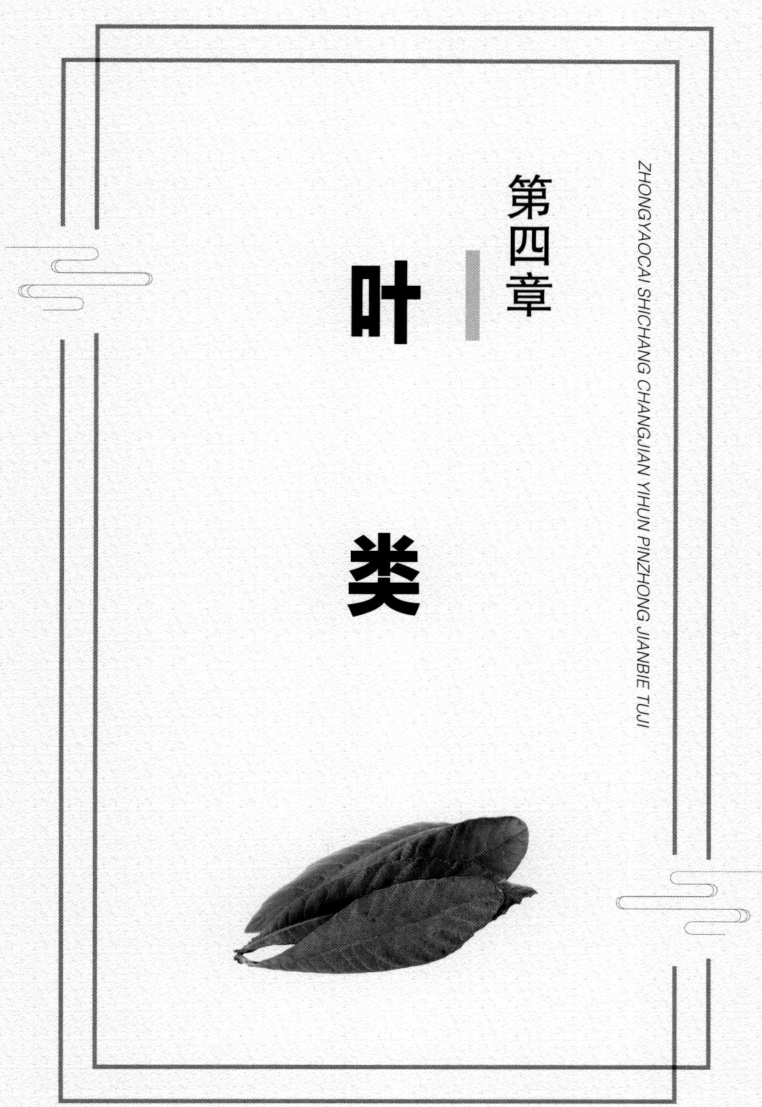

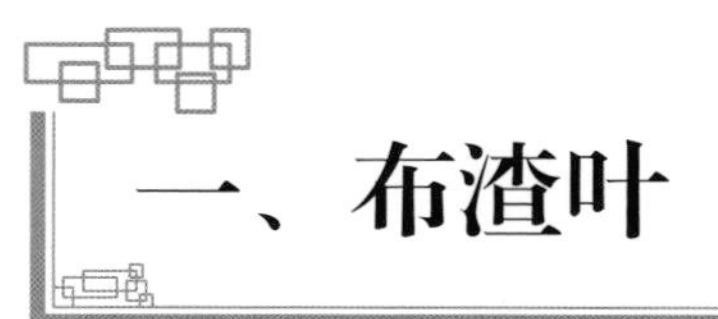

一、布渣叶

【来源】椴树科破布叶属植物破布叶 *Microcos paniculata* L. 的干燥叶。夏、秋二季采收，除去枝梗和杂质，阴干或晒干。

【性状】多皱缩或破碎。完整叶展平后呈卵状长圆形或卵状矩圆形，长 8~18 cm，宽 4~8 cm。表面黄绿色、绿褐色或黄棕色。先端渐尖，基部钝圆，稍偏斜，边缘具细齿。基出脉 3 条，侧脉羽状，小脉网状。具短柄，叶脉及叶柄被柔毛。纸质，易破碎。气微，味淡，微酸涩。（图 4-1-1~ 图 4-1-3）

【标准收载】《中华人民共和国药典》。

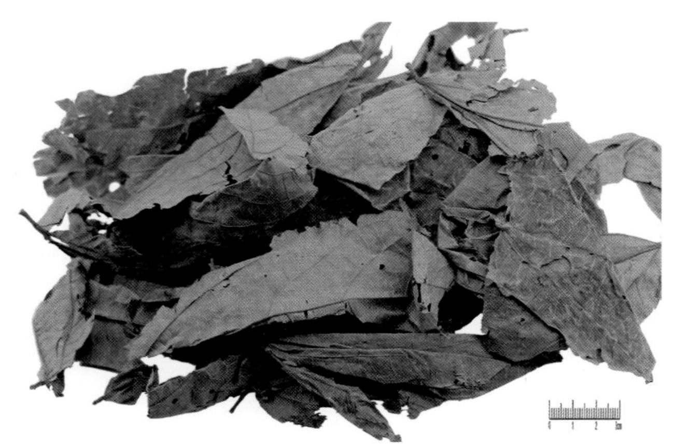

图4-1-1　布渣叶

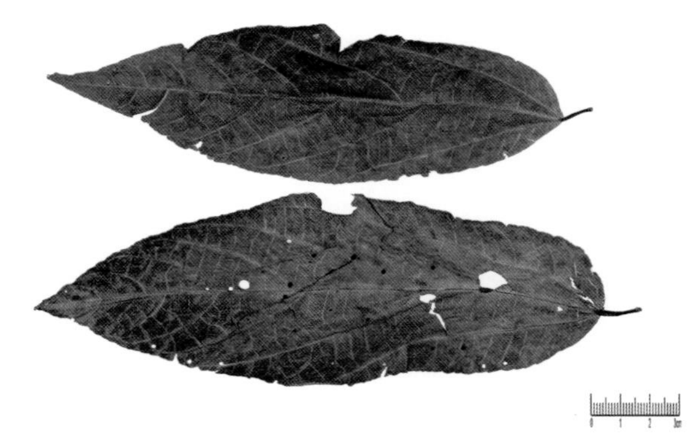

图4-1-2　布渣叶（正反面）

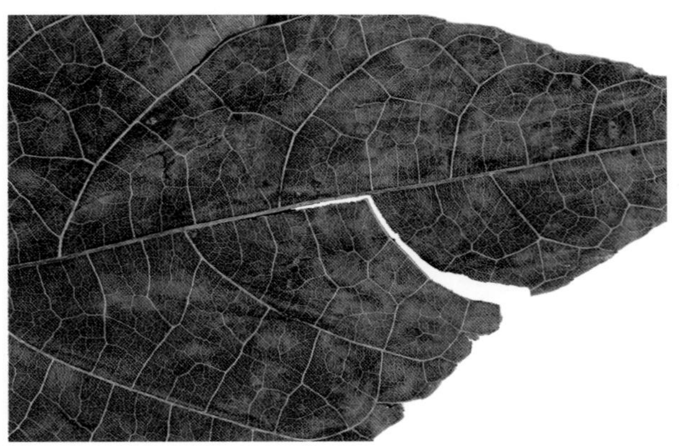

图4-1-3　布渣叶（局部）

理化鉴别

取本品粉末 1 g，加乙醇 15 ml，加热回流 10 min，趁热滤过；取滤液 2 ml，置玻璃试管中，加入少许镁粉及盐酸数滴，水浴加热，溶液呈樱红色。（图 4-1-4）

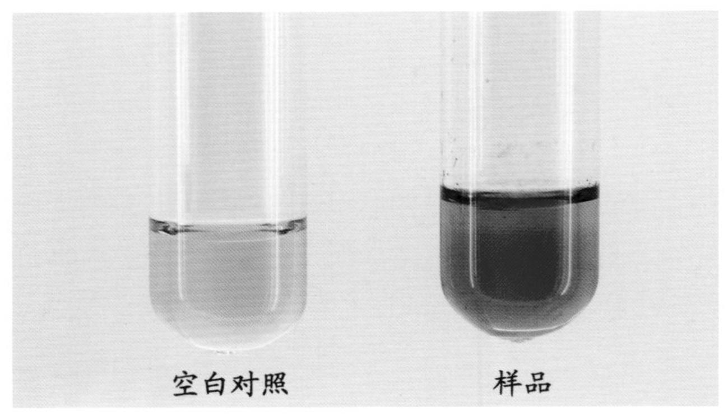

图4-1-4　布渣叶理化鉴别

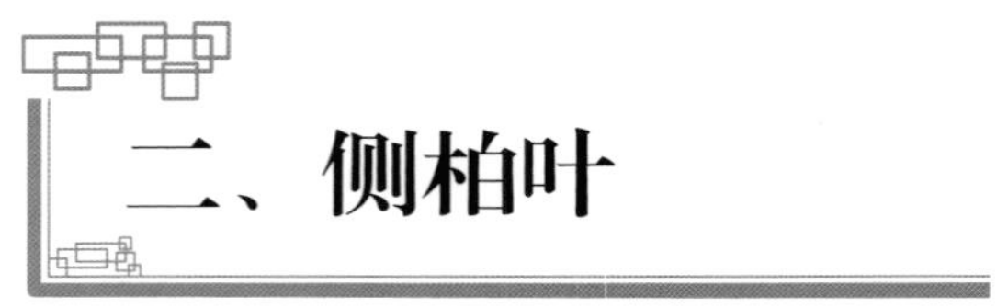

二、侧柏叶

【来源】柏科侧柏属植物侧柏 *Platycladus orientalis* (L.) Franco 的干燥枝梢和叶。多在夏、秋二季采收，阴干。

【性状】多分枝，小枝扁平。叶细小鳞片状，交互对生，贴伏于枝上，深绿色或黄绿色。质脆，易折断。气清香，味苦涩、微辛。（图 4-2-1、图 4-2-2）

【标准收载】《中华人民共和国药典》。

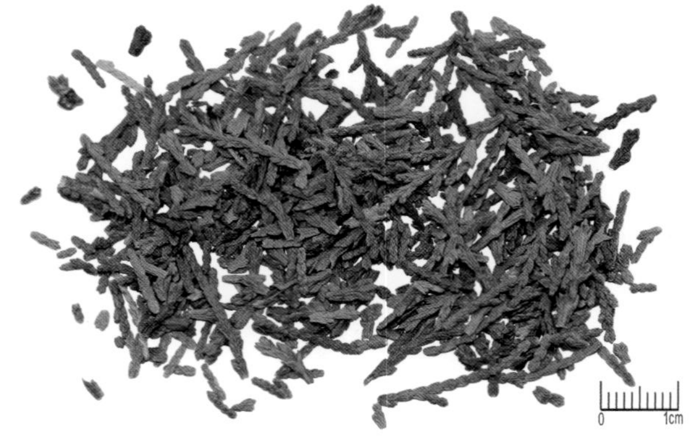

图4-2-1　侧柏叶

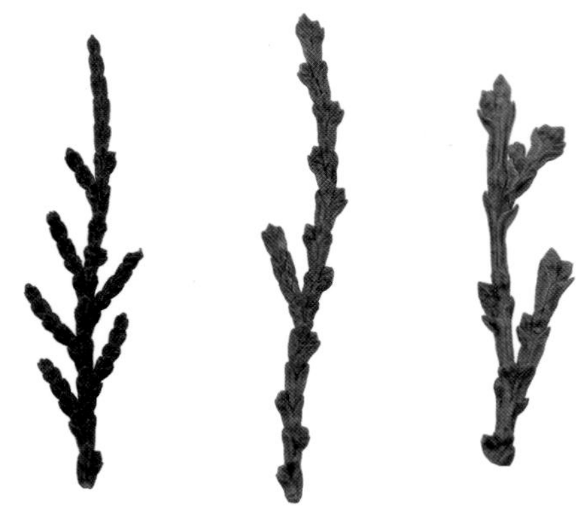

图4-2-2　侧柏叶（放大）

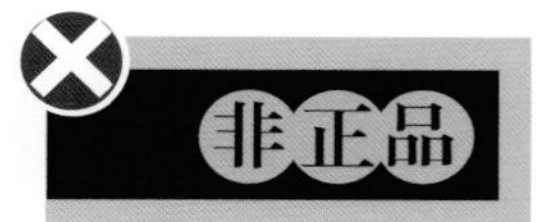

柏木叶

柏科柏木属植物柏木 *Cupressus funebris* Endl. 的干燥枝梢及叶。

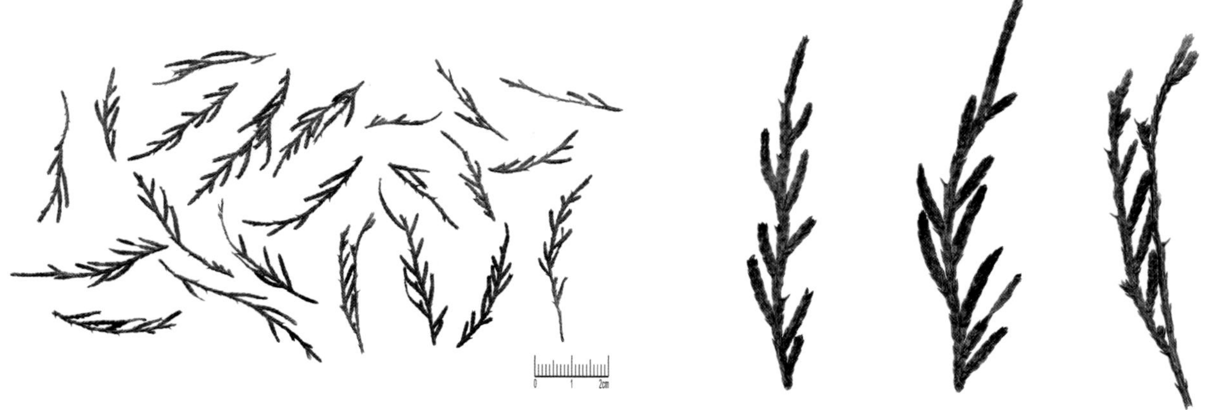

图4-2-3 柏木叶　　图4-2-4 柏木叶（放大）

快速鉴别：**分枝较稀疏；鳞叶先端尖，呈刺状向外伸出，触之有刺手感。**（图 4-2-3、图 4-2-4）

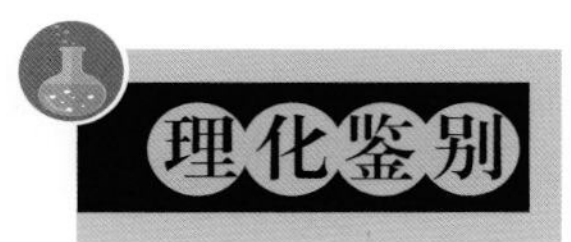

取本品粉末 1 g，加甲醇 10 ml，振摇 10 min，滤过，滤液加少许镁粉振摇，滴加盐酸数滴，水浴加热 2 min，溶液呈红色。（图 4-2-5）

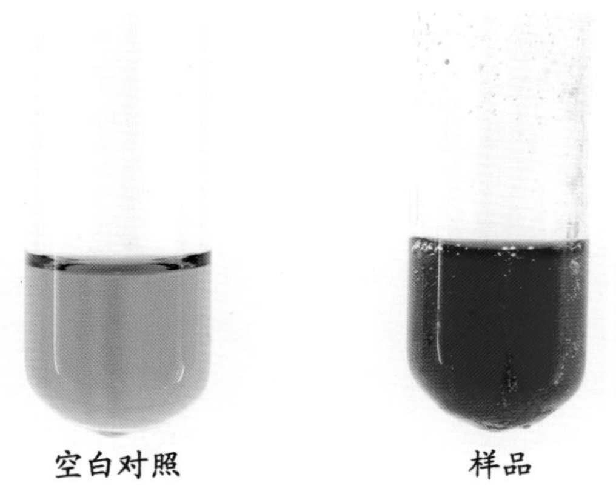

空白对照　　样品

图4-2-5 侧柏叶理化鉴别

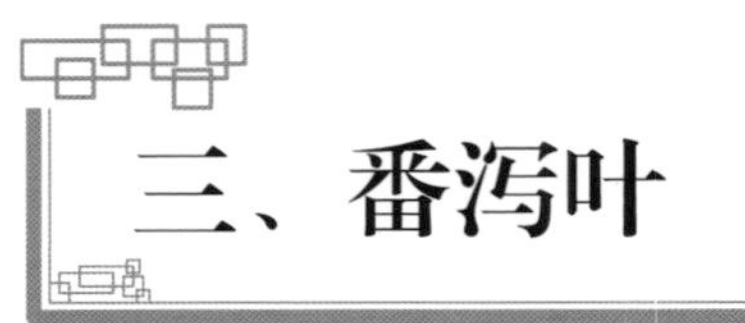

三、番泻叶

【来源】豆科山扁豆属植物狭叶番泻 *Cassia angustifolia* Vahl 或尖叶番泻 *Cassia acutifolia* Delile 的干燥小叶。

【性状】**狭叶番泻** 呈长卵形或卵状披针形，长 1.5~5 cm，宽 0.4~2 cm，叶端急尖，叶基稍不对称，全缘。上表面黄绿色，下表面浅黄绿色，无毛或近无毛，叶脉稍隆起。革质。气微弱而特异，味微苦，稍有黏性。（图 4-3-1、图 4-3-2）

尖叶番泻 呈披针形或长卵形，略卷曲，叶端短尖或微突，叶基不对称，两面均有细短毛茸。

【标准收载】《中华人民共和国药典》。

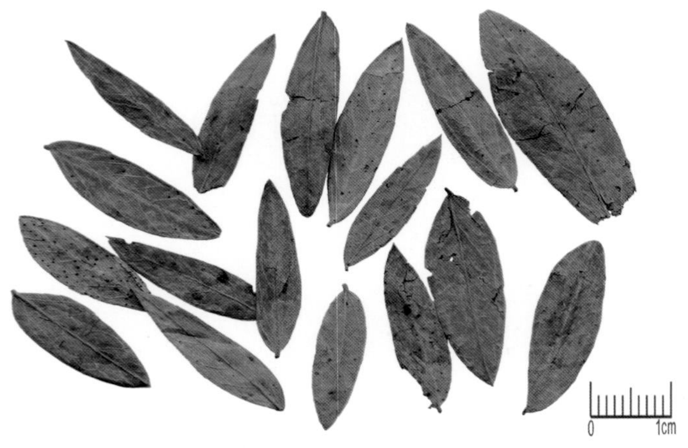

图4-3-1 番泻叶（狭叶番泻）

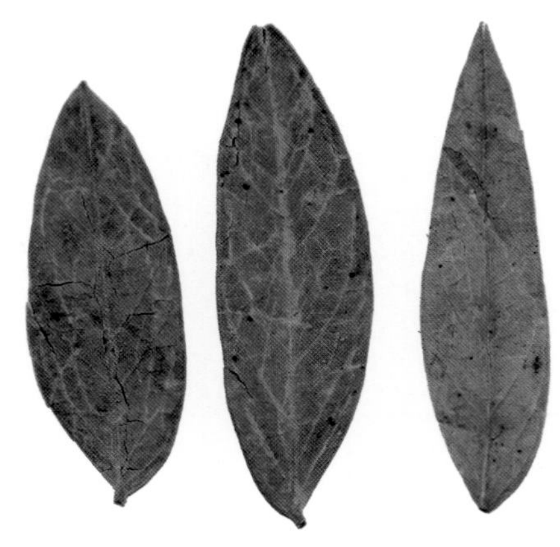

图4-3-2 狭叶番泻叶（正反面）

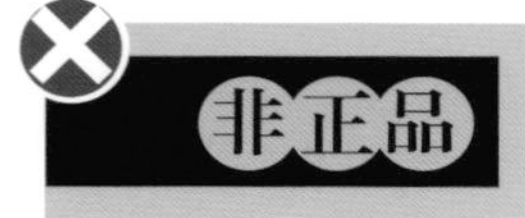

罗布麻叶

夹竹桃科罗布麻属植物罗布麻 *Apocynum venetum* L. 的干燥叶。

快速鉴别：**多皱缩卷曲、破碎；完整叶片展平后呈椭圆状披针形或卵圆状披针形；先端钝，有小芒尖，基部钝圆或楔形；边缘具细齿，常反卷，两面无毛，叶脉于下表面突起。**（图 4-3-3、图 4-3-4）

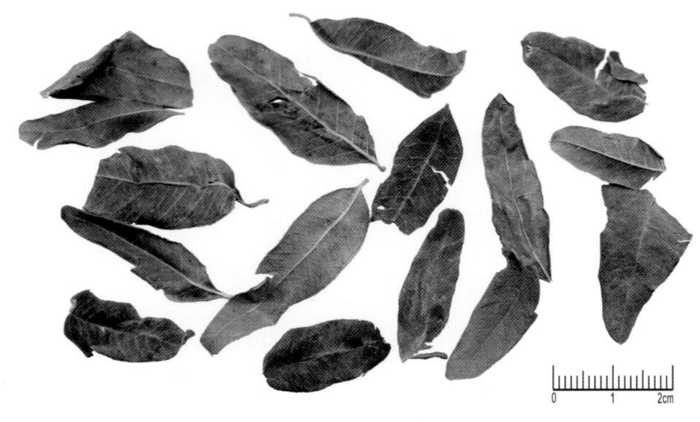

图4-3-3 罗布麻叶

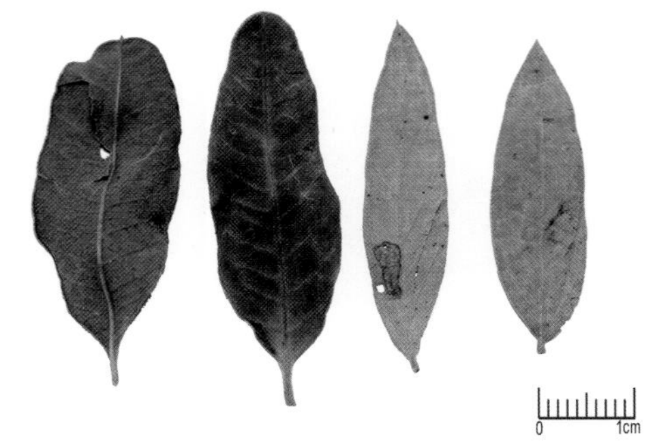

图4-3-4 罗布麻叶（左2）与番泻叶（右2）

耳叶番泻叶

豆科决明属植物耳叶决明 *Cassia auriculata* L. 的干燥小叶。

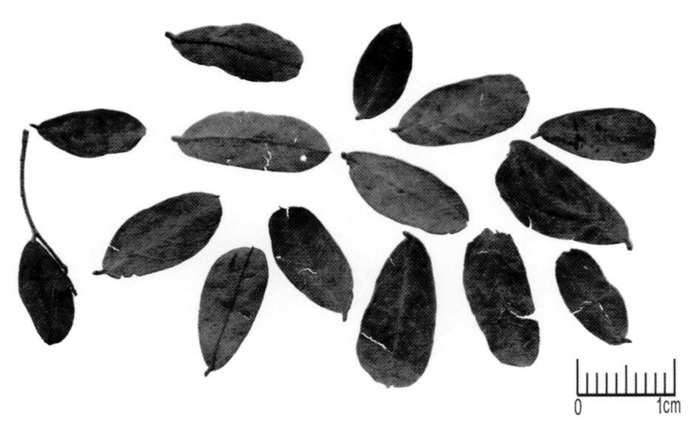

图4-3-5 耳叶番泻叶*

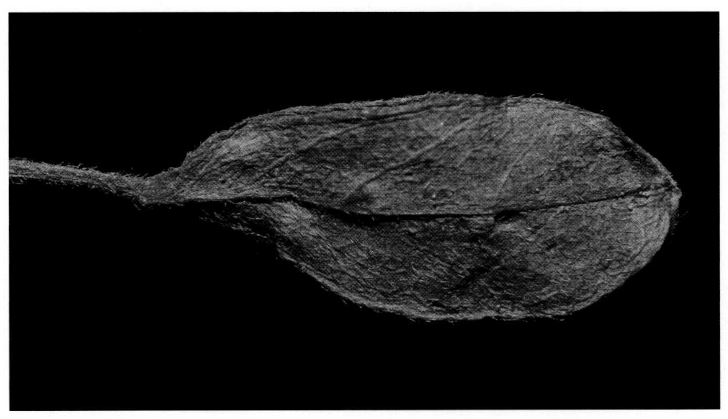

图4-3-6 耳叶番泻叶*（叶背面）

快速鉴别：**小叶呈椭圆形或倒卵形；叶端钝圆或微凹而具刺突；主脉突出，侧脉明显；两面均有较多的灰白色长茸毛，主脉基部及小叶柄处毛茸多而密；无叠压的线纹。**（图 4-3-5、图 4-3-6）

相思叶

豆科相思子属植物相思子 *Abrus precatorius* L. 的干燥小叶。

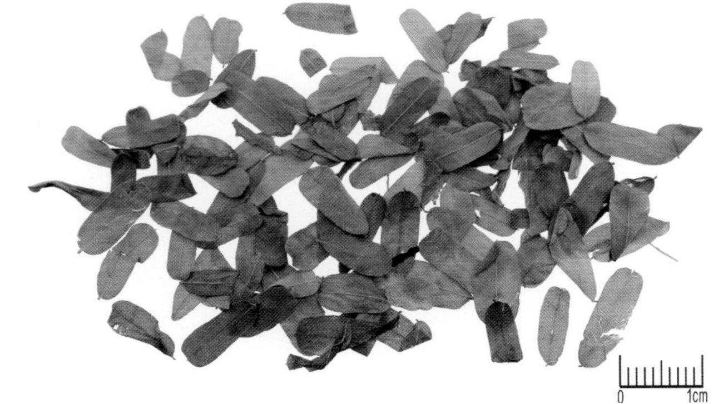

图4-3-7 相思叶

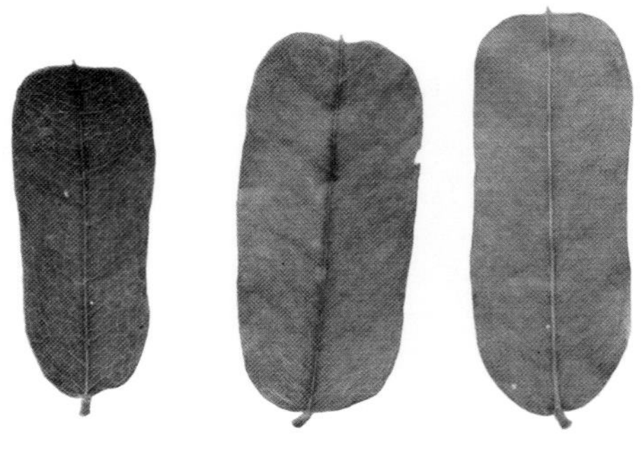

图4-3-8 相思叶（正反面）

快速鉴别：**近长圆形，膜质；先端截形，具小尖头，基部近圆形；上面无毛，下面被稀疏白色糙伏毛。**（图 4-3-7、图 4-3-8）

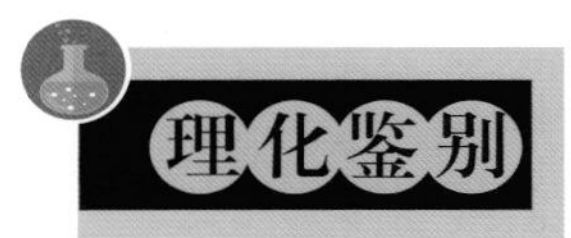

理化鉴别

1. 取本品粉末 0.5 g，加稀乙醇 20 ml，超声处理 10 min，滤过，取滤液 2 滴于滤纸上，挥干后，置紫外光灯（365 nm）下观察，显棕红色荧光。（图 4-3-9）

2. 取本品粉末 0.5 g，加水 50 ml 及盐酸 2 ml，水浴加热 15 min，放冷，加乙醚 40 ml，振摇提取，分取醚层，通过无水硫酸钠层脱水，滤过，取滤液 5 ml，蒸干，放冷，加氨试液 2 ml，置水浴中加热 2 min，溶液呈紫红色。（图 4-3-10）

3. 取本品粉末 0.1 g，加 50% 硫酸 10 ml，水浴加热 15 min，放冷后，用三氯甲烷 10 ml 提取，分取三氯甲烷液，加 4% 氢氧化钠液 10 ml 提取，取提取液 2 ml 加 3% 过氧化氢液 2 滴，水浴加热 2 min，溶液呈紫红色。（图 4-3-11）

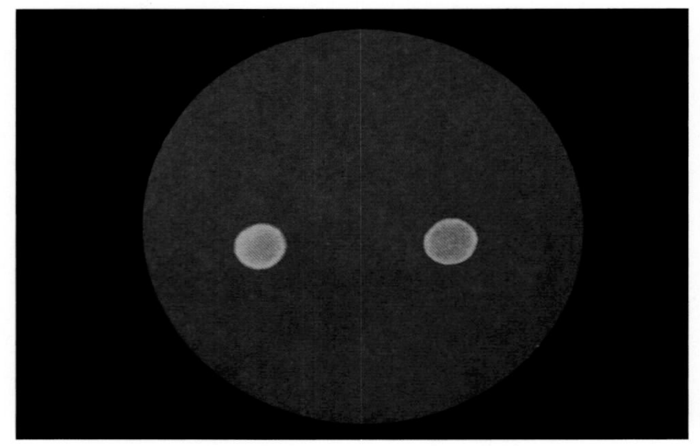

图4-3-9　番泻叶理化鉴别（1）

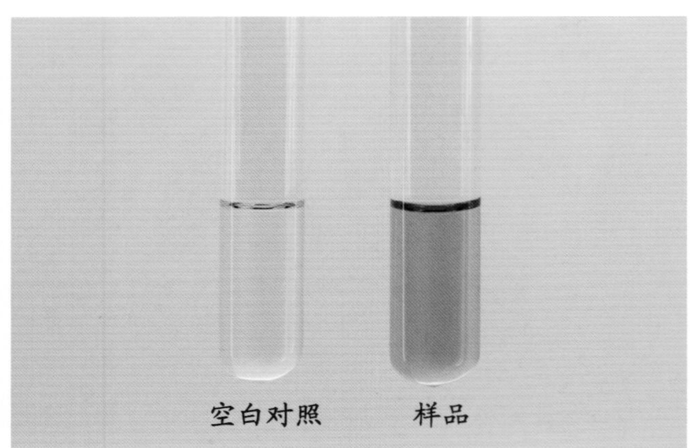

图4-3-10　番泻叶理化鉴别（2）

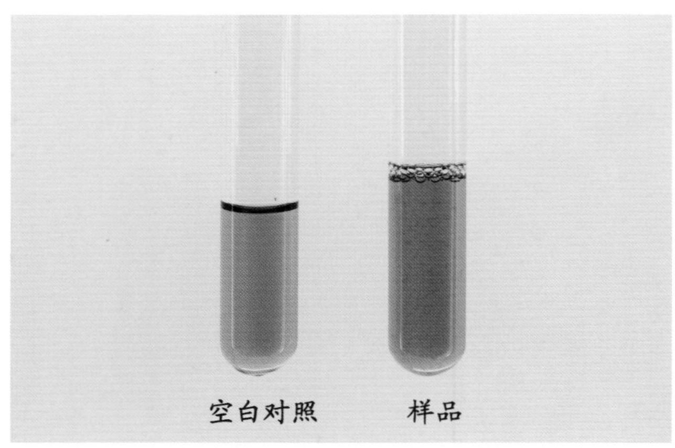

图4-3-11　番泻叶理化鉴别（3）

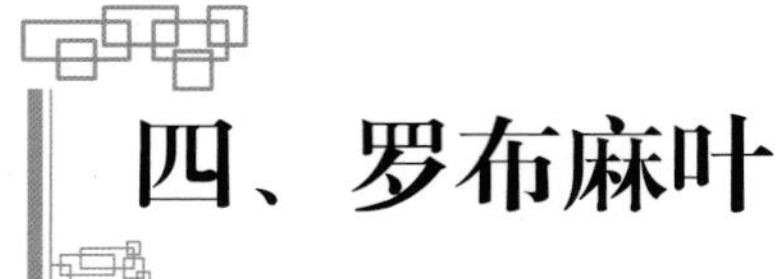

四、罗布麻叶

【来源】夹竹桃科罗布麻属植物罗布麻 *Apocynum venetum* L. 的干燥叶。夏季采收，除去杂质，干燥。

【性状】多皱缩卷曲，有的破碎，完整叶片展平后呈椭圆状披针形或卵圆状披针形，长 2~5 cm，宽 0.5~2 cm。淡绿色或灰绿色，先端钝，有小芒尖，基部钝圆或楔形，边缘具细齿，常反卷，两面无毛，叶脉于下表面突起；叶柄细，长约 4 mm。质脆。气微，味淡。（图 4-4-1、图 4-4-2）

【标准收载】《中华人民共和国药典》。

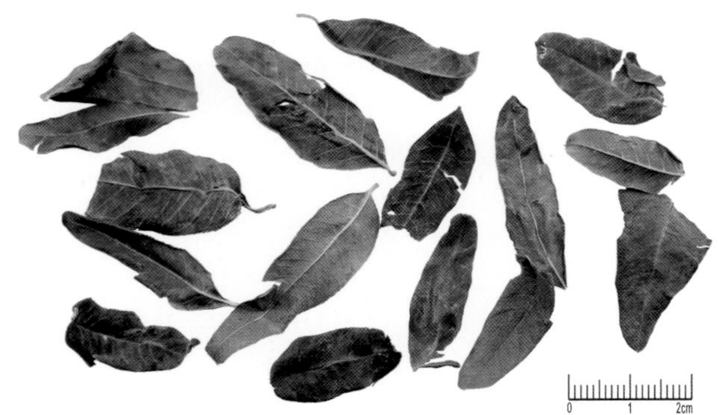

图4-4-1　罗布麻叶

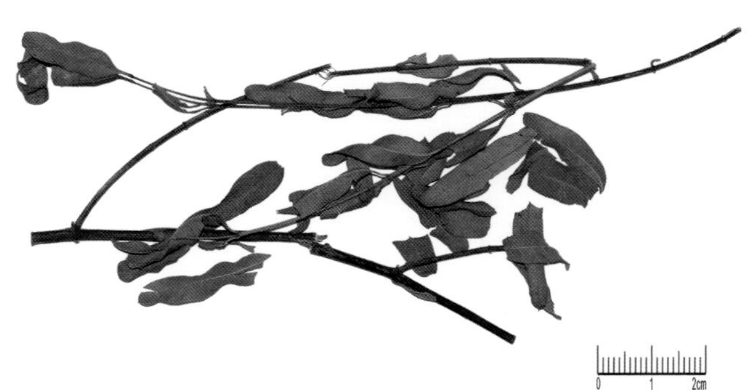

图4-4-2　罗布麻（枝叶）

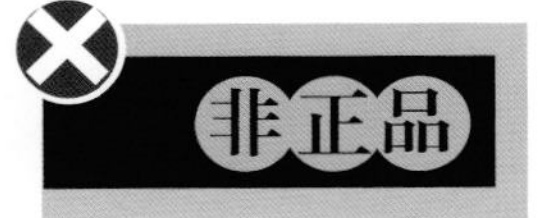

非正品

大花罗布麻叶

夹竹桃科白麻属植物大叶白麻（罗布白麻）*Poacynum hendersonii* (Hook. f.) Woods. 的干燥叶。

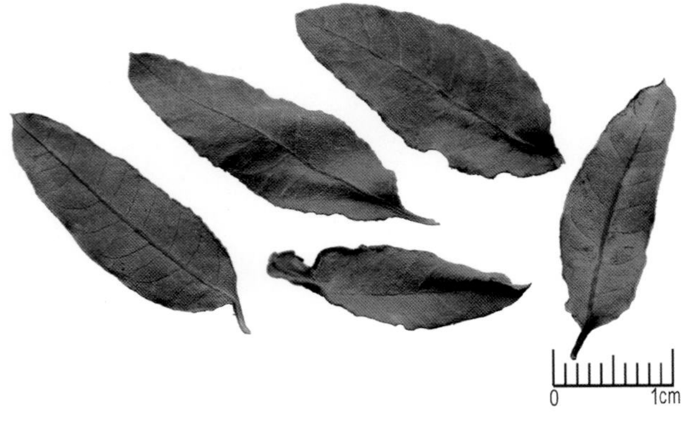

图4-4-3　大花罗布麻叶

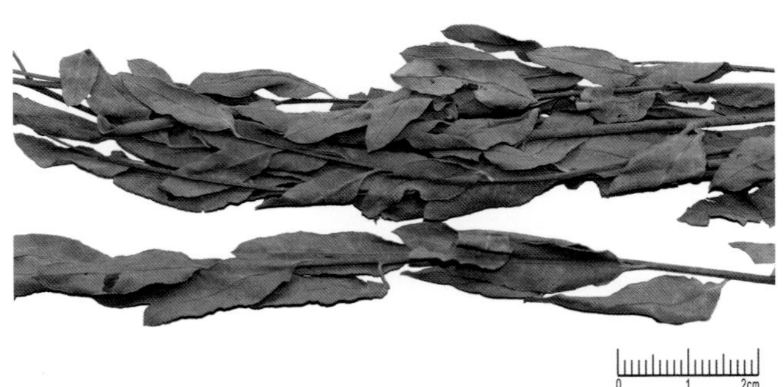

图4-4-4　大花罗布麻（枝叶）

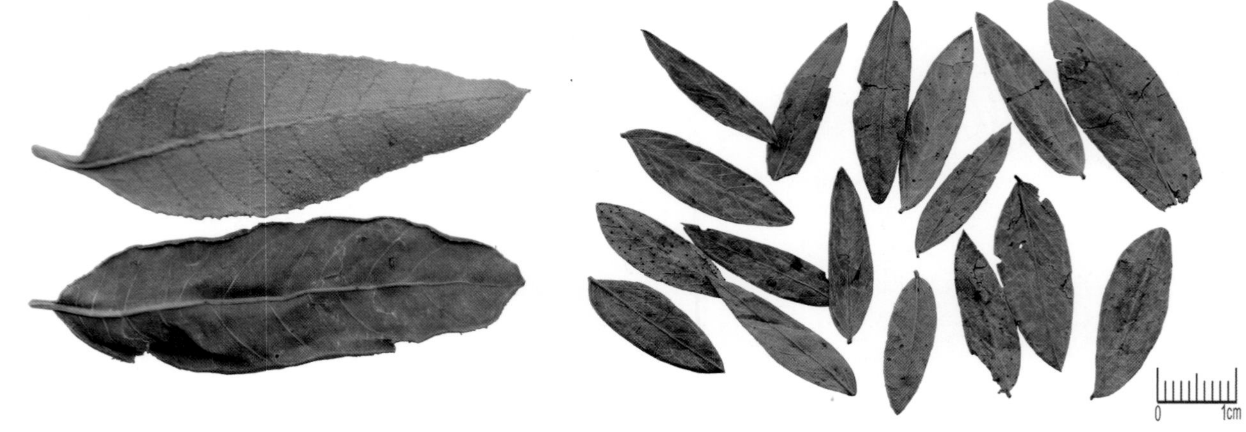

图4-4-5　大花罗布麻叶（上）与罗布麻叶（下）

图4-4-6　狭叶番泻叶

快速鉴别：**呈长卵圆形、椭圆状披针形或卵圆状披针形；叶先端具短尖或略钝，边缘具软骨质细齿，常反卷；两面均粗糙具不规则纹理，背部中脉明显，隆起，侧脉不明显。**（图 4-4-3~ 图 4-4-5）

狭叶番泻叶

豆科山扁豆属植物狭叶番泻 *Cassia angustifolia* Vahl 的干燥小叶。

快速鉴别：**呈长卵形或卵状披针形；全缘，叶端急尖，叶基稍不对称；叶脉稍隆起；革质；味微苦，稍有黏性。**（图 4-4-6）

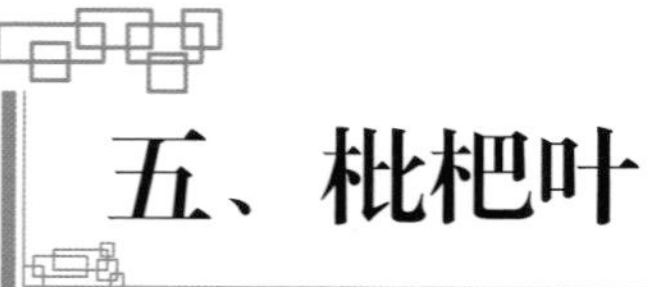

五、枇杷叶

【来源】蔷薇科枇杷属植物枇杷 *Eriobotrya japonica* (Thunb.)Lindl. 的干燥叶。全年均可采收，晒至七八成干时，扎成小把，再晒干。

【性状】呈长圆形或倒卵形，长 12~30 cm，宽 4~9 cm。先端尖，基部楔形，边缘有疏锯齿，近基部全缘。上表面灰绿色、黄棕色或红棕色，较光滑；下表面密被黄色绒毛，主脉于下表面显著突起，侧脉羽状；叶柄极短，被棕黄色绒毛。革质而脆，易折断。气微，味微苦。（图 4-5-1、图 4-5-2）

【标准收载】《中华人民共和国药典》。

【饮片】**枇杷叶**　枇杷叶药材除去绒毛，用水喷润，切丝，干燥。（图 4-5-3）

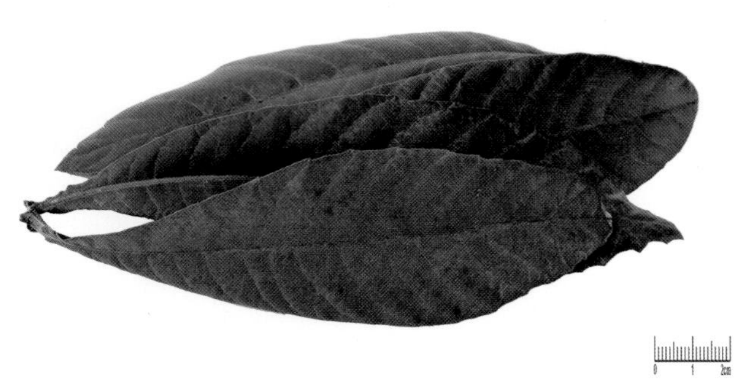

图4-5-1　枇杷叶

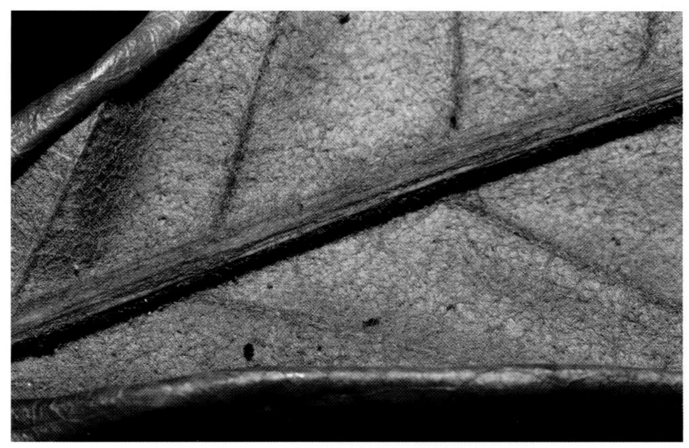

图4-5-2　枇杷叶背面（局部）

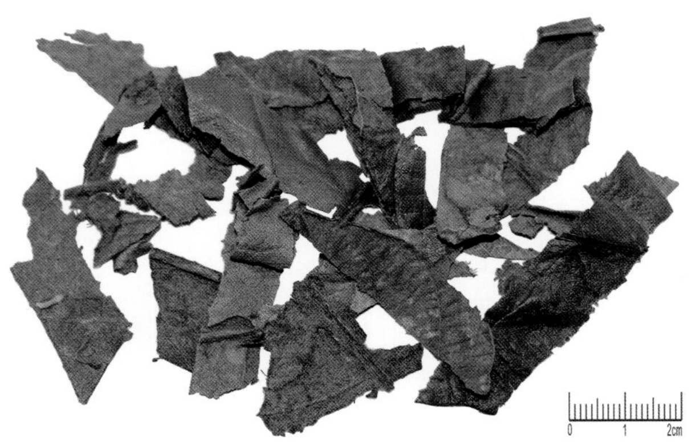

图4-5-3　枇杷叶（饮片）

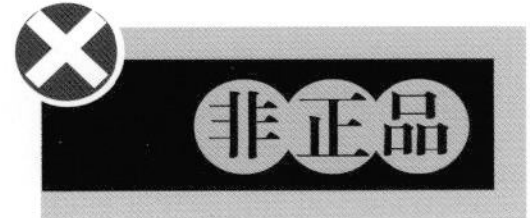

荷花玉兰叶

木兰科木兰属植物荷花玉兰（洋玉兰）*Magnolia grandiflora* L. 的干燥叶。

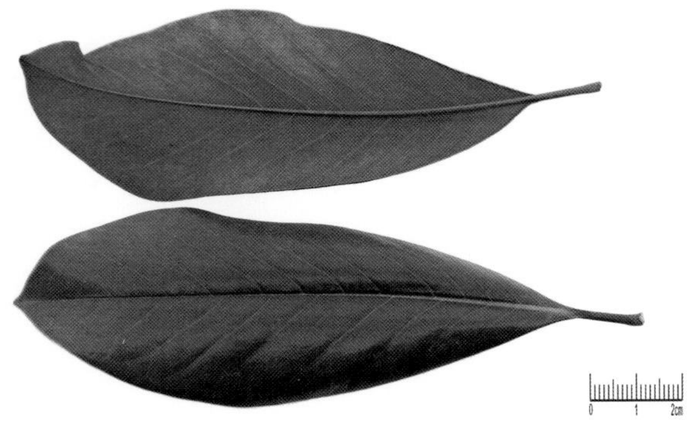

图4-5-4　荷花玉兰叶

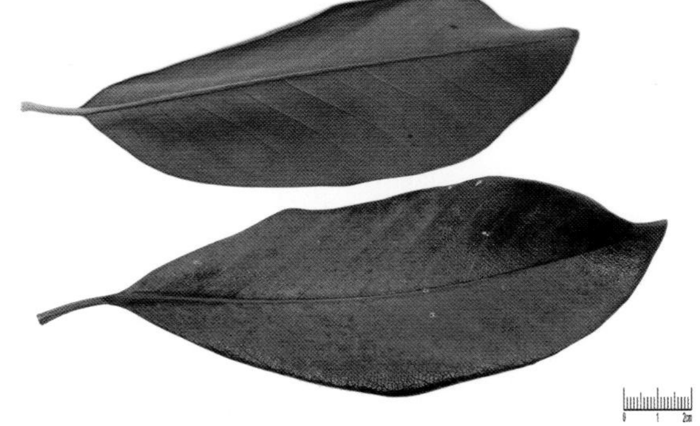

图4-5-5　荷花玉兰叶（落地叶）

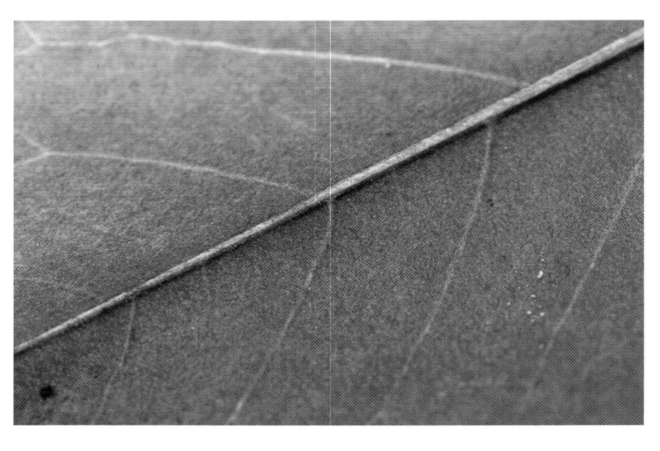

图4-5-6　荷花玉兰叶背面（局部）

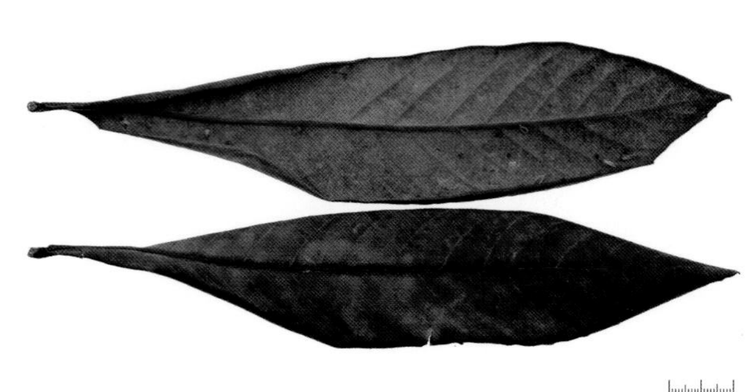

图4-5-7　枇杷叶劣质（落地叶）

快速鉴别：**叶厚革质，椭圆形、长圆状椭圆形或倒卵状椭圆形；先端钝或短钝尖，基部宽楔形；叶下表面有锈色短绒毛；侧脉每边 8~10 条；叶柄具深沟。**（图 4-5-4~ 图 4-5-6）

枇杷叶劣质（落地叶）

自然干枯掉落地上的枇杷叶。

快速鉴别：**表面棕褐色至棕黑色，多碎断。**（图 4-5-7）

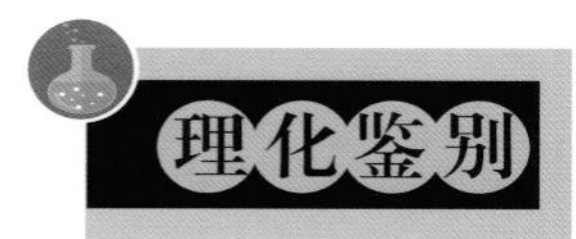

理化鉴别

1. 取本品粉末 2 g，加水 20 ml，煎煮 10 min，趁热滤过，取滤液 1 ml，置玻璃试管中，加 5% α－萘酚乙醇溶液 2 滴，摇匀，沿试管壁缓缓加入硫酸 0.5 ml，两液面交界处呈紫红色环。（图 4-5-8）

2. 取本品粉末 5 g，用乙醚适量提取至无色，弃去乙醚液，药渣加乙醇 30 ml，回流提取 3 h，滤过，取滤液 2 ml，置玻璃试管中，加 1% 三氯化铁乙醇溶液 2 滴，溶液呈蓝绿色。（图 4-5-9）

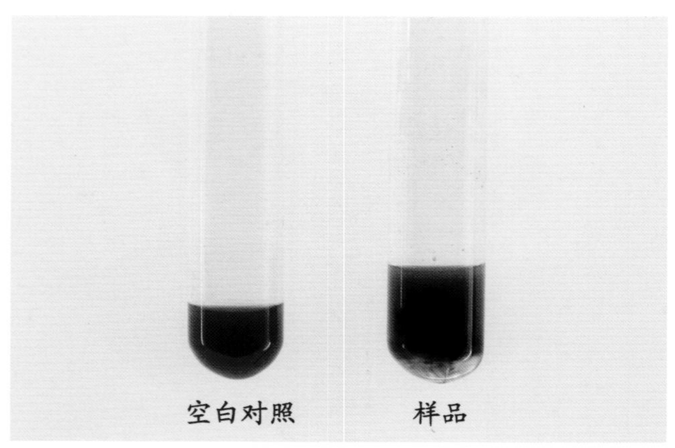

图4-5-8　枇杷叶理化鉴别（1）

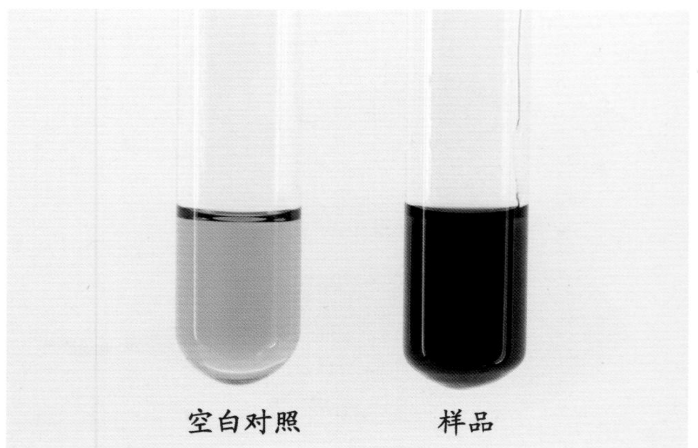

图4-5-9　枇杷叶理化鉴别（2）

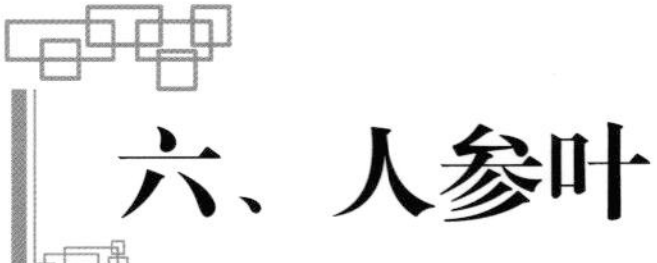

六、人参叶

【来源】五加科人参属植物人参 *Panax ginseng* C.A.Mey. 的干燥叶。秋季采收，晾干或烘干。

【性状】常扎成小把，呈束状或扇状，长 12~35 cm。掌状复叶带有长柄，暗绿色，3~6 枚轮生。小叶通常 5 枚，偶有 7 或 9 枚，呈卵形或倒卵形。基部的小叶长 2~8 cm，宽 1~4 cm；上部的小叶大小相近，长 4~16 cm，宽 2~7 cm。基部楔形，先端渐尖，边缘具细锯齿及刚毛，上表面叶脉生刚毛，下表面叶脉隆起。纸质，易碎。气清香，味微苦而甘。（图 4-6-1、图 4-6-2）

【标准收载】《中华人民共和国药典》。

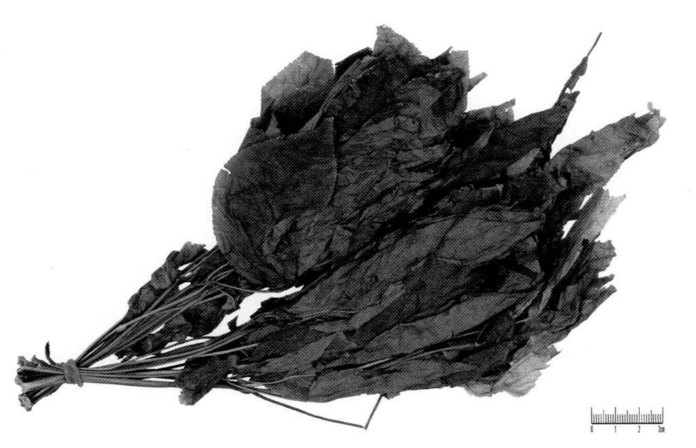

图4-6-1　人参叶

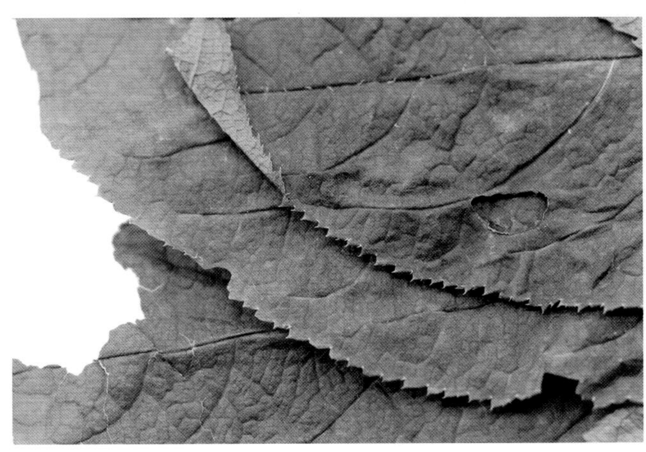

图4-6-2　人参叶（局部）

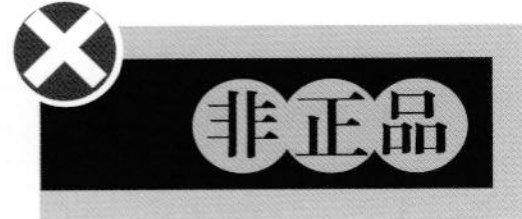

参叶

五加科人参属植物大叶三七 *Panax pseudoginseng* Wall. var. *japonicus* (C. A. Mey.) Hoo et Tseng、竹节参 *Panax japonicus* (T. Nees) C. A. Meyer、羽叶三七 *Panax pseudoginseng* var. *bipinnatifidus* 的干燥茎叶。

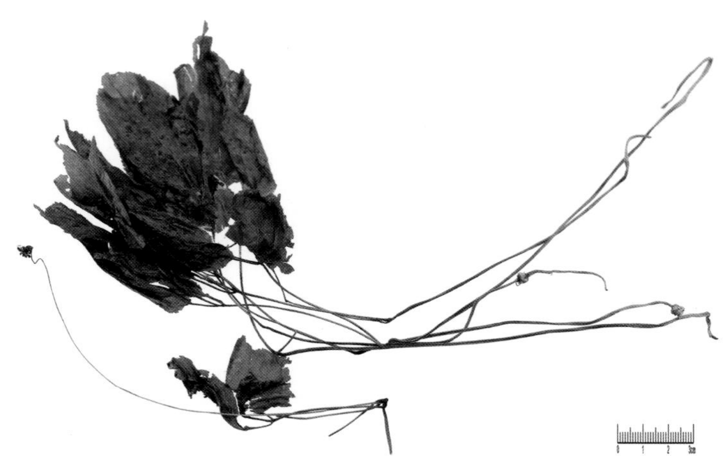

图4-6-3　参叶

快速鉴别：**茎呈细长形，具棱，不分枝；断面淡黄色，髓部有时中空；叶 3~5 枚轮生，叶片皱缩卷曲，完整者展开后为掌状复叶，最下两片较小；叶片边缘有细锯齿或细重锯齿，两面有毛。**（图4-6-3）

第五章 花类

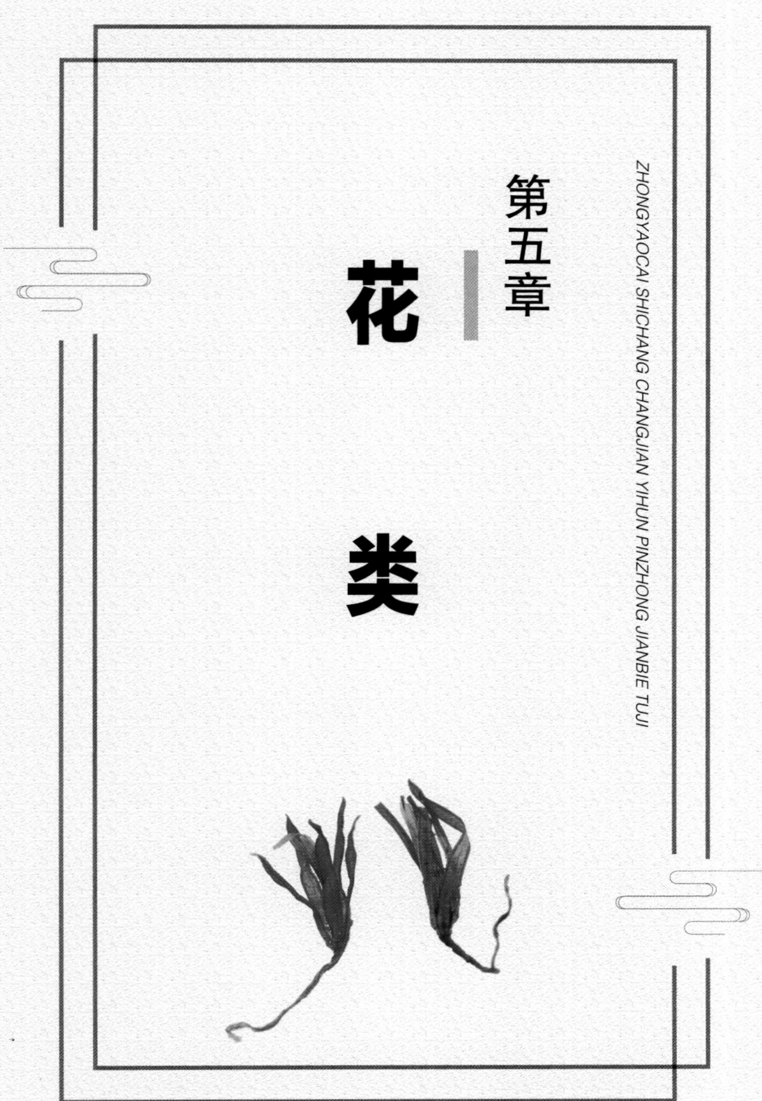

ZHONGYAOCAI SHICHANG CHANGJIAN YIHUN PINZHONG JIANBIE TUJI

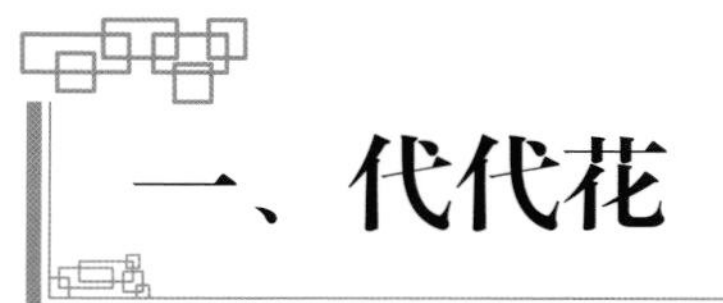

一、代代花

【来源】芸香科柑橘属植物代代花 *Citrus aurantium* L.var. *amara* Engl. 的干燥花蕾。5~6 月花未开放时分批采摘，及时干燥。

【性状】略呈长卵圆形，顶端稍膨大。长 1~1.5 cm，有梗。花萼基部联合，先端 5 裂，灰绿色，有凹陷的小油点，花瓣 5 片，覆瓦状抱合，黄白色或浅黄棕色，可见棕色油点和纵脉。雄蕊多数，花丝基部联合成数束，子房倒卵形。体轻，质脆。气香，味微苦。（图 5-1-1~ 图 5-1-4）

【标准收载】《中华人民共和国卫生部药品标准》（中药材第一册）。

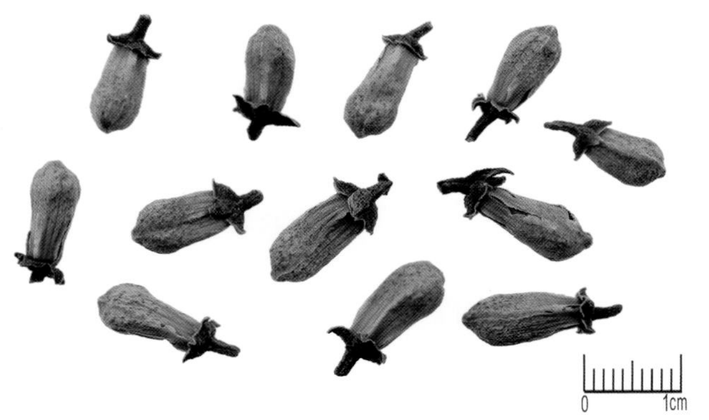

图5-1-1 代代花

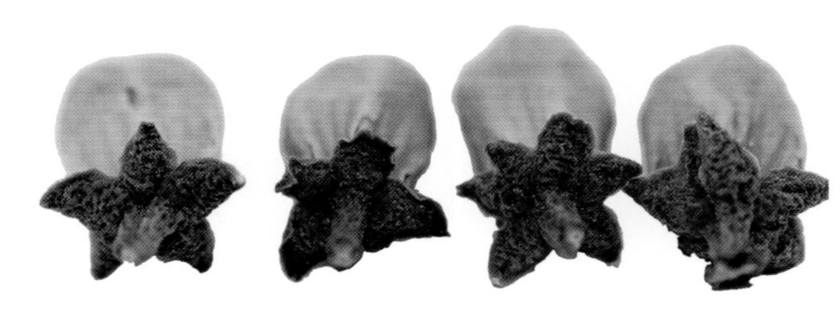

图5-1-2 代代花（底面观）

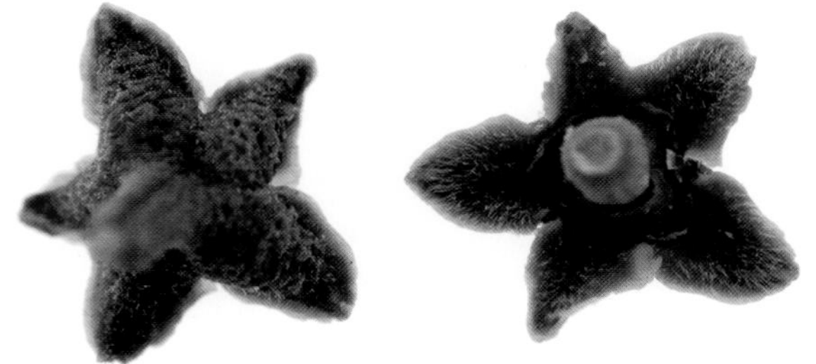

图5-1-3 代代花（花萼正反面）

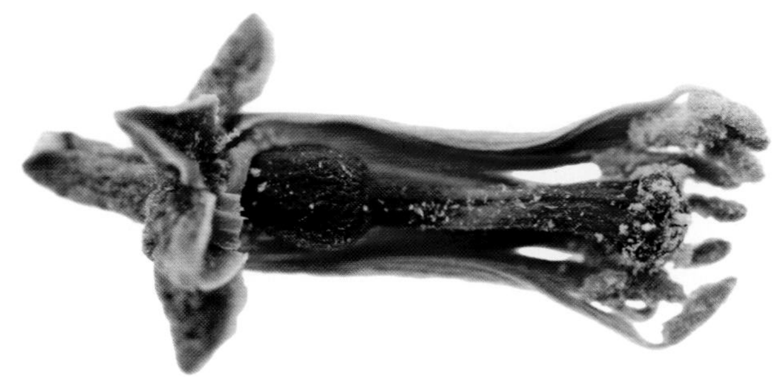

图5-1-4 代代花（除去花瓣及部分花丝）

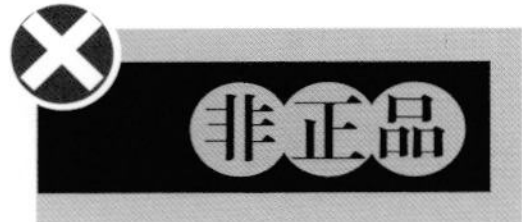

非正品

柚子花

芸香科柑橘属植物柚 *Citrus maxima* (Burm.) Merr. 的干燥花蕾。

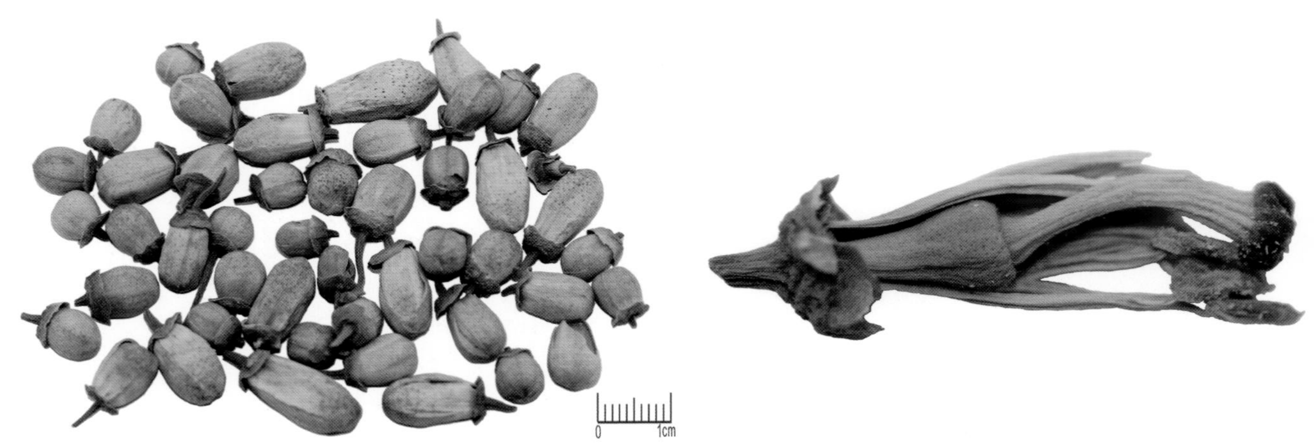

图5-1-5 柚子花　　图5-1-6　柚子花（除去花瓣及部分花丝）

快速鉴别：**呈淡紫红色或乳白色；花萼不规则 3~5 浅裂，基部联合成杯状或盘状；花柱粗长，柱头略较子房大。**（图 5-1-5、图 5-1-6）

化州柚花

芸香科柑橘属植物化州柚 *Citrus grandis* 'Tomentosa' 的干燥花蕾。

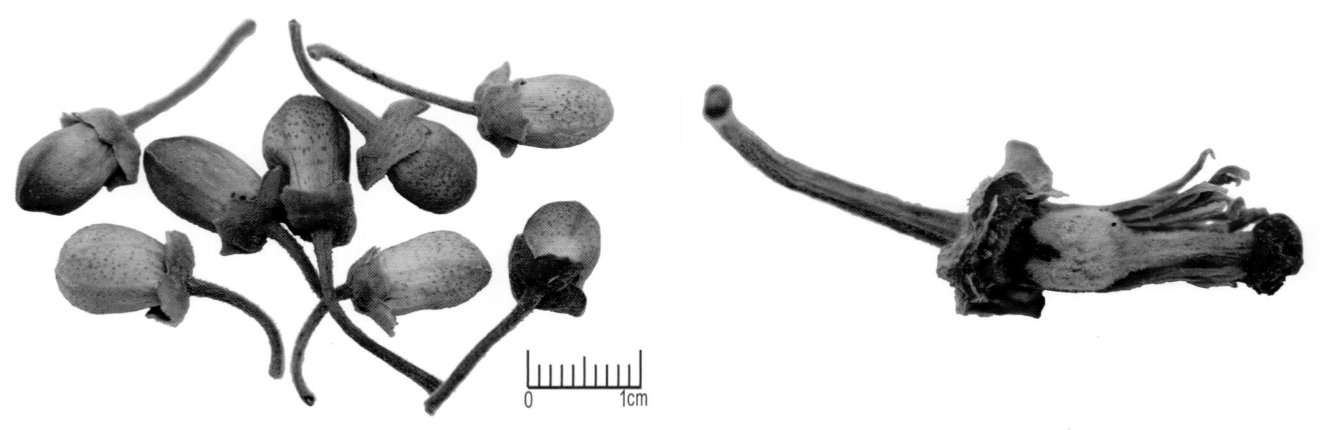

图5-1-7　化州柚花　　图5-1-8　化州柚花（除去花瓣及部分花丝）

快速鉴别：**外形同柚子花，但子房密被柔毛。**（图 5-1-7、图 5-1-8）

佛手花

芸香科柑橘属植物佛手 *Citrus medica* L. var. *sarcodactylis* Swingle 的干燥花蕾。

快速鉴别：**顶端稍膨大；花瓣 5 枚，稍厚，具棕褐色的腺点；萼基部顶面观稍呈五角星状；雄蕊基部联合成数束，幼果上部具多数条状裂片。**（图 5-1-9、图 5-1-10）

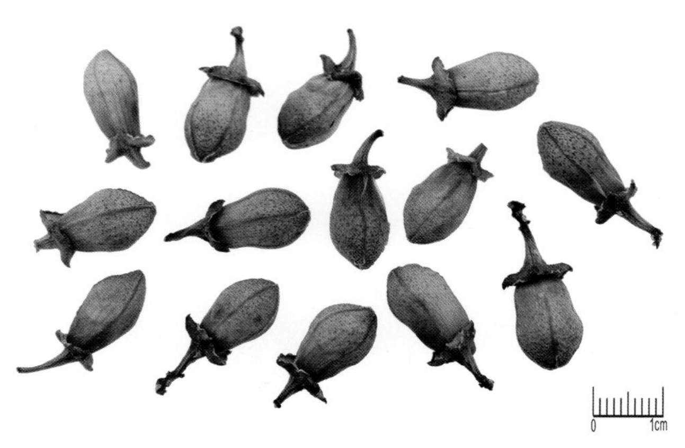

图5-1-9 佛手花

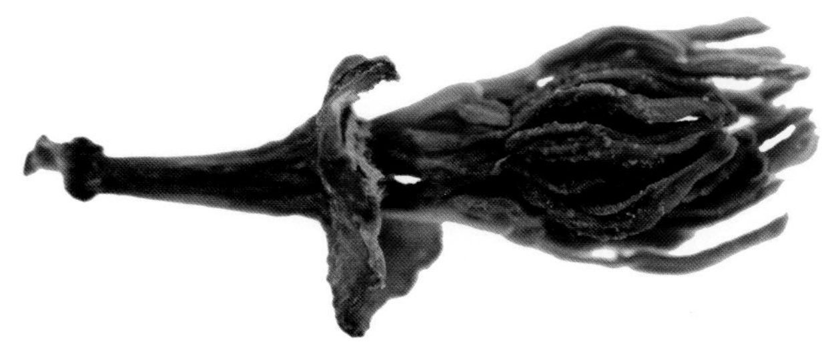

图5-1-10 佛手花（除去花瓣及部分花丝）

枳壳花

芸香科柑橘属植物酸橙 *Citrus aurantium* L. 及其栽培变种的干燥花蕾。

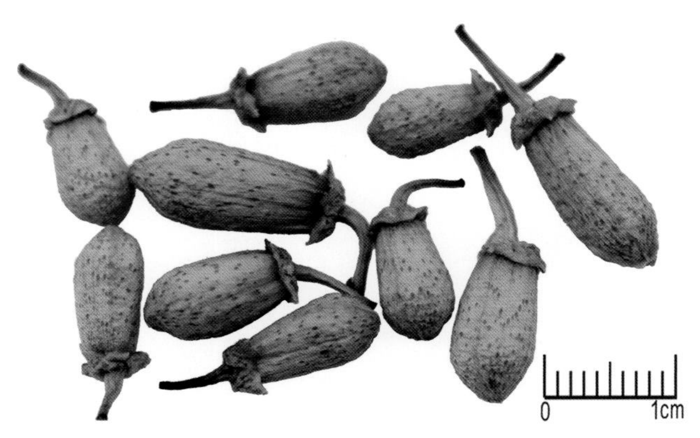

图5-1-11 枳壳花

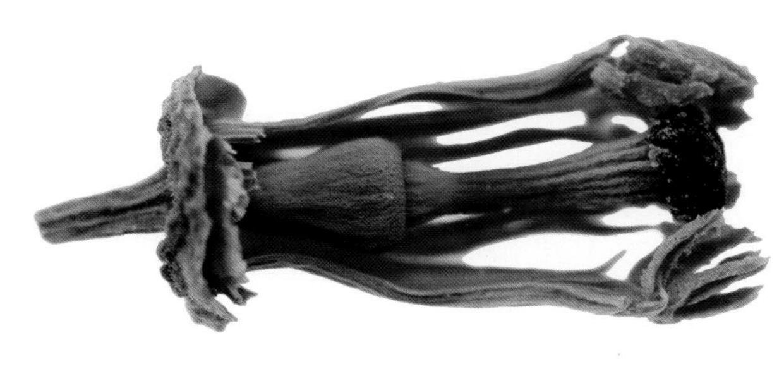

图5-1-12 枳壳花（除去花瓣及部分花丝）

快速鉴别：**椭圆形或近圆球形；花萼 5 或 4 浅裂，无毛或个别品种被毛；雄蕊 20~25 枚，通常基部合生成多束。**（图 5-1-11、图 5-1-12）

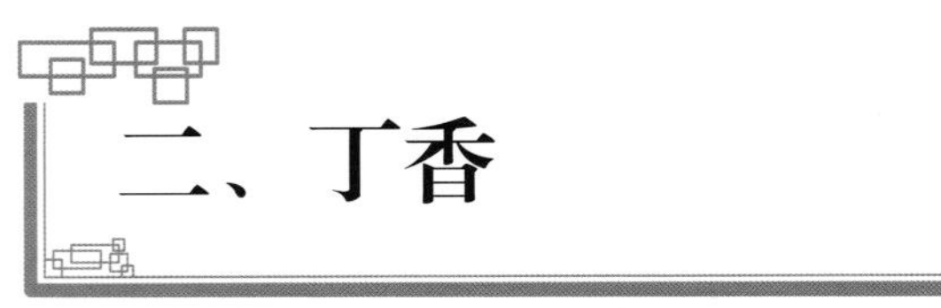

二、丁香

【来源】桃金娘科蒲桃属植物丁香 *Eugenia caryophyllata* Thunb. 的干燥花蕾。当花蕾由绿色转红时采摘，晒干。

【性状】略呈研棒状，长 1~2 cm。花冠圆球形，直径 0.3~0.5 cm，花瓣 4，覆瓦状抱合，棕褐色或褐黄色，花瓣内为雄蕊和花柱，搓碎后可见众多黄色细粒状的花药。萼筒圆柱状，略扁，有的稍弯曲，长 0.7~1.4 cm，直径 0.3~0.6 cm，红棕色或棕褐色，上部有 4 枚三角状的萼片，十字状分开。质坚实，富油性。气芳香浓烈，味辛辣、有麻舌感。（图 5–2–1~ 图 5–2–4）

【标准收载】《中华人民共和国药典》。

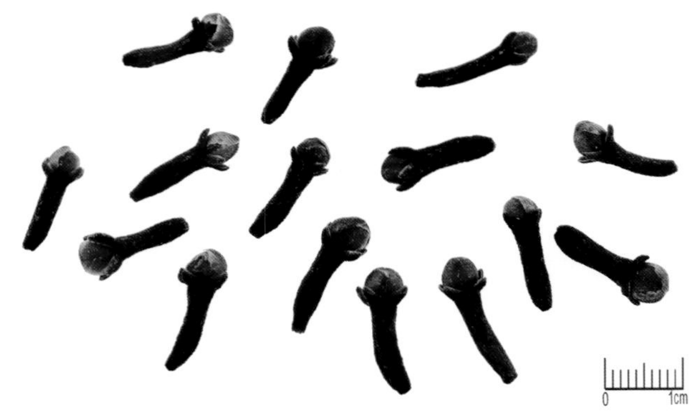

图5–2–1　丁香

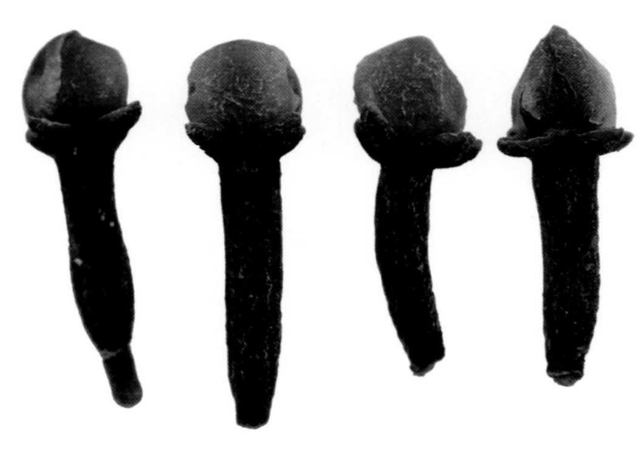

图5–2–2　丁香（放大）

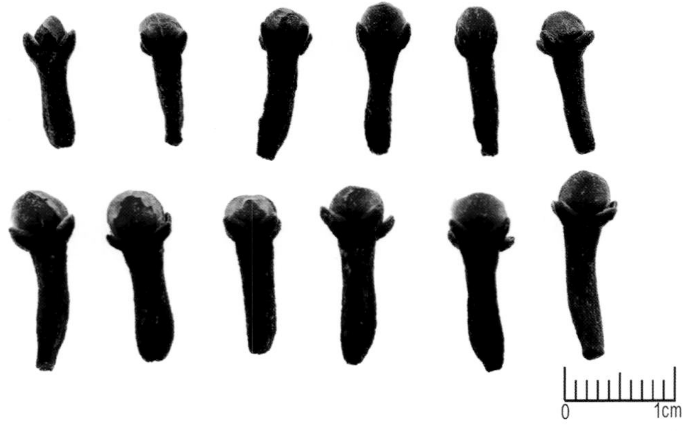

图5–2–3“小红丁香”（上）与“大红丁香”（下）

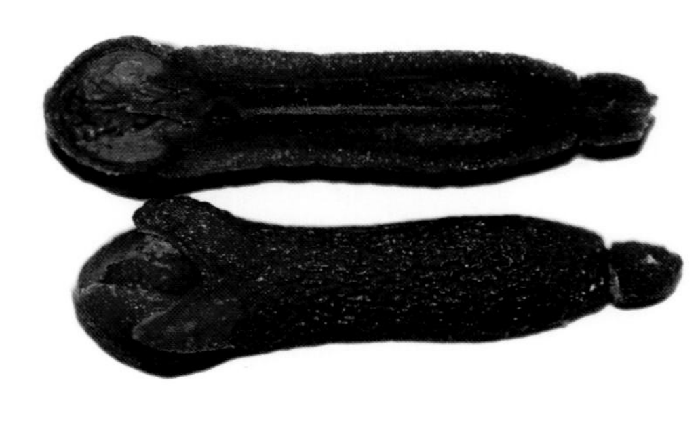

图5–2–4　丁香纵剖面（浸泡后）

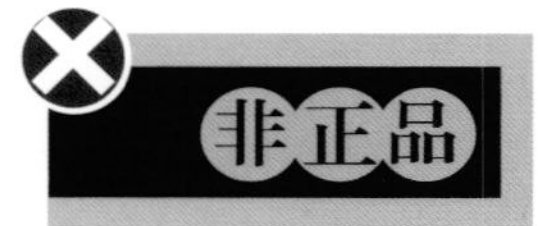

母丁香

丁香的干燥近成熟果实。

快速鉴别：**呈卵圆形或长椭圆形，顶端有四个宿存萼片向内弯曲成钩状；种仁由两片子叶合抱而成，中央具明显的纵沟，内有胚，呈细秆状。**（图 5–2–5、图 5–2–6）

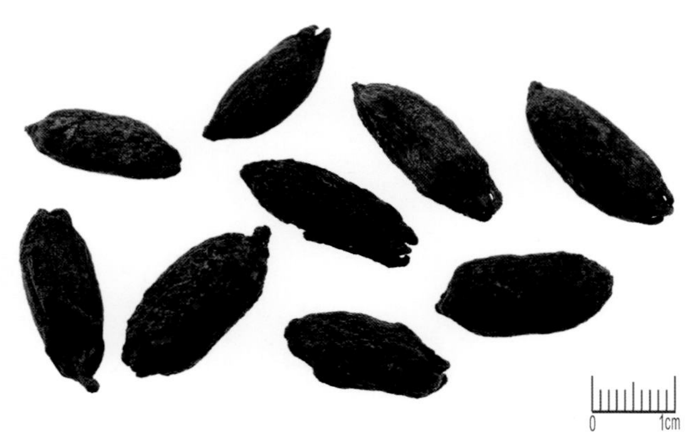

图5-2-5 母丁香

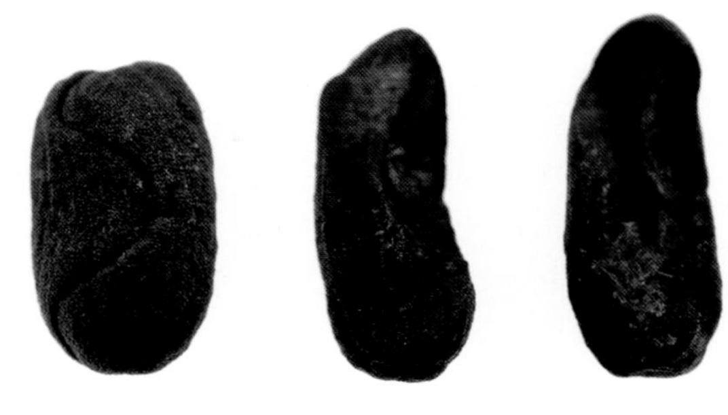

图5-2-6 母丁香（种仁及剖面）

丁香花梗

丁香的干燥花梗，多混入丁香商品中。

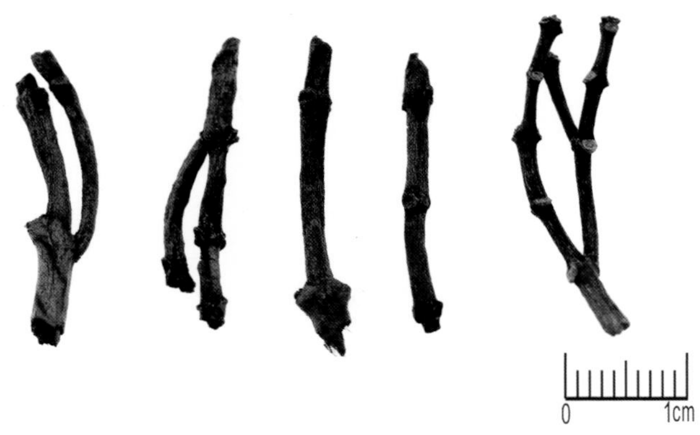

图5-2-7 丁香花梗

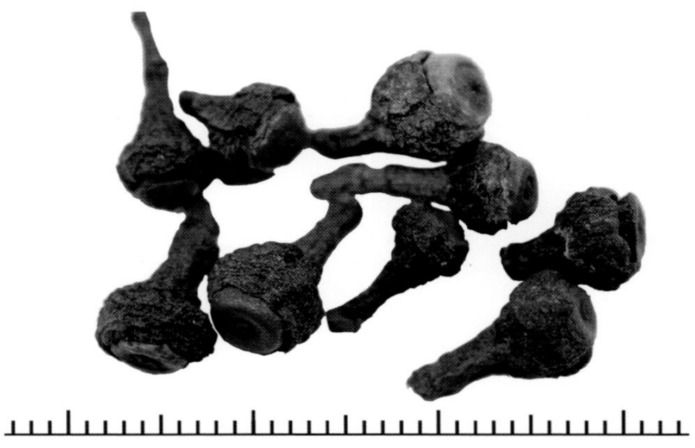

图5-2-8 肉桂子

快速鉴别：**呈扁柱形，长短不一，直径 2 mm，可见略膨大的节；表面黑褐色或黄褐色；无圆球形花冠。**（图 5-2-7）

肉桂子

樟科樟属植物肉桂 *Cinnamomum cassia* Presl 带宿萼的干燥未成熟果实。

快速鉴别：**呈倒圆锥形；宿萼杯状，边缘具不明显的 6 浅齿裂；下部延长成萼筒，幼果微外露；顶端有微凸的花柱残基。**（图 5-2-8）

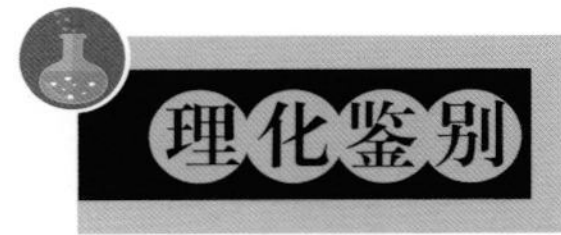

1. 取本品粉末 0.2 g，加三氯甲烷 2 ml，浸渍 10 min，滤过，滤液蒸干，残渣加乙醇 2 ml 使溶解，

置玻璃试管中，加三氯化铁试液 1 滴，溶液呈墨绿色。（图 5-2-9）

2. 取本品粉末 0.2 g，加乙醚 5 ml，浸渍 10 min，滤过，滤液加硫酸 3 滴，下层液呈红色。（图 5-2-10）

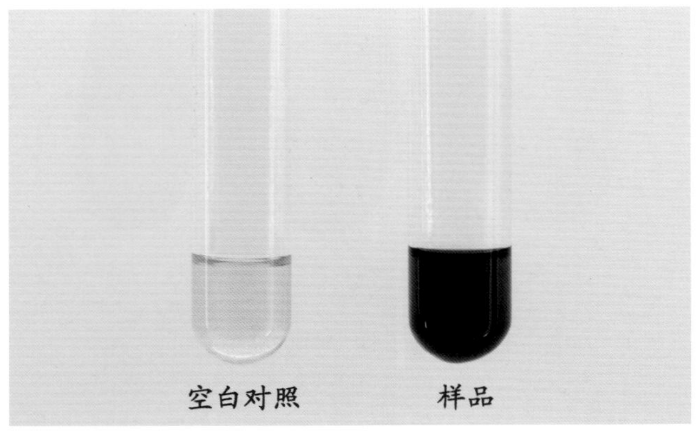

图5-2-9　丁香理化鉴别（1）

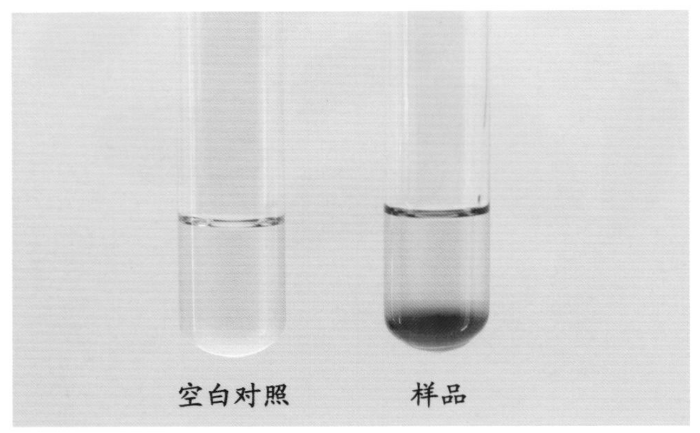

图5-2-10　丁香理化鉴别（2）

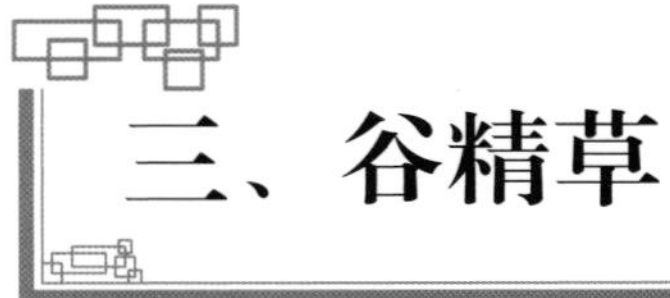

三、谷精草

【来源】谷精草科谷精草属植物谷精草 *Eriocaulon buergerianum* Koern. 干燥带花茎的头状花序。秋季采收，将花序连同花茎拔出，晒干。

【性状】头状花序呈半球形，直径 4~5 mm。底部有苞片层层紧密排列，苞片淡黄绿色，有光泽，上部边缘密生白色短毛；花序顶部灰白色。揉碎花序，可见多数黑色花药和细小黄绿色未成熟的果实。花茎纤细，长短不一，直径不及 1 mm，淡黄绿色，有数条扭曲的棱线。质柔软。气微，味淡。（图 5-3-1、图 5-3-2）

【标准收载】《中华人民共和国药典》。

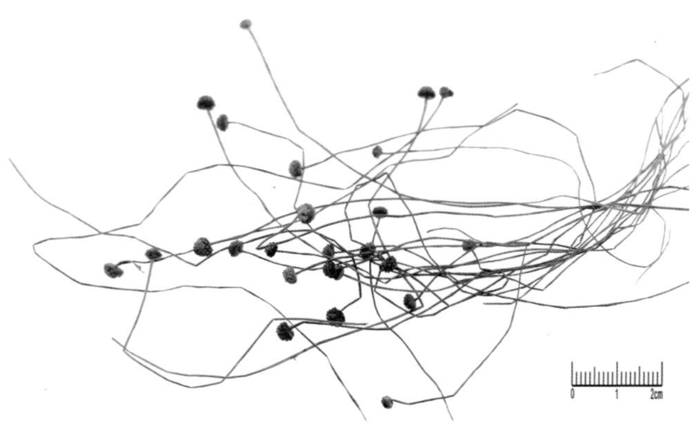

图5-3-1　谷精草

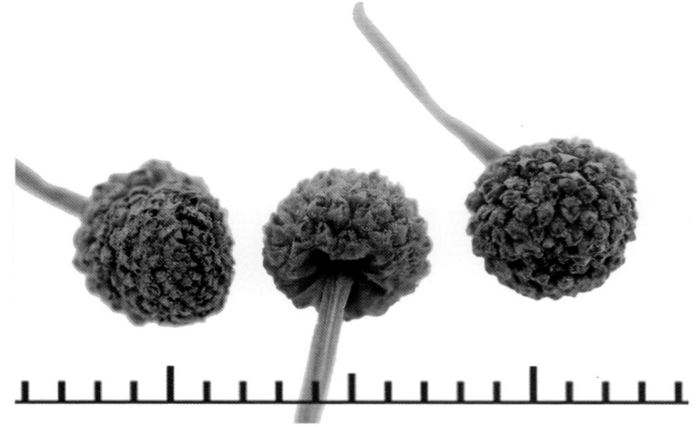

图5-3-2　谷精草（花序）

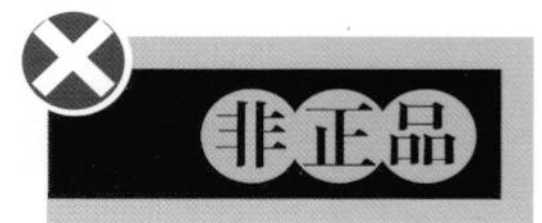

毛谷精草

谷精草科谷精草属植物毛谷精草 *Eriocaulon australe* R. Br. 的干燥花序，又名“大谷精”。

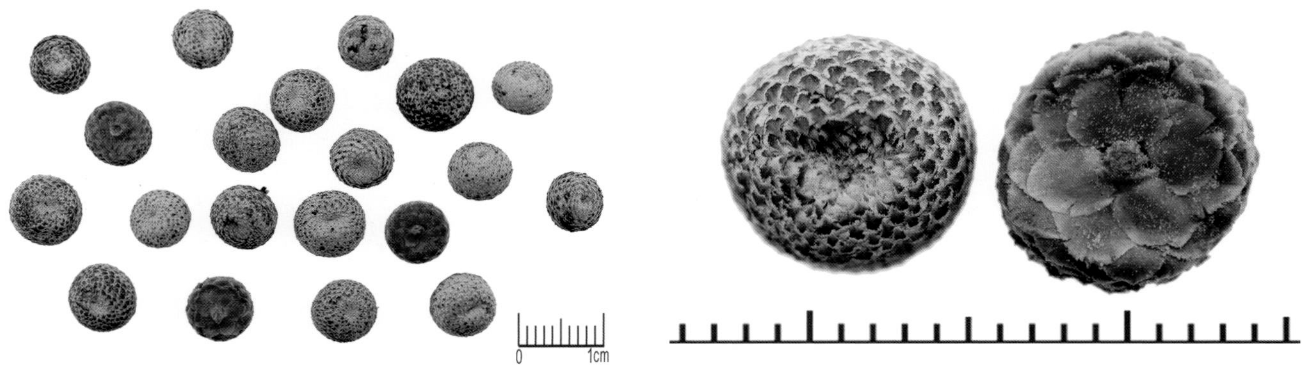

图5-3-3 毛谷精草　　图5-3-4 毛谷精草（正反面）

快速鉴别：**呈扁半球形；顶部灰白色，中央凹陷；底部长扇形的苞片层层紧密排列呈盘状；花序托有明显的柔毛。**（图 5-3-3、图 5-3-4）

华南谷精草

谷精草科谷精草属植物华南谷精草 *Eriocaulon sexangulare* L. 的干燥花序，又名“谷精”。

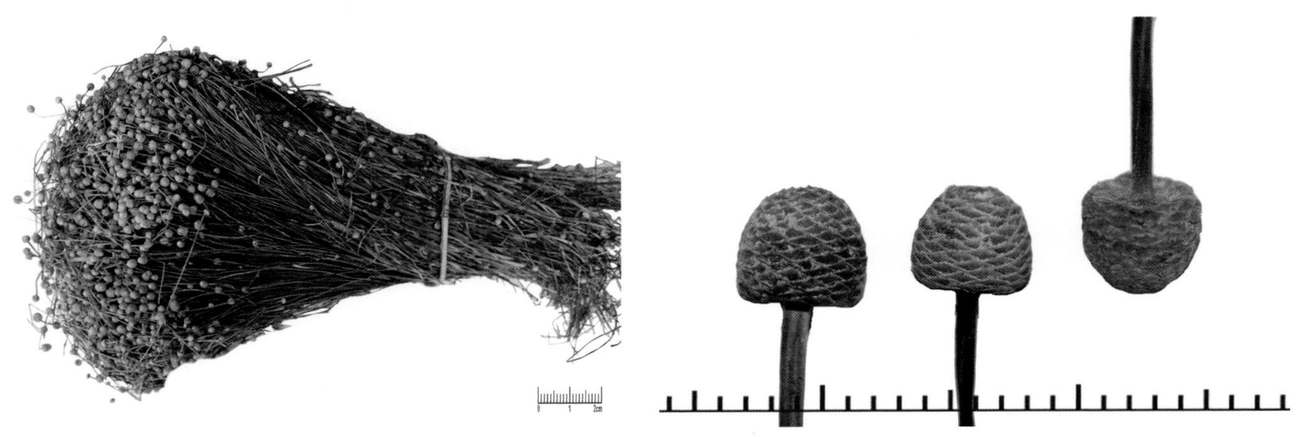

图5-3-5 华南谷精草　　图5-3-6 华南谷精草（花序）

快速鉴别：**头状花序近圆球形或半球形；总苞片层层紧密排列；花序托近无毛或被微毛。**（图 5-3-5、图 5-3-6）

小谷精草

谷精草科谷精草属植物小谷精草 *Eriocaulon luzulifolium* Mart. 干燥带花葶的头状花序或全草。

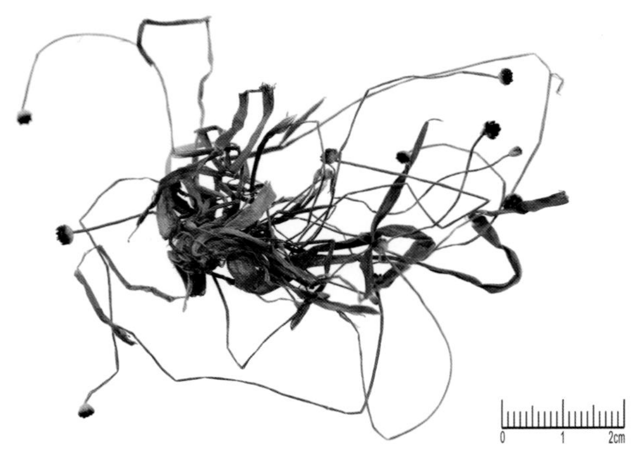

图5–3–7　小谷精草

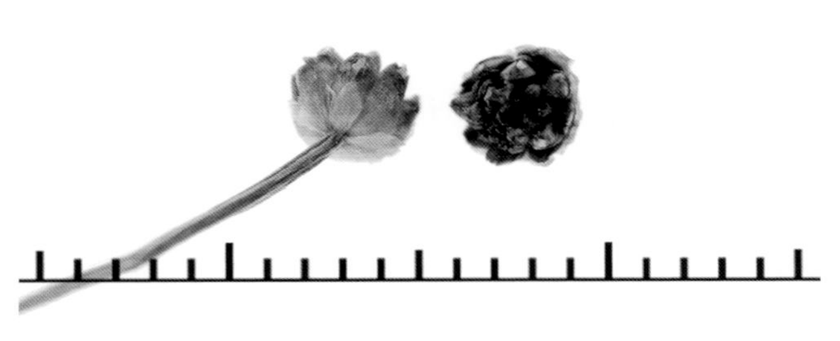

图5–3–8　小谷精草（花序）

快速鉴别：**体型较小；叶长 3~5 cm，具横脉纹；花序近球形，灰黑色。**（图 5–3–7、图 5–3–8）

谷精草（全草）

谷精草科谷精草属植物谷精草 *Eriocaulon buergerianum* Koern. 的干燥全草，又名“赛谷精草”。

快速鉴别：**须根丛生；叶众多，长披针状条形，基生，无柄；花葶多，纤细，有数条扭曲的棱线，基部有筒状叶鞘；其余特征同谷精草。**（图 5–3–9）

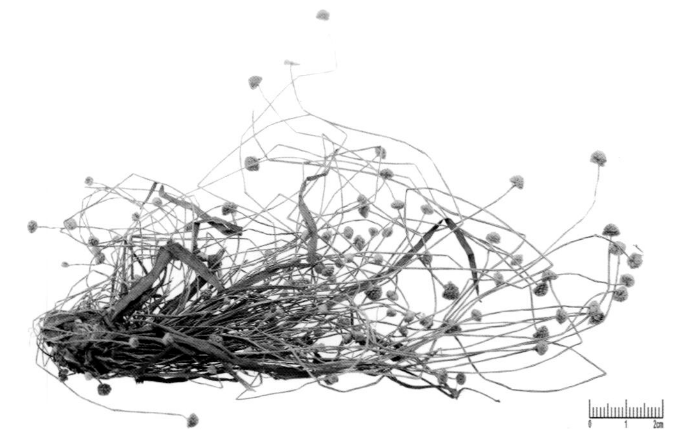

图5–3–9　谷精草（全草）

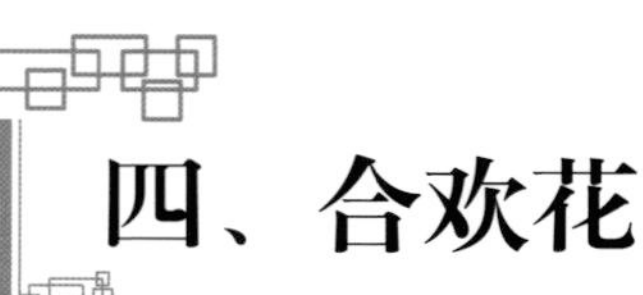

四、合欢花

【来源】豆科合欢属植物合欢 *Albizia julibrissin* Durazz. 的干燥花序或花蕾。夏季花开放时择晴天采收或花蕾形成时采收，及时晒干。前者习称“合欢花”，后者习称“合欢米”。

【性状】合欢花　头状花序，皱缩成团。总花梗长 3~4 cm，有时与花序脱离，黄绿色，有纵纹，被稀疏毛茸。花全体密被毛茸，细长而弯曲，长 0.7~1 cm，淡黄色或黄褐色，无花梗或几无花梗。花萼筒状，先端有 5 小齿；花冠筒长约为萼筒的 2 倍，先端 5 裂，裂片披针形；雄蕊多数，花丝细长，黄棕色至黄褐色，下部合生，上部分离，伸出花冠筒外。气微香，味淡。（图 5-4-1~图 5-4-3）

合欢米 呈棒槌状，长 2~6 mm，膨大部分直径约 2 mm，淡黄色至黄褐色，全体被毛茸，花梗极短或无。花萼筒状，先端有 5 小齿；花冠未开放；雄蕊多数，细长并弯曲，基部连合，包于花冠内。气微香，味淡。（图 5-4-4）

【标准收载】《中华人民共和国药典》。

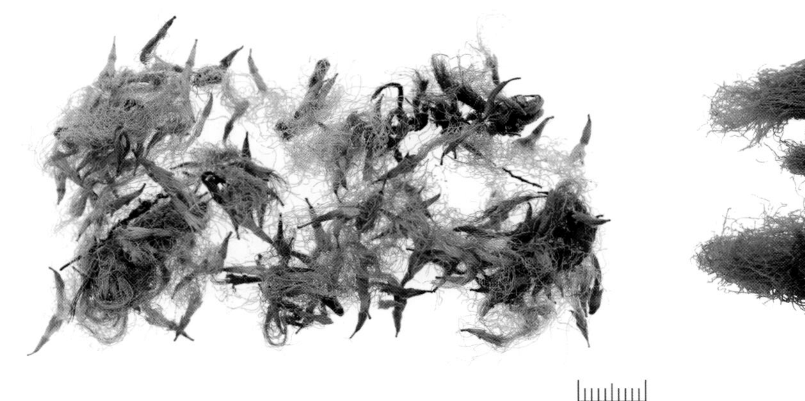

图5-4-1 合欢花

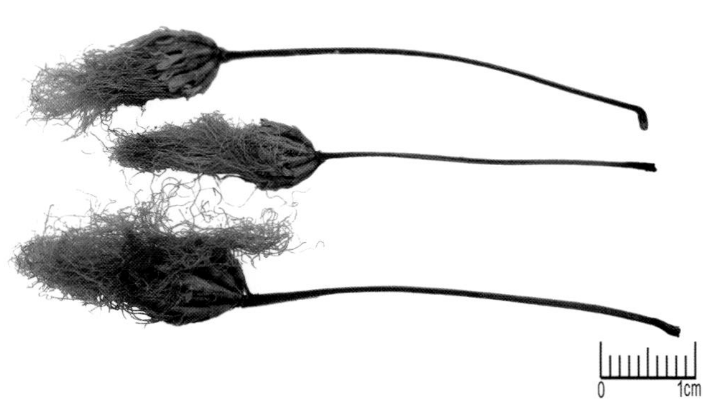

图5-4-2 合欢花

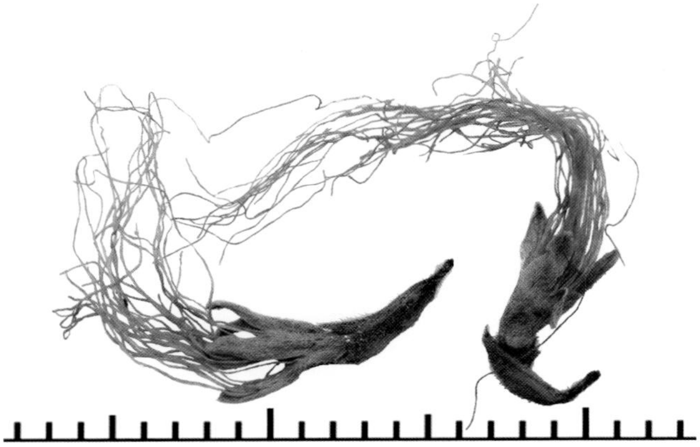

图5-4-3 合欢花（花局部）

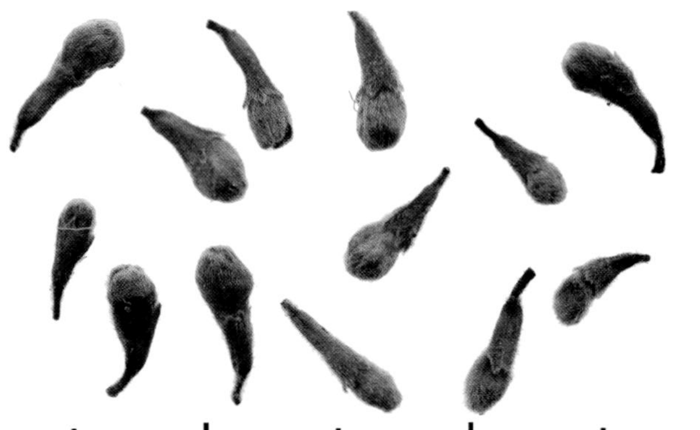

图5-4-4 合欢米

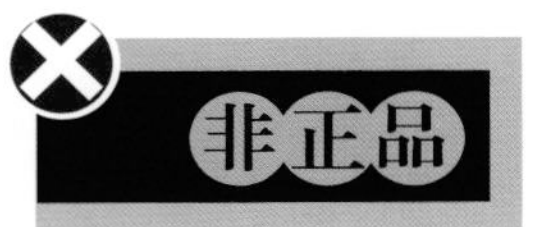

藤合欢

卫矛科南蛇藤属植物南蛇藤 *Celastrus orbiculatus* Thunb. 的干燥果实，又名“北合欢”。

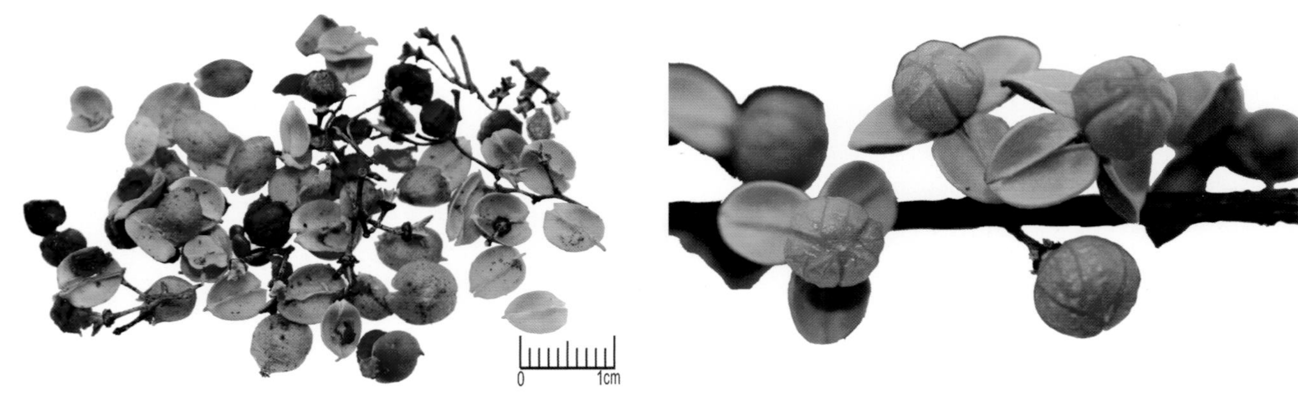

图5-4-5 藤合欢　　图5-4-6 藤合欢（鲜品）

快速鉴别：**呈圆球形或三瓣裂散落成片状；完整的果实直径约 1 cm；表面橙黄色或黄绿色；果皮革质，多开裂为 3 瓣，外被枣红色肉质的假种皮，集成球状。**（图 5-4-5、图 5-4-6）

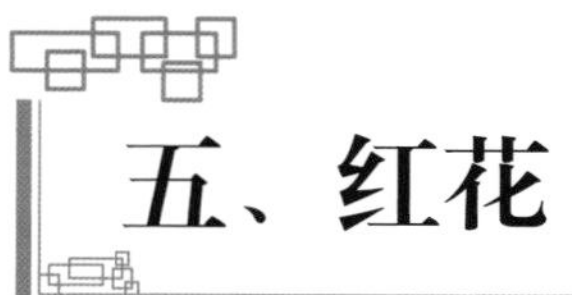

五、红花

【来源】菊科红花属植物红花 *Carthamus tinctorius* L. 的干燥花。夏季花由黄变红时采摘，阴干或晒干。

【性状】为不带子房的管状花，长 1~2 cm。表面红黄色或红色。花冠筒细长，先端 5 裂，裂片呈狭条形，长 5~8 mm；雄蕊 5，花药聚合成筒状，黄白色；柱头长圆柱形，顶端微分叉。质柔软。气微香，味微苦。（图 5-5-1、图 5-5-2）

【标准收载】《中华人民共和国药典》。

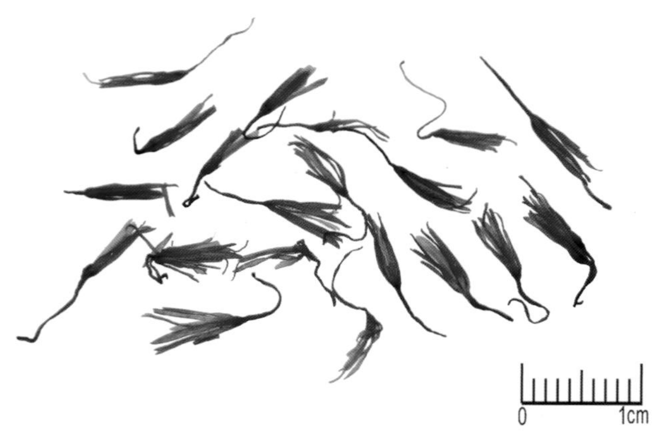

图5-5-1 红花

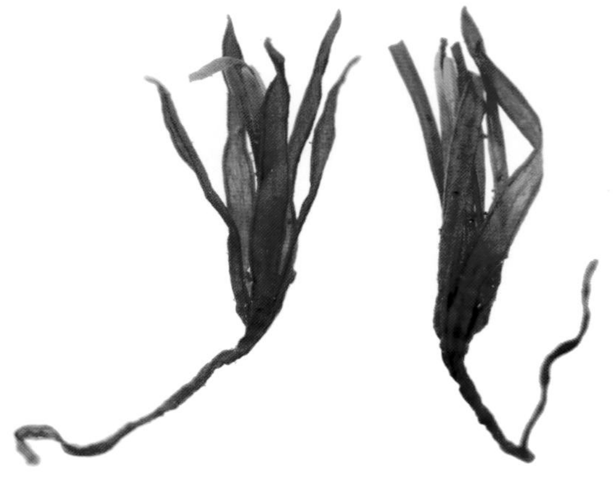

图5-5-2 红花（放大）

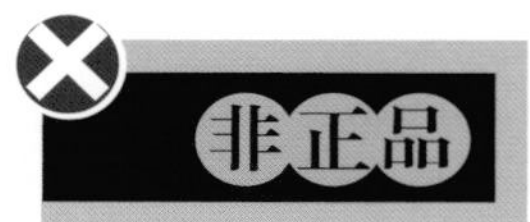

红花（带籽）

红花带有子房的干燥品。

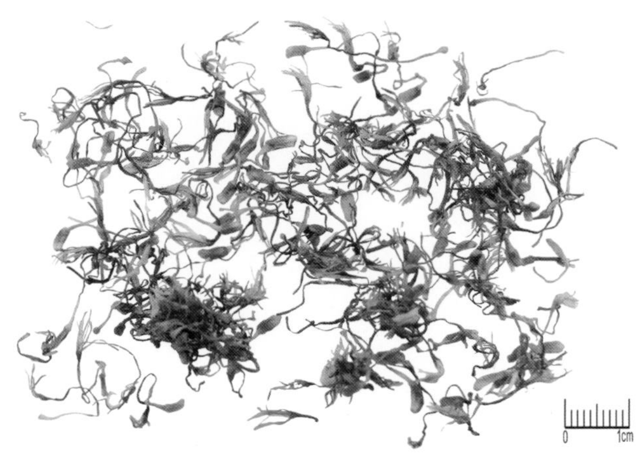

图5-5-3 红花（带籽）

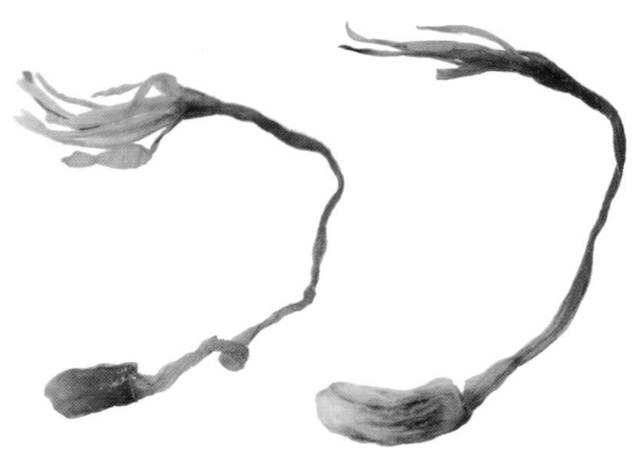

图5-5-4 带籽红花（放大）

快速鉴别：**外形同红花，瘦果倒卵形，长 5.5 mm，宽 5 mm，乳白色，有 4 棱。**（图 5-5-3、图 5-5-4）

红花（花球）

红花整个花序的干燥品。

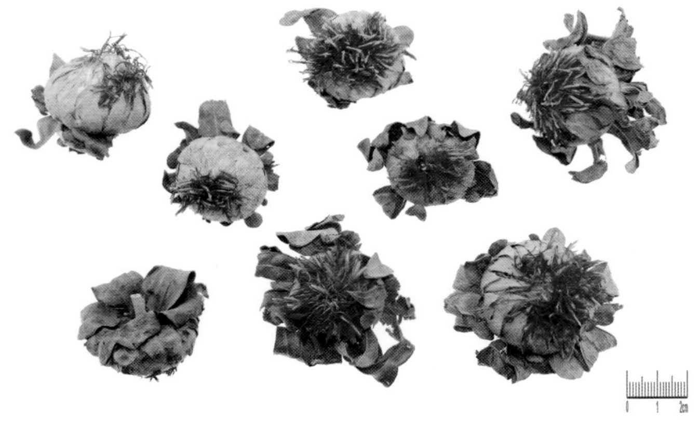

图5-5-5 红花（花球）

快速鉴别：**头状花序呈圆锥形；顶部中央集聚红色的管状花；苞片椭圆形或卵状披针形，无毛无腺点，具顶端针刺，边缘有针刺或无针刺；外层竖琴状，中内层硬膜质。**（图 5-5-5）

红花劣质（染色）

红花用柠檬黄、胭脂红等染料染色的加工品。

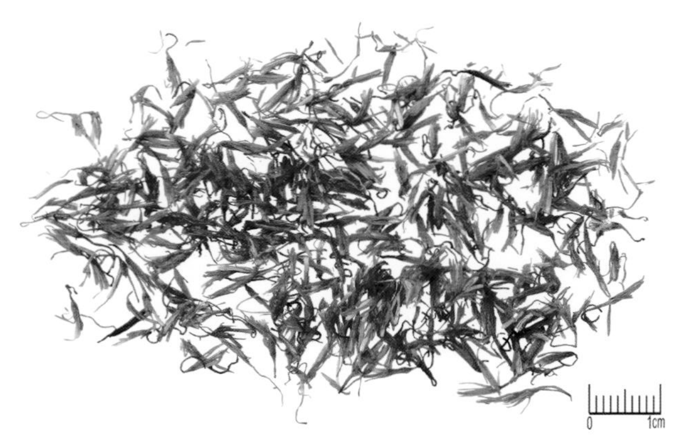

图5-5-6　红花劣质（染色）

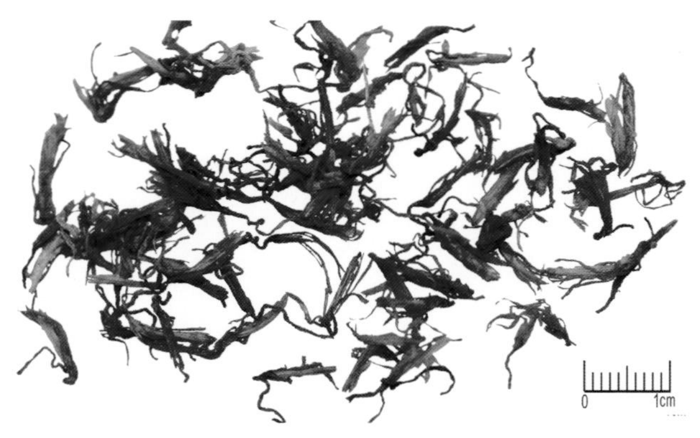

图5-5-7　红花劣质（提取过）

快速鉴别：**大部分雄蕊也被染成红色；水浸泡，溶液颜色异常。**（图 5-5-6）

红花劣质（提取过）

红花提取过的干燥加工品。

快速鉴别：**色泽暗淡，表面皱缩严重，多卷曲成团状；质硬，易碎断。**（图 5-5-7）

红花劣质（增重）

红花加入增重粉、糖水等增重的劣质品。

快速鉴别：**用水浸泡，可见不溶性沉淀。**（图 5-5-8）

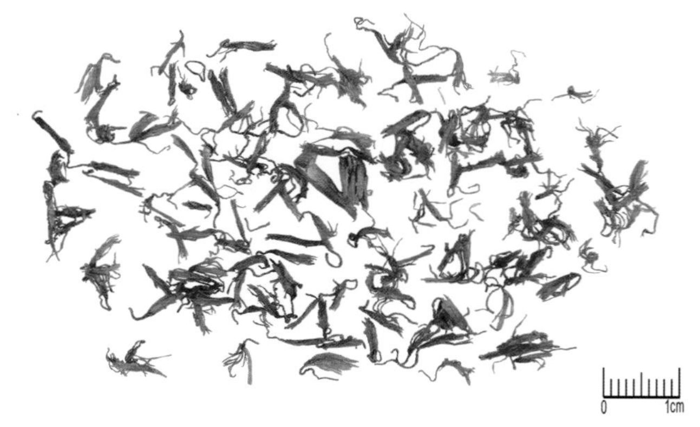

图5-5-8　红花劣质（增重）

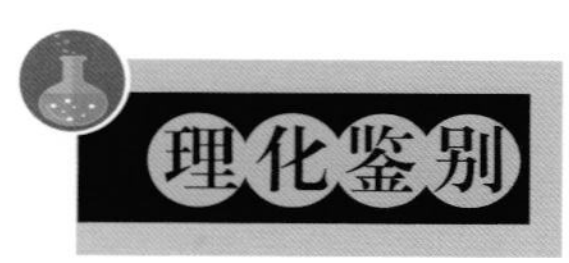

理化鉴别

1. 取本品少许，浸入清水中，水被染成金黄色，而花瓣不褪色。（图 5-5-9）

2. 取本品粉末 1 g，加 70% 乙醇 10 ml，浸渍 15 min，滤过，滤液置小烧杯中，剪宽 5~10 cm 的滤纸条，将其下端浸入烧杯中 3 min，取出滤纸条放入水中，随即取出，滤纸条上部显淡黄色，下部显淡红色。（图 5-5-10）

3. 取本品粉末 2 g，加乙醇 30 ml，浸渍过夜，滤过，取滤液 2 ml，置玻璃试管中，加浓盐酸 5 滴，加入少量锌粉，水浴加热 10 min，溶液呈红色。（图 5-5-11）

4. 取本品粉末 2 g，加水 20 ml，浸渍过夜，滤过，弃去滤液，残渣加 10% 碳酸钠溶液 8 ml，超声处理 15 min，滤过，取滤液 2 ml，置玻璃试管中，加醋酸酐适量使成酸性，生成红色沉淀。（图 5-5-12）

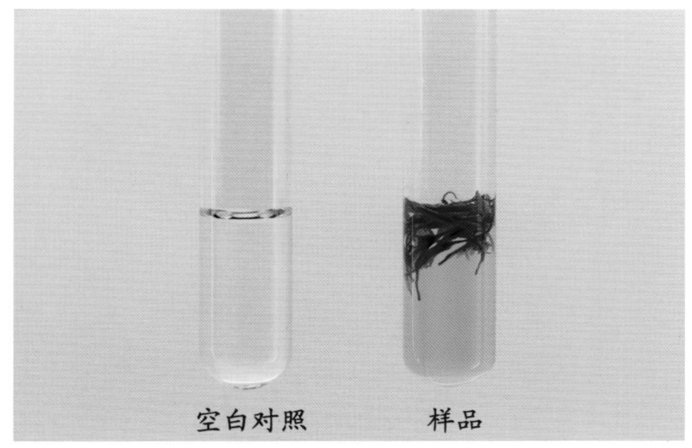

图5-5-9 红花理化鉴别（1）

图5-5-10 红花理化鉴别（2）

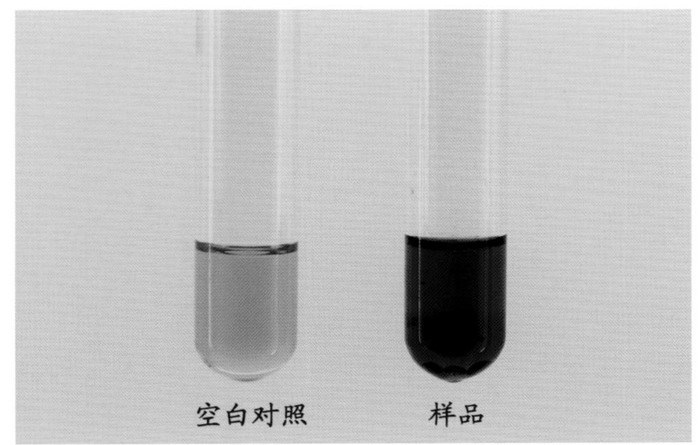

图5-5-11 红花理化鉴别（3）

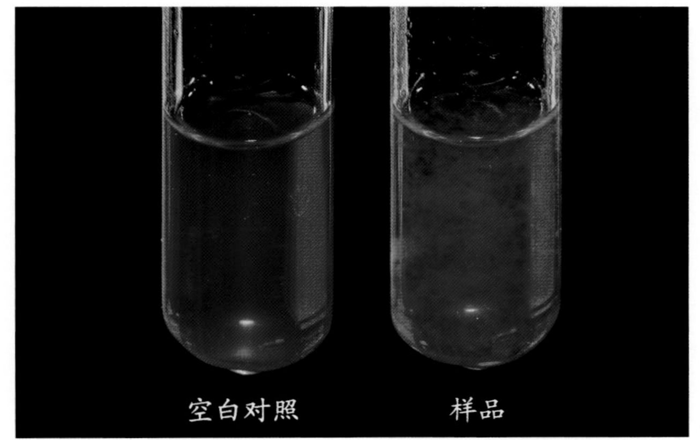

图5-5-12 红花理化鉴别（4）

六、金银花

【来源】忍冬科忍冬属植物忍冬 *Lonicera japonica* Thunb. 的干燥花蕾或带初开的花。夏初花开放前采收，干燥。

【性状】呈棒状，上粗下细，略弯曲，长 2~3 cm，上部直径约 3 mm，下部直径约 1.5 mm。表面黄白色或绿白色（贮久色渐深），密被短柔毛。偶见叶状苞片。花萼绿色，先端 5 裂，裂片有毛，长约

2 mm。开放者花冠筒状，先端二唇形；雄蕊 5，附于筒壁，黄色；雌蕊 1，子房无毛。气清香，味淡、微苦。（图 5-6-1、图 5-6-2）

【标准收载】《中华人民共和国药典》。

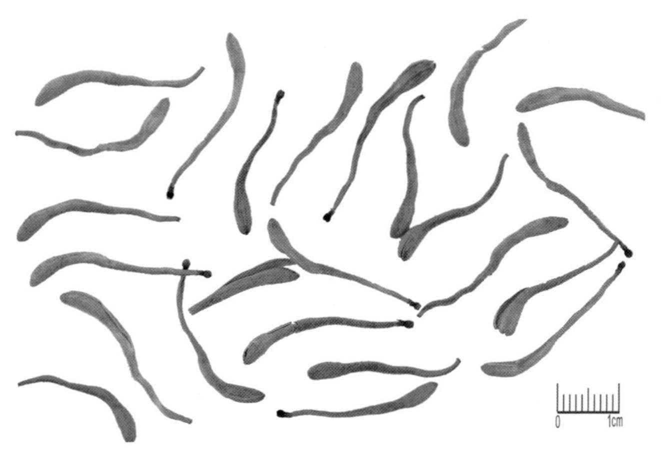

图5-6-1　金银花

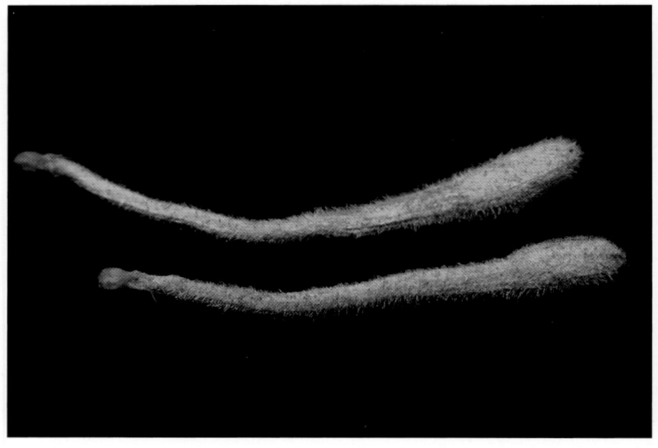

图5-6-2　金银花（放大）

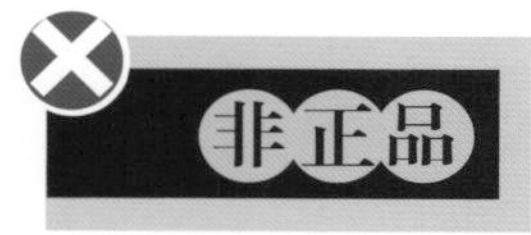

川银花（细毡毛忍冬）

忍冬科忍冬属植物细毡毛忍冬（细苞忍冬）*Lonicera similis* Hemsl. 的干燥花蕾或带初开的花，又名“吊子银花”。

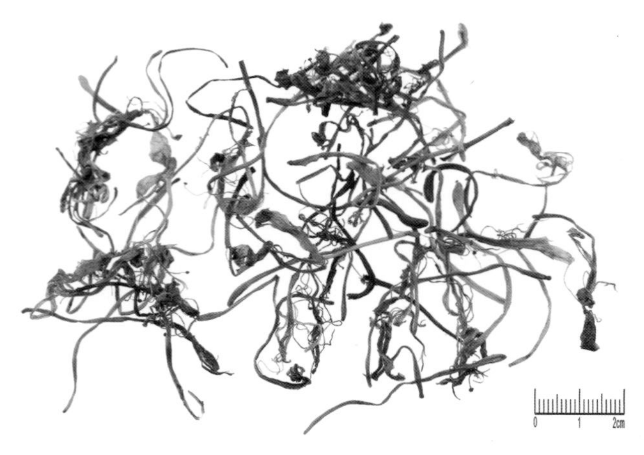

图5-6-3　川银花（细毡毛忍冬）

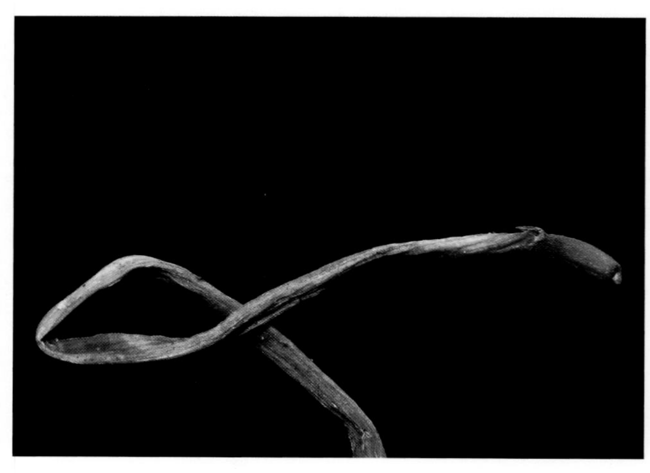

图5-6-4　细毡毛忍冬（局部）

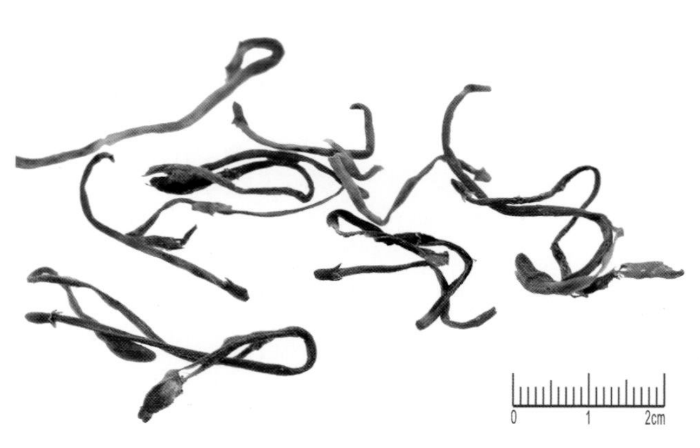

图5-6-5 川银花（细毡毛忍冬）

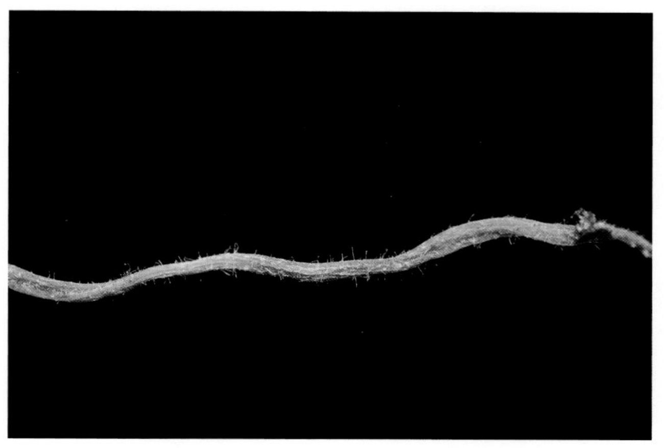

图5-6-6 细毡毛忍冬（局部）

快速鉴别：**花蕾呈细长棒状；表面被开展的长、短糙毛或腺毛，有的无毛；萼齿五裂，三角形，无毛或仅边缘具毛；杂有少量叶片，纸质，背面被灰白色或灰黄色的细毡毛。**（图 5-6-3~ 图 5-6-6）

山银花（灰毡毛忍冬）

忍冬科忍冬属植物灰毡毛忍冬 *Lonicera macranthoides* Hand.-Mazz. 的干燥花蕾或带初开的花。

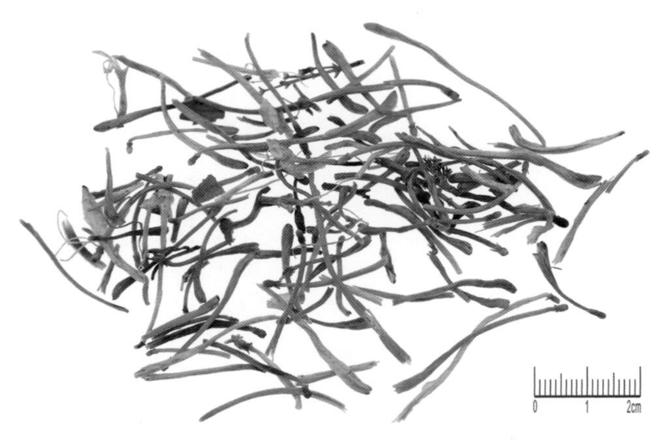

图5-6-7 山银花（灰毡毛忍冬）

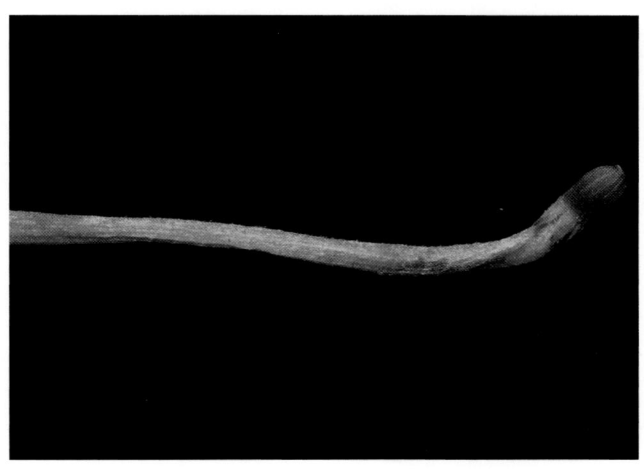

图5-6-8 灰毡毛忍冬（局部）

快速鉴别：**呈棒状而稍弯曲；总花梗集结成簇，开放者花冠裂片不及全长之半；质稍硬。**（图 5-6-7~ 图 5-6-10）

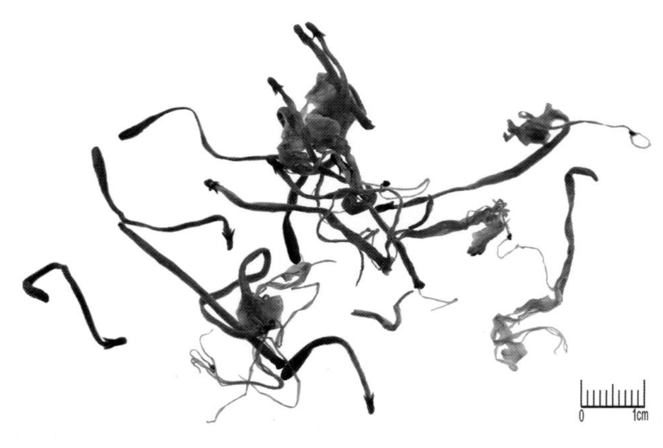

图5-6-9　山银花（灰毡毛忍冬）

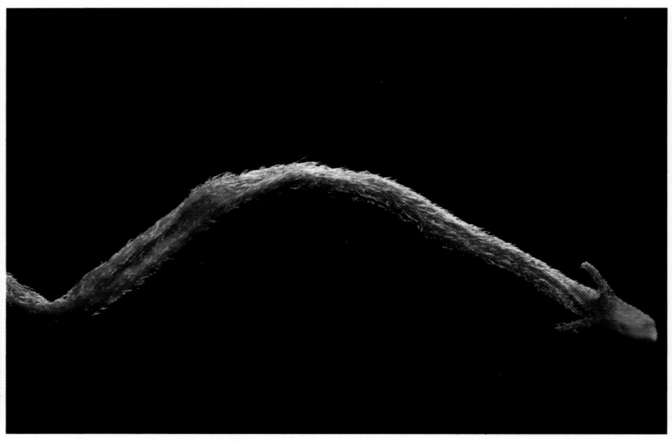

图5-6-10　灰毡毛忍冬（局部）

山银花（红腺忍冬）

忍冬科忍冬属植物红腺忍冬（菰腺忍冬）*Lonicera hypoglauca* Miq. 的干燥花蕾或带初开的花。

快速鉴别：**表面黄白至黄棕色，无毛或疏被毛，萼筒无毛，先端 5 裂，裂片长三角形，被毛，开放者花冠下唇反转，花柱无毛；其余性状同灰毡毛忍冬。**（图 5-6-11）

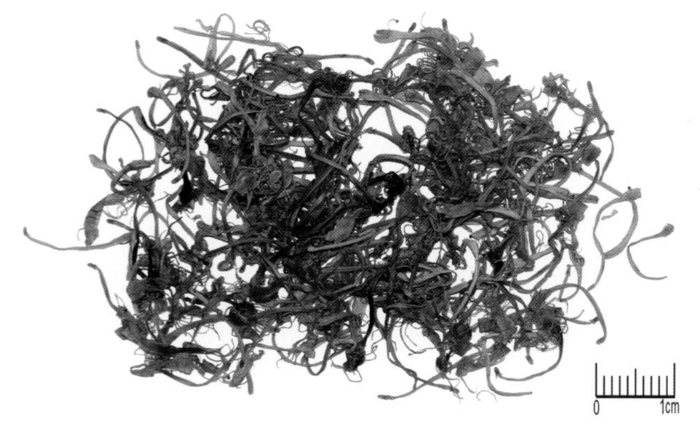

图5-6-11　山银花（红腺忍冬）

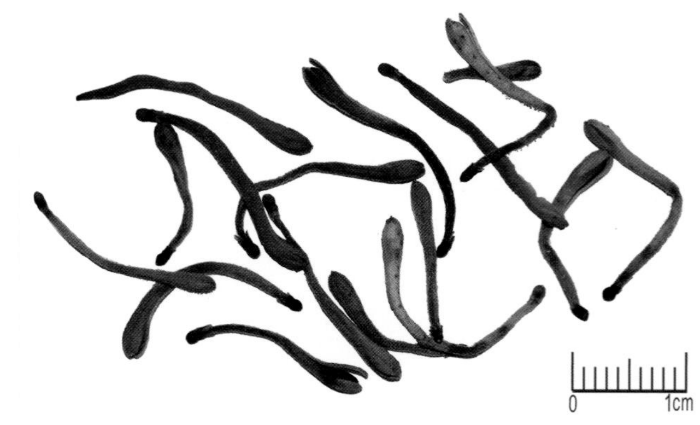

图5-6-12　山银花（黄褐毛忍冬）

山银花（黄褐毛忍冬）

忍冬科忍冬属植物黄褐毛忍冬 *Lonicera fulvotomentosa* Hsu et S. C. Cheng 的干燥花蕾或带初开的花。

快速鉴别：**花冠表面淡黄棕色或黄棕色，密被黄色茸毛；其余性状同灰毡毛忍冬。**（图 5-6-12）

川银花（淡红忍冬）

忍冬科忍冬属植物淡红忍冬 *Lonicera acuminata* Wall. 的干燥花蕾或初开的花，又名“肚子银花”或“沐川银花”。

快速鉴别：**花蕾呈短棒状，长 1~2 cm，上部膨大。**（图 5-6-13、图 5-6-14）

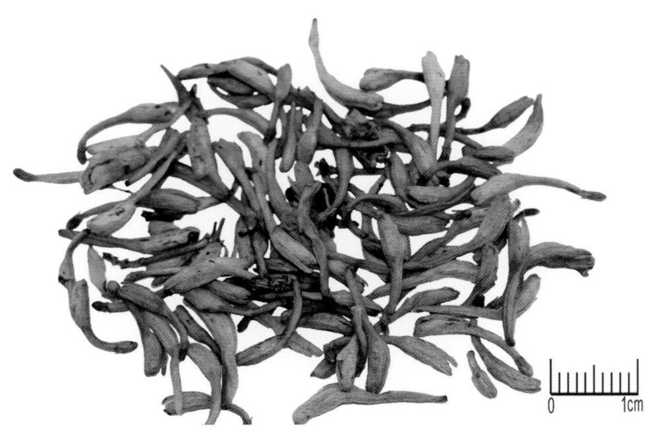

图5-6-13 川银花（淡红忍冬）

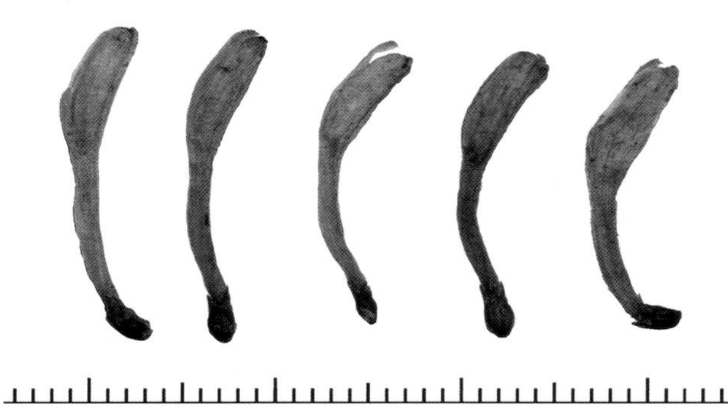

图5-6-14 淡红忍冬（放大）

西南忍冬

忍冬科忍冬属植物西南忍冬 *Lonicera bournei* Hemsl. 的干燥花蕾，又名“短唇忍冬”。

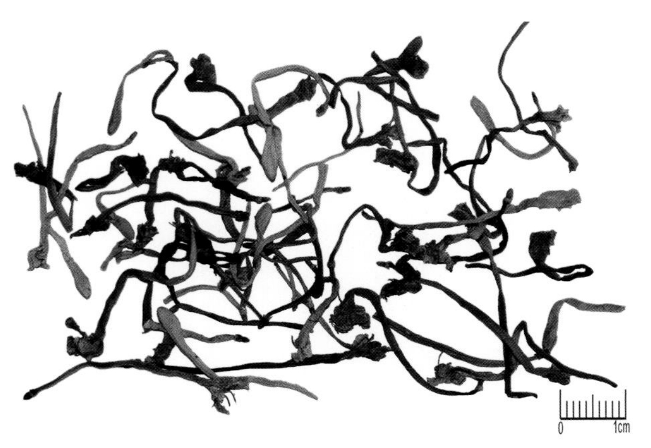

图5-6-15 西南忍冬

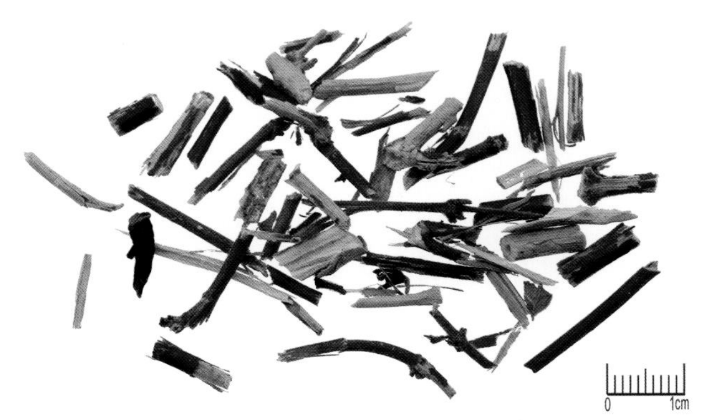

图5-6-16 忍冬藤（切制）

快速鉴别：**花蕾呈短棒状，长 0.8~2.6 cm，上粗下细，稍弯曲；表面常被短糙毛；花冠筒略呈漏斗状；有时可见开放的花，唇瓣极短，长约为花冠筒的 1/8。**（图 5-6-15）

忍冬藤

忍冬科忍冬属植物忍冬 *Lonicera japonica* Thunb. 的干燥茎枝。

快速鉴别：**呈长圆柱形，多分枝；表面多棕红色，光滑或被茸毛，外皮易剥落；断面黄白色，中空。**（图 5-6-16）

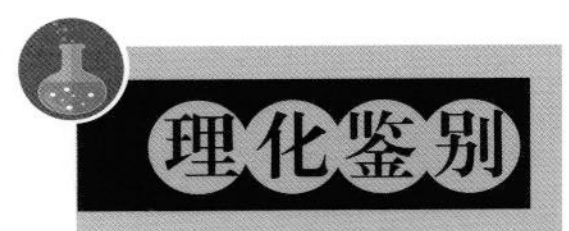

理化鉴别

取本品粉末 2 g，加乙醇 10 ml，在水浴上加热 2 min，滤过，取滤液 1 ml，加入镁粉适量及盐酸

0.5 ml，水浴加热 2 min，溶液显红棕色。（图 5-6-17）

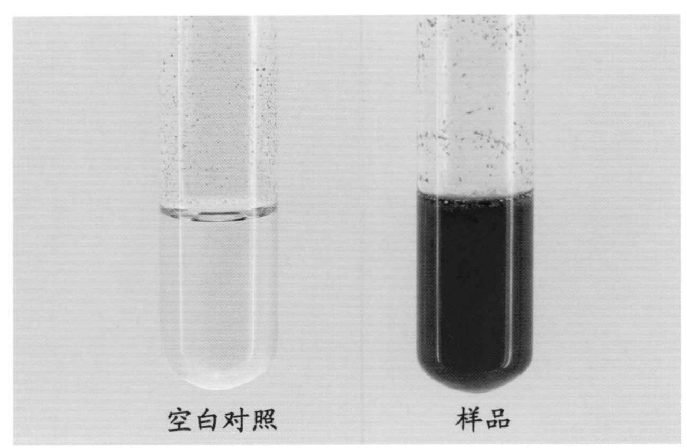

图5-6-17 金银花理化鉴别

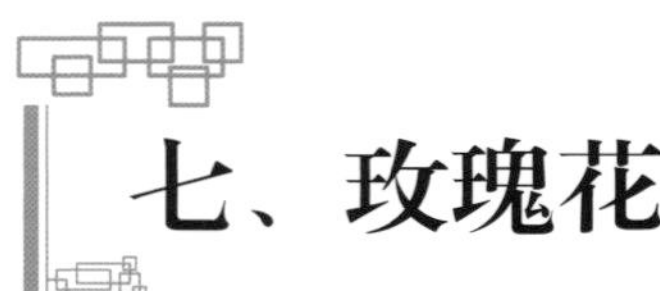

七、玫瑰花

【来源】蔷薇科蔷薇属植物玫瑰 *Rosa rugosa* Thunb. 的干燥花蕾。春末夏初花将开放时分批采摘，及时低温干燥。

【性状】略呈半球形或不规则团状，直径 0.7~1.5 cm。残留花梗上被细柔毛，花托半球形，与花萼基部合生；萼片 5，披针形，黄绿色或棕绿色，被有细柔毛；花瓣多皱缩，展平后宽卵形，呈覆瓦状排列，紫红色，有的黄棕色；雄蕊多数，黄褐色；花柱多数，柱头在花托口集成头状，略突出，短于雄蕊。体轻，质脆。气芳香浓郁，味微苦涩。（图 5-7-1、图 5-7-2）

【标准收载】《中华人民共和国药典》。

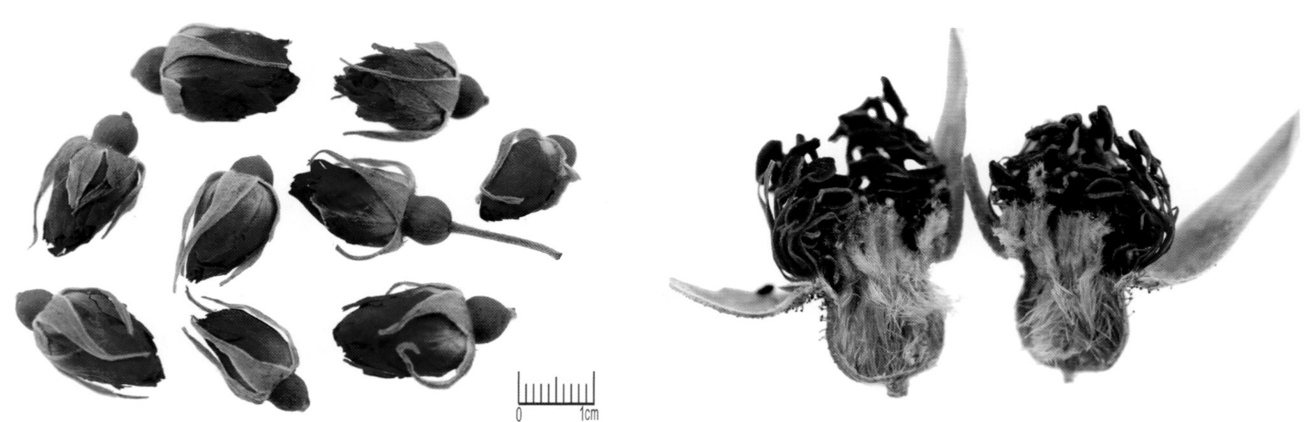

图5-7-1 玫瑰花

图5-7-2 玫瑰花纵剖面（除去花瓣）

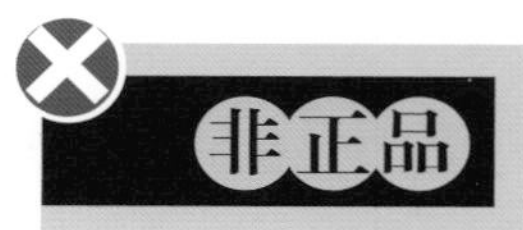

非正品

月季花

蔷薇科蔷薇属植物月季花 *Rosa chinensis* Jacq. 的干燥花蕾。

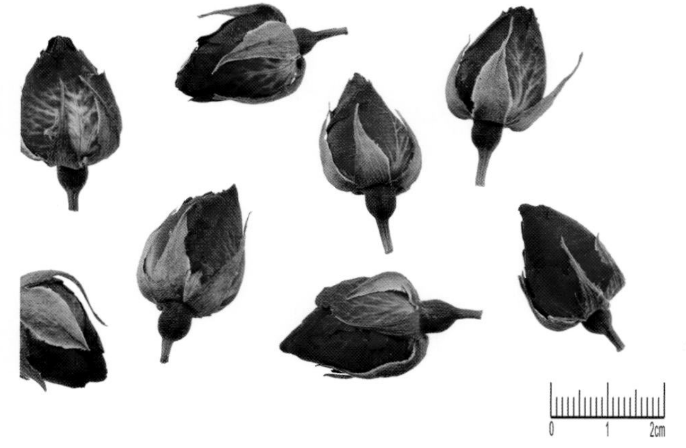

图5-7-3 月季花

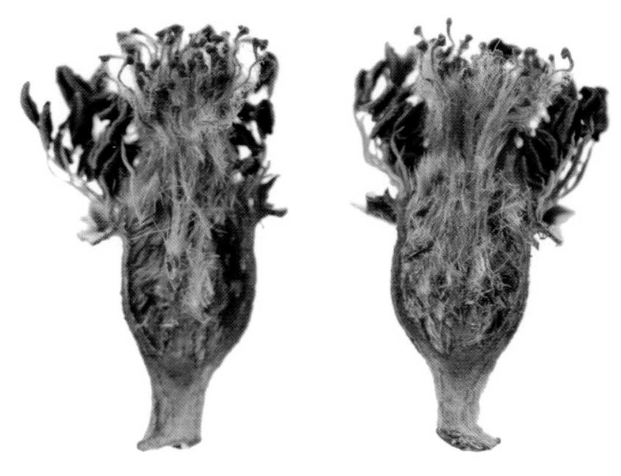

图5-7-4 月季花纵剖面（除去花瓣）

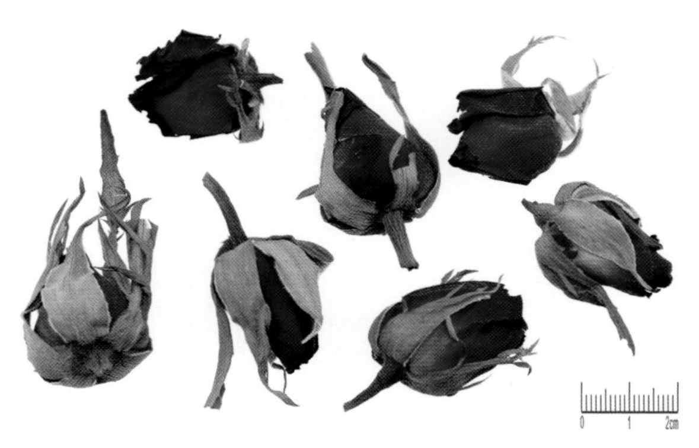

图5-7-5 月季花（栽培变异）

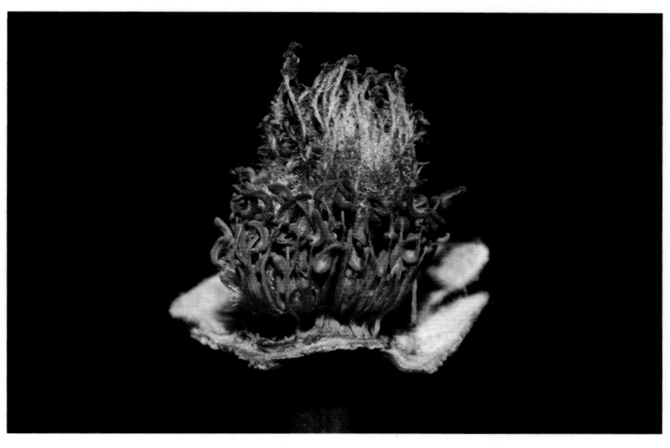

图5-7-6 变异月季花（除去花瓣）

快速鉴别：**呈类球形；花托长圆形，萼片 5，暗绿色，先端尾尖；花瓣呈覆瓦状排列，长圆形，紫红色或淡紫红色；柱头远高于花托口；柱头长于雄蕊或近等长；气清香，味淡、微苦。**（图 5-7-3~ 图 5-7-6）

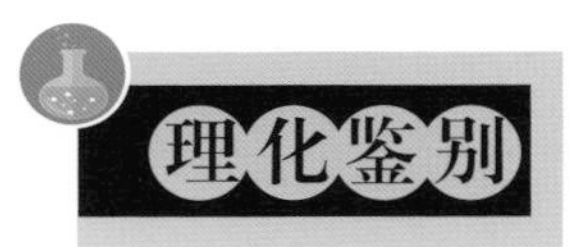

理化鉴别

本品剪碎，称取 1 g，加入 95% 乙醇 15 ml，超声处理 15 min，滤过，取滤液 1 ml，置玻璃试管中，加 1% 三氯化铝试液 5 滴，溶液呈红色。（图 5-7-7）

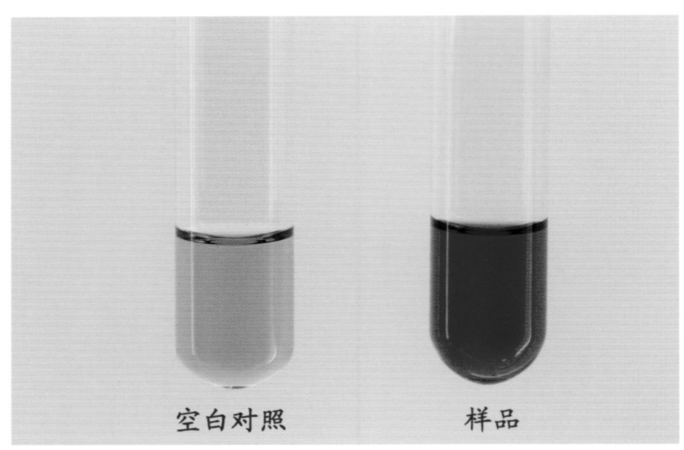

图5-7-7　玫瑰花理化鉴别

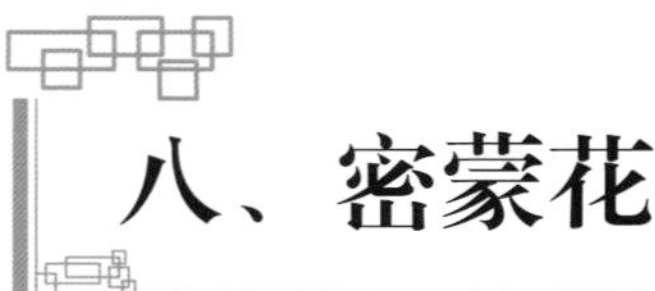

八、密蒙花

【来源】马钱科醉鱼草属植物密蒙花 *Buddleja officinalis* Maxim. 的干燥花蕾和花序。春季花未开放时采收，除去杂质，干燥。

【性状】多为花蕾密聚的花序小分枝，呈不规则圆锥状，长 1.5~3 cm。表面灰黄色或棕黄色，密被茸毛。花蕾呈短棒状，上端略大，长 0.3~1 cm，直径 0.1~0.2 cm；花萼钟状，先端 4 齿裂；花冠筒状，与萼等长或稍长，先端 4 裂，裂片卵形；雄蕊 4，着生在花冠管中部。质柔软。气微香，味微苦、辛。（图 5-8-1、图 5-8-2）

【标准收载】《中华人民共和国药典》。

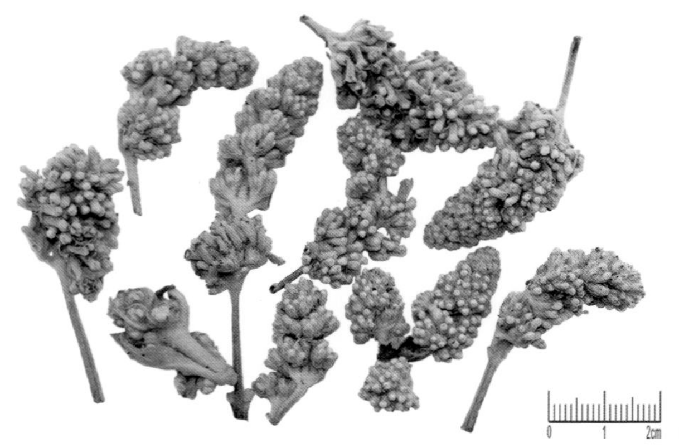

图5-8-1　密蒙花

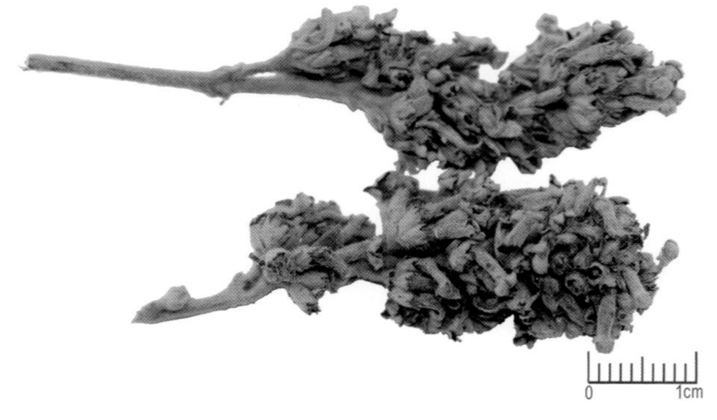

图5-8-2　密蒙花（花序）

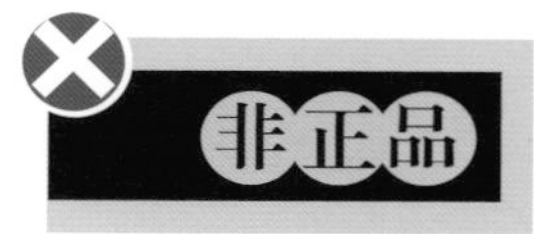

结香花

瑞香科结香属植物结香 *Edgeworthia chrysantha* Lindl. 的干燥花蕾或花序，又名“梦花”。

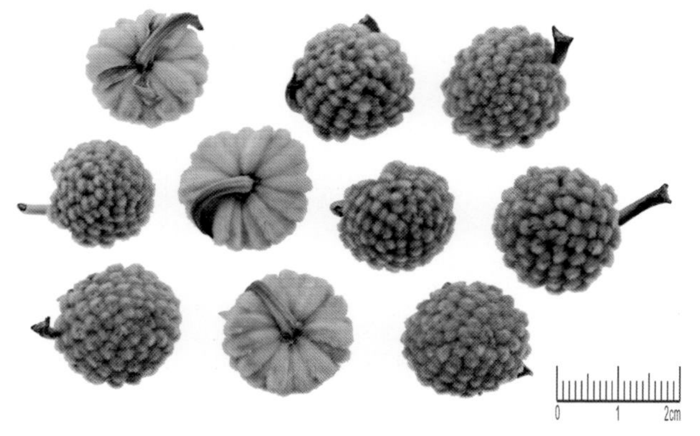

图5-8-3 结香花

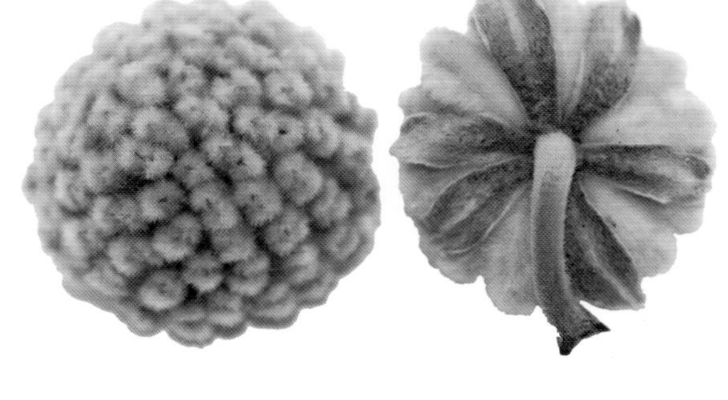

图5-8-4 结香花（顶部与底部）

快速鉴别：**呈半球形头状花序，常数十朵集成一簇；总苞片 6~8 枚；花序轴钩状弯曲；单花呈短棒状，具绢丝状长毛茸。**（图 5-8-3、图 5-8-4）

紫花醉鱼草

马钱科醉鱼草属植物紫花醉鱼草 *Buddleja fallowiana* I. B. Balfour et W. W. Smith 的干燥花序。

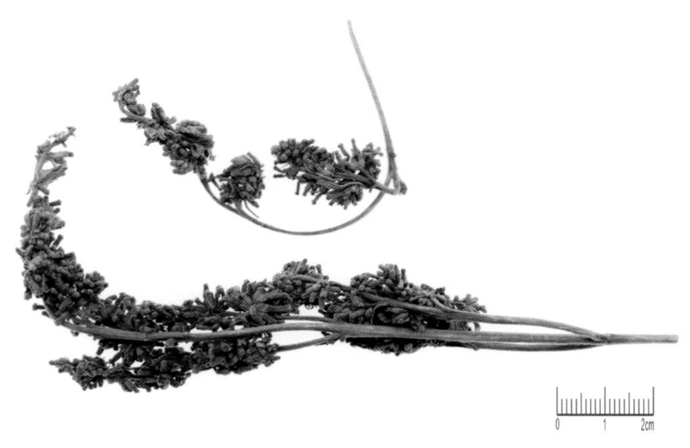

图5-8-5 紫花醉鱼草*

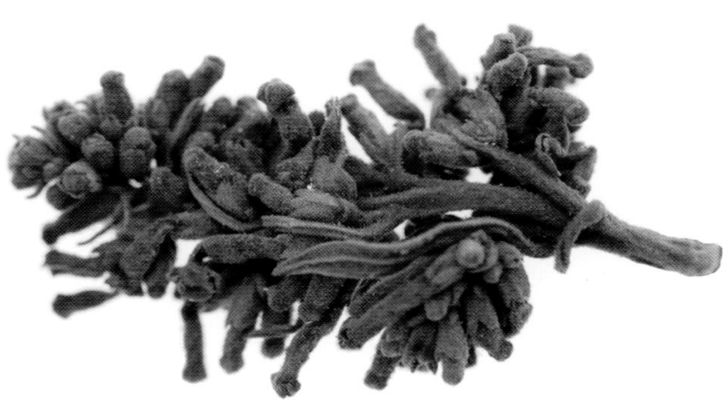

图5-8-6 紫花醉鱼草*（放大）

快速鉴别：**叶柄、花序、苞片、花萼和花冠外面均密被白色或黄白色星状绒毛及腺毛；穗状聚伞花序顶生；花梗极短或几无梗；苞片线状披针形；花冠紫色，内面除基部无毛外，均被星状柔毛。**（图 5-8-5、图 5-8-6）

羊耳菊花

菊科旋覆花属植物羊耳菊 *Duhaldea cappa* (Buchanan-Hamilton ex D. Don) Pruski et Anderberg 的干燥花。

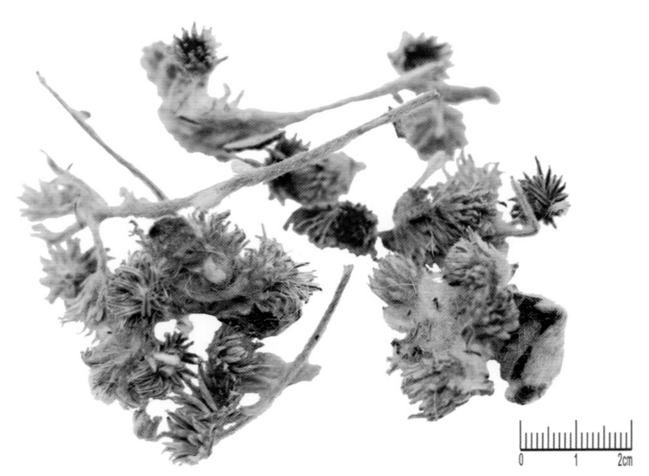

图5-8-7　羊耳菊花

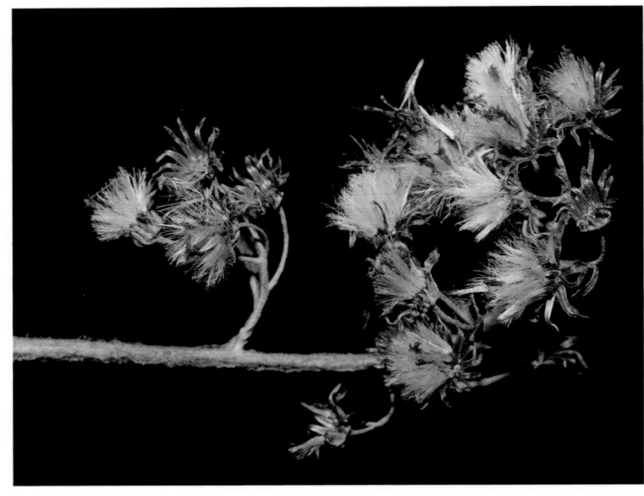

图5-8-8　羊耳菊花（局部）

快速鉴别：**头状花序倒卵圆形，密集于茎和枝端成聚伞圆锥花序；被绢状密茸毛；苞叶线形；冠毛污白色，约与管状花的花冠同长；瘦果长圆柱形，被白色长绢毛。**（图 5-8-7、图 5-8-8）

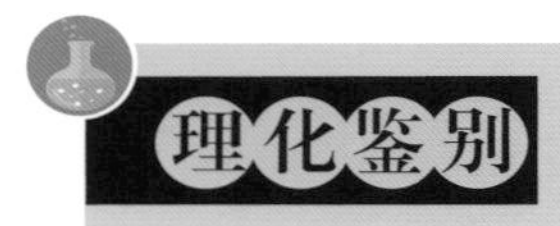

理化鉴别

取本品粉末 0.5 g，加乙醇 10 ml，在 70℃浸泡 30 min，放冷，滤过，滤液进行下列试验：

1. 用毛细管吸滤液少许，滴在滤纸上，喷以 2% 三氯化铝乙醇溶液，置紫外光灯（365 nm）下观察，斑点呈亮黄绿色荧光。（图 5-8-9）

2. 取滤液 1 ml，加盐酸 5 滴与镁粉适量，溶液显淡红棕色。（图 5-8-10）

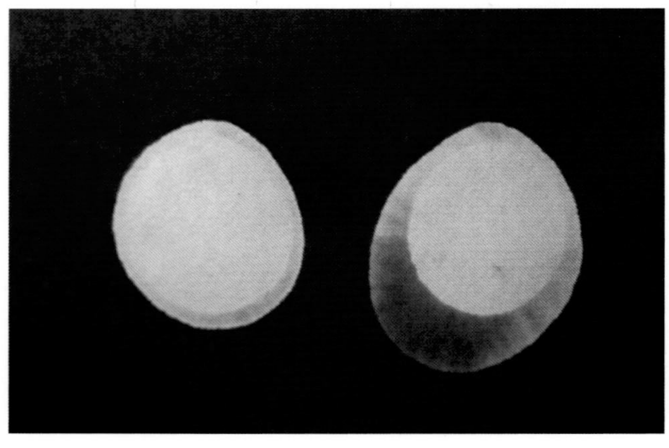

图5-8-9　密蒙花理化鉴别（1）

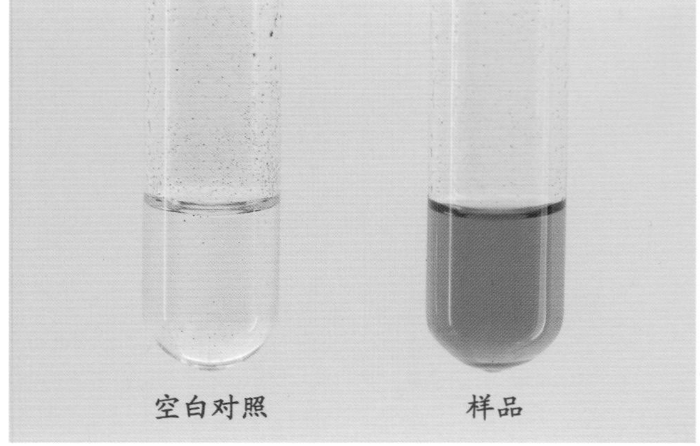

图5-8-10　密蒙花理化鉴别（2）

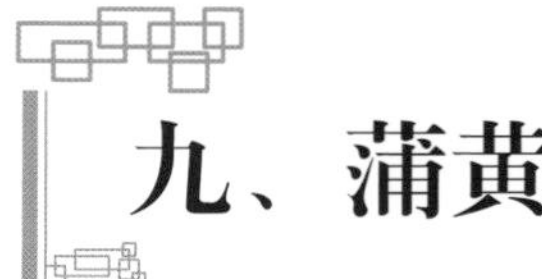

九、蒲黄

【来源】香蒲科香蒲属植物水烛香蒲 *Typha angustifolia* L.、东方香蒲 *Typha orientalis* Presl 或同属植物的干燥花粉。夏季采收蒲棒上部的黄色雄花序，晒干后碾轧，筛取花粉。剪取雄花后，晒干，成为带有雄花的花粉，即为草蒲黄。

【性状】为黄色粉末。体轻，放水中则飘浮水面。手捻有滑腻感，易附着手指上。气微，味淡。（图 5-9-1、图 5-9-2）

【标准收载】《中华人民共和国药典》。

图5-9-1　蒲黄

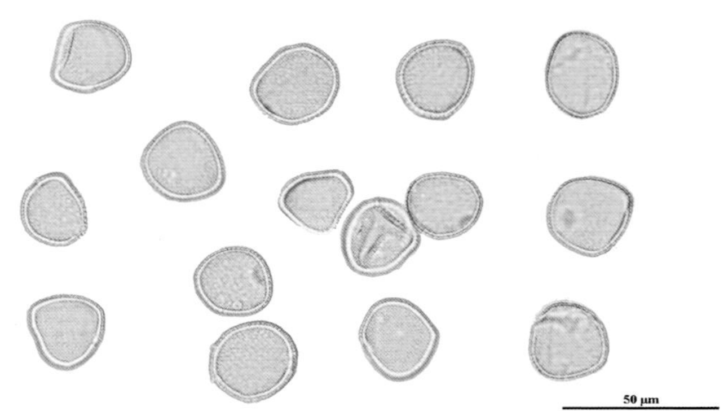

图5-9-2　蒲黄（显微特征）

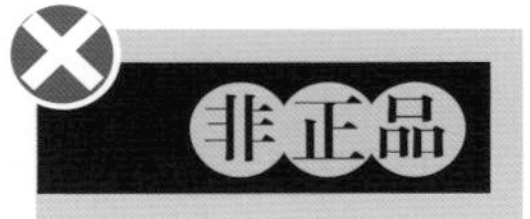

海金沙

海金沙科海金沙属植物海金沙 *Lygodium japonicum* (Thunb.) Sw. 的干燥孢子。

图5-9-3　海金沙

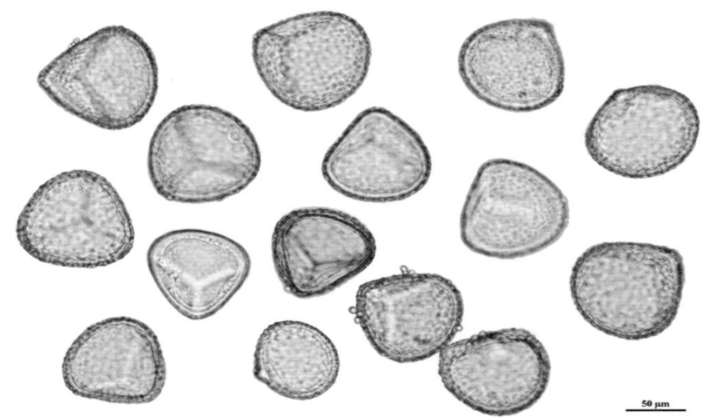

图5-9-4　海金沙（显微特征）

快速鉴别：**置火中易燃烧而发生爆鸣声且有闪光；置显微镜下观察：孢子略呈圆锥，顶面观呈三角状锥形，侧面观略呈三角形，底面观呈类圆形；周壁有瘤状纹理。**（图 5-9-3、图 5-9-4）

松花粉

松科松属植物马尾松 *Pinus massoniana* Lamb.、油松 *Pinus tabuliformis* Carriere 或同属植物的干燥花粉。

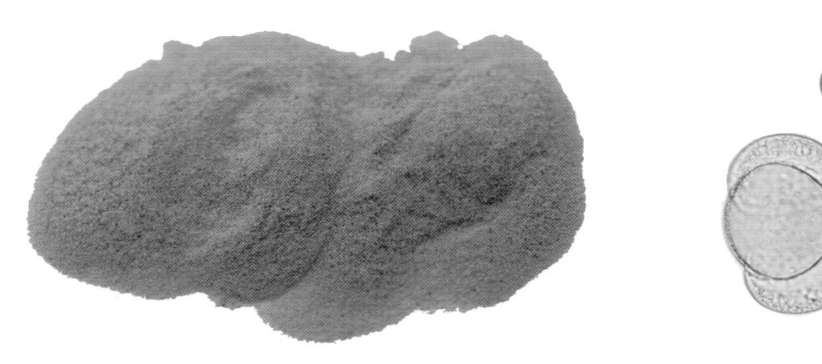

图5-9-5　松花粉

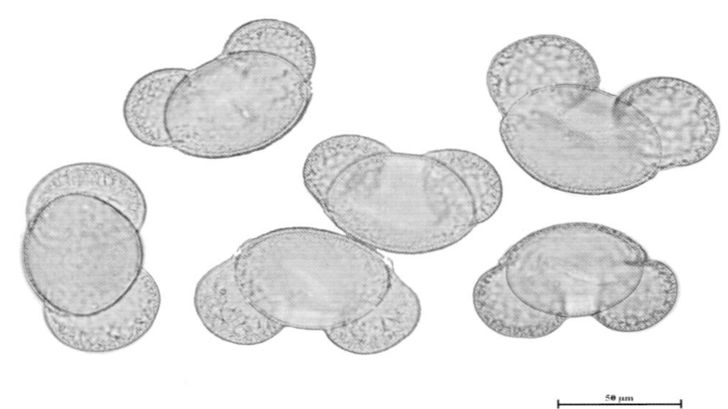

图5-9-6　松花粉（显微特征）

快速鉴别：**显微镜下观察，呈扁球形，两边各具一翼状气囊，具三角状纹理，花粉外壁有颗粒状纹理。**（图 5-9-5、图 5-9-6）

掺伪品（一）

蒲黄中掺入石松科石松属植物石松 *Lycopodium japonicum* Thunb. ex Murray 的干燥孢子。

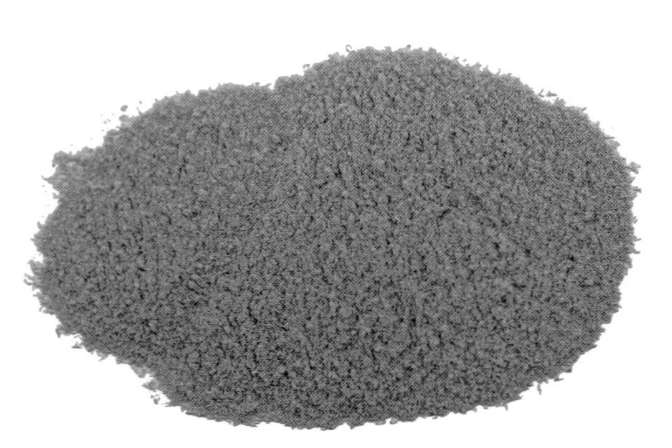

图5-9-7　掺伪品（一）

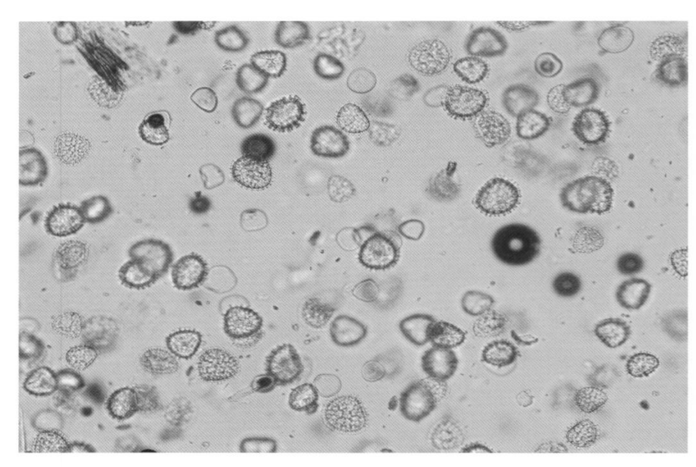

图5-9-8　掺伪品（一）（显微特征）

快速鉴别：**置显微镜下观察，三棱形的锥体颗粒，三面平坦面呈角形，另一面为凸起的三角状圆形，孢子的凸面及三平面的表面呈细网状网孔呈六角形，类似蜂窝，三平面交界处有明显的接缝线。**（图 5-9-7、图 5-9-8）

掺伪品（二）

蒲黄中掺入茎、叶等非药用部位加工品。

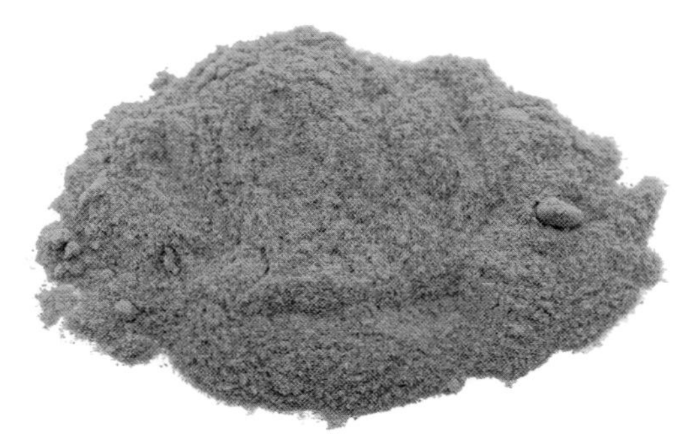

图5-9-9 掺伪品（二）

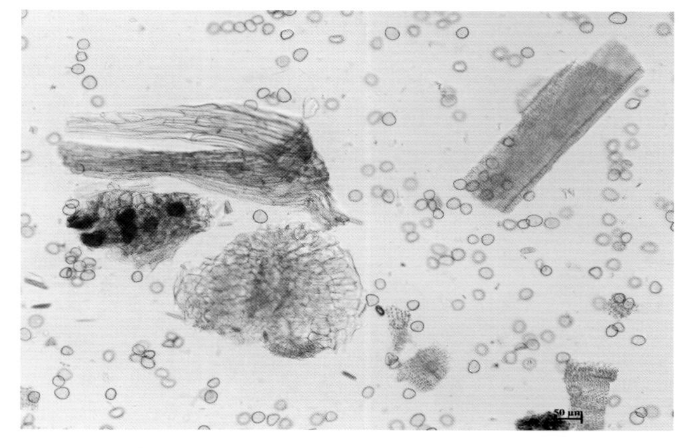

图5-9-10 掺伪品（二）（显微特征）

快速鉴别：**入水部分浮于水面，部分浮于水的中间；手捻无滑腻感，较涩，粗糙；置显微镜下观察：具纤维、非腺毛、表皮细胞、冠毛等植物组织特征。**（图 5-9-9、图 5-9-10）

伪制品

矿石类粉末染色伪制品。

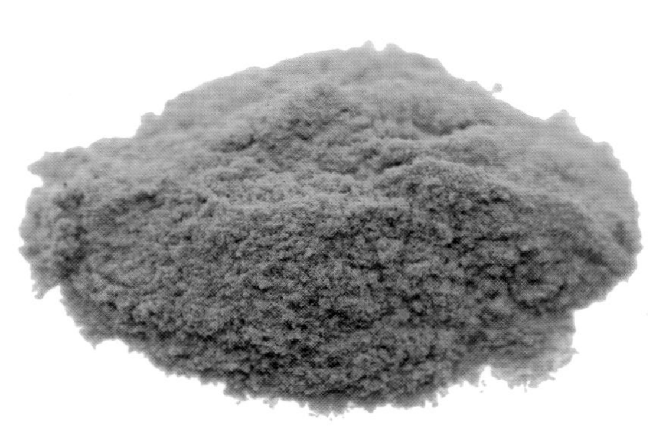

图5-9-11 伪制品

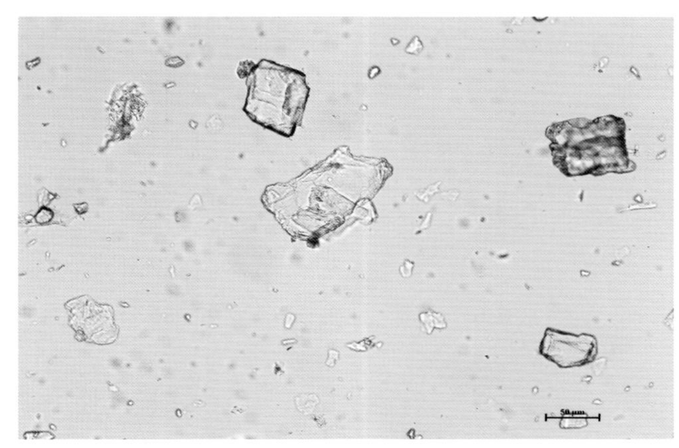

图5-9-12 伪制品（显微特征）

快速鉴别：**置显微镜下观察，可见晶体类物质。**（图 5-9-11、图 5-9-12）

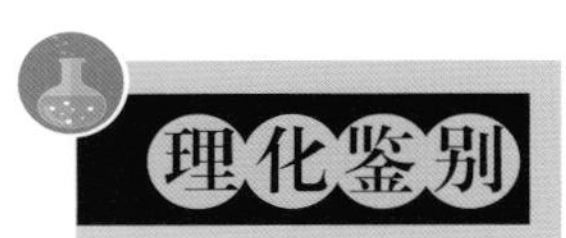

理化鉴别

1. 取本品少许，置滤纸上，置紫外光灯（365 nm）下观察，正品无荧光。（图 5-9-13）
2. 取本品 0.2 g，加水 10 ml，温浸 30 min，滤过，取滤液 1 ml，置玻璃试管中，加三氯化铁试液 1

滴，显淡绿棕色。（图 5-9-14）

3. 取本品 0.2 g，加甲醇 10 ml，超声处理 15 min，滤过，滤液进行下列试验：

（1）取滤液 lml，置玻璃试管中，加盐酸－镁粉适量，水浴加热 2 min，溶液呈樱红色。（图 5-9-15）

（2）取滤液 lml，置玻璃试管中，加氢氧化钠适量，溶液呈黄色。（图 5-9-16）

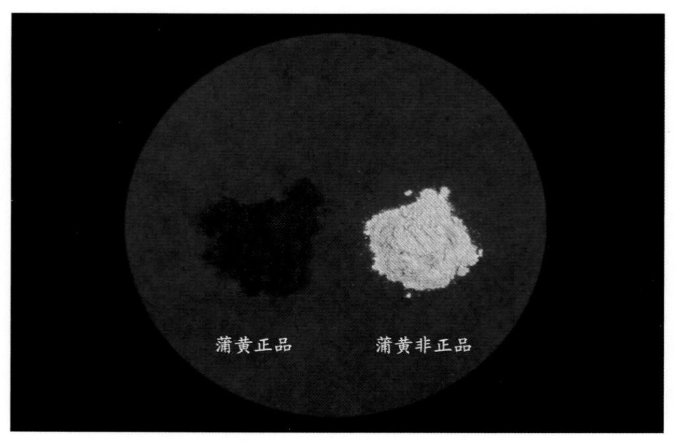

图5-9-13　蒲黄理化鉴别（1）

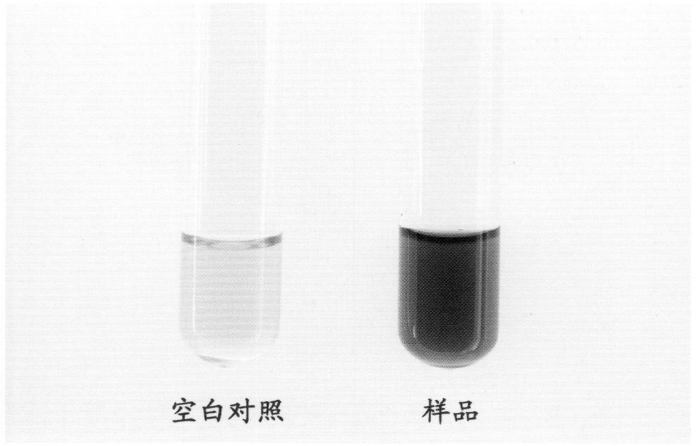

图5-9-14　蒲黄理化鉴别（2）

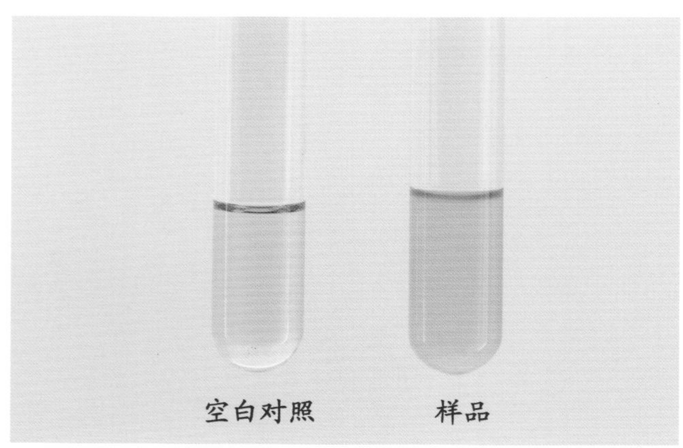

图5-9-15　蒲黄理化鉴别（3）

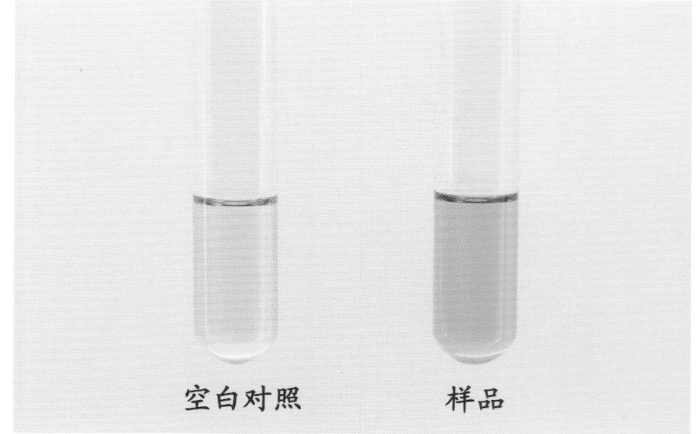

图5-9-16　蒲黄理化鉴别（4）

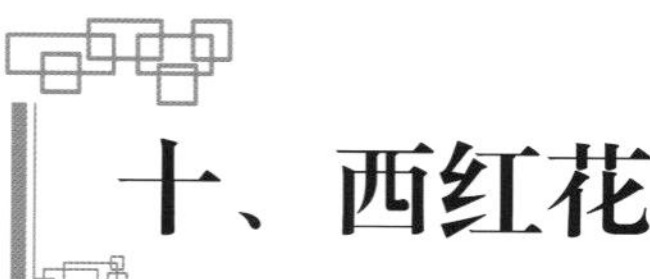

十、西红花

【来源】鸢尾科番红花属植物番红花 *Crocus sativus* L. 的干燥柱头。

【性状】呈线形，三分枝，长约 3 cm。暗红色，上部较宽而略扁平，顶端边缘显不整齐的齿状，内侧有一短裂隙，下端有时残留一小段黄色花柱。体轻，质松软，无油润光泽，干燥后质脆易断。气特异，微有刺激性，味微苦。（图 5-10-1 ～图 5-10-6）

【标准收载】《中华人民共和国药典》。

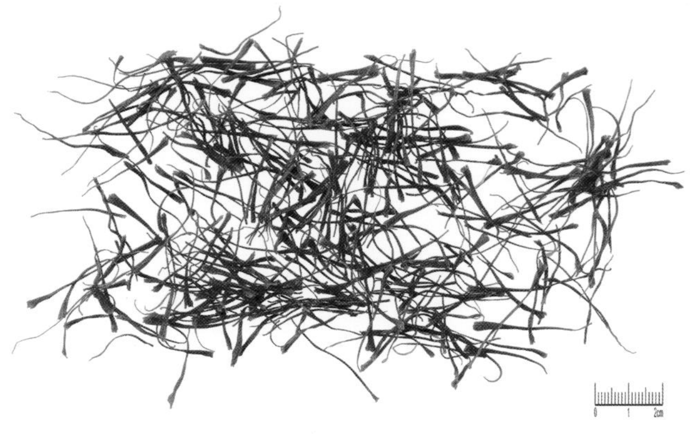

图5-10-1 西红花

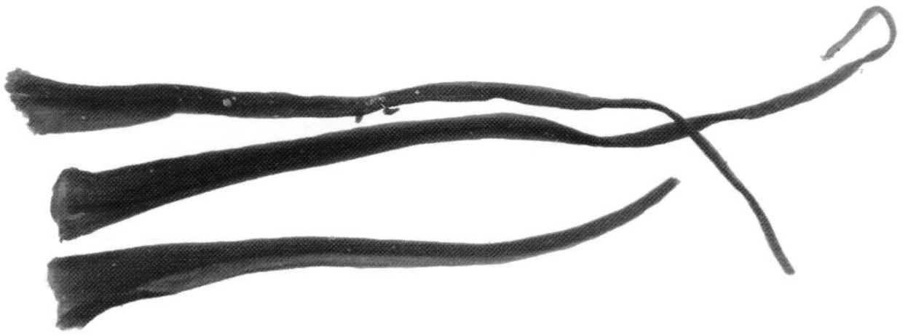

图5-10-2 西红花（放大）

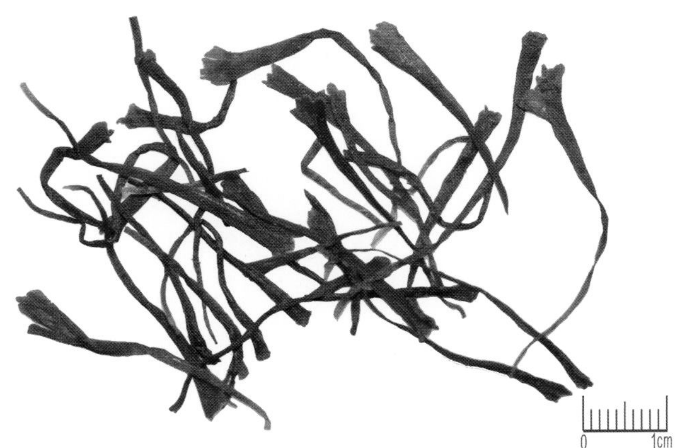

图5-10-3 西红花（压扁）

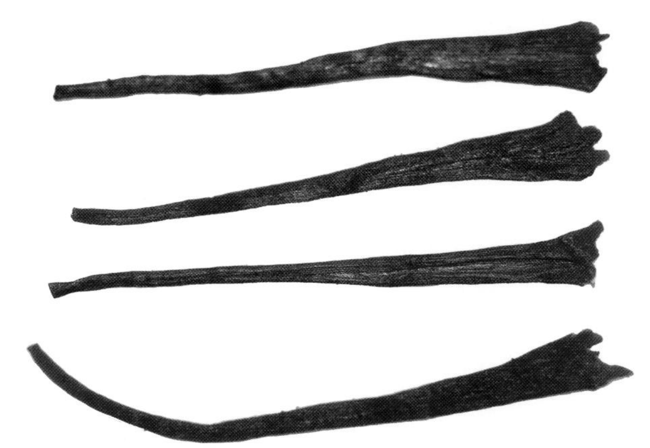

图5-10-4 压扁西红花（放大）

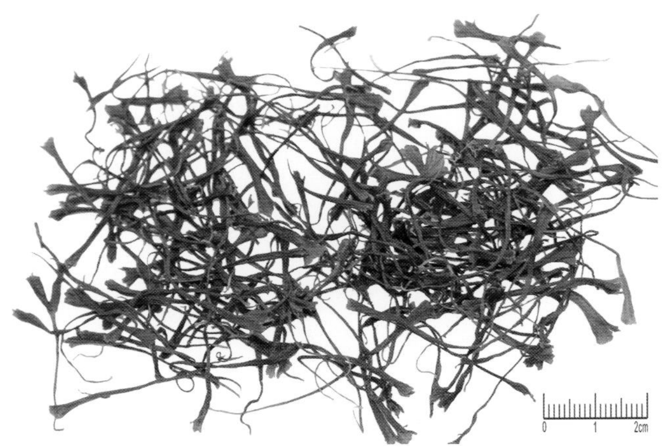

图5-10-5 西红花（国产）

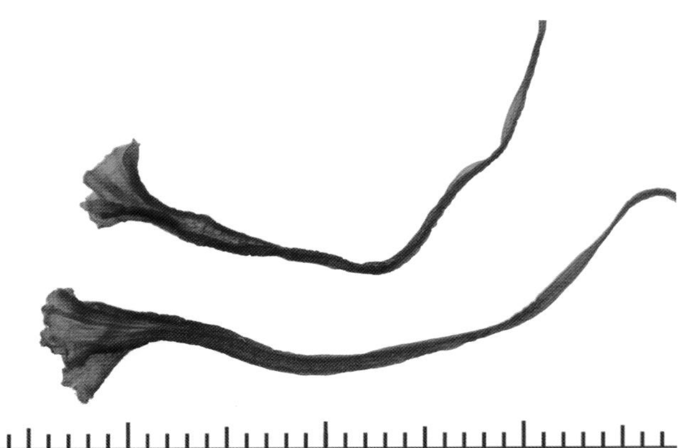

图5-10-6 国产西红花（放大）

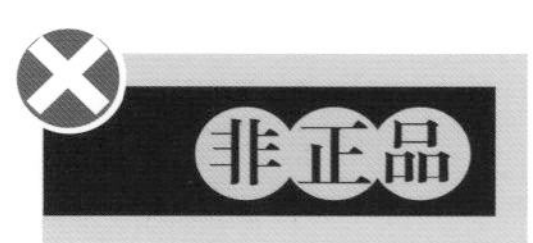

玉米须伪制品

以禾本科玉蜀黍属植物玉蜀黍（玉米）*Zea mays* L. 的柱头染色而成。

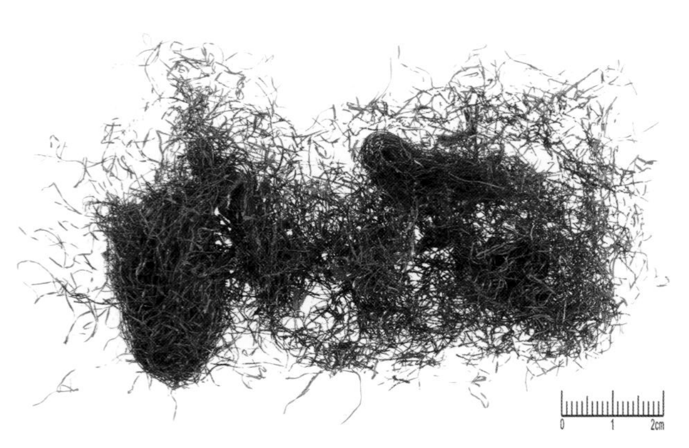

图5–10–7　玉米须伪制品

图5–10–8　玉米须伪制品（放大）

快速鉴别：**呈线状，上下粗细一致；多数弯曲成团；不呈喇叭状；水浸泡，无橙黄色直线下降，溶液被染成淡红色或黄色。**（图 5–10–7、图 5–10–8）

纸浆伪制品

用纸浆、染料和油性物质加工而成的伪制品。

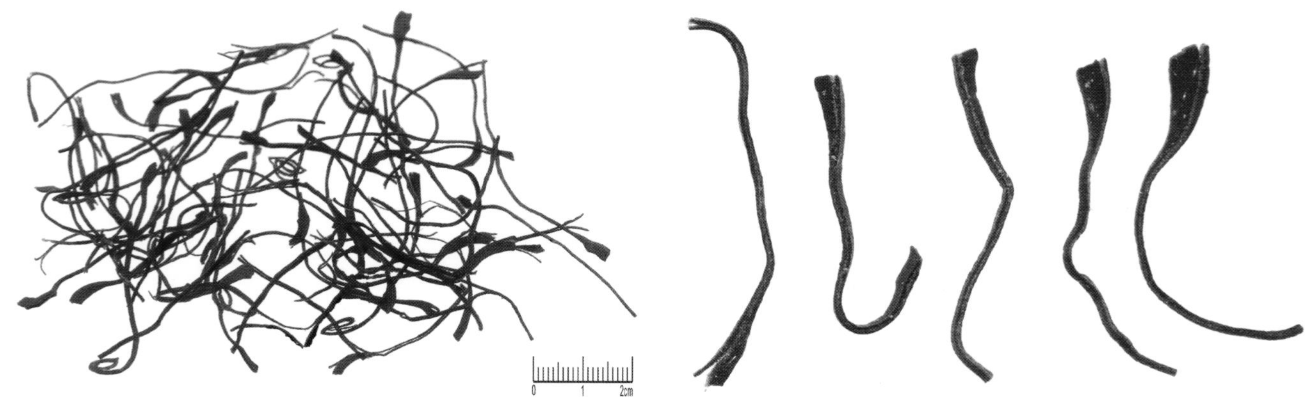

图5–10–9　纸浆伪制品

图5–10–10　纸浆伪制品（放大）

快速鉴别：**呈不规则的细柱状，宽端扁平，边缘不整齐；顶端不呈喇叭状；水浸泡无橙黄色直线下降，溶液被染成淡红色或黄色；浸泡后用针拨动易碎断。**（图 5–10–9、图 5–10–10）

西红花劣质（非药用部位）

西红花下端残留过多黄色花柱。

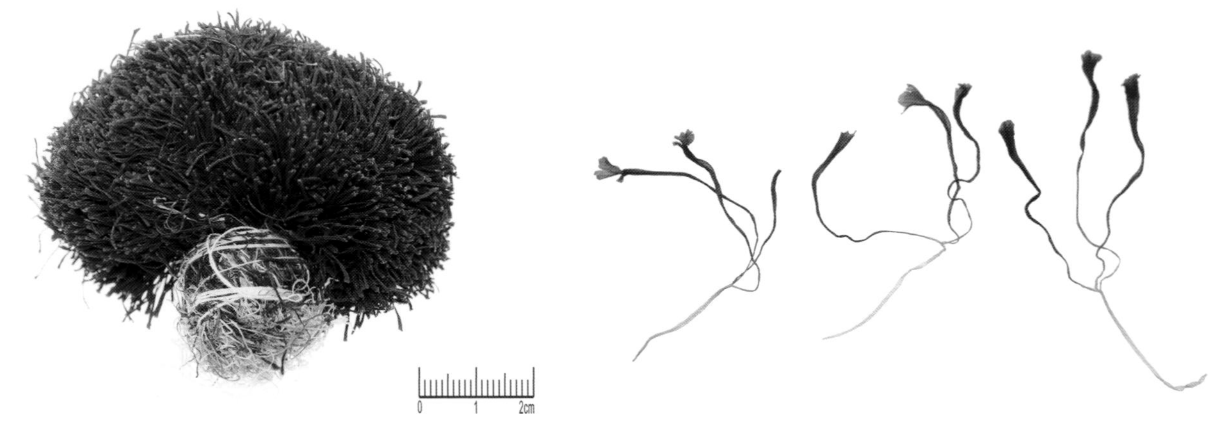

图5-10-11 西红花劣质（非药用部位）　　图5-10-12 西红花非药用部位（放大）

快速鉴别：**下端花柱呈黄色，上端柱头呈线性分枝。**（图 5-10-11、图 5-10-12）

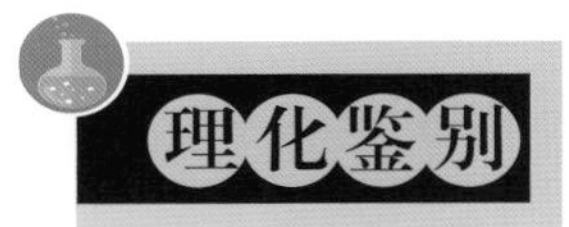

理化鉴别

1. 取本品少量置清水中，可见橙黄色呈直线下降，并逐渐扩散，水被染成黄色，无沉淀，柱头呈喇叭状，有短缝，在短时间内，用针拨之不破碎。（图 5-10-13）

2. 取本品少量，置白瓷板上，加浓硫酸 1 滴，酸液显蓝色经紫色缓缓变为红褐色或棕色。（图 5-10-14）

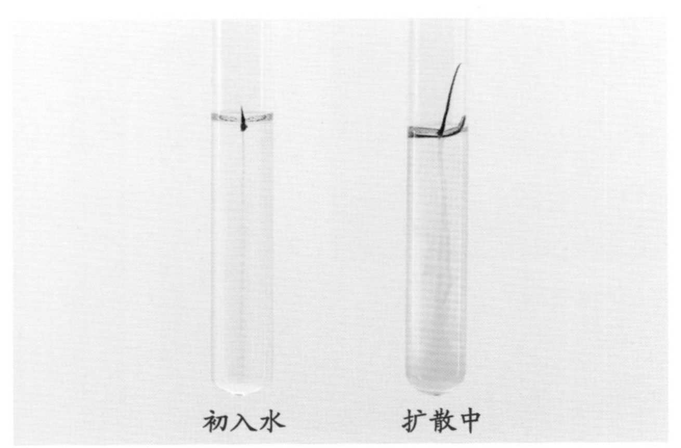

图5-10-13 西红花理化鉴别（1）

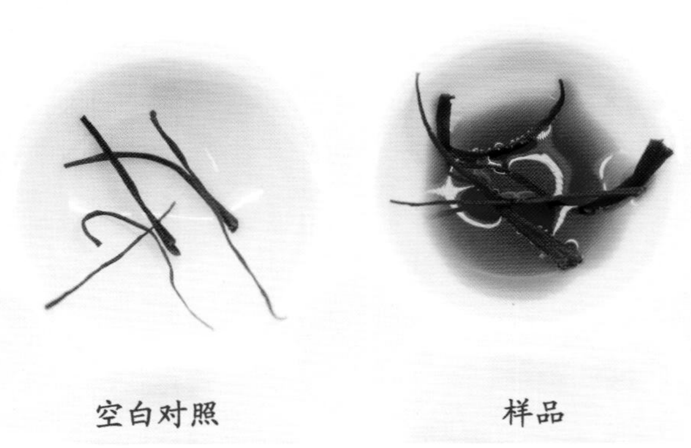

图5-10-14 西红花理化鉴别（2）

十一、旋覆花

【来源】菊科旋覆花属植物旋覆花 *Inula japonica* Thunb. 或欧亚旋覆花 *Inula britannica* L. 的干燥头状花序。夏、秋二季花开放时采收，除去杂质，阴干或晒干。

【性状】呈扁球形或类球形，直径 1~2 cm。总苞由多数苞片组成，呈覆瓦状排列，苞片披针形或条形，灰黄色，长 4~11 mm；总苞基部有时残留花梗，苞片及花梗表面被白色茸毛，舌状花 1 列，黄色，长约 1 cm，多卷曲，常脱落，先端 3 齿裂；管状花多数，棕黄色，长约 5 mm，先端 5 齿裂；子房顶端有多数白色冠毛，长 5~6 mm。有的可见椭圆形小瘦果。体轻，易散碎。气微，味微苦。（图 5-11-1~ 图 5-11-3）

【标准收载】《中华人民共和国药典》。

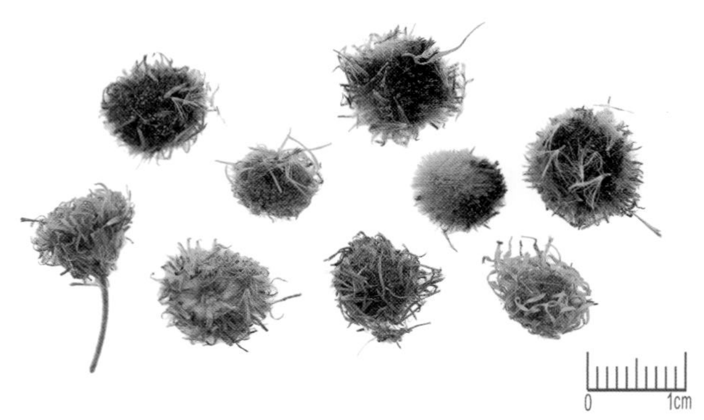

图5-11-1　旋覆花

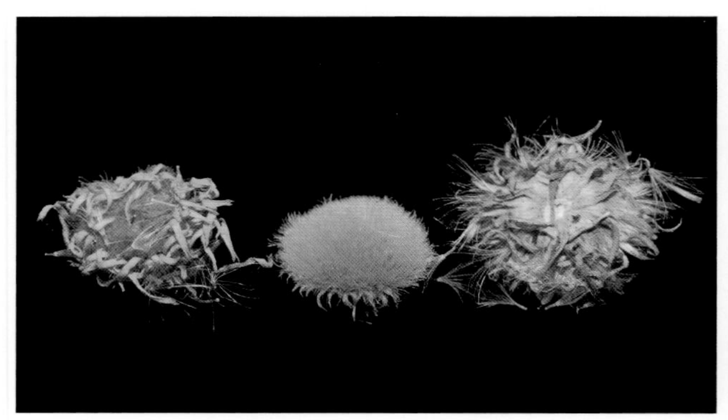

图5-11-2　旋覆花（正反面）

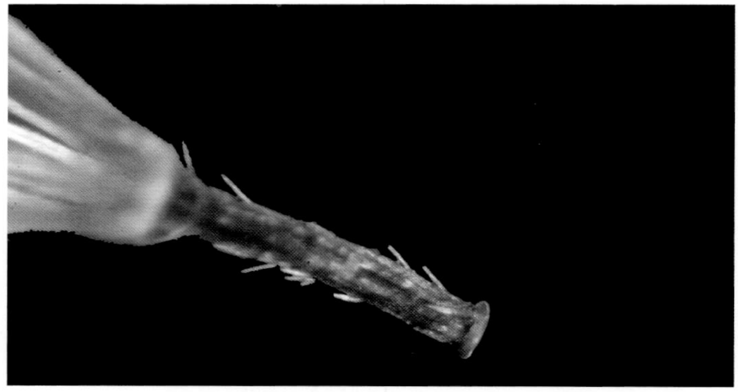

图5-11-3　旋覆花（子房表面）

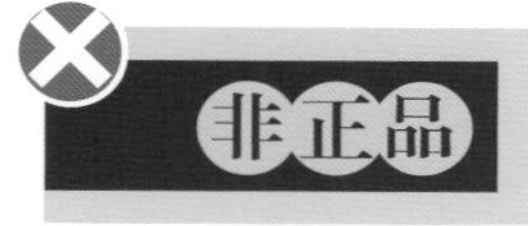

水朝阳旋覆花

菊科旋覆花属植物水朝阳旋覆花 *Inula helianthusaquatilis* C. Y. Wu ex Y. Ling 的干燥头状花序。

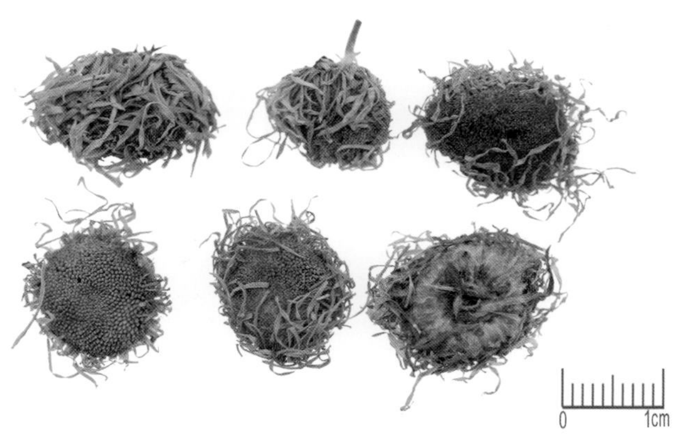

图5-11-4 水朝阳旋覆花

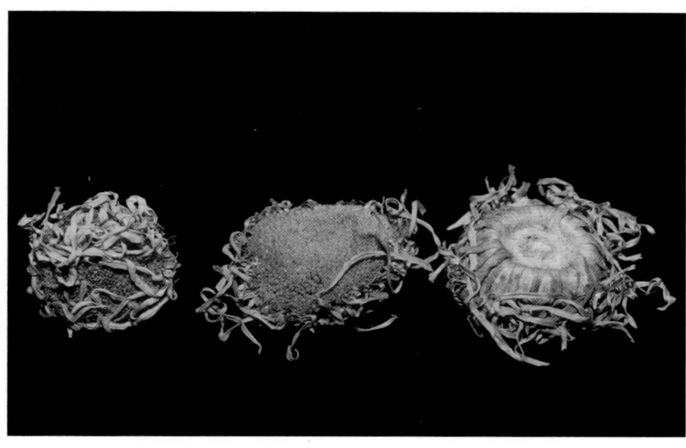

图5-11-5 水朝阳旋覆花（正反面）

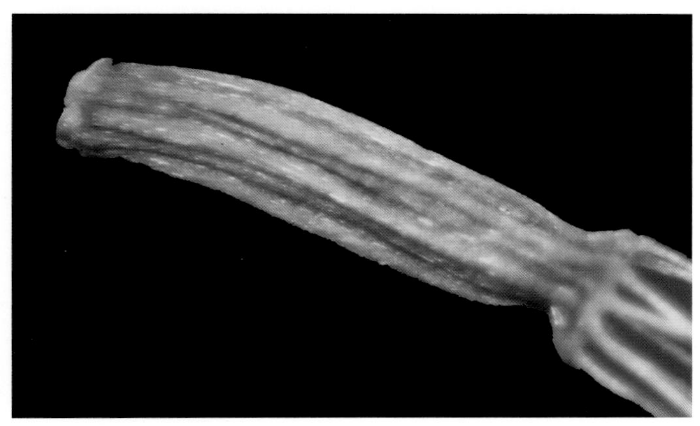

图5-11-6 水朝阳旋覆花（子房表面）

快速鉴别：**解剖镜下观察，子房表面无毛。**（图 5-11-4~ 图 5-11-6）

湖北旋覆花

菊科旋覆花属植物湖北旋覆花 *Inula hupehensis* (Ling) Ling 的干燥头状花序。

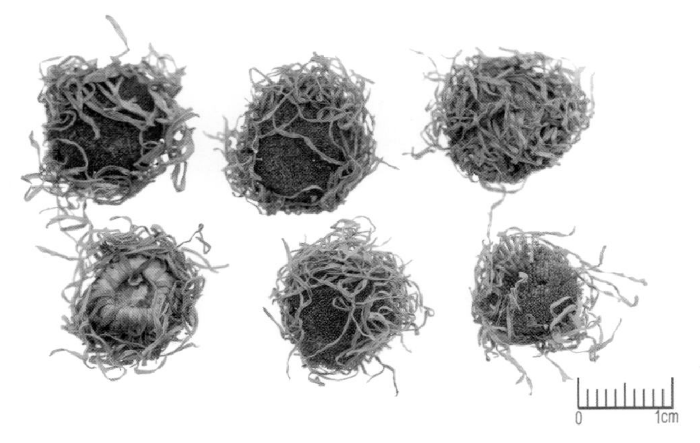

图5-11-7 湖北旋覆花

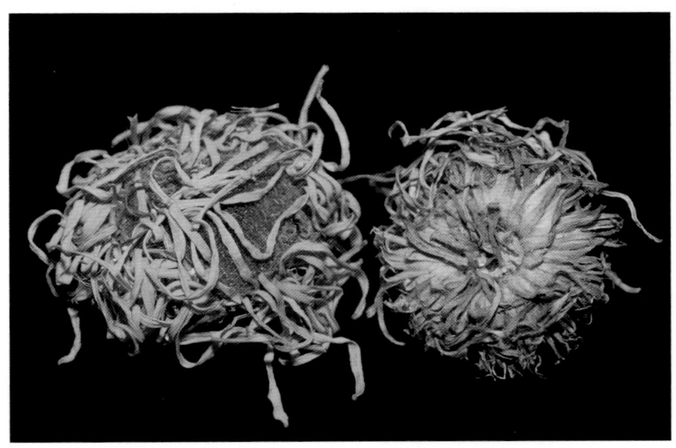

图5-11-8 湖北旋覆花（正反面）

快速鉴别：**解剖镜下观察，子房表面无毛。**（图 5-11-7~图 5-11-9）。

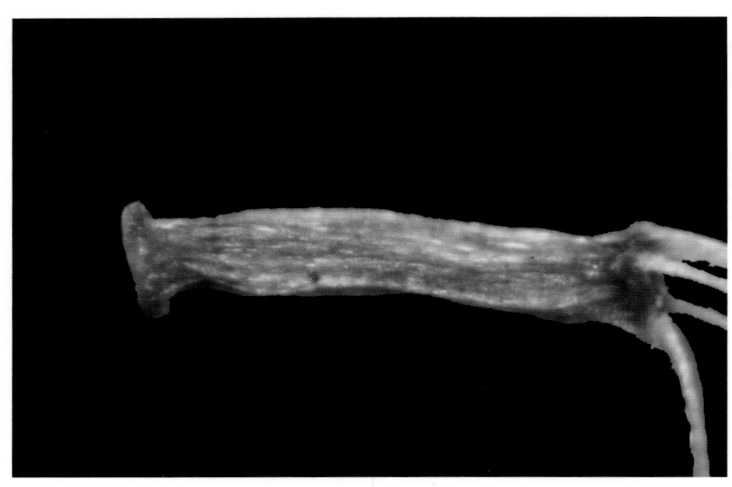

图5-11-9　湖北旋覆花（子房表面）

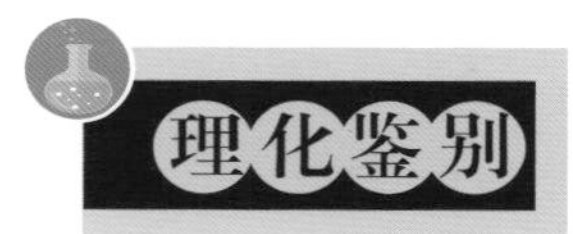

理化鉴别

取本品粉末 1 g，加乙醇 20 ml，回流提取 1 h，滤过，滤液进行下列试验：

1. 取滤液 1 ml，置玻璃试管中，加 5 滴浓盐酸及少许镁粉及锌粉，水浴加热 5 min，溶液呈桃红色。（图 5-11-10）

2. 取滤液 1 ml，置玻璃试管中，加 2 滴 5% α－萘酚乙醇液，摇匀，沿壁缓缓加入浓硫酸 0.5 ml，两液面交界处呈淡紫红色环。（图 5-11-11）

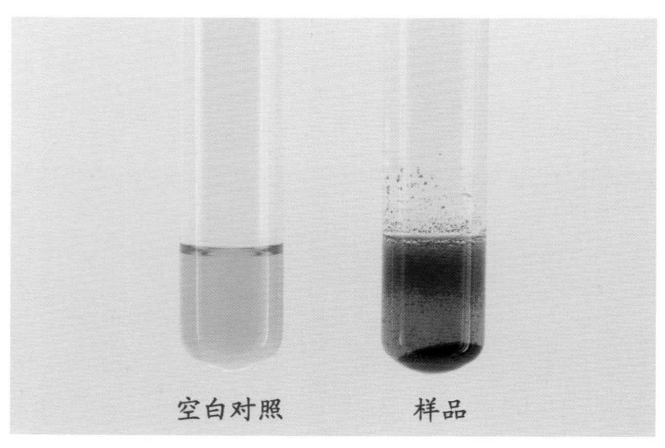

图5-11-10　旋覆花理化鉴别（1）

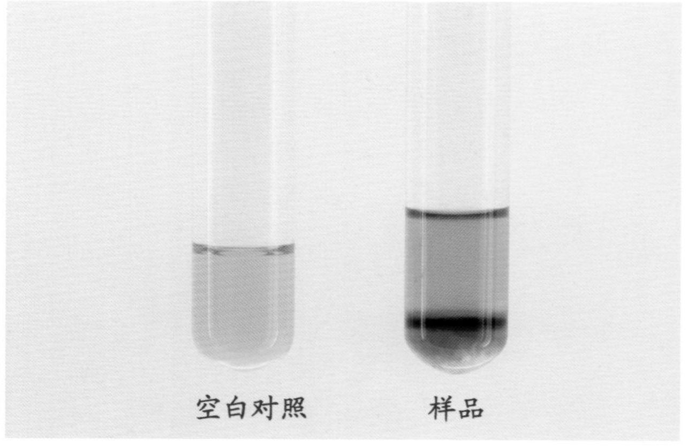

图5-11-11　旋覆花理化鉴别（2）

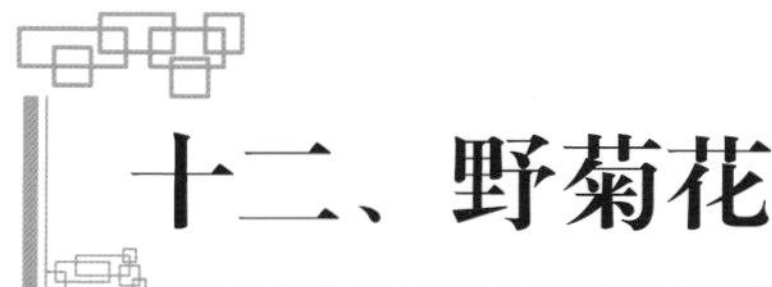

十二、野菊花

【**来源**】菊科菊属植物野菊 *Chrysanthemum indicum* L. 的干燥头状花序。秋、冬二季花初开放时采摘，晒干，或蒸后晒干。

【**性状**】呈类球形，直径 0.3~1 cm，棕黄色。总苞由 4~5 层苞片组成，外层苞片卵形或条形，外表面中部灰绿色或浅棕色，通常被白毛，边缘膜质；内层苞片长椭圆形，膜质，外表面无毛。总苞基部有的残留总花梗。舌状花 1 轮，黄色至棕黄色，皱缩卷曲；管状花多数，深黄色。体轻。气芳香，味苦。（图 5−12−1、图 5−12−2）

【**标准收载**】《中华人民共和国药典》。

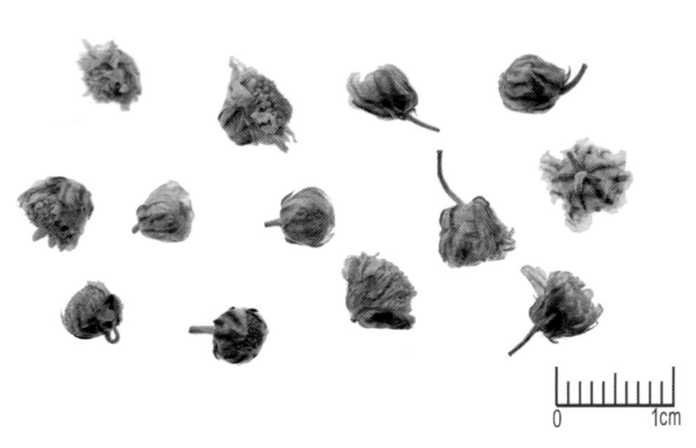

图5−12−1　野菊花

图5−12−2　野菊花（放大）

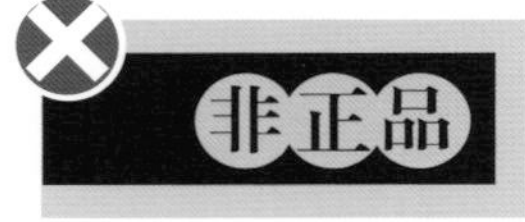

胎菊

菊科菊属植物菊 *Chrysanthemum morifolium* Ramat. 的干燥花蕾。

快速鉴别：**呈倒圆锥形、圆筒形或不规则球形，直径 1~3 cm；总苞碟状，总苞片 3~4 层，外面被柔毛，边缘膜质。**（图 5−12−3）

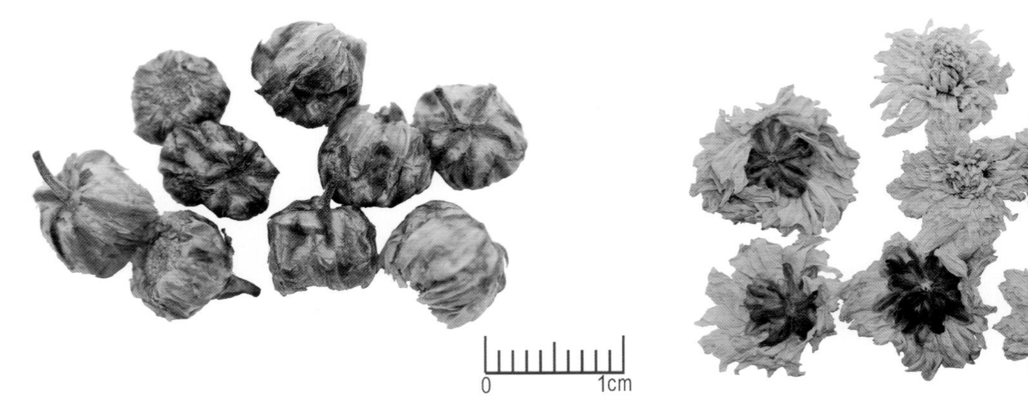

图5-12-3　胎菊　　　　图5-12-4　菊花

菊花

菊花的干燥头状花序。

快速鉴别：**多压扁呈扇形，离散；总苞碟状；舌状花数层位于外围，管状花多数，位于中央。**（图 5-12-4）

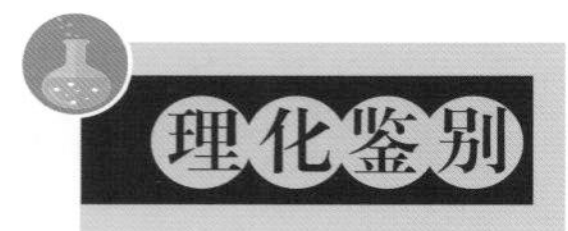

取本品粉末 3 g，加乙醇 40 ml，加热回流 1 h，滤过，滤液进行下列试验：

1. 取滤液 1 滴于滤纸上，喷洒三氯化铝试液，干后，置紫外光灯（365 nm）下观察，显黄绿色荧光。（图 5-12-5）

2. 取滤液 1 ml，置玻璃试管中，加盐酸 5 滴与镁粉适量，水浴加热 5 min，溶液显棕红色。（图 5-12-6）

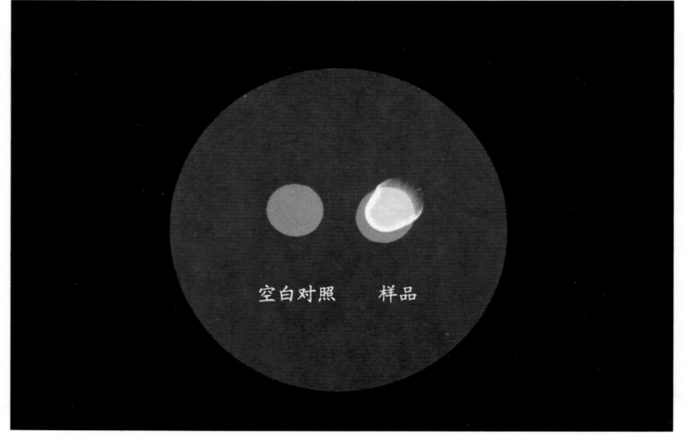

图5-12-5　野菊花理化鉴别（1）

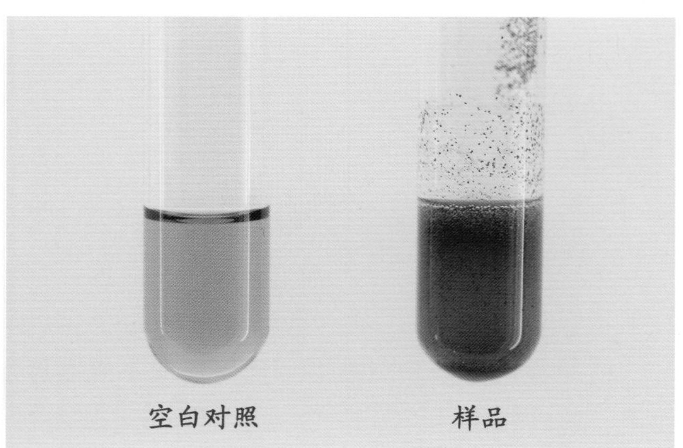

图5-12-6　野菊花理化鉴别（2）

第六章

果实种子类

ZHONGYAOCAI SHICHANG CHANGJIAN YIHUN PINZHONG JIANBIE TUJI

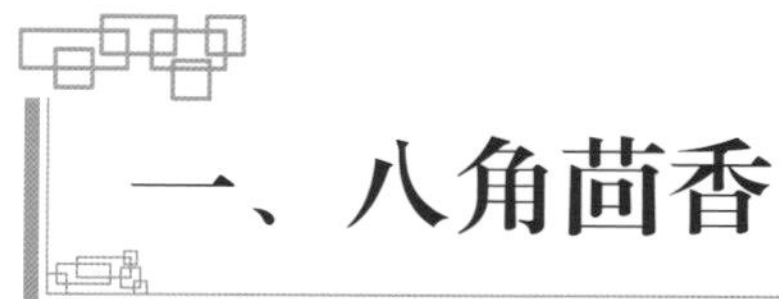

一、八角茴香

【来源】木兰科八角属植物八角茴香 *Illicium verum* Hook.f. 的干燥成熟果实。秋、冬二季果实由绿变黄时采摘，置沸水中略烫后干燥或直接干燥。

【性状】为聚合果，多由 8 个蓇葖果组成，放射状排列于中轴上。蓇葖果长 1~2 cm，宽 0.3~0.5 cm，高 0.6~1 cm；外表面红棕色，有不规则皱纹，顶端呈鸟喙状，上侧多开裂；内表面淡棕色，平滑，有光泽；质硬而脆。果梗长 3~4 cm，连于果实基部中央，弯曲，常脱落。每个蓇葖果含种子 1 粒，扁卵圆形，长约 6 mm，红棕色或黄棕色，光亮，尖端有种脐；胚乳白色，富油性。气芳香，味辛、甜。（图 6-1-1~ 图 6-1-4）

【标准收载】《中华人民共和国药典》。

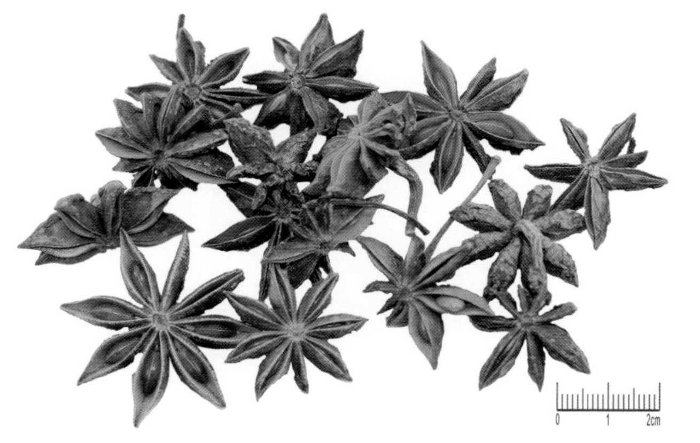

图6-1-1 八角茴香

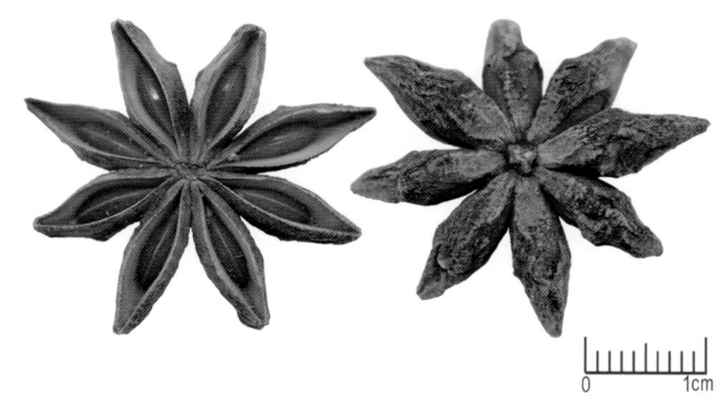

图6-1-2 八角茴香（正反面）

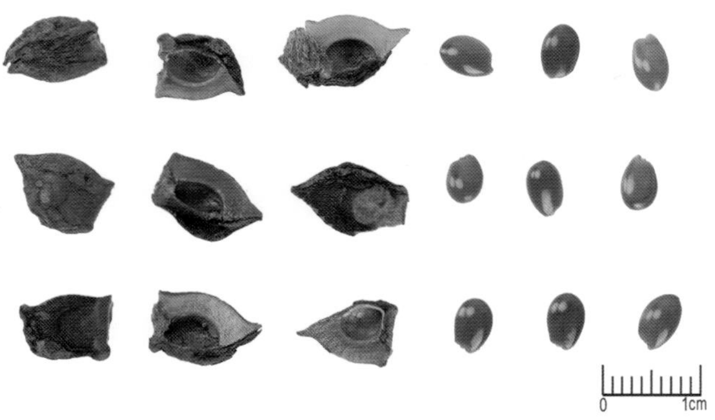

图6-1-3 八角茴香（果壳及种子）

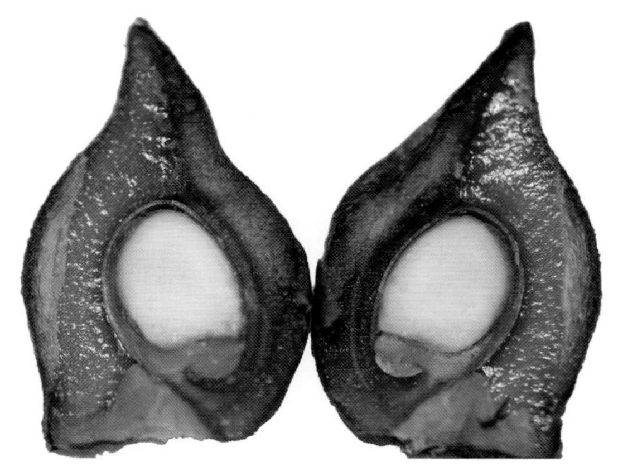

图6-1-4 八角茴香鲜品略烫（纵剖面）

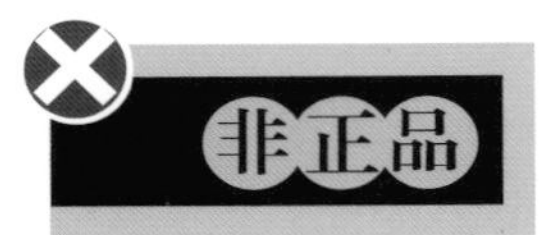

野八角

木兰科八角属植物大八角 *Illicium majus* Hook. f.et Thoms. 的果实，又名“大八角”。

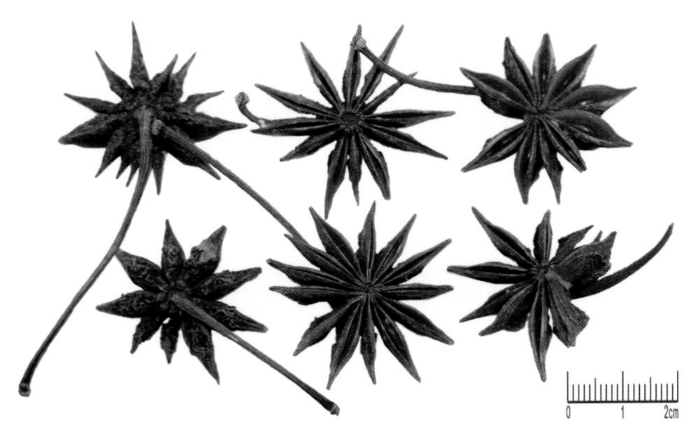

图6-1-5　野八角

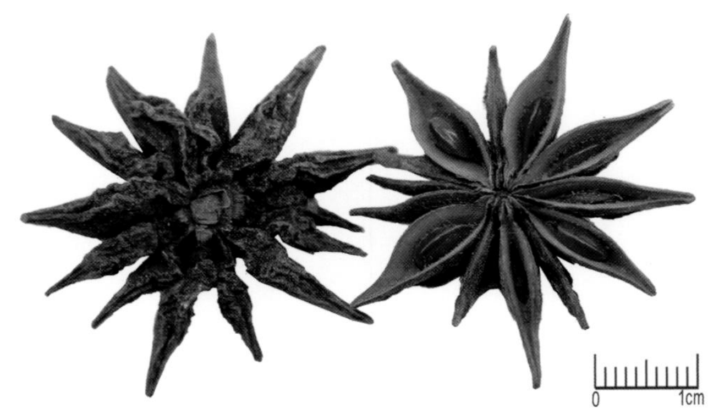

图6-1-6　野八角（正反面）

快速鉴别：**一般由 10~14 个蓇葖果呈轮状排列而成；单一蓇葖果呈不规则广锥形，呈长鸟喙状；果皮较薄；具特异香气，味淡，久尝有麻辣感。**（图 6-1-5、图 6-1-6）

红茴香

木兰科八角属植物红茴香 *Illicium henryi* Diels. 的果实。

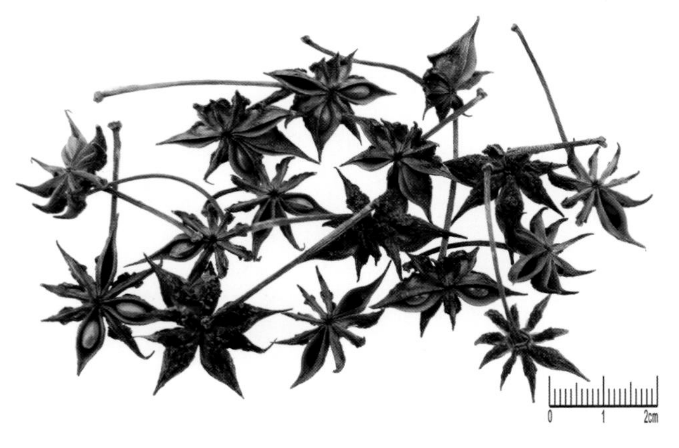

图6-1-7　红茴香

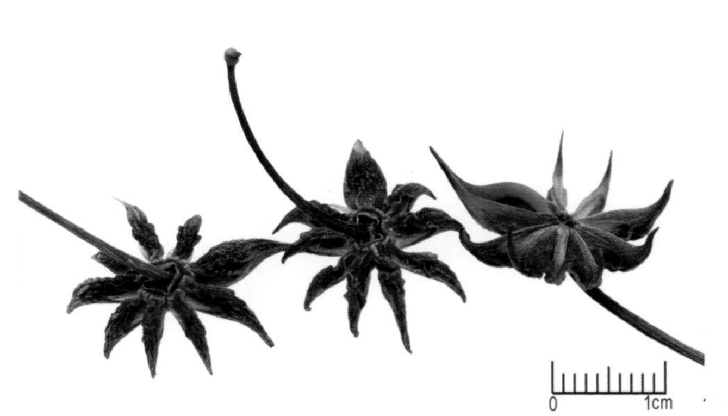

图6-1-8　红茴香（正反面）

快速鉴别：**蓇葖果较瘦小，尖端渐尖，略弯曲呈鸟喙状；果皮较薄；具特殊香气，味先酸而后甘。**（图 6-1-7、图 6-1-8）

莽草

木兰科八角属植物红毒茴（披针叶茴香）*Illicium lanceolatum* A. C. Smith 的果实，又名“山大茴”。

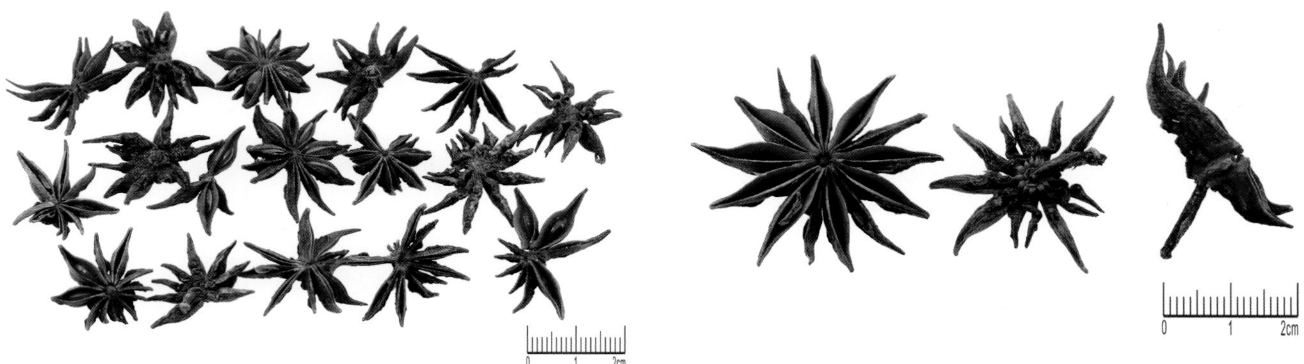

图6-1-9 莽草

图6-1-10 莽草（正反面）

快速鉴别：**果实较小，蓇葖果一般由 10~13 个组成；单一蓇葖果有较长而向后弯曲的钩状尖端；果柄多垂直易脱落；有樟脑样气味，味苦。**（图 6-1-9、图 6-1-10）

八角茴香（干枝八角）

树上残存或掉落于地上未及时收集的八角茴香，混于八角茴香商品中。

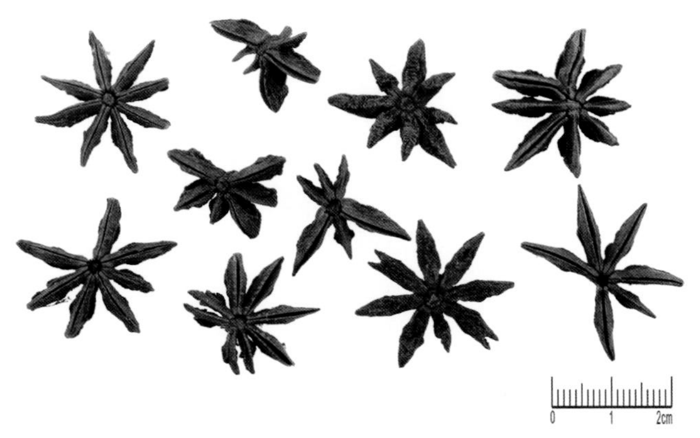

图6-1-11 八角茴香（干枝八角）

图6-1-12 干枝八角（鲜品）

快速鉴别：**同八角茴香，但多数果实干瘪瘦小。**（图 6-1-11、图 6-1-12）

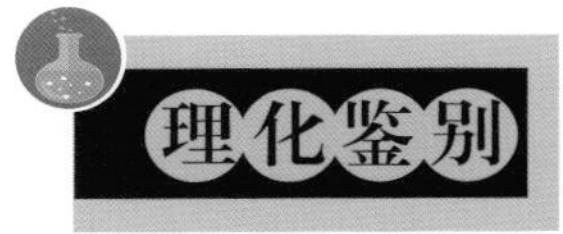

理化鉴别

1. 取本品粉末 1 g，加乙醇 10 ml，超声处理 5 min，滤过，取滤液 2 ml，置玻璃试管中，加水

0.5 ml，立即产生明显混浊，并有大量沉淀生成。（图 6–1–13）

2. 取本品粉末 1 g，加 5% 氢氧化钾溶液 4 ml，煮沸 2 min，放冷，加水稀释至 10 ml，溶液呈血红色。（图 6–1–14）

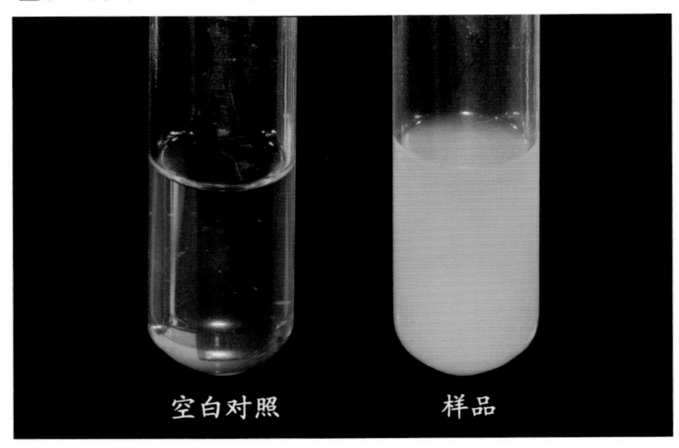

图6–1–13 八角茴香理化鉴别（1）

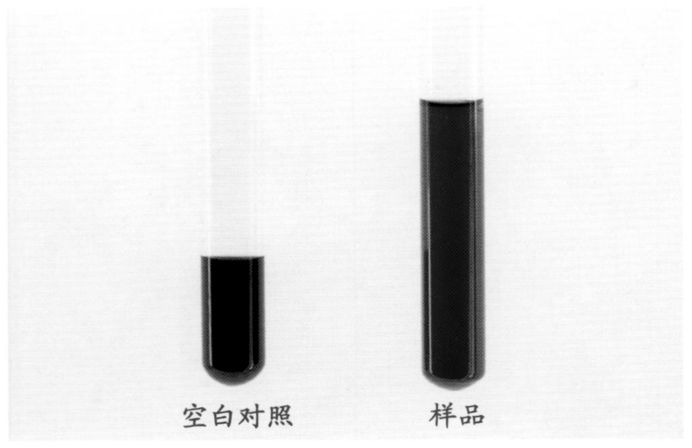

图6–1–14 八角茴香理化鉴别（2）

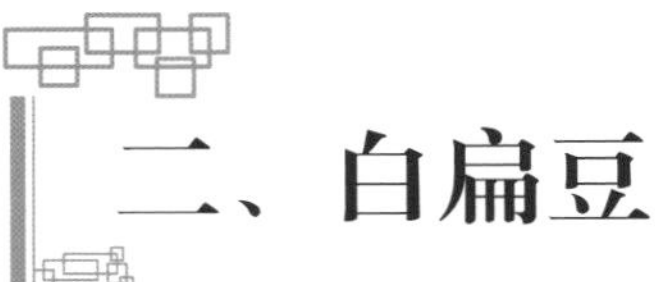

二、白扁豆

【来源】豆科扁豆属植物扁豆 *Dolichos lablab* L. 的干燥成熟种子。秋、冬二季采收成熟果实，晒干，取出种子，再晒干。

【性状】呈扁椭圆形或扁卵圆形，长 8~13 mm，宽 6~9 mm，厚约 7 mm。表面淡黄白色或淡黄色，平滑，略有光泽，一侧边缘有隆起的白色眉状种阜。质坚硬。种皮薄而脆，子叶 2，肥厚，黄白色。气微，味淡，嚼之有豆腥气。(图 6–2–1~ 图 6–2–3)

【标准收载】《中华人民共和国药典》。

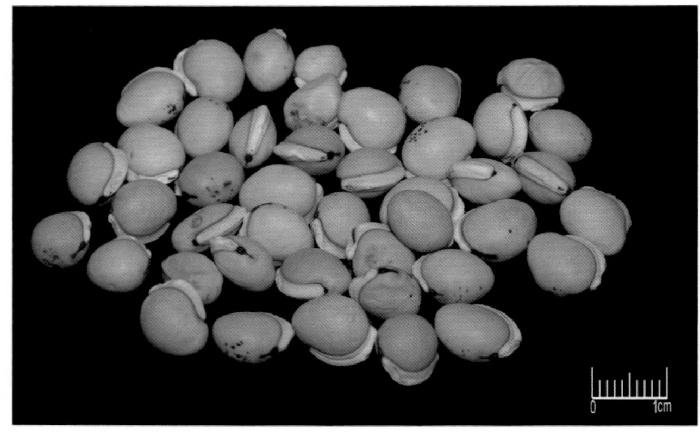

图6–2–1 白扁豆

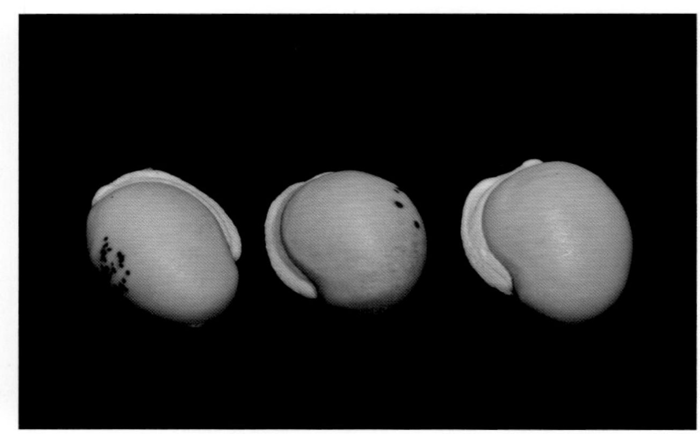

图6–2–2 白扁豆（放大）

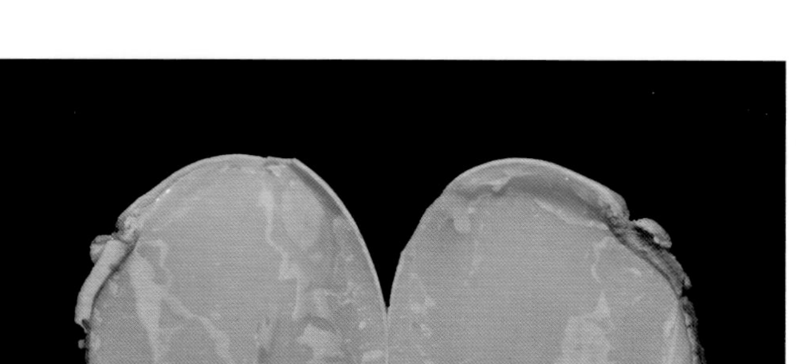

图6-2-3　白扁豆（纵剖面）

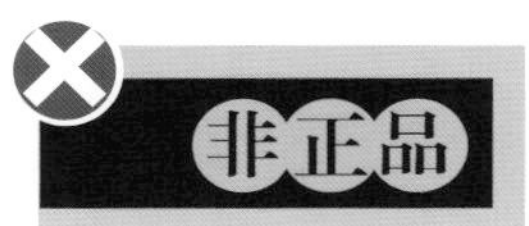

非正品

进口扁豆

豆科扁豆属植物 *Dolichos* sp. 的干燥成熟种子。

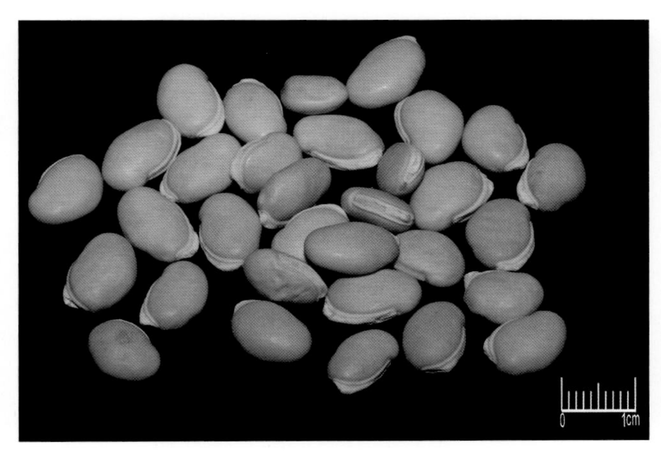

图6-2-4　进口扁豆

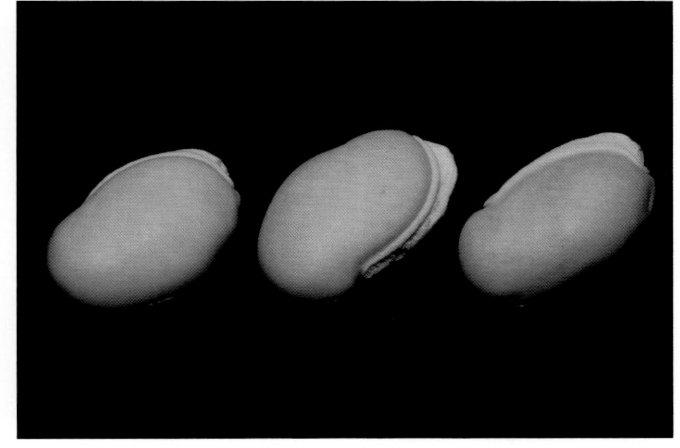

图6-2-5　进口扁豆（放大）

快速鉴别：**个稍大，略扁；表面淡黄色至黄白色；种阜基部多数无黑色线纹，与种阜对应面多呈钝角状；圆弧形处有一小凸起。**（图 6-2-4、图 6-2-5）

鹊豆

豆科扁豆属植物扁豆 *Lablab purpureus* (L.) Sweet 的干燥成熟种子，四川习称“黑扁豆”。

快速鉴别：**外形同白扁豆，但表面为黑色或杂有泥红色麻斑点。**（图 6-2-6、图 6-2-7）

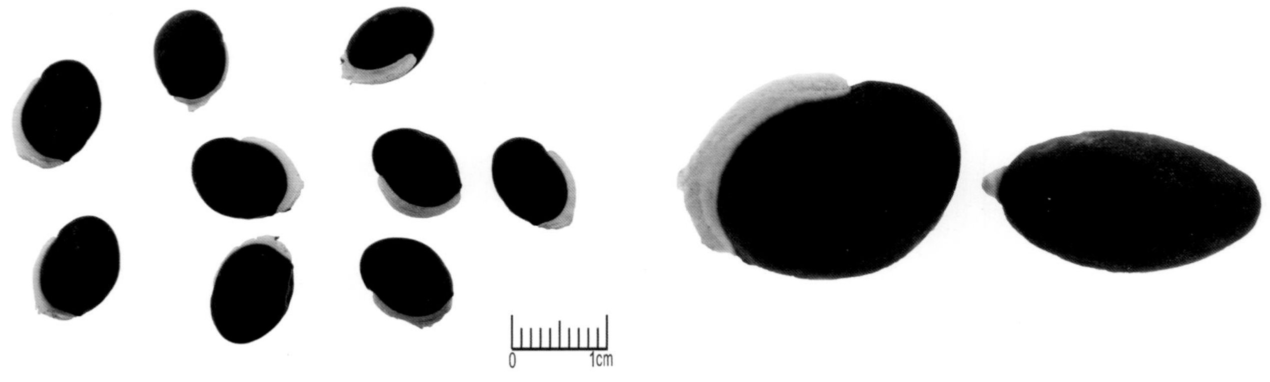

图6-2-6　鹊豆　　　图6-2-7　鹊豆（放大）

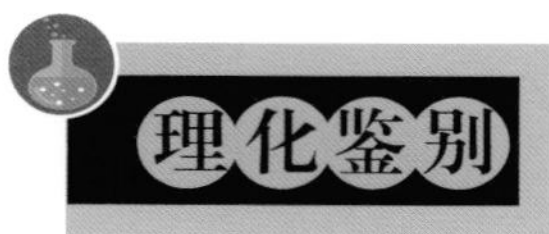

取本品粉末 1 g，加 70% 乙醇 10 ml，水浴回流 20 min，冷却后滤过，取滤液 0.2 ml，置水浴上蒸干，加醋酸酐 1 ml 使溶解，置玻璃试管中，滴加硫酸 2 滴，显黄色，渐变为红色、紫红色、污绿色。（图 6-2-8）

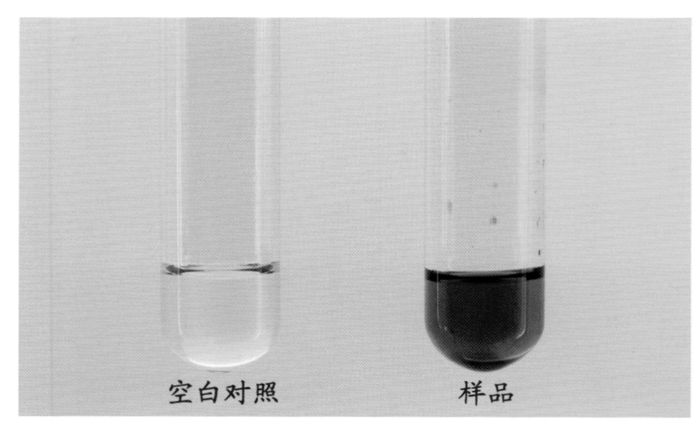

图6-2-8　白扁豆理化鉴别

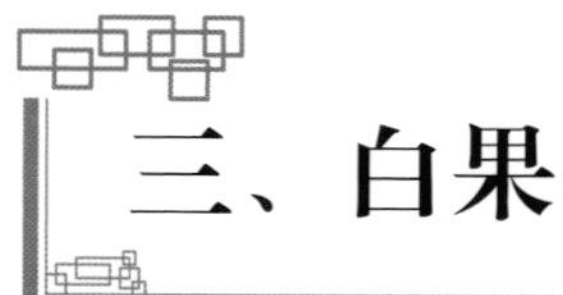

三、白果

【来源】银杏科银杏属植物银杏 *Ginkgo biloba* L. 的干燥成熟种子。秋季种子成熟时采收，除去肉质外种皮，洗净，稍蒸或略煮后，烘干。

【性状】略呈椭圆形，一端稍尖，另端钝，长 1.5~2.5 cm，宽 1~2 cm，厚约 1 cm。表面黄白色或淡棕黄色，平滑，具 2~3 条棱线。中种皮（壳）骨质，坚硬。内种皮膜质，种仁宽卵球形或椭圆形，一端淡棕色，另一端金黄色，横断面外层黄色，胶质样，内层淡黄色或淡绿色，粉性，中间有空隙。气微，味甘、微苦。（图 6-3-1、图 6-3-2）

【标准收载】《中华人民共和国药典》。

【饮片】白果仁　白果药材除去杂质及硬壳，用时捣碎。（图 6-3-3、图 6-3-4）

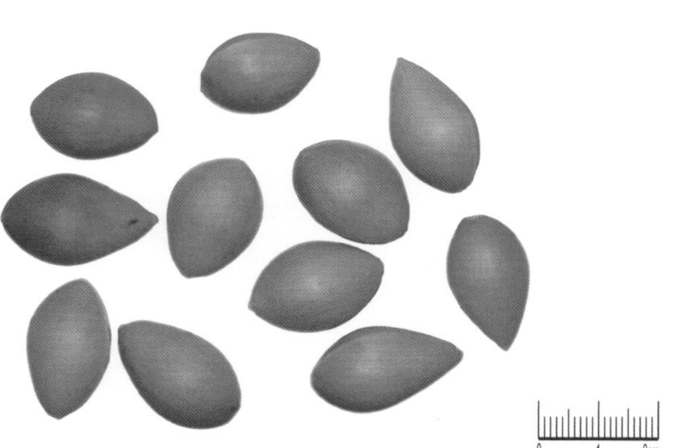

图6-3-1 白果

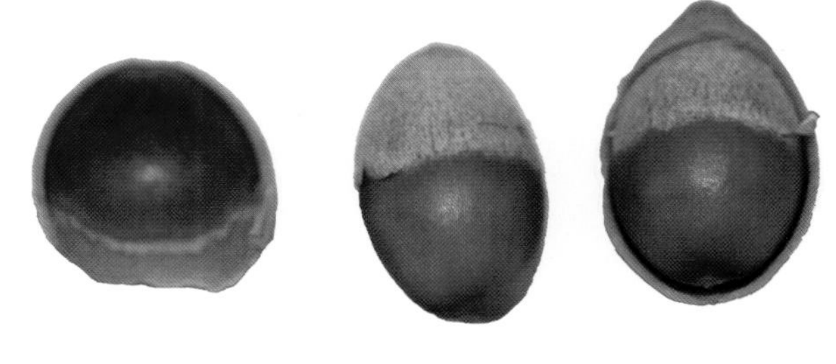

图6-3-2 白果（剥开）

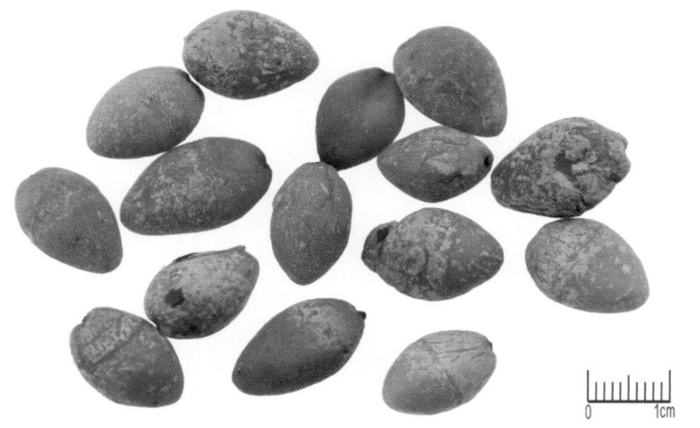

图6-3-3 白果仁

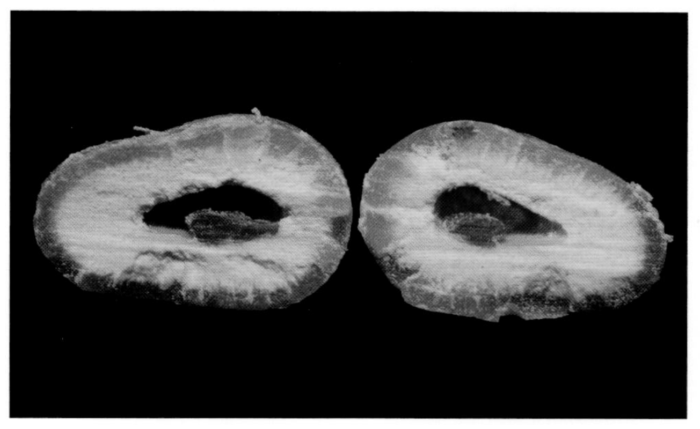

图6-3-4 白果仁（横切面）

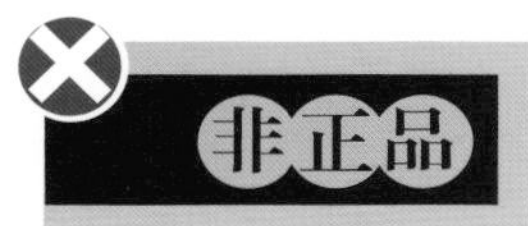

白果仁劣质（二氧化硫残留量超标）

白果仁熏硫加工品。

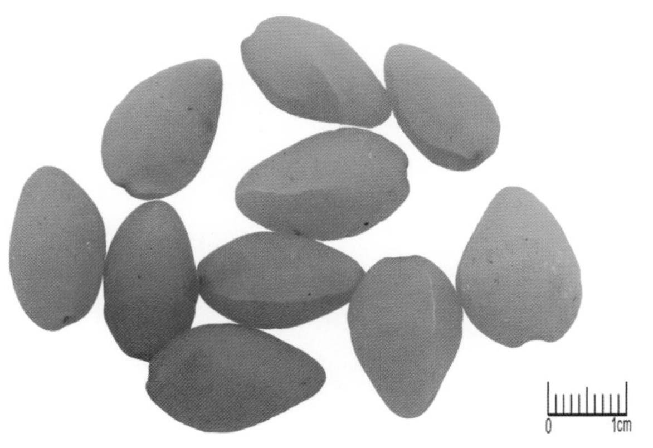

图6-3-5 白果仁劣质（二氧化硫残留量超标）

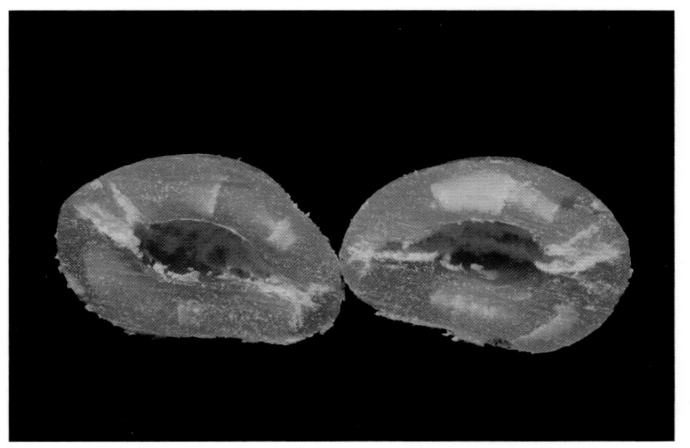

图6-3-6 白果仁劣质（横切面）

快速鉴别：**表面颜色鲜艳（金黄色）；断面粉性弱，角质化明显；略具刺激性气味。**（图 6-3-5、图 6-3-6）

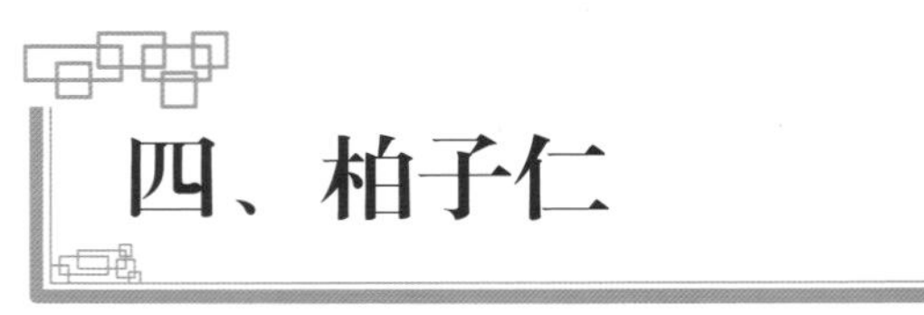

四、柏子仁

【来源】柏科侧柏属植物侧柏 *Platycladus orientalis* (L.) Franco 的干燥成熟种仁。秋、冬二季采收成熟种子，晒干，除去种皮，收集种仁。

【性状】呈长卵形或长椭圆形，长 4~7 mm，直径 1.5~3 mm。表面黄白色或淡黄棕色，外包膜质内种皮，顶端略尖，有深褐色的小点，基部钝圆。质软，富油性。气微香，味淡。（图 6-4-1、图 6-4-2）

【标准收载】《中华人民共和国药典》。

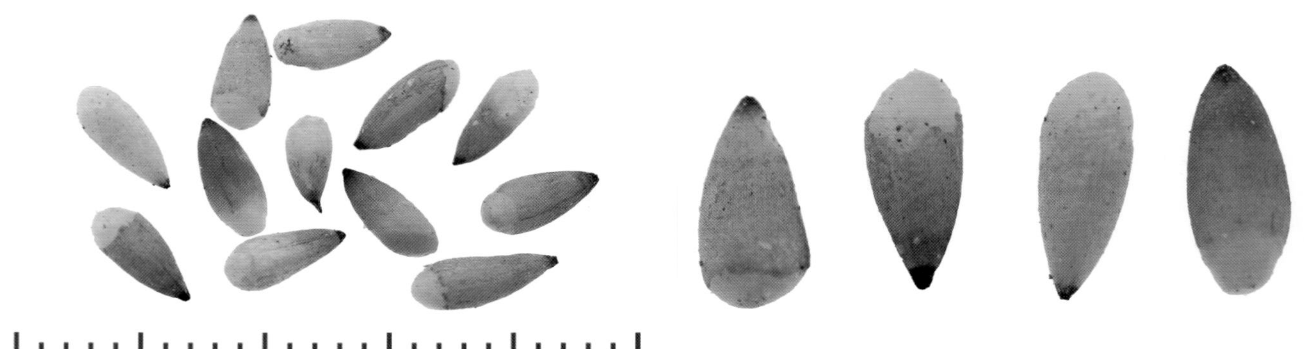

图6-4-1　柏子仁

图6-4-2　柏子仁（放大）

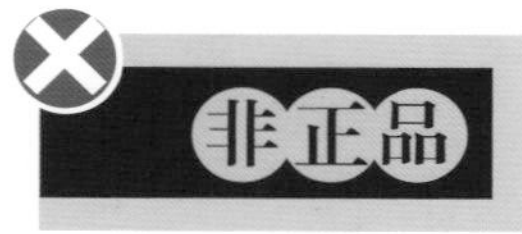

侧柏种子

柏科侧柏属植物侧柏的干燥种子。

快速鉴别：**长卵圆形或椭圆形，表面棕褐色或已加工处理成黄白色，质坚硬。**（图 6-4-3~ 图 6-4-5）

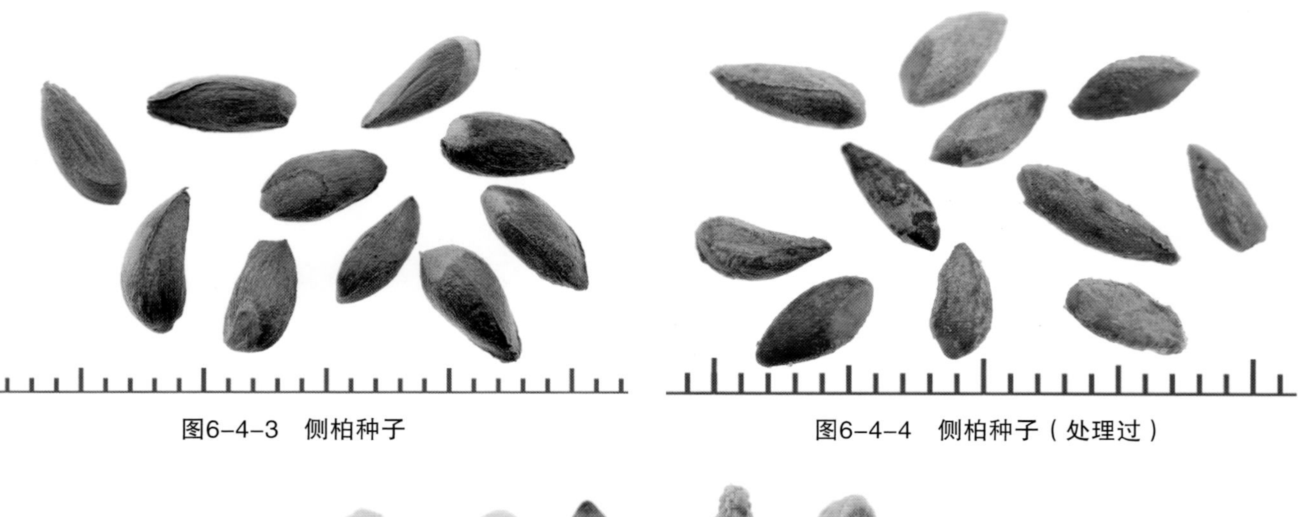

图6-4-3　侧柏种子　　图6-4-4　侧柏种子（处理过）

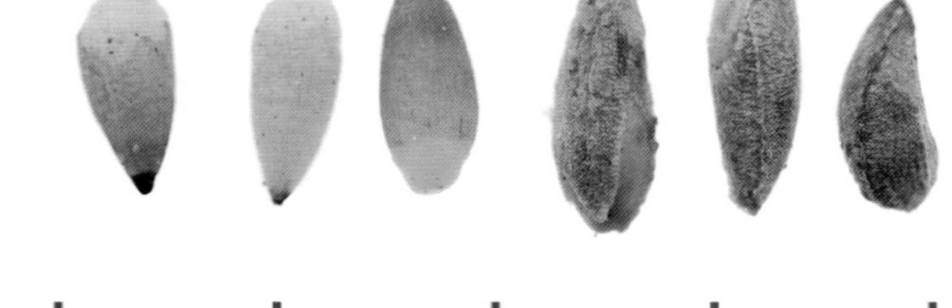

图6-4-5　柏子仁（左3）及侧柏种子（右3）

龙柏种子

柏科圆柏属植物龙柏 *Sabina chinensis* (L.) Ant. cv. Kaizuca 的干燥种子。

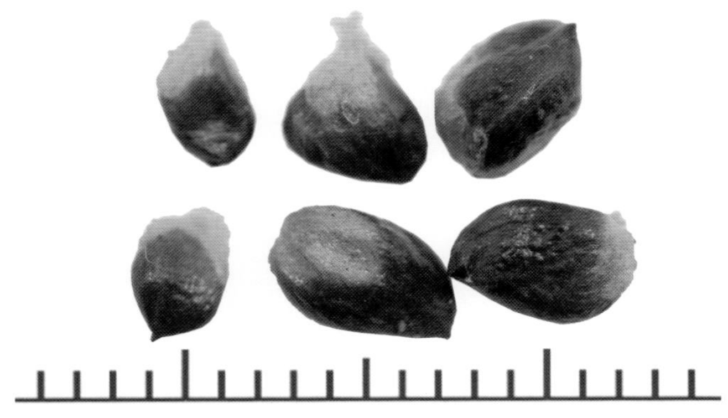

图6-4-6　龙柏种子

快速鉴别：**种子卵圆形，略侧扁，顶端钝，有棱脊。**（图 6-4-6）

柏木种子

柏科柏木属植物柏木 *Cupressus funebris* Endl. 的干燥种子。

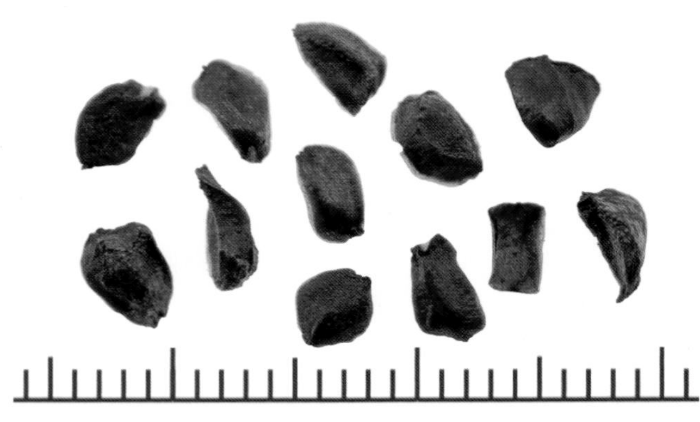

图6-4-7　柏木种子

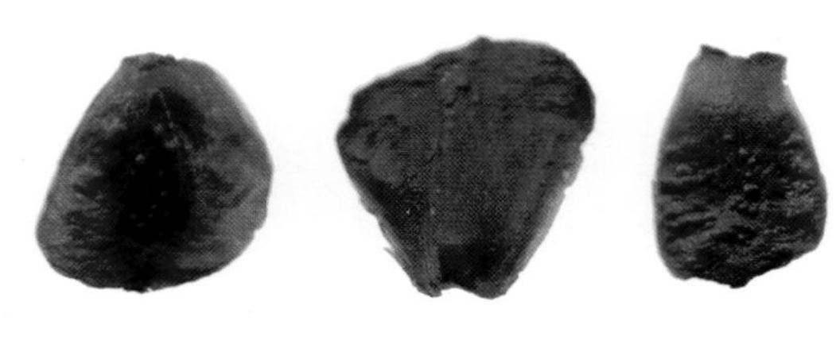

图6-4-8　柏木种子（放大）

快速鉴别：**呈椭圆形或略呈三角形，扁平，两侧有翅。**（图 6-4-7、图 6-4-8）

白芝麻

胡麻科胡麻属植物芝麻（白芝麻）*Sesamum indicum* L. 的干燥种仁。

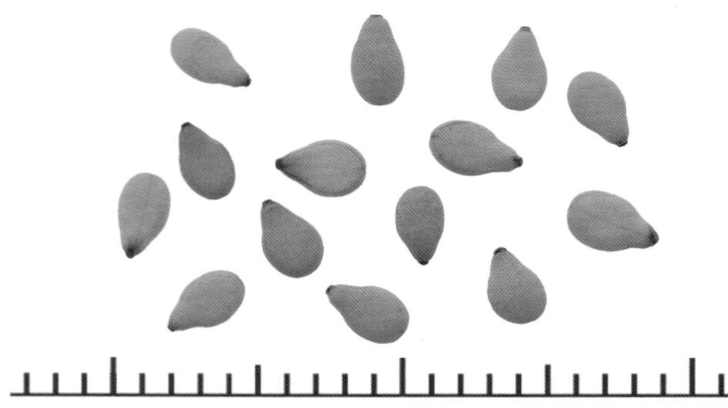

图6-4-9　白芝麻

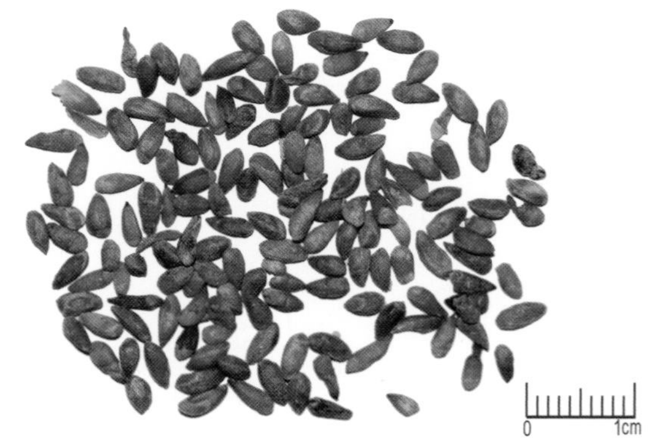

图6-4-10　柏子仁劣质（掺伪）

快速鉴别：**较正品小，扁卵圆形；子叶黄白色；味甘，有油香气。**（图 6-4-9）

柏子仁劣质（掺伪）

柏子仁中掺入处理过的侧柏种子。（图 6-4-10）

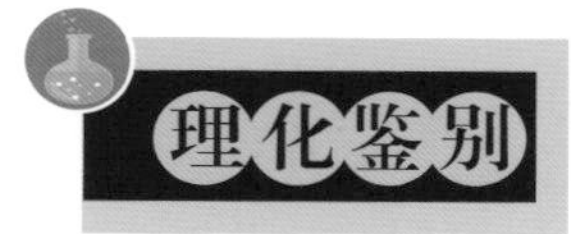

取本品粉末 1 g，加水 10 ml，加热至微沸，保温 10 min，趁热滤过，取滤液 2 ml，置具塞试管内，用力振摇，产生大量持久性泡沫。（图 6-4-11）

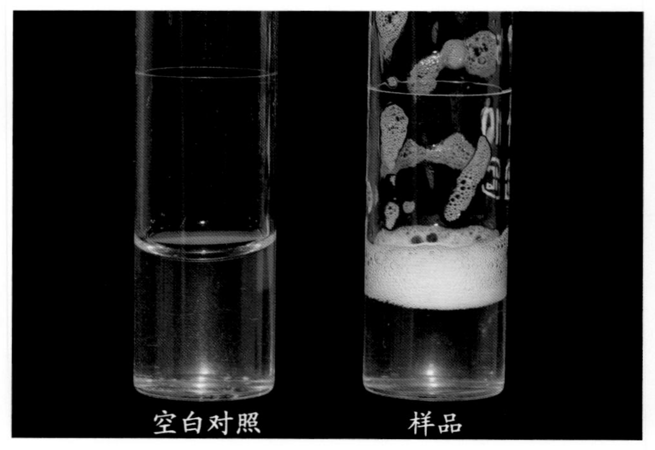

图6-4-11　柏子仁理化鉴别

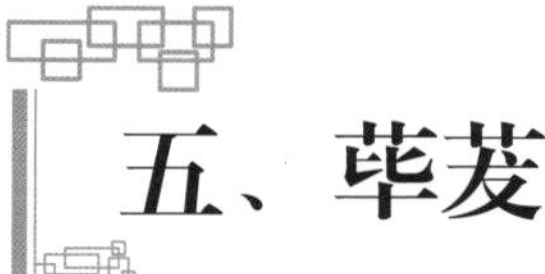

五、荜茇

【来源】胡椒科胡椒属植物荜茇 *Piper longum* L. 的干燥近成熟或成熟果穗。果穗由绿变黑时采收，除去杂质，晒干。

【性状】呈圆柱形，稍弯曲，由多数小浆果集合而成，长 1.5~3.5 cm，直径 0.3~0.5 cm。表面黑褐色或棕色，有斜向排列整齐的小突起，基部有果穗梗残存或脱落。质硬而脆，易折断，断面不整齐，颗粒状。小浆果球形，直径约 0.1 cm。有特异香气，味辛辣。（图 6–5–1~ 图 6–5–3）

【标准收载】《中华人民共和国药典》。

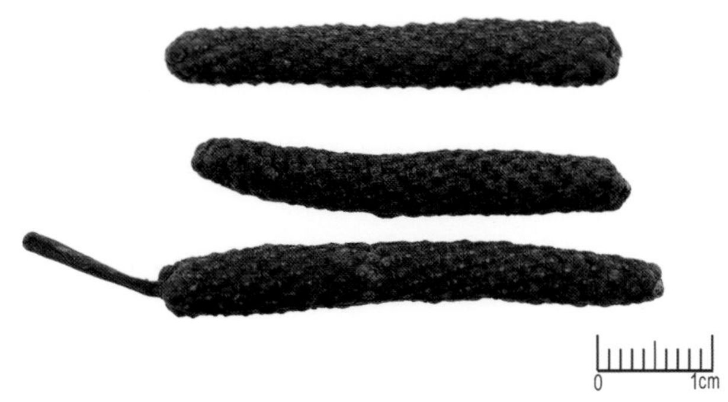

图6–5–1　荜茇

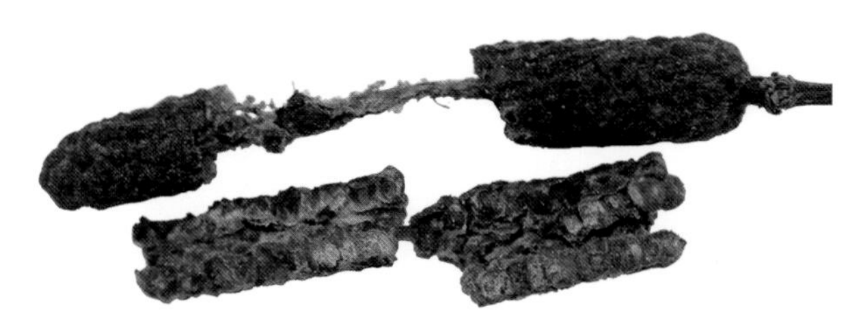

图6–5–2　荜茇（剥开）

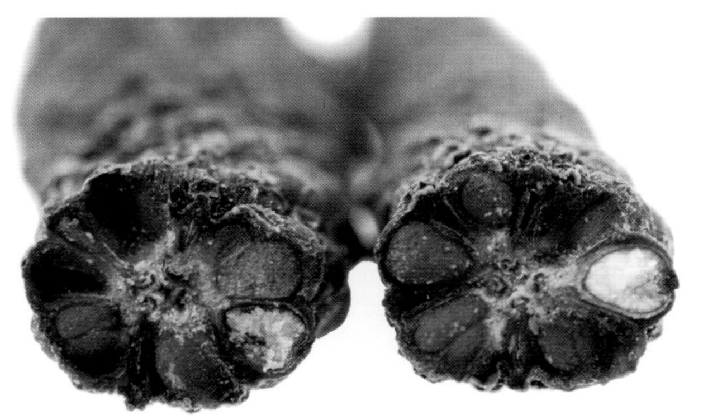

图6–5–3　荜茇（横断面）

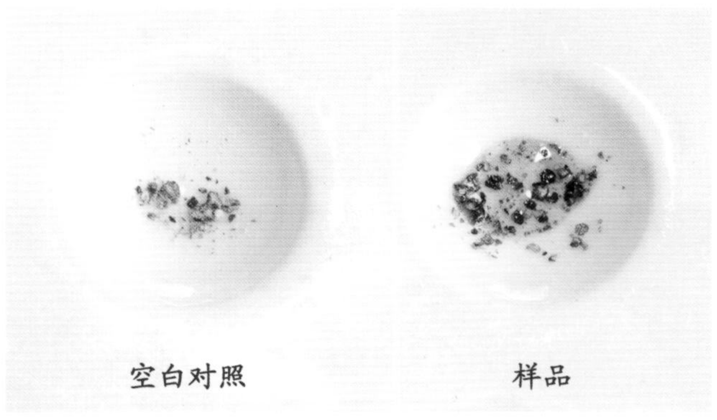

图6–5–4　荜茇理化鉴别

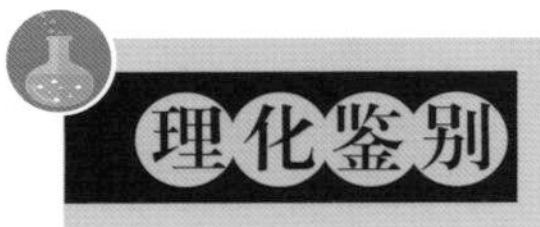

理化鉴别

取本品粉末少量，加硫酸 1 滴，显鲜红色，渐变红棕色，后转变为棕褐色。（图 6–5–4）

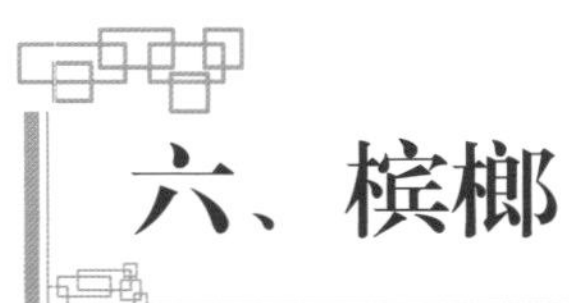

六、槟榔

【来源】棕榈科槟榔属植物槟榔 *Areca catechu* L. 的干燥成熟种子。春末至秋初采收成熟果实，用水煮后，干燥，除去果皮，取出种子，干燥。

【性状】呈扁球形或圆锥形，高 1.5~3.5 cm，底部直径 1.5~3 cm。表面淡黄棕色或淡红棕色，具稍凹下的网状沟纹，底部中心有圆形凹陷的珠孔，其旁有 1 明显瘢痕状种脐。质坚硬，不易破碎，断面可见棕色种皮与白色胚乳相间的大理石样花纹。气微，味涩、微苦。（图 6-6-1~ 图 6-6-3）

【标准收载】《中华人民共和国药典》。

【饮片】**槟榔**　槟榔药材除去杂质，浸泡，润透，切薄片，阴干。（图 6-6-4）

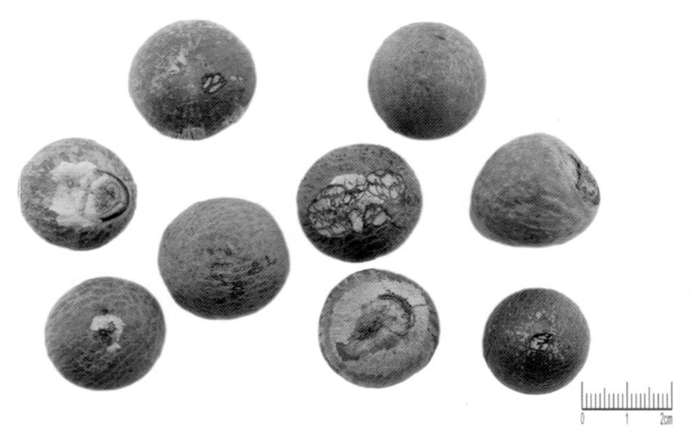

图6-6-1　槟榔

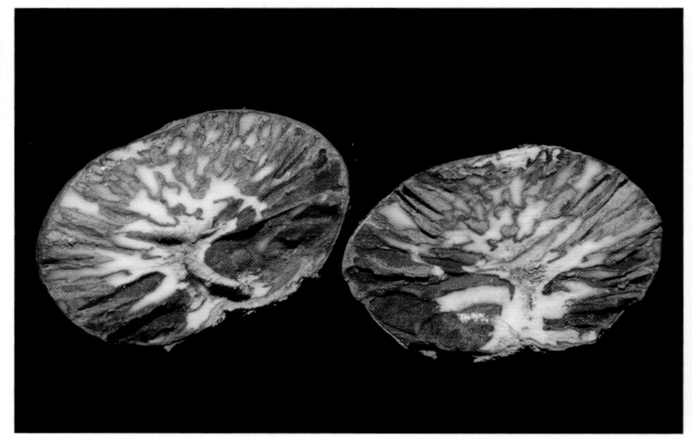

图6-6-2　槟榔（断面）

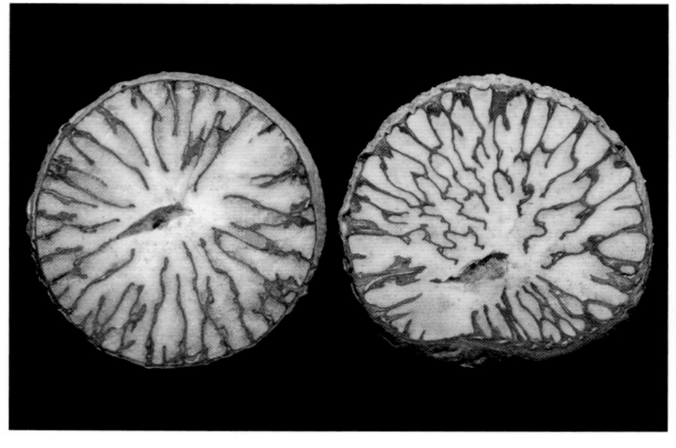

图6-6-3　槟榔（横切面及纵切面）

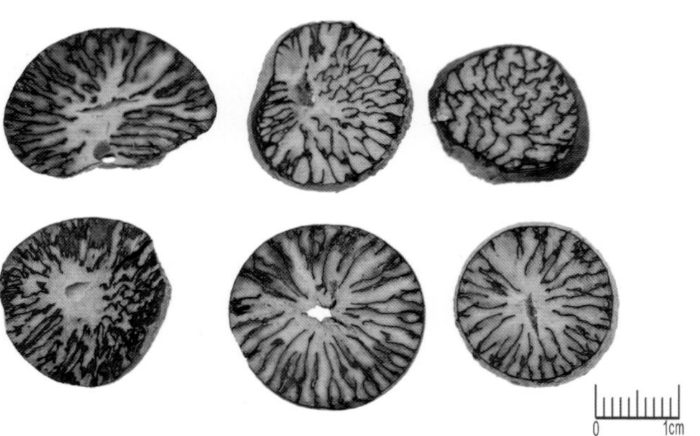

图6-6-4　槟榔（饮片）

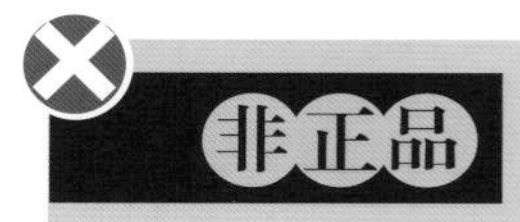

枣槟榔

槟榔的干燥未成熟果实。

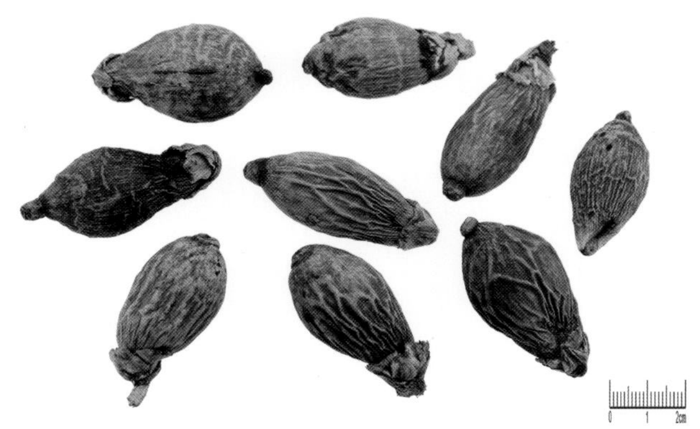

图6-6-5　枣槟榔

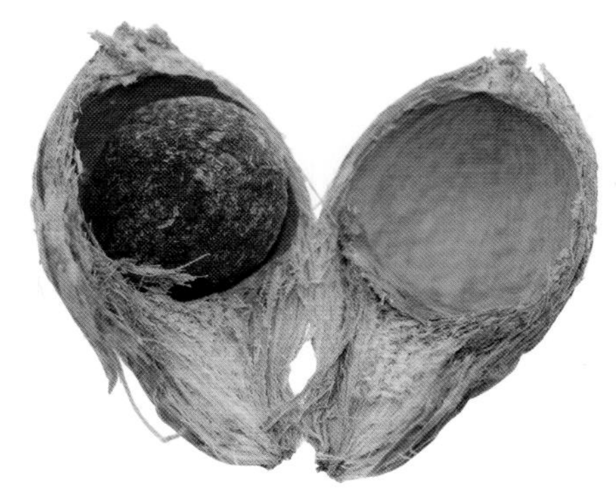

图6-6-6　枣槟榔（剥开）

快速鉴别：**果实呈椭圆形或卵状椭圆形；表面有不规则纵皱纹及横环纹，果实一端残存果柄及宿萼；剖开，内有不成熟种子 1 枚，表面呈红棕色。**（图 6-6-5、图 6-6-6）

槟榔花

槟榔的干燥花序或雄花蕾。

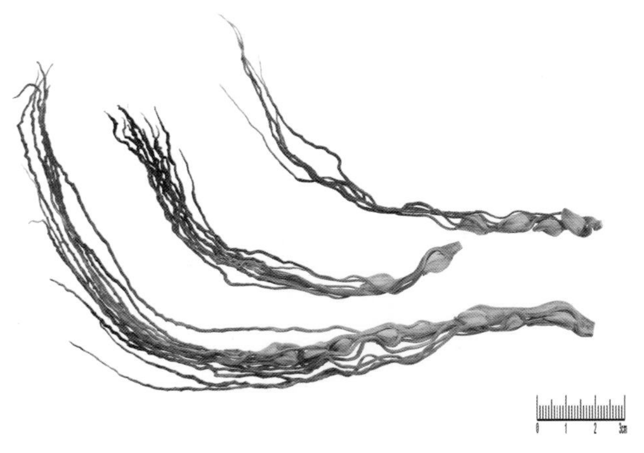

图6-6-7　槟榔花

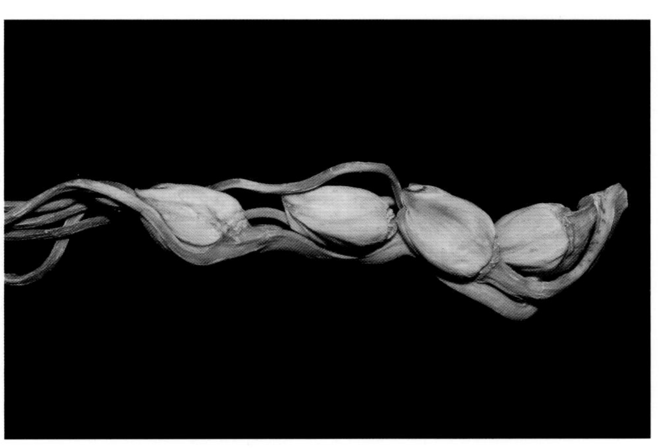

图6-6-8　槟榔花（局部）

快速鉴别：**完整花序长 25~30 cm，多分枝；雌花较大而少数，无柄，着生于花序轴或分枝基部，花萼 3 片，长圆状卵形，长 12~15 mm。**（图 6-6-7、图 6-6-8）

枣儿槟

槟榔未成熟幼果的种子。

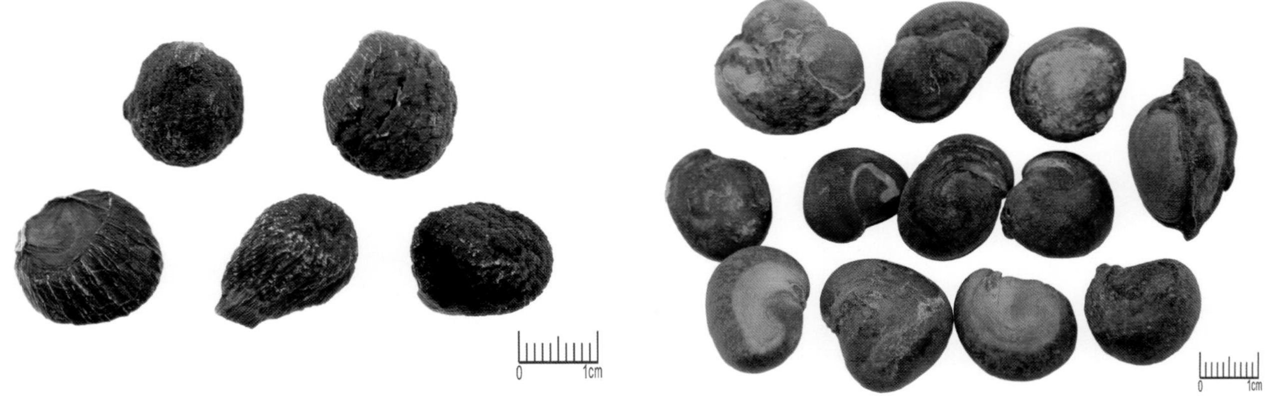

图6-6-9　枣儿槟　　图6-6-10　马槟榔

快速鉴别：**表面红棕色，具密集纵皱纹，种脐大而明显；质坚硬，断面多呈棕褐色或黑褐色。**（图 6-6-9）

马槟榔

山柑科（原白花菜科）山柑属植物马槟榔 *Capparis masaikai* Levl. 的干燥种子。

快速鉴别：**呈不规则扁圆形；表面常有黑褐色果肉残留，边缘有凸出的种脐；子叶交叉折叠，盘旋卷曲，如蜗牛状。**（图 6-6-10）

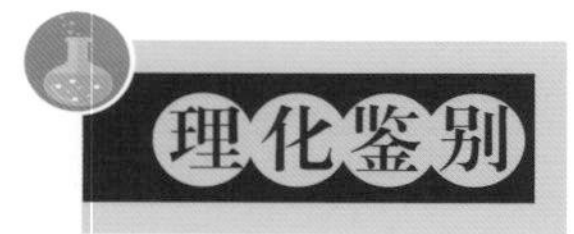

理化鉴别

取本品新鲜切面，在紫外光灯（365 nm）下观察，可见白色胚乳部分有亮白色荧光。（图 6-6-11）

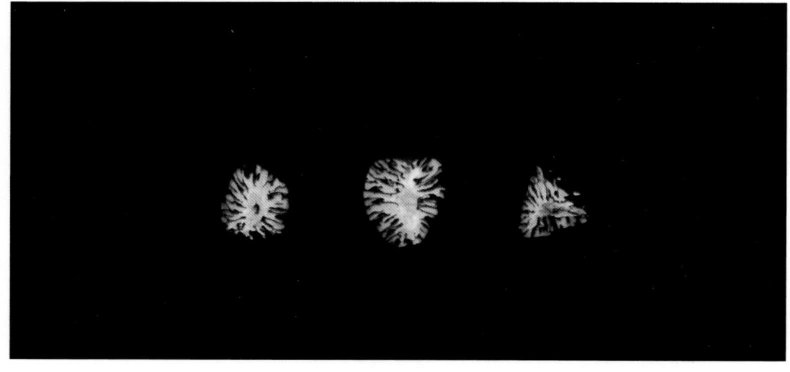

图6-6-11　槟榔理化鉴别

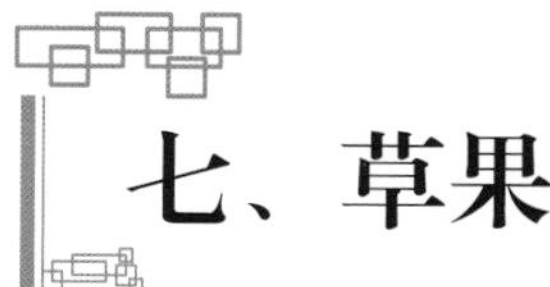

七、草果

【来源】姜科豆蔻属植物草果 *Amomum tsao-ko* Crevost et Lemaire 的干燥成熟果实。秋季果实成熟时采收，除去杂质，晒干或低温干燥。

【性状】呈长椭圆形，具三钝棱，长 2~4 cm，直径 1~2.5 cm。表面灰棕色至红棕色，具纵沟及棱线，顶端有圆形突起的柱基，基部有果梗或果梗痕。果皮质坚韧，易纵向撕裂。剥去外皮，中间有黄棕色隔膜，将种子团分成 3 瓣，每瓣有种子多为 8~11 粒。种子呈圆锥状多面体，直径约 5 mm；表面红棕色，外被灰白色膜质的假种皮，种脊为一条纵沟，尖端有凹状的种脐；质硬，胚乳灰白色。有特异香气，味辛、微苦。（图 6-7-1~ 图 6-7-3）

【标准收载】《中华人民共和国药典》。

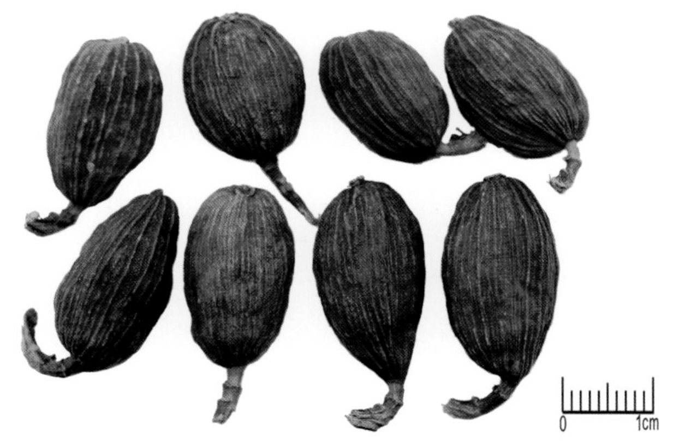

图6-7-1　草果

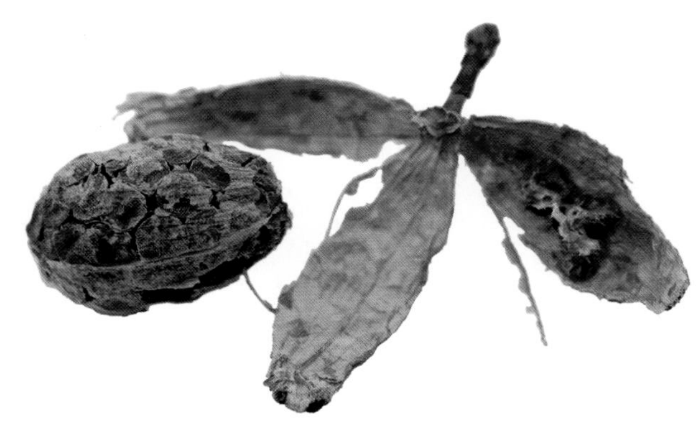

图6-7-2　草果（剥开）

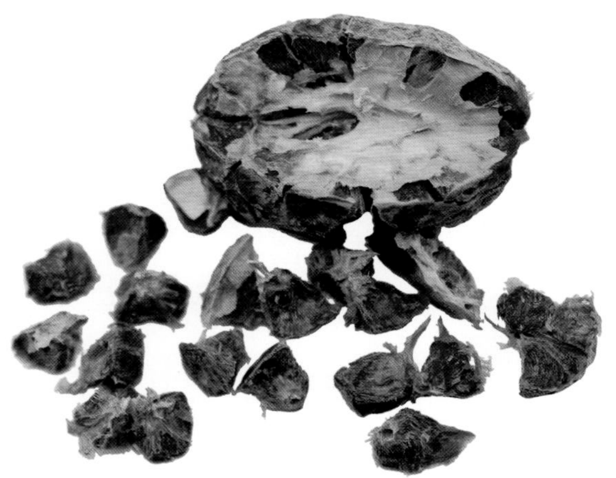

图6-7-3　草果种子

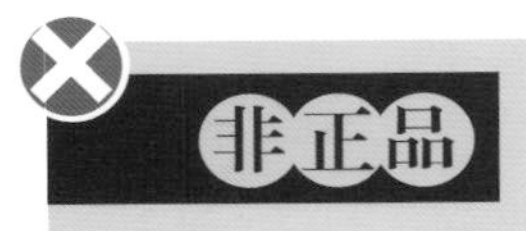

艳山姜

姜科山姜属植物艳山姜 *Alpinia zerumbet* (Pers.) Burtt. et Smith 的干燥成熟果实。

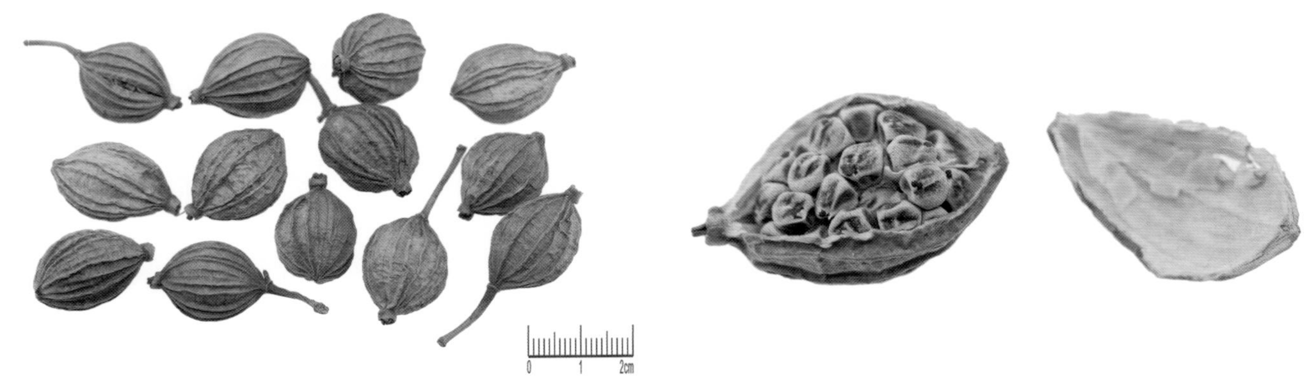

图6–7–4　艳山姜　　　　图6–7–5　艳山姜（剥开）

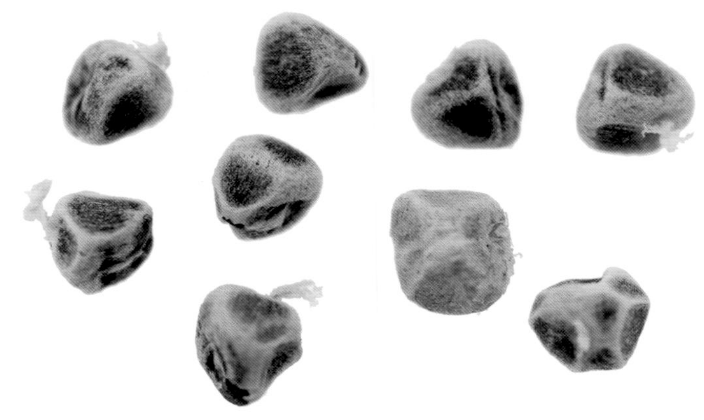

图6–7–6　艳山姜种子

快速鉴别：**呈球形，两端略尖；表面有十数条隆起的纵棱，顶端具一突起（花被残基）；种子团瓣排列疏松，易散落；种子呈多面体，假种皮膜质，白色。**（图 6–7–4~ 图 6–7–6）

草豆蔻

姜科山姜属植物草豆蔻 *Alpinia katsumadae* 的干燥近成熟种子团。

快速鉴别：**呈类球形的种子团，略光滑，直径 1.5~2.7 cm；中间有黄白色的隔膜，将种子团分成 3 瓣，每瓣有种子多数，粘连紧密；气香，味辛、微苦。**（图 6–7–7、图 6–7–8）

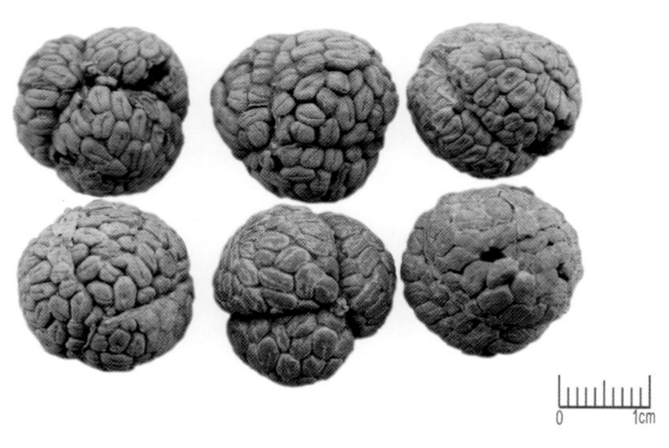
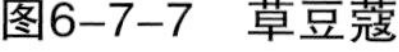
图6-7-7 草豆蔻

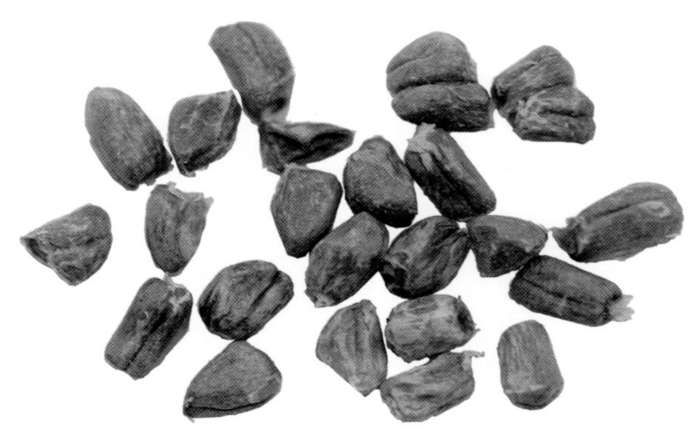
图6-7-8 草豆蔻种子

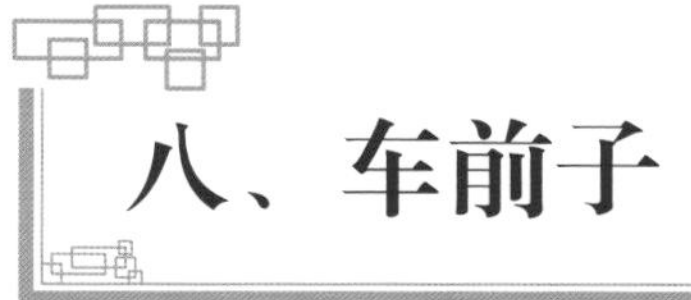

八、车前子

【来源】车前科车前属植物车前 *Plantago asiatica* L. 或平车前 *Plantago depressa* Willd. 的干燥成熟种子。夏、秋二季种子成熟时采收果穗，晒干，搓出种子，除去杂质。

【性状】呈椭圆形、不规则长圆形或三角状长圆形，略扁，长约 2 mm， 宽约 1 mm。表面黄棕色至黑褐色，有细皱纹，一面有灰白色凹点状种脐。质硬。气微，味淡。（图 6-8-1、图 6-8-2）

【标准收载】《中华人民共和国药典》。

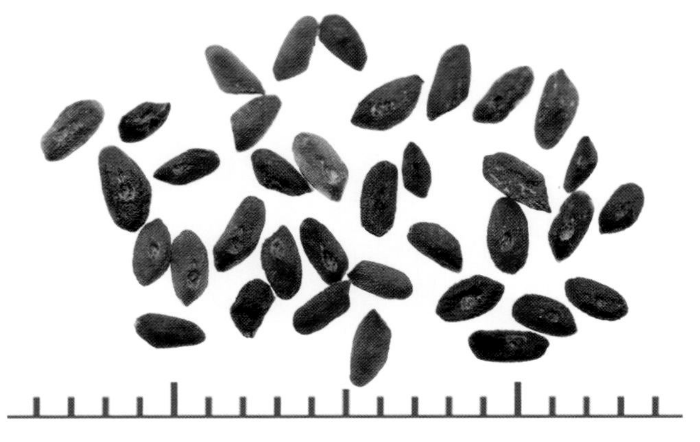
图6-8-1 车前子

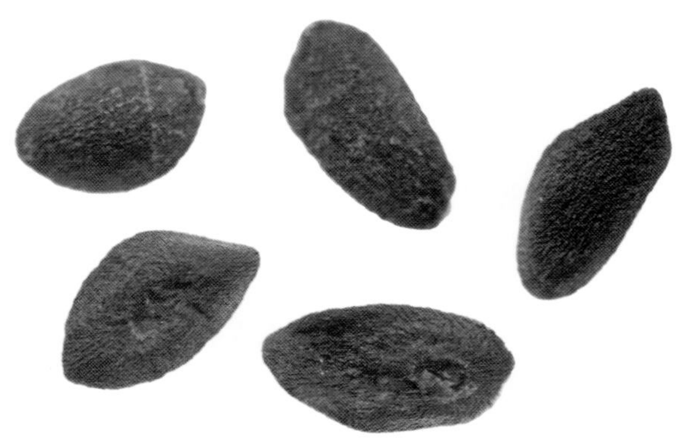
图6-8-2 车前子（放大）

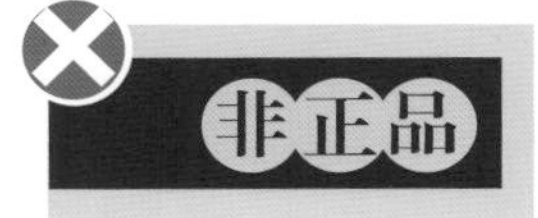

大车前子

车前科车前属植物大车前 *Plantago major* L. 的干燥种子，习称“小粒车前子”。

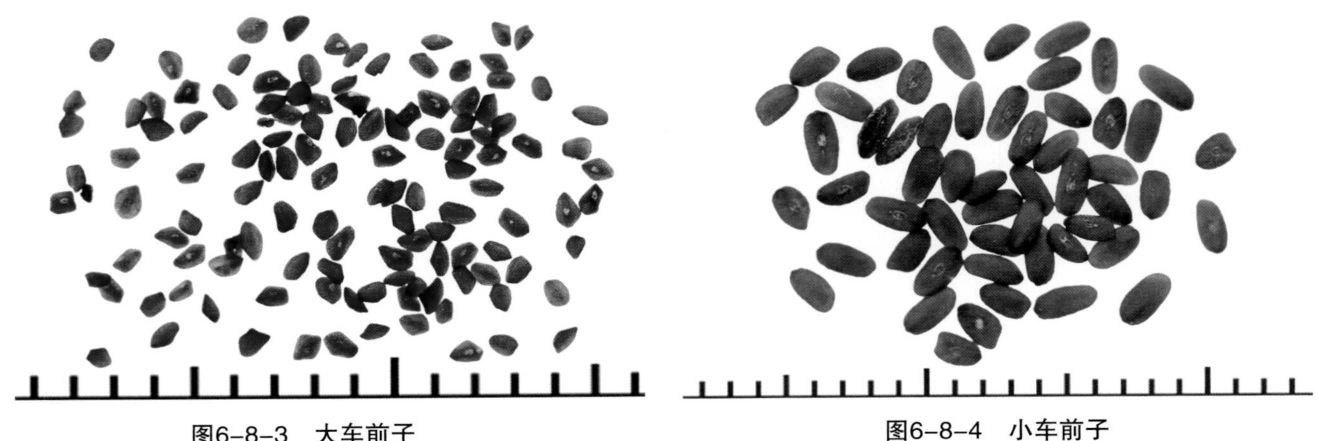

图6-8-3　大车前子　　　　图6-8-4　小车前子

快速鉴别：**呈矩圆形、扁平不规则倒卵形或类三角形，边缘较薄，长 1.2~1.5 mm，宽 0.5~0.9 mm；腹面隆起较高，脐点白色，多位于腹部中央或一端，凹陷。**（图 6-8-3）

小车前子

车前科车前属植物小车前 *Plantago minuta* Pall. 的干燥种子。

快速鉴别：**呈船状椭圆形，长约 0.3 cm，宽约 0.15 cm；背部隆起，腹面中部明显凹下，略呈槽状。**（图 6-8-4）

藿香种子

唇形科藿香属植物藿香 *Agastache rugosa* (Fisch. et Mey.) O. Ktze. 的干燥种子。

快速鉴别：**卵状长圆形，长约 1.8 mm，宽约 1.1 mm；腹面具棱，先端具短硬毛，褐色；嚼之有香气。**（图 6-8-5）

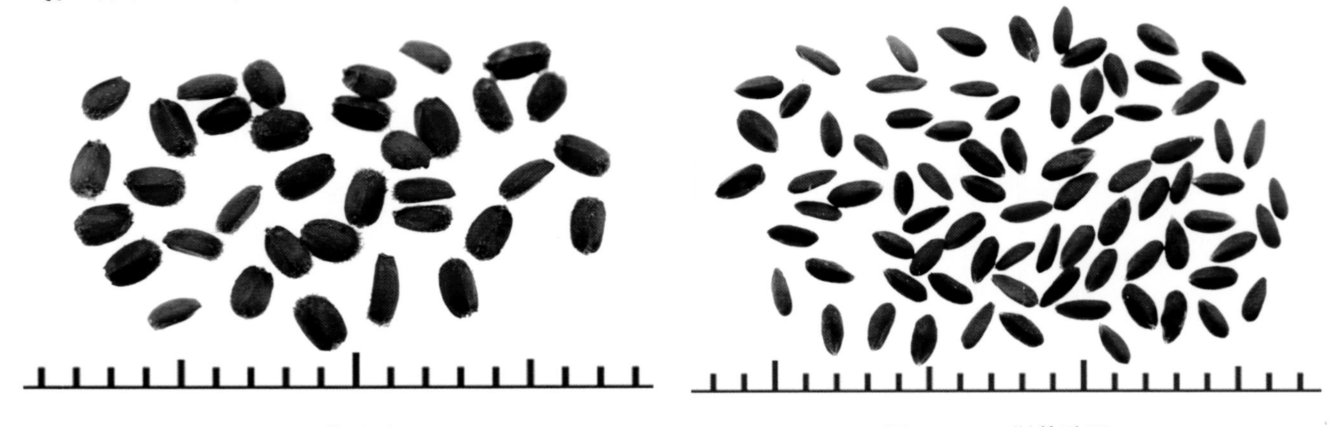

图6-8-5　藿香种子　　　　图6-8-6　荆芥种子

荆芥种子

唇形科裂叶荆芥属植物裂叶荆芥 *Nepeta tenuifolia* 的干燥种子。

快速鉴别：**呈椭圆状三棱形，长约 0.3 cm，宽约 0.1 cm，表面黄棕色至棕黑色，光滑，一端有细小**

的黄白色果柄痕。（图 6–8–6）

葶苈子

十字花科独行菜属植物独行菜 *Lepidium apetalum* Willdenow 或播娘蒿属植物播娘蒿 *Descurainia sophia* (L.) Webb ex Prantl 的干燥种子。

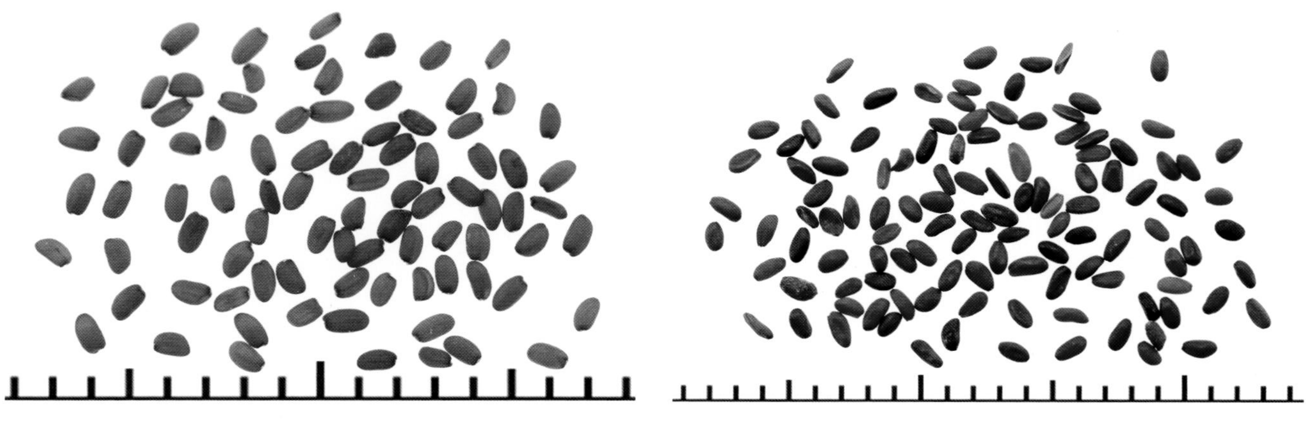

图6–8–7 葶苈子　　图6–8–8 党参种子

快速鉴别：**卵形或长圆形；长 1~11.5 mm，宽 0.5~1 mm；一端钝圆，另端尖而微凹或较平截。**（图 6–8–7）

党参种子

桔梗科党参属植物党参 *Codonopsis pilosula* (Franch.) Nannf. 的干燥种子。

快速鉴别：**呈卵形至椭圆形，长 0.1~0.15 cm，宽约 0.07 cm；表面黄棕色至棕黑色，一端具微凹的种脐；气微，味略苦。**（图 6–8–8）

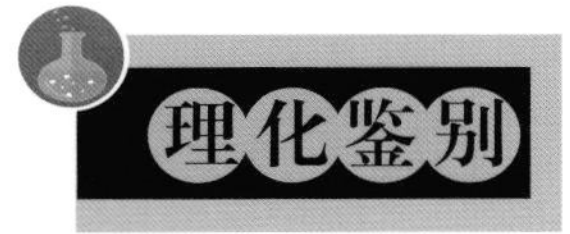

理化鉴别

取本品少许，加热水，放置 10 min，种子膨胀并出现黏液。（图 6–8–9、图 6–8–10）

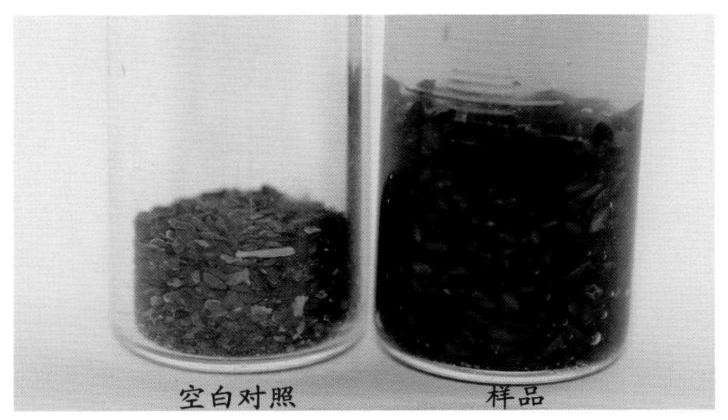

图6–8–9 车前子理化鉴别（1）

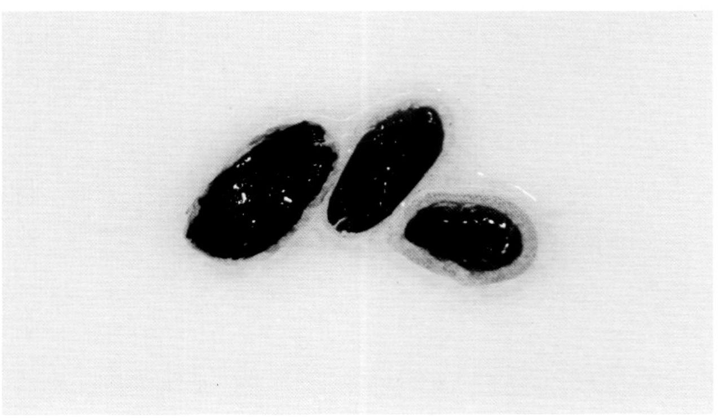

图6–8–10 车前子理化鉴别（2）

九、赤小豆

【来源】豆科豇豆属植物赤小豆 *Vigna umbellate* Ohwi et Ohashi 或赤豆 *Vigna angularis* Ohwi et Ohashi 的干燥成熟种子。秋季果实成熟而未开裂时拔取全株，晒干，打下种子，除去杂质，再晒干。

【性状】**赤小豆** 呈长圆形而稍扁，长 5~8 mm，直径 3~5 mm。表面紫红色，无光泽或微有光泽；一侧有线形突起的种脐，偏向一端，白色，约为全长 2/3，中间凹陷成纵沟；另侧有 1 条不明显的棱脊。质硬，不易破碎。子叶 2，乳白色。气微，味微甘。（图 6–9–1、图 6–9–3、图 6–9–4）

赤豆 呈短圆柱形，两端较平截或钝圆，直径 4~6 mm。表面暗棕红色，有光泽，种脐不突起。（图 6–9–2、图 6–9–5、图 6–9–6）

【标准收载】《中华人民共和国药典》。

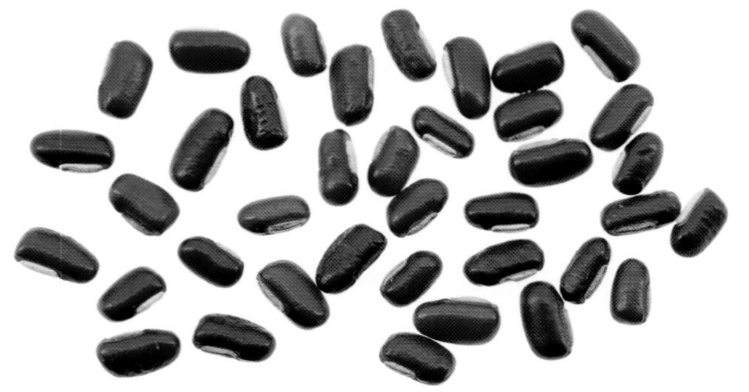

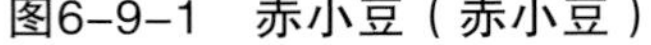

图6–9–1 赤小豆（赤小豆）

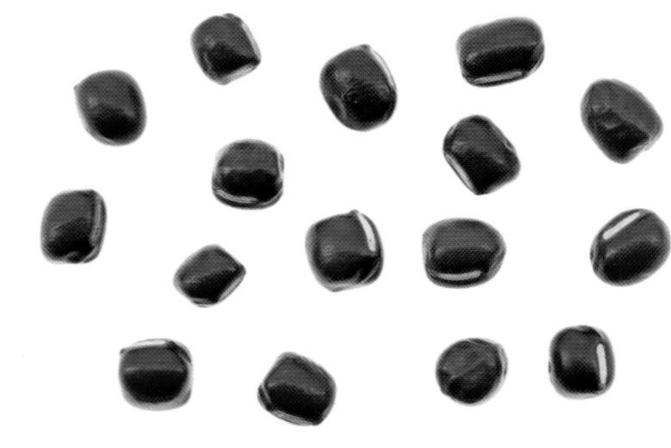

图6–9–2 赤小豆（赤豆）

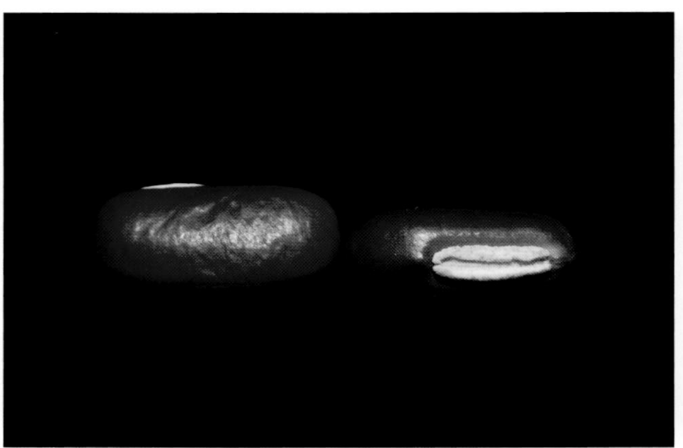

图6–9–3 赤小豆（背腹面）

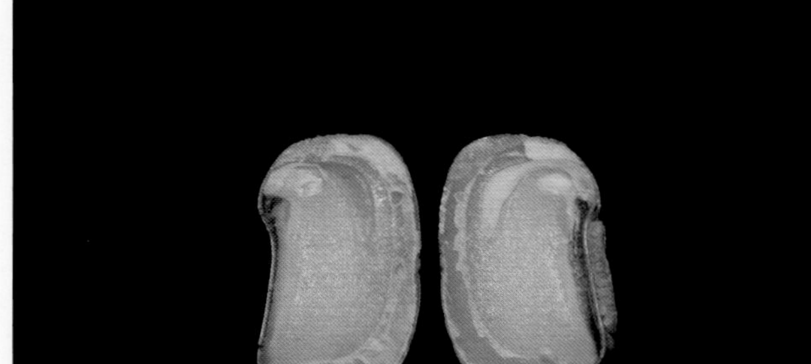

图6–9–4 赤小豆（纵剖面）

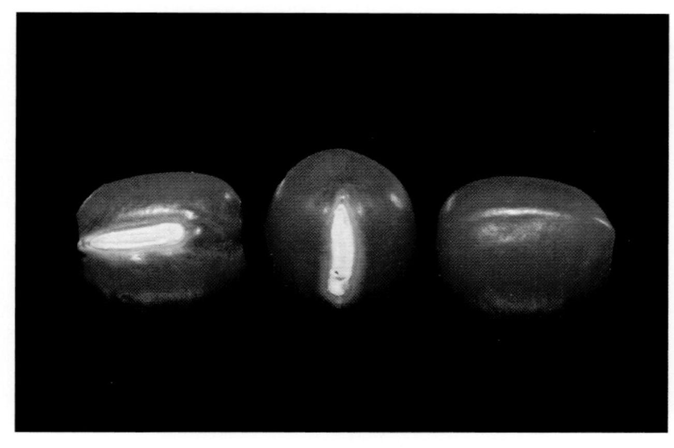
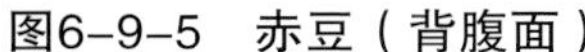

图6-9-5 赤豆（背腹面）

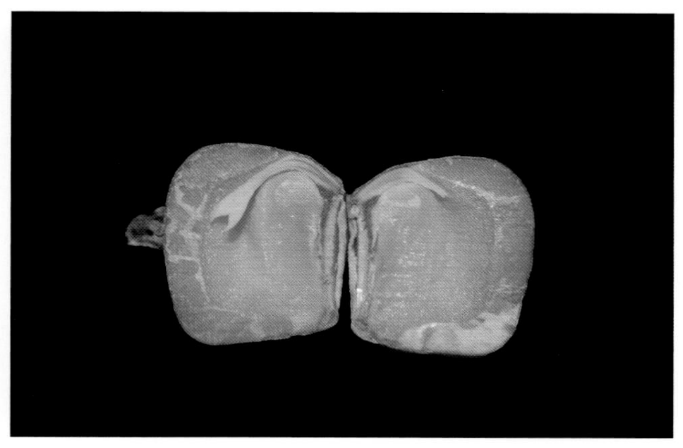

图6-9-6 赤豆（纵剖面）

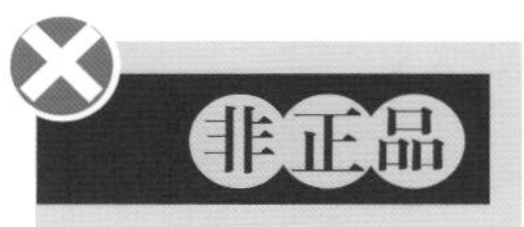

相思子

豆科相思子属植物相思子 *Abrus precatorius* L. 的干燥种子。

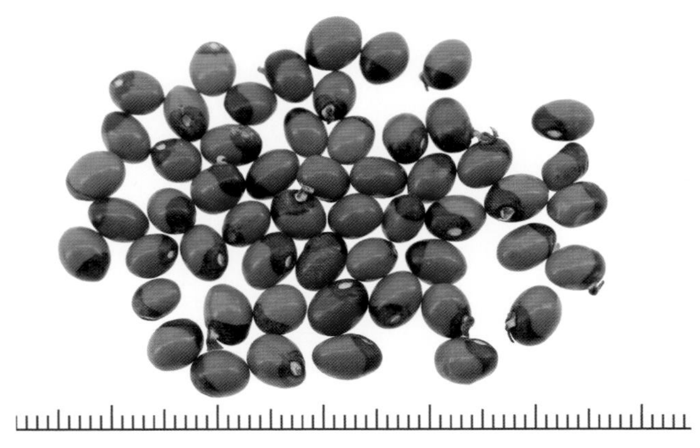

图6-9-7 相思子

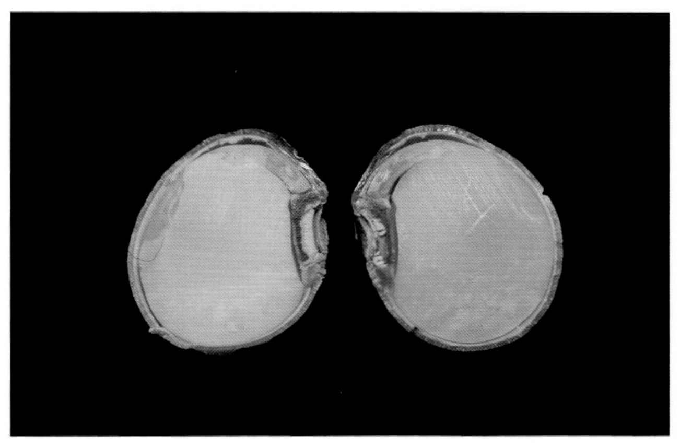

图6-9-8 相思子（纵剖面）

快速鉴别：**呈椭圆形；表面一端为红色（占 2/3），另一端为黑色（占 1/3），平滑有光泽；种脐白色凹点状，种脐周围呈乌黑色。**（图 6-9-7、图 6-9-8）

红芸豆

豆科海红豆属植物海红豆 *Adenanthera microsperma* Teijsmann et Binnendijk 的干燥种子，又名“海红豆”或“红饭豆”。

快速鉴别：**呈阔卵形而扁，种皮鲜红色，有光泽；种脐长椭圆形；皮薄，破开后可见浅黄白色子叶 2 片。**（图 6-9-9、图 6-9-10）

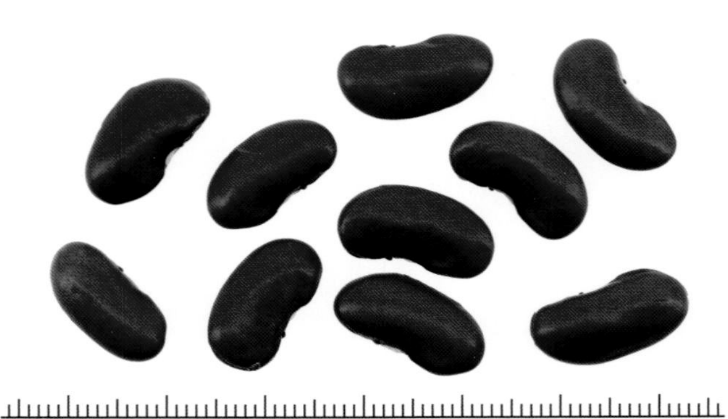

图6-9-9　红芸豆

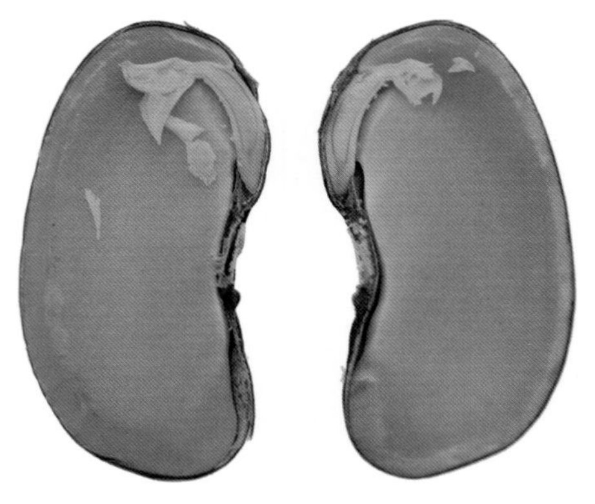

图6-9-10　红芸豆（纵剖面）

木豆

豆科木豆属植物木豆 *Cajanus cajan* (Linn.) Millsp. 的干燥种子。

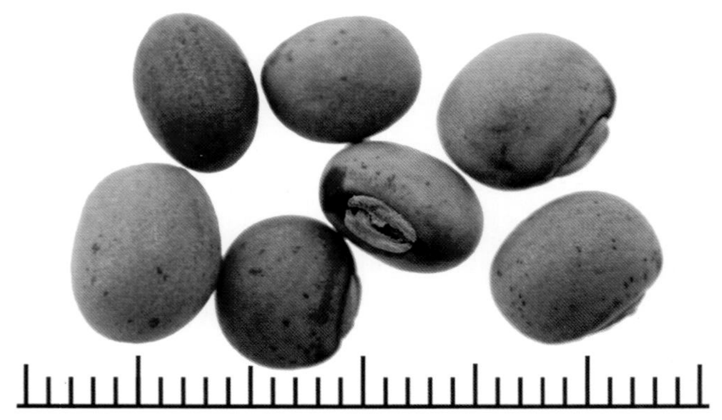

图6-9-11　木豆

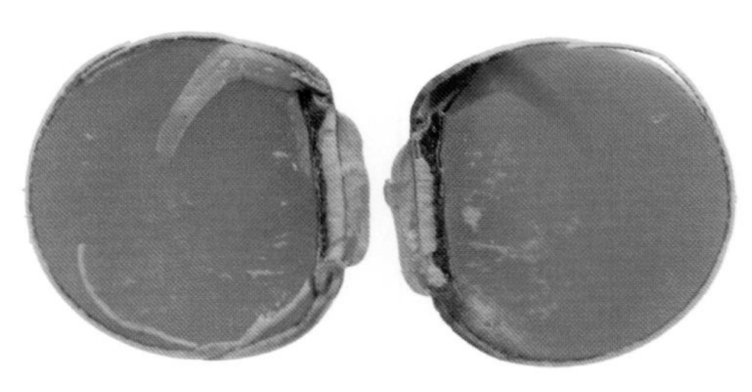

图6-9-12　木豆（纵剖面）

快速鉴别：**呈扁球形，直径 6~9 mm，表面暗红色至淡褐色，有的具褐色的小斑点；种脐位于平截的一端，类白色，长圆形，显著凸起。**（图 6-9-11、图 6-9-12）

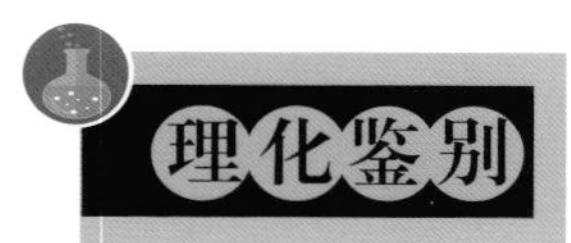

理化鉴别

取本品粉末 1 g，加 70% 乙醇 10 ml，水浴回流 20 min，放冷，滤过，取滤液 0.2 ml，水浴蒸干，残渣加醋酸酐 2 滴、硫酸 2 滴，显黄色，渐变为红色、紫红色。（图 6-9-13）

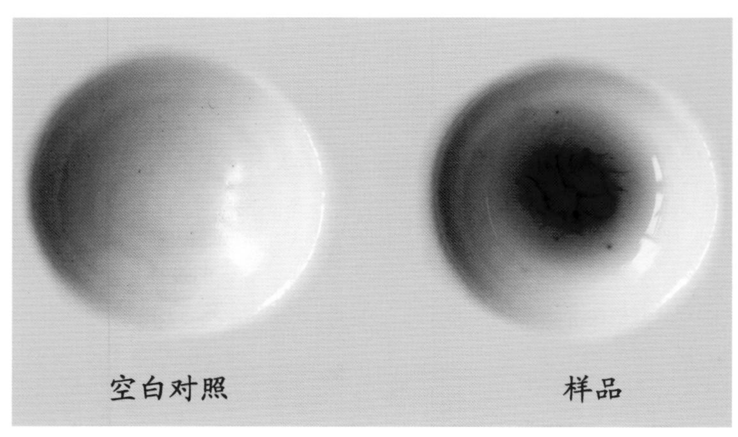

图6-9-13　赤小豆理化鉴别

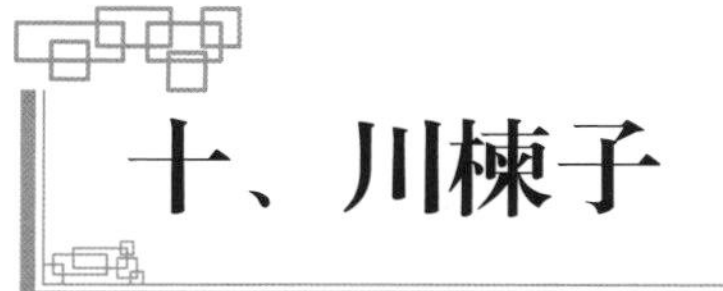

十、川楝子

【来源】楝科楝属植物川楝 *Melia toosendan* Sieb.et Zucc. 的干燥成熟果实。冬季果实成熟时采收，除去杂质，干燥。

【性状】呈类球形，直径 2~3.2 cm。表面金黄色至棕黄色，微有光泽，少数凹陷或皱缩，具深棕色小点。顶端有花柱残痕，基部凹陷，有果梗痕。外果皮革质，与果肉间常成空隙，果肉松软，淡黄色，遇水润湿显黏性。果核球形或卵圆形，质坚硬，两端平截，有 6~8 条纵棱，内分 6~8 室，每室含黑棕色长圆形的种子 1 粒。气特异，味酸、苦。（图 6–10–1~ 图 6–10–4）

【标准收载】《中华人民共和国药典》。

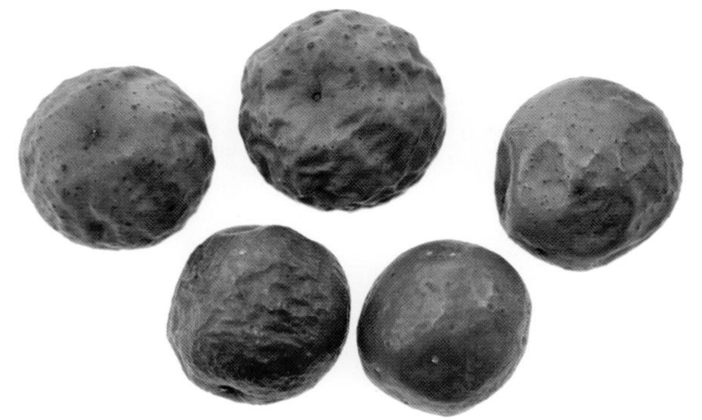

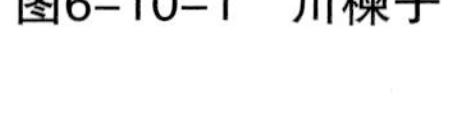

图6–10–1　川楝子

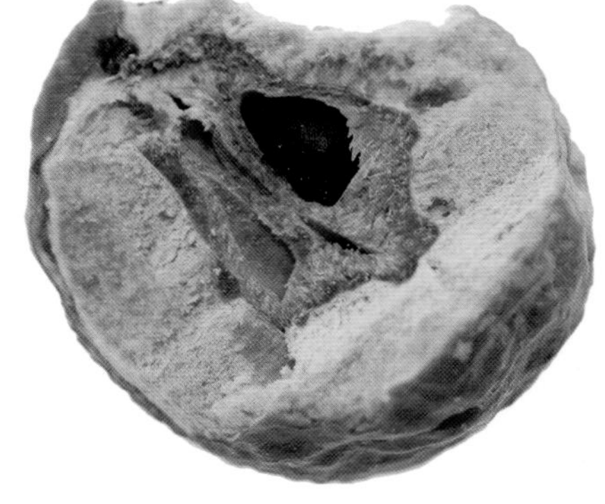

图6–10–2　川楝子（剖面）

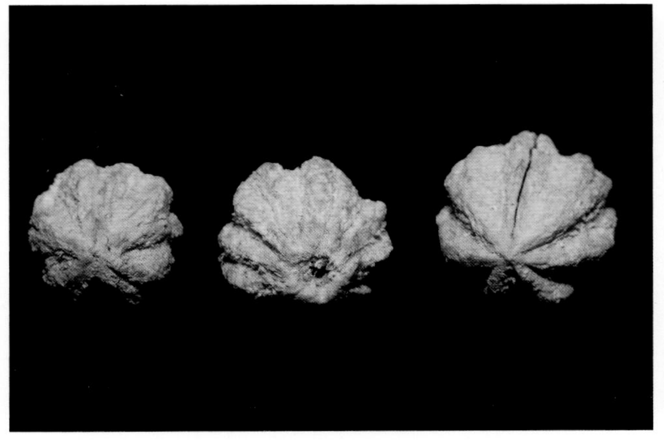

图6–10–3　川楝子果核

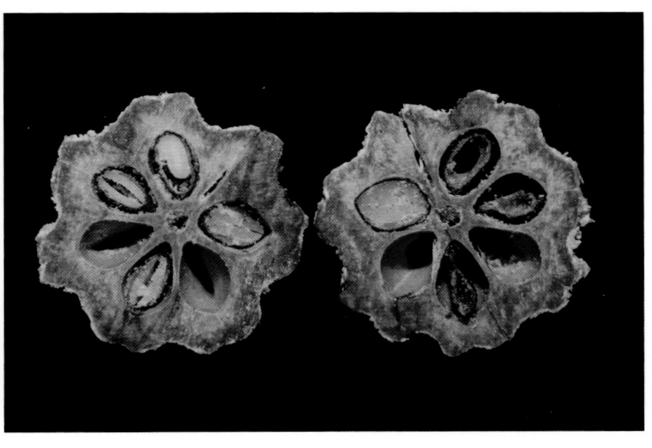

图6–10–4　川楝子果核（横切面）

非正品

苦楝子

楝科楝属植物楝 *Melia azedarach* L. 的干燥成熟果实。

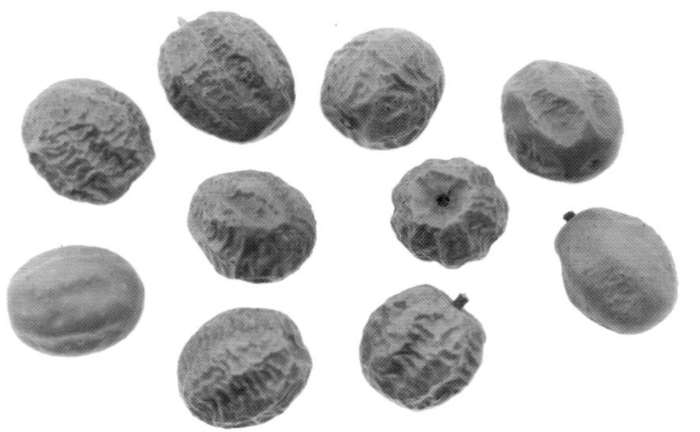

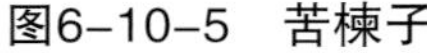

图6-10-5 苦楝子

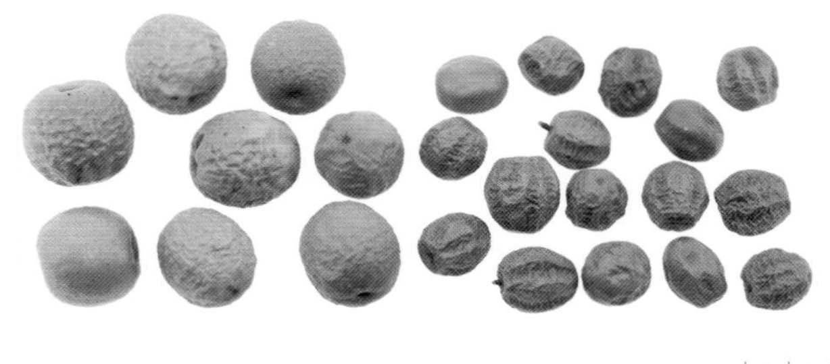

图6-10-6 川楝子（左）与苦楝子（右）

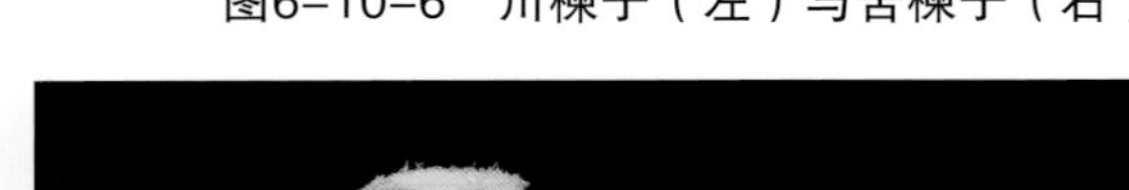

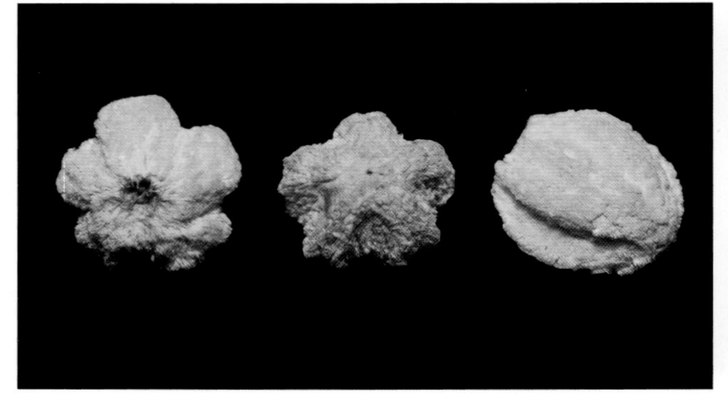

图6-10-7 苦楝子果核

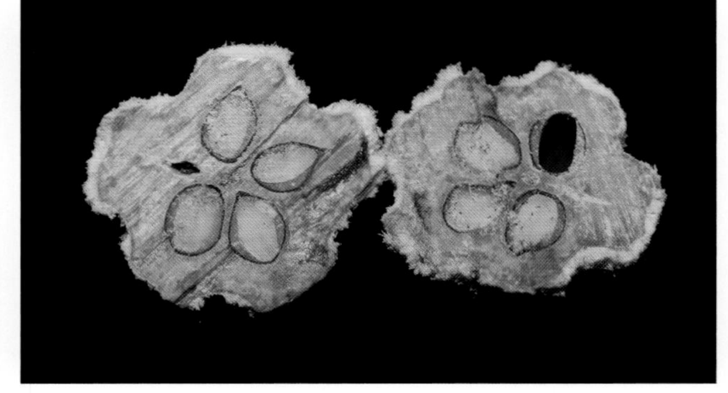

图6-10-8 苦楝子果核（横切面）

快速鉴别：**呈长椭圆形；体型比川楝子小，长 15~2 cm，直径 1~1.5 cm；果核呈圆形，质坚硬，一端平截，一端尖，有 5~6 条纵棱，内分 5~6 室，每室含黑褐色扁椭圆形种子 1 粒。**（图 6-10-5~ 图 6-10-8）

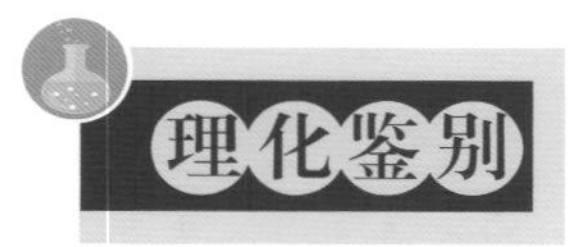

理化鉴别

取本品粉末 1 g，加乙醚 10 ml，浸泡过夜，滤过，取滤液 2 ml，置蒸发皿中，挥干，残渣加 0.125% 对二甲氨基苯甲醛硫酸溶液 6 滴，呈紫红色。（图 6-10-9）

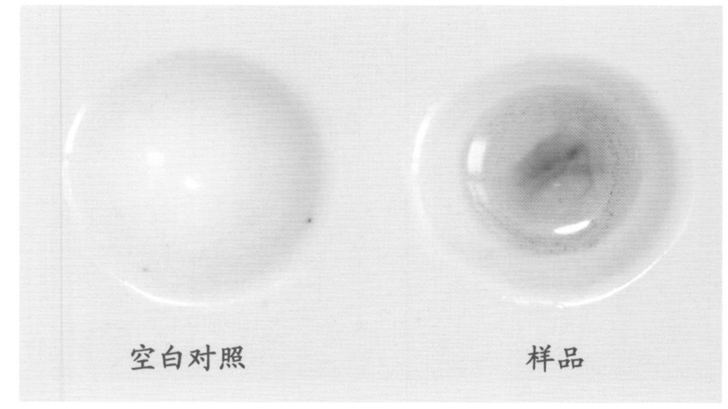

图6-10-9 川楝子理化鉴别

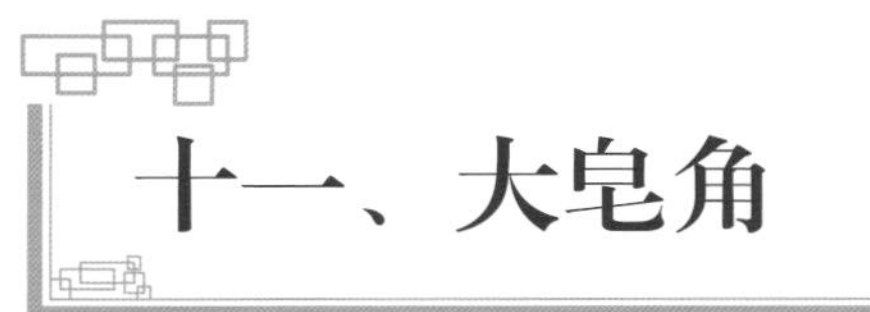

十一、大皂角

【来源】豆科皂荚属植物皂荚 *Gleditsia sinensis* Lam. 的干燥成熟果实。秋季果实成熟时采摘，晒干。

【性状】呈扁长的剑鞘状，有的略弯曲，长 15~40 cm，宽 2~5 cm，厚 0.2~1.5 cm。表面棕褐色或紫褐色，被灰色粉霜，擦去后有光泽，种子所在处隆起。基部渐窄而弯曲，有短果柄或果柄痕，两侧有明显的纵棱线。质硬，摇之有声，易折断，断面黄色，纤维性。种子多数，扁椭圆形，黄棕色至棕褐色，光滑。气特异，有刺激性，味辛辣。（图 6−11−1~ 图 6−11−3）

【标准收载】《中华人民共和国药典》。

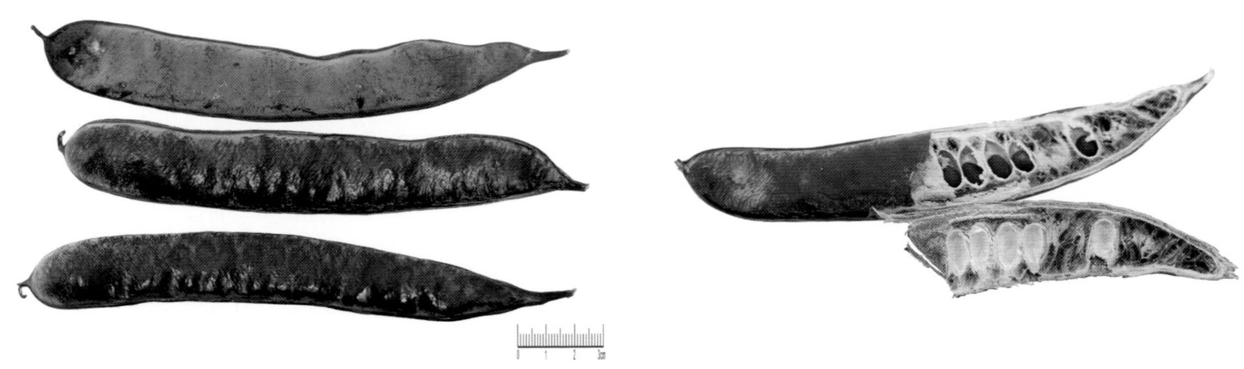

图6−11−1　大皂角

图6−11−2　大皂角（纵剖面）

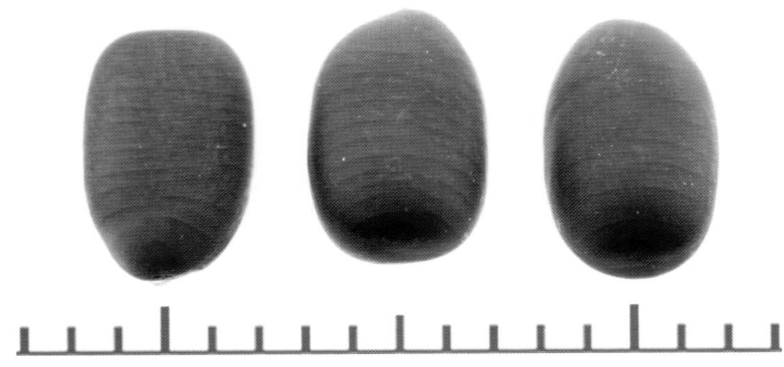

图6−11−3　大皂角种子

非正品

凤凰木果实

豆科凤凰木属植物凤凰木（红花楹）*Delonix regia* (Boj.) Raf. 的干燥果实。

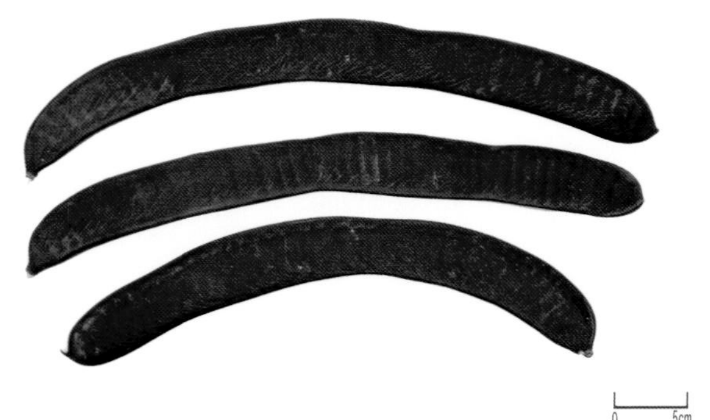

图6-11-4　凤凰木果实

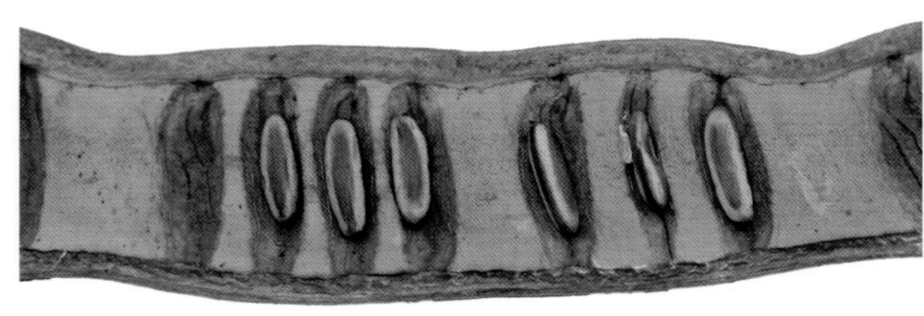

图6-11-5　凤凰木果实（纵剖面）

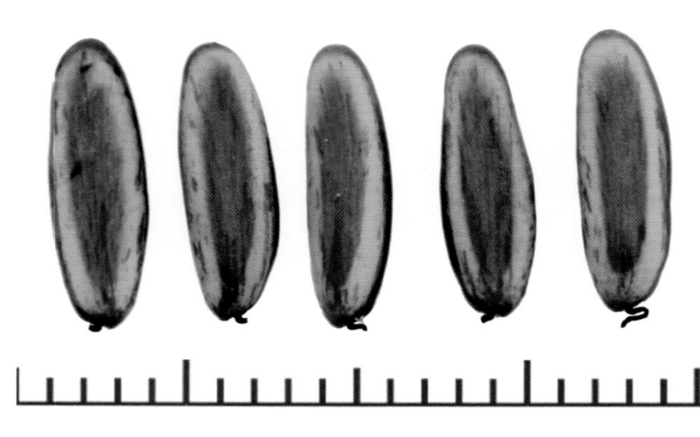

图6-11-6　凤凰木种子

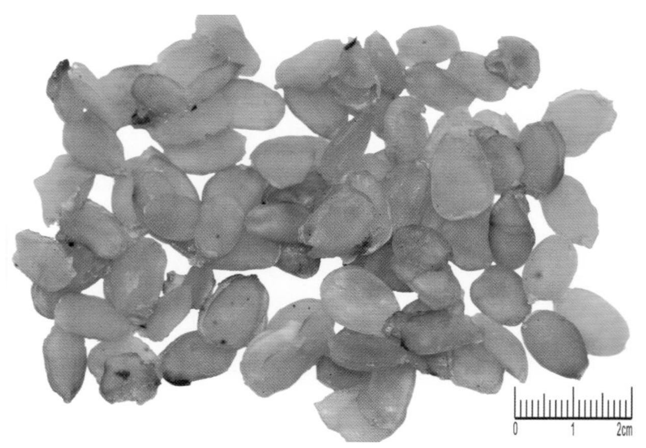

图6-11-7　皂角米

快速鉴别：**外形似皂角，但较长，长 30~60 cm，宽 3.5~5 cm；表面暗红褐色，成熟时黑褐色；种子横长圆形，平滑，坚硬，黄色间有褐斑。**（图 6-11-4~ 图 6-11-6）

皂角米

皂荚的干燥种仁。

快速鉴别：**黄色至黄棕色，略呈角质状，扁平，一端略狭尖。**（图 6-11-7）

猪牙皂

皂荚的干燥不育果实。

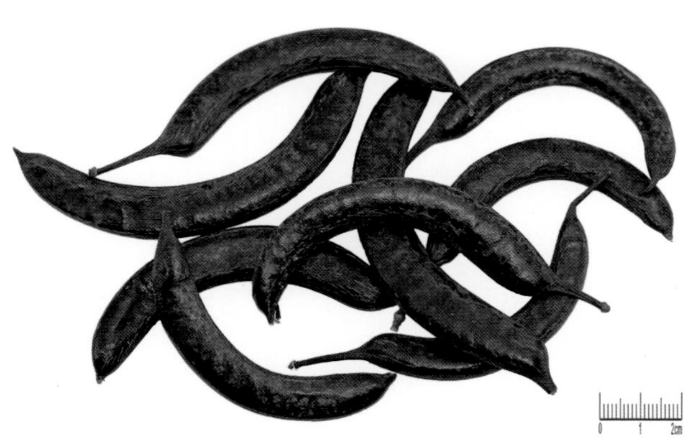
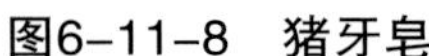

图6-11-8 猪牙皂

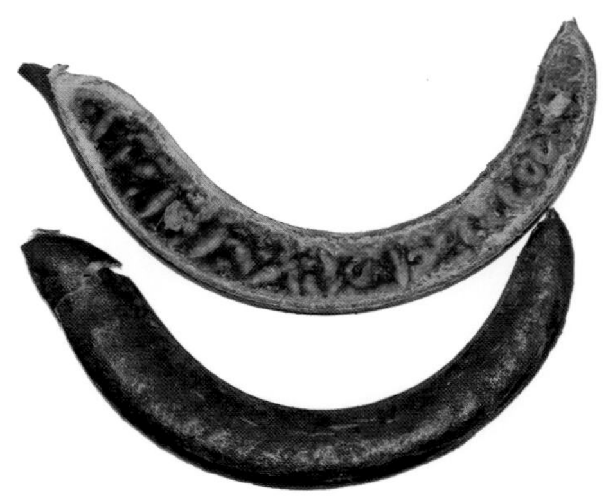

图6-11-9 猪牙皂（纵剖面）

快速鉴别：**较皂角短小，呈圆柱形，略扁而弯曲，长 5~11 cm，宽 0.7~1.5 cm；断面棕黄色，中间疏松，有淡绿色或淡棕黄色的丝状物，几乎无种子。**（图 6-11-8、图 6-11-9）

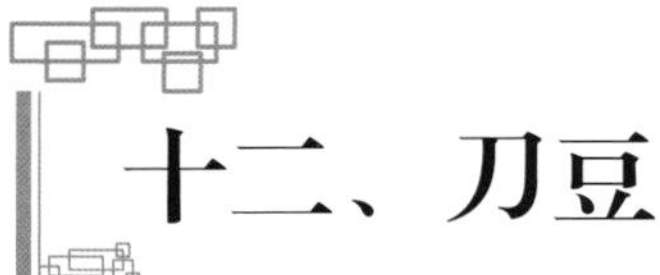

十二、刀豆

【来源】豆科刀豆属植物刀豆 *Canavalia gladiate* (Jacq.) DC. 的干燥成熟种子。秋季采收成熟果实，剥取种子，晒干。

【性状】呈扁卵形或扁肾形，长 2~3.5 cm，宽 1~2 cm，厚 0.5~1.2 cm。表面淡红色至红紫色，微皱缩，略有光泽。边缘具眉状黑色种脐，长约 2 cm，上有白色细纹 3 条。质硬，难破碎。种皮革质，内表面棕绿色而光亮；子叶 2，黄白色，油润。气微，味淡，嚼之有豆腥味。（图 6-12-1~图 6-12-4）

【标准收载】《中华人民共和国药典》。

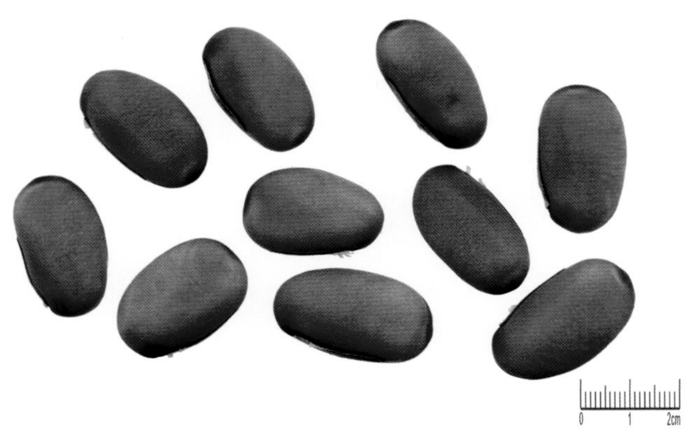

图6-12-1 刀豆

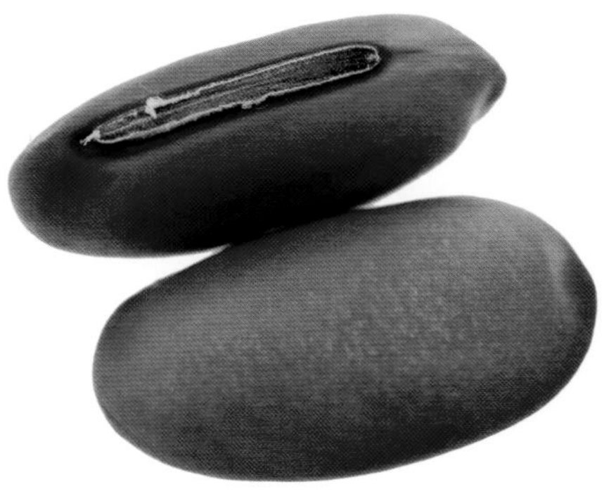

图6-12-2 刀豆（局部）

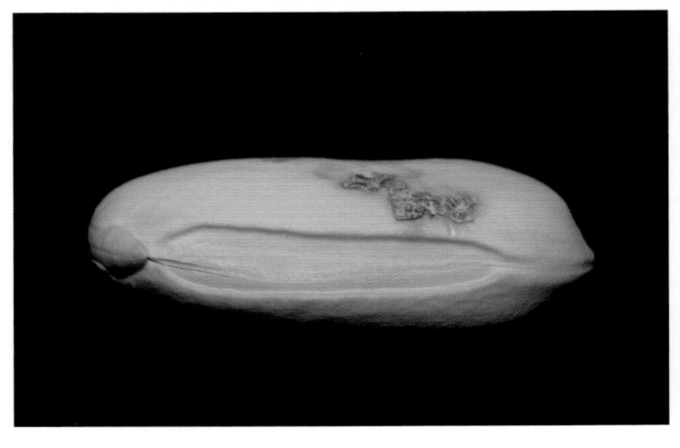

图6-12-3　刀豆（除去种皮）

图6-12-4　刀豆（子叶）

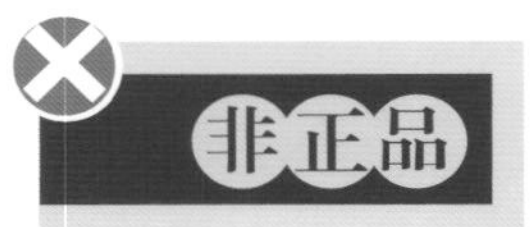

非正品

白花油麻藤种子

豆科黧豆属植物白花油麻藤 *Mucuna birdwoodiana* Tutch. 的干燥种子。

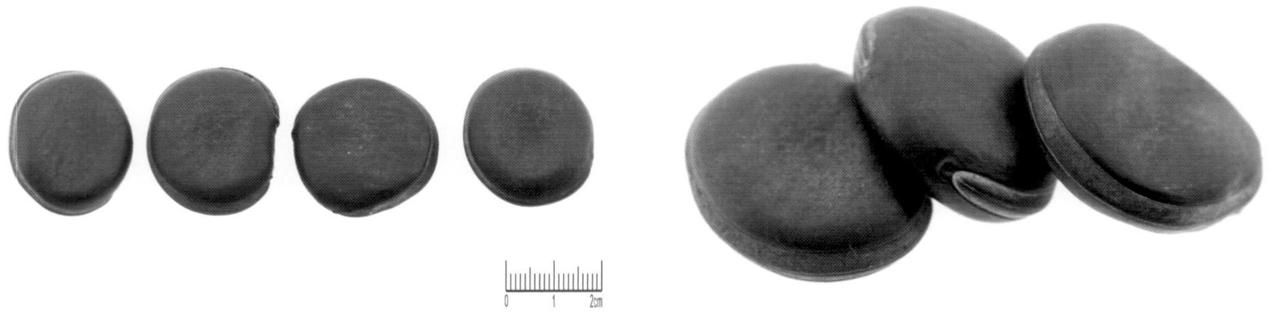

图6-12-5　白花油麻藤种子

图6-12-6　白花油麻藤种子（局部）

快速鉴别：**呈矩圆状肾形，两面中间稍内凹；表面深棕色至黑色，具光泽，长 2.5~3 cm，宽约 2 cm，厚约 0.8 cm；种脐黑色，条状突起，占种子周长的 3/4；质坚硬，种皮厚。**（图 6-12-5、图 6-12-6）

常春油麻藤种子

豆科黧豆属植物常春油麻藤 *Mucuna sempervirens* Hemsl. 的干燥种子。

快速鉴别：**外形同白花油麻藤种子，呈扁卵形或扁圆形，长 2~3 cm，宽 1.5~2 cm；两面中央凹陷较明显。**（图 6-12-7、图 6-12-8）

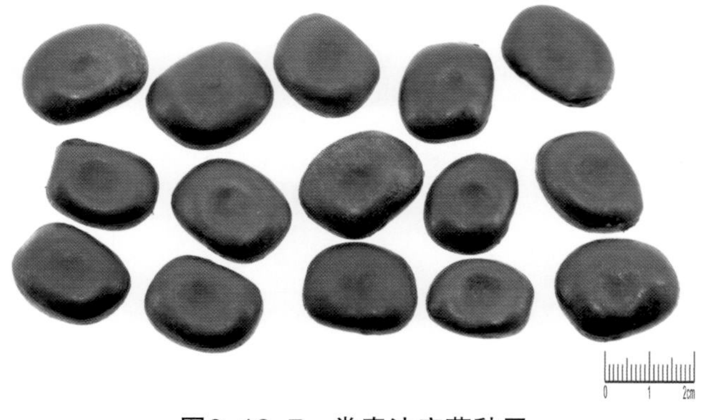

图6-12-7 常春油麻藤种子

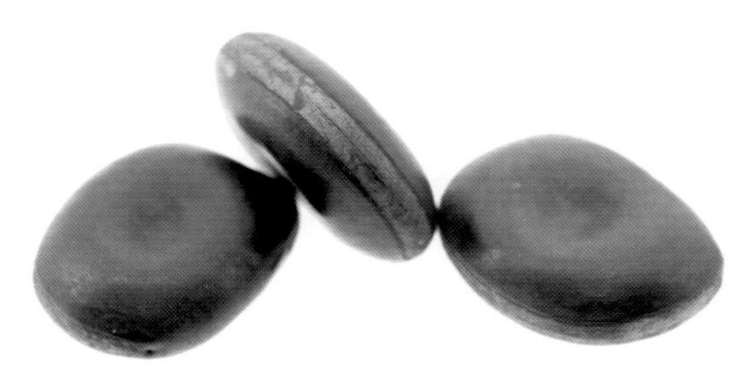

图6-12-8 常春油麻藤种子（局部）

洋刀豆

豆科刀豆属植物直生刀豆 *Canavalia ensiformis* (Linn.) DC. 的干燥种子，又名“大刀豆”。

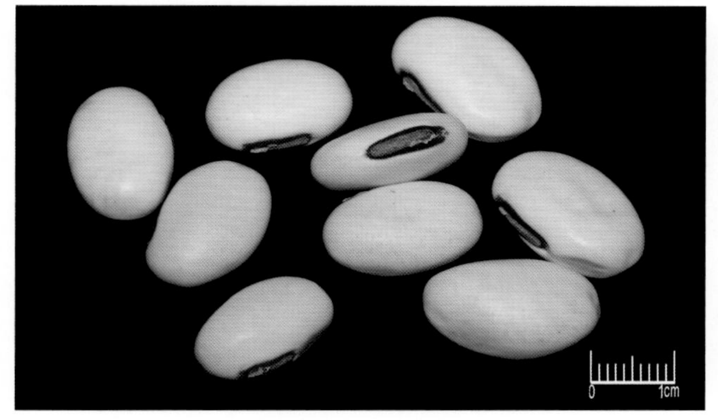

图6-12-9 洋刀豆

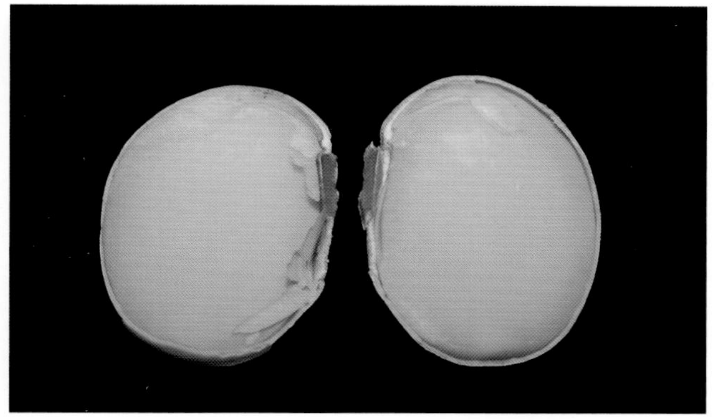

图6-12-10 洋刀豆（纵剖面）

快速鉴别：**呈扁卵圆形，较小，长约 2 cm，宽约 1.5 cm；表面白色或类白色，较光滑；边缘具眉状红棕色种脐，长约 1 cm，种脐上有 1 条明显的暗黄色细纹。**（图 6-12-9、图 6-12-10）

黑刀豆

豆科刀豆属植物小刀豆 *Canavalia cathartica* Thou. 的干燥种子。

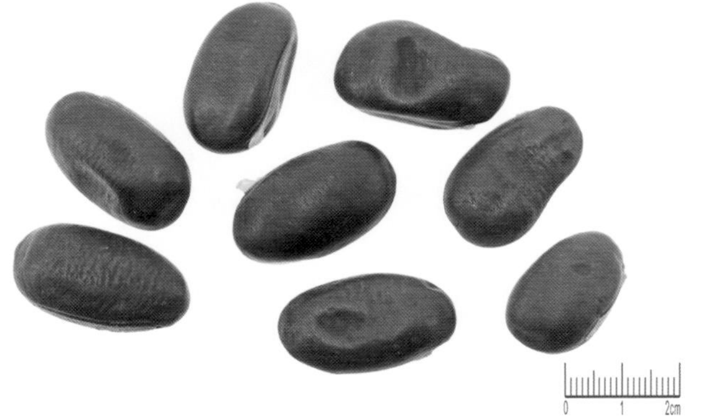

图6-12-11 黑刀豆

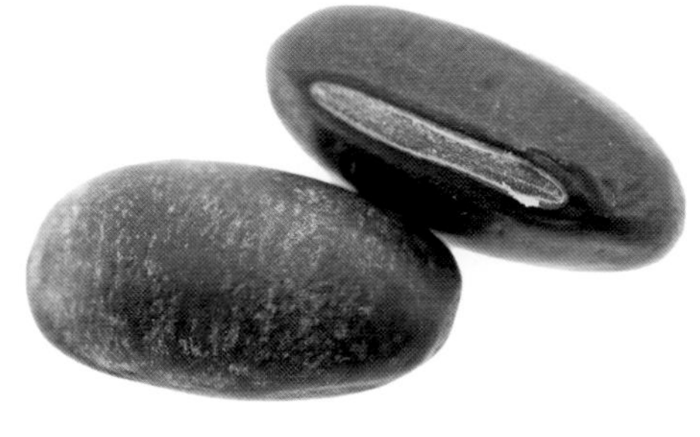

图6-12-12 黑刀豆（局部）

快速鉴别：**表面黑色或褐黑色；种脐灰黑色，眉状，长约 2 cm。**（图 6-12-11、图 6-12-12）

刀豆壳

豆科刀豆属植物刀豆的干燥成熟荚果壳。

快速鉴别：**呈镰刀形，常扭曲，外果皮灰黄色至浅棕黄色，内果皮白色，疏松呈海绵状，有种子脱落后的凹痕，近腹缝线处可见浅褐色种柄残留，腹缝线两侧各有 2 条隆起的棱线。**（图 6-12-13）

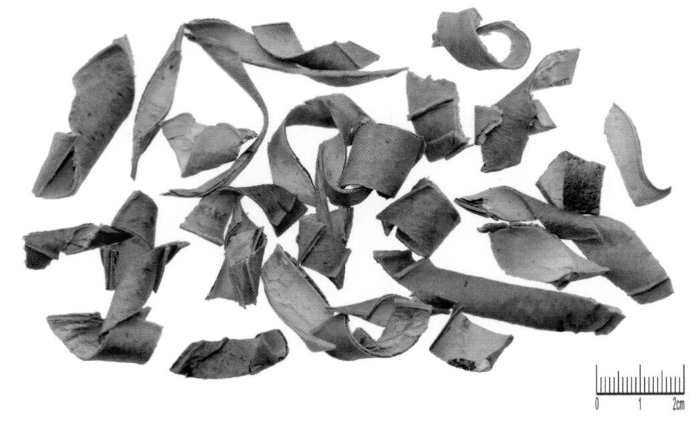

图6-12-13　刀豆壳（切制）

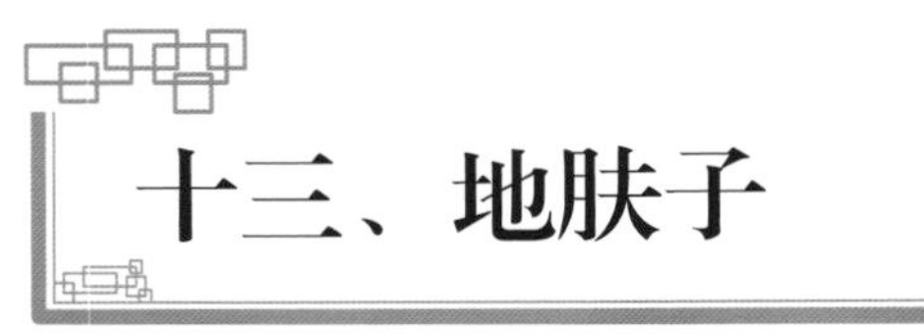

十三、地肤子

【来源】藜科地肤属植物地肤 *Kochia scoparia*（L.）Schrad. 的干燥成熟果实。秋季果实成熟时采收植株，晒干，打下果实，除去杂质。

【性状】呈扁球状五角星形，直径 1~3 mm。外被宿存花被，表面灰绿色或浅棕色，周围具膜质小翅 5 枚，背面中心有微突起的点状果梗痕及放射状脉纹 5~10 条；剥离花被，可见膜质果皮，半透明。种子扁卵形，长约 1 mm，黑色。气微，味微苦。（图 6-13-1~图 6-13-3）

【标准收载】《中华人民共和国药典》。

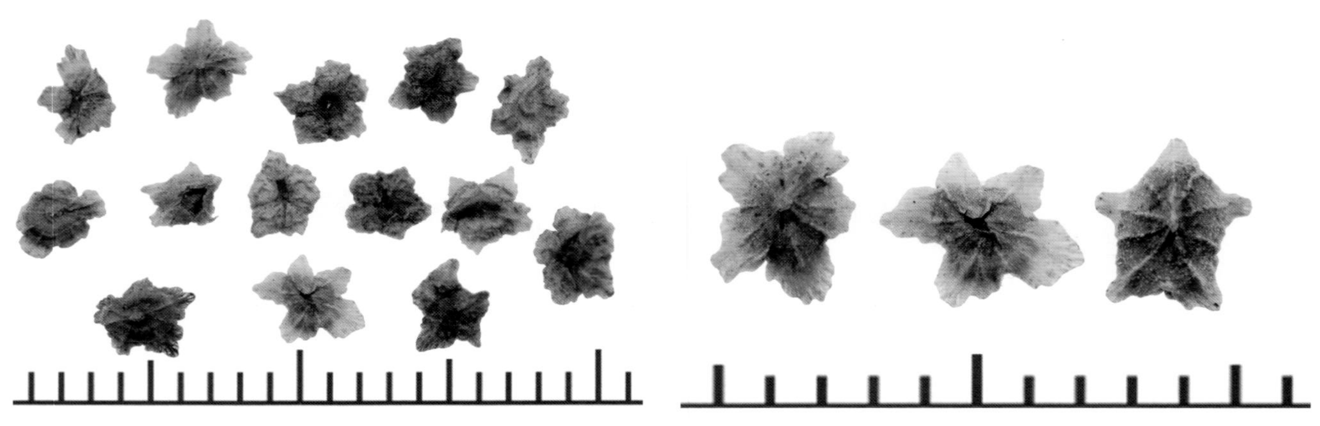

图6-13-1　地肤子

图6-13-2　地肤子（放大）

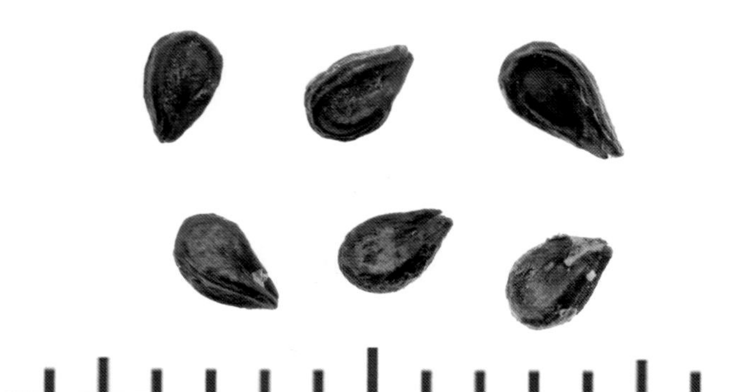

图6-13-3　地肤子种子

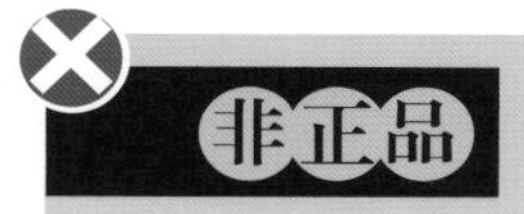

非正品

草木犀

豆科草木犀属植物草木犀 *Melilotus officinalis* (L.) Pall. 的干燥果实，又名“辟汗草”。

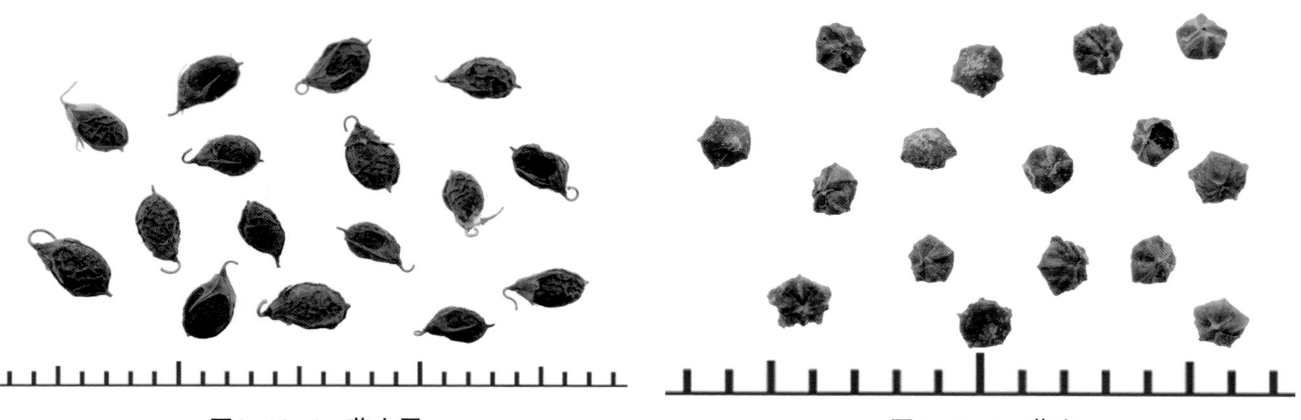

图6-13-4　草木犀　　图6-13-5　藜实

快速鉴别：**荚果呈倒卵形，扁平；长约 3 mm，宽约 2 mm；表面具网状花纹；基部常具宿存花萼，紧抱果实 1/2 或 1/3 部位，有 5 片披针形的裂片；中央有一细小如芒的果柄，形弯曲似钩。**（图6-13-4）

藜实

藜科藜属植物藜 *Chenopodium album* L. 的干燥胞果，又名“灰菜子”。

快速鉴别：**胞果呈扁平五角形，无翅，直径 1~2 mm；外面的宿存花被片背面密生点状白色突起；基部中央有果柄残痕，可见放射状排列的 5 条棱线；内藏果实 1 枚；种子扁圆形，黑色有光泽。**（图6-13-5）

茺蔚子

唇形科益母草属植物益母草 *Leonurus japonicus* Houttuyn 的干燥果实。

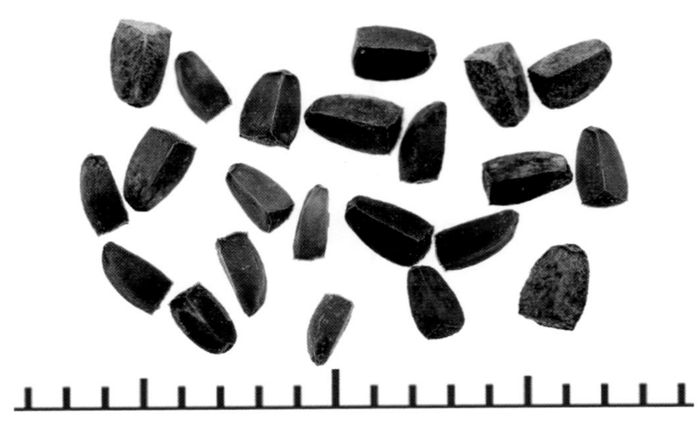

图6-13-6　茺蔚子

快速鉴别：**呈三棱形，一端稍宽，平截状，另一端渐窄而钝实。**（图 6-13-6）

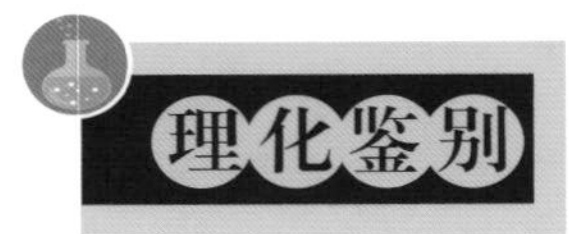

取本品粉末 2 g，加 10% 盐酸 20 ml，浸渍 30 min，滤过，取滤液 2 ml，置玻璃试管中，加入硅钨酸试剂 5 滴，产生灰白色沉淀。（图 6-13-7）

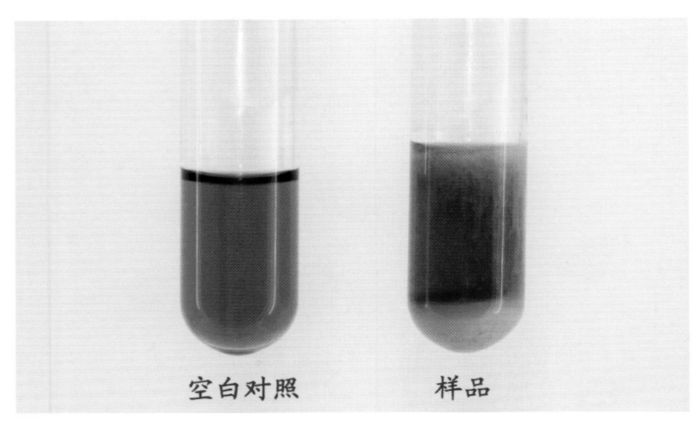

图6-13-7　地肤子理化鉴别

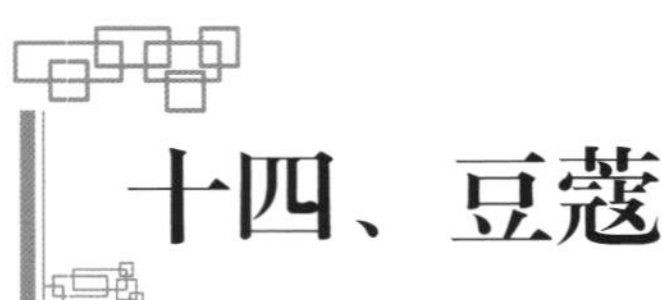

十四、豆蔻

【来源】姜科豆蔻属植物白豆蔻 *Amomum kravanh* Pierre ex Gagnep. 或爪哇白豆蔻 *Amomum compactum* Soland ex Maton 的干燥成熟果实。按产地不同分为“原豆蔻”和“印尼白蔻”。

【性状】**原豆蔻**　呈类球形，直径 1.2~1.8 cm。表面黄白色至淡黄棕色，有 3 条较深的纵向槽纹，顶端有突起的柱基，基部有凹下的果柄痕，两端均具浅棕色绒毛。果皮体轻，质脆，易纵向裂开，内分 3 室，每室含种子约 10 粒；种子呈不规则多面体，背面略隆起，直径 3~4 mm，表面暗棕色，有皱纹，并被有残留的假种皮。气芳香，味辛凉，略似樟脑。（图 6-14-1、图 6-14-2）

印尼白蔻　个略小。表面黄白色，有的微显紫棕色。果皮较薄，种子瘦瘪。气味较弱。

【标准收载】《中华人民共和国药典》。

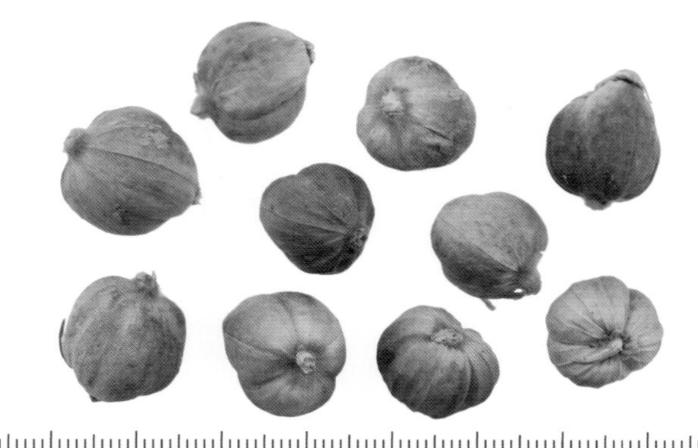

图6-14-1 豆蔻（原豆蔻）

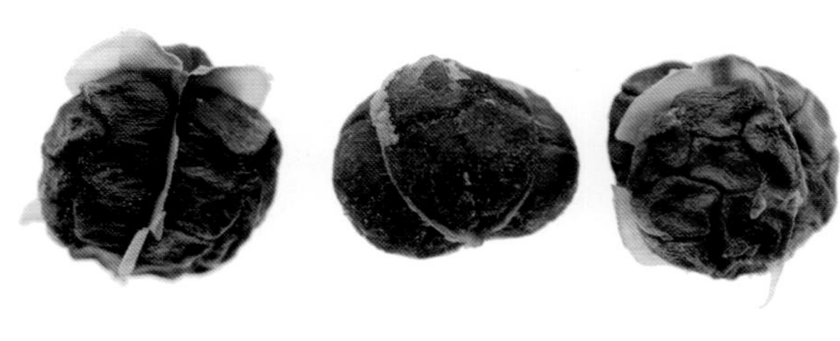

图6-14-2 原豆蔻种子团

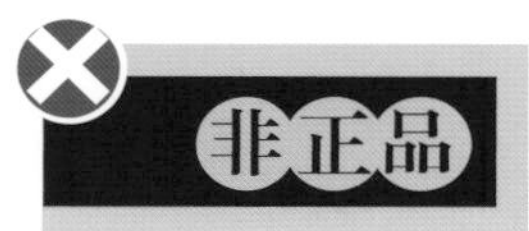

巴豆

大戟科巴豆属植物巴豆 *Croton tiglium* L. 的干燥成熟果实。

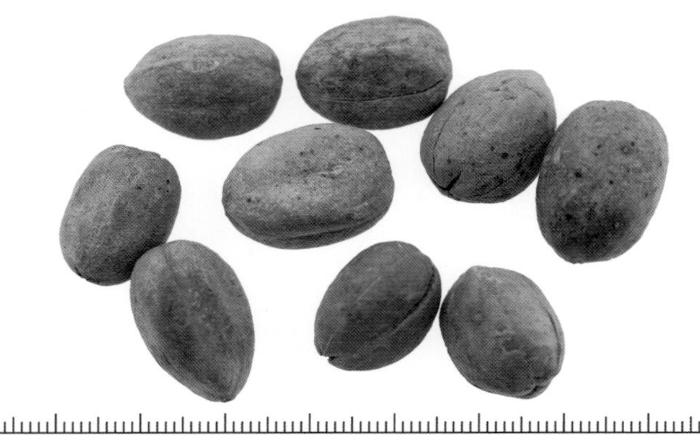

图6-14-3 巴豆

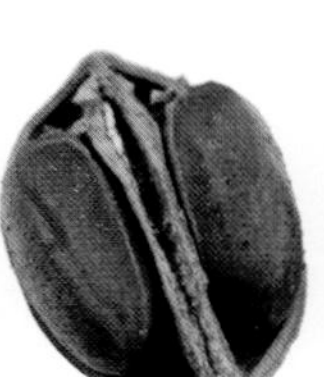

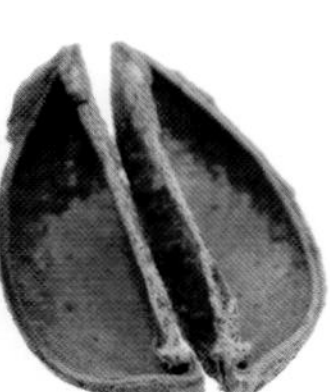

图6-14-4 巴豆（剥开）

快速鉴别：**呈椭圆形或卵圆形，具三棱；表面灰黄色，有棱线6条，顶端平截；具3室，每室有1粒种子。**（图6-14-3、图6-14-4）

小豆蔻

姜科植物小豆蔻 *Elettaria cardamomum* White et. Maton 的干燥成熟果实，产于印度及斯里兰卡，又名“绿豆蔻”。

快速鉴别：**呈长卵圆形，两端尖，具三钝棱；表面灰绿色，有细密的纵纹，顶端有突起的柱基，基部有凹入的果柄痕；气芳香而浓烈，味辣、微苦。**（图6-14-5、图6-14-6）

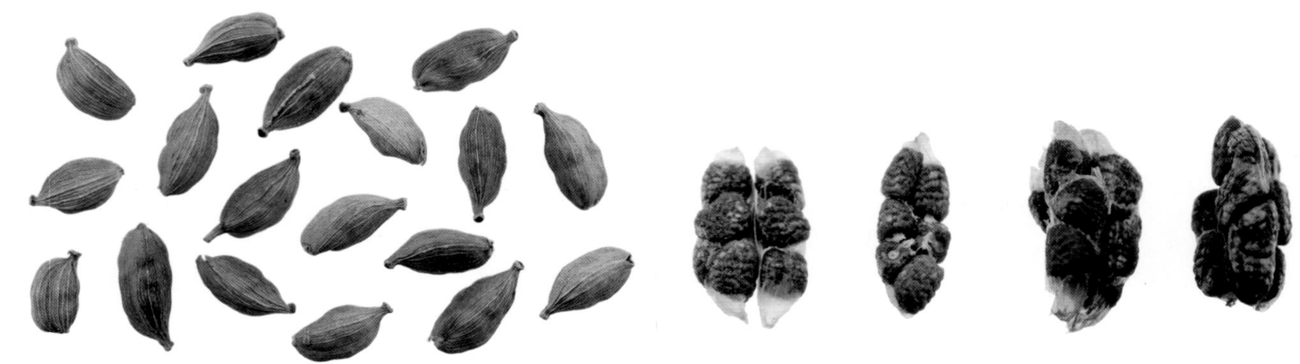

图6-14-5　小豆蔻　　　　图6-14-6　小豆蔻种子团

红豆蔻

姜科山姜属植物红豆蔻 *Alpinia galanga* (L.) Willd. 的干燥成熟果实。

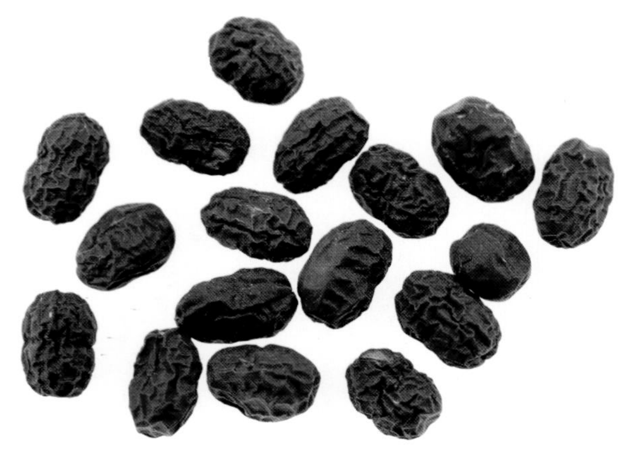

图6-14-7　红豆蔻

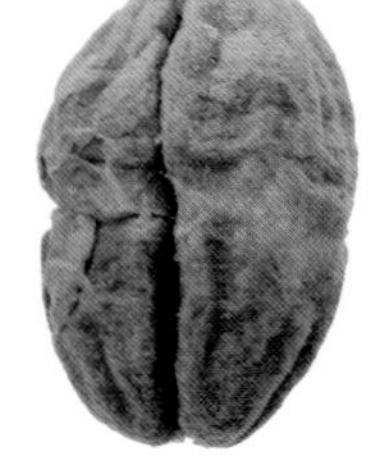

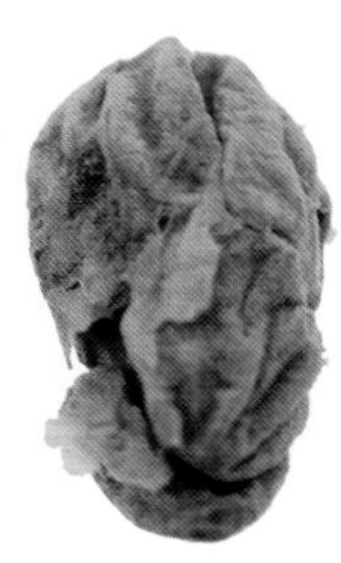

图6-14-8　红豆蔻种子团

快速鉴别：**呈长球形，中部略细，长 0.7~1.2 cm，直径 0.5~0.7 cm；表面红棕色或暗红色，略皱缩；种子扁圆形或三角状多面形，外被黄白色膜质假种皮；气香，味辛辣。**（图 6-14-7、图 6-14-8）

草豆蔻

姜科山姜属植物草豆蔻 *Alpinia katsumadae* 的干燥成熟种子团。

快速鉴别：**呈类球形的种子团，略光滑，直径 1.5~2.7 cm；中间有黄白色的隔膜，将种子团分成 3 瓣，每瓣有种子多数，粘连紧密；气香，味辛、微苦。**（图 6-14-9、图 6-14-10）

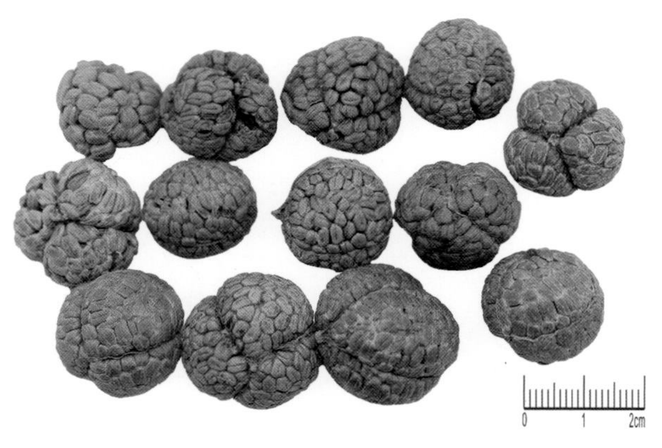

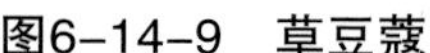
图6-14-9　草豆蔻

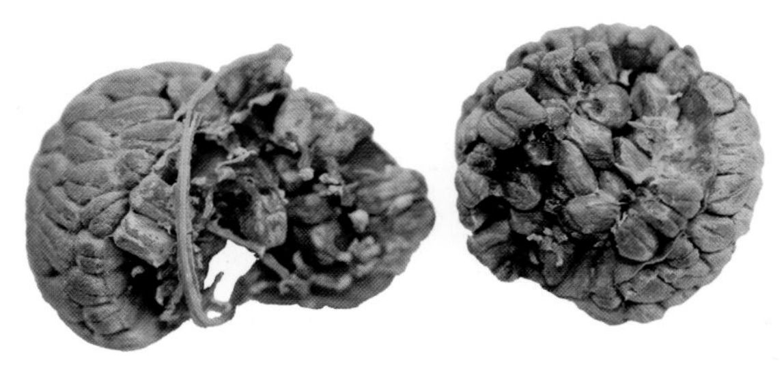

图6-14-10　草豆蔻（剥开）

滇草豆蔻

姜科山姜属植物云南草蔻 *Alpinia blepharocalyx* K. Schum.、光叶云南草蔻 *Alpinia blepharocalyx* K. Schum. var. *glabrior* (Hand.-Mazz.) T. L. Wu 或宽唇山姜 *Alpinia platychilus* K. Schumann 的干燥成熟种子团。

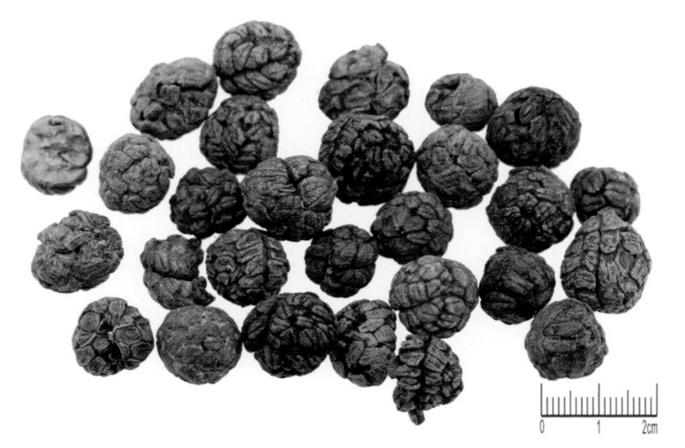

图6-14-11　滇草豆蔻

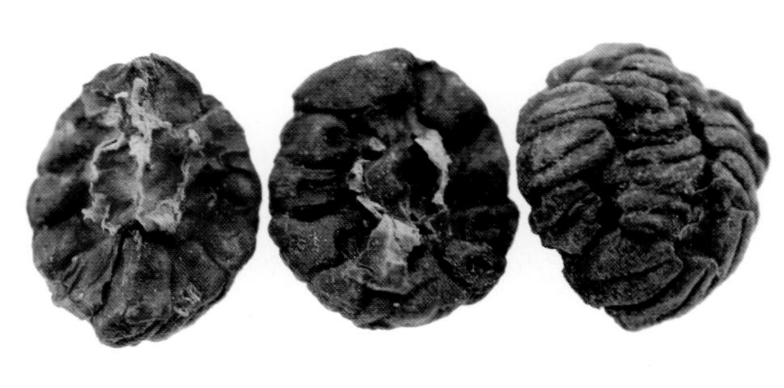

图6-14-12　滇草豆蔻（剥开）

快速鉴别：**呈类球形、类卵圆形或椭圆形；纵向有白隔膜，将种子团分三瓣；种子为卵圆状或长圆状多面体，种脊为一条纵沟。**（图 6-14-11、图 6-14-12）

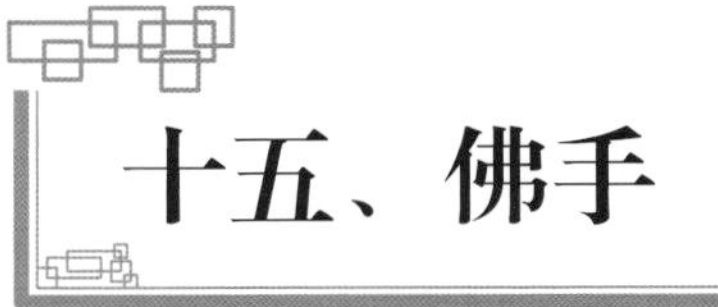

十五、佛手

【来源】芸香科柑橘属植物佛手 *Citrus medica* L. var. *sarcodactylis* Swingle 的干燥果实。秋季果实尚未变黄或变黄时采收，纵切成薄片，晒干或低温干燥。

【性状】为类椭圆形或卵圆形的薄片，常皱缩或卷曲，长 6~10 cm，宽 3~7 cm，厚 0.2~0.4 cm。顶端稍宽，常有 3~5 个手指状的裂瓣，基部略窄，有的可见果梗痕。外皮黄绿色或橙黄色，有皱纹和油点。果肉浅黄白色或浅黄色，散有凹凸不平的线状或点状维管束。质硬而脆，受潮后柔韧。气香，味微甜后苦。（图 6−15−1、图 6−15−2）

【标准收载】《中华人民共和国药典》。

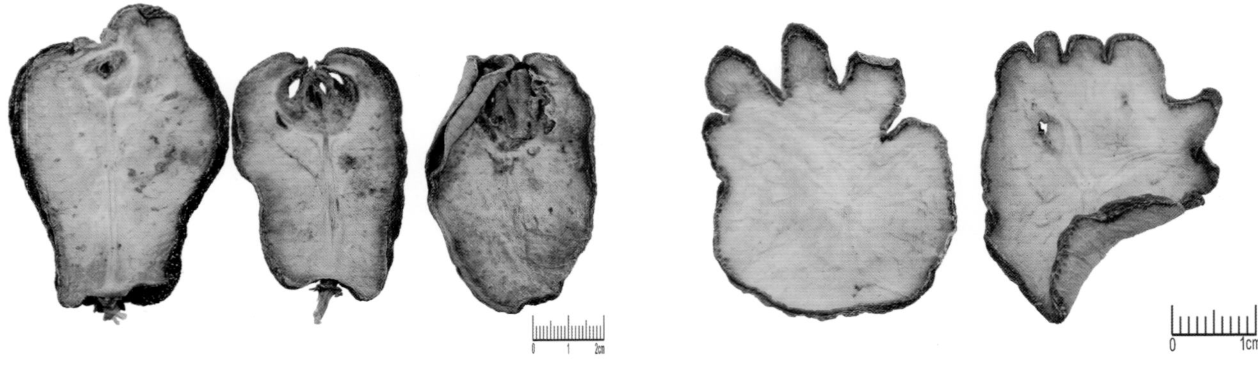

图6−15−1　佛手（川佛手）　　图6−15−2　佛手（广佛手）

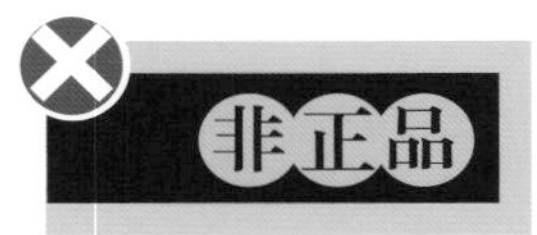

佛手瓜

葫芦科佛手瓜属植物佛手瓜 *Sechium edule* (Jacq.) Swartz 的干燥果实。

快速鉴别：**多为纵切片，顶端浅裂为两瓣，不呈指状分枝；外果皮光滑，具有稀疏、细小颗粒状突起；无凹陷油点；质较轻，绵软；气微，味微甘。**（图 6−15−3）

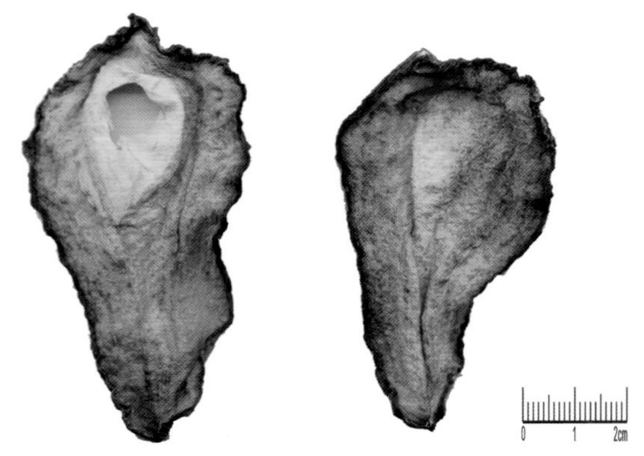

图6−15−3　佛手瓜

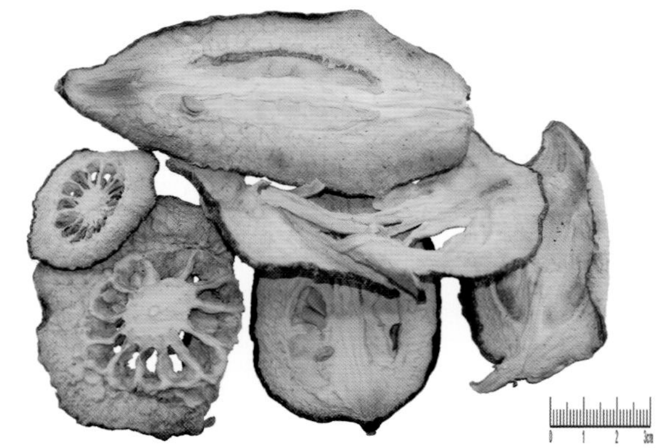

图6−15−4　香橼（枸橼）

香橼（枸橼）

芸香科柑橘属植物枸橼 *Citrus medica* L. 的干燥果实，多已切成片。

快速鉴别：**切面灰黄色，表面粗糙，有皱缩不规则的网状突起，果实部分较宽，占果片横断面的1/2；中央瓤囊12~16室；果实中心柱坚实，直径0.8~2 cm；外侧边缘的果皮散有多数凹入的油点。**（图6-15-4）

十六、枸杞子

【**来源**】茄科枸杞属植物宁夏枸杞 *Lycium barbarum* L. 的干燥成熟果实。夏、秋二季果实呈红色时采收，热风烘干，除去果梗，或晾至皮皱后，晒干，除去果梗。

【**性状**】呈类纺锤形或椭圆形，长6~20 mm，直径3~10 mm。表面红色或暗红色，顶端有小突起状的花柱痕，基部有白色的果梗痕。果皮柔韧，皱缩；果肉肉质，柔润。种子20~50粒，类肾形，扁而翘，长1.5~1.9 mm，宽1~1.7 mm，表面浅黄色或棕黄色。气微，味甜。（图6-16-1 ~图6-16-4）

【**标准收载**】《中华人民共和国药典》。

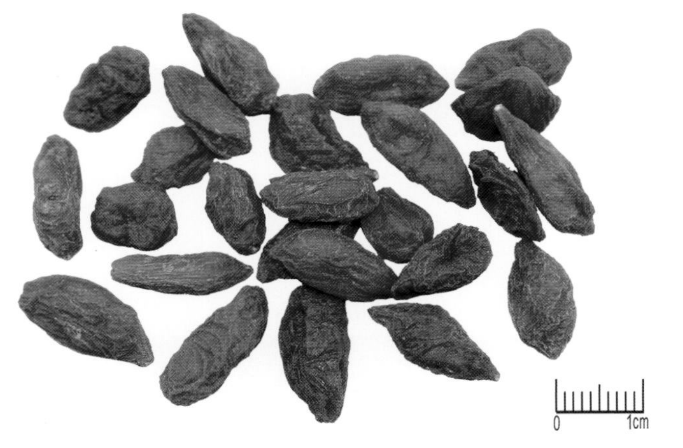

图6-16-1 枸杞子

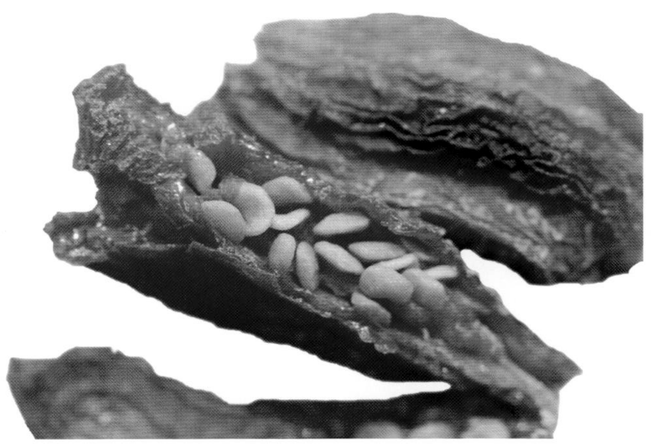

图6-16-2 枸杞子（剥开）

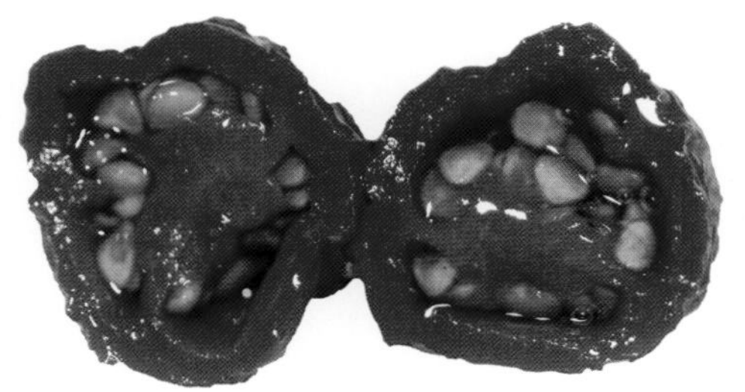

图6-16-3 枸杞子浸泡后（横切面）

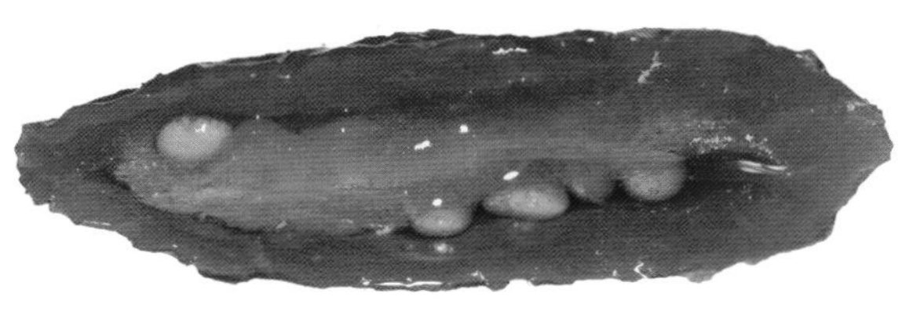

图6-16-4 枸杞子浸泡后（纵切面）

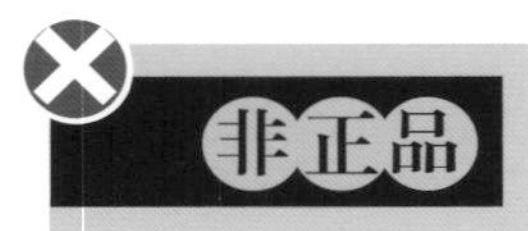

非正品

黑枸杞

茄科枸杞属植物黑果枸杞 *Lycium ruthenicum* Murray 的干燥果实。

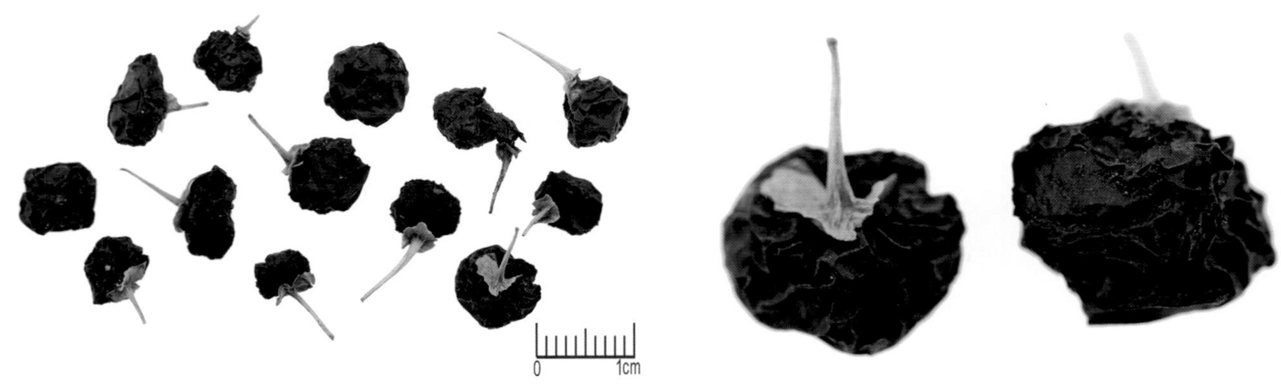

图6-16-5 黑枸杞　　图6-16-6 黑枸杞（局部）

快速鉴别：**呈类圆形、纺锤形或椭圆形；表面为黑褐色，基部有灰白色花萼残存，常带柄；果皮柔韧，皱缩，果肉干瘪；种子肾形，扁而翘，表面黄棕色；气微，味甜。**（图 6-16-5、图 6-16-6）

枸杞子（冷冻干燥）

枸杞子采用真空冷冻干燥的加工品，非药典标准加工方式。

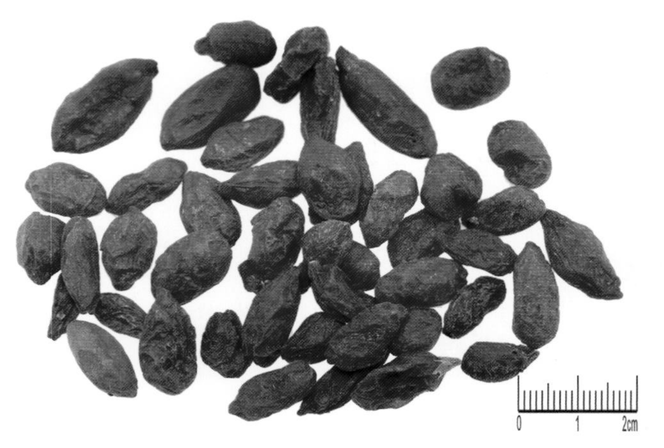

图6-16-7 枸杞子（冷冻干燥）

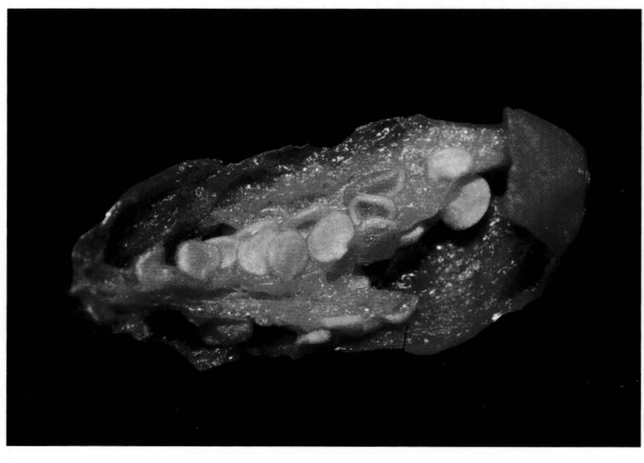

图6-16-8 冻干枸杞子（剥开）

快速鉴别：**外形同枸杞子，体较饱满，质轻、脆。**（图 6-16-7、图 6-16-8）

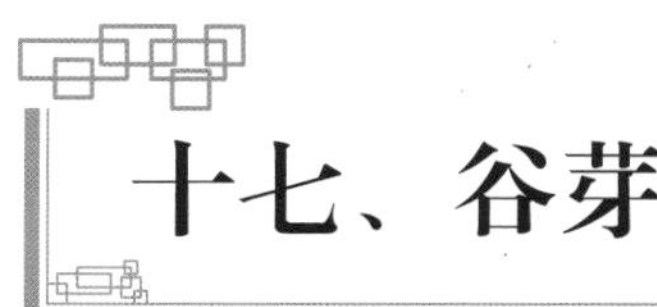

十七、谷芽

【来源】禾本科狗尾草属植物粟 *Setaria italica* (L.) Beauv. 成熟果实经发芽干燥的炮制加工品。将粟谷用水浸泡后，保持适宜的温、湿度，待须根长至约 6 mm 时，晒干或低温干燥。

【性状】呈类圆球形，直径约 2 mm，顶端钝圆，基部略尖。外壳为革质的稃片，淡黄色，具点状皱纹，下端有初生的细须根，长 3~6 mm，剥去稃片，内含淡黄色或黄白色颖果（小米）1 粒。气微，味微甘。（图 6-17-1、图 6-17-2）

【标准收载】《中华人民共和国药典》。

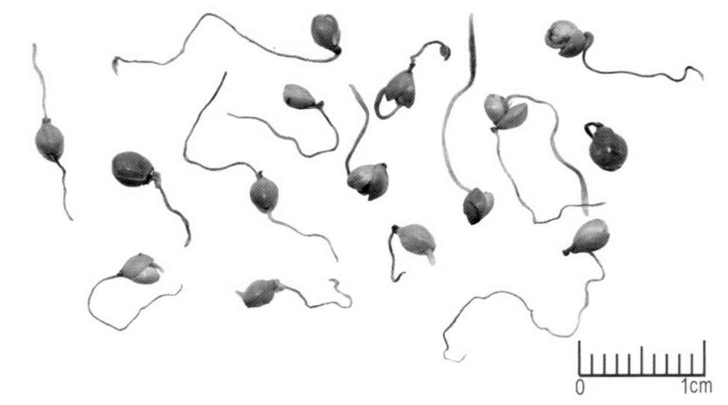

图6-17-1　谷芽

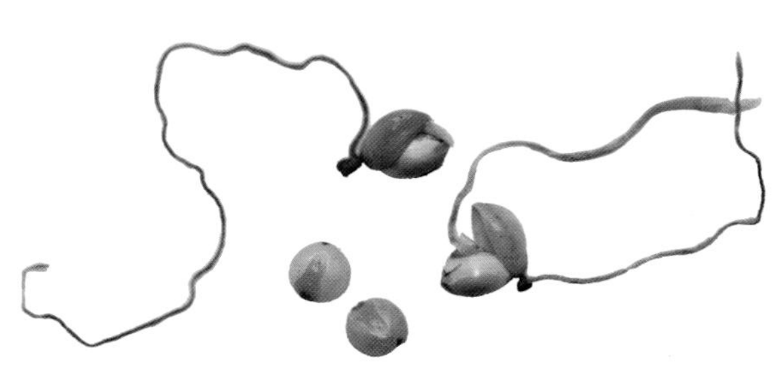

图6-17-2　谷芽及颖果（放大）

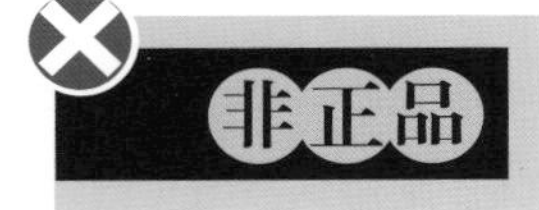

麦芽

禾本科大麦属植物大麦 *Hordeum vulgare* L. 成熟果实经发芽后干燥的炮制加工品。

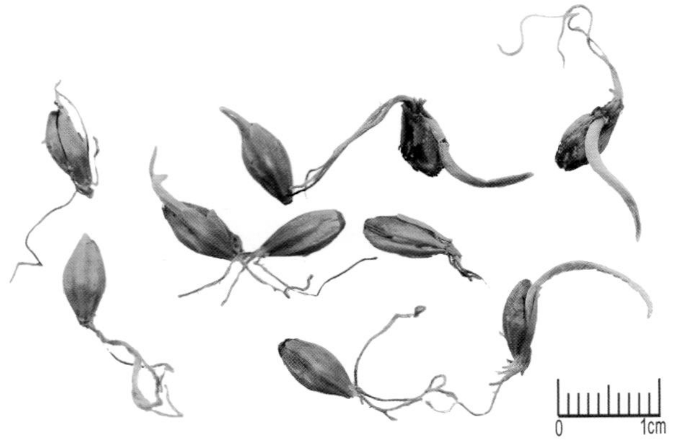

图6-17-3　麦芽

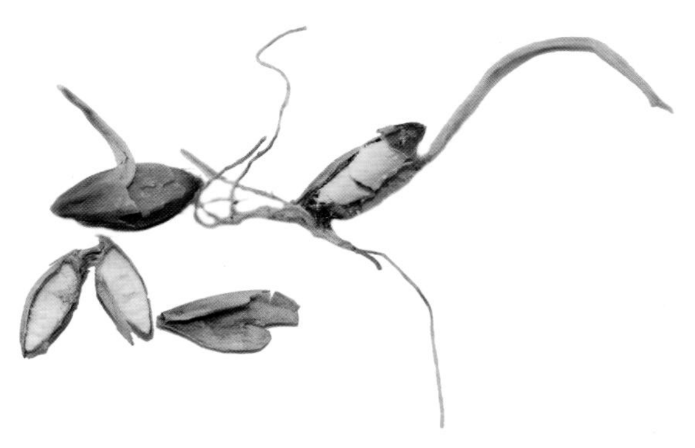

图6-17-4　麦芽及剖面

快速鉴别：**呈梭形；表面淡黄色，背面为外稃包围，具 5 脉；腹面为内稃包围；除去内外稃后，腹面有 1 条纵沟；基部胚根处生出幼芽及须根，幼芽长披针状条形；断面白色，粉性。**（图 6-17-3、图 6-17-4）

稻芽

禾本科稻属植物稻 *Oryza sativa* L. 成熟果实经发芽后干燥的炮制加工品。

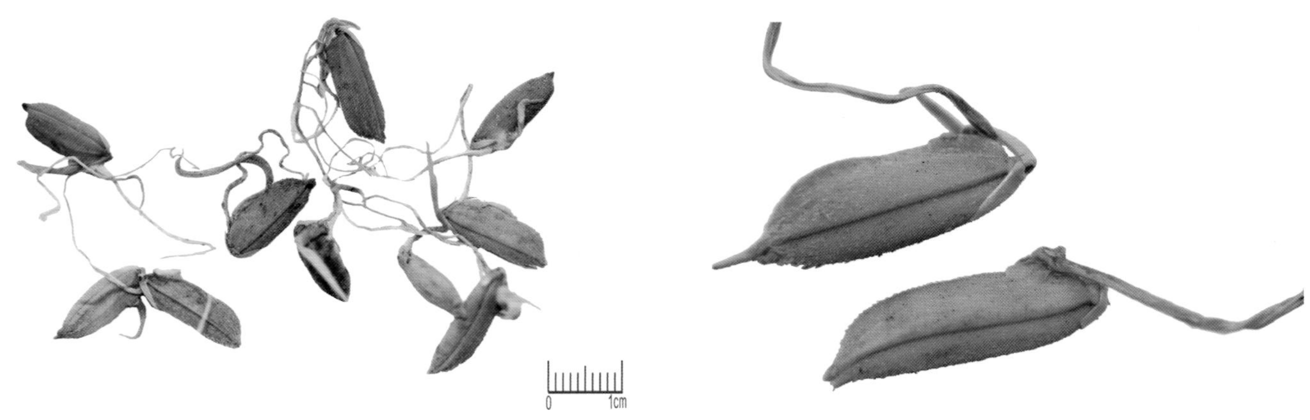

图6-17-5　稻芽　　　　图6-17-6　稻芽（放大）

快速鉴别：**呈扁长椭圆形，两端略尖；一端有 2 枚对称的白色条形浆片，于一个浆片内侧伸出弯曲的须根 1~3 条；断面白色，粉性。**（图 6-17-5、图 6-17-6）

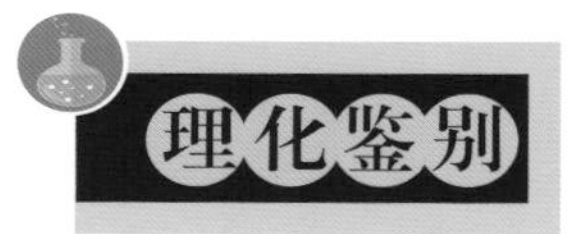

1. 取本品粉末适量，置比色板，滴加碘 - 碘化钾试液 5 滴，显深蓝色。（图 6-17-7）

2. 取本品粉末 2 g，加水 1 ml，置研钵中研磨，静止片刻后，吸取上层清液，滤过，滤液点于滤纸上，喷茚三酮试剂，在 100℃左右烘箱中，放置 2 min，显蓝紫色。（图 6-17-8）

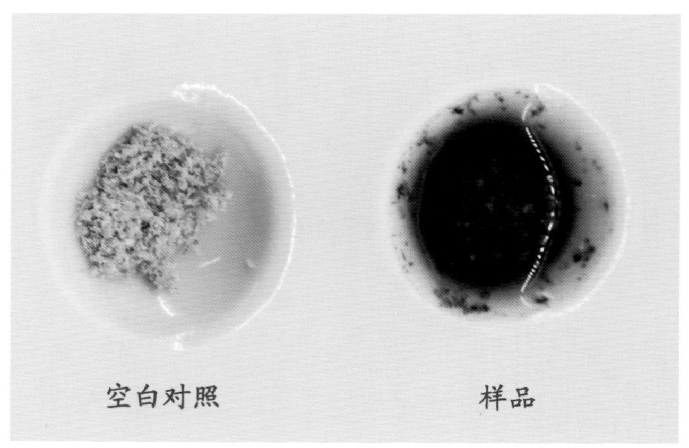

图6-17-7　谷芽理化鉴别（1）

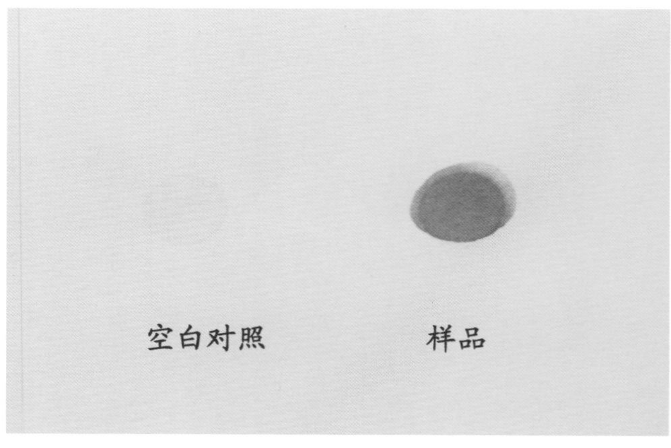

图6-17-8　谷芽理化鉴别（2）

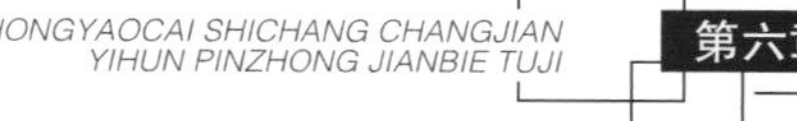

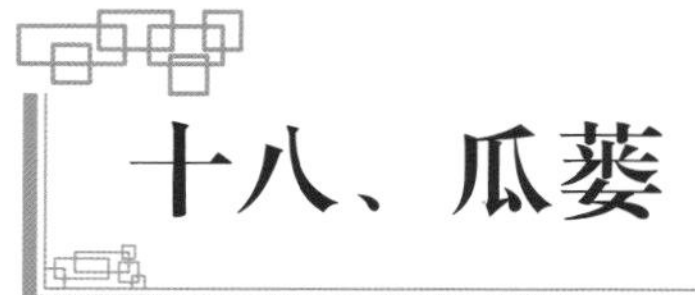

十八、瓜蒌

【来源】葫芦科栝楼属植物栝楼 *Trichosanthes kirilowii* Maxim. 或双边栝楼 *Trichosanthes rosthornii* Harms 的干燥成熟果实。秋季果实成熟时，连果梗剪下，置通风处阴干。

【性状】呈类球形或宽椭圆形，长 7~15 cm，直径 6~10 cm。表面橙红色或橙黄色，皱缩或较光滑，顶端有圆形的花柱残基，基部略尖，具残存的果梗。轻重不一。质脆，易破开，内表面黄白色，有红黄色丝络，果瓤橙黄色，黏稠，与多数种子粘结成团。具焦糖气，味微酸、甜。（图 6-18-1、图 6-18-2）

【标准收载】《中华人民共和国药典》。

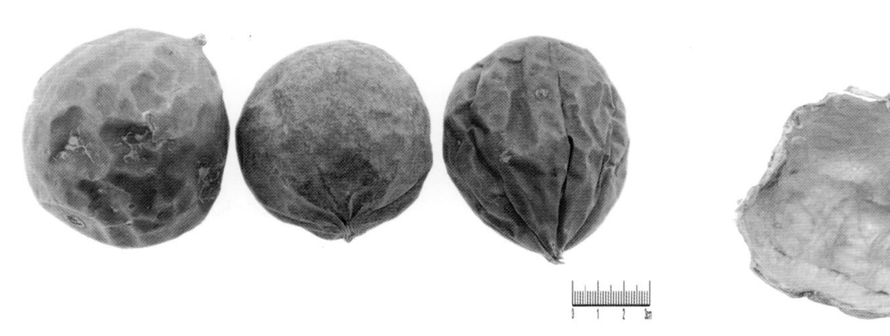

图6-18-1　瓜蒌

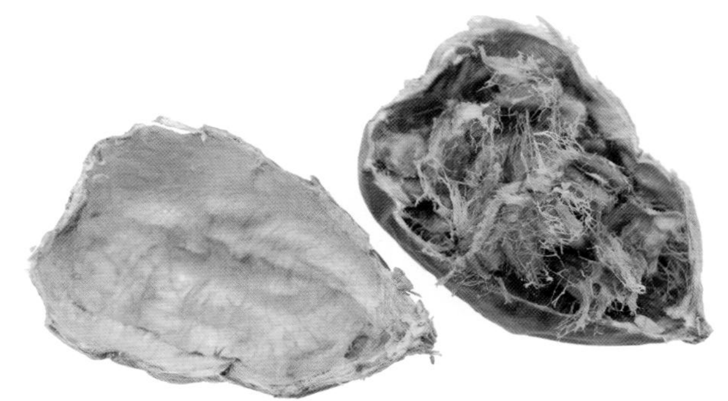

图6-18-2　瓜蒌（剥开）

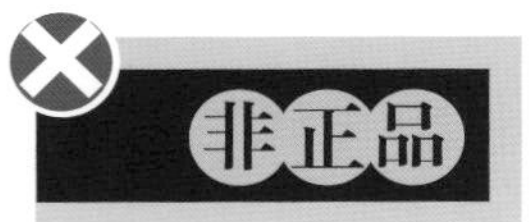

非正品

王瓜

葫芦科栝楼属植物王瓜 *Trichosanthes cucumeroides* (Ser.) Maxim. 的干燥果实。

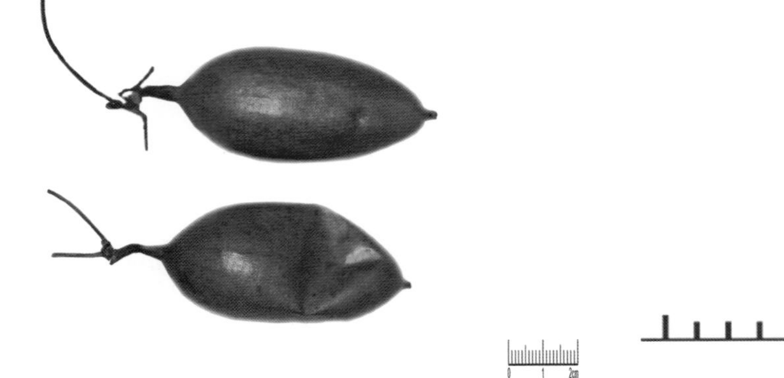

图6-18-3　王瓜

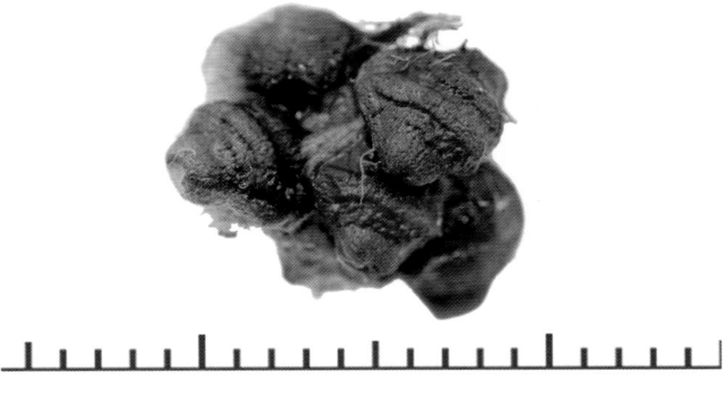

图6-18-4　王瓜种子

快速鉴别：**果实外皮黄白色，果皮薄，易碎；种子呈螳螂头状，两端各有一个圆形的凹陷或成小孔状，中部隆起一宽带，俗称“玉带缠腰”。**（图 6–18–3、图 6–18–4）

长萼瓜蒌

葫芦科栝楼属植物长萼栝楼 *Trichosanthes laceribractea* Hayata 的干燥果实。

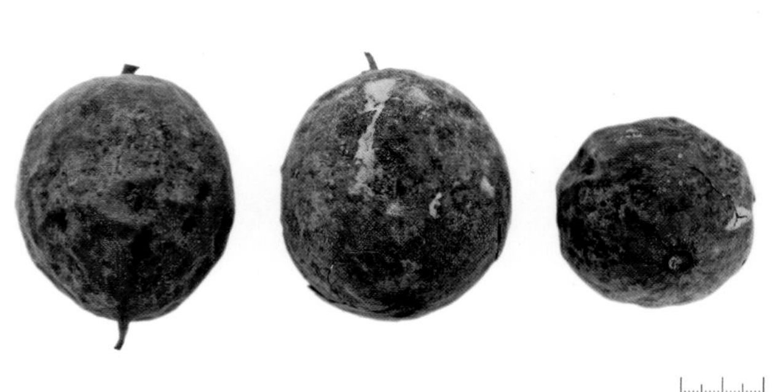

图6–18–5　长萼瓜蒌

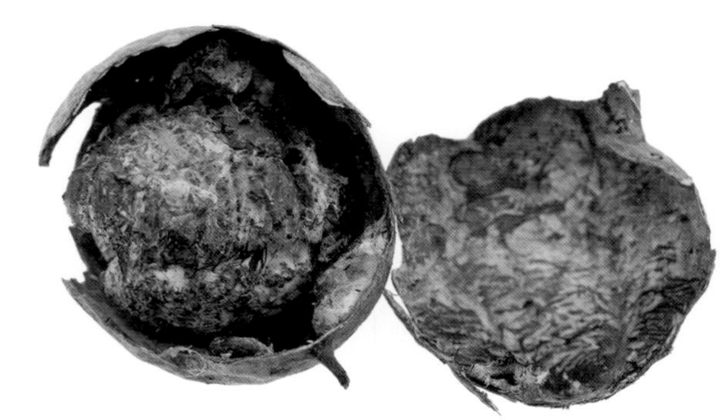

图6–18–6　长萼瓜蒌（剥开）

快速鉴别：**外表面橙红色或红褐色；内面果瓤墨绿色；果梗易脱落，留下凹窝浅小；顶端花柱残基细，呈短圆锥形；种子长方椭圆形，距边缘稍远有一圈棱线及细皱纹；味苦。**（图 6–18–5、图 6–18–6）

瓜蒌（切片）

瓜蒌鲜品直接切片后干燥的加工品。

快速鉴别：**多为横切片，横切面可见瓜蒌种子。**（图 6–18–7）

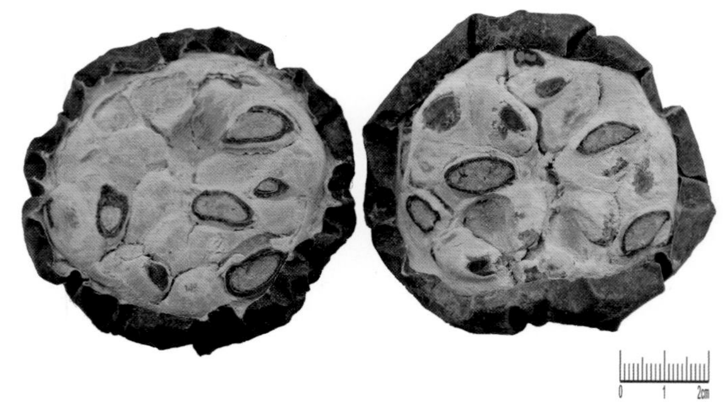

图6–18–7　瓜蒌（切片）

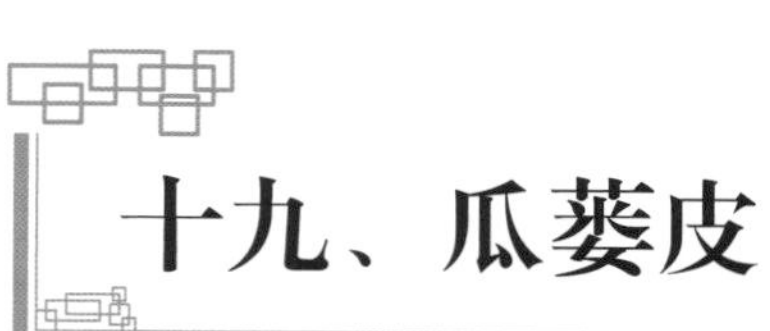

十九、瓜蒌皮

【来源】葫芦科栝楼属植物栝楼 *Trichosanthes kirilowii* Maxim. 或双边栝楼 *Trichosanthes rosthornii* Harms 的干燥成熟果皮。秋季采摘成熟果实，剖开，除去果瓤及种子，阴干。

【性状】常切成 2 至数瓣，边缘向内卷曲，长 6~12 cm。外表面橙红色或橙黄色，皱缩，有的有残存果梗；内表面黄白色。质较脆，易折断。具焦糖气，味淡、微酸。（图 6–19–1）

【标准收载】《中华人民共和国药典》。

【饮片】**瓜蒌皮** 瓜蒌皮药材洗净，稍晾，切丝，晒干。（图 6–19–2）

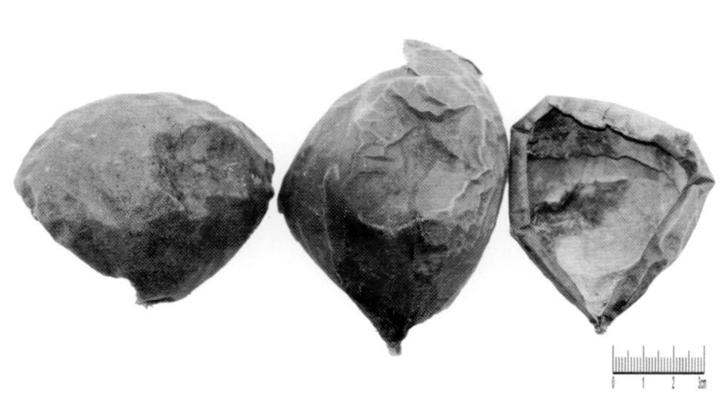

图6–19–1 瓜蒌皮

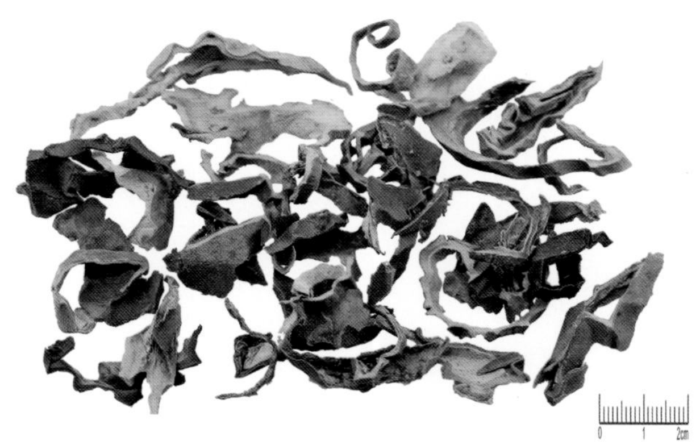

图6–19–2 瓜蒌皮（饮片）

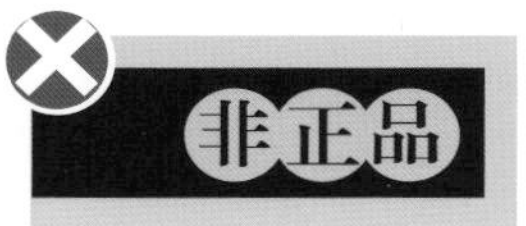

杜蒌皮

葫芦科栝楼属植物王瓜 *Trichosanthes cucumeroides* (Ser.) Maxim. 的干燥成熟果皮。

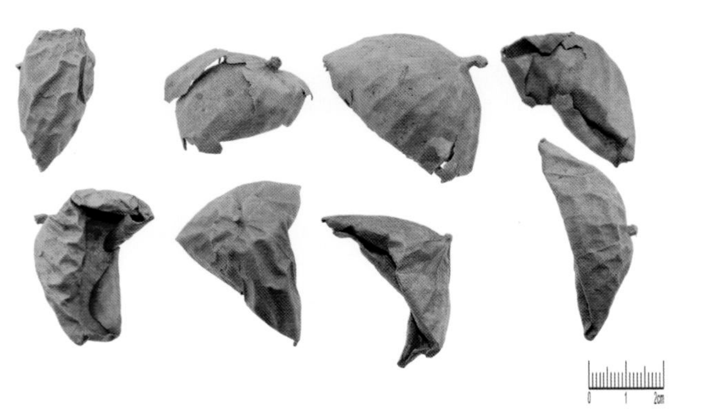

图6–19–3 杜蒌皮

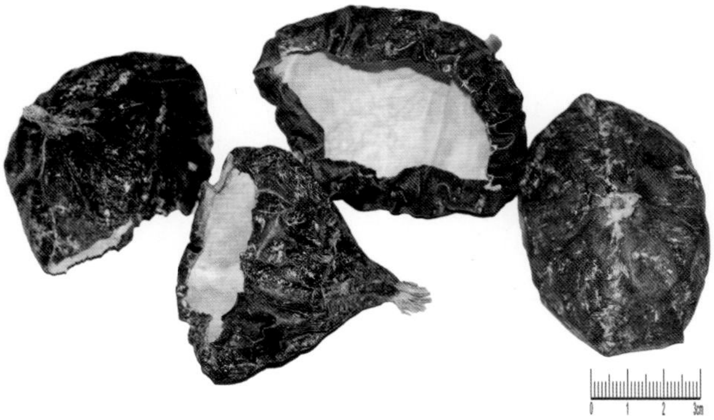

图6–19–4 瓜蒌皮（未成熟）

快速鉴别：**完整果皮呈椭圆形，长 6~7 cm，直径 3~5 cm；剖开的果皮多不完整，纵切者边缘向内卷曲成长纺锤形或不规则形，横切者形似“瓜皮小帽”；表面黄色，皮薄，易碎。**（图 6–19–3）

瓜蒌皮（未成熟）

瓜蒌未成熟时采摘的果皮加工品。

快速鉴别：**形同瓜蒌皮，外表绿色或灰绿色。**（图 6–19–4）

大瓜蒌皮

葫芦科栝楼属植物截叶栝楼（广西大栝楼）*Trichosanthes truncata* C.B. Clarke 的成熟果皮。

快速鉴别：**果实较大，外表面黄棕色至灰棕色，果皮较厚。**（图 6-19-5）

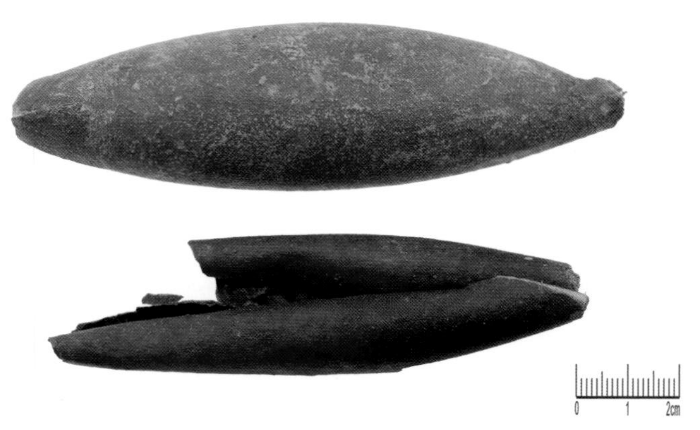

图6-19-5　大瓜蒌皮*

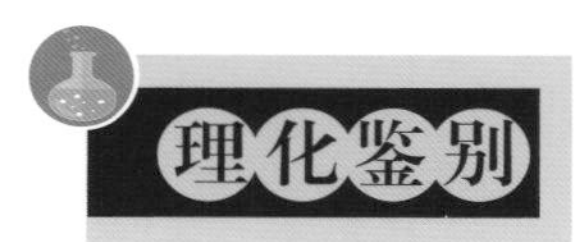

理化鉴别

1. 取本品粉末 2 g，加水 10 ml，在 60℃水浴浸渍 1 h，滤过，取滤液 1 滴，点于滤纸上，置紫外光灯 (365 nm) 下检视，显蓝色荧光。（图 6-19-6）

2. 取本品粉末 2 g，加入三氯甲烷 20 ml，水浴回流 1 h，滤过，滤液置玻璃试管中，沿壁加入浓硫酸 0.5 ml，两液面交界处呈棕红色。（图 6-19-7）

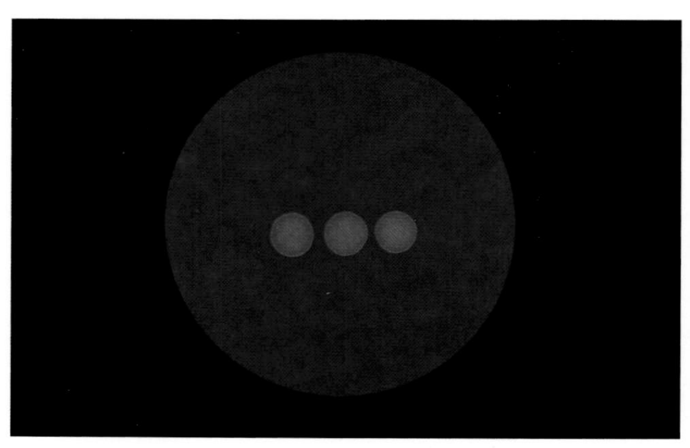

图6-19-6　瓜蒌皮理化鉴别（1）

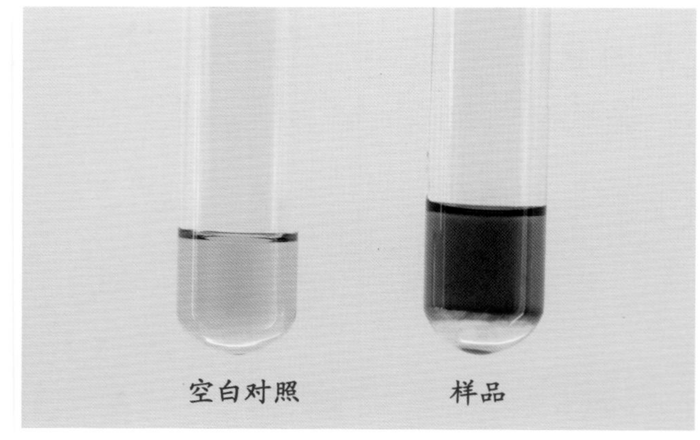

图6-19-7　瓜蒌皮理化鉴别（2）

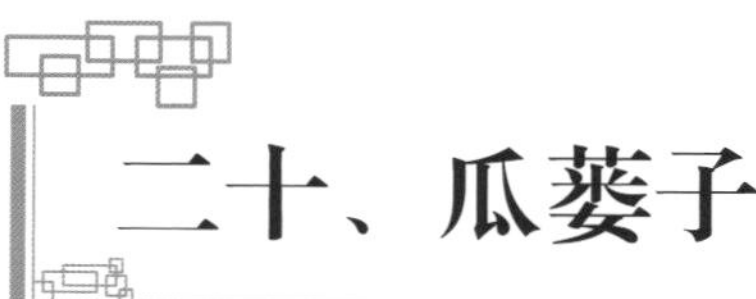

二十、瓜蒌子

【来源】葫芦科栝楼属植物栝楼 *Trichosanthes kirilowii* Maxim. 或双边栝楼 *Trichosanthes rosthornii* Harms 的干燥成熟种子。秋季采摘成熟果实，剖开，取出种子，洗净，晒干。

【性状】**栝楼**　呈扁平椭圆形，长 12~15 mm，宽 6~10 mm，厚约 3.5 mm。表面浅棕色至棕褐色，平滑，沿边缘有 1 圈沟纹。顶端较尖，有种脐，基部钝圆或较狭。种皮坚硬；内种皮膜质，灰绿

色，子叶 2，黄白色，富油性。气微，味淡。（图 6–20–1、图 6–20–2）

双边栝楼 较大而扁，长 15~19 mm，宽 8~10 mm，厚约 2.5 mm。表面棕褐色，沟纹明显而环边较宽。顶端平截。

【标准收载】《中华人民共和国药典》。

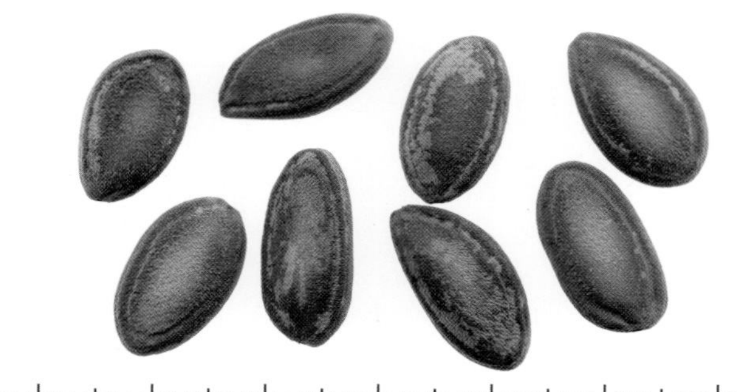

图6–20–1 瓜蒌子（栝楼）

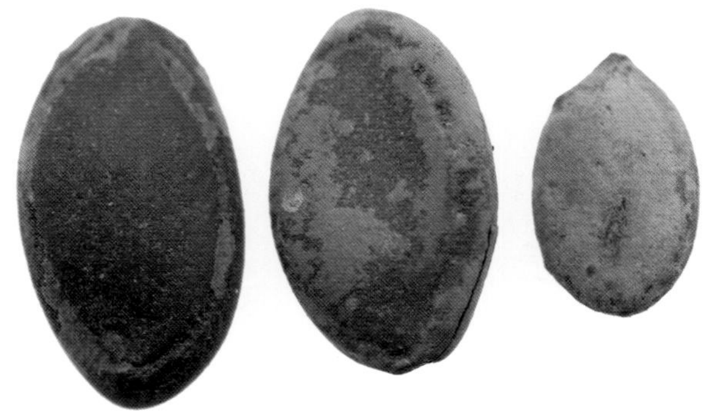

图6–20–2 瓜蒌子（栝楼）及种仁放大

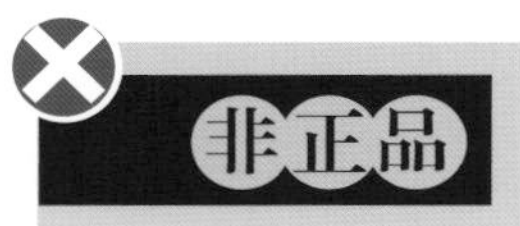

糙点瓜蒌子

葫芦科栝楼属植物糙点栝楼 *Trichosanthes dunniana* Levl. 的干燥成熟种子。

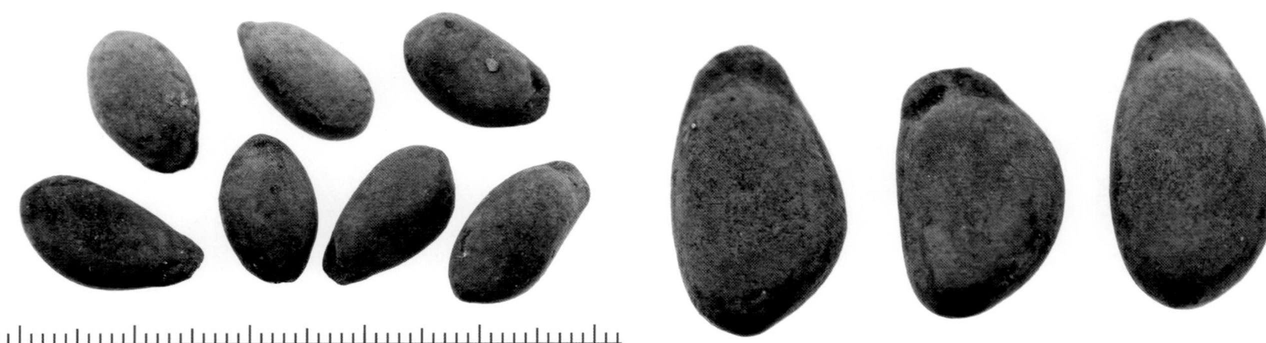

图6–20–3 糙点瓜蒌子*

图6–20–4 糙点瓜蒌子*（放大）

快速鉴别：**种子似松子，膨胀，光滑；种子表面可见附有墨绿色果瓤；无边棱；味淡。**（图 6–20–3、图 6–20–4）

大蒌子

葫芦科栝楼属植物截叶栝楼（广西大栝楼）*Trichosanthes truncate* C.B. Clarke 的干燥成熟种子，又名“广西大蒌仁”。

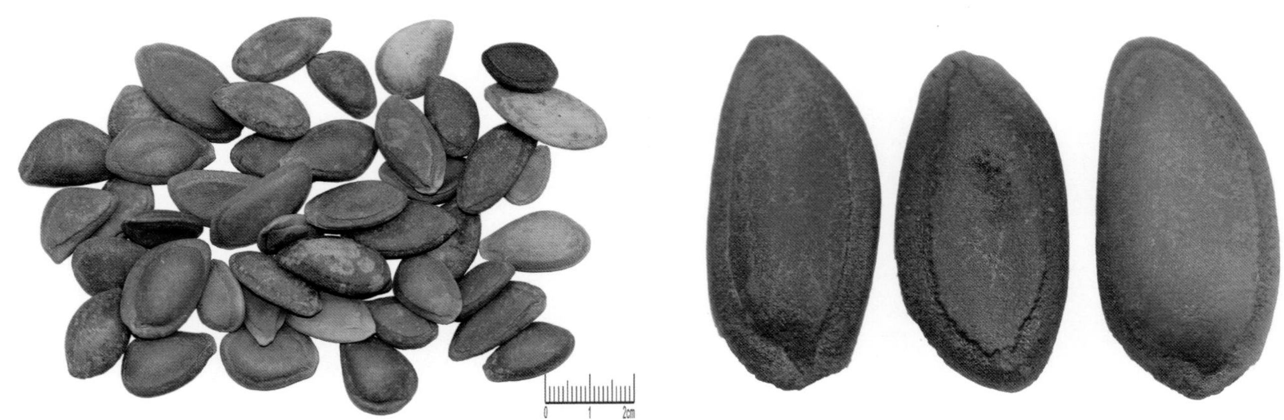

图6-20-5　大蒌子　　　图6-20-6　大蒌子（放大）

快速鉴别：**体积比瓜蒌子大1倍以上，长2~3 cm，宽1.5~2 cm，厚4~6 mm；椭圆形，稍不对称；光滑，一侧略突出，边缘有1圈不大明显的棱线；黄棕色；味苦。**（图6-20-5、图6-20-6）

杜蒌子

葫芦科栝楼属植物王瓜 *Trichosanthes cucumeroides* (Ser.) Maxim. 的干燥成熟种子。

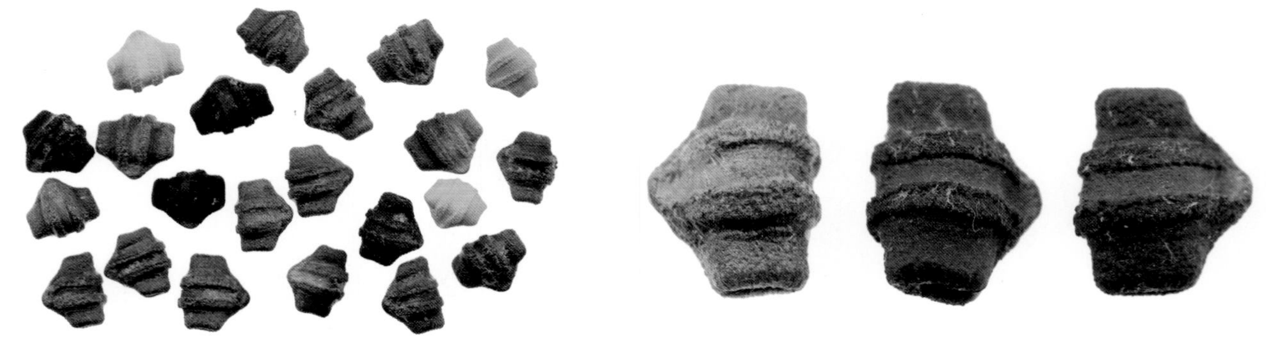

图6-20-7　杜蒌子　　　图6-20-8　杜蒌子（放大）

快速鉴别：**呈螳螂头状，略似中字形或长方十字形，无边棱；两端各有1个圆形的凹陷或成小孔状，中部隆起1宽带，俗称“玉带缠腰”；表面粗糙，有小颗粒状突起；种皮破开后可见3室，两端室内中空，多有1孔，中间1室较大，内有2片长方形子叶。**（图6-20-7、图6-20-8）

长萼瓜蒌子

葫芦科栝楼属植物长萼栝楼 *Trichosanthes laceribractea* Hayata 的干燥成熟种子。

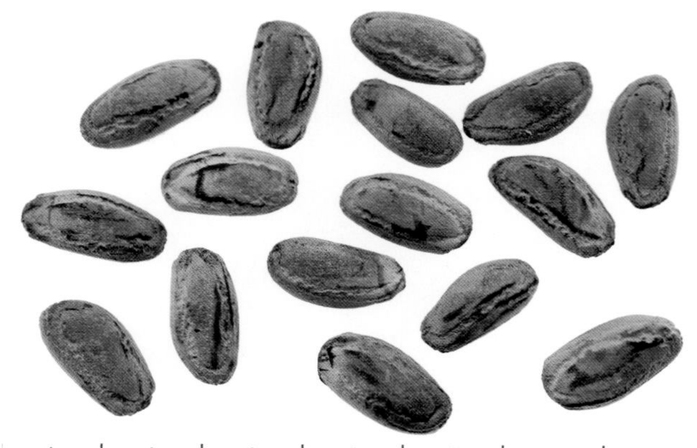

图6-20-9　长萼瓜蒌子

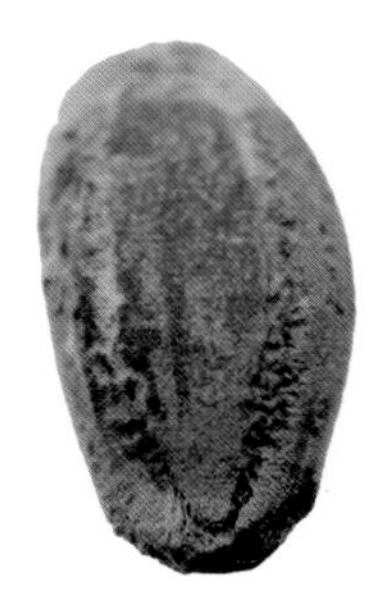
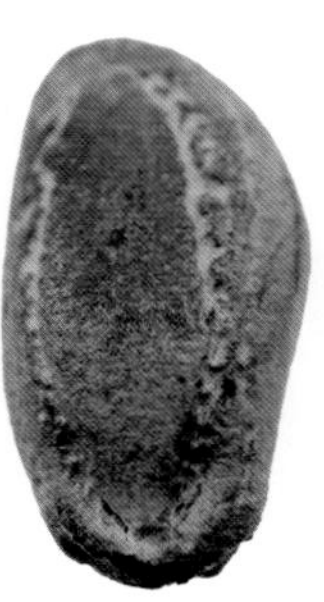
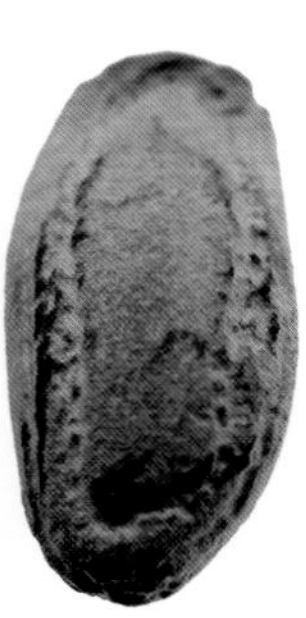

图6-20-10　长萼瓜蒌子（放大）

快速鉴别：**呈长方形；两端钝圆或平截；具细皱纹，距边缘稍远有 1 圈不太明显的棱线；两面中央各有 1 条稍隆起的窄带，其两侧各有 1 行瘤状细皱点；大小约为瓜蒌子的 1/2；味苦。**（图 6-20-9、图 6-20-10）

红花瓜蒌子

葫芦科栝楼属植物红花栝楼 *Trichosanthes rubriflos* Thorel ex Cayla 的干燥成熟种子。

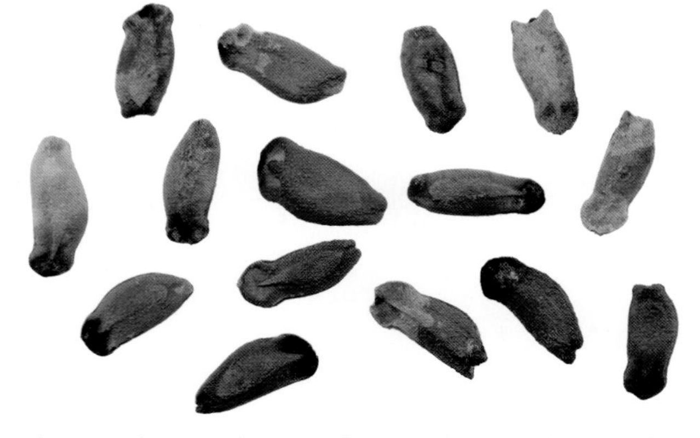

图6-20-11　红花瓜蒌子*

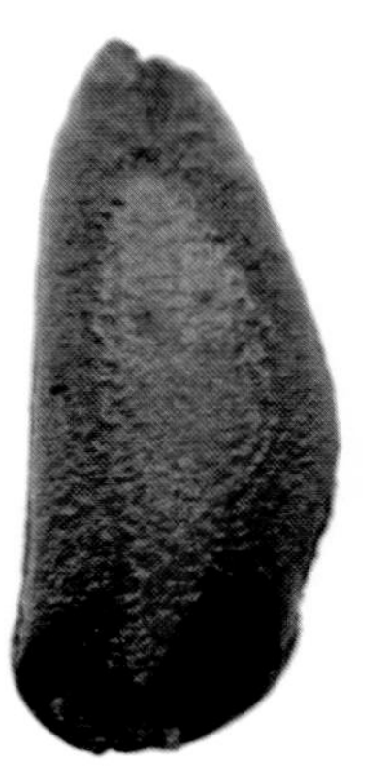
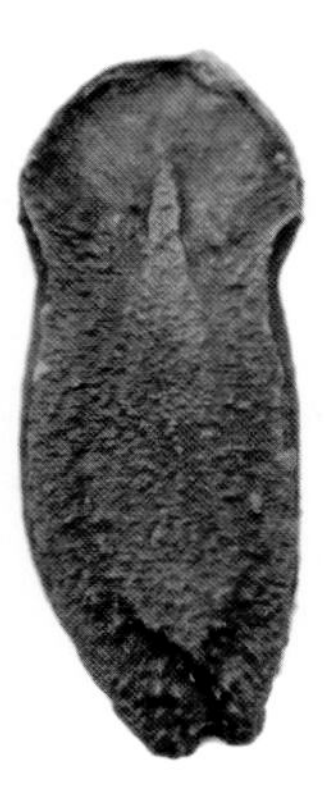
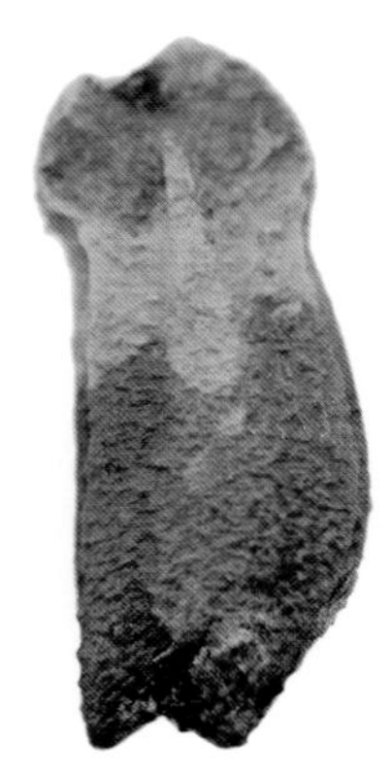

图6-20-12　红花瓜蒌子*（放大）

快速鉴别：**扁三棱椭圆形；种脐端扁而平截，带黑色，他端钝圆；无边棱线；味苦。**（图 6-20-11、图 6-20-12）

西瓜子

葫芦科西瓜属植物西瓜 *Citrullus lanatus* (Thunb.) Matsum. et Nakai 的干燥成熟种子。

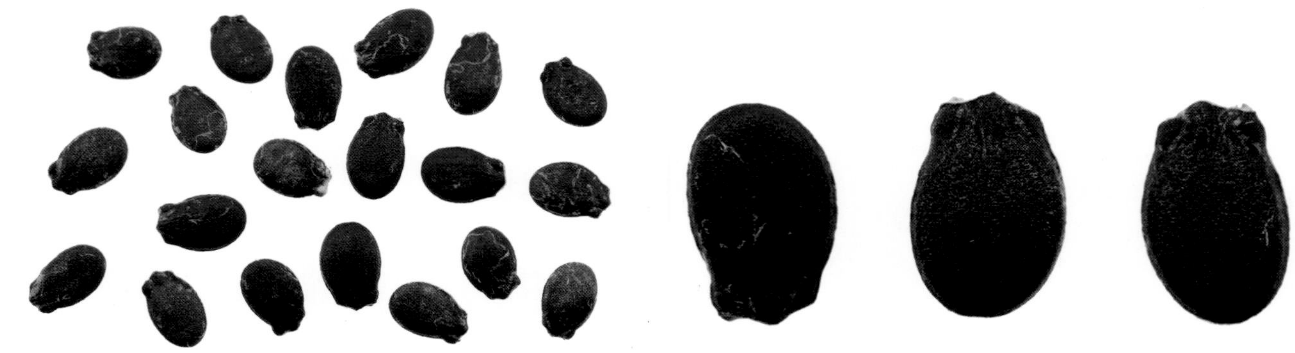

图6-20-13　西瓜子　　图6-20-14　西瓜子（放大）

快速鉴别：**体较小，多呈黑褐色，表面粗糙；种脐端较扁平；破开壳后气微香；味甘，久嚼香甜；略有油质。**（图 6-20-13、图 6-20-14）

长方子瓜蒌子

葫芦科栝楼属植物裂苞栝楼 *Trichosanthes fissibracteata* C.Y. Wu ex C.Y. Cheng et Yueh 的干燥成熟种子。

快速鉴别：**呈长方形；中央有 1 条稍隆起棱线，棱线周围稍有细皱纹，两端平截或微凹。**（图 6-20-15）

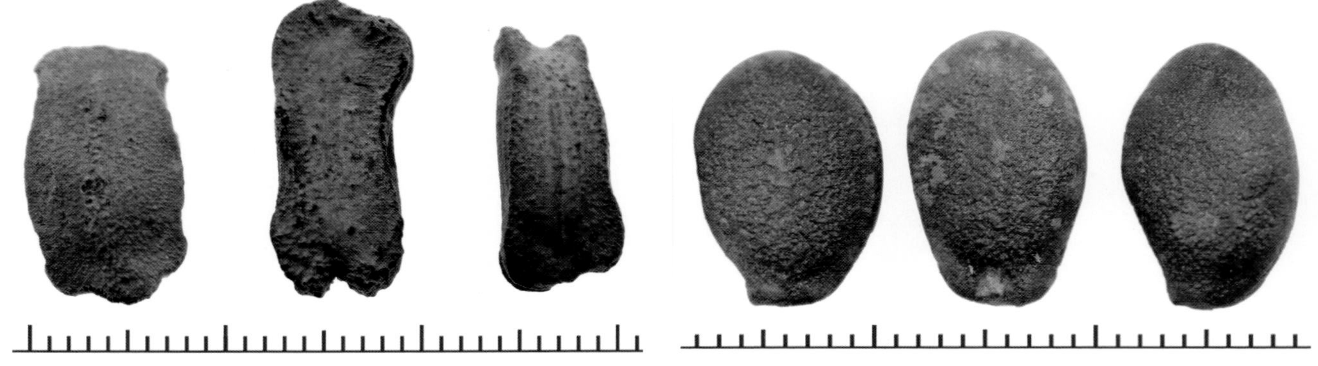

图6-20-15　长方子瓜蒌子*　　图6-20-16　瓜蒌子伪品

瓜蒌子伪品

葫芦科栝楼属植物 *Trichosanthes* sp. 的干燥种子。

快速鉴别：**表面粗糙，没有沟纹；一端平截，一端圆钝，边缘较光滑。**（图 6-20-16）

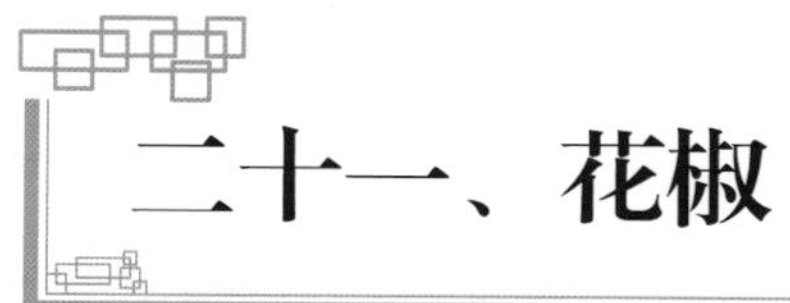

二十一、花椒

【来源】芸香科花椒属植物青椒 *Zanthoxylum schinifolium* Sieb. et Zucc. 或花椒 *Zanthoxylum bungeanum* Maxim. 的干燥成熟果皮。秋季采收成熟果实，晒干，除去种子和杂质。

【性状】**青椒** 多为2~3个上部离生的小蓇葖果，集生于小果梗上，蓇葖果球形，沿腹缝线开裂，直径3~4 mm。外表面灰绿色或暗绿色，散有多数油点和细密的网状隆起皱纹；内表面类白色，光滑。内果皮常由基部与外果皮分离。残存种子呈卵形，长3~4 mm，直径2~3 mm，表面黑色，有光泽。气香，味微甜而辛。（图6-21-1）

花椒 蓇葖果多单生，直径4~5 mm。外表面紫红色或棕红色，散有多数疣状突起的油点，直径0.5~1 mm，对光观察半透明；内表面淡黄色。香气浓，味麻辣而持久。（图6-21-2）

【标准收载】《中华人民共和国药典》。

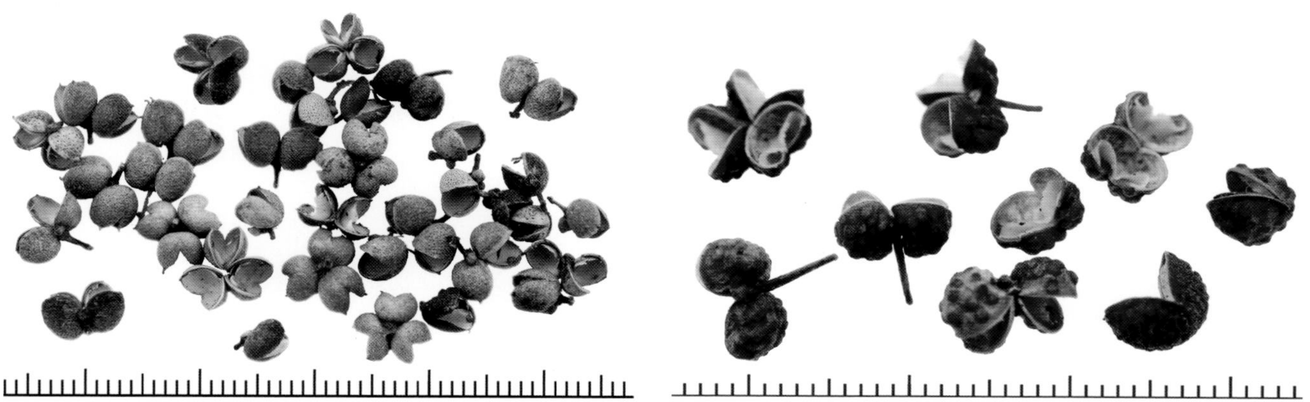

图6-21-1 青椒（拍摄者：周重建）

图6-21-2 花椒

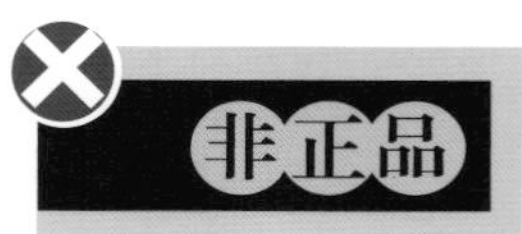

开花吴茱萸

芸香科吴茱萸属植物吴茱萸 *Euodia rutaecarpa* (Juss.) Benth.、石虎 *Euodia rutaecarpa* (Juss.) Benth. var. *officinalis* (Dode) Huang 或疏毛吴茱萸 *Euodia rutaecarpa* (Juss.) Benth. var. *bodinieri* (Dode) Huang 已成熟的干燥果实。

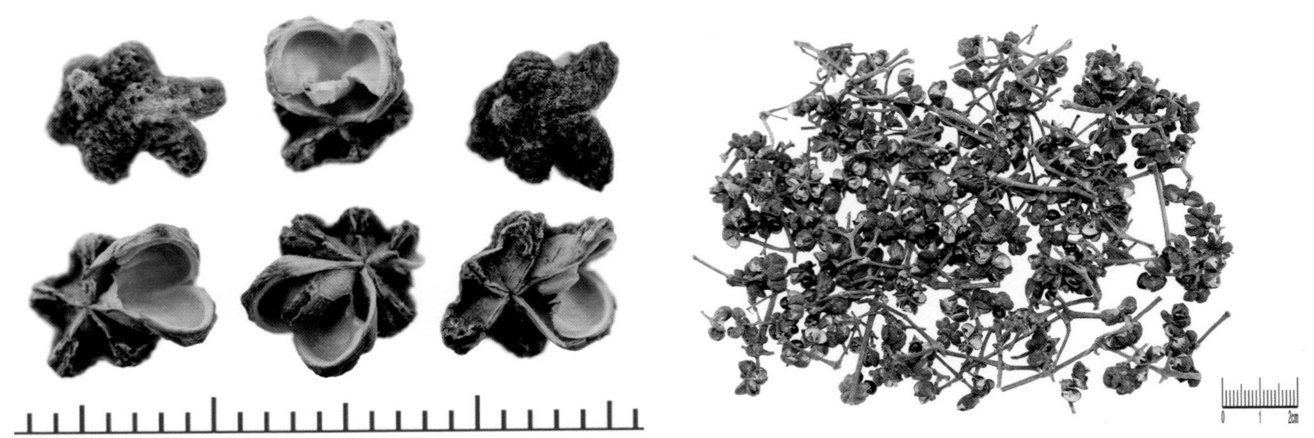

图6-21-3 开花吴茱萸　　图6-21-4 少果吴茱萸

快速鉴别：**呈五角星状；表面呈暗黄绿色或紫红色，腺点明显突起，无网纹，分果腹缝线开裂，部分背缝线亦开裂，果皮反卷，种子脱落，分果瓣开裂至近中部，其下部联合。**（图 6-21-3）

少果吴茱萸

芸香科吴茱萸属植物少果吴茱萸 *Euodia rutaecarpa* (Juss.) Benth.f. *meionocapa* (Hand.-Mazz) Huang 的成熟或将近成熟的干燥果实。

快速鉴别：**呈扁球形，多数开裂，分果瓣常为 5 瓣，辐射状排列；外果皮粗糙，具突起的腺点；内果皮淡黄色，光滑，由基部向上反卷与外部果皮分离；果梗上密被黄色毛绒；种子卵球形，表面皱缩，一端较尖，另端钝圆，黑色有光泽。**（图 6-21-4）

竹叶花椒

芸香科植物花椒属植物竹叶花椒 *Zanthoxylum armatum* DC. 的干燥成熟果皮。

快速鉴别：**外果皮表面呈灰绿色、黄绿色至棕绿色，有网纹及多数凹下的小点状油腺；内果皮光滑，灰白色或淡黄色，与外果皮分离或卷起，残存种子卵形，黑色有光泽。气香，味微甜而后辛。**（图 6-21-5）

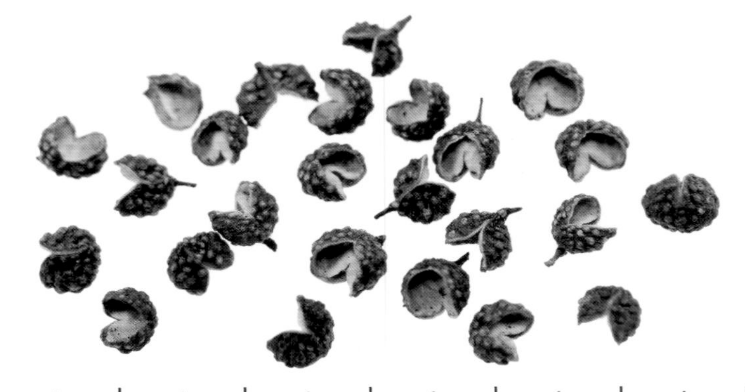

图6-21-5 竹叶花椒

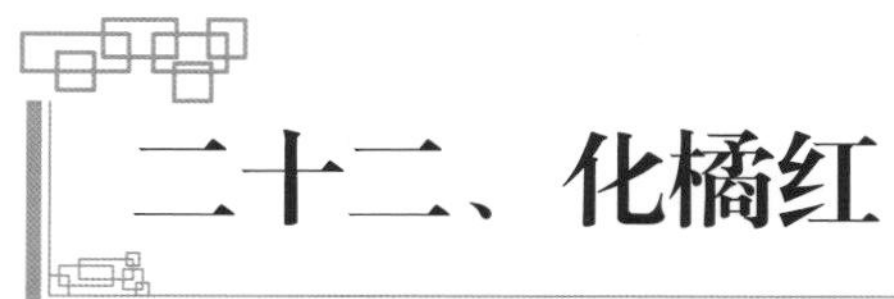

二十二、化橘红

【来源】芸香科柑橘属植物化州柚 *Citrus grandis* ‘Tomentosa’或柚 *Citrus grandis* (L.) Osbeck 的未成熟或近成熟的干燥外层果皮。前者习称“毛橘红”，后者习称“光七爪”“光五爪”。夏季果实未成熟时采收，置沸水中略烫后，将果皮割成 5 或 7 瓣，除去果瓤和部分中果皮，压制成形，干燥。

【性状】**化州柚** 呈对折的七角或展平的五角星状，单片呈柳叶形。完整者展平后直径 15~28 cm，厚 0.2~0.5 cm。外表面黄绿色，密布茸毛，有皱纹及小油室；内表面黄白色或淡黄棕色，有脉络纹。质脆，易折断，断面不整齐，外缘有 1 列不整齐的下凹的油室，内侧稍柔而有弹性。气芳香，味苦、微辛。（图 6-22-1~ 图 6-22-4）

柚 外表面黄绿色至黄棕色，无毛。

【标准收载】《中华人民共和国药典》。

【饮片】**化橘红** 化橘红药材除去杂质，洗净，闷润，切丝或块，晒干。（图 6-22-5、图 6-22-6）

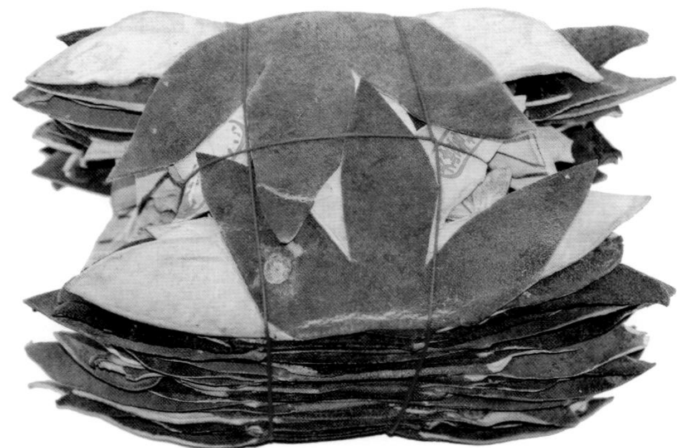

图6-22-1 化橘红（正毛七爪）

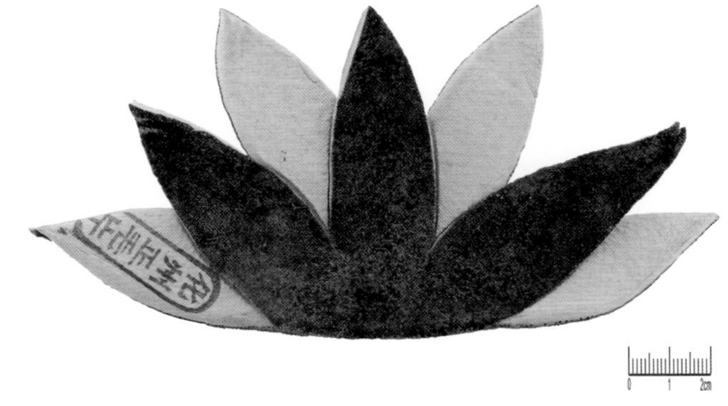

图6-22-2 化橘红（正毛七爪）

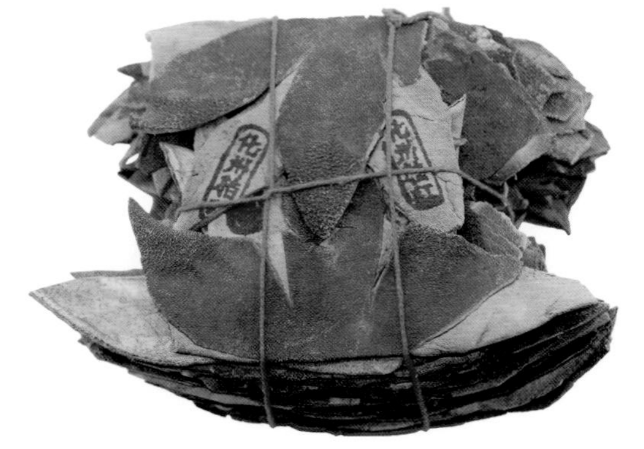

图6-22-3 化橘红（副毛七爪）

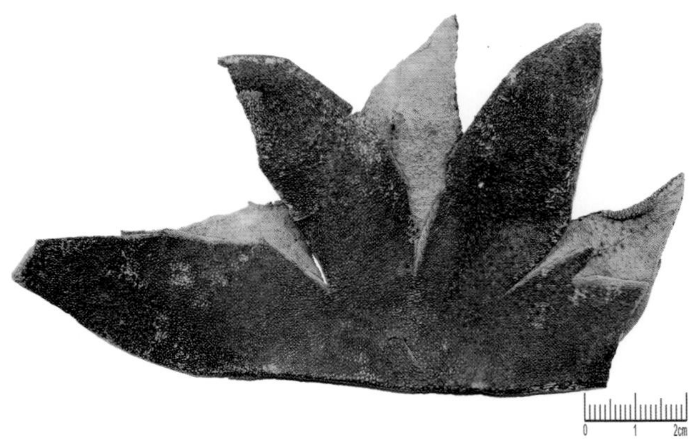

图6-22-4 化橘红（副毛七爪）

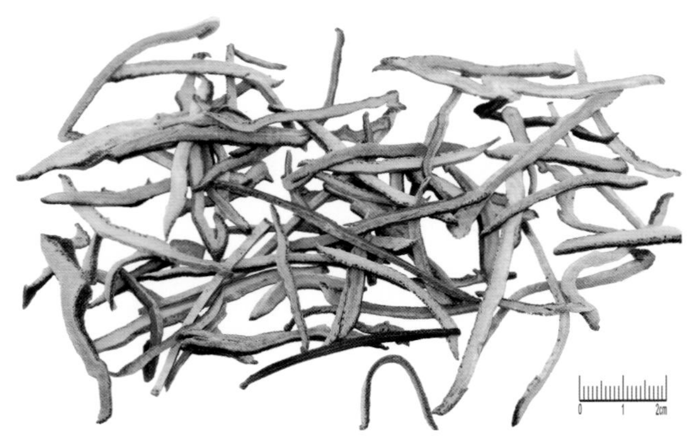

图6-22-5 化橘红（饮片）

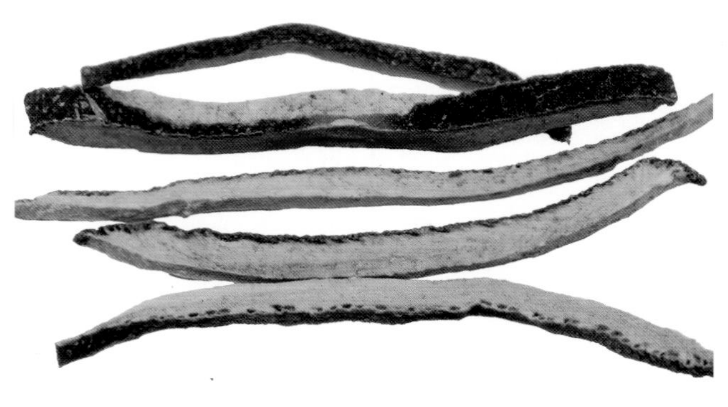

图6-22-6 化橘红饮片（放大）

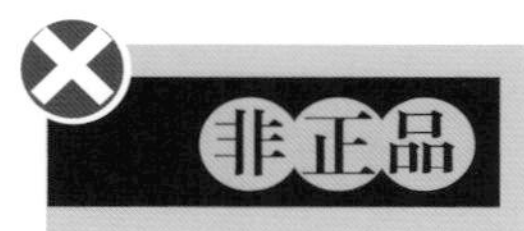

非正品

化橘红劣质

采收或保存不当的化橘红加工而成。

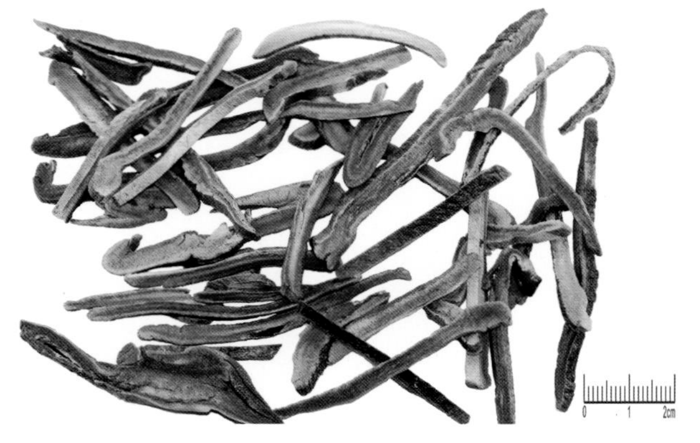

图6-22-7 化橘红劣质

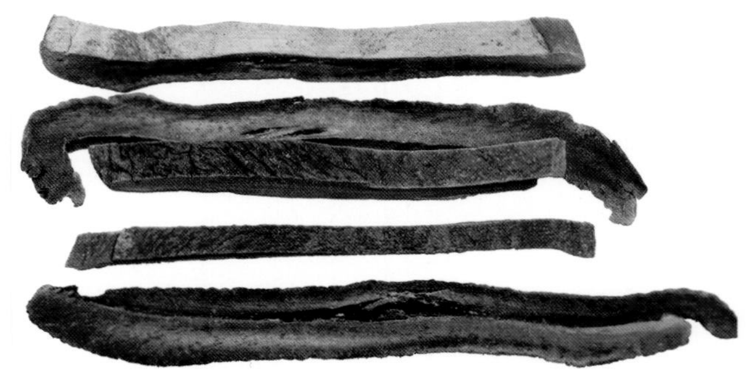

图6-22-8 化橘红劣质（放大）

快速鉴别：**表面深棕色。**（图 6-22-7、图 6-22-8）

化橘红劣质（落地果）

生长过程掉落的化橘红加工而成。

快速鉴别：**呈圆球形，较小，直径 1~3 cm。**（图 6-22-9）

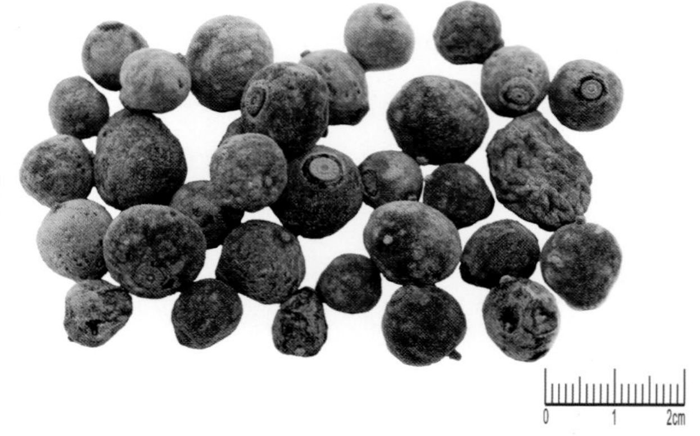

图6-22-9 化橘红劣质（落地果）

化橘红胎（非药典标准加工方式）

加工成球形或圆柱形或切片等，多为食用或当茶饮使用。（图 6–22–10~ 图 6–22–13）

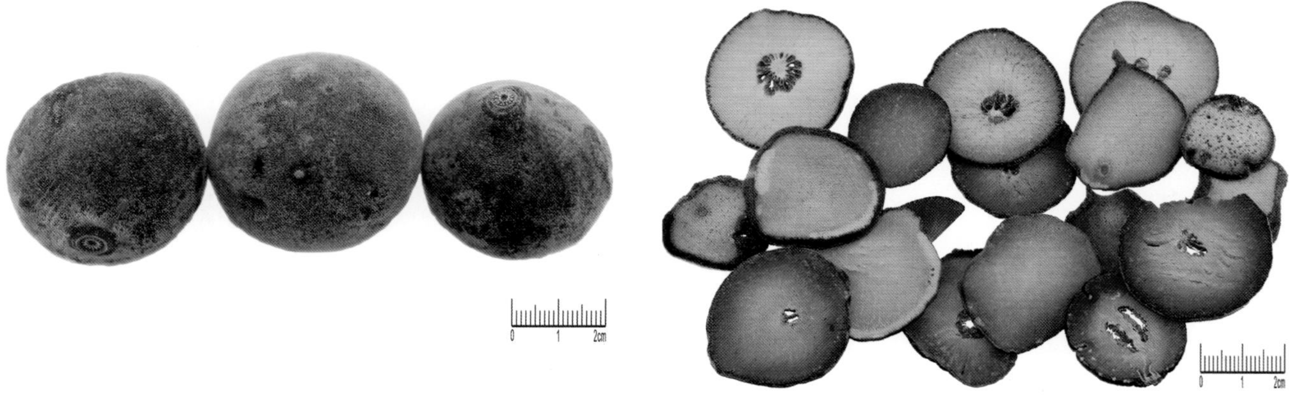

图6–22–10　化橘红胎（正毛）

图6–22–11　化橘红胎切片（正毛）

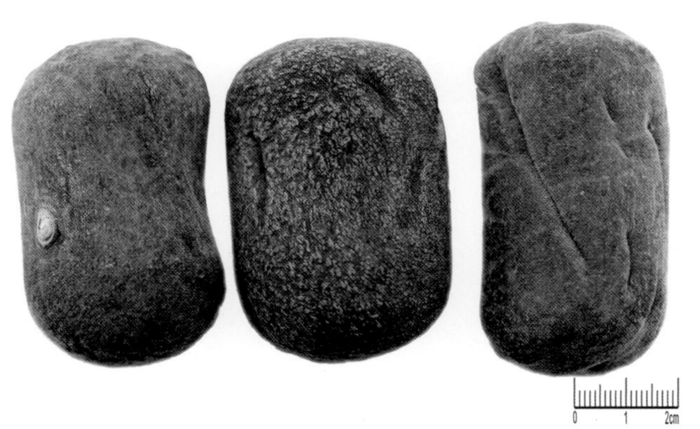

图6–22–12　化橘红胎压制（副毛）

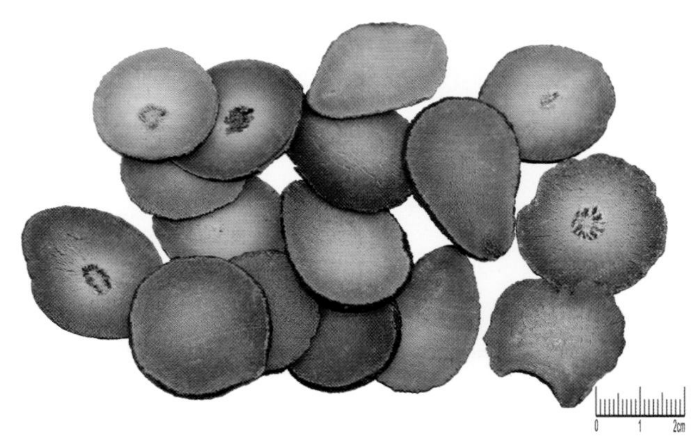

图6–22–13　化橘红胎切片（副毛）

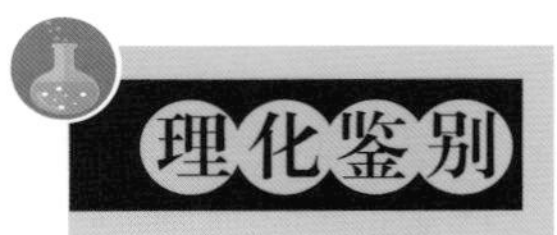

取本品粉末 1 g，加甲醇 10 ml，超声处理 20 min，滤过，取滤液 1 ml，加四氢硼钾 5mg，摇匀，加盐酸 5 滴，溶液显樱红色或紫红色。（图 6–22–14）

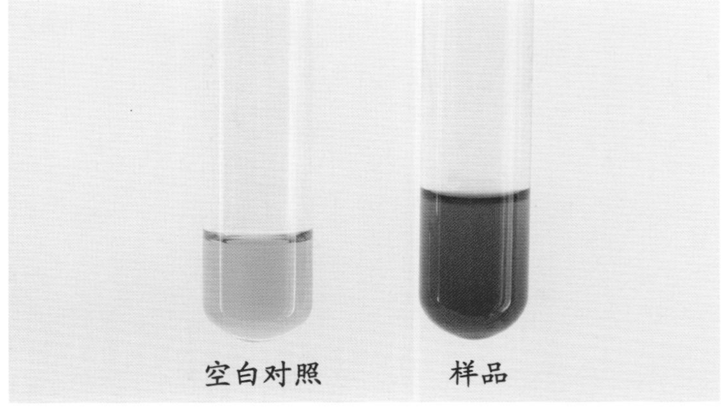

图6–22–14　化橘红理化鉴别

二十三、火麻仁

【来源】桑科大麻属植物大麻 *Cannabis sativa* L. 的干燥成熟果实。秋季果实成熟时采收，除去杂质，晒干。

【性状】呈卵圆形，长 4~5.5 mm，直径 2.5~4 mm。表面灰绿色或灰黄色，有微细的白色或棕色网纹，两边有棱，顶端略尖，基部有 1 圆形果梗痕。果皮薄而脆，易破碎。种皮绿色，子叶 2，乳白色，富油性。气微，味淡。（图 6-23-1、图 6-23-2）

【标准收载】《中华人民共和国药典》。

【饮片】**火麻仁** 火麻仁药材除去杂质及果皮。（图 6-23-3）

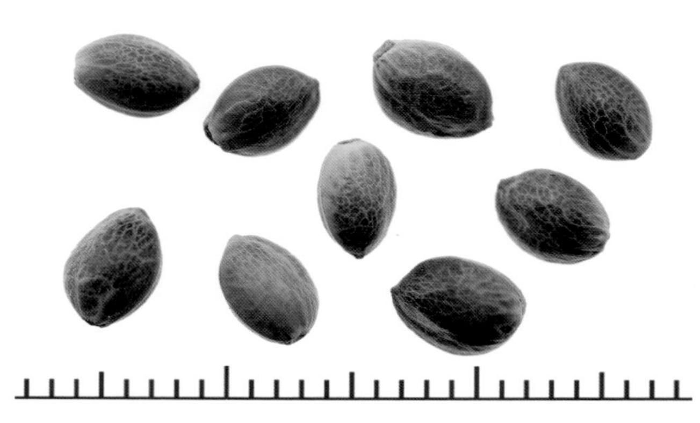

图6-23-1 火麻仁

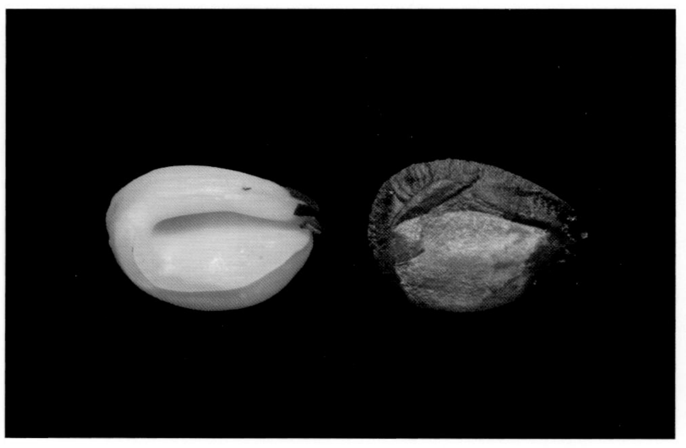

图6-23-2 火麻仁（子叶及种皮）

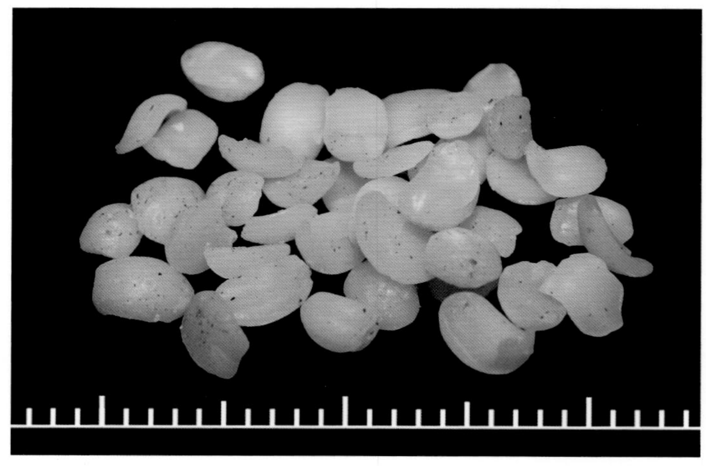

图6-23-3 火麻仁（饮片）

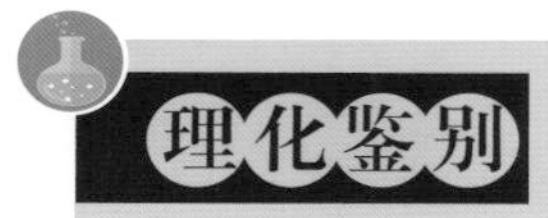

理化鉴别

取本品1 g，捣碎，加石油醚（30~60℃）10 ml，浸渍3 h，滤过，取滤液1 ml置蒸发皿中，挥干，残渣加乙醇5滴使溶解，加1%糠醛－乙醇试液和浓盐酸各2滴，水浴蒸干，加2滴硫酸试剂（硫酸5 ml和无水乙醇4 ml），渐显紫红色。（图6-23-4）

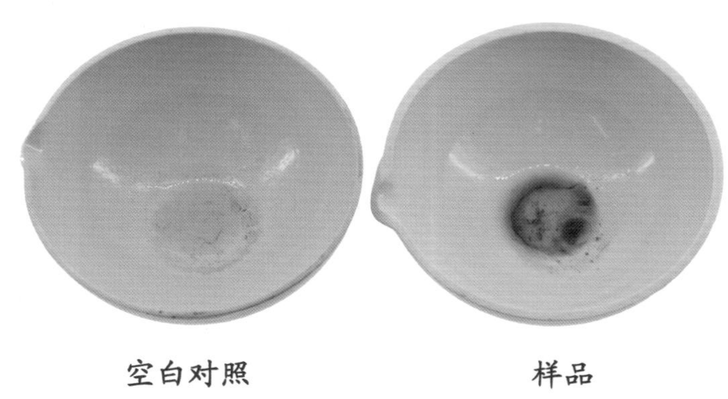
空白对照　　样品

图6-23-4　火麻仁理化鉴别

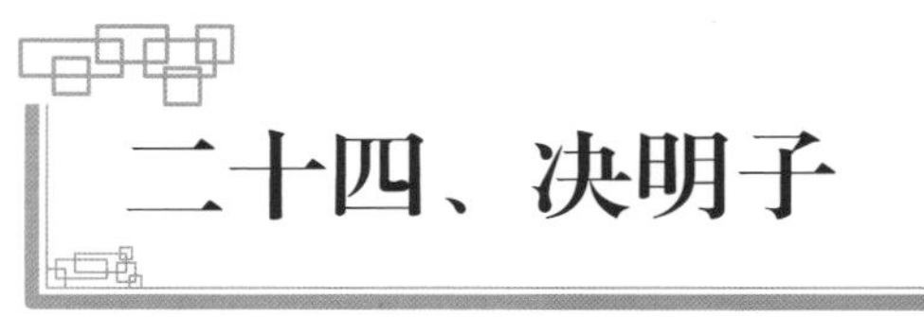

二十四、决明子

【来源】豆科决明属植物决明 *Cassia obtusifolia* L. 或小决明 *Cassia tora* L. 的干燥成熟种子。秋季采收成熟果实，晒干，打下种子，除去杂质。

【性状】**决明**　略呈菱方形或短圆柱形，两端平行倾斜，长3~7 mm，宽2~4 mm。表面绿棕色或暗棕色，平滑有光泽。一端较平坦，另端斜尖，背腹面各有1条突起的棱线，棱线两侧各有1条斜向对称而色较浅的线形凹纹。质坚硬，不易破碎。种皮薄，子叶2，黄色，呈"S"形折曲并重叠。气微，味微苦。（图6-24-1、图6-24-3、图6-24-5）

小决明　呈短圆柱形，较小，长3~5 mm，宽2~3 mm。表面棱线两侧各有1片宽广的浅黄棕色带。（图6-24-2、图6-24-4）

【标准收载】《中华人民共和国药典》。

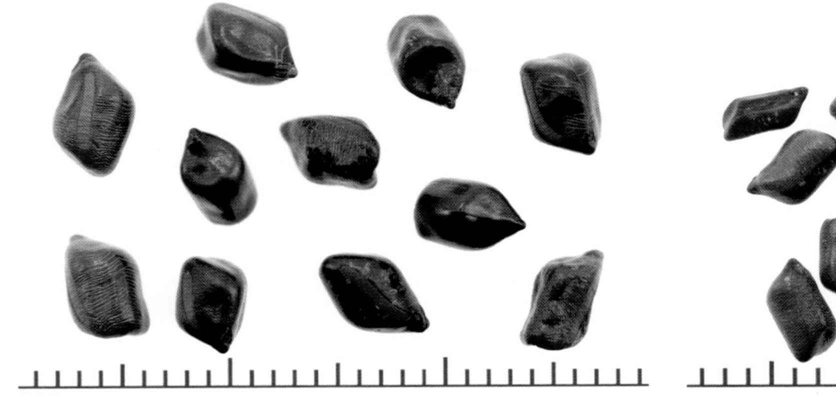
图6-24-1　决明子（决明）

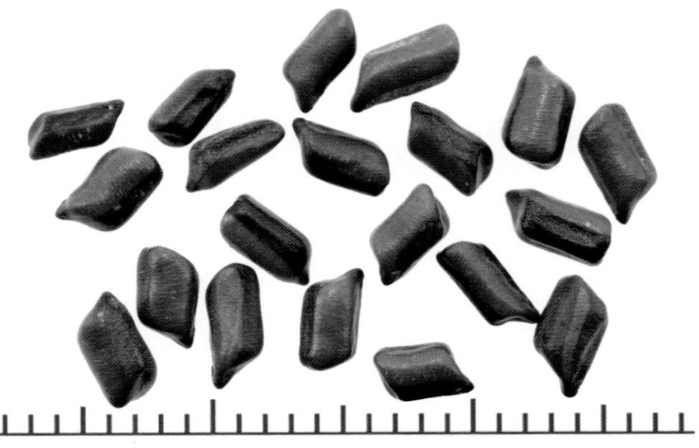
图6-24-2　决明子（小决明）

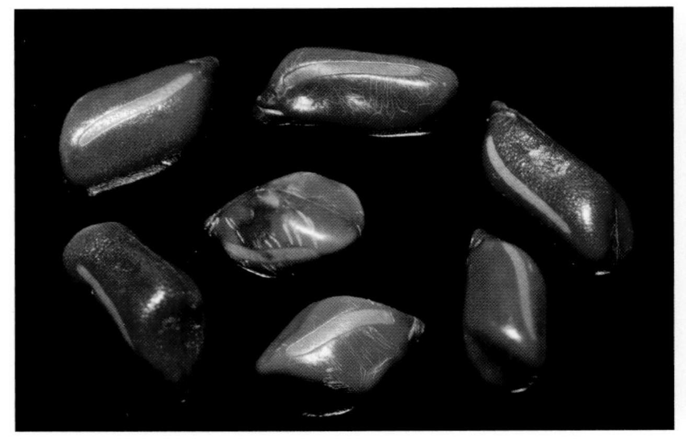

图6-24-3　决明（放大）

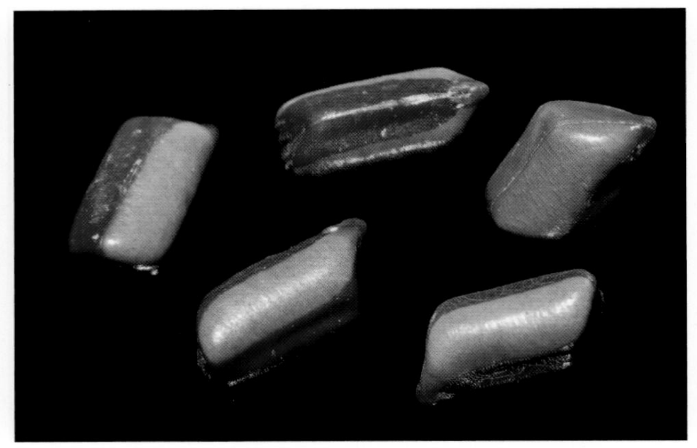

图6-24-4　小决明（放大）

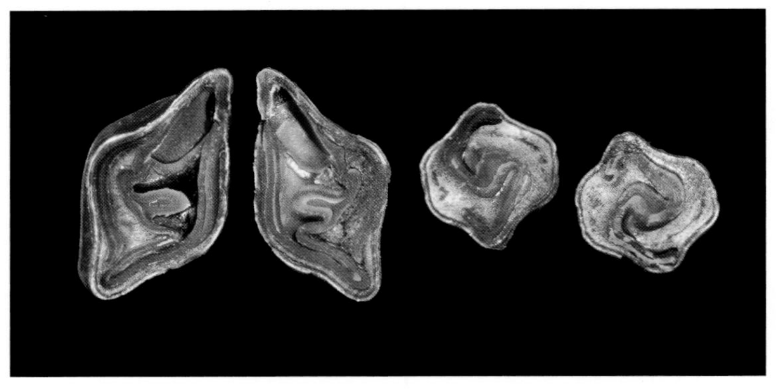

图6-24-5　决明（纵剖及横切面）

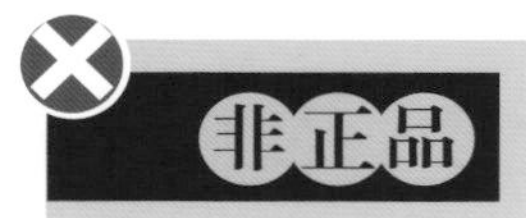

望江南

豆科决明属植物望江南 *Senna occidentalis* (Linnaeus) Link 的干燥种子，又名“扁粗决明”或“圆决明”。

快速鉴别：**呈扁圆形，一端具突尖；表面四周有薄膜包被，两面平，中央有1椭圆形凹斑。**（图6-24-6）

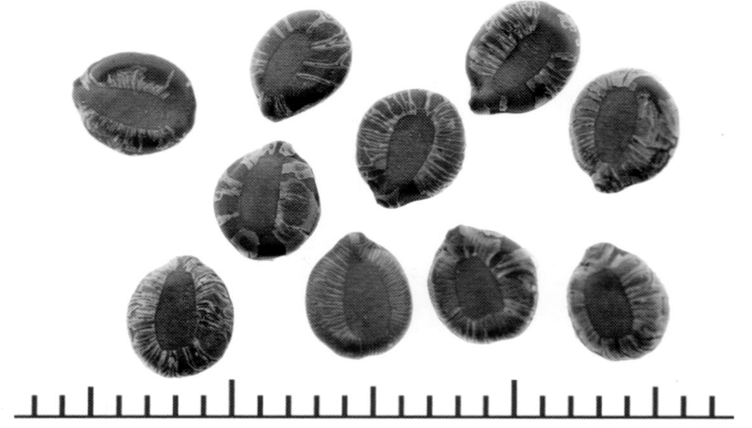

图6-24-6　望江南

茳芒决明

豆科决明属植物槐叶决明 *Senna sophera* (L.) Roxb. 的干燥种子。

快速鉴别：**与望江南相似而稍大。**（图6-24-7）

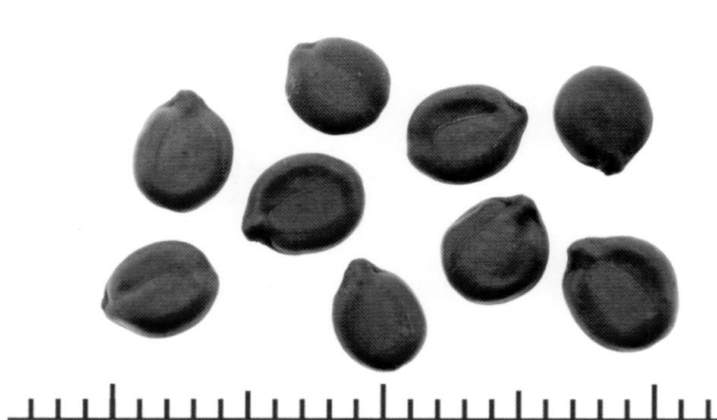

图6-24-7 茳芒决明

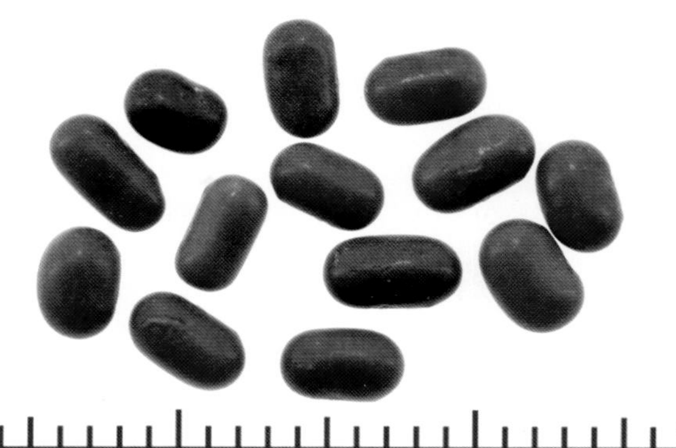

图6-24-8 刺田菁

刺田菁

豆科田菁属植物刺田菁 *Sesbania bispinosa* (Jacq.) W. F. Wight 的干燥种子。

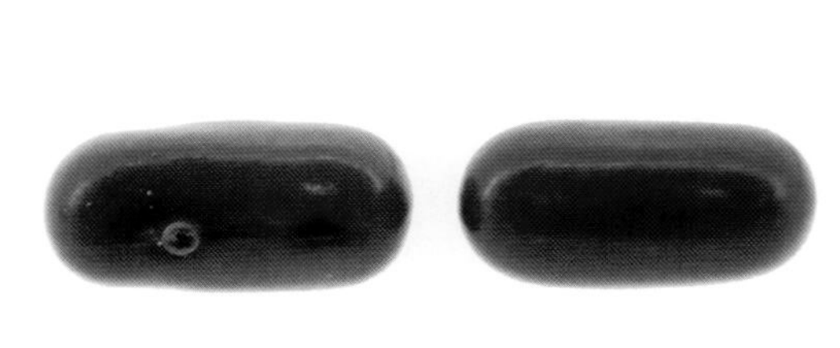

图6-24-9 刺田菁（背腹面）

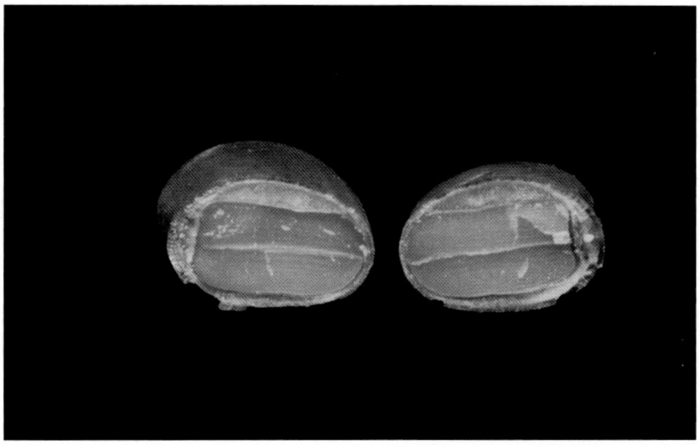

图6-24-10 刺田菁（横切面）

快速鉴别：**呈短圆柱形，长2~4 mm；表面光滑，两端钝圆，中部略缢缩；腹侧中部有淡黄色或淡黄白色的圆形种脐；具显著的豆腥味。**（图 6-24-8~图 6-24-10）

决明子掺伪

多掺入望江南或刺田菁。（图6-24-11）

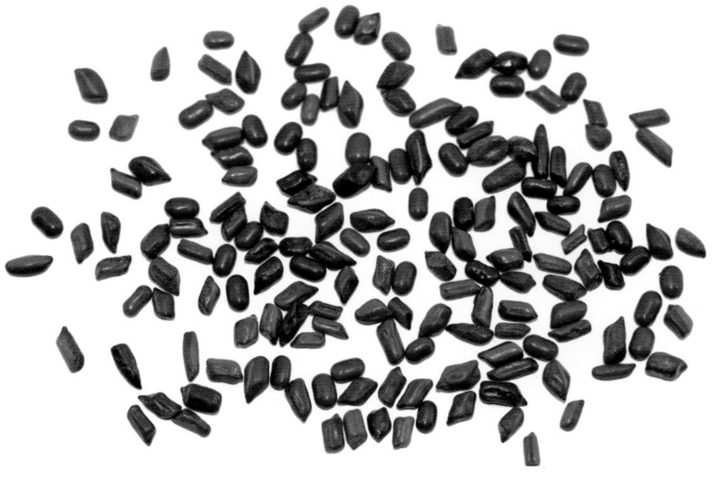

图6-24-11 决明子掺伪

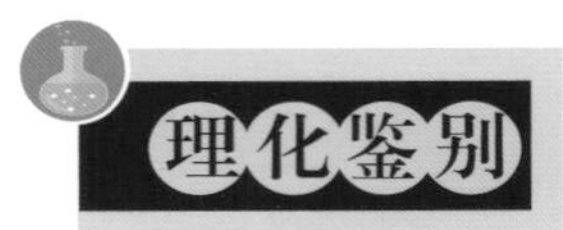

取本品粉末 0.5 g，加稀硫酸 20 ml 与三氯甲烷 10 ml，水浴回流 15 min，放冷，移入分液漏斗，分取三氯甲烷层，置玻璃试管中，加氢氧化钠试液 2 ml，振摇，放置，上层溶液显红色。（图 6-24-12）

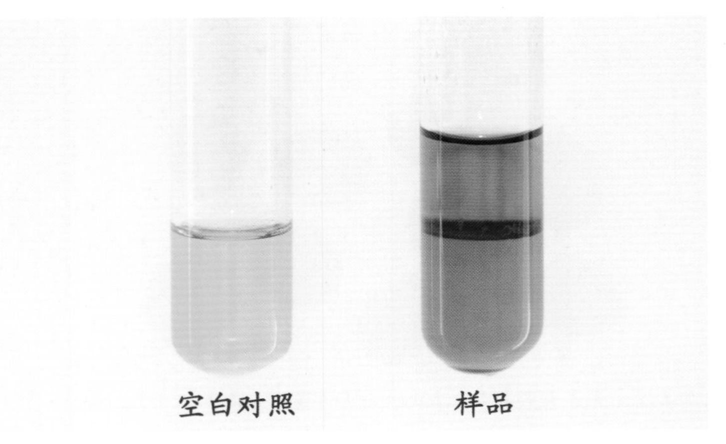

图6-24-12　决明子理化鉴别

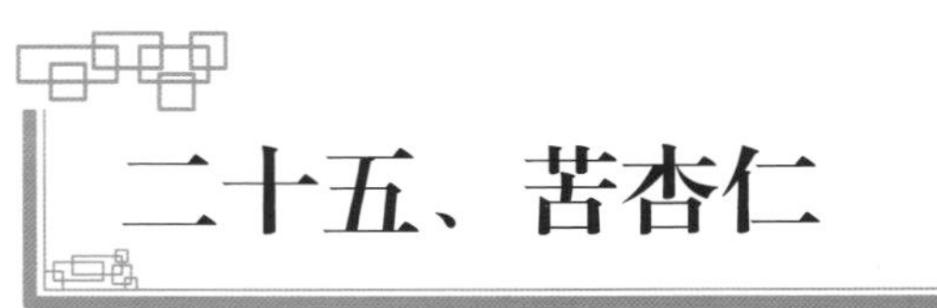

二十五、苦杏仁

【来源】蔷薇科杏属植物山杏 *Prunus armeniaca* L. var. *ansu* Maxim.、西伯利亚杏 *Prunus sibirica* L.、东北杏 *Prunus mandshurica* (Maxim.) Koehne 或杏 *Prunus armeniaca* L. 的干燥成熟种子。夏季采收成熟果实，除去果肉和核壳，取出种子，晒干。

【性状】呈扁心形，长 1~1.9 cm，宽 0.8~1.5 cm，厚 0.5~0.8 cm。表面黄棕色至深棕色，一端尖，另端钝圆，肥厚，左右不对称，尖端一侧有短线形种脐，圆端合点处向上具多数深棕色的脉纹。种皮薄，子叶 2，乳白色，富油性。气微，味苦。（图 6-25-1、图 6-25-2）

【标准收载】《中华人民共和国药典》。

【饮片】**焯苦杏仁**　苦杏仁药材照焯法去皮。（图 6-25-3）

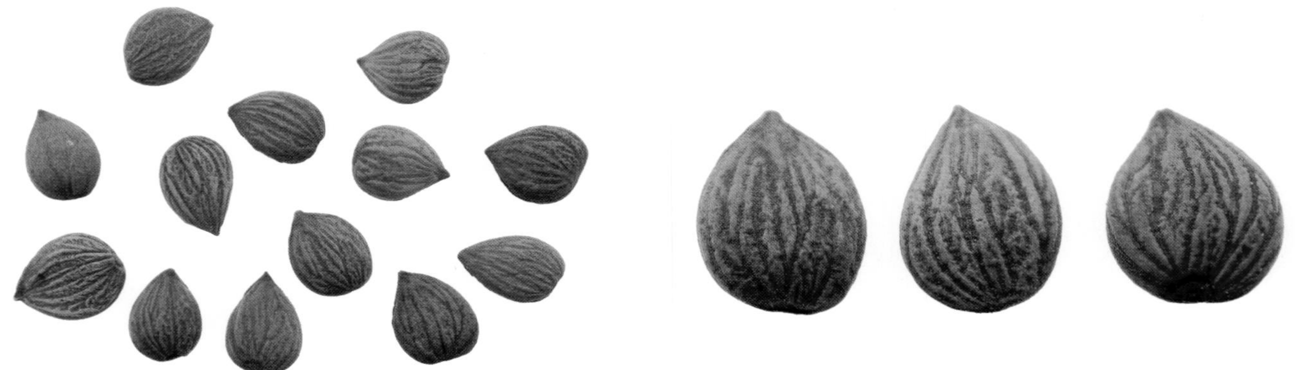

图6-25-1　苦杏仁

图6-25-2　苦杏仁（放大）

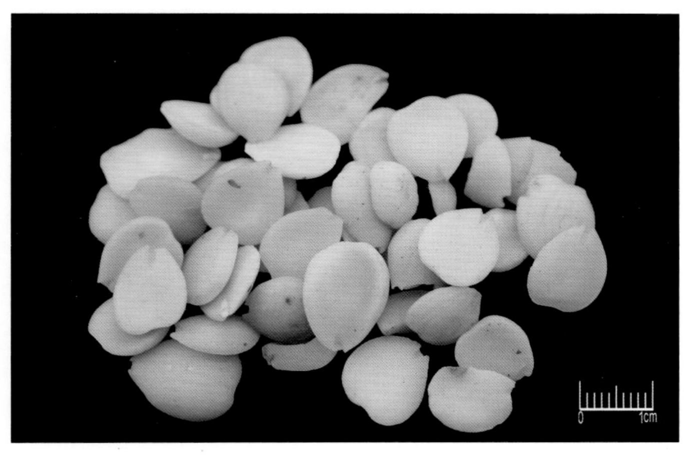

图6-25-3 燀苦杏仁

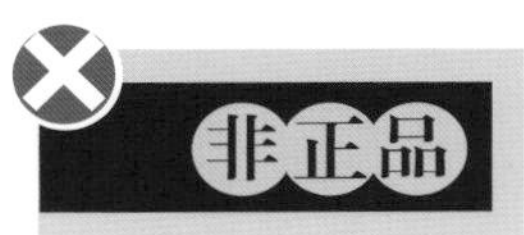

甜杏仁

蔷薇科杏属植物杏 *Armeniaca vulgaris* Lam. 或山杏 *Armeniaca sibirica* (L.) Lam. 栽培品种中味甜的干燥成熟种子。

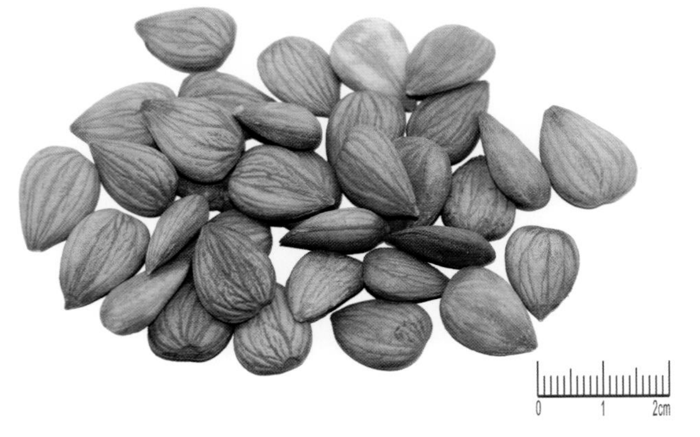

图6-25-4 甜杏仁

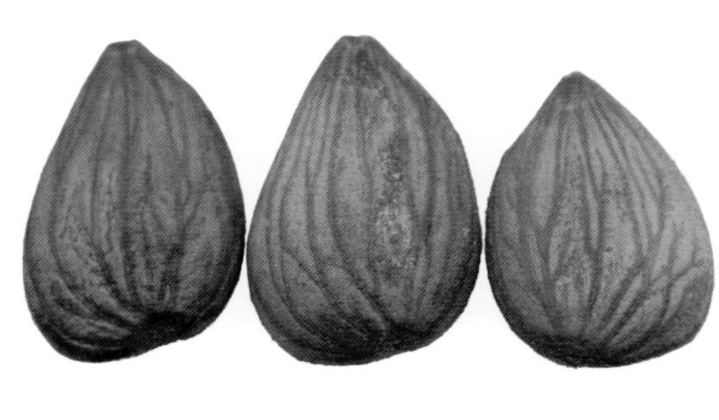

图6-25-5 甜杏仁（放大）

快速鉴别：**与苦杏仁类似，种皮较苦杏仁厚；味淡、微甜。**（图 6-25-4、图 6-25-5）

桃仁（桃）

蔷薇科桃属植物桃 *Amygdalus persica* L. 的干燥种子。

快速鉴别：**呈扁长卵形；表面黄棕色至红棕色，密布颗粒状突起；一端尖，中部膨大，另端钝圆稍偏斜，边缘较薄；尖端一侧有短线形种脐，圆端有颜色略深不甚明显的合点，自合点处散出多数纵**

向维管束。（图 6–25–6、图 6–25–7）

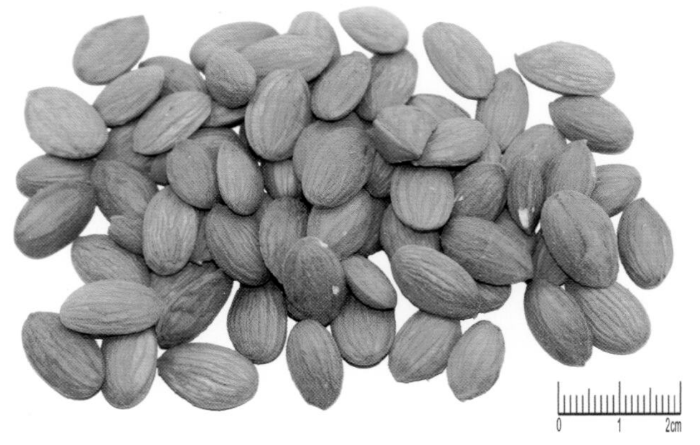

图6–25–6　桃仁（桃）

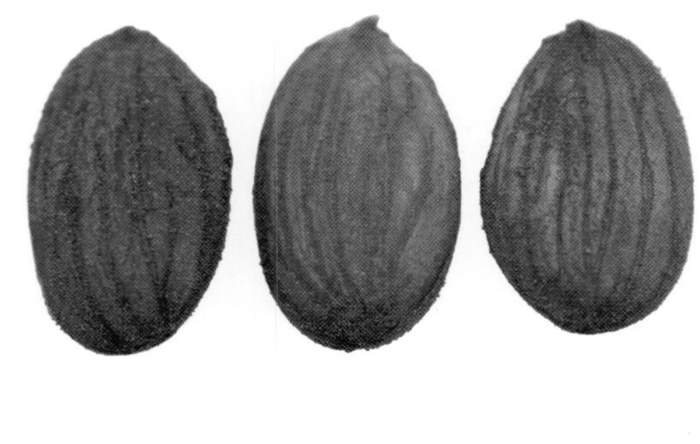

图6–25–7　桃仁（桃）放大

桃仁（山桃）

蔷薇科桃属植物山桃 *Amygdalus davidiana* (Carr.) C. de Vos 的干燥种子。

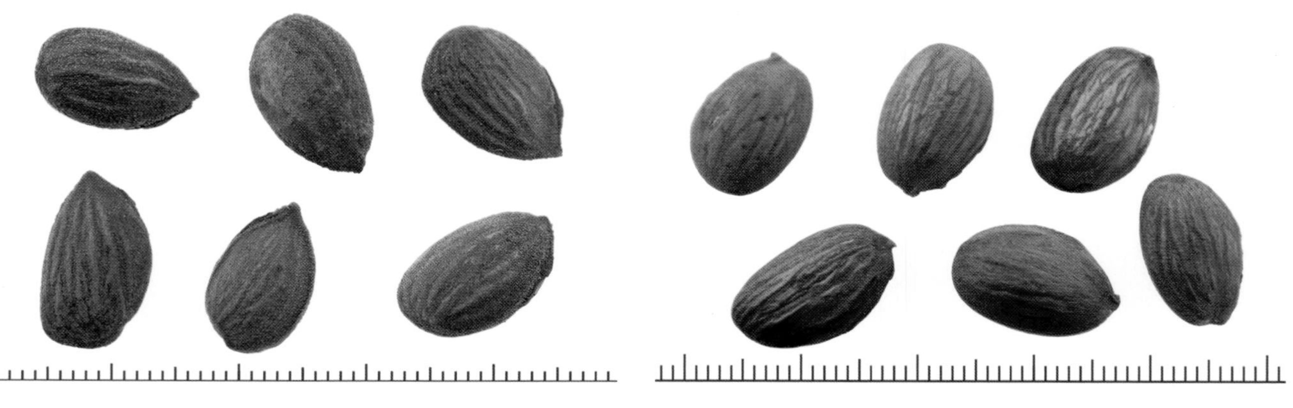

图6–25–8　桃仁[*]（山桃）

图6–25–9　光桃仁

快速鉴别：**外观与桃仁类似，呈类卵圆形，较小而肥厚。**（图 6–25–8）

光桃仁

蔷薇科桃属植物光核桃 *Amygdalus mira* (Koehne) Yü et Lu 的干燥种子。

快速鉴别：**呈类长椭圆形或长卵圆形；表面被较细的颗粒状突起；顶端尖，基部钝圆，略偏斜，边缘较薄；自基部合点处分散出多数棕色维管束脉纹，形成布满种皮的纵向凹纹。**（图 6–25–9）

扁桃仁

蔷薇科桃属植物扁桃（巴旦杏）*Amygdalus communis* L. 的干燥种子，又名“巴旦杏”。

快速鉴别：**同山桃仁，种仁味甜。**（图 6–25–10）

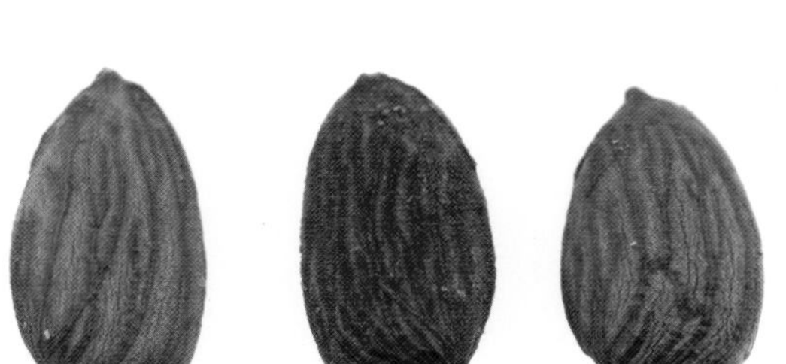

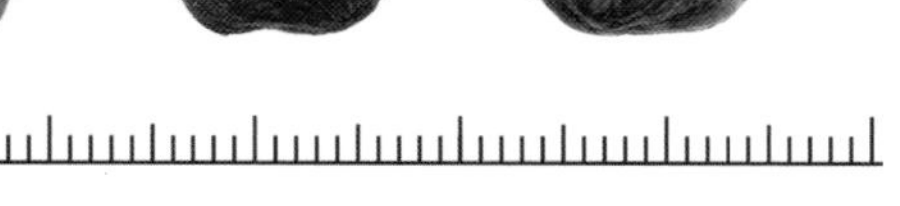

图6-25-10 扁桃仁

图6-25-11 焯苦杏仁劣质（提取过）

焯苦杏仁劣质（提取过）

焯苦杏仁提取后加工而成。

快速鉴别：**浅黄色，颜色不自然；体硬，质重；味涩。**（图 6-25-11）

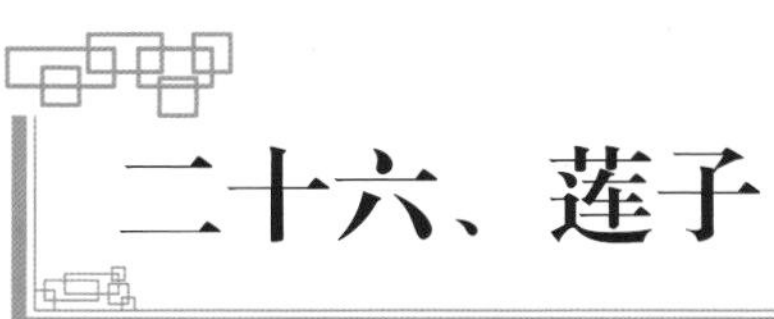

二十六、莲子

【来源】睡莲科莲属植物莲 *Nelumbo nucifera* Gaertn. 的干燥成熟种子。秋季果实成熟时采割莲房，取出果实，除去果皮，干燥。

【性状】略呈椭圆形或类球形，长 1.2~1.8 cm，直径 0.8~1.4 cm。表面红棕色，有细纵纹和较宽的脉纹。一端中心呈乳头状突起，棕褐色，多有裂口，其周边略下陷。质硬，种皮薄，不易剥离。子叶 2，黄白色，肥厚，中有空隙，具绿色莲子心。气微，味甘、微涩；莲子心味苦。（图 6-26-1、图 6-26-3、图 6-26-4）

【标准收载】《中华人民共和国药典》。

【饮片】**莲子**　莲子药材略浸，润透，切开，去心，干燥。（图 6-26-2）

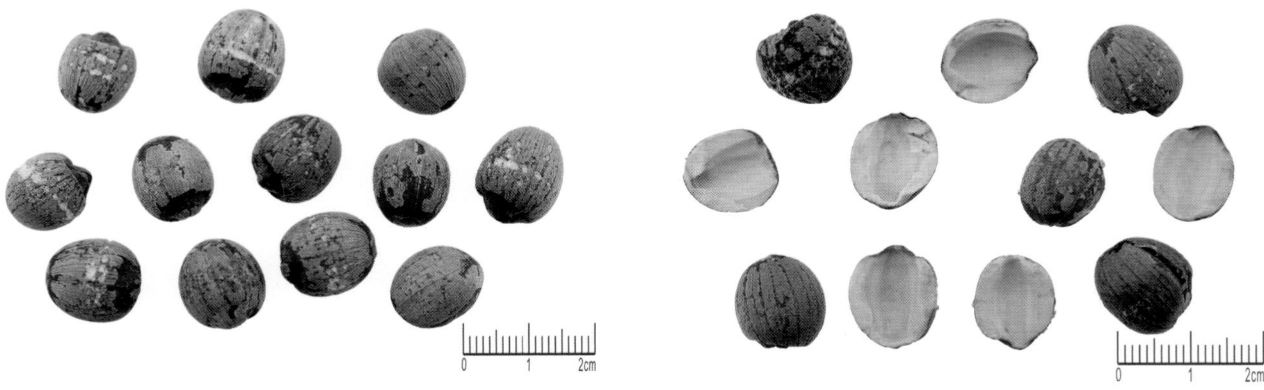

图6-26-1 莲子

图6-26-2 莲子（饮片）

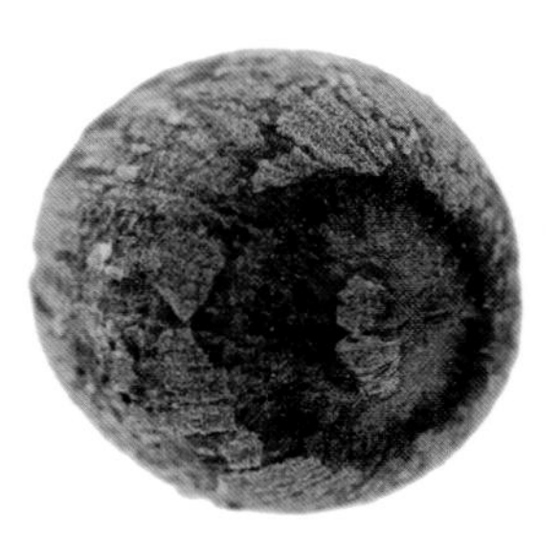
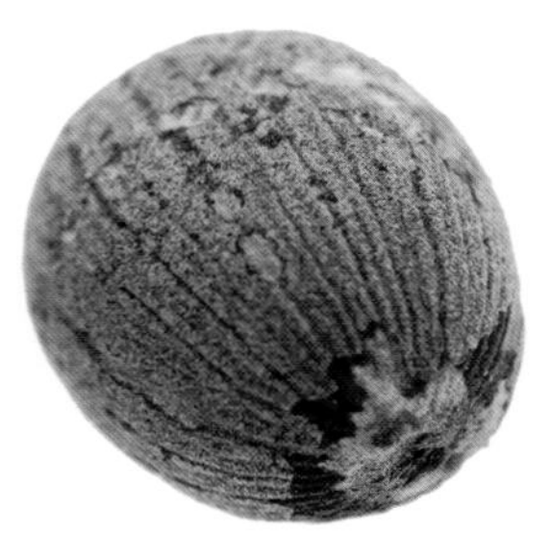

图6-26-3　莲子（顶部及底部）

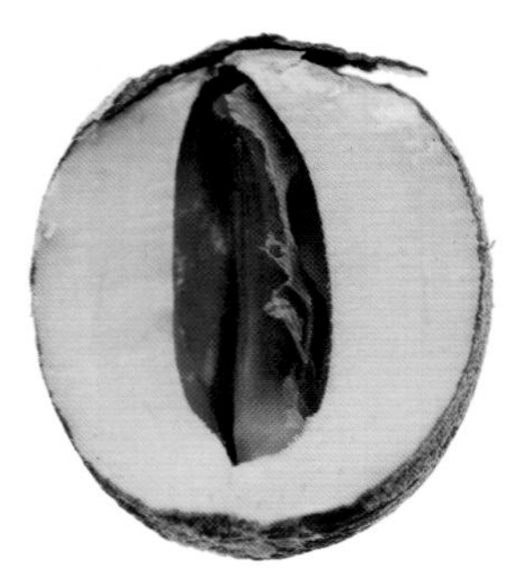
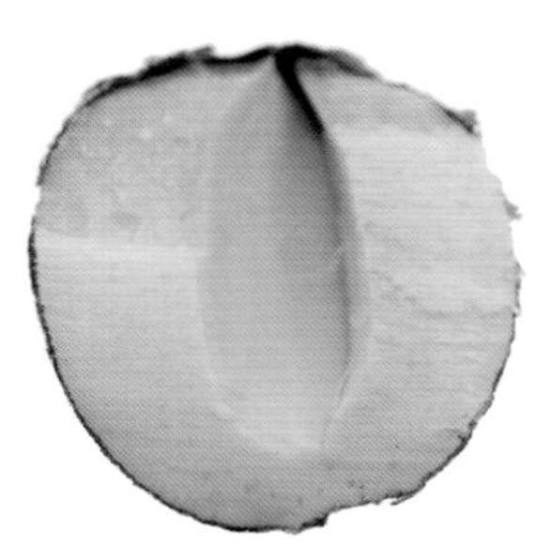

图6-26-4　莲子（纵剖面）

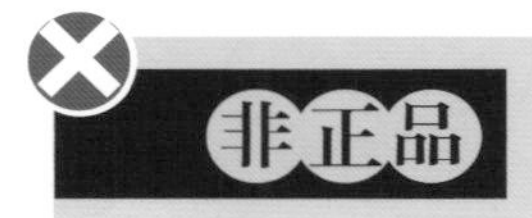

石莲子

睡莲科莲属植物莲的干燥成熟果实，又名“甜石莲”。

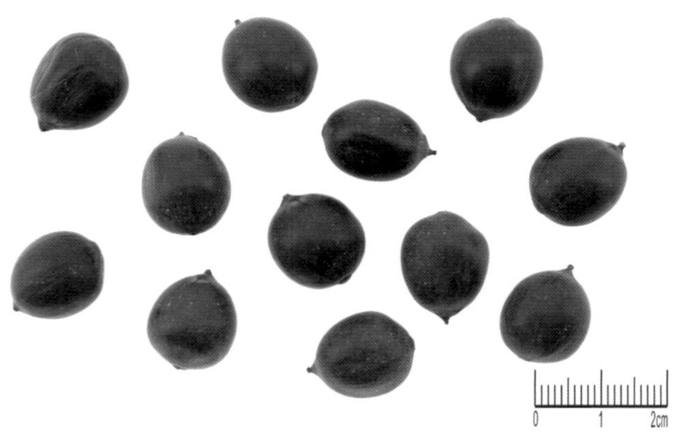

图6-26-5　石莲子

图6-26-6　石莲子（纵剖面）

快速鉴别：**呈卵圆形或椭圆形，表面灰棕色或灰黑色，平滑，被白色粉霜；顶端有圆孔状柱迹或残留柱基；破开可见子叶中心有一暗绿色胚芽。**（图 6-26-5、图 6-26-6）

白莲子

莲子药材浸泡后去皮、去芯的加工品，非药典标准加工方式。

快速鉴别：**种皮和莲子心已除去，表面黄白色；一端中心呈乳头状突起，多有裂口，其周边略下陷；中有空隙。**（图 6-26-7）

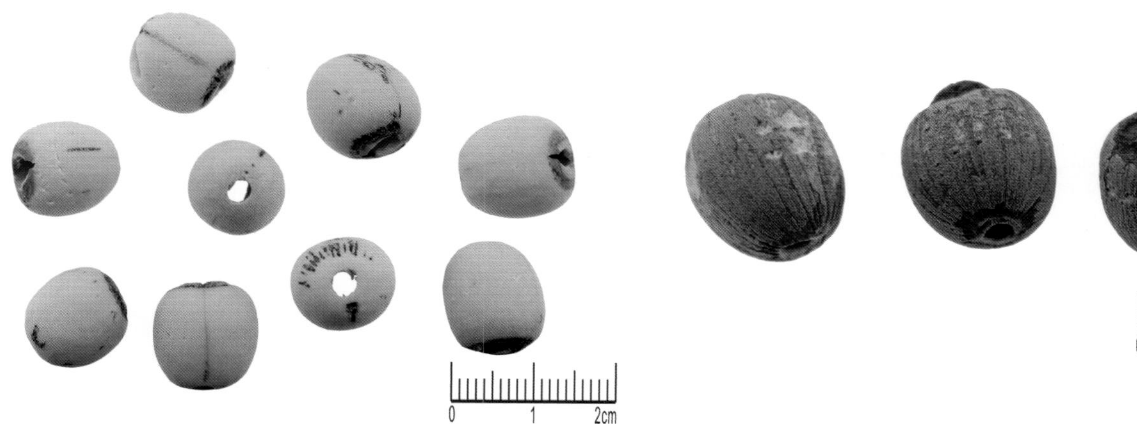

图6-26-7　白莲子　　　　图6-26-8　莲子（钻孔去心）

莲子（钻孔去心）

钻孔去心的莲子，非药典标准加工方式。

快速鉴别：**莲子心已除去；表面红棕色；中有空隙。**（图 6-26-8）

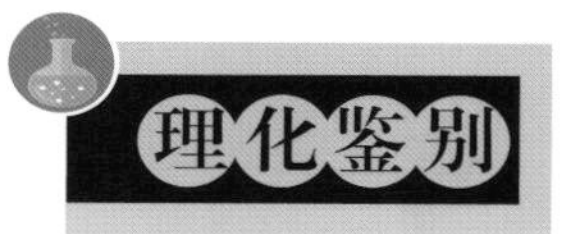

1. 取本品粉末 0.1 g，置玻璃试管中，加水 2 ml，混匀，加碘试液 5 滴，呈蓝紫色。（图 6-26-9）

2. 取本品粉末 0.5 g，加水 5 ml，超声处理 15 min，滤过，取滤液 1 ml，置玻璃试管中，加 3 滴 α-萘酚试液，摇匀，沿管壁缓缓滴加硫酸 0.5 ml，两液面交界处呈紫色环。（图 6-26-10）

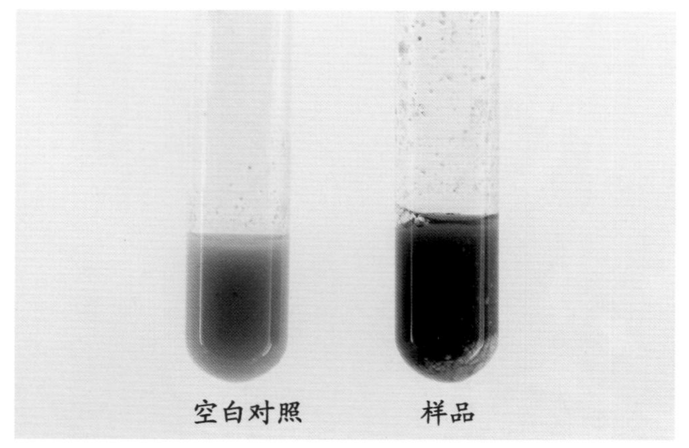

图6-26-9　莲子理化鉴别（1）

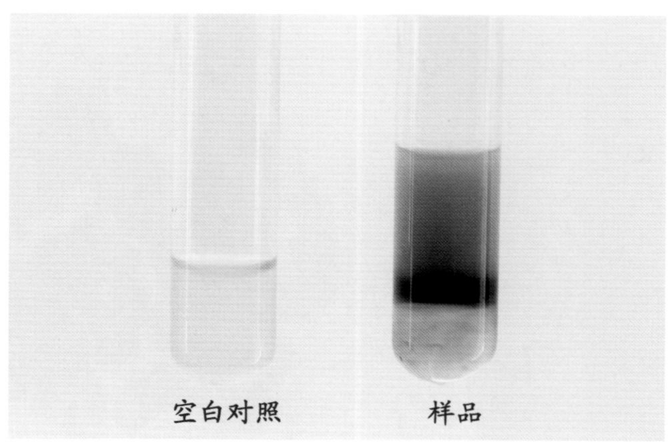

图6-26-10　莲子理化鉴别（2）

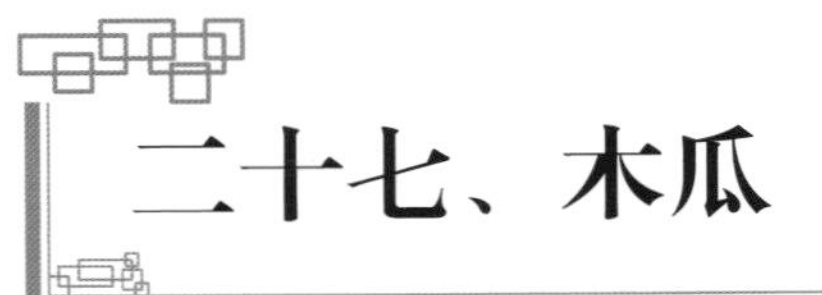

二十七、木瓜

【来源】蔷薇科木瓜属植物贴梗海棠 *Chaenomeles speciosa* (Sweet) Nakai 的干燥近成熟果实。夏、秋二季果实绿黄时采收，置沸水中烫至外皮灰白色，对半纵剖，晒干。

【性状】呈长圆形，多纵剖成两半，长 4~9 cm，宽 2~5 cm，厚 1~2.5 cm。外表面紫红色或红棕色，有不规则的深皱纹；剖面边缘向内卷曲，果肉红棕色，中心部分凹陷，棕黄色；种子扁长三角形，多脱落。质坚硬。气微清香，味酸。（图 6-27-1、图 6-27-2）

【标准收载】《中华人民共和国药典》。

【饮片】**木瓜**　木瓜药材洗净，润透或蒸透后切薄片，晒干。（图 6-27-3）

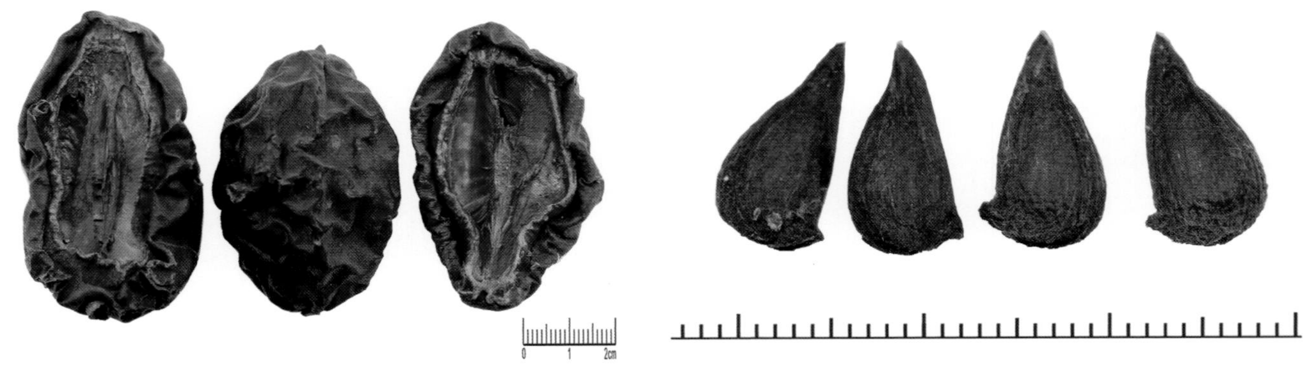

图6-27-1　木瓜

图6-27-2　木瓜种子

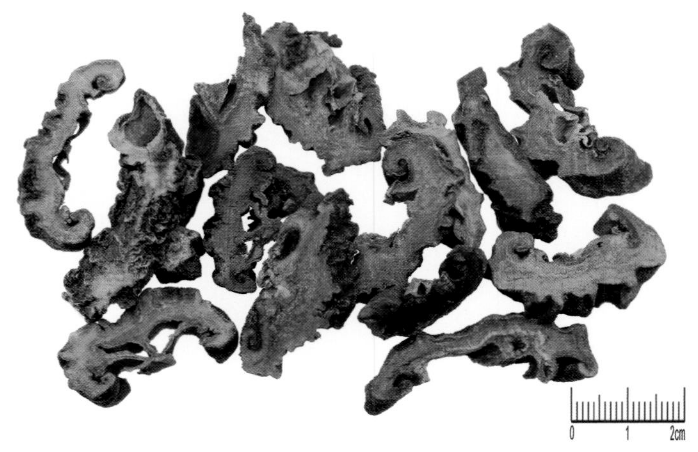

图6-27-3　木瓜（饮片）

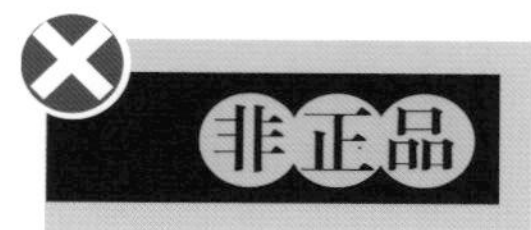

光皮木瓜

蔷薇科木瓜属植物木瓜 *Chaenomeles sinensis* (Thouin) Koehne 的干燥成熟果实。

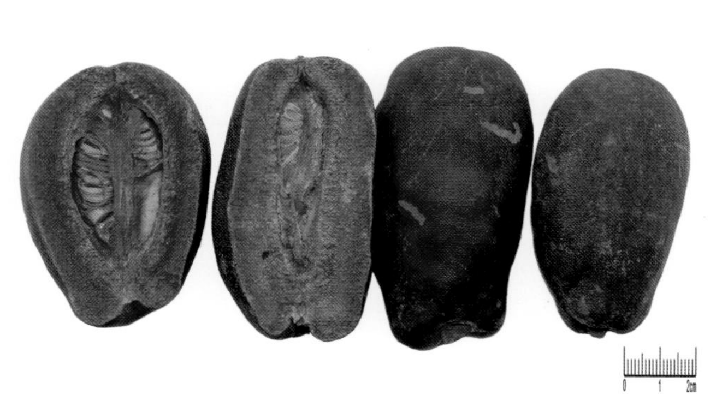

图6-27-4 光皮木瓜

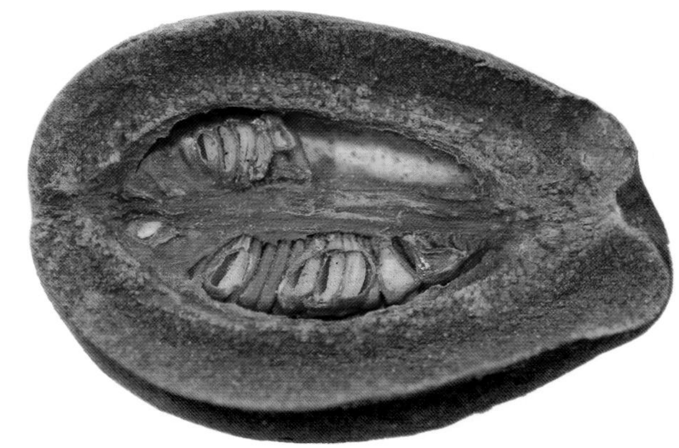

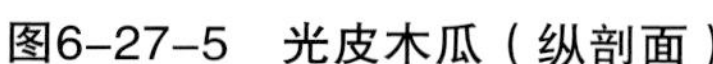

图6-27-5 光皮木瓜（纵剖面）

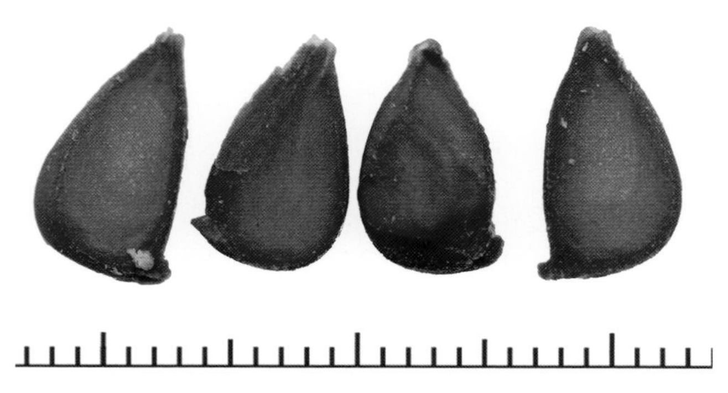

图6-27-6 光皮木瓜种子

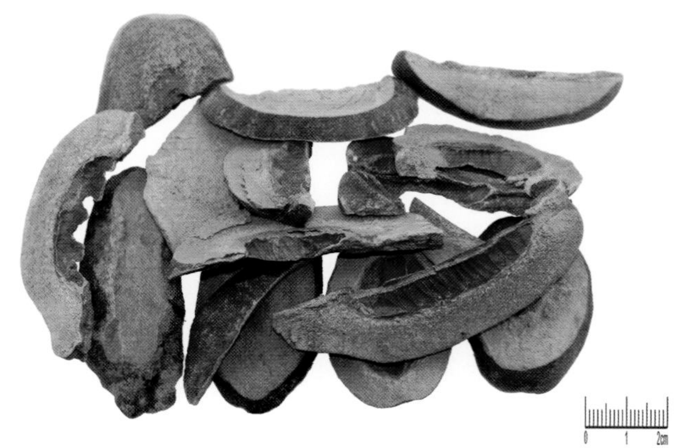

图6-27-7 光皮木瓜（切片）

快速鉴别：**多呈瓣状或条状；外表面紫红色，平滑不皱；切面果肉粗糙，颗粒性，嚼之有沙粒感；种子扁三角形。**（图 6-27-4~ 图 6-27-7）

台湾林檎

蔷薇科苹果属植物台湾林檎 *Malus doumeri* (Bois) Chev 的干燥成熟果实，多切成片。

快速鉴别：**外表黄红色，皮薄，质软；顶端具有宿存的管状萼筒，果心先端分离；种子扁三角形。**（图 6-27-8、图 6-27-9）

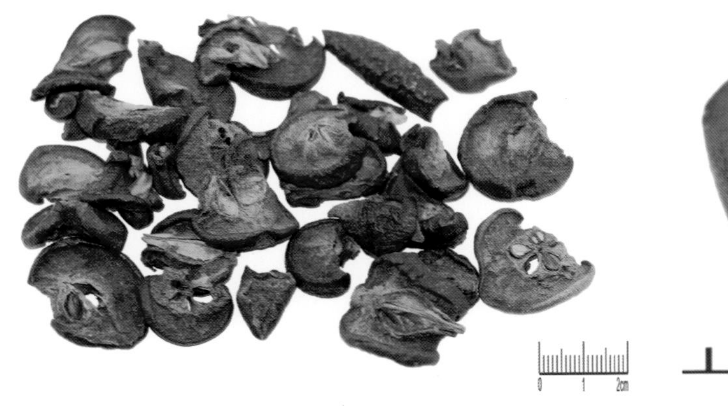

图6-27-8　台湾林檎

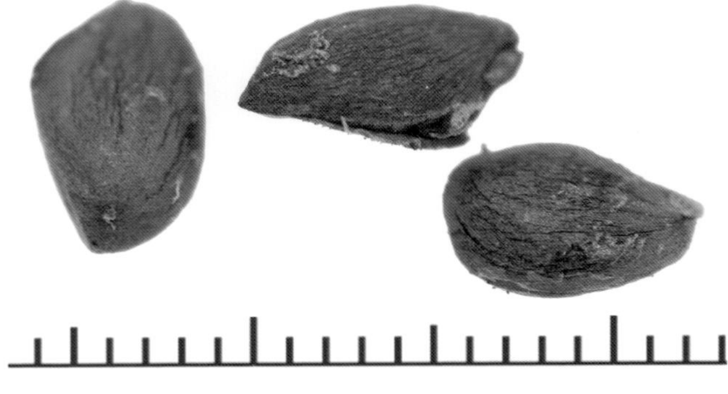
图6-27-9　台湾林檎种子

小木瓜

蔷薇科移𣗋属植物移𣗋 *Docynia indica* (Wall.) Dcne. 的干燥成熟果实。

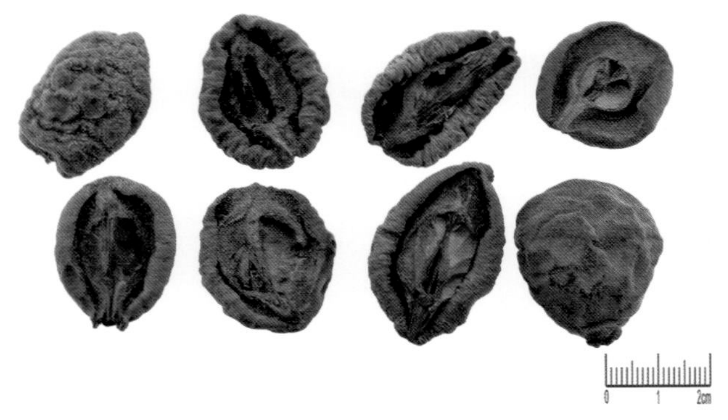

图6-27-10　小木瓜*

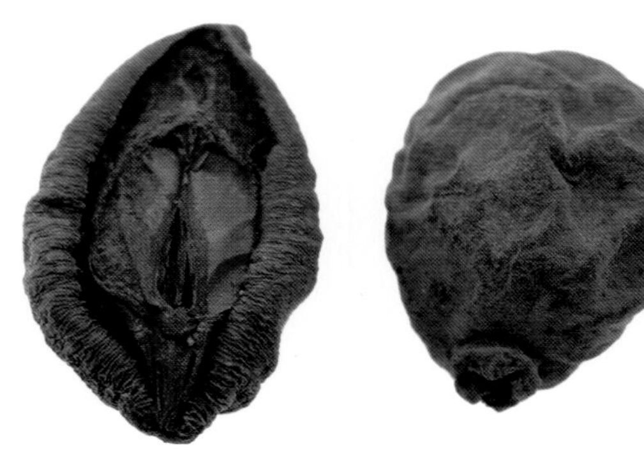
图6-27-11　小木瓜*（放大）

快速鉴别：**外形似木瓜，但个较小，仅有木瓜的 1/3；顶部有宿存直立的萼裂片，似石榴咀状；内瓤占全径的 1/2 左右；内果皮两端连合伸向果肉外面；果梗基部密被黄绒毛；种子扁小而窄，不规则长三角形。**（图 6-27-10、图 6-27-11）

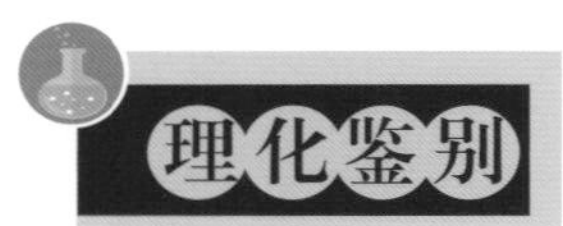

各取粉末 2 g，加 70% 乙醇 20 ml，回流 1 h，滤过，滤液滴于滤纸上，挥干，喷以 1% 三氯化铝乙醇液，干燥后置紫外光灯（365 nm）下观察，木瓜显天蓝色荧光；光皮木瓜显黄绿色荧光。（图 6-27-12）

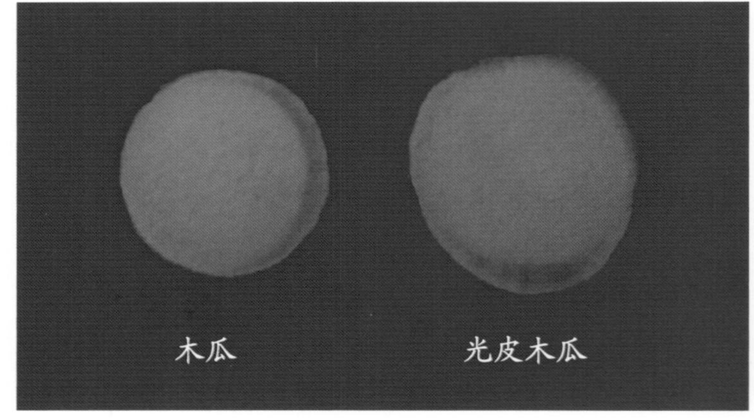

图6-27-12　木瓜理化鉴别

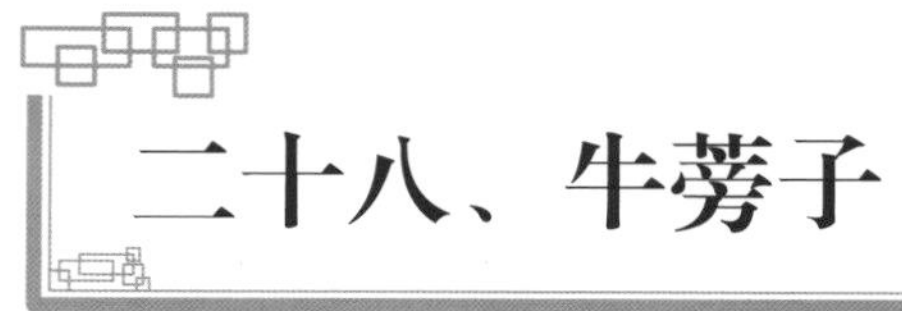

二十八、牛蒡子

【来源】菊科牛蒡属植物牛蒡 *Arctium lappa* L. 的干燥成熟果实。秋季果实成熟时采收果序，晒干，打下果实，除去杂质，再晒干。

【性状】呈长倒卵形，略扁，微弯曲，长 5~7 mm，宽 2~3 mm。表面灰褐色，带紫黑色斑点，有数条纵棱，通常中间 1~2 条较明显。顶端钝圆，稍宽，顶面有圆环，中间具点状花柱残迹；基部略窄，着生面色较淡。果皮较硬，子叶 2，淡黄白色，富油性。气微，味苦后微辛而稍麻舌。（图 6-28-1、图 6-28-2）

【标准收载】《中华人民共和国药典》。

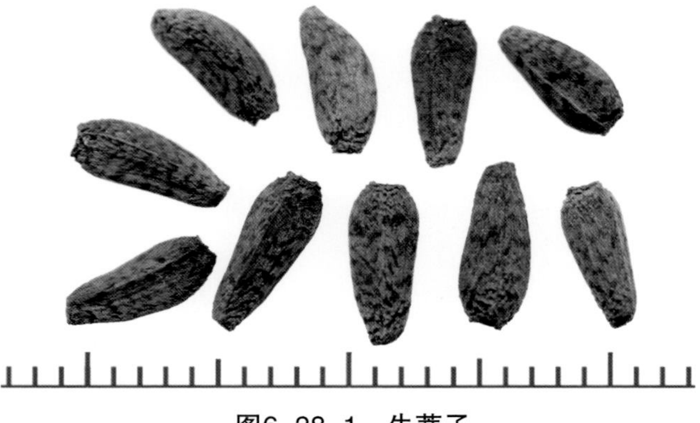

图6-28-1 牛蒡子

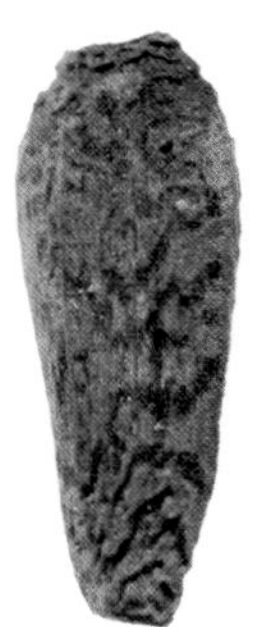

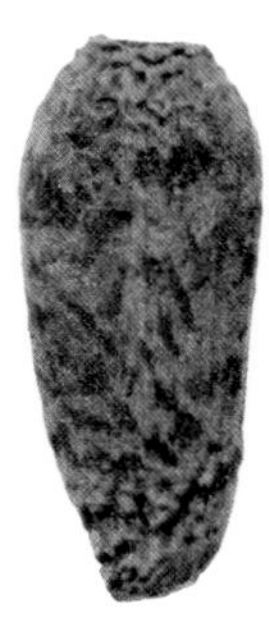

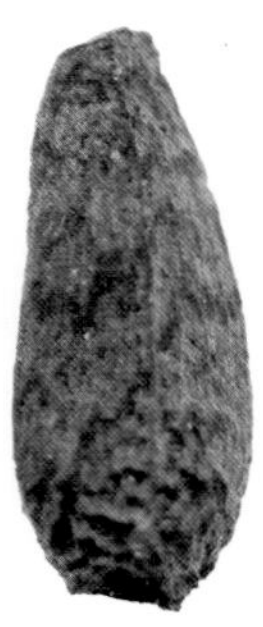

图6-28-2 牛蒡子（放大）

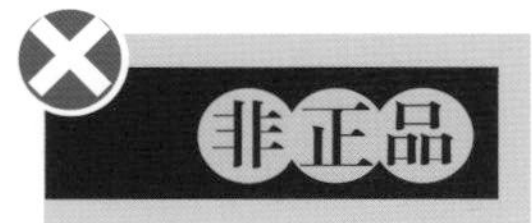

木香子

菊科风毛菊属植物云木香 *Aucklandia costus* Falc. 的干燥成熟果实。

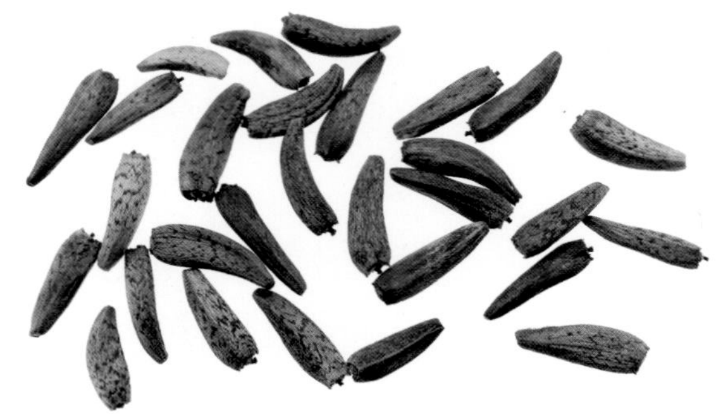

图6-28-3 木香子*

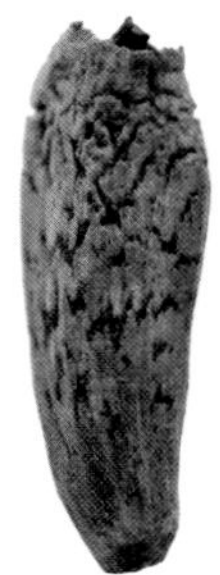

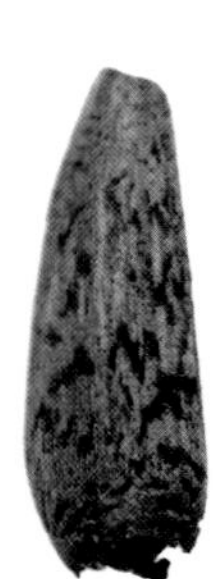

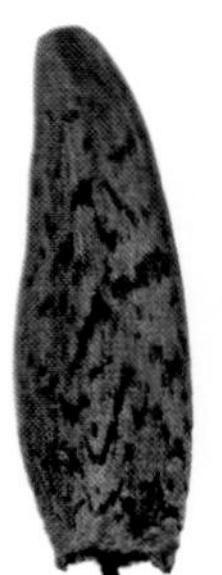

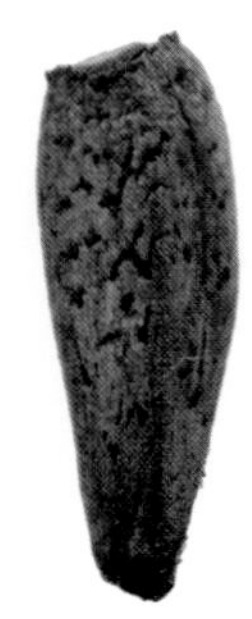

图6-28-4 木香子*（放大）

快速鉴别：**呈楔形，略弯曲，具四钝棱；表面灰褐色至灰黑色，色浅者可见黑褐色斑点；顶面呈不规则四边形或三角形，可见突起的短柱状花柱残基。**（图 6–28–3、图 6–28–4）

水飞蓟

菊科水飞蓟属植物水飞蓟 *Silybum marianum* (L.) Gaertn. 的干燥成熟果实。

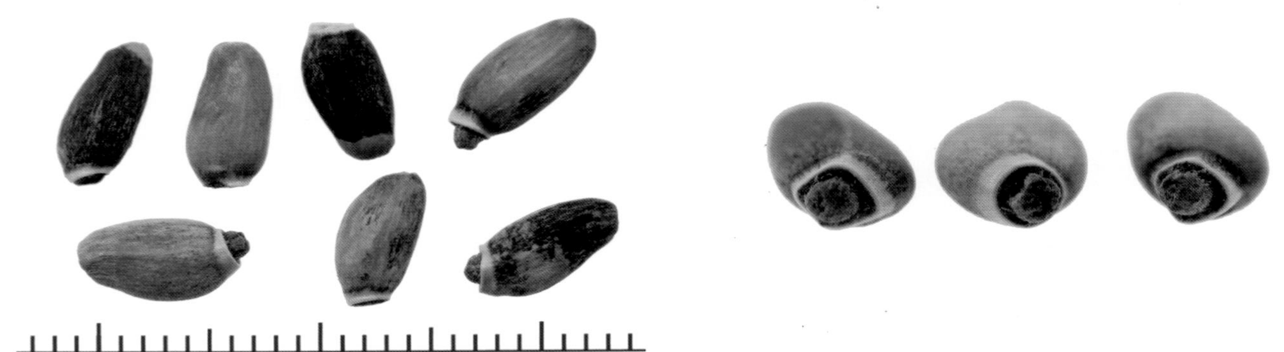

图6–28–5 水飞蓟　　图6–28–6 水飞蓟（局部）

快速鉴别：**呈倒卵形；表面淡灰棕色至黑褐色，无斑点；顶端具微斜的白色浅圆环，中央常有 1 半环形突起。**（图 6–28–5、图 6–28–6）

紫穗槐

豆科紫穗槐属植物紫穗槐 *Amorpha fruticosa* L. 的干燥成熟果实。

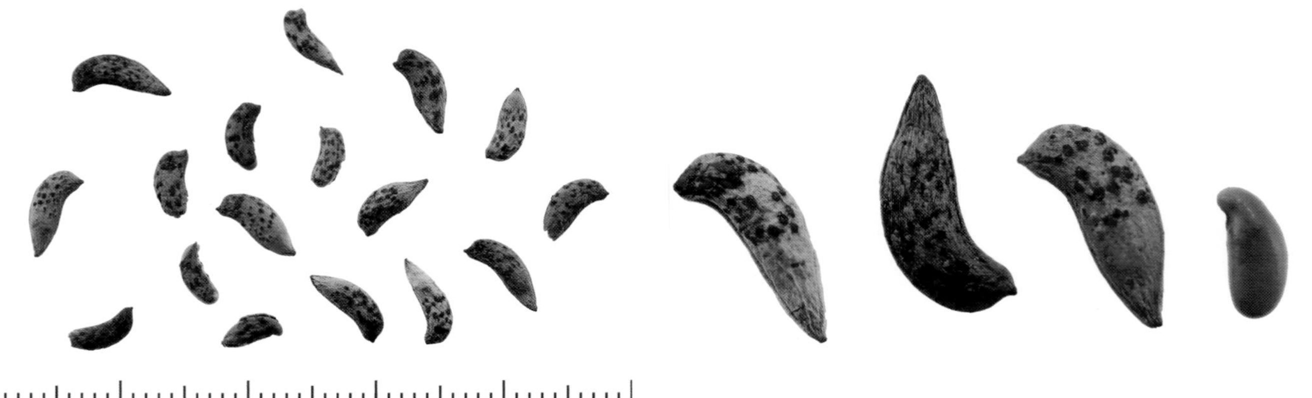

图6–28–7 紫穗槐　　图6–28–8 紫穗槐（放大）

快速鉴别：**略呈新月形，较长，顶端呈短喙状，基部具宿萼，萼齿 5 裂；表面具颗粒状突起的腺体。**（图 6–28–7、图 6–28–8）

新疆牛蒡子

菊科大翅蓟属植物大翅蓟 *Onopordum acanthium* L. 的干燥成熟果实，又名“大鳍蓟”。

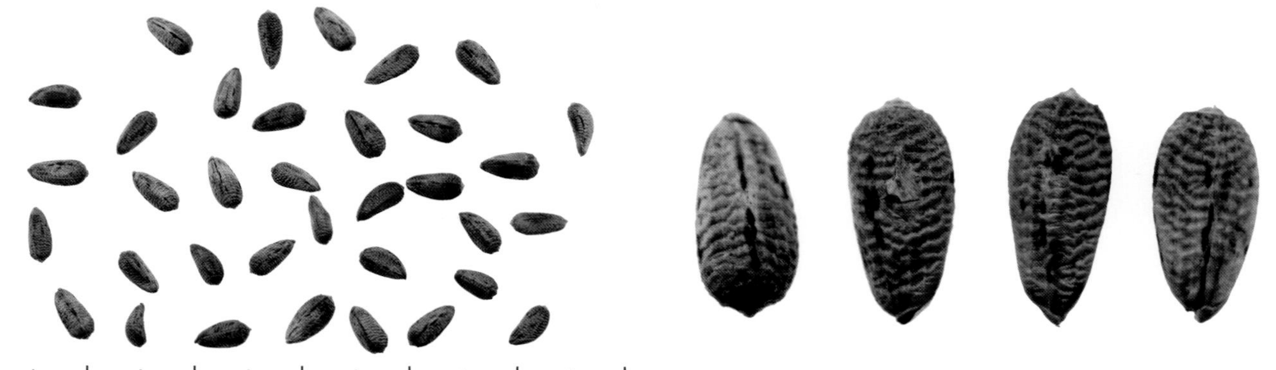

图6-28-9　新疆牛蒡子*

图6-28-10　新疆牛蒡子*（放大）

快速鉴别：**呈椭圆形或倒长卵形，两端略尖；表面灰白色，有 4~10 条不明显的细纵棱，中间有 1 条明显的棱，两侧有明显波状隆起的横纹花斑。**（图 6-28-9、图 6-28-10）

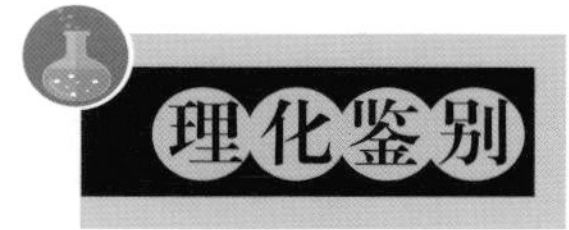

理化鉴别

1. 取本品粉末 0.5 g，置玻璃试管中，加甲醇 2 ml 及氢氧化钠试液 3 滴，水浴温浸 3 min，放冷，滴加三氯化铁试液 2 滴，溶液呈绿蓝色至紫蓝色。（图 6-28-11）

2. 取本品粉末 0.5 g，加 2 ml 间苯三酚乙醇溶液（1 → 200），振摇，滤过，滤液挥干，残渣加盐酸 2 滴，显紫棕色至红紫色。（图 6-28-12）

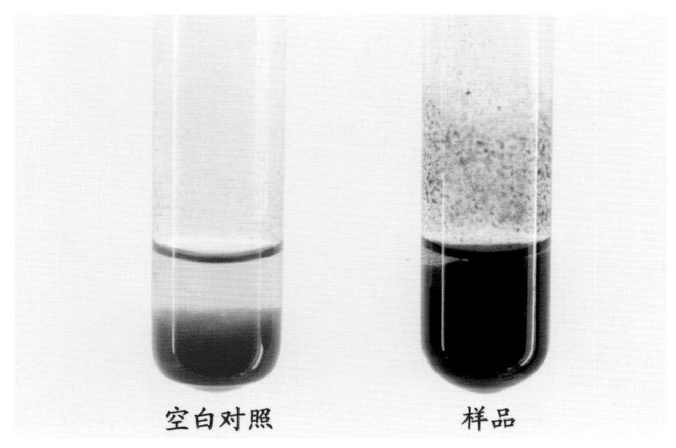

图6-28-11　牛蒡子理化鉴别（1）

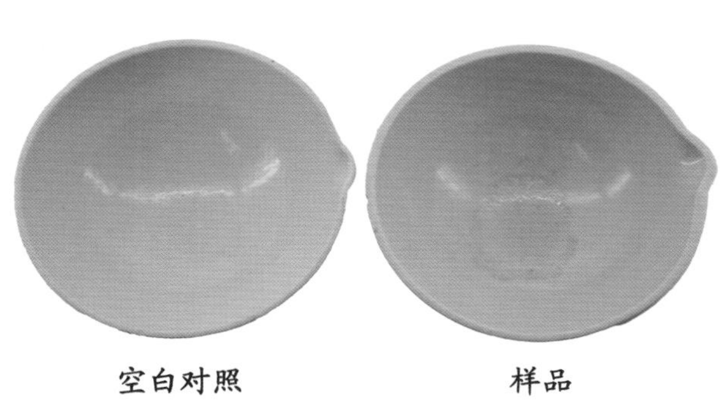

图6-28-12　牛蒡子理化鉴别（2）

二十九、牵牛子

【来源】旋花科牵牛属植物裂叶牵牛 *Pharbitis nil* (L.) Choisy 或圆叶牵牛 *Pharbitis purpurea* (L.) Voigt 的干燥成熟种子。秋末果实成熟、果壳未开裂时采割植株，晒干，打下种子，除去杂质。

【性状】似橘瓣状，长 4~8 mm，宽 3~5 mm。表面灰黑色或淡黄白色，背面有一条浅纵沟，腹面棱线的下端有一点状种脐，微凹。质硬，横切面可见淡黄色或黄绿色皱缩折叠的子叶，微显油性。气微，味辛、苦，有麻感。（图 6-29-1~ 图 6-29-3）

【标准收载】《中华人民共和国药典》。

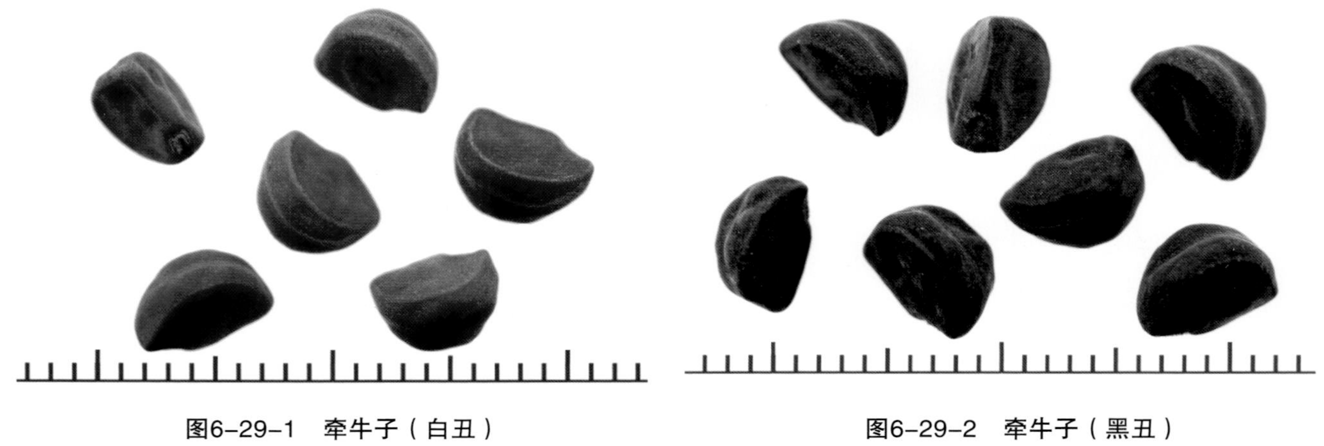

图6-29-1 牵牛子（白丑） 图6-29-2 牵牛子（黑丑）

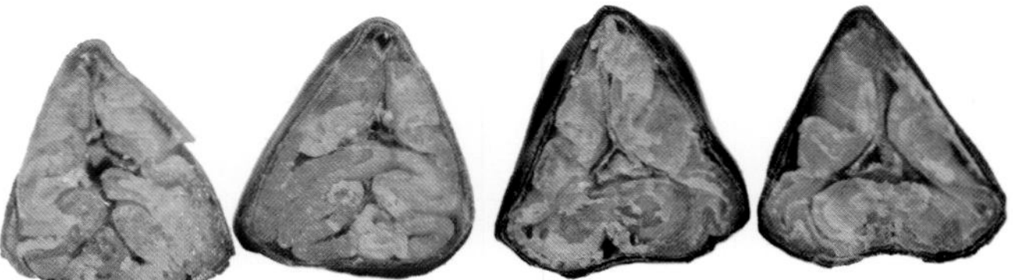

图6-29-3 牵牛子（横切面）

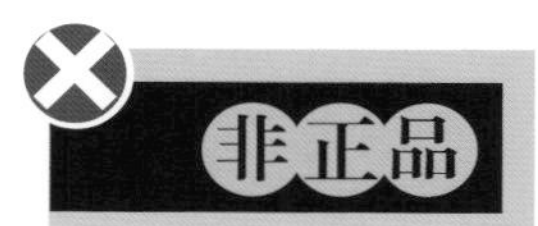

蕹菜子

旋花科番薯属植物蕹菜 *Ipomoea aquatica* Forsskal 的干燥成熟种子。

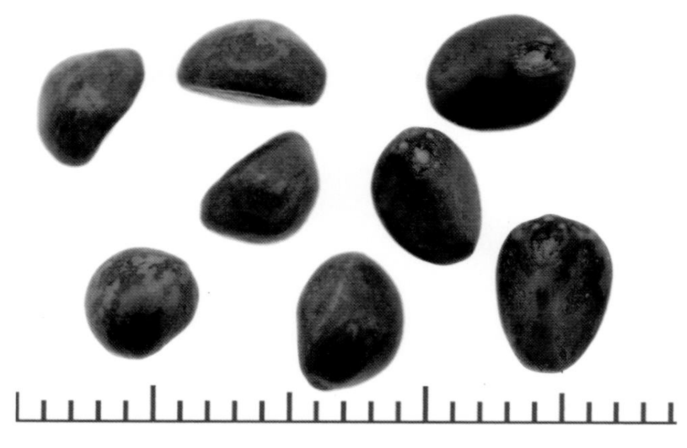

图6-29-4 蔊菜子

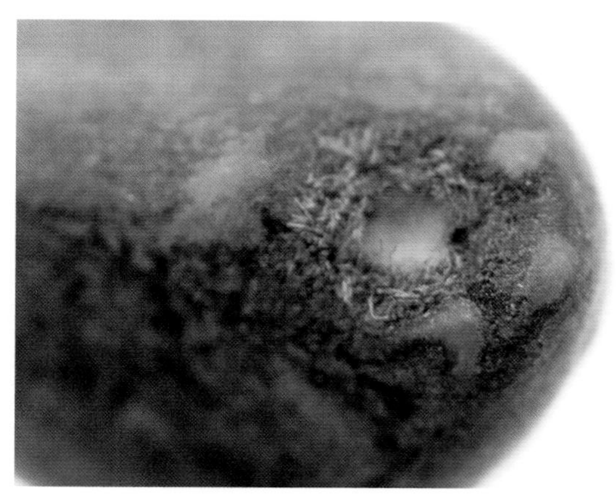

图6-29-5 蔊菜子（局部）

快速鉴别：**呈卵形；表面黑色，较光滑；种脐明显，呈缺刻状，和背面的交接处有 3 个明显的瘤状突起，中间一个较大，左右两个对等。**（图 6-29-4、图 6-29-5）

圆叶茑萝子

旋花科茑萝属植物橙红茑萝 *Quamoclit coccinea* (L.) Moench 的干燥成熟种子。

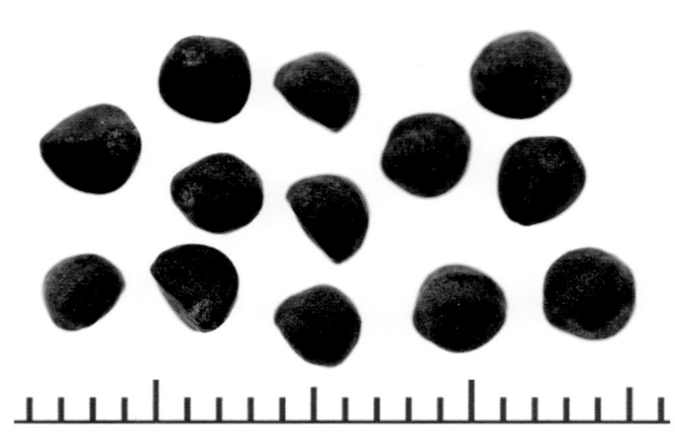

图6-29-6 圆叶茑萝子

图6-29-7 圆叶茑萝子（横切面）

快速鉴别：**呈卵圆形或球形，多为圆球体的 1/4~1/2，比牵牛子略小；表面黑色，布满小圆点；气微，味辛。**（图 6-29-6、图 6-29-7）

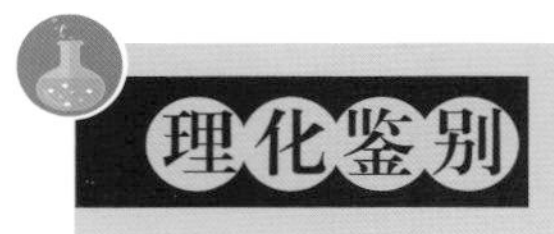

理化鉴别

1. 取本品，加水浸泡后，种皮呈龟裂状，手捻有明显的黏滑感。（图 6-29-8）

2. 取本品粉末 2 g，加 20 ml 石油醚（30~60℃），浸泡 4 h，滤过，弃去滤液，药渣加甲醇 20 ml，冷浸 4 h，滤过，取滤液 3 ml，置蒸发皿内蒸干，滴加浓硫酸 1 滴，水浴加热，呈红色至紫红色。（图 6−29−9）

3. 取本品粉末 2 g，加乙醇 20 ml，超声处理 15 min，滤过，滤液进行下列试验：

（1）取滤液 1 ml，置玻璃试管中，加三氯化铁试液 3 滴，溶液呈暗绿色。（图 6−29−10）

（2）取滤液 1 ml，置玻璃试管中，加 α − 萘酚溶液 5 滴，振摇混合后，再缓缓加浓硫酸，两液面交界处呈紫红色环。（图 6−29−11）

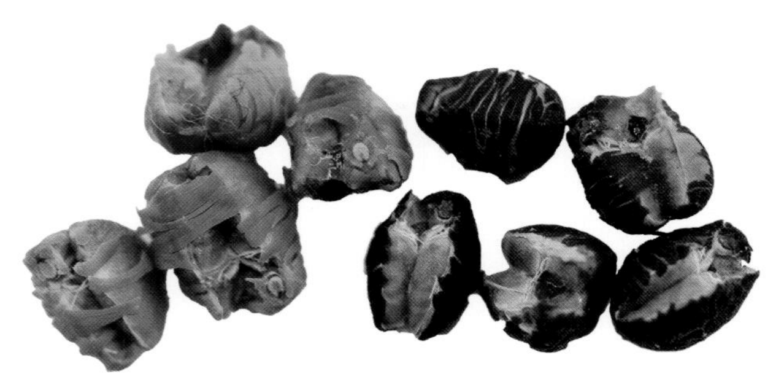

图6−29−8　牵牛子理化鉴别（1）

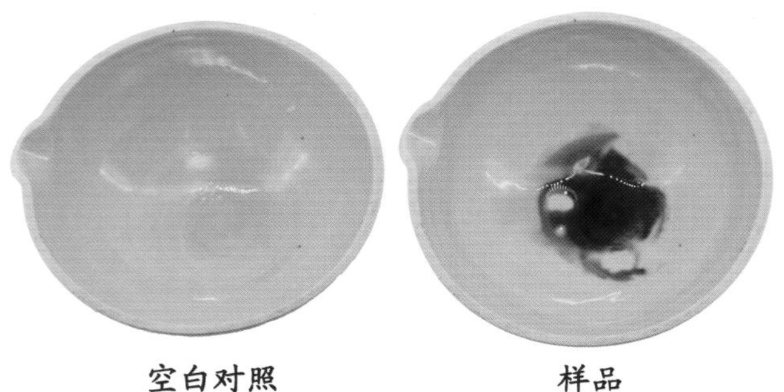

图6−29−9　牵牛子理化鉴别（2）

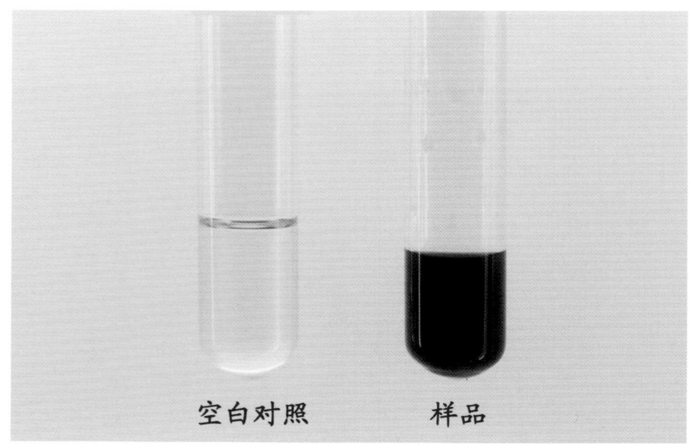

图6−29−10　牵牛子理化鉴别（3）

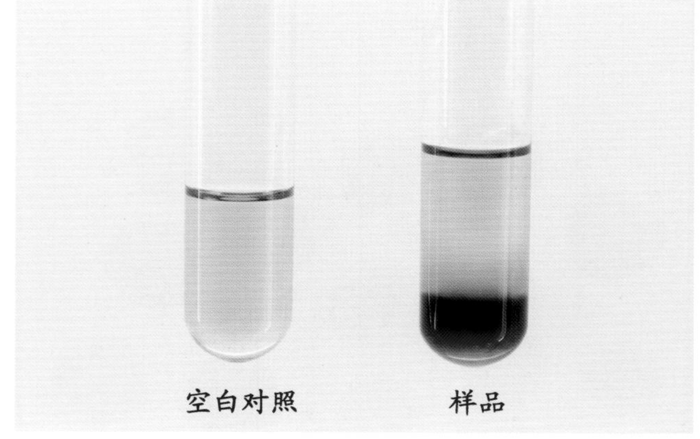

图6−29−11　牵牛子理化鉴别（4）

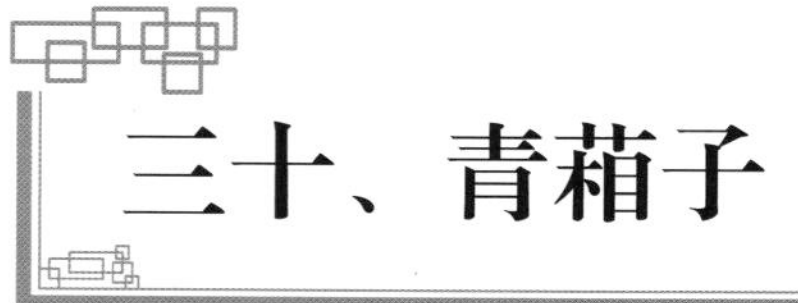

三十、青葙子

【来源】苋科青葙属植物青葙 *Celosia argentea* L. 的干燥成熟种子。秋季果实成熟时采割植株或摘取果穗，晒干，收集种子，除去杂质。

【性状】呈扁圆形，少数呈圆肾形，直径 1~1.5 mm。表面黑色或红黑色，光亮，中间微隆起，侧

边微凹处有种脐。种皮薄而脆。气微，味淡。（图 6–30–1、图 6–30–2）

【标准收载】《中华人民共和国药典》。

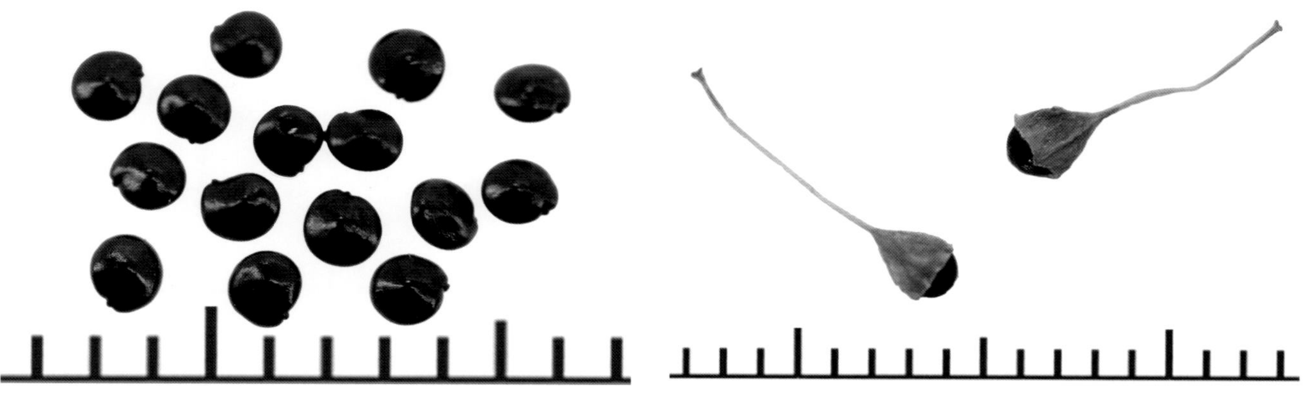

图6–30–1　青葙子　　图6–30–2　青葙子（果壳及残留花柱）

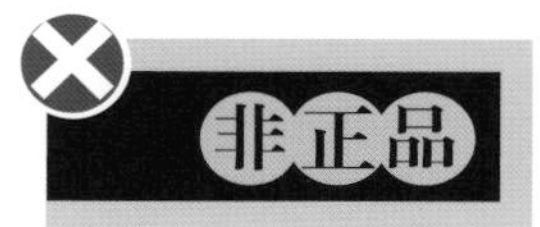

反枝苋种子

苋科苋属植物反枝苋 *Amaranthus retroflexus* L. 的干燥成熟种子。

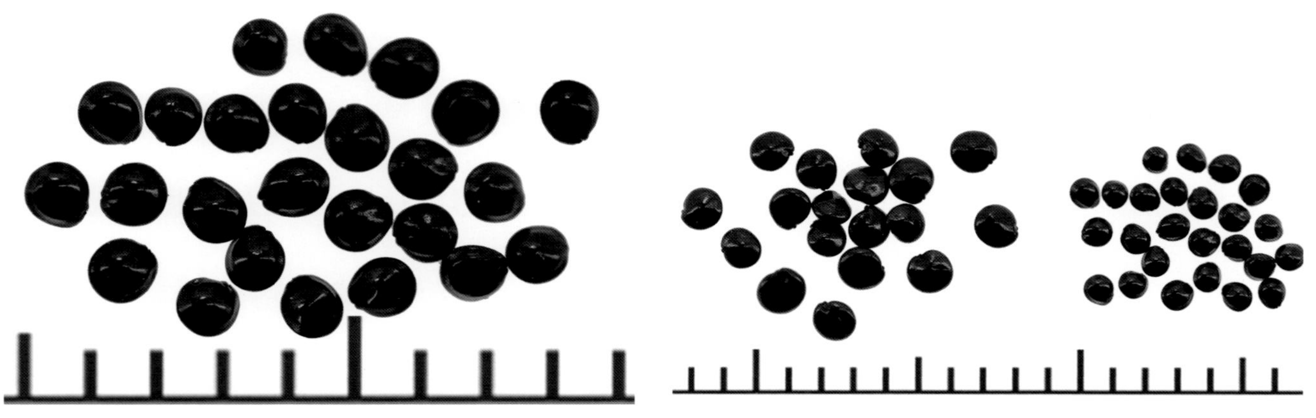

图6–30–3　反枝苋种子　　图6–30–4　青葙子（左）与反枝苋种子（右）

快速鉴别：**呈略扁的球形或卵形，两面凸起，直径 1~1.2 mm；两面近边缘处有隐约可见的环状棱线，边缘钝刃状。**（图 6–30–3、图 6–30–4）

刺苋种子

苋科苋属植物刺苋 *Amaranthus spinosus* L. 的干燥成熟种子。

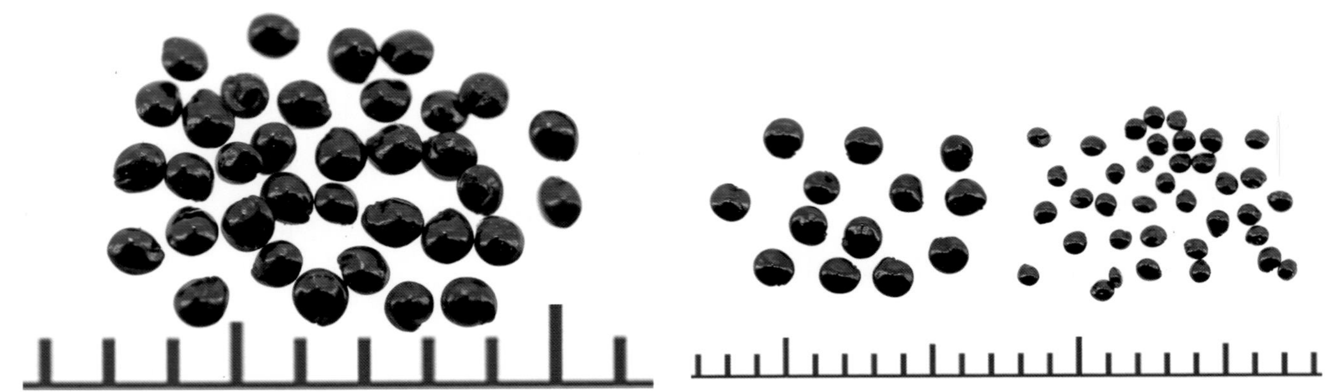

图6-30-5　刺苋种子　　　　图6-30-6　青葙子（左）与刺苋种子（右）

快速鉴别：**种子直径约 1 mm；表面平滑，有光泽，种脐部位明显突起。**（图 6-30-5、图 6-30-6）

鸡冠花种子

苋科青葙属植物鸡冠花 *Celosia cristata* L. 的干燥成熟种子。

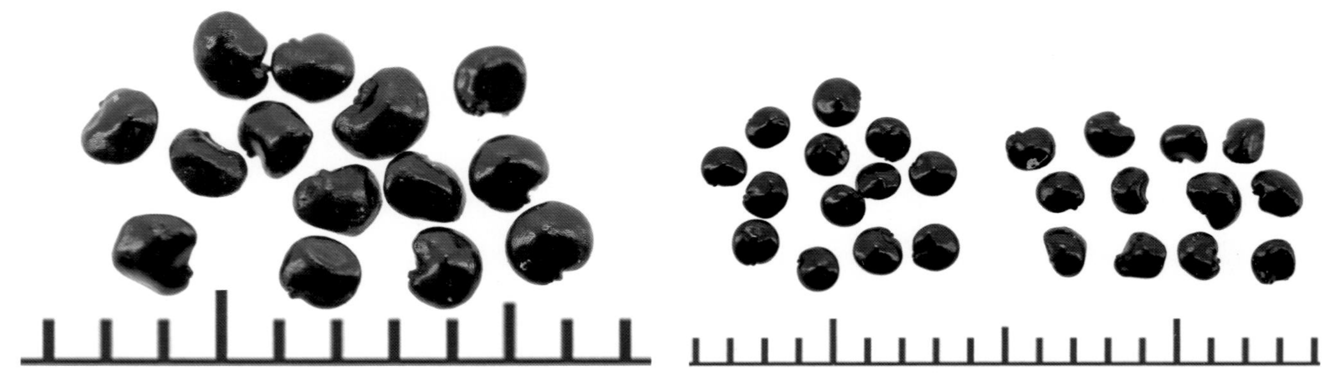

图6-30-7　鸡冠花种子　　　　图6-30-8　青葙子（左）与鸡冠花种子（右）

快速鉴别：**种子略扁或稍大，表面常附着薄膜状物；种皮薄而脆，易用指甲压碎；偶存果壳上残留的花柱，约比青葙子果壳上残留的花柱短 1/3 左右；在放大镜下观察：鸡冠子表面有细小的凹点，青葙子则不显著；鸡冠花子缺刻不明显，而青葙子周边较薄，缺刻也比较明显。**（图 6-30-7、图 6-30-8）

苋菜种子

苋科苋属植物苋（雁来红）*Amaranthus tricolor* L. 的干燥成熟种子，又名“苋实”。

快速鉴别：**种子表面红棕色或黑棕色；表面无网状纹理，种脐凹陷，无瘤突；两面近边缘处有隐约可见的环状棱线。**（图 6-30-9）

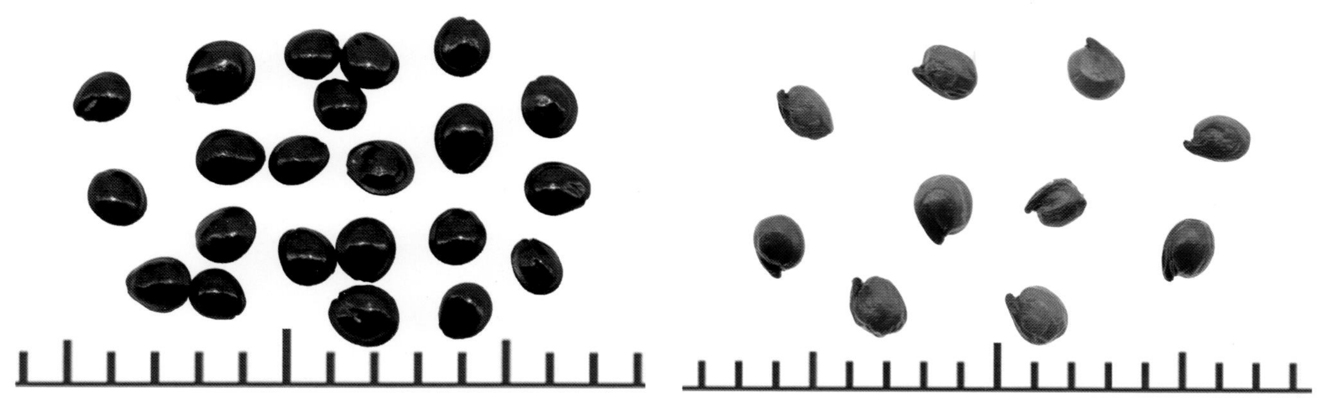

图6-30-9　苋菜种子　　图6-30-10　千日红种子

千日红种子

苋科千日红属植物千日红 *Gomphrena globosa* L. 的干燥成熟种子。

快速鉴别：**表面棕黄色或褐色，种脐突起且微弯而呈鸟喙状。**（图 6-30-10）

藜种子

藜科藜属植物藜 *Chenopodium album* L. 的干燥成熟种子。

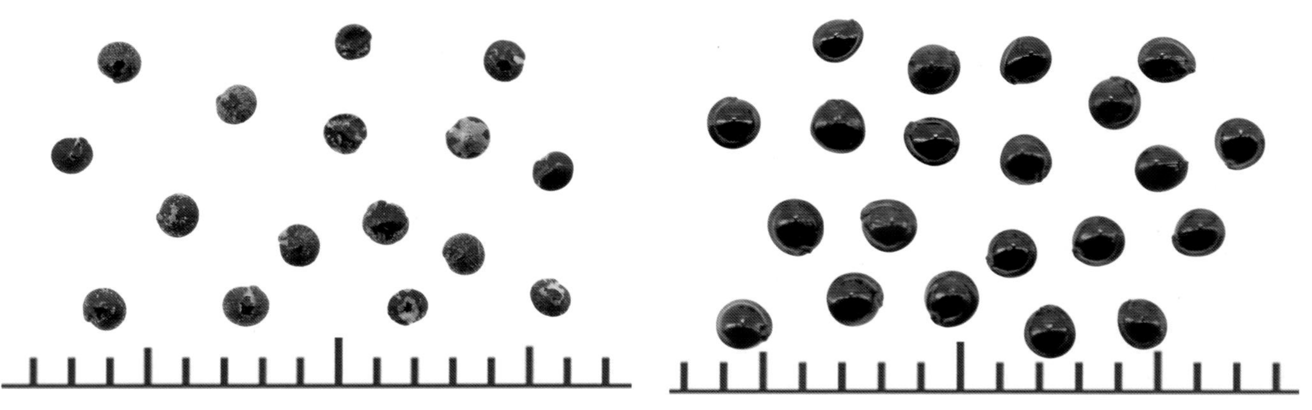

图6-30-11　藜种子　　图6-30-12　千穗谷种子

快速鉴别：**较青葙子小；呈心形或卵圆形，稍扁；可见半透明膜质果皮；表面黑色或棕黑色，自顶端一侧向中心有一凹沟；味微苦。**（图 6-30-11）

千穗谷种子

苋科苋属植物千穗谷 *Amaranthus hypochondriacus* L. 的干燥成熟种子。

快速鉴别：**呈扁球形；置放大镜下观察，外表面光滑，表面无细密深色突起的小点，无微凹的线形种脐，有的边缘有一圈加厚的环带。**（图 6-30-12）

苦地丁种子

罂粟科紫堇属植物地丁草 *Corydalis bungeana* Turcz. 的干燥成熟种子。

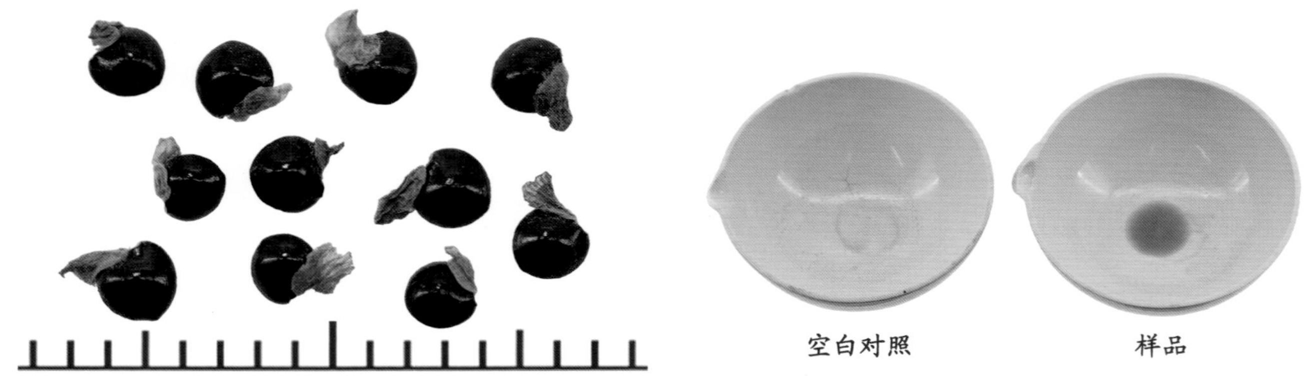

图6-30-13　苦地丁种子　　图6-30-14　青葙子理化鉴别

快速鉴别：**边缘具 4~5 列小凹点；种阜鳞片状，远离，长 1.5~1.8 cm。**（图 6-30-13）

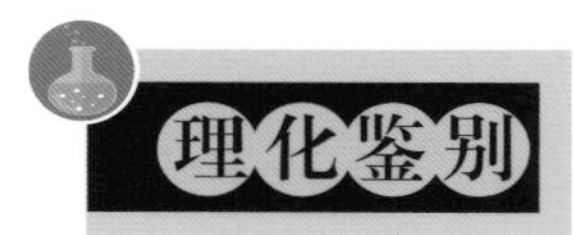

理化鉴别

取本品粉末 1 g，加 95% 乙醇 5 ml，水浴回流 15 min，滤过，取滤液 2 ml，置蒸发皿中，水浴蒸干，残渣加浓硫酸—醋酸酐试剂 2 滴，显紫色，渐变为蓝色，再转为绿色。（图 6-30-14）

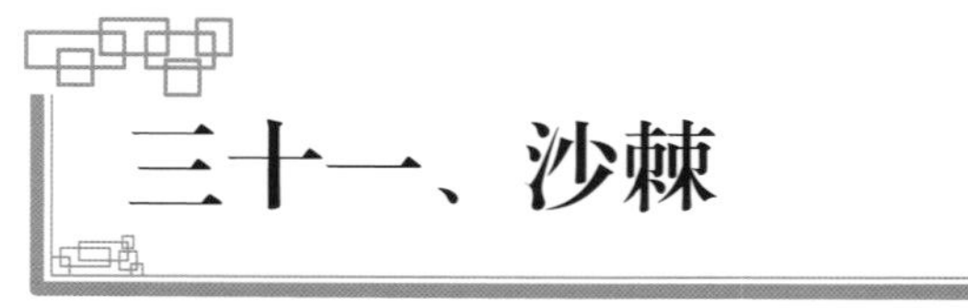

三十一、沙棘

【来源】胡颓子科沙棘属植物沙棘 *Hippophae rhamnoides* L. 的干燥成熟果实。秋、冬二季果实成熟或冻硬时采收，除去杂质，干燥或蒸后干燥。

【性状】呈类球形或扁球形，有的数个粘连，单个直径 5~8 mm。表面橙黄色或棕红色，皱缩，顶端有残存花柱，基部具短小果梗或果梗痕。果肉油润，质柔软。种子斜卵形，长约 4 mm，宽约 2 mm；表面褐色，有光泽，中间有一纵沟；种皮较硬，种仁乳白色，有油性。气微，味酸、涩。（图 6-31-1~ 图 6-31-3）

【标准收载】《中华人民共和国药典》。

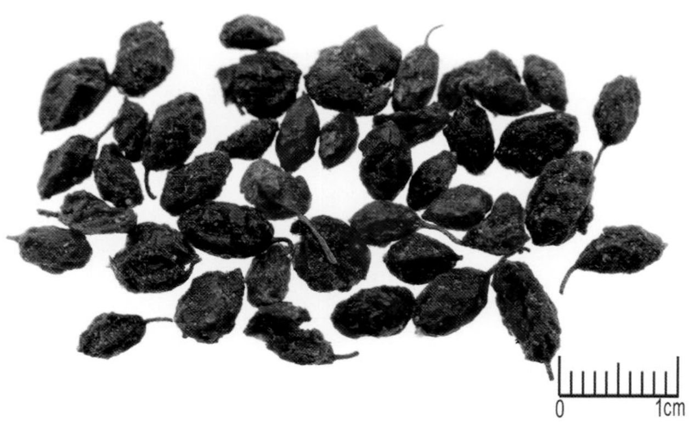
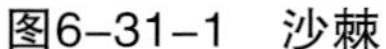

图6-31-1　沙棘

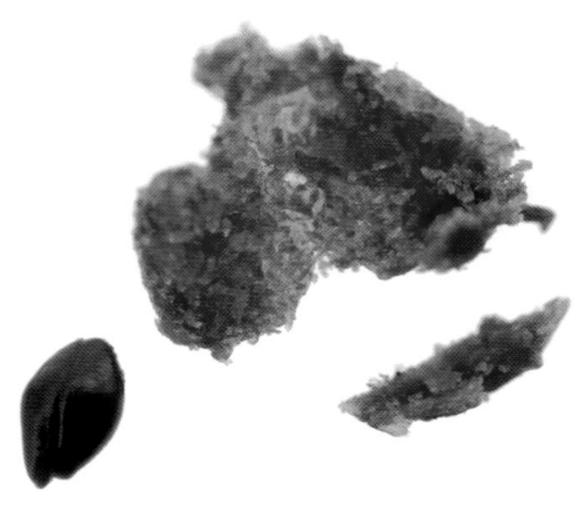

图6-31-2　沙棘（剥开）

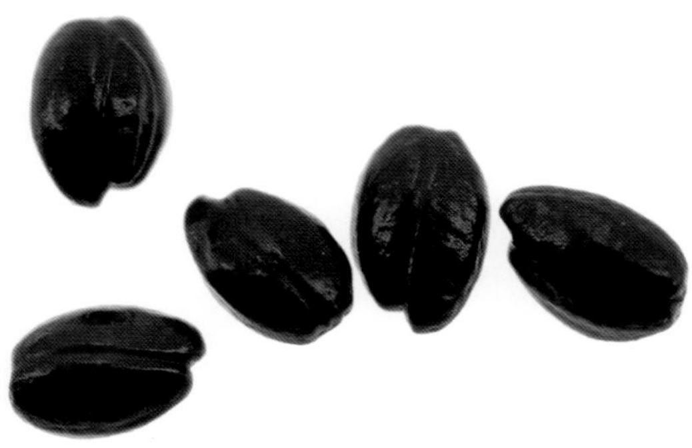

图6-31-3　沙棘种子

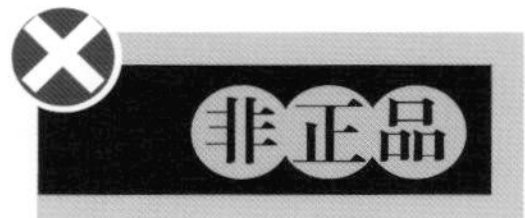

白刺

蒺藜科白刺属植物白刺 *Nitraria tangutorum* Bobr. 的干燥成熟果实。

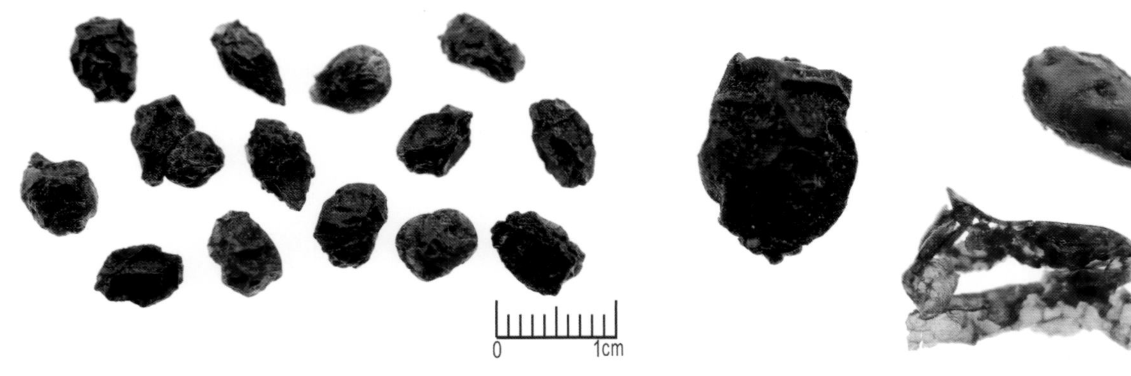

图6-31-4　白刺

图6-31-5　白刺（剥开）

快速鉴别：**呈卵形，有时椭圆形，红棕色；果核狭卵形，长 5~6 mm，先端短渐尖；果核表面具凹窝，顶端两侧具明显的 2 组纵向凹槽。**（图 6−31−4~ 图 6−31−6）

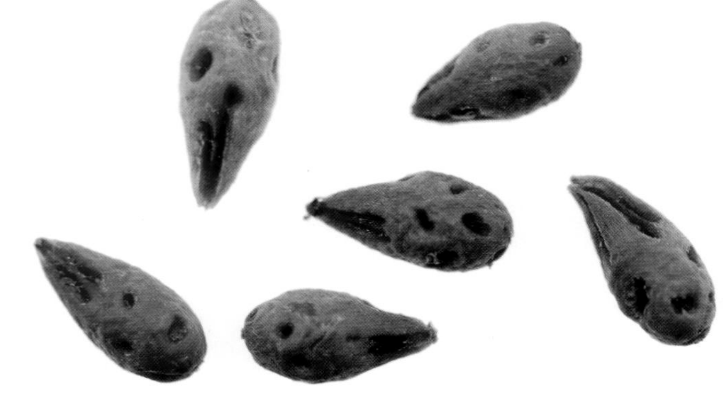

图6−31−6　白刺种子

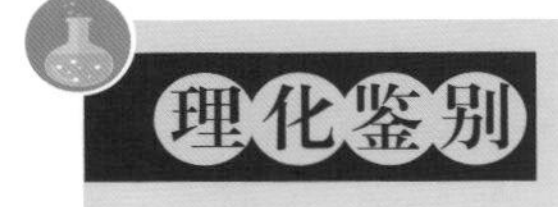

理化鉴别

取本品粉末 1 g，加乙醇 10 ml，加热回流 10 min，滤过，滤液进行下列试验：

1. 取滤液 2 滴，点于滤纸上，喷以 2% 三氯化铝的乙醇溶液，干后，置紫外光灯 (365 nm) 下检视，呈黄绿色荧光。（图 6−31−7）

2. 取滤液 1 ml，加盐酸 3 滴及镁粉少量，水浴加热 5 min，溶液显红色。（图 6−31−8）

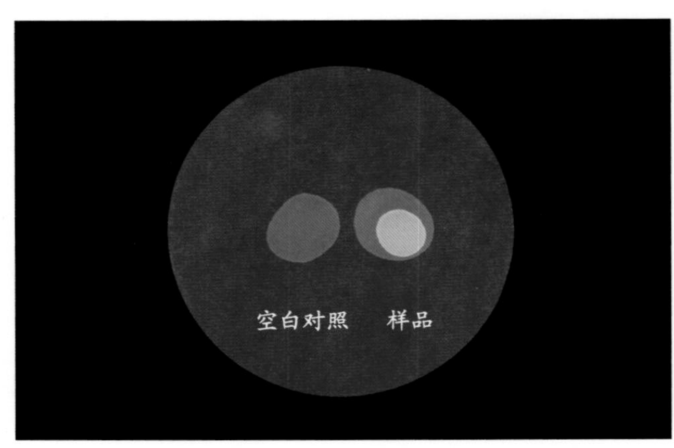

图6−31−7　沙棘理化鉴别（1）

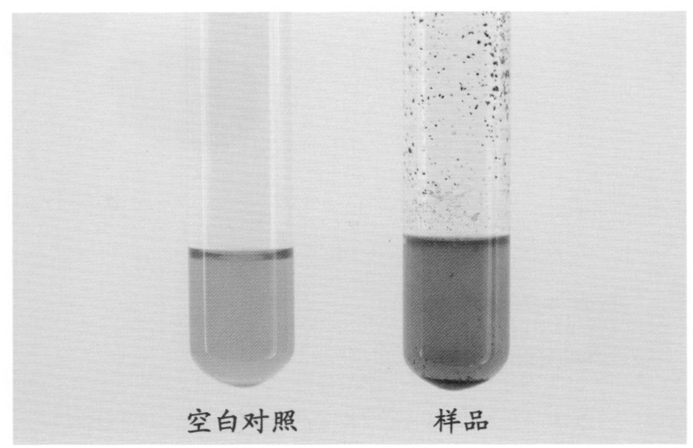

图6−31−8　沙棘理化鉴别（2）

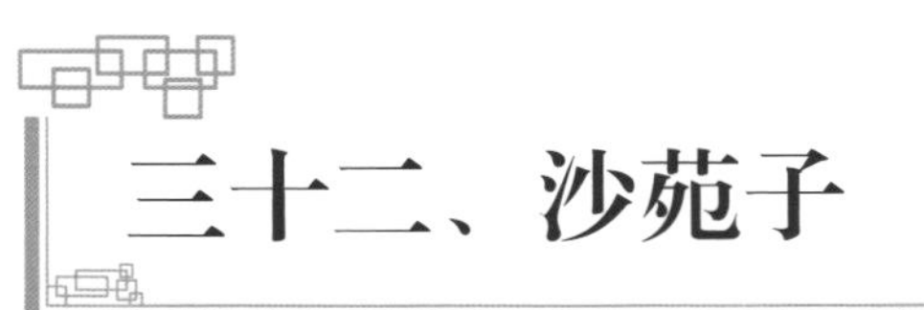

三十二、沙苑子

【来源】豆科植物扁茎黄芪 *Astragalus complanatus* R.Br. 的干燥成熟种子。秋末冬初果实成熟尚未开裂时采割植株，晒干，打下种子，除去杂质，晒干。

【性状】略呈肾形而稍扁，长 2~2.5 mm，宽 1.5~2 mm，厚约 1 mm。表面光滑，褐绿色或灰褐色，边缘一侧微凹处具圆形种脐。质坚硬，不易破碎。子叶 2，淡黄色，胚根弯曲，长约 1 mm。气

微，味淡，嚼之有豆腥味。（图 6−32−1、图 6−32−2）

【标准收载】《中华人民共和国药典》。

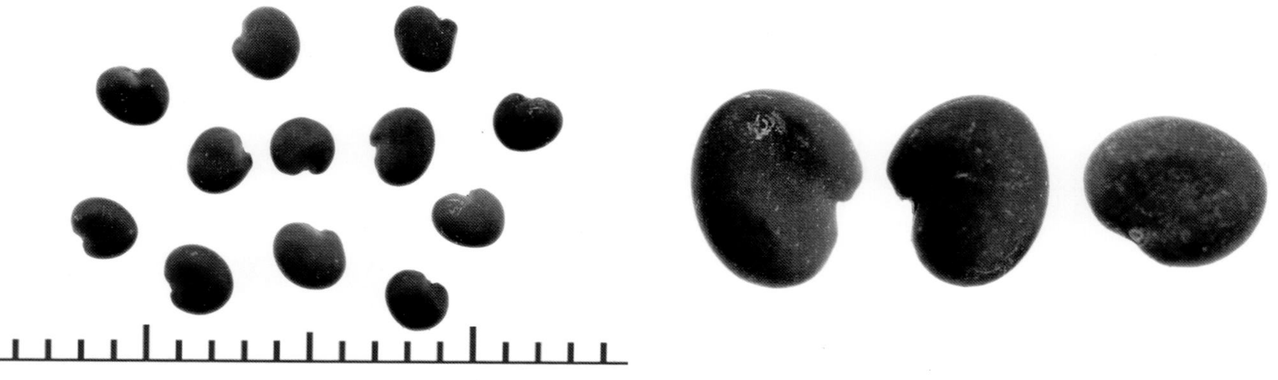

图6−32−1　沙苑子　　图6−32−2　沙苑子（放大）

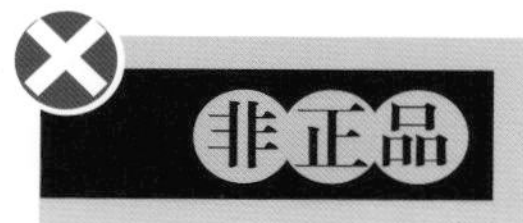

响铃草种子

豆科猪屎豆属植物假地蓝 *Crotalaria ferruginea* Grah. ex Benth. 的干燥成熟种子，又名“土沙苑”。

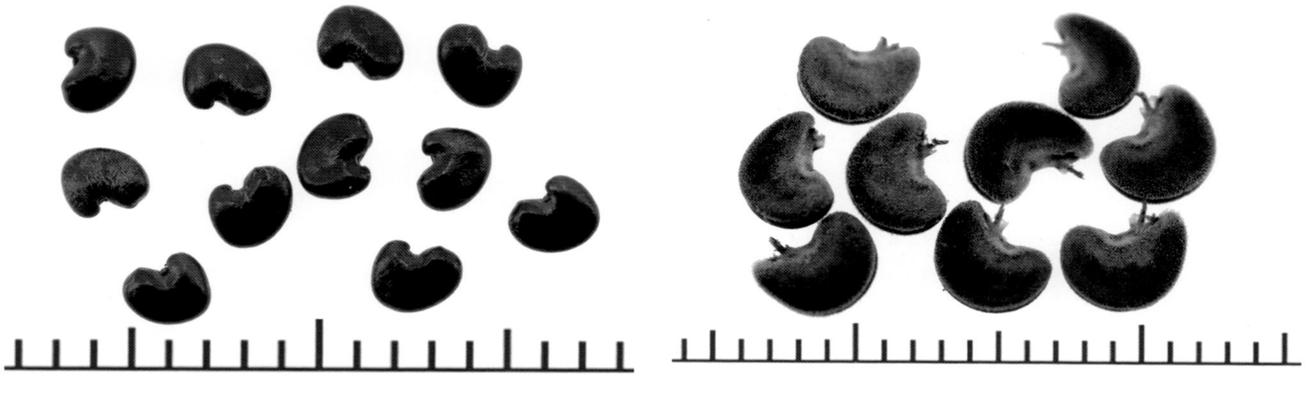

图6−32−3　响铃草种子　　图6−32−4　蜀葵种子

快速鉴别：**呈三角状肾形，两侧多数呈显著压扁或凹窝状；表面光滑，洁净而有光泽；一端较宽圆，截形微向下弯成钩状，另一端稍狭钝圆，呈弯钩状；腹面种脐着生处中央凹陷较深，嚼破后豆腥闷气很大。**（图 6−32−3）

蜀葵种子

锦葵科蜀葵属植物蜀葵 *Alcea rosea* Linnaeus 的干燥成熟种子。

快速鉴别：**似橘瓣状，背部具纵槽；表面粗糙，具多数微毛或脱落后形成的点状痕迹；种脐一端具明显突起。**（图 6−32−4）

磨盘草种子

锦葵科苘麻属植物磨盘草 *Abutilon indicum* (Linn.) Sweet 的干燥成熟种子。

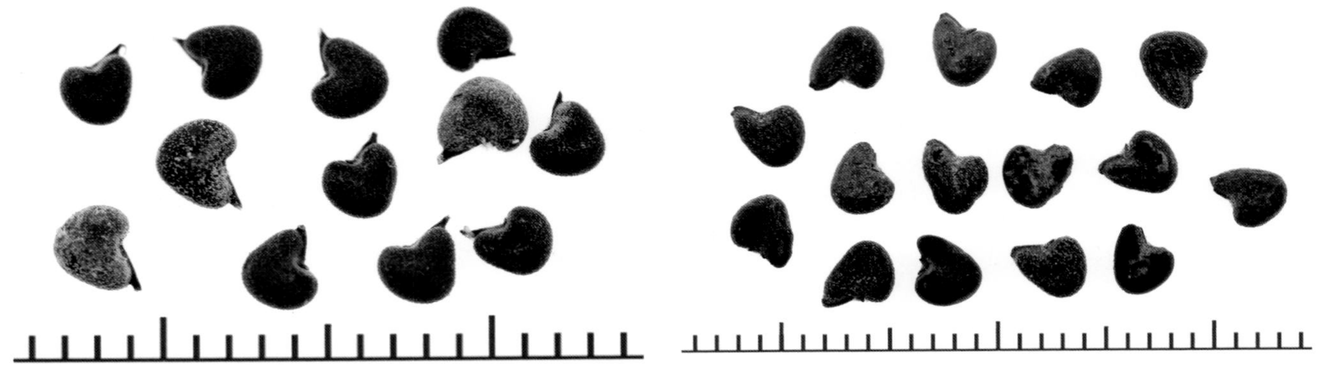

图6-32-5　磨盘草种子　　　　图6-32-6　苘麻子

快速鉴别：**呈三角状肾形；表面棕褐色或灰棕色，疏被浅灰色尘状微毛，上下两面近中央处具 1 个类圆形浅窝，一侧中央凹陷呈缺刻状；种脐一端具明显突起。**（图 6-32-5）

苘麻子

锦葵科苘麻属植物苘麻 *Abutilon theophrasti* Medicus 的干燥成熟种子。

快速鉴别：**呈三角状肾形；表面灰黑色或暗褐色，有白色稀疏绒毛，凹陷处有类椭圆状种脐。**（图 6-32-6）

合萌种子

豆科合萌属植物合萌 *Aeschynomene indica* L. 的干燥成熟种子。

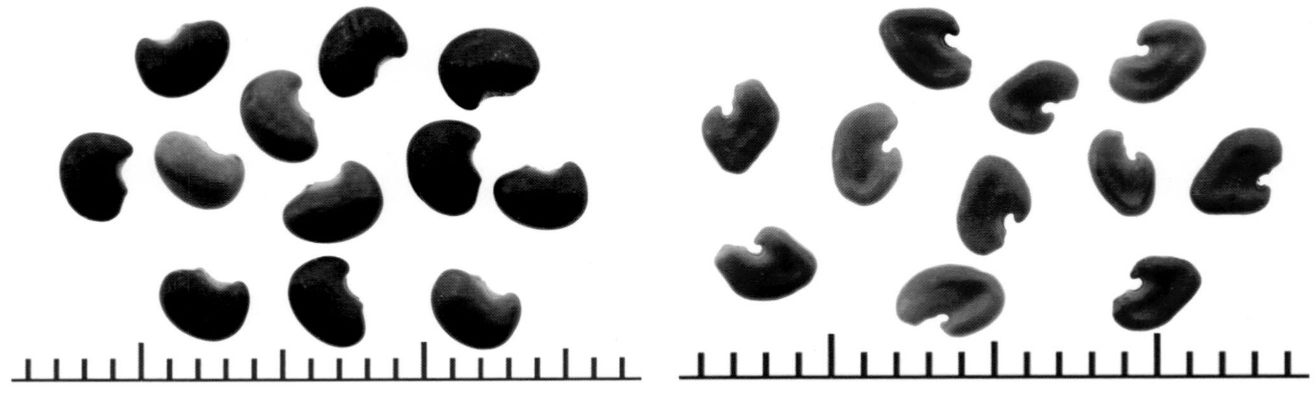

图6-32-7　合萌种子　　　　图6-32-8　紫云英种子

快速鉴别：**肾形或长椭圆形；表面棕黑色或黑色，饱满，光滑；种脐刻缺半圆形，合点微突起。**（图 6-32-7）

紫云英种子

豆科黄芪属植物紫云英 *Astragalus sinicus* L. 的干燥成熟种子，又名“草沙苑”。

快速鉴别：**呈肾状斜长方形，两侧压扁较明显；表面黄绿色或棕黄色，光滑；一端平截，明显向下弯曲成钩状，另一端钝圆或平截；腹面中央为种脐着生处，内陷较深，种脐长条形；嚼之无豆腥味。**（图 6-32-8）

苦马豆

豆科苦马豆属植物苦马豆 *Sphaerophysa salsula* (Pall.) DC. 的干燥成熟种子。

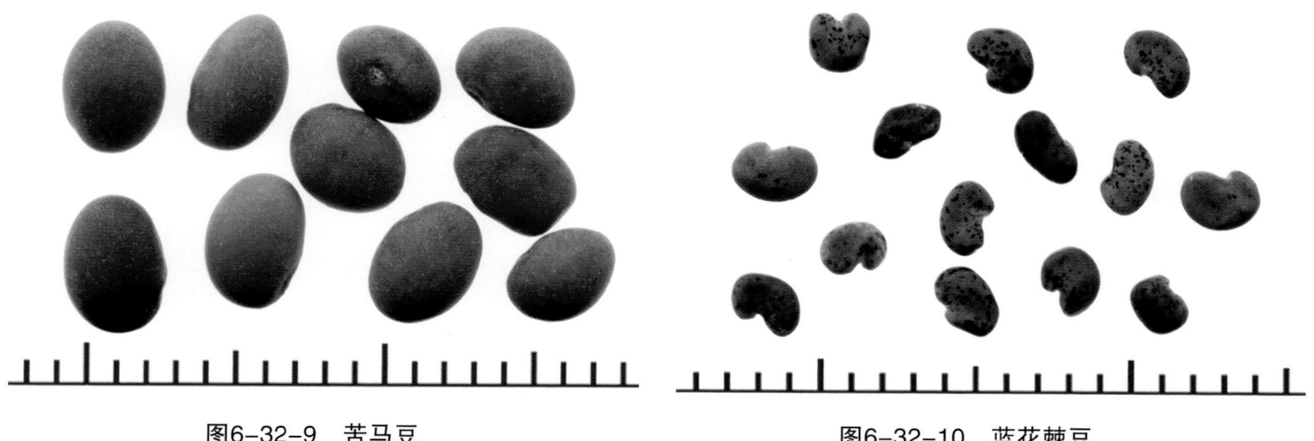

图6-32-9　苦马豆　　图6-32-10　蓝花棘豆

快速鉴别：**扁圆略成肾形；表面棕褐色，光滑；一侧略凹陷，有点状种脐。**（图 6-32-9）

蓝花棘豆

豆科棘豆属植物蓝花棘豆 *Oxytropis caerulea* (Pall.) DC. 的干燥成熟种子。

快速鉴别：**呈椭圆状肾形，稍扁；表面绿棕色或黑褐色；放大镜下可见散在黑色斑点；嚼之有麻舌感。**（图 6-32-10）

黄芪种子

豆科黄芪属植物蒙古黄芪 *Astragalus membranaceus* (Fisch.) Bunge var. *mongholicus* (Bunge) P.K. Hsiao 或膜荚黄芪 *Astragalus membranaceus* (Fisch.) Bunge 的干燥成熟种子。

快速鉴别：**呈圆肾形而扁；表面棕褐色或浅棕黑色，无明显光泽，常有黑褐色斑点；边缘一侧凹入处具明显种脐。**（图 6-32-11）

直立黄芪种子

豆科黄芪属植物斜茎黄芪（直立黄芪）*Astragalus laxmannii* 的干燥成熟种子。

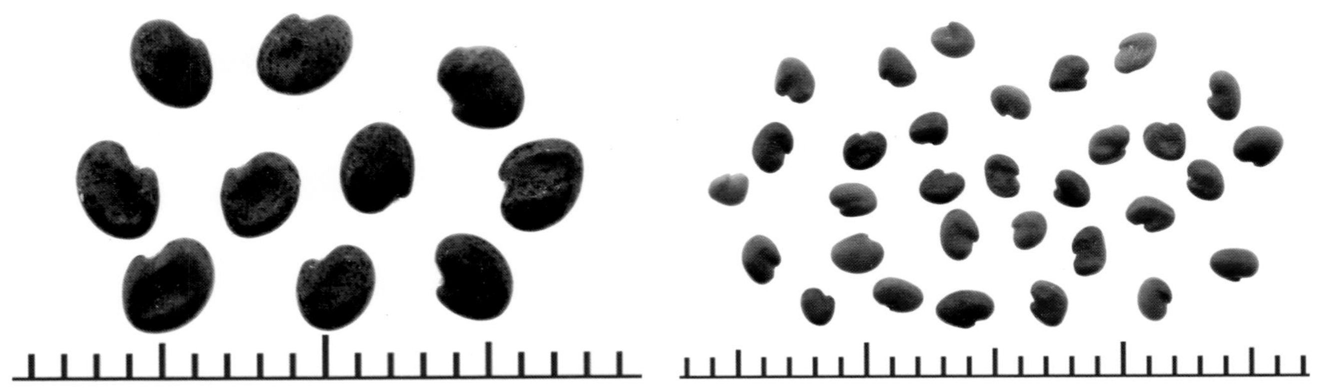

图6-32-11　黄芪种子　　图6-32-12　直立黄芪种子

快速鉴别：**圆肾形略饱满，一端常钝尖；表面有黑褐色斑点及细密点状网纹；嚼之有麻舌感。**（图 6-32-12）

崖州野百合种子

豆科猪屎豆属植物崖州猪屎豆 *Crotalaria yaihsienensis* T. C. Chen 的干燥成熟种子。

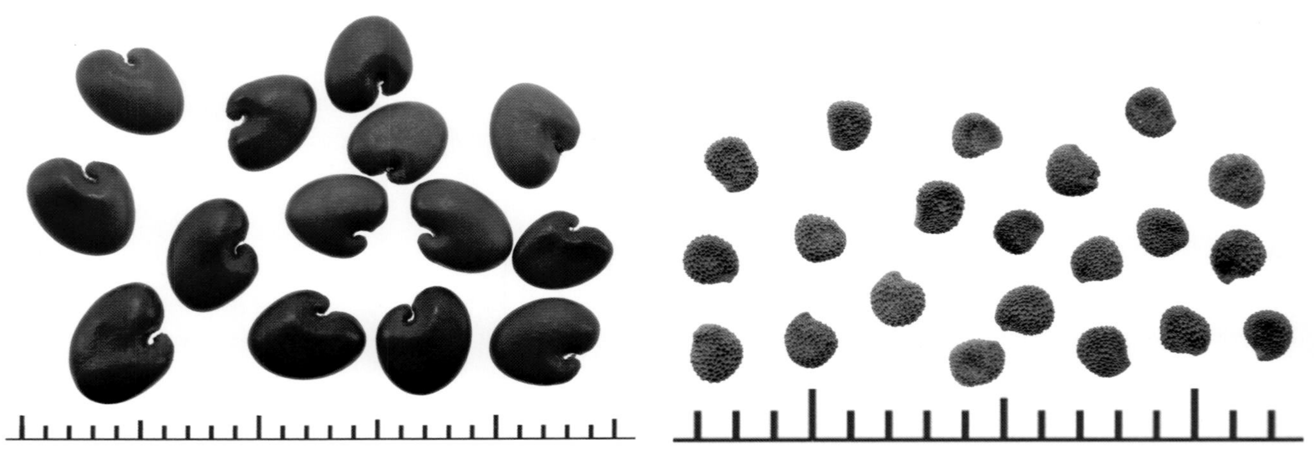

图6-32-13　崖州野百合种子*　　图6-32-14　天仙子*

快速鉴别：**呈肾形，两侧面饱满或略有凹窝状，表面褐色，光滑而有光泽；种脐着生处向内凹陷较深或呈闭合状态。**（图 6-32-13）

天仙子

茄科植物天仙子属植物天仙子（莨菪）*Hyoscyamus niger* L. 的干燥成熟种子。

快速鉴别：**呈类扁肾形或扁卵形；表面有细密的网纹，略尖的一端有点状种脐；味微辛。**（图 6-32-14）

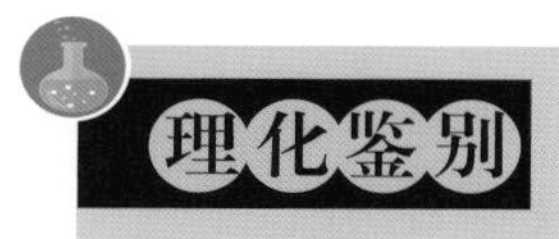

理化鉴别

1. 取本品粉末 1 g，加乙醚 10 ml，水浴回流 10 min，滤过，弃去乙醚液，药渣挥尽乙醚，加甲醇 5 ml，水浴回流 10 min，滤过，滤液点于滤纸上，置紫外光灯 (365 nm) 下观察，显紫红色荧光（1），再加甲醇 2 滴使斑点扩散，紫红色环内有一亮黄色环（2）。（图 6−32−15）

2. 取本品粉末 5 g，加乙醚 50 ml，水浴回流 30 min，弃去乙醚液，药渣挥尽乙醚，加乙醇 50 ml，回流 30 min，滤过，取滤液 1 ml，加浓盐酸 5 滴、镁粉少许，沸水浴加热 3 min，溶液呈红色。（图 6−32−16）

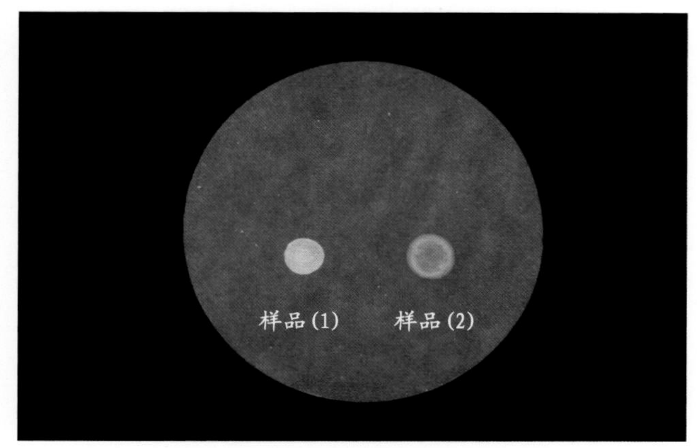

图6−32−15　沙苑子理化鉴别（1）

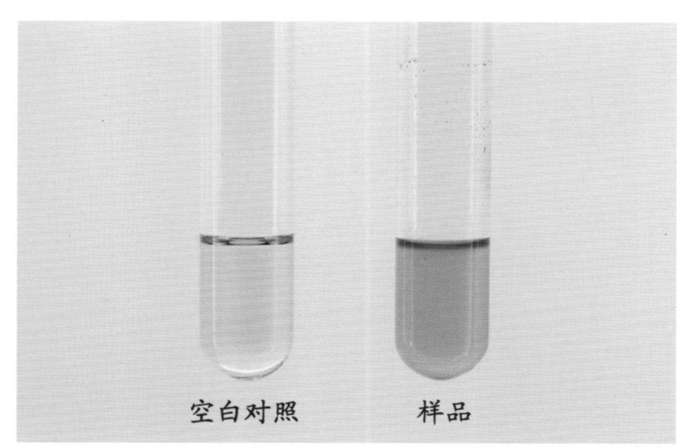

图6−32−16　沙苑子理化鉴别（2）

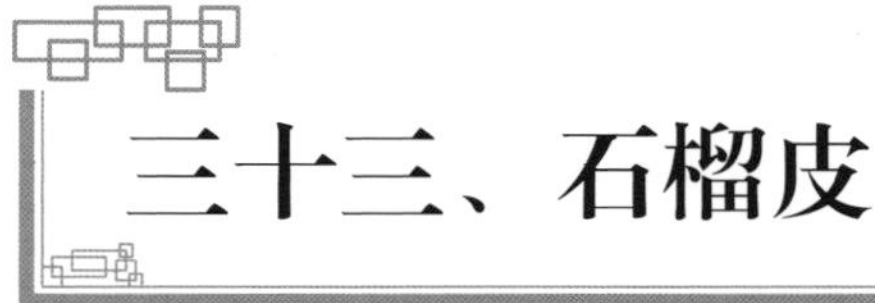

三十三、石榴皮

【来源】石榴科石榴属植物石榴 *Punica granatum* L. 的干燥果皮。秋季果实成熟后收集果皮，晒干。

【性状】呈不规则的片状或瓢状，大小不一，厚 1.5~3 mm。外表面红棕色、棕黄色或暗棕色，略有光泽，粗糙，有多数疣状突起，有的有突起的筒状宿萼及粗短果梗或果梗痕。内表面黄色或红棕色，有隆起呈网状的果蒂残痕。质硬而脆，断面黄色，略显颗粒状。气微，味苦涩。（图 6−33−1、图 6−33−2）

【标准收载】《中华人民共和国药典》。

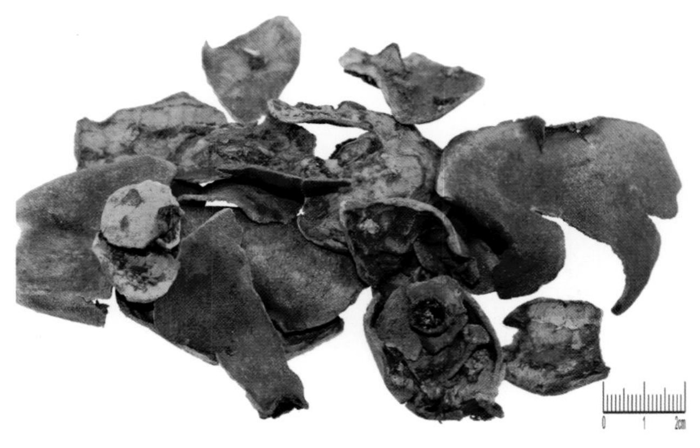

图6-33-1　石榴皮

图6-33-2　石榴皮（内外表面）

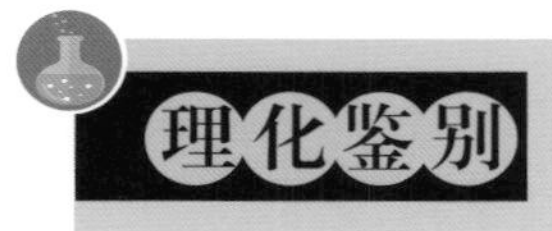

理化鉴别

取本品粉末1 g，加水10 ml，置60℃水浴回流10 min，趁热滤过，取滤液1 ml，置玻璃试管中，加1%三氯化铁的乙醇溶液1滴，溶液呈墨绿色。（图6-33-3）

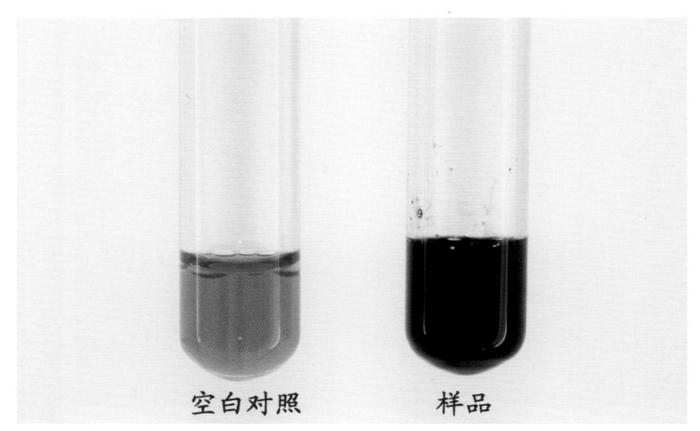

图6-33-3　石榴皮理化鉴别

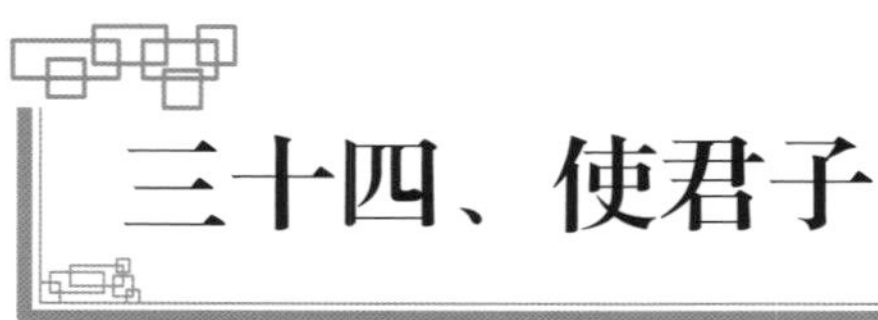

三十四、使君子

【来源】使君子科使君子属植物使君子 *Quisqualis indica* L. 的干燥成熟果实。秋季果皮变紫黑色时采收，除去杂质，干燥。

【性状】呈椭圆形或卵圆形，具5条纵棱，偶有4~9棱，长2.5~4 cm，直径约2 cm。表面黑褐色至紫黑色，平滑，微具光泽。顶端狭尖，基部钝圆，有明显圆形的果梗痕。质坚硬，横切面多呈五角星形，棱角处壳较厚，中间呈类圆形空腔。种子长椭圆形或纺锤形，长约2 cm，直径约1 cm；表面棕褐色或黑褐色，有多数纵皱纹；种皮薄，易剥离；子叶2，黄白色，有油性，断面有裂隙。气微香，味微甜。（图6-34-1、图6-34-2）

【标准收载】《中华人民共和国药典》。

【饮片】**使君子仁**　净使君子除去外壳。（图6-34-3）

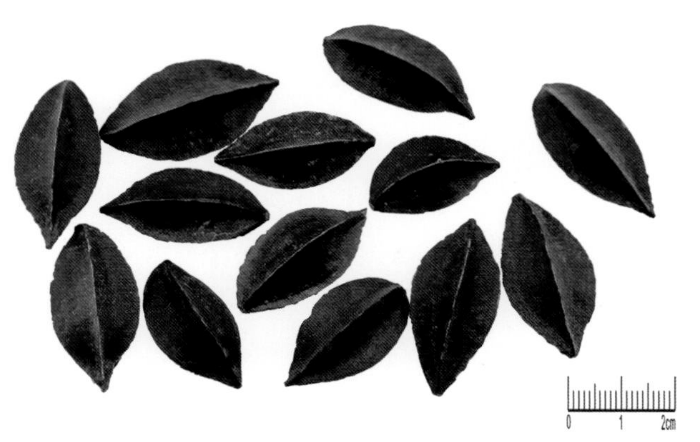

图6-34-1 使君子

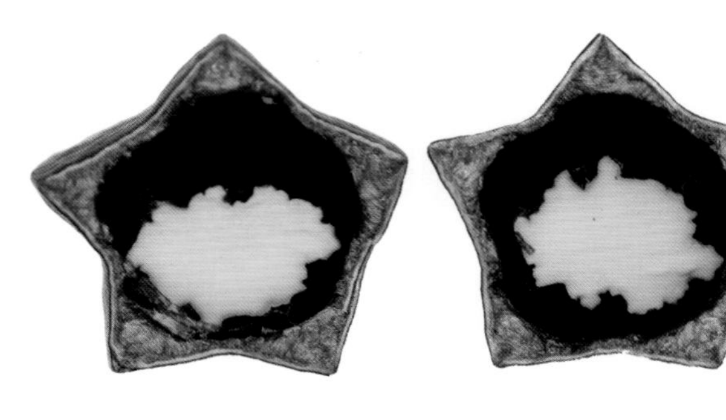

图6-34-2 使君子（横切面）

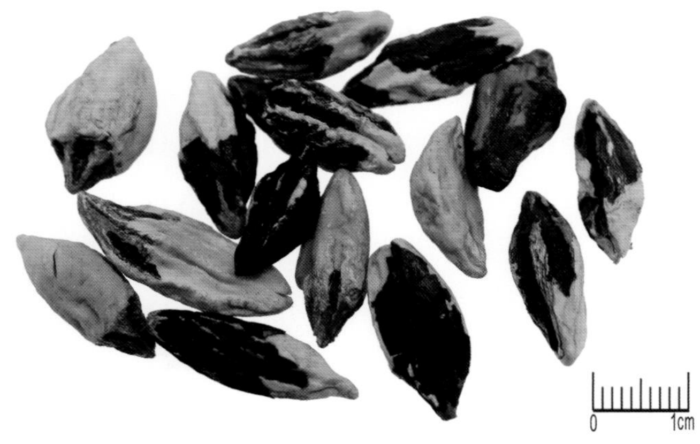

图6-34-3 使君子仁

理化鉴别

取本品粉末5 g，加50 ml石油醚（30~60 ℃），于50 ℃温浸1 h脱脂，滤过，弃去石油醚液，药渣用40%乙醇20 ml温浸1 h，滤过，滤液减压浓缩至干，取少量浓缩物，加50%甲醇溶液2 ml使溶解，点于滤纸上，喷洒茚三酮试剂，置100℃烘箱中，放置2 min，呈现紫色斑点。（图6-34-4）

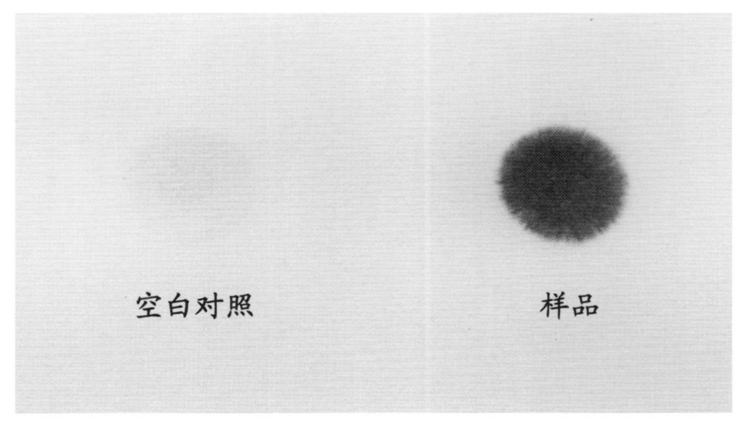

图6-34-4 使君子理化鉴别

三十五、丝瓜络

【来源】葫芦科丝瓜属植物丝瓜 *Luffa cylindrical* (L.) Roem. 的干燥成熟果实的维管束。夏、秋二季果实成熟、果皮变黄、内部干枯时采摘，除去外皮和果肉，洗净，晒干，除去种子。

【性状】为丝状维管束交织而成，多呈长棱形或长圆筒形，略弯曲，长 30~70 cm，直径 7~10 cm。表面黄白色。体轻，质韧，有弹性，不能折断。横切面可见子房 3 室，呈空洞状。气微，味淡。（图 6-35-1~图 6-35-3）

【标准收载】《中华人民共和国药典》。

【饮片】**丝瓜络**　丝瓜络药材除去残留种子及外皮，切段。（图 6-35-4）

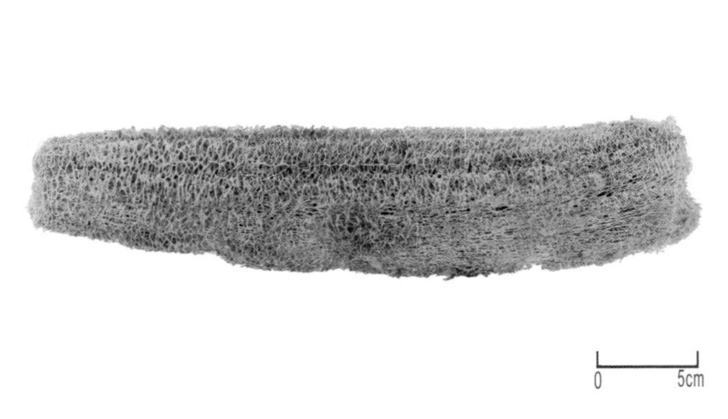

图6-35-1　丝瓜络

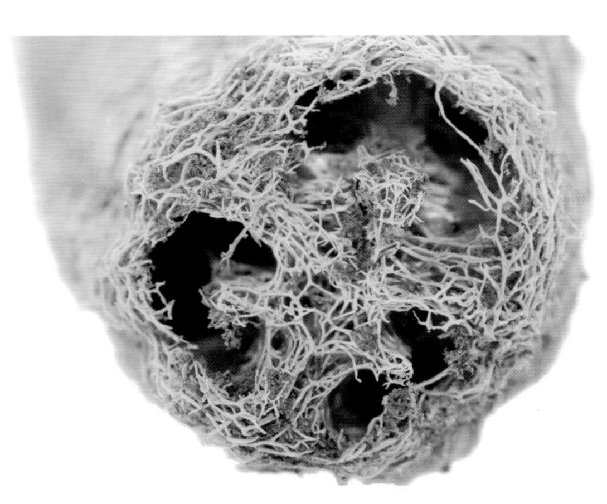

图6-35-2　丝瓜络（横切面）

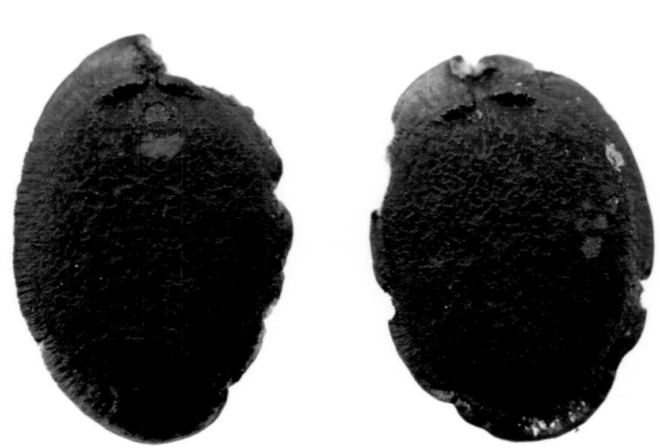

图6-35-3　丝瓜种子

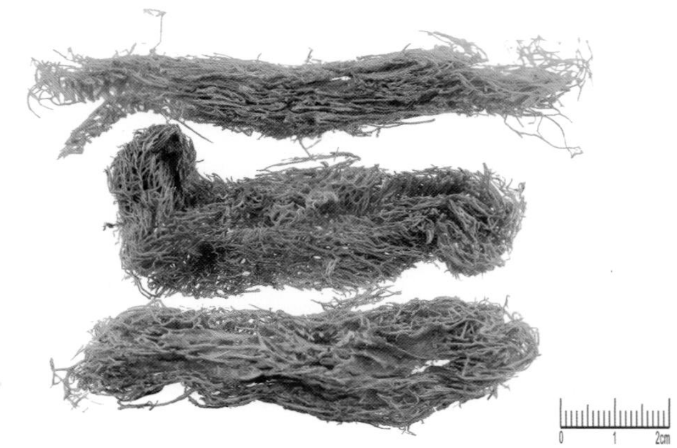

图6-35-4　丝瓜络（饮片）

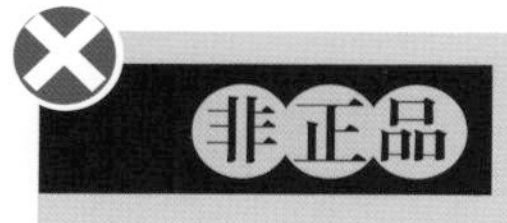

粤丝瓜络

葫芦科丝瓜属植物广东丝瓜 *Luffa acutangula* (L.) Roxb 成熟果实，又名“棱角丝瓜”。

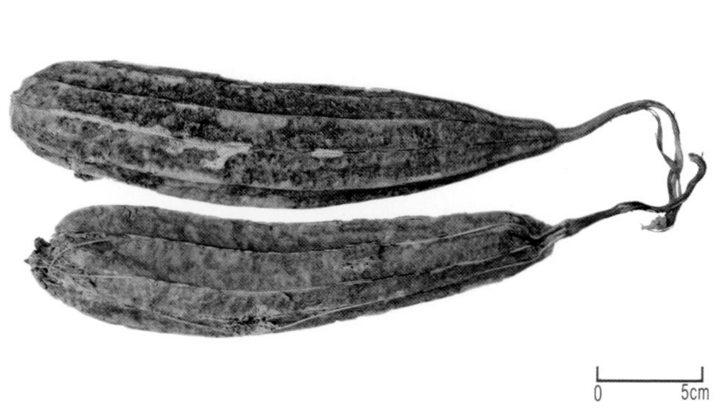

图6-35-5　粤丝瓜络

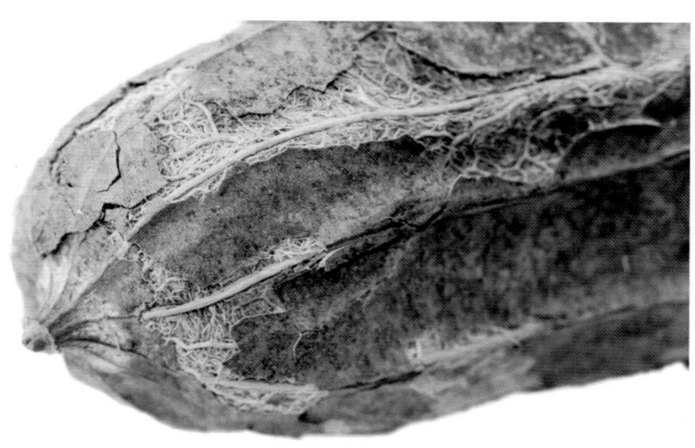

图6-35-6　粤丝瓜络（局部）

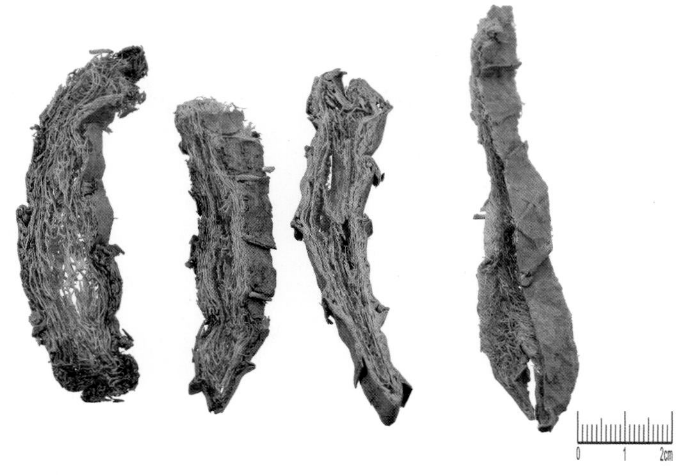

图6-35-7　粤丝瓜络（切段）

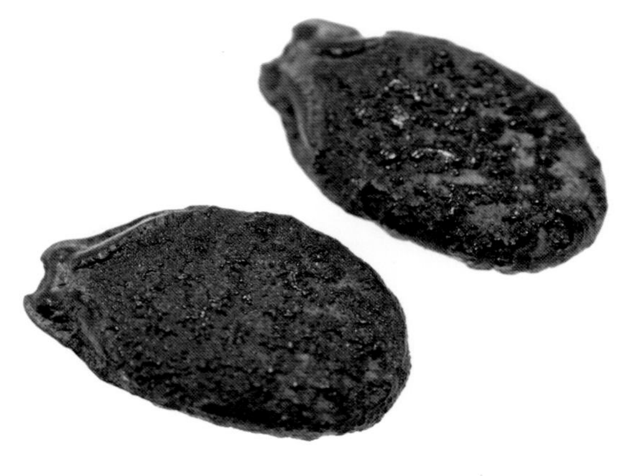

图6-35-8　广东丝瓜种子

快速鉴别：**长条圆筒形；表面有 10 条明显突起的纵向棱线；横断面子房 3 室，排成 3 个空洞。**（图 6-35-5~ 图 6-35-8）

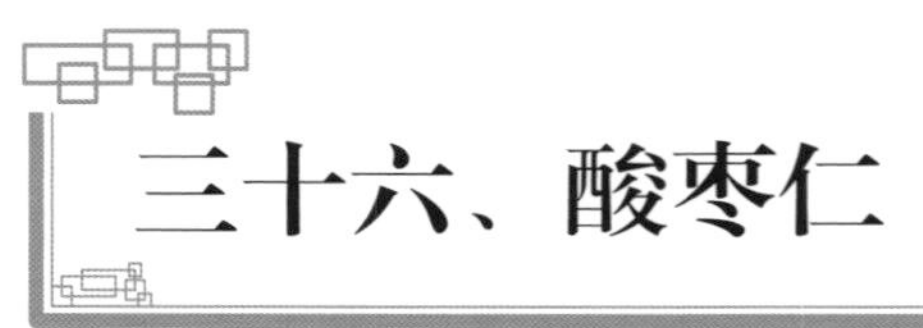

三十六、酸枣仁

【来源】鼠李科枣属植物酸枣 *Ziziphus jujuba* Mill. var. *spinosa* (Bunge) Hu ex H.F. Chou 的干燥成熟种子。秋末冬初采收成熟果实，除去果肉和核壳，收集种子，晒干。

【性状】呈扁圆形或扁椭圆形，长 5~9 mm，宽 5~7 mm，厚约 3 mm。表面紫红色或紫褐色，平滑有光泽，有的有裂纹。有的两面均呈圆隆状突起；有的一面较平坦，中间有 1 条隆起的纵线纹；另一面稍突起。一端凹陷，可见线形种脐；另端有细小突起的合点。种皮较脆，胚乳白色，子叶 2，浅黄色，富油性。气微，味淡。（图 6-36-1、图 6-36-2）

【标准收载】《中华人民共和国药典》。

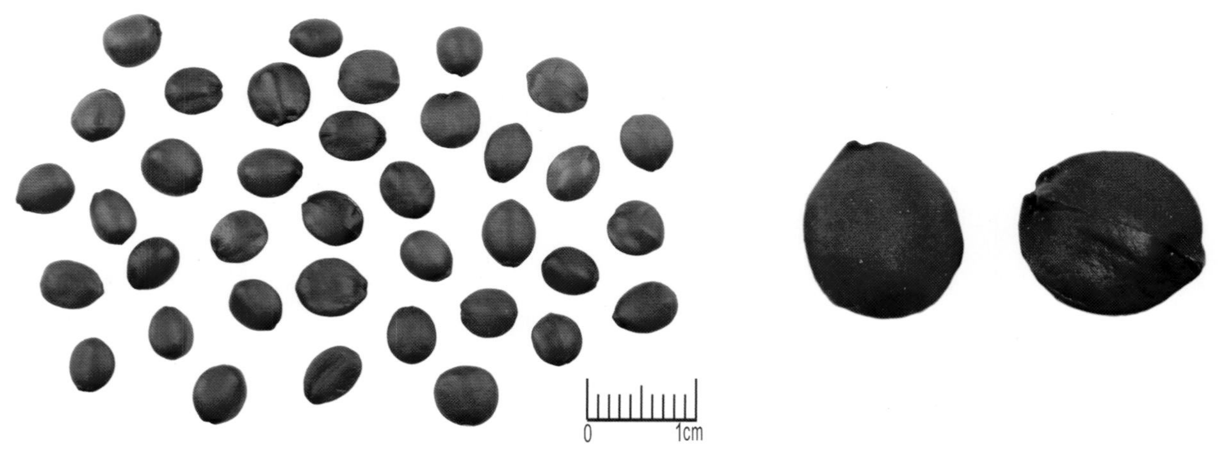

图6-36-1　酸枣仁

图6-36-2　酸枣仁（背腹面）

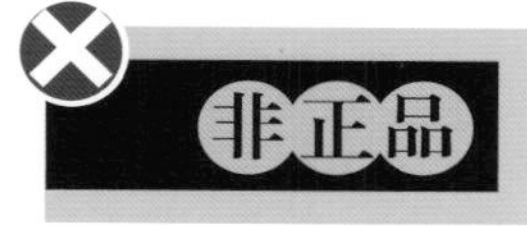

理枣仁

鼠李科枣属植物滇刺枣 *Ziziphus mauritiana* Lam. 的干燥成熟种子，又名“滇枣仁”。

快速鉴别：**呈扁圆形或扁椭圆形；种皮光滑，黄棕色至红棕色；表面可见斑点状花纹。**（图 6-36-3~ 图 6-36-5）

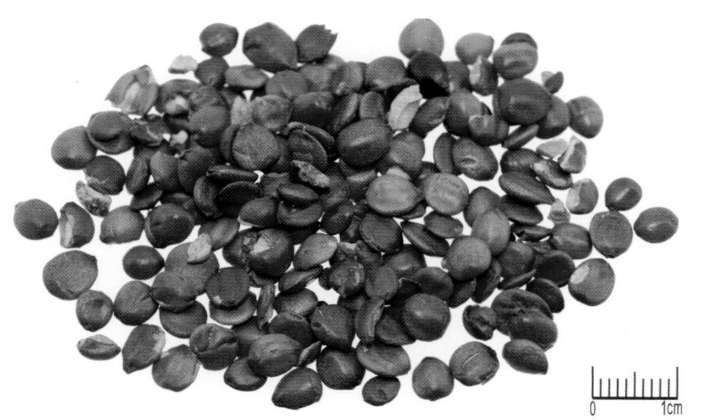

图6-36-3 理枣仁

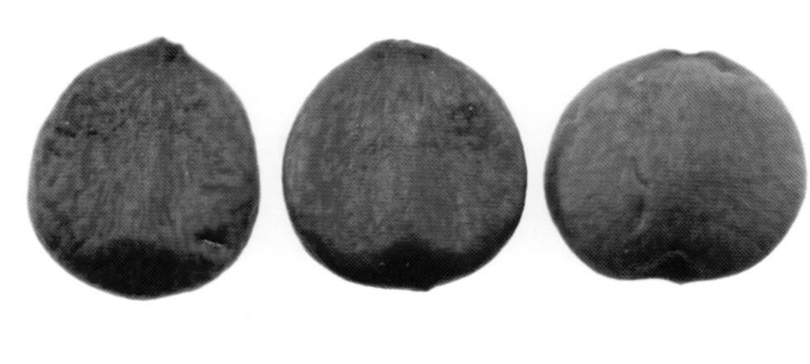

图6-36-4 理枣仁（背腹面）

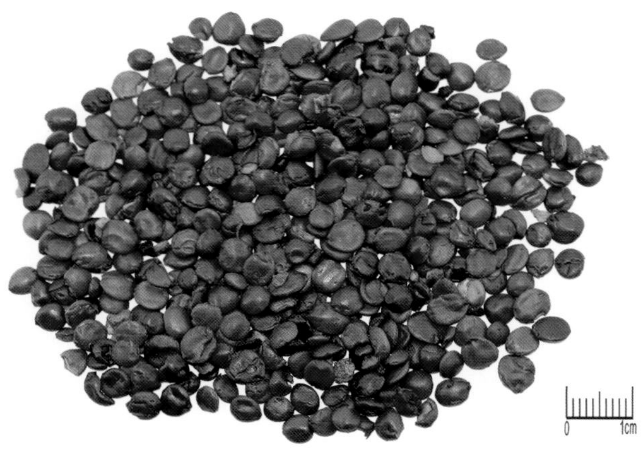

图6-36-5 理枣仁（染色）

兵豆

豆科兵豆属植物兵豆 *Lens culinaris* Medic. 的干燥成熟种子，染色后冒充酸枣仁。

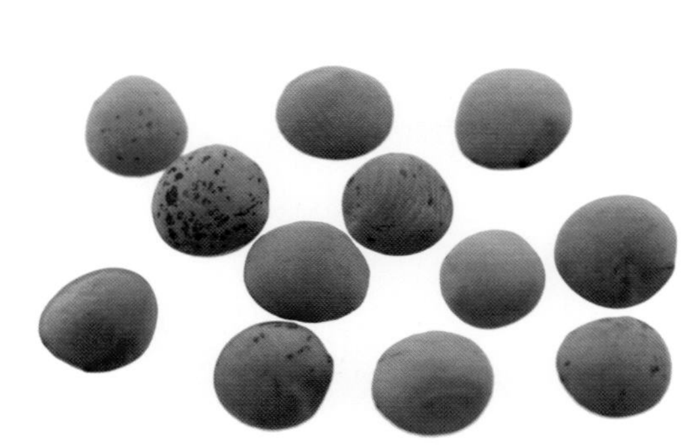

图6-36-6 兵豆

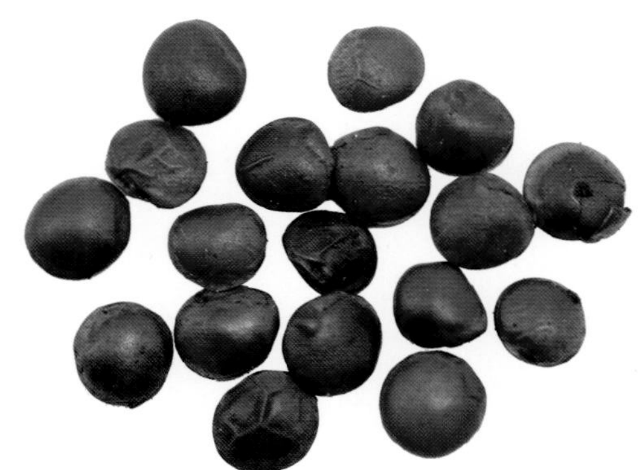

图6-36-7 兵豆（染色）

快速鉴别：**呈扁圆形，较酸枣仁小，直径 1~5 mm；中间厚，边缘较薄；表面灰绿色至淡棕绿色，稍光滑；边缘可见长约 1.5 mm 的灰白色种脐。**（图 6-36-6、图 6-36-7）

枳椇子

鼠李科枳椇属植物枳椇 *Hovenia acerba* Lindl. 的干燥成熟种子。

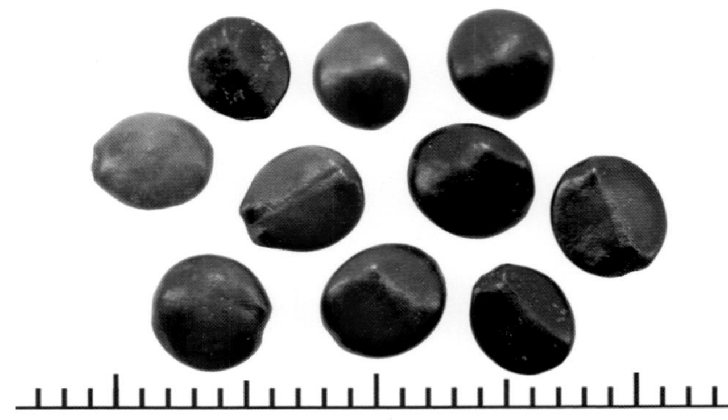

图6-36-8　枳椇子

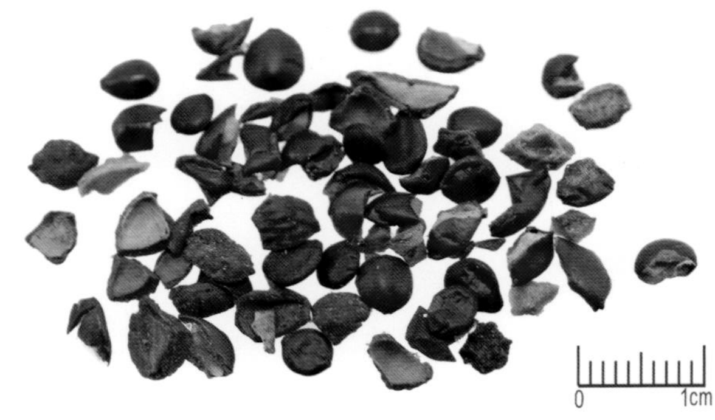

图6-36-9　酸枣仁劣质（掺杂）

快速鉴别：**扁平圆形；表面棕黑色或红褐色，油滑光亮；腹部具较宽纵棱；种皮坚硬，难破碎。**（图 6-36-8）

酸枣仁劣质（掺杂）

掺入酸枣的核壳。

快速鉴别：**核壳坚硬，表面红棕色；表面具棱状突起。**（图 6-36-9）

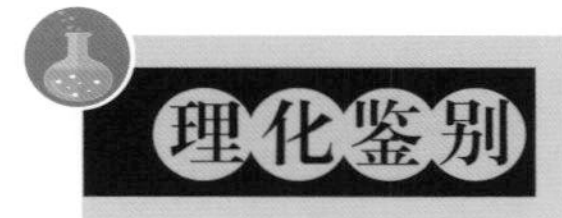

理化鉴别

取本品粉末 5 g，加水 50 ml，在 60℃水浴回流 1 h，滤过，滤液进行下列试验：

1. 取滤液 1 ml，置玻璃试管中，加浓盐酸 5 滴，加热 3 min，溶液呈棕红色。（图 6-36-10）
2. 取滤液 1 ml，置玻璃试管中，加氢氧化钠试液 5 滴，溶液呈黄色。（图 6-36-11）

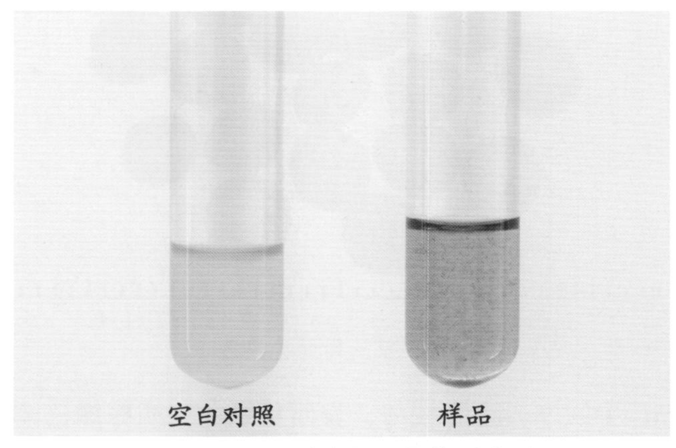

图6-36-10　酸枣仁理化鉴别（1）

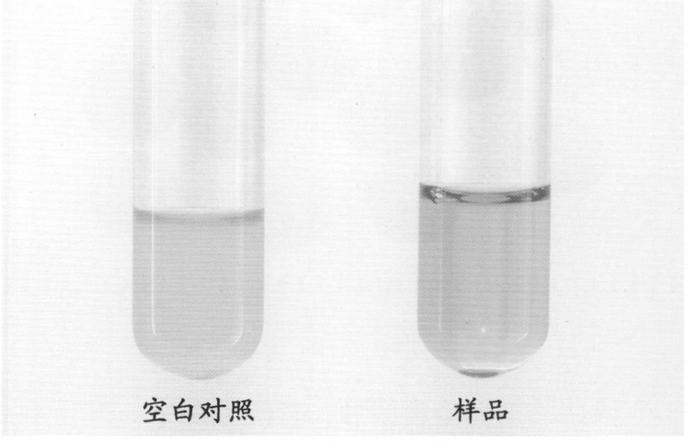

图6-36-11　酸枣仁理化鉴别（2）

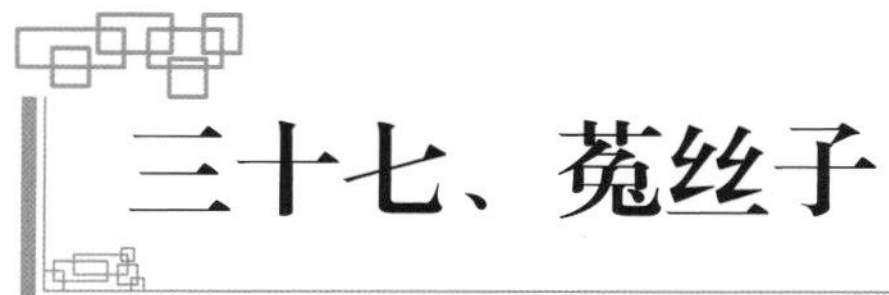

三十七、菟丝子

【来源】旋花科菟丝子属植物南方菟丝子 *Cuscuta australis* R.Br. 或菟丝子 *Cuscuta chinensis* Lam. 的干燥成熟种子。秋季果实成熟时采收植株，晒干，打下种子，除去杂质。

【性状】呈类球形，直径 1~2 mm。表面灰棕色至棕褐色，粗糙，种脐线形或扁圆形。质坚实，不易以指甲压碎。气微，味淡。（图 6-37-1、图 6-37-2）

【标准收载】《中华人民共和国药典》。

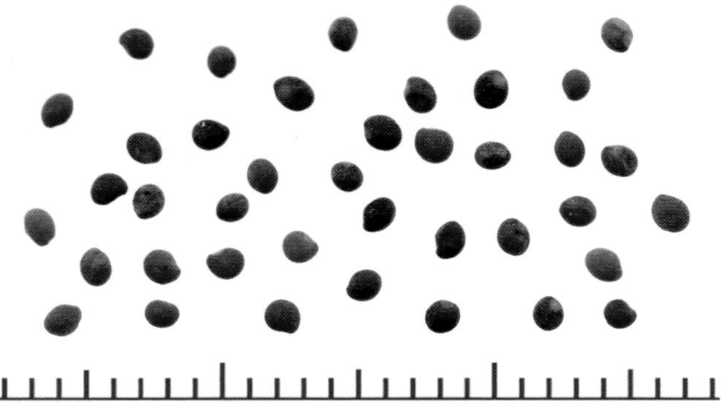

图6-37-1　菟丝子（南方菟丝子）

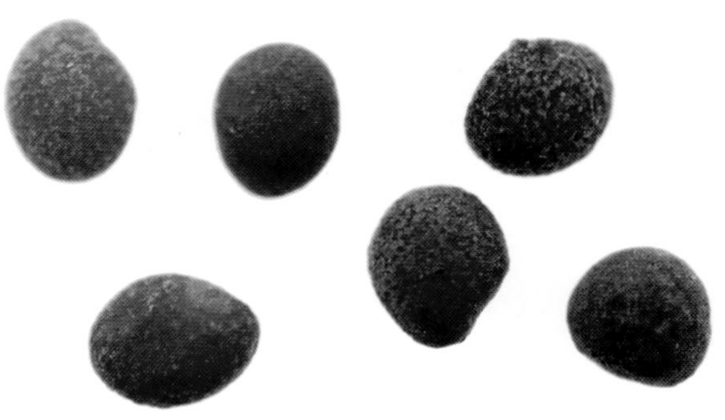

图6-37-2　南方菟丝子（放大）

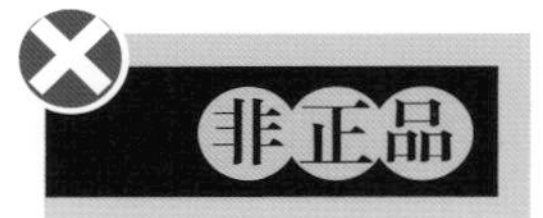

大菟丝子

旋花科菟丝子属植物金灯藤（日本菟丝子）*Cuscuta japonica* Choisy 的干燥成熟种子。

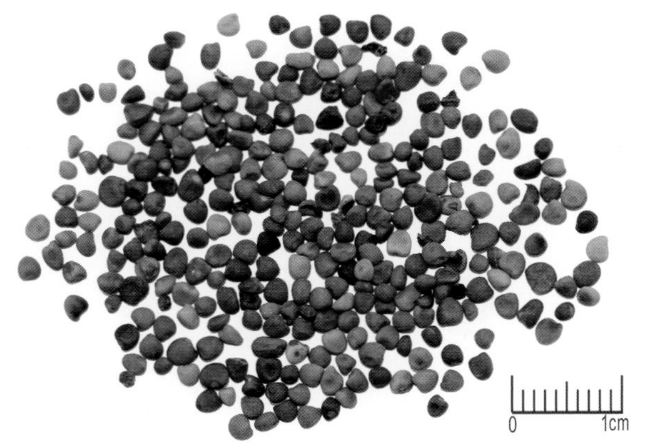

图6-37-3　大菟丝子

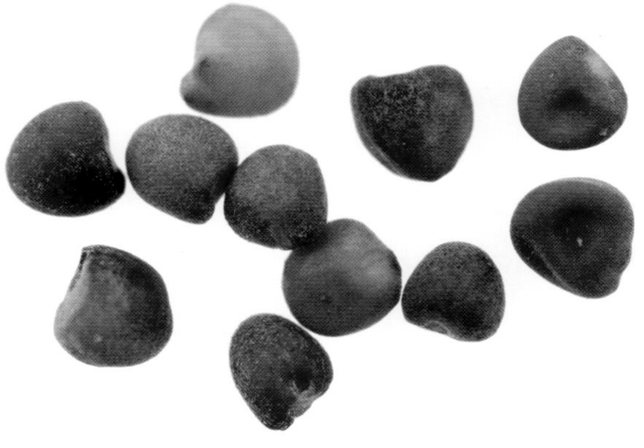

图6-37-4　大菟丝子（放大）

快速鉴别：**呈类圆球形或三棱形，直径 2~3 mm；表面黄棕色、棕褐色或淡黄色，微凹陷；一端具喙状突起。**（图 6−37−3、图 6−37−4）

紫苏子

唇形科紫苏属植物紫苏 *Perilla frutescens* (L.) Britt. 的干燥成熟种子。

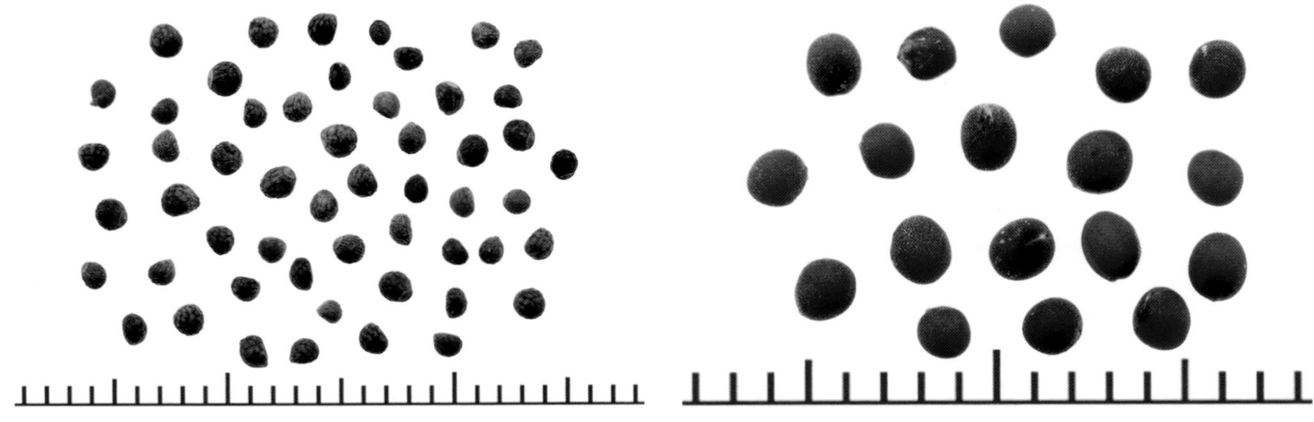

图6−37−5 紫苏子　　图6−37−6 芜青子

快速鉴别：**呈卵形或类球形；置放大镜下观察：表面有微隆起的暗紫色网纹；基部有淡色圆疤，其中有细点状果柄痕；果皮薄而脆，易用手指甲压碎；水煎煮无"吐丝"特征。**（图 6−37−5）

芜青子

十字花科芸苔属植物芜青 *Brassica rapa* L. 的干燥成熟种子。

快速鉴别：**呈类圆球形；表面棕褐色，少数棕红色；置放大镜下观察：表面有微隆起的棕色网纹，种脐类圆形，光滑；易用指甲压破。**（图 6−37−6）

芸苔子

十字花芸苔属科植物芸苔 *Brassica rapa* var. *oleifera* 的干燥成熟种子。

快速鉴别：**呈近球形；表面红褐色或棕黑色；置放大镜下观察：表面有网状纹理，一端具黑色圆点种脐。**（图 6−37−7）

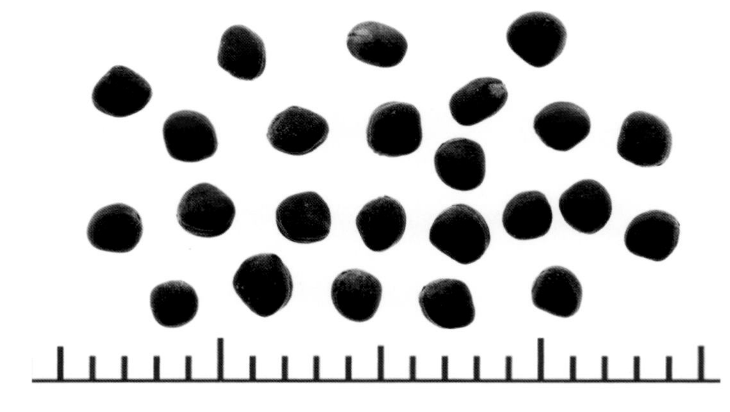

图6−37−7 芸苔子

千穗谷种子

苋科苋属植物千穗谷 *Amaranthus*

hypochondriacus L. 的干燥成熟种子。

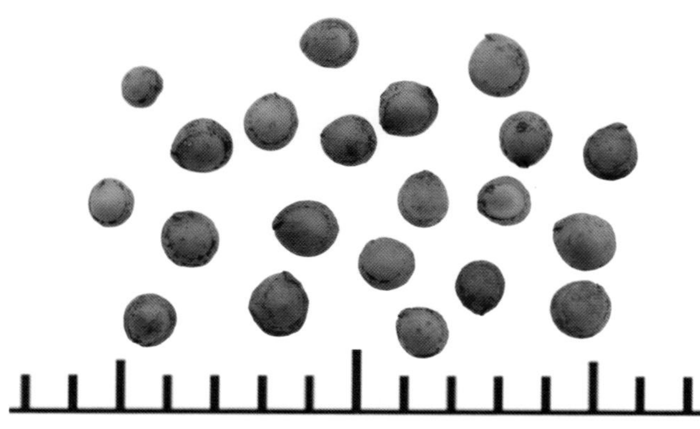

图6-37-8 千穗谷种子（染色）

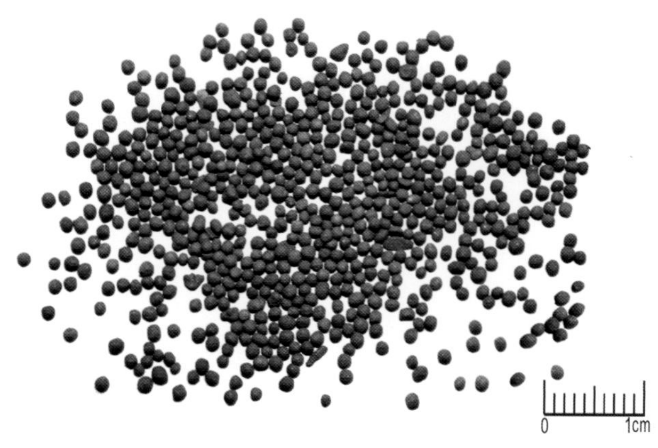

图6-37-9 水泥伪制品

快速鉴别：**呈扁球形；表面黄绿色或棕黄色，置放大镜下观察，外表面光滑，表面无细密深色突起的小点，无微凹的线形种脐，有的边缘有一圈加厚的环带。**（图 6-37-8）

水泥伪制品

将水泥用泥浆滚制、过筛制成。

快速鉴别：**呈类球形、卵圆形或略不规则形；表面较粗糙，灰黄色或灰棕色；质坚硬；水煎煮无"吐丝"特征。**（图 6-37-9）

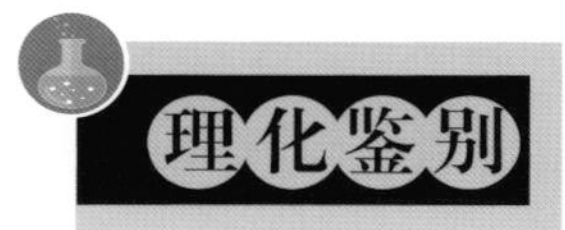

理化鉴别

1. 取本品适量，加水煎煮至破裂，吐出黄白色卷旋状的胚，形如"吐丝"。（图 6-37-10）

2. 取本品 2 g，研碎，加水 10 ml，冷浸 12 h，滤过，取滤液 2 ml 置玻璃试管中，加 α－萘酚试液 2 滴，沿管壁缓缓加入硫酸 0.5 ml，两液面交界处呈紫红色环。（图 6-37-11）

图6-37-10 菟丝子理化鉴别（1）

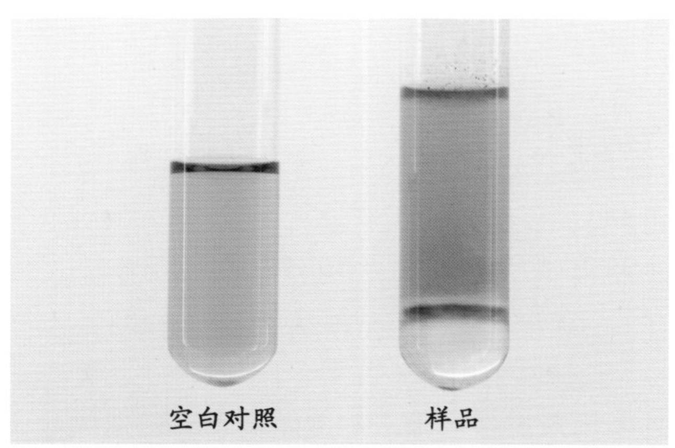

图6-37-11 菟丝子理化鉴别（2）

三十八、吴茱萸

【来源】芸香科植物吴茱萸 *Euodia rutaecarpa* (Juss.) Benth.、石虎 *Euodia rutaecarpa* (Juss.) Benth. var. *officinalis* (Dode) Huang 或疏毛吴茱萸 *Euodia rutaecarpa* (Juss.) Benth. var. *bodinieri* (Dode) Huang 的干燥近成熟果实。8~11 月果实尚未开裂时，剪下果枝，晒干或低温干燥，除去枝、叶、果梗等杂质。

【性状】呈球形或略呈五角状扁球形，直径 2~5 mm。表面暗黄绿色至褐色，粗糙，有多数点状突起或凹下的油点。顶端有五角星状的裂隙，基部残留被有黄色茸毛的果梗。质硬而脆，横切面可见子房 5 室，每室有淡黄色种子 1 粒。气芳香浓郁，味辛辣而苦。（图 6−38−1、图 6−38−2）

【标准收载】《中华人民共和国药典》。

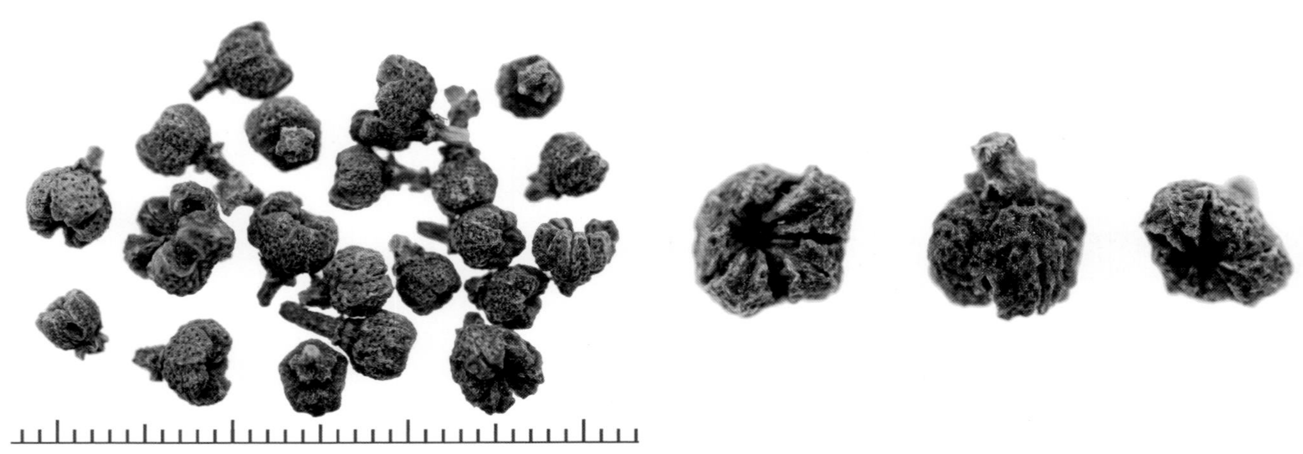

图6−38−1　吴茱萸

图6−38−2　吴茱萸（顶部及底部）

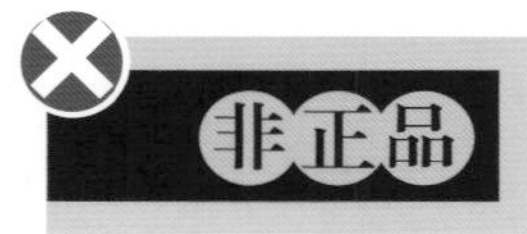

青椒

芸香科花椒属植物青花椒 *Zanthoxylum schinifolium* Sieb. et Zucc. 的干燥果实。

快速鉴别：**多为 2~3 个上部离生的小蓇葖果，集生于小果梗上；蓇葖果球形，沿腹缝线开裂；外表面散有多数油点和细密的网状隆起皱纹；内表面类白色，光滑；气香，味微甜而辛。**（图 6−38−3）

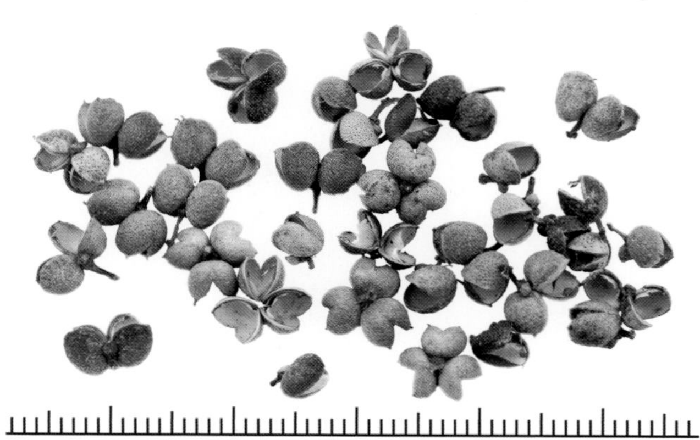

图6-38-3　青椒（拍摄者：周重建）

图6-38-4　臭辣吴萸

臭辣吴萸

芸香科吴茱萸属植物臭辣吴萸 *Euodia fargesii* Dode 的干燥果实，又称“臭辣子”。

快速鉴别：**呈星状扁球形；蓇葖果 4~5 个，上部离生；顶端呈梅花状深裂；分果片之间开裂至中部以下，但不达基部；内果皮常与果皮分离脱出，呈翼状；嗅之有令人不适感，味辛而麻。**（图 6-38-4）

少果吴茱萸

芸香科植物少果吴茱萸 *Euodia rutaecarpa* (Juss.) Benth.f. *meionocapa* (Hand.-Mazz) Huang 成熟或将近成熟的干燥果实。

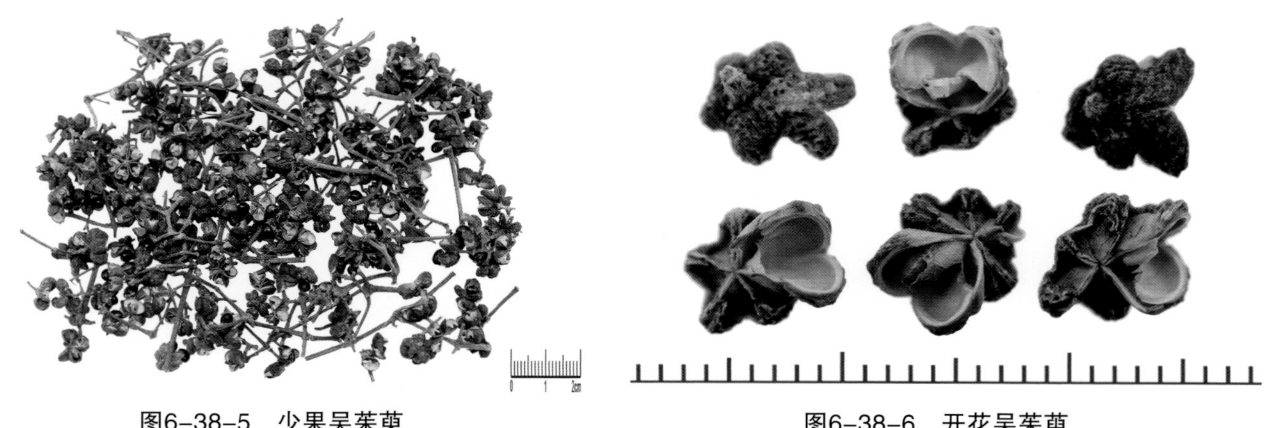

图6-38-5　少果吴茱萸

图6-38-6　开花吴茱萸

快速鉴别：**多数开裂，分果瓣常为 5 瓣，辐射状排列；外果皮粗糙，具突起的腺点；内果皮淡黄色，光滑，由基部向上反卷与外部果皮分离；果梗上密被黄色毛绒；具香气，之味辛、麻辣。**（图 6-38-5）

开花吴茱萸

吴茱萸已成熟的干燥果实。

快速鉴别：**呈五角星状；表面呈暗黄绿色或紫红色，腺点明显突起，无网纹，分果腹缝线开裂，部分背缝线亦开裂，果皮反卷，种子脱落，分果瓣开裂至近中部，其下部联合。**（图 6-38-6）

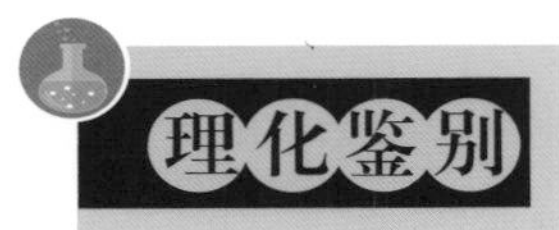

取本品粉末 1 g，加入 0.5% 盐酸乙醇溶液 10 ml，水浴回流 10 min，趁热滤过，滤液用 5% 氢氧化铵溶液调节 pH 值至中性，水浴蒸干，残渣加 5% 硫酸溶液 3 ml 使溶解，滤过，滤液置玻璃试管中，加 2 滴硅钨酸试剂，生成灰白色沉淀。（图 6-38-7）

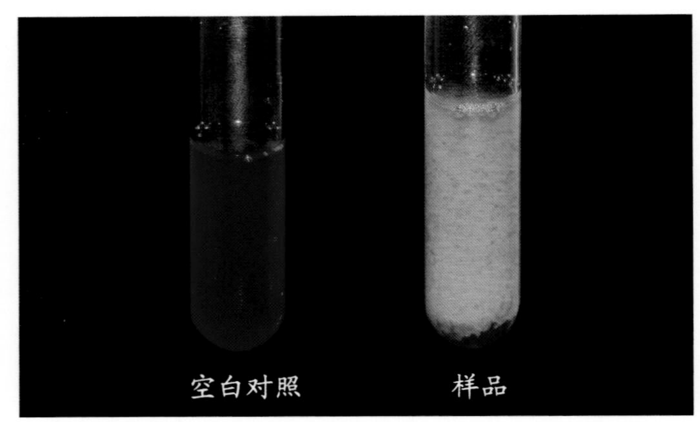

图6-38-7　吴茱萸理化鉴别

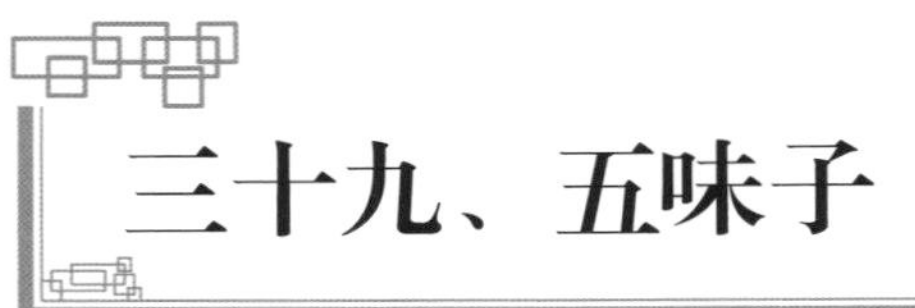

三十九、五味子

【来源】木兰科五味子属植物五味子 *Schisandra chinensis* (Turcz.) Baill. 的干燥成熟果实。习称“北五味子”。秋季果实成熟时采摘，晒干或蒸后晒干，除去果梗和杂质。

【性状】呈不规则的球形或扁球形，直径 5~8 mm。表面红色、紫红色或暗红色，皱缩，显油润；有的表面呈黑红色或出现“白霜”。果肉柔软，种子 1~2，肾形，表面棕黄色，有光泽，种皮薄而脆。果肉气微，味酸。种子破碎后，有香气，味辛、微苦。（图 6-39-1~ 图 6-39-3）

【标准收载】《中华人民共和国药典》。

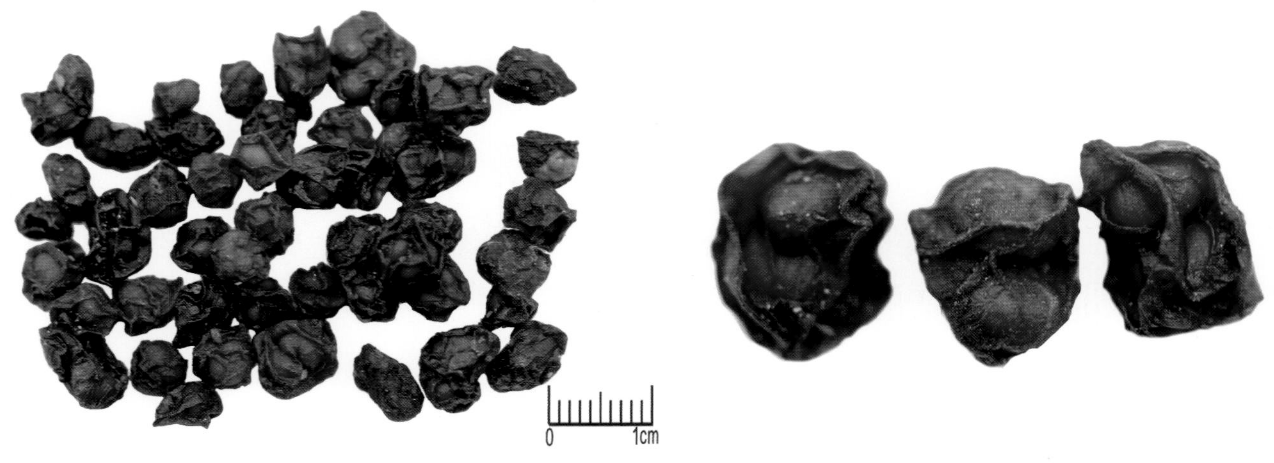

图6-39-1　五味子

图6-39-2　五味子（放大）

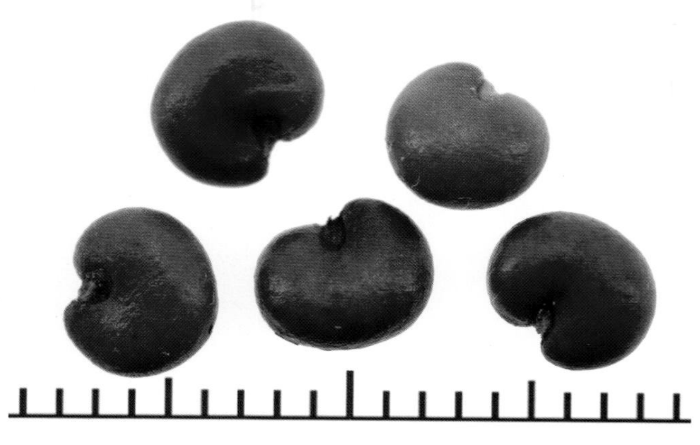

图6-39-3　五味子种子

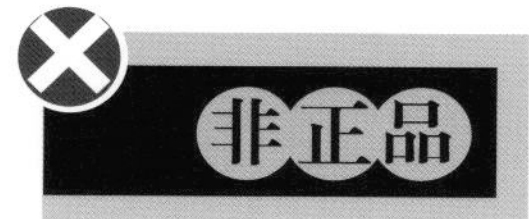

非正品

南五味子

木兰科五味子属植物华中五味子 *Schisandra sphenanthera* Rehd. et Wils. 的干燥成熟果实。

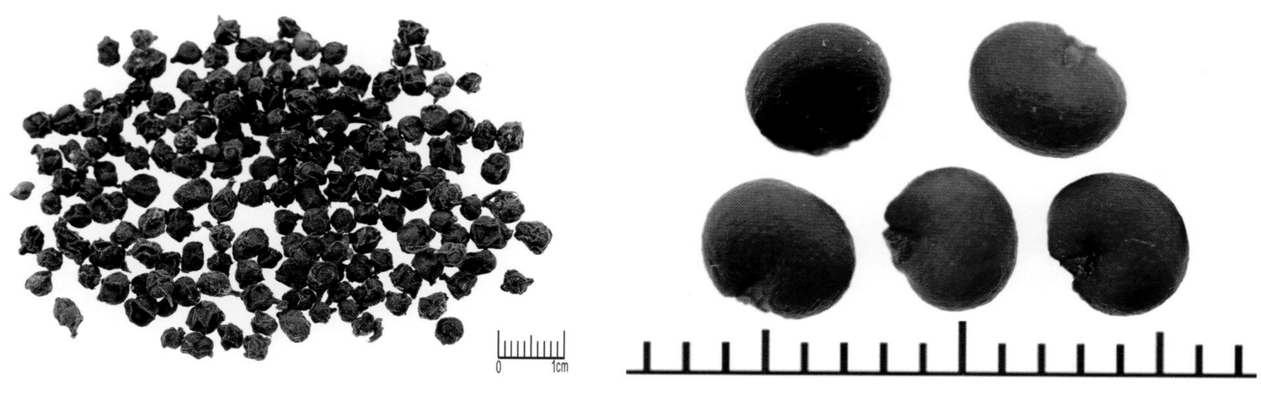

图6-39-4　南五味子　　图6-39-5　南五味子种子

快速鉴别：**呈球形或扁球形；表面棕红色至暗棕色，干瘪，皱缩，果肉常紧贴于种子上；种子1~2，肾形，表面具颗粒状突起。**（图 6-39-4、图 6-39-5）

黑胡椒

胡椒科胡椒属植物胡椒 *Piper nigrum* L. 的干燥成熟果实。

快速鉴别：**呈球形；表面黑褐色，具隆起的网状皱纹；顶端有细小花柱残迹；气芳香，味辛辣。**（图 6-39-6、图 6-39-7）

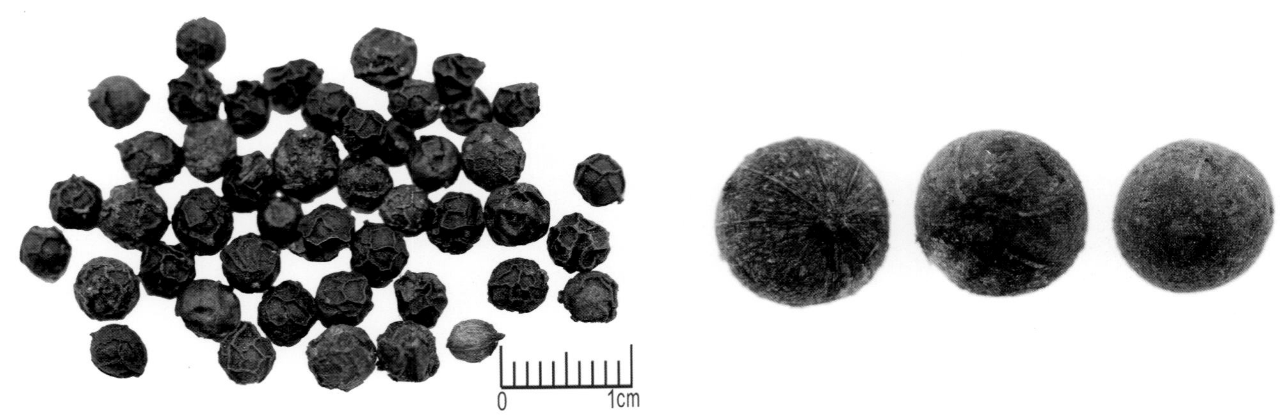

图6-39-6 黑胡椒

图6-39-7 黑胡椒（去果皮）

荜澄茄

樟科木姜子属植物山鸡椒 *Litsea cubeba* (Lour.) Pers. 的干燥成熟果实。

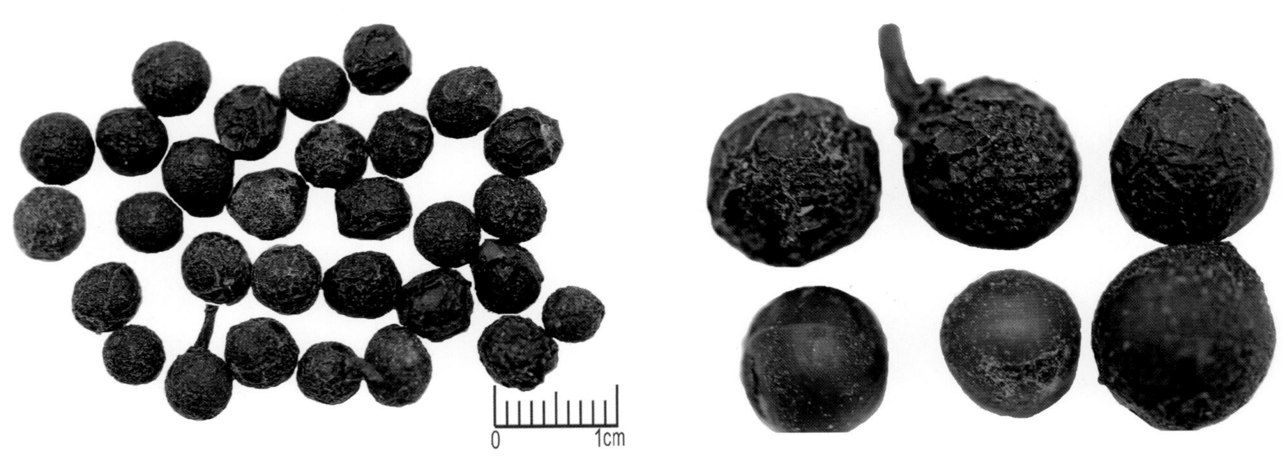

图6-39-8 荜澄茄

图6-39-9 荜澄茄及种子

快速鉴别：**呈圆形；外皮棕黑色或黑褐色，有细微网状皱纹，柔软多油；内果皮薄而坚脆，内含种子1枚；气芳香浓烈，略如老姜气，味辛辣而微苦。**（图6-39-8、图6-39-9）

五味子劣质（染色）

提取过或劣质五味子用红色染料染色而成。

快速鉴别：**颜色鲜亮、不自然，有时残留的果柄被染成红色；露出的种子表面有被染红的迹象。**（图6-39-10、图6-39-11）

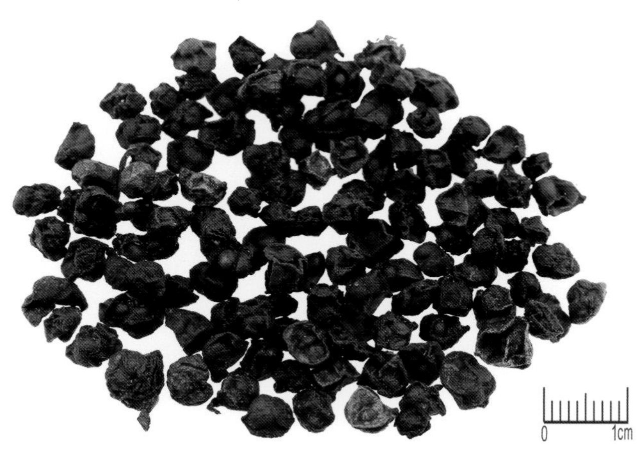

图6-39-10　五味子劣质（染色）

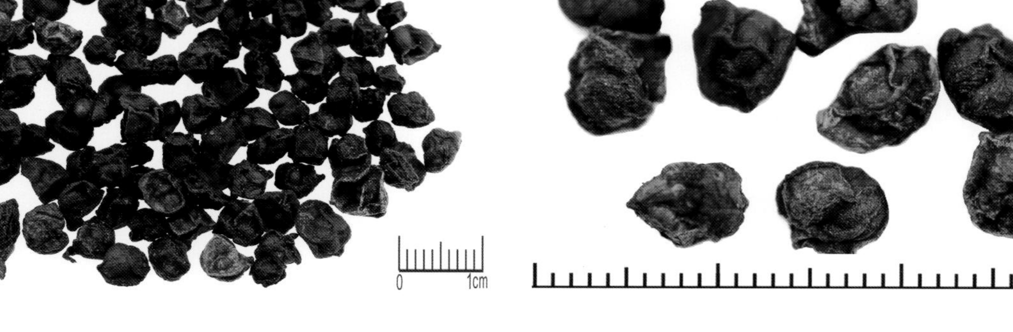

图6-39-11　五味子劣质（染色）

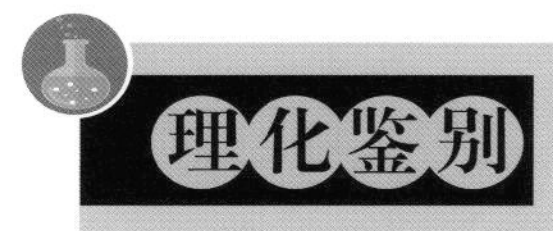

理化鉴别

1. 取五味子正品及染色品适量，分别置蒸馏水中，染色品褪色严重。（图 6-39-12）

2. 将本品压成饼，取 1 g，加水 10 ml，时时振摇，浸泡 10 min，滤过，滤液浓缩至约 2 ml，加 5 倍量 95% 乙醇，强烈搅拌 5 min，滤过，滤液回收乙醇，加水稀释至 10 ml，加活性炭少许，振摇，滤过，滤液进行下列试验：

（1）取滤液 3m1，滴加高锰酸钾试液 2 滴，高锰酸钾试液的紫色立即消退（1 → 2），溶液变浅橙黄色（3）。（图 6-39-13）

（2）取滤液 3 ml，滴加甲基红指示剂 1 滴，溶液即呈红色。（图 6-39-14）

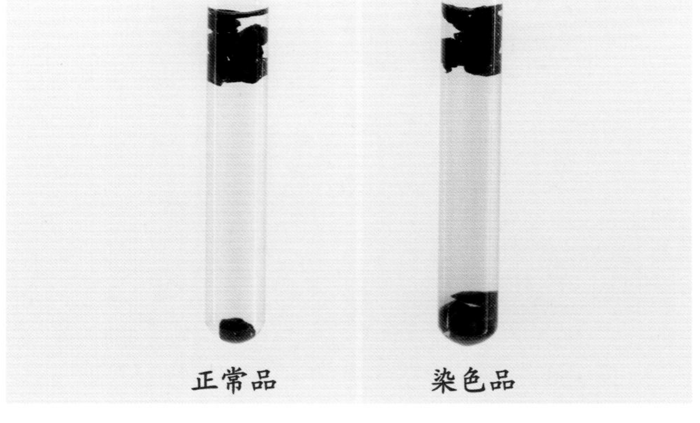

图6-39-12　五味子理化鉴别（1）

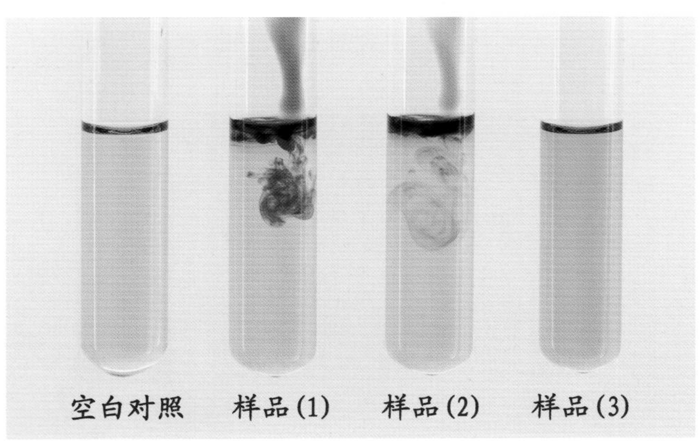

图6-39-13　五味子理化鉴别（2）

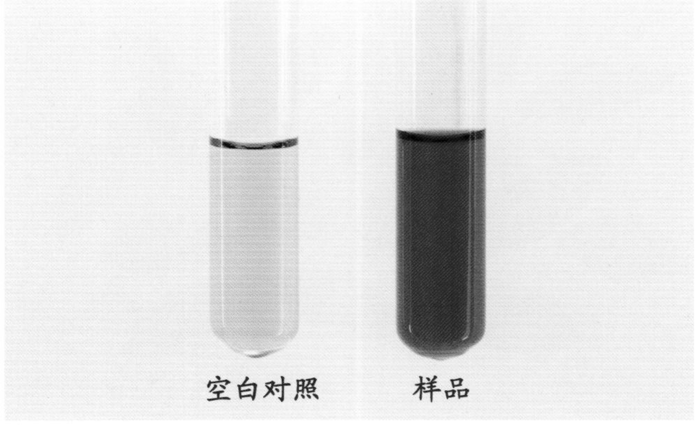

图6-39-14　五味子理化鉴别（3）

四十、西青果

【来源】使君子科诃子属植物诃子 *Terminalia chebula* Retz. 的干燥幼果。

【性状】呈长卵形，略扁，长 1.5~3 cm，直径 0.5~1.2 cm。表面黑褐色，具有明显的纵皱纹，一端较大，另一端略小，钝尖，下部有果梗痕。质坚硬。断面褐色，有胶质样光泽，果核不明显，常有空心，小者黑褐色，无空心。气微，味苦涩，微甘。（图 6-40-1、图 6-40-2）

【标准收载】《中华人民共和国药典》。

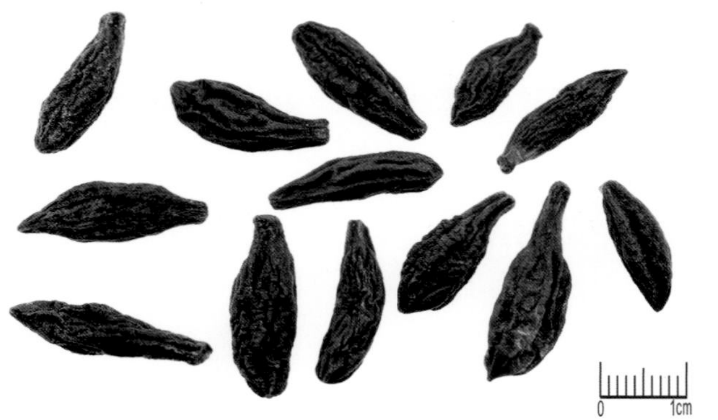

图6-40-1　西青果

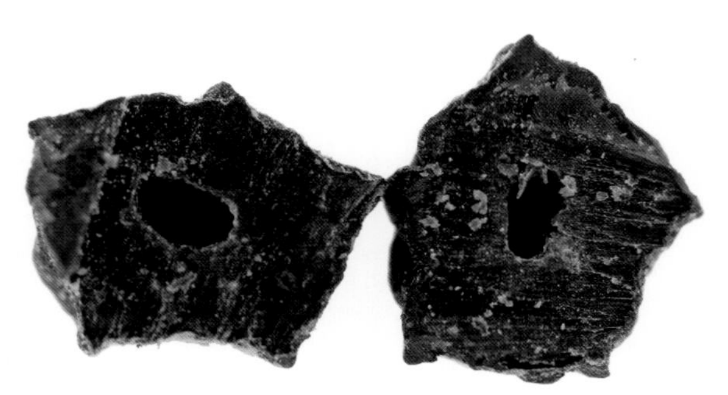

图6-40-2　西青果（横切面）

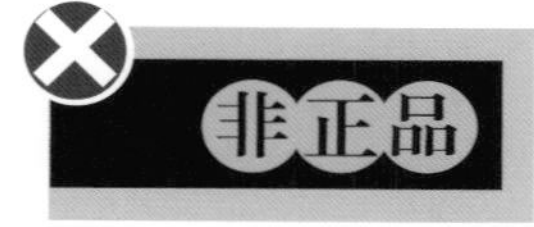

青果

橄榄科橄榄属植物橄榄 *Canarium album* (Lour.) Raeusch. 的干燥成熟果实。

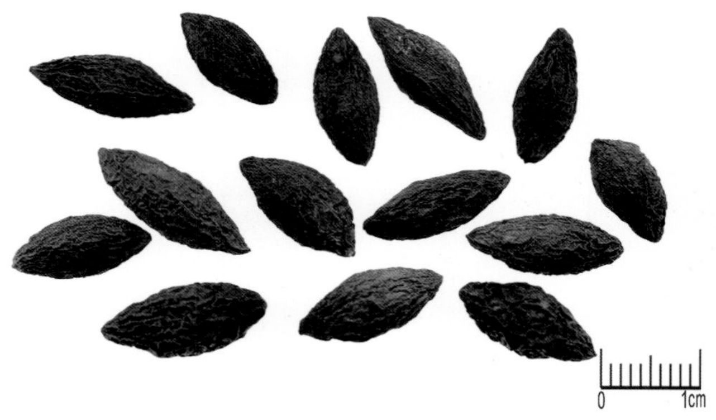

图6-40-3　青果

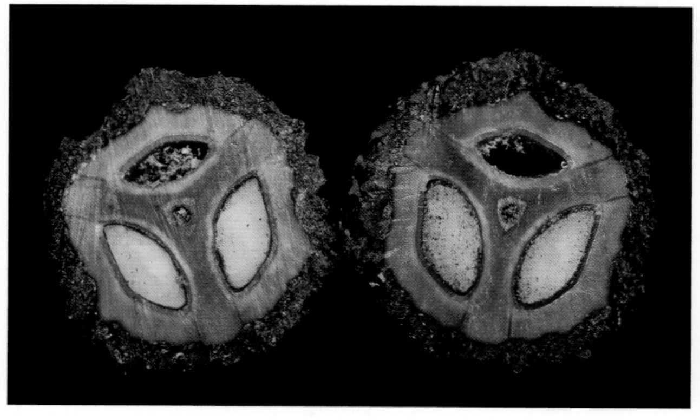

图6-40-4　青果（横切面）

快速鉴别：**呈纺锤形，两端钝尖；表面棕黄色或黑褐色，有不规则皱纹；内分3室，各有种子1粒。**（图6-40-3、图6-40-4）

诃子

使君子科诃子属植物诃子 *Terminalia chebula* Retz. 和微毛诃子（绒毛诃子）*Terminalia chebula* Retz. var. *tomentella* (Kurz) C. B. Clarke 的干燥成熟果实。

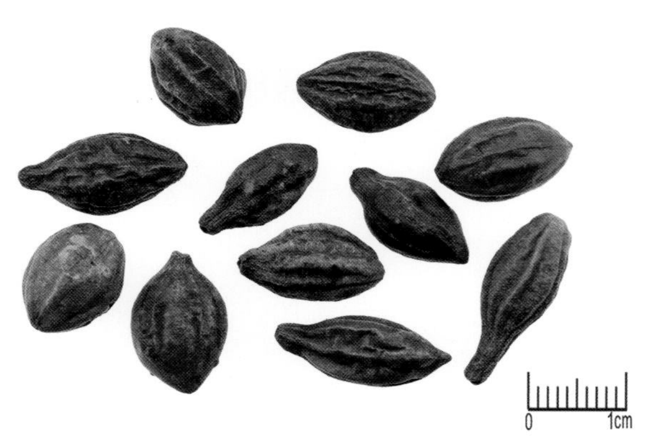

图6-40-5　诃子

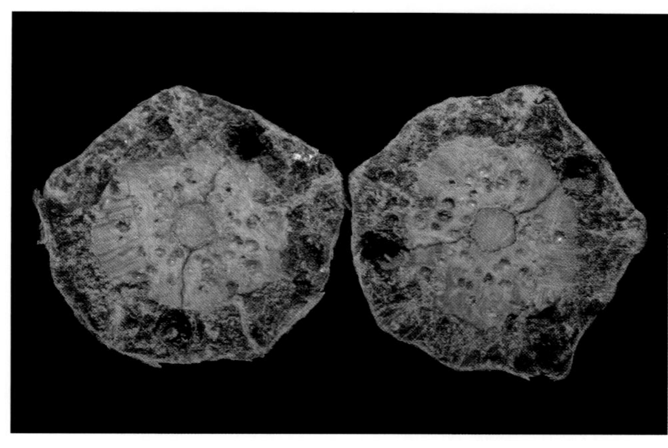

图6-40-6　诃子（横切面）

快速鉴别：**为长圆形或卵圆形，长2~4 cm，直径2~2.5 cm；表面黄棕色或暗棕色，略具光泽，有5~6条纵棱线及不规则的皱纹；基部有圆形果梗痕；种子1。**（图6-40-5、图6-40-6）

毛诃子

使君子科诃子属植物毗黎勒 *Terminalia bellirica* (Gaertn.) Roxb. 的干燥成熟果实。

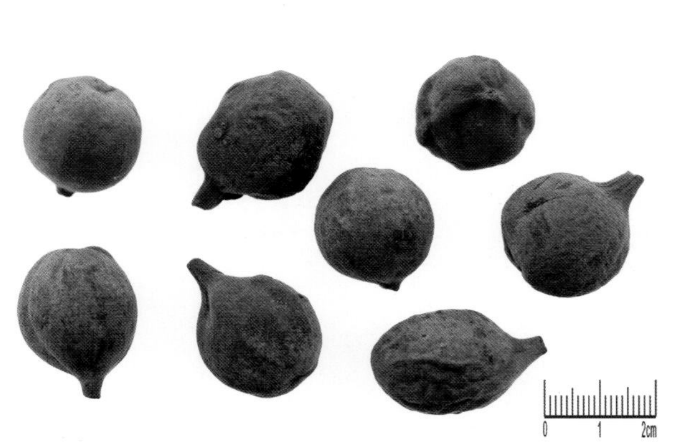
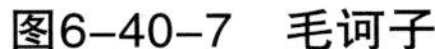

图6-40-7　毛诃子

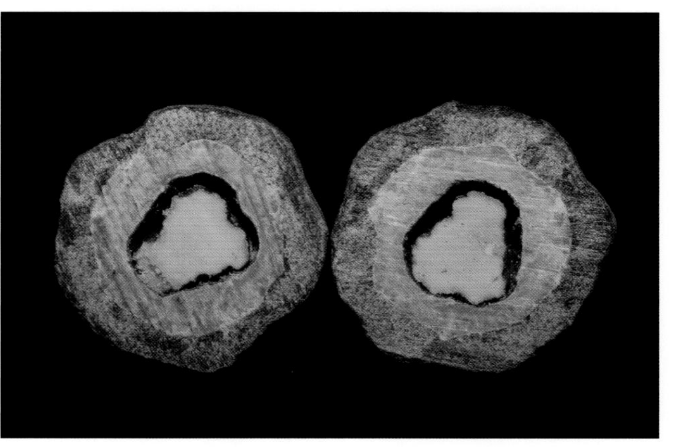

图6-40-8　毛诃子（横切面）

快速鉴别：**呈卵形或椭圆形；表面棕褐色，被红棕色绒毛，较细密；具5棱脊，棱脊间平滑或有不规则皱纹；种子1。**（图6-40-7、图6-40-8）

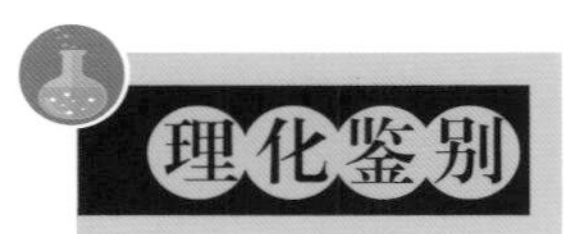

理化鉴别

取本品粉末 3 g，加水 30 ml，冷浸 3 h， 滤过，取滤液 2 ml，置玻璃试管中，加三氯化铁试液 1 滴，溶液呈深蓝色。（图 6–40–9）

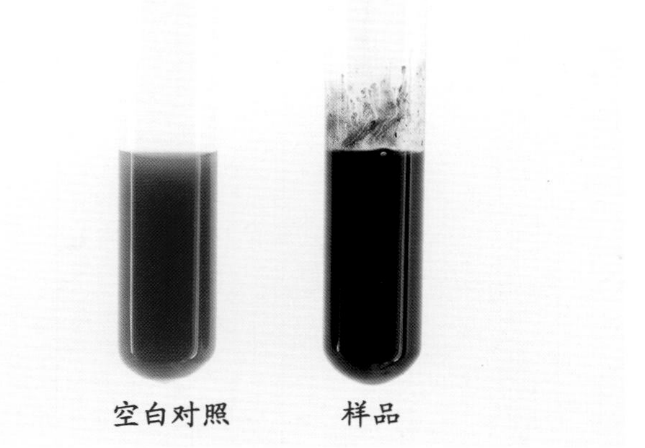

图6–40–9　西青果理化鉴别

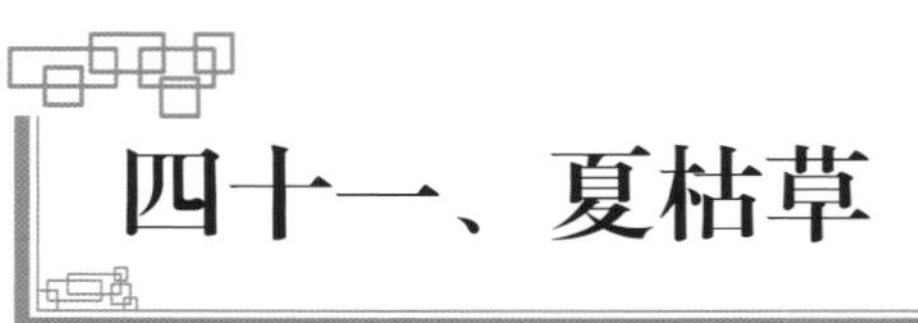

四十一、夏枯草

【来源】唇形科夏枯草属植物夏枯草 *Prunella vulgaris* L. 的干燥果穗。夏季果穗呈棕红色时采收，除去杂质，晒干。

【性状】呈圆柱形，略扁，长 1.5~8 cm，直径 0.8~1.5 cm；淡棕色至棕红色。全穗由数轮至 10 数轮宿萼与苞片组成，每轮有对生苞片 2 片，呈扇形，先端尖尾状，脉纹明显，外表面有白毛。每一苞片内有花 3 朵，花冠多已脱落，宿萼二唇形，内有小坚果 4 枚，卵圆形，棕色，尖端有白色突起。体轻。气微，味淡。（图 6–41–1、图 6–41–2）

【标准收载】《中华人民共和国药典》。

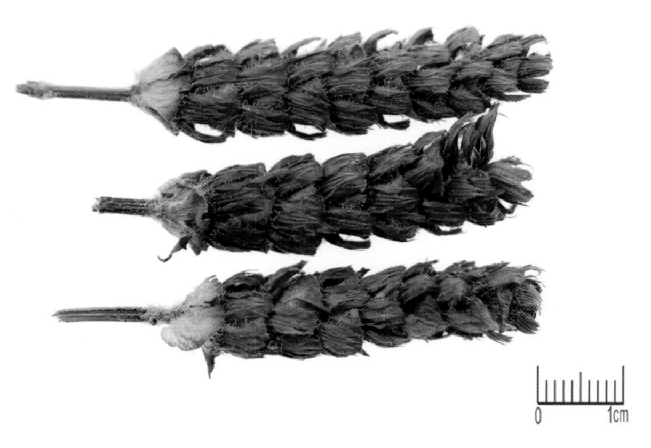

图6–41–1　夏枯草

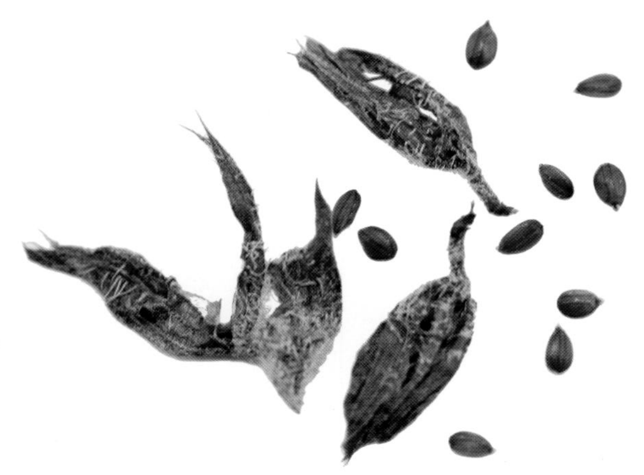

图6–41–2　夏枯草（种子及宿萼）

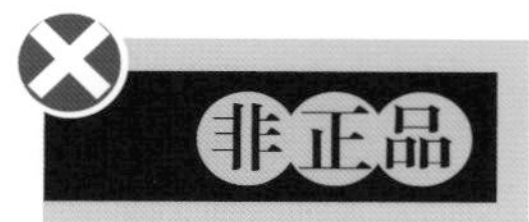

白毛夏枯草

唇形科筋骨草属植物金疮小草 *Ajuga decumbens* Thunb. 的干燥全草，又名“筋骨草”。

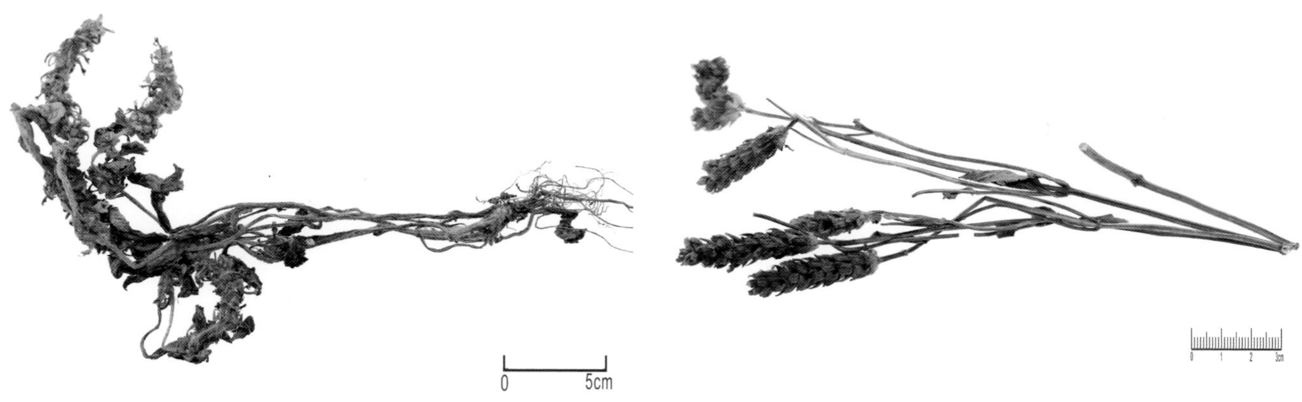

图6-41-3　白毛夏枯草　　　图6-41-4　夏枯全草

快速鉴别：**茎具四棱，表面密被白柔毛；完整叶片展平后呈匙形或倒卵状披针形，绿褐色，两面密被白色柔毛。**（图 6-41-3）

夏枯全草

夏枯草的干燥全草。

快速鉴别：**全体被白色绒毛；根茎呈圆锥形；茎呈四棱形，中心有疏松的髓，外表面紫红色，具浅槽；穗状花序由数至 10 数轮宿萼与苞片组成，花冠多已脱落。**（图 6-41-4）

夏枯草（压制）

夏枯草药材压制成饼状，非药典标准加工方式。（图 6-41-5）

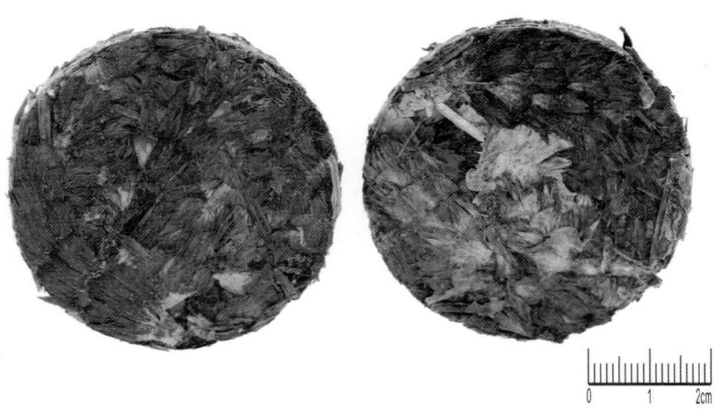

图6-41-5　夏枯草（压制）

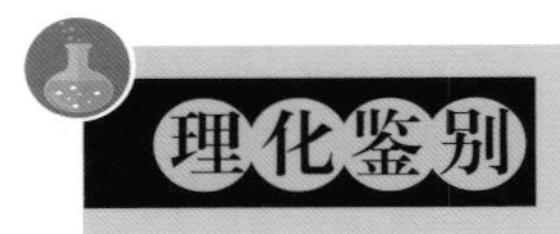

理化鉴别

取本品粉末 1 g，加 95% 乙醇 15 ml，水浴回流 1 h，滤过，滤液进行下列试验：

1. 取滤液 1 ml，置蒸发皿内，在水浴上蒸干，残渣加醋酸酐 1 滴使溶解，再加硫酸 1 滴，呈紫色。（图 6-41-6）

2. 取滤液少量，点于滤纸上，喷洒 0.9% 三氯化铁溶液与 0.6% 铁氰化钾溶液的等体积混合液，呈蓝色斑点。（图 6-41-7）

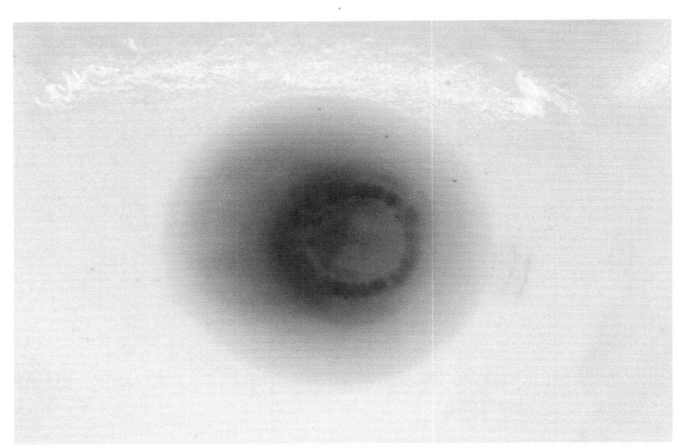

图6-41-6　夏枯草理化鉴别（1）

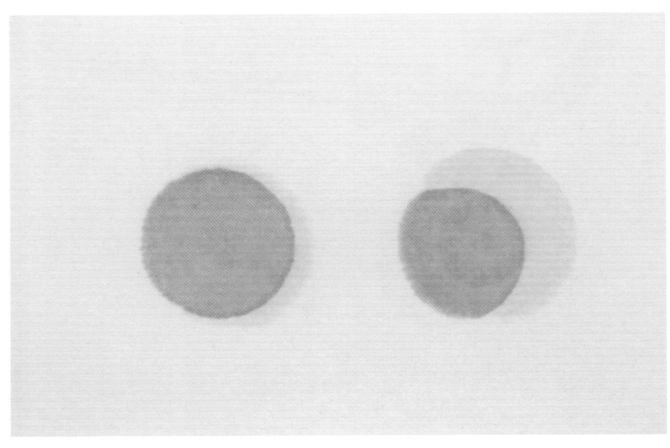

图6-41-7　夏枯草理化鉴别（2）

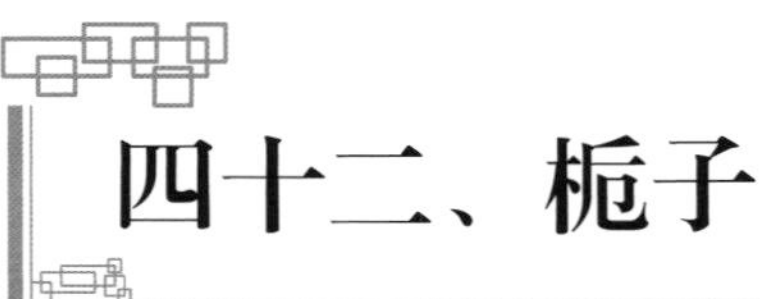

四十二、栀子

【来源】茜草科栀子属植物栀子 *Gardenia jasminoides* Ellis 的干燥成熟果实。9~11 月果实成熟呈红黄色时采收，除去果梗和杂质，蒸至上汽或置沸水中略烫，取出，干燥。

【性状】呈长卵圆形或椭圆形，长 1.5~3.5 cm，直径 1~1.5 cm。表面红黄色或棕红色，具 6 条翅状纵棱，棱间常有 1 条明显的纵脉纹，并有分枝。顶端残存萼片，基部稍尖，有残留果梗。果皮薄而脆，略有光泽；内表面色较浅，有光泽，具 2~3 条隆起的假隔膜。种子多数，扁卵圆形，集结成团，深红色或红黄色，表面密具细小疣状突起。气微，味微酸而苦。（图 6-42-1~ 图 6-42-3）

【标准收载】《中华人民共和国药典》。

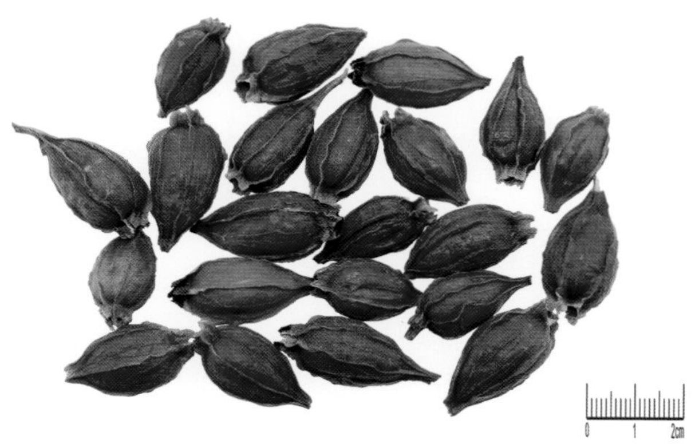

图6-42-1　栀子

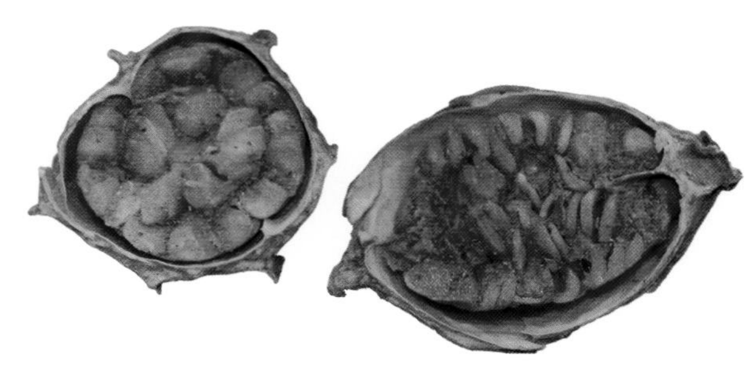

图6-42-2　栀子（横切面及纵剖面）

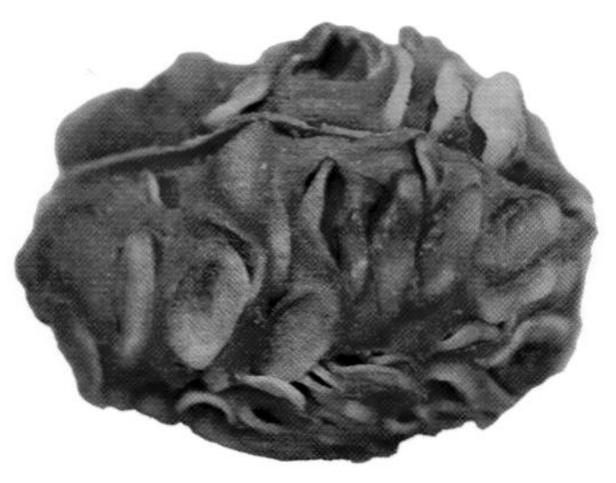

图6-42-3　栀子种子团

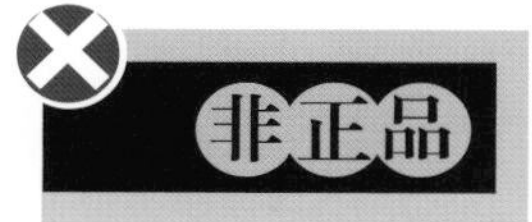

水栀子

茜草科栀子属植物长果栀子 *Gardenia jasminoides* Ellis. Longicarpa Z. W. Xie et Okada 的干燥成熟果实，又名“大栀子”。

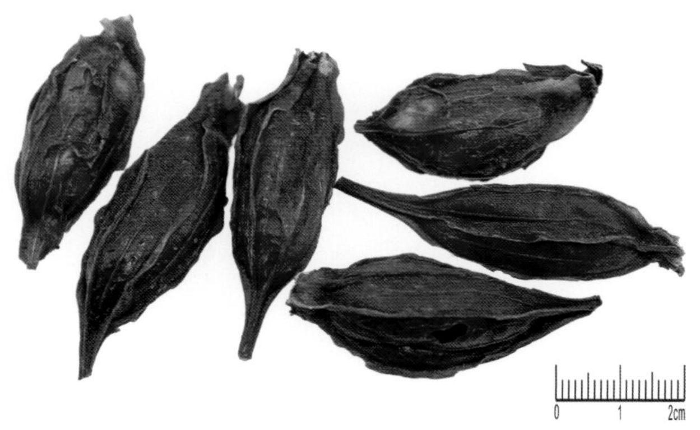

图6-42-4　水栀子

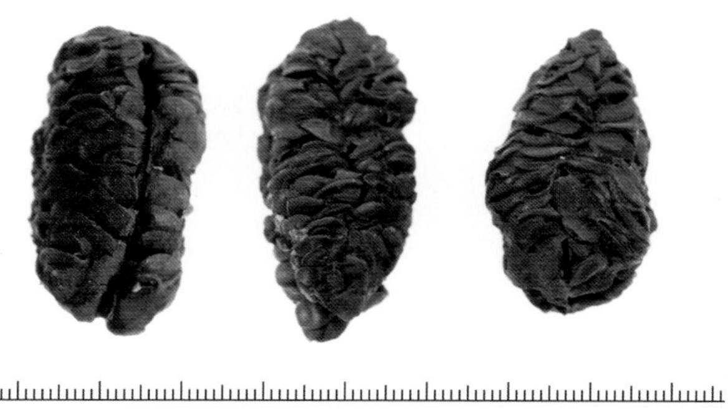

图6-42-5　水栀子种子团

快速鉴别：**呈长卵圆形或椭圆形，长 4~6 cm，直径 1.5~2.5 cm；表面翅状纵棱较高，多反折。**（图 6-42-4、图 6-42-5）

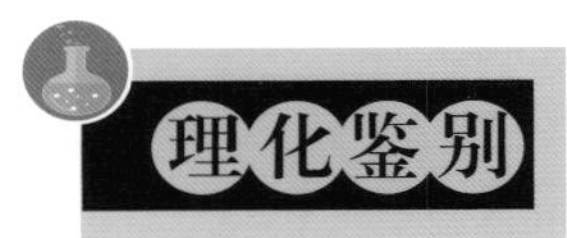

理化鉴别

1. 取本品粉末 0.2 g，加 95% 乙醇 5 ml，水浴加热 2 min，滤过，取滤液点于滤纸上，挥干，在紫外光灯（365 nm）下观察，呈蓝色荧光。（图 6-42-6）

2. 取本品粉末 0.2 g，加水 5 ml，水浴加热 3 min，滤过，取滤液 0.5 ml，置蒸发皿中，烘干，加硫酸 1 滴，显蓝绿色，迅速变为黑褐色，继转为紫褐色。（图 6-42-7）

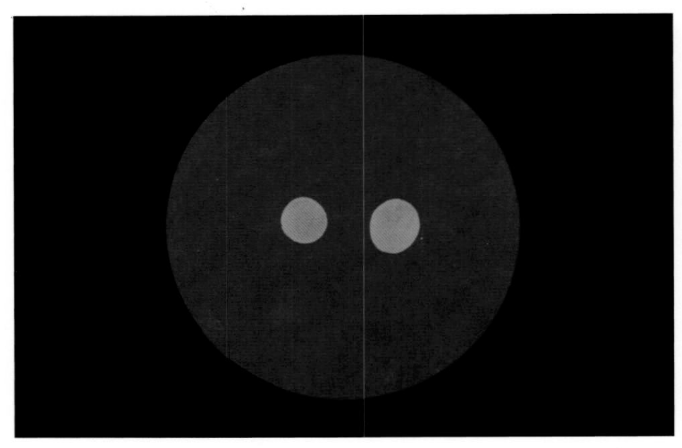

图6-42-6　栀子理化鉴别（1）

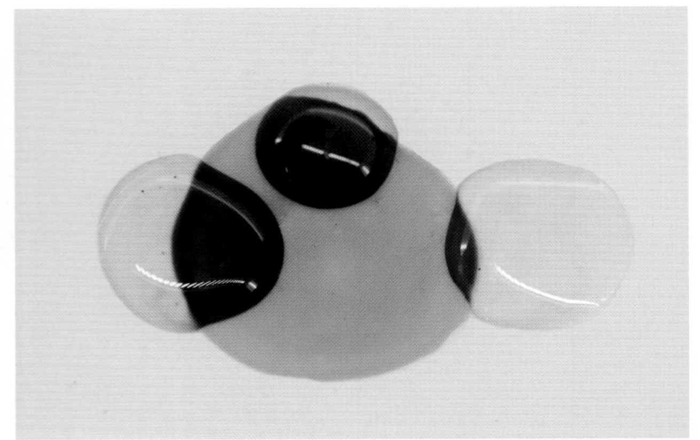

图6-42-7　栀子理化鉴别（2）

第七章

全草类

ZHONGYAOCAI SHICHANG CHANGJIAN YIHUN PINZHONG JIANBIE TUJI

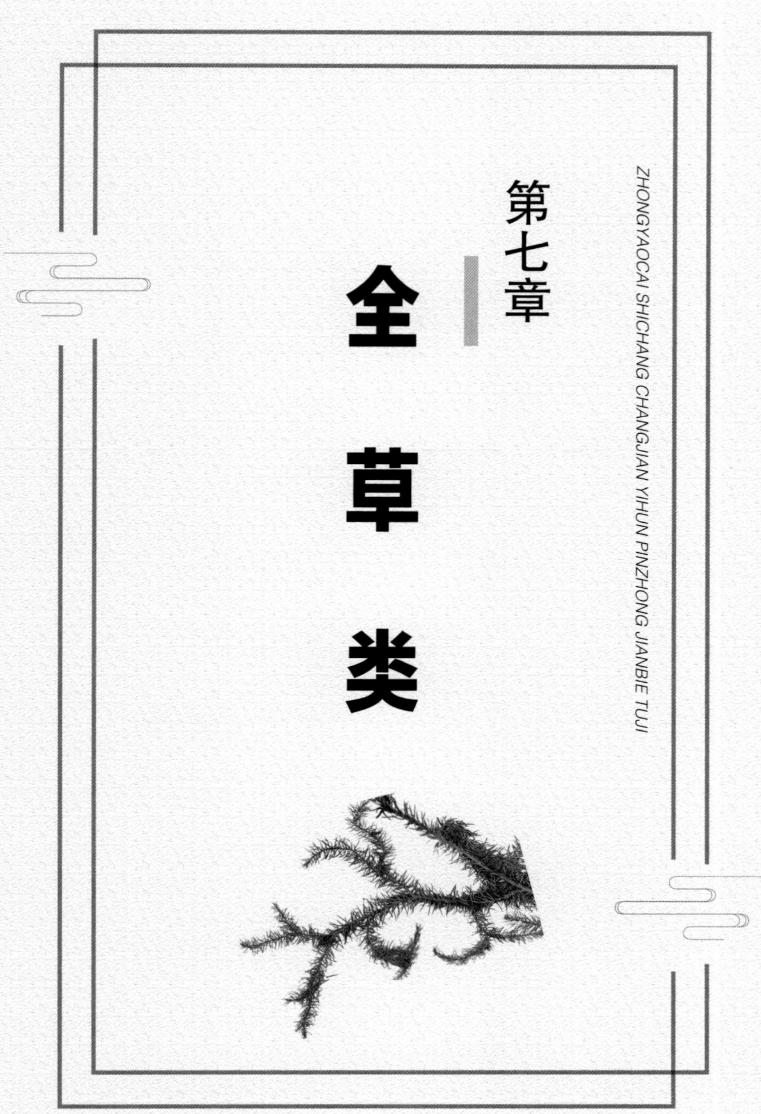

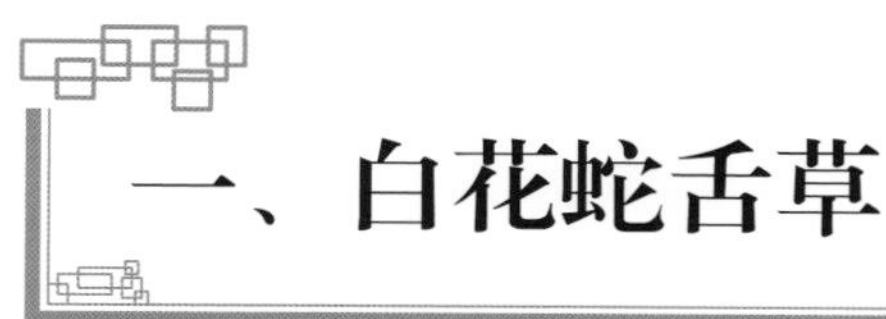

一、白花蛇舌草

【来源】茜草科耳草属植物白花蛇舌草 *Hedyotis diffusa* Willd. 的干燥全草。夏、秋两季采收，除去杂质，晒干。

【性状】交错成团，长短不一，灰绿色或灰棕色。主根单一，略弯曲，直径 1~3 cm，须根多。茎纤细，圆柱形或类方形，具纵棱，基部多分枝。叶对生，无柄，多破碎，完整叶片呈条状或条状披针形，长 1~4 cm，顶端渐尖，边缘略反卷。花偶见，细小，单生或双生于叶腋，具短柄。蒴果扁球形，直径 2~3 mm，两侧各有一条纵沟，宿存萼顶端 4 齿裂，边缘具有短刺毛。气微，味淡。（图 7-1-1、图 7-1-2）

【标准收载】《四川省中药材标准》。

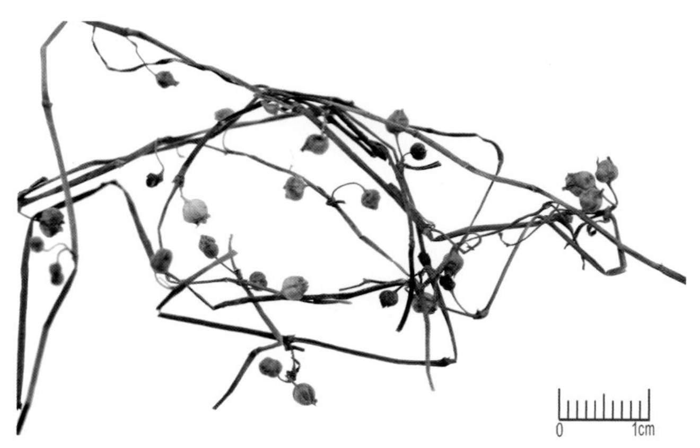

图7-1-1　白花蛇舌草

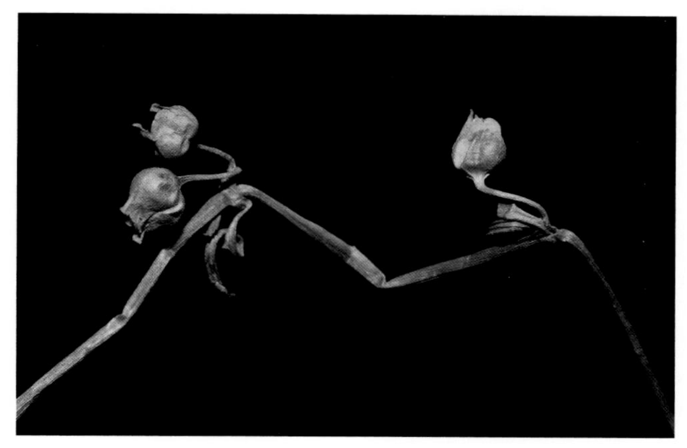

图7-1-2　白花蛇舌草（局部）

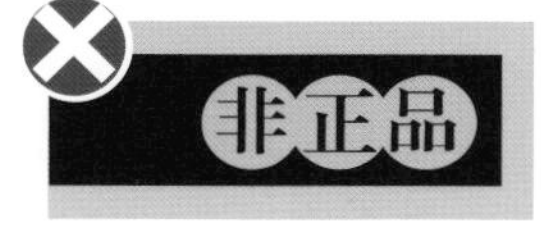

水线草

茜草科耳草属植物伞房花耳草 *Hedyotis corymbosa* (L.) Lam. 的干燥全草，又名“伞房花耳草”。

快速鉴别：**花序多为 2~5 朵排成伞房花序；花（或果）柄纤细如发丝。**（图 7-1-3、图 7-1-4）

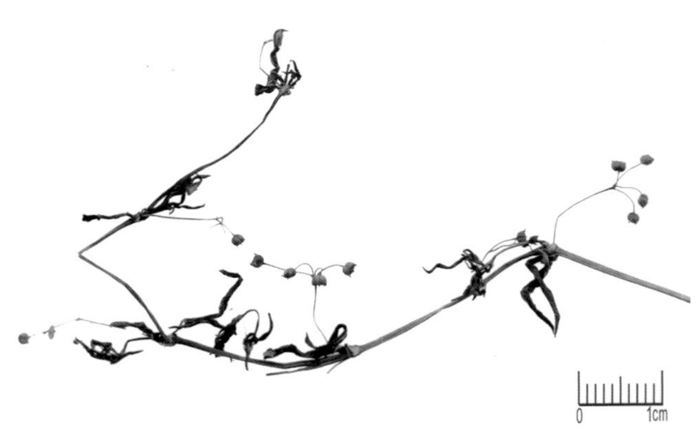

图7-1-3　水线草

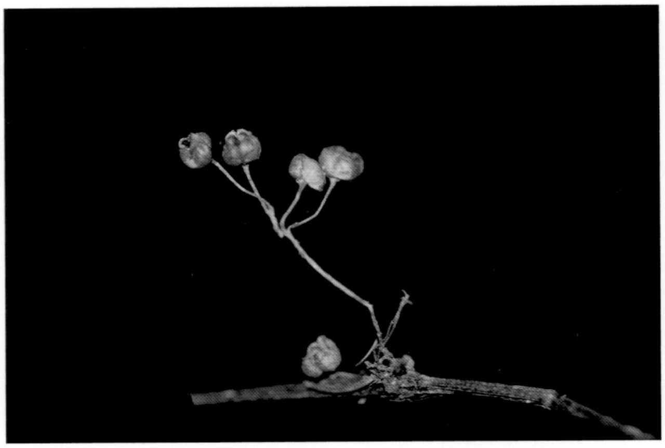

图7-1-4　水线草（局部）

纤花耳草

茜草科耳草属植物纤花耳草 *Hedyotis tenelliflora* Blume 的干燥全草。

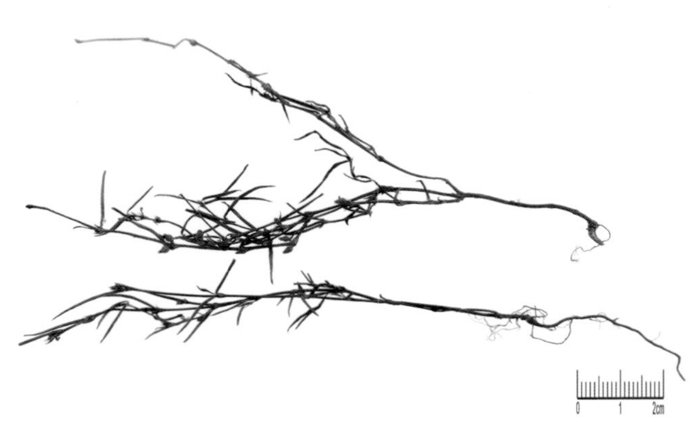

图7-1-5　纤花耳草

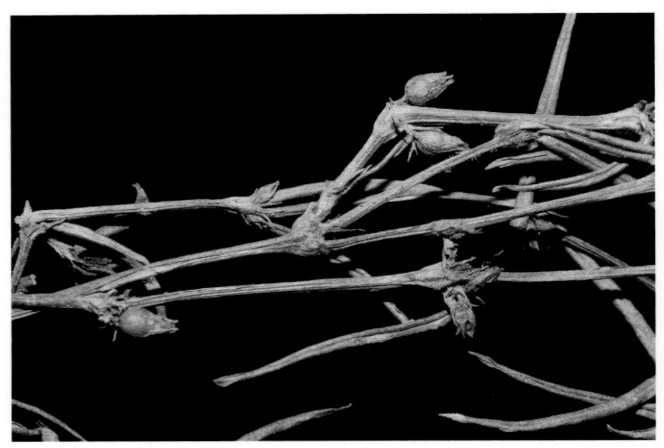

图7-1-6　纤花耳草（局部）

快速鉴别：**质地硬；茎上部呈四棱形；叶狭线性，不易碎断；花（或果）生与叶腋，无柄。**（图7-1-5、图7-1-6）

百蕊草

檀香科百蕊草属植物百蕊草 *Thesium chinense* Turcz. 的干燥全草。

快速鉴别：**茎丛生，具纵棱，折断面中空；叶互生，线状披针形；坚果近球形，表面有网状雕纹。**（图7-1-7、图7-1-8）

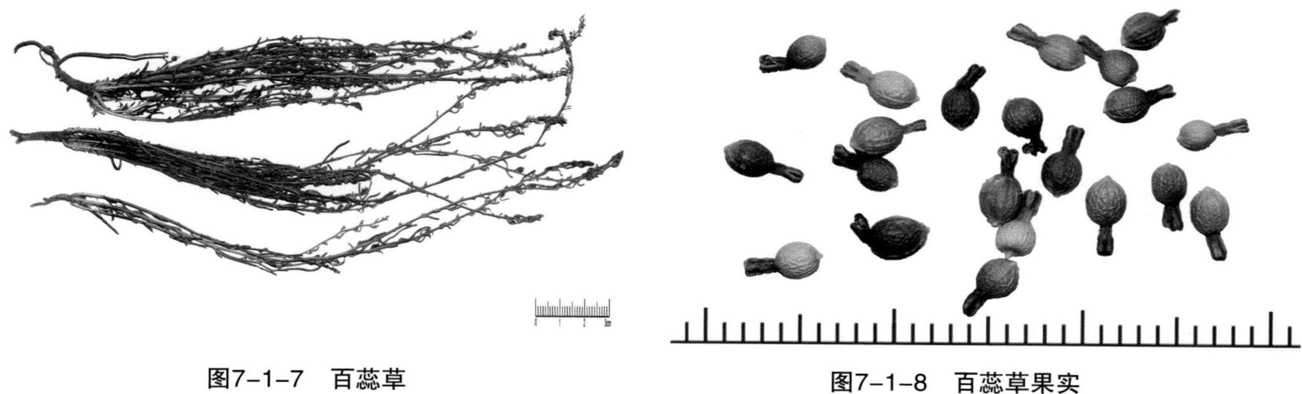

图7-1-7 百蕊草

图7-1-8 百蕊草果实

蚤缀（无心菜）

石竹科无心菜属植物无心菜 *Arenaria serpyllifolia* L. 的干燥全草。

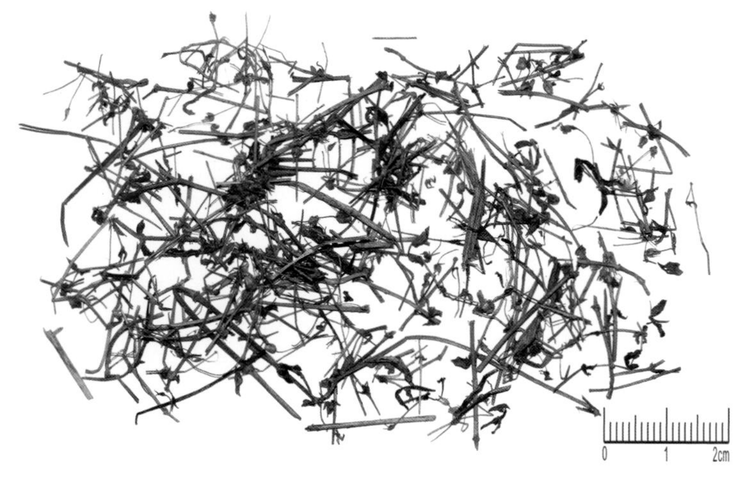

图7-1-9 蚤缀*（无心菜）切制

快速鉴别：**茎、花梗、苞片均密生白色柔毛；聚伞花序顶生；蒴果长卵形，和萼片近等长，成熟时6瓣裂。**（图7-1-9）

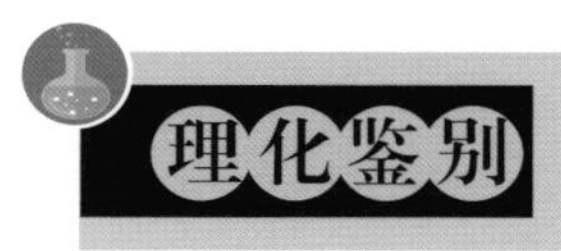

理化鉴别

取本品粉末1 g，加三氯甲烷10 ml，超声处理10 min，滤过，取滤液2 ml，置玻璃试管中，加浓硫酸0.5 ml，下层溶液显棕红色。（图7-1-10）

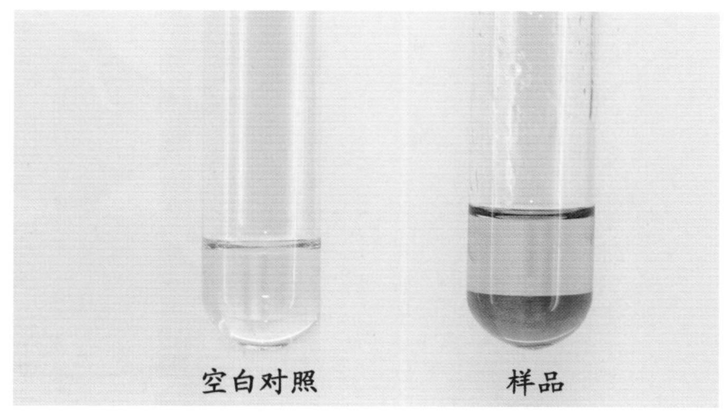

图7-1-10 白花蛇舌草理化鉴别

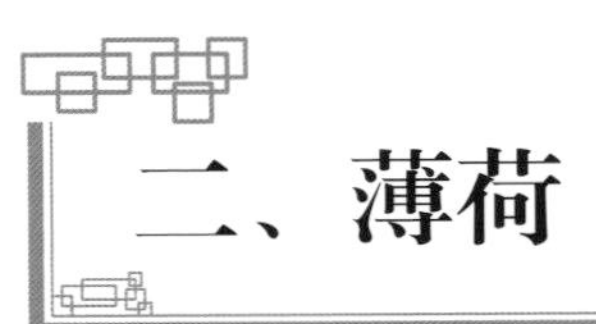

二、薄荷

【来源】唇形科薄荷属植物薄荷 *Mentha haplocalyx* Briq. 的干燥地上部分。夏、秋二季茎叶茂盛或花开至三轮时，选晴天，分次采割，晒干或阴干。

【性状】茎呈方柱形，有对生分枝，长 15~40 cm，直径 0.2~0.4 cm；表面紫棕色或淡绿色，棱角处具茸毛，节间长 2~5 cm；质脆，断面白色，髓部中空。叶对生，有短柄；叶片皱缩卷曲，完整者展平后呈宽披针形、长椭圆形或卵形，长 2~7 cm，宽 1~3 cm；上表面深绿色，下表面灰绿色，稀被茸毛，有凹点状腺鳞。轮伞花序腋生，花萼钟状，先端 5 齿裂，花冠淡紫色。揉搓后有特殊清凉香气，味辛凉。（图 7-2-1~ 图 7-2-3）

【标准收载】《中华人民共和国药典》。

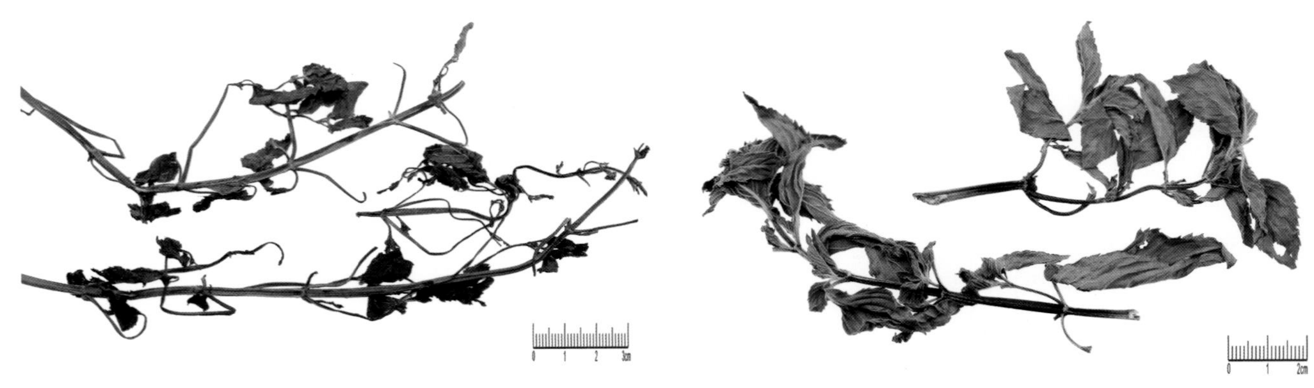

图7-2-1　薄荷（陈品）　　图7-2-2　薄荷（新品）

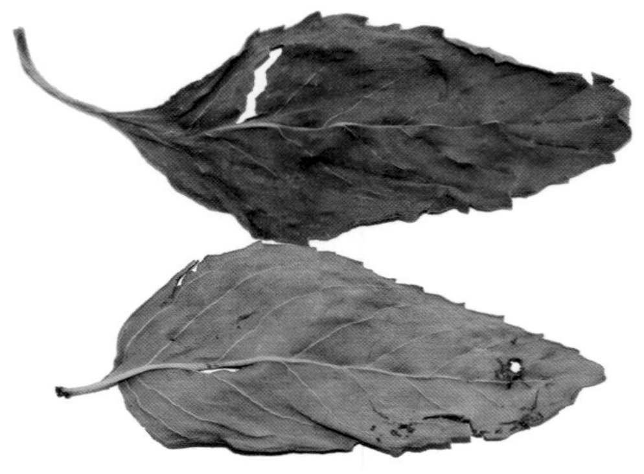

图7-2-3　薄荷叶（正反面）

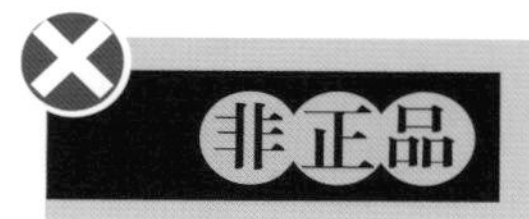

留兰香

唇形科薄荷属植物留兰香 *Mentha spicata* Linn. 的干燥地上部分。

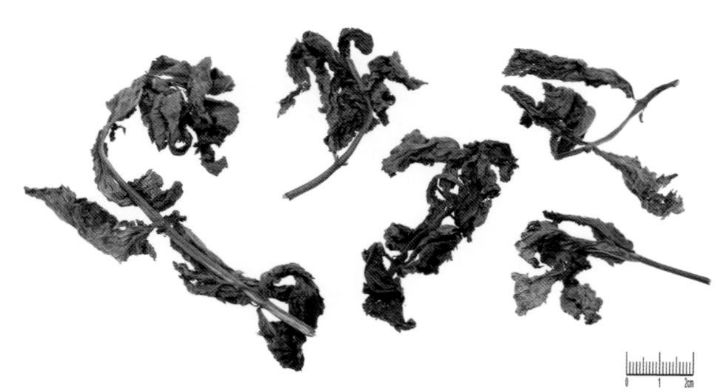

图7-2-4 留兰香

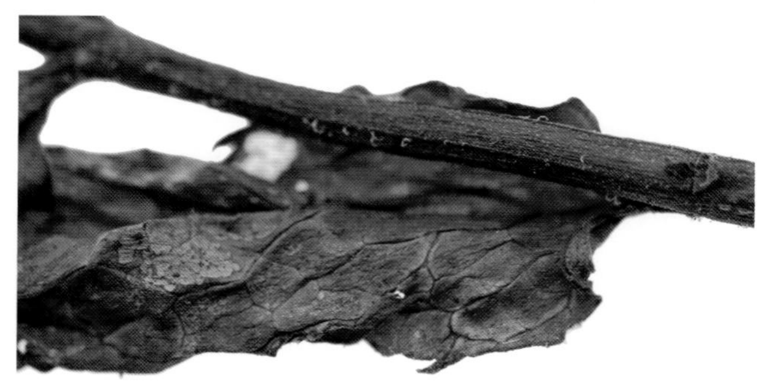

图7-2-5 留兰香（局部）

快速鉴别：**叶上面脉多凹陷，香气特异浓烈。**（图 7-2-4、图 7-2-5）

猫薄荷

唇形科荆芥属植物 *Nepeta* sp. 的干燥地上部分。

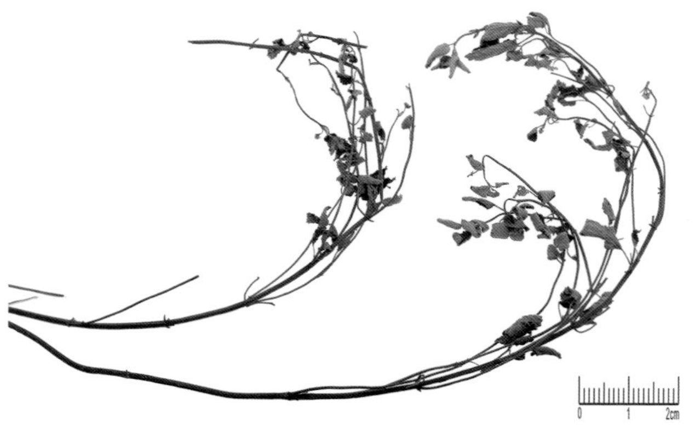

图7-2-6 猫薄荷

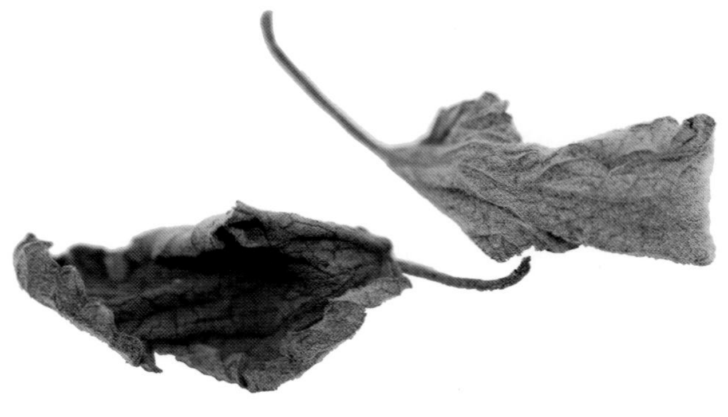

图7-2-7 猫薄荷叶

快速鉴别：**叶边缘具粗圆齿；下面被灰白色短柔毛。**（图 7-2-6、图 7-2-7）

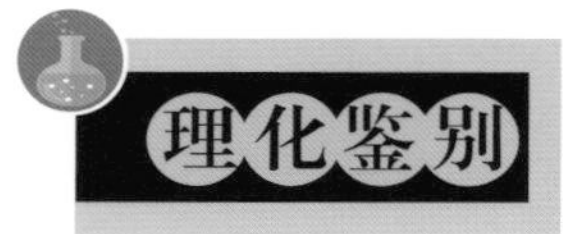

取本品叶的粉末少量，经微量升华得油状物，加硫酸 2 滴及香草醛结晶少量，初显黄色至橙黄色

（1），再加水 1 滴，即变为紫红色（2）。（图 7–2–8、图 7–2–9）

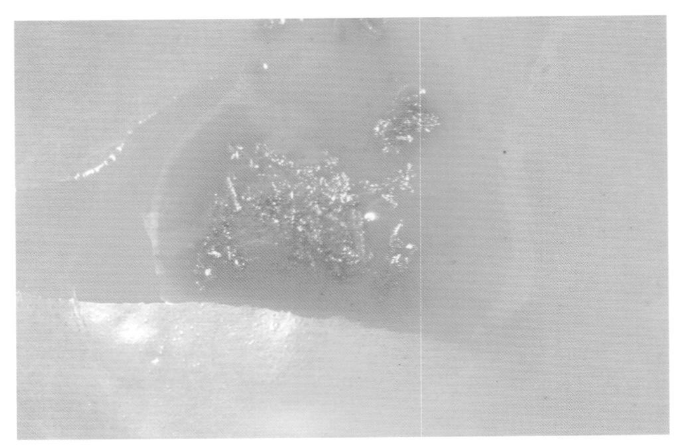

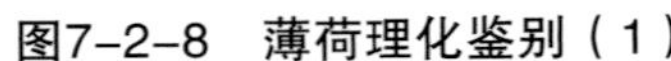
图7–2–8　薄荷理化鉴别（1）

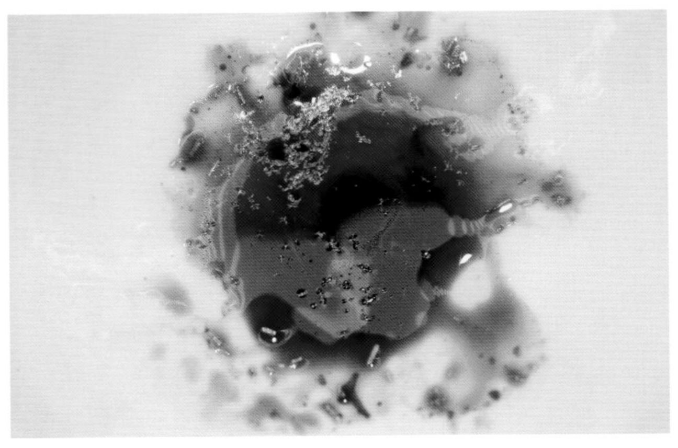

图7–2–9　薄荷理化鉴别（2）

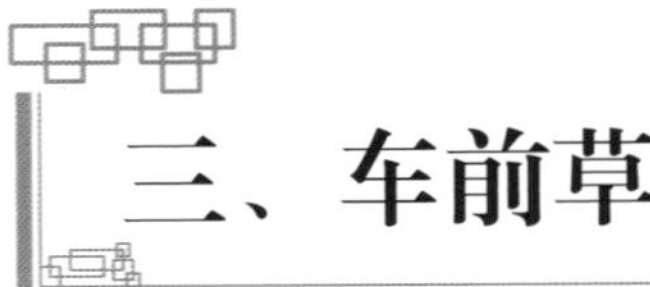

三、车前草

【来源】车前科车前属植物车前 *Plantago asiatica* L. 或平车前 *Plantago depressa* Willd. 的干燥全草。夏季采挖，除去泥沙，晒干。

【性状】**车前**　根丛生，须状。叶基生，具长柄；叶片皱缩，展平后呈卵状椭圆形或宽卵形，长 6~13 cm，宽 2.5~8 cm；表面灰绿色或污绿色，具明显弧形脉 5~7 条；先端钝或短尖，基部宽楔形，全缘或有不规则波状浅齿。穗状花序数条，花茎长。蒴果盖裂，萼宿存。气微香，味微苦。（图 7–3–1）

平车前　主根直而长。叶片较狭，长椭圆形或椭圆状披针形，长 5~14 cm，宽 2~3 cm。

【标准收载】《中华人民共和国药典》。

【饮片】**车前草**　车前草药材除去杂质，洗净，切段，干燥。（图 7–3–2）

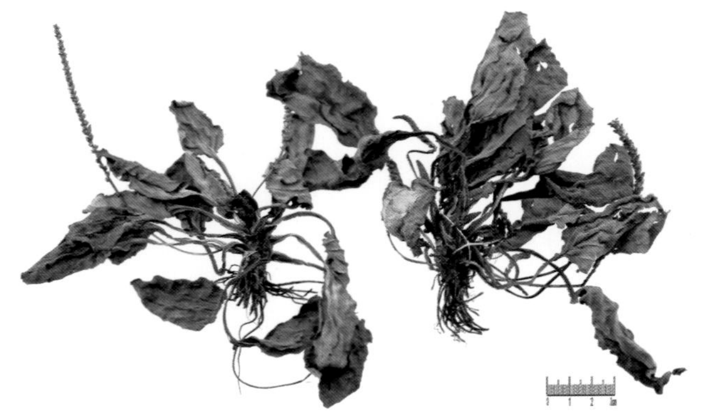

图7–3–1　车前草（车前）

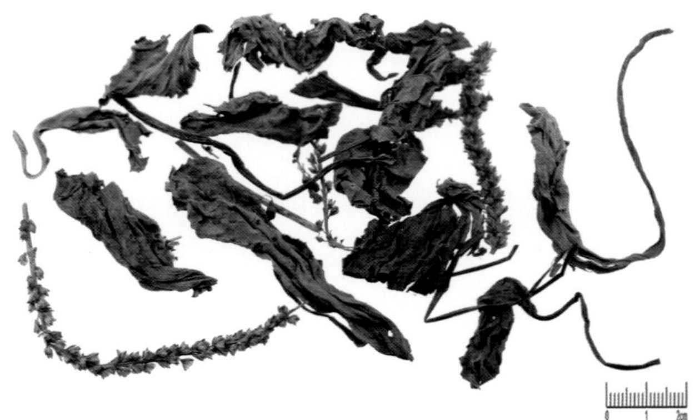

图7–3–2　车前草（饮片）

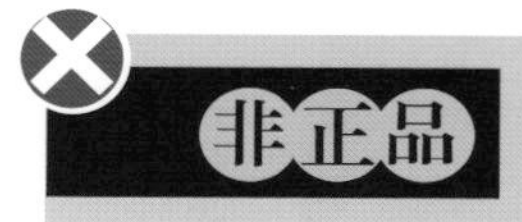

大车前

车前科车前属植物大车前 *Plantago major* L. 的干燥全草，广东习称“钱贯草”。

快速鉴别：**须状根；叶柄长于叶片；叶卵形或宽卵形，顶端圆钝，两面有短或长的柔毛；种子 6~10 粒。**（图 7-3-3）

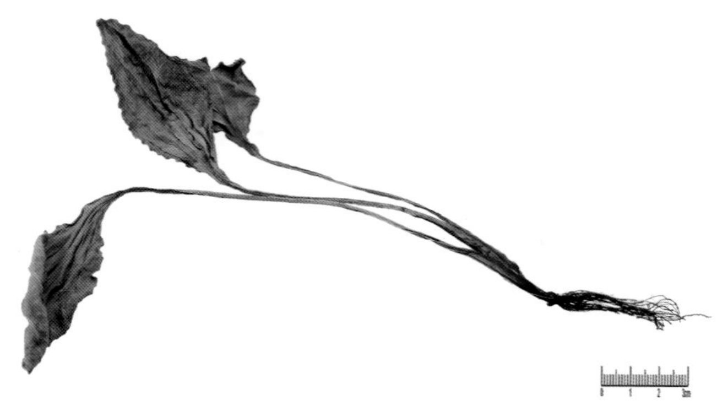

图7-3-3　大车前

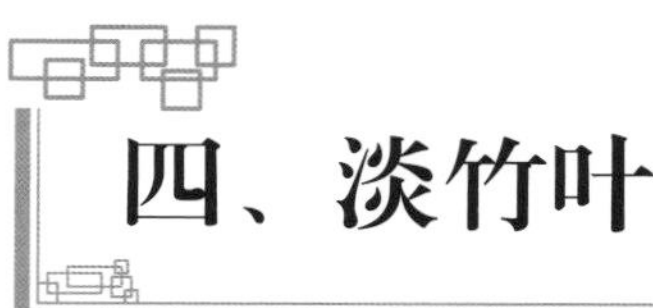

四、淡竹叶

【来源】禾本科淡竹叶属植物淡竹叶 *Lophatherum gracile* Brongn. 的干燥茎叶。夏季未抽花穗前采割，晒干。

【性状】长 25~75 cm。茎呈圆柱形，有节，表面淡黄绿色，断面中空。叶鞘开裂。叶片披针形，有的皱缩卷曲，长 5~20 cm，宽 1~3.5 cm；表面浅绿色或黄绿色。叶脉平行，具横行小脉，形成长方形的网格状，下表面尤为明显。体轻，质柔韧。气微，味淡。（图 7-4-1~ 图 7-4-3）

【标准收载】《中华人民共和国药典》。

【饮片】**淡竹叶**　淡竹叶药材除去杂质，切段。（图 7-4-4）

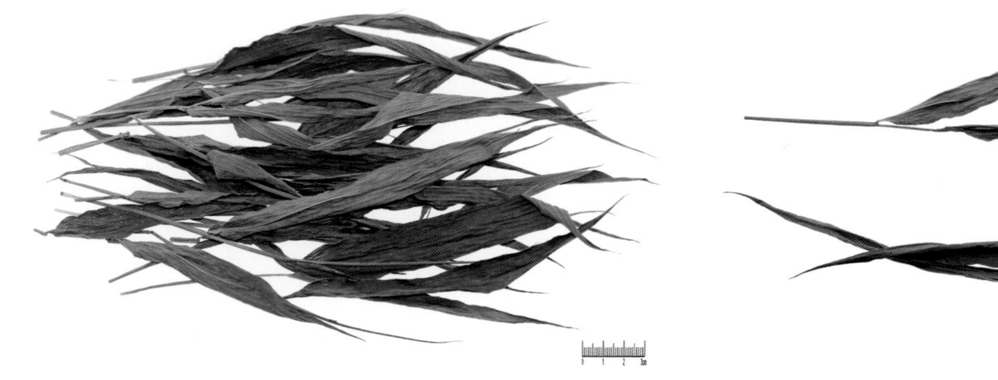

图7-4-1　淡竹叶

图7-4-2　淡竹叶

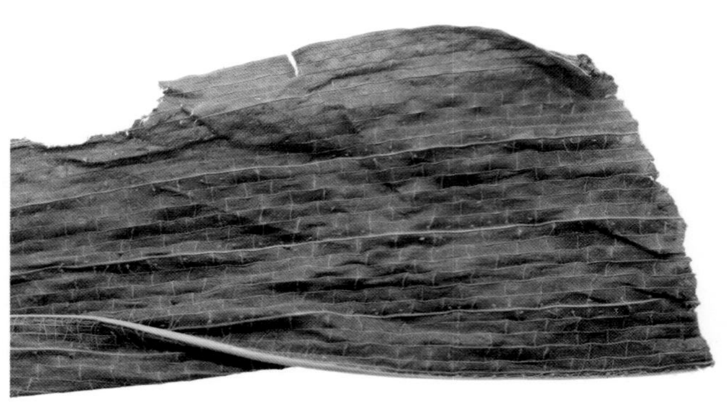

图7-4-3　淡竹叶（叶脉）

图7-4-4　淡竹叶（饮片）

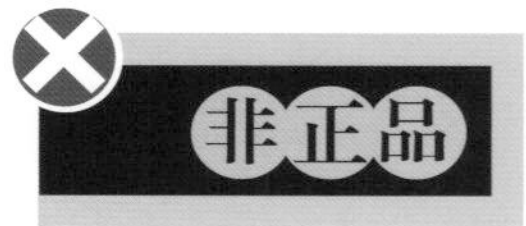

刚竹叶

禾本科刚竹属植物 *Phyllostachys* Siebold et Zucc. sp. 的干燥茎叶。

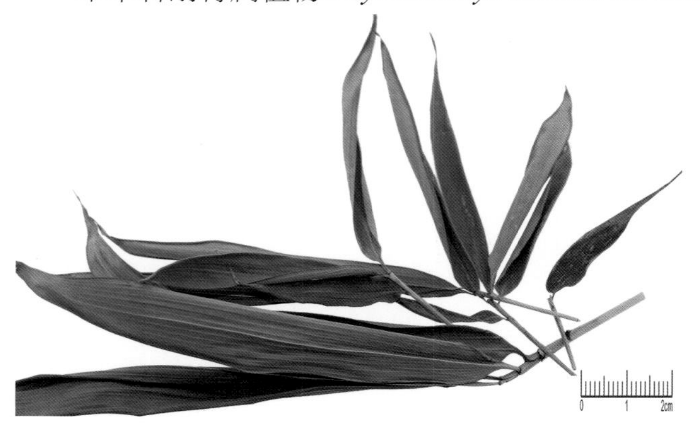

图7-4-5　刚竹叶

图7-4-6　刚竹叶（叶脉）

快速鉴别：**质硬；叶片长披针形，纵向叶脉平行，无长方形的网格。**（图 7-4-5、图 7-4-6）

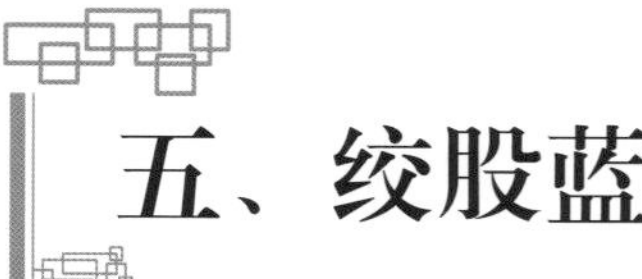

五、绞股蓝

【来源】葫芦科绞股蓝属植物绞股蓝 *Gynostemma pentaphyllum* (Thunb.) Makino 的干燥全草，夏、秋二季采收，除去杂质，洗净，扎成小把、晒干。

【性状】卷曲成把。茎被短柔毛或近无毛，呈黄绿色或褐绿色，直径 1~3 mm，节间长 3~12 cm，具有细纵棱线，质柔，不易折断；卷曲 2 叉或不分叉，侧生于叶柄基部；叶互生，薄纸质或膜质，皱缩，易碎落，完整叶湿润后展开呈鸟足状，通常 5~7 小叶，上面具柔毛，小叶片卵状长圆形或长圆状披针形，中间者较长，边缘有锯齿。圆锥花序纤细；花细小，常脱落；果实球形，无毛。直径约 5 mm，成熟时呈黑色，种子宽卵形，两面具乳状凸起，气微，味苦微甘。（图 7-5-1~ 图 7-5-3）

【标准收载】《四川省中药材标准》。

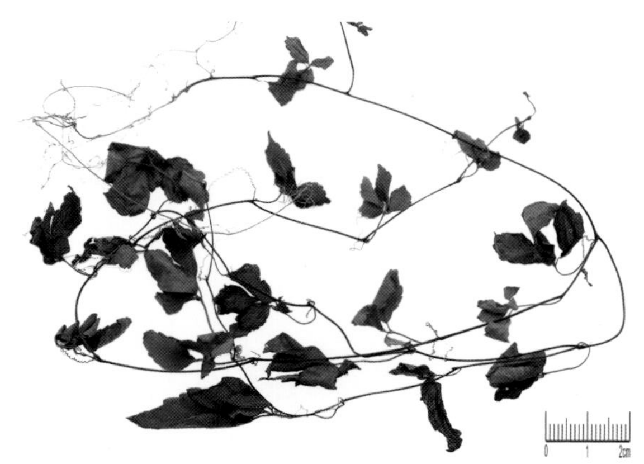

图7-5-1　绞股蓝

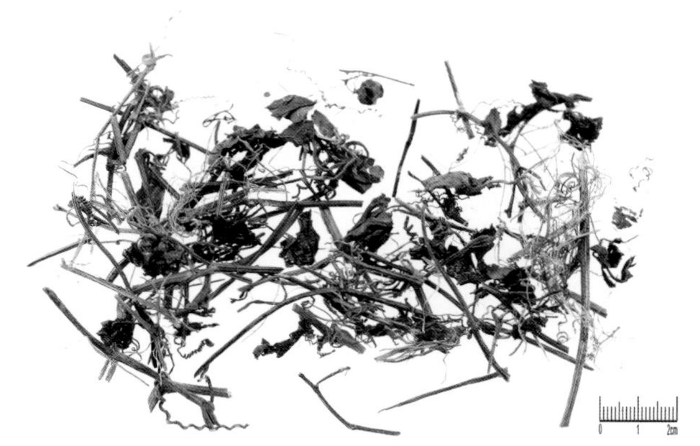

图7-5-2　绞股蓝（切制）

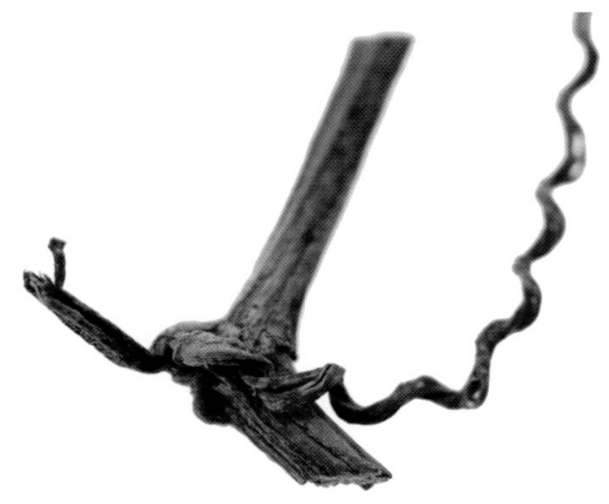

图7-5-3　绞股蓝（局部）

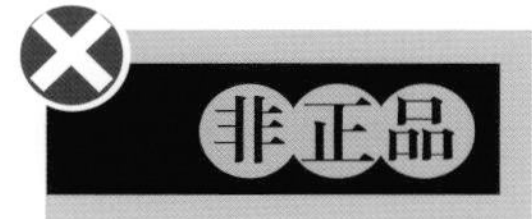

乌蔹莓

葡萄科乌蔹莓属植物乌蔹莓 *Cayratia japonica* (Thunb.) Gagnep. 的干燥地上部分。

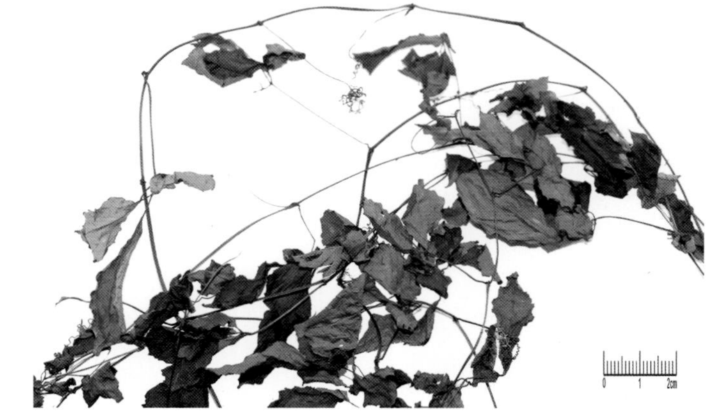

图7-5-4　乌蔹莓

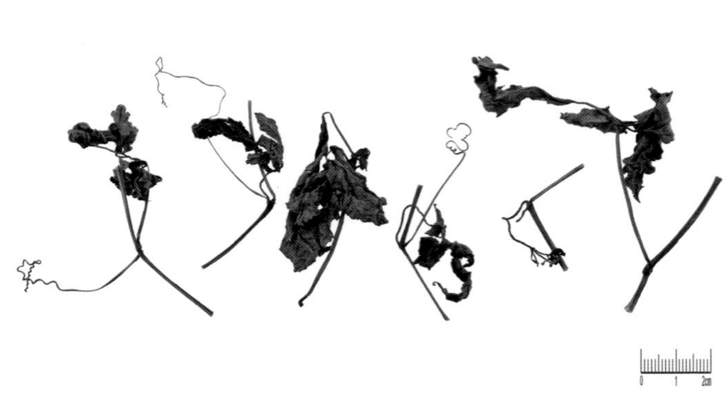

图7-5-5　乌蔹莓（切制）

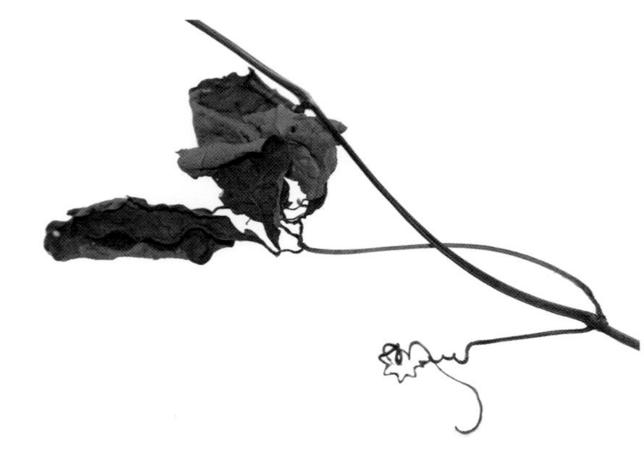

图7-5-6　乌蔹莓（局部）

快速鉴别：**卷须与叶对生。**（图 7-5-4~图 7-5-6）

绞股蓝（茶叶）

绞股蓝嫩叶和嫩芽加工成绞股蓝茶叶。

快速鉴别：**卷曲成茶叶，呈细长条形。**（图 7-5-7）

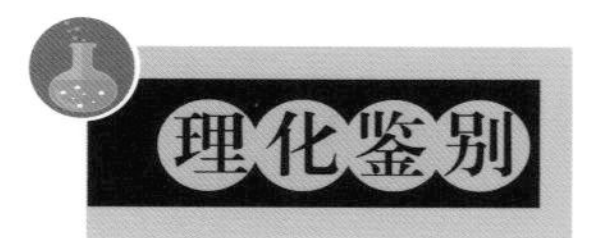

图7-5-7　绞股蓝（茶叶）

1. 取本品粉末 2 g，加水 25 ml，温浸 30 min，滤过，取滤液 2 ml，置具塞试管中，密塞，用力振摇 1 min，产生持久性泡沫。（图 7-5-8）

2. 取本品粉末 1 g，加石油醚（60~90℃）4 ml，水浴加热 2 min，弃去石油醚液，残渣加醋酸酐 2 ml，水浴加热 2 min，滤过，取滤液 1 ml，置玻璃试管中，沿试管壁缓缓加入等量浓硫酸，两液面交界处呈棕色环。（图 7-5-9）

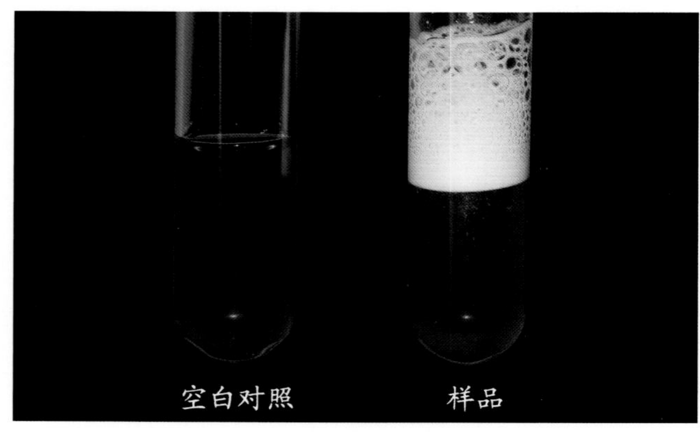

图7-5-8　绞股蓝理化鉴别（1）

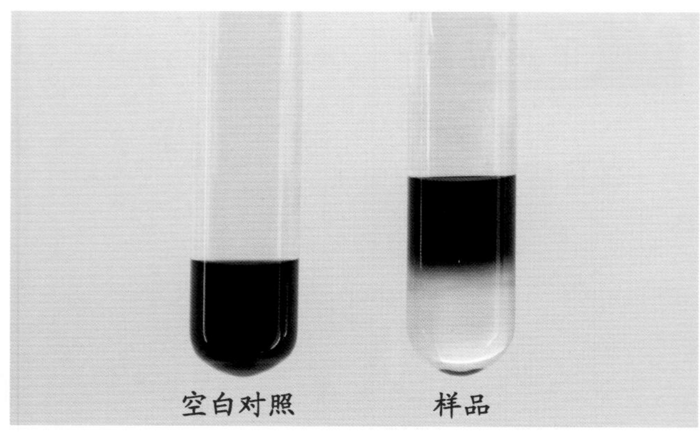

图7-5-9　绞股蓝理化鉴别（2）

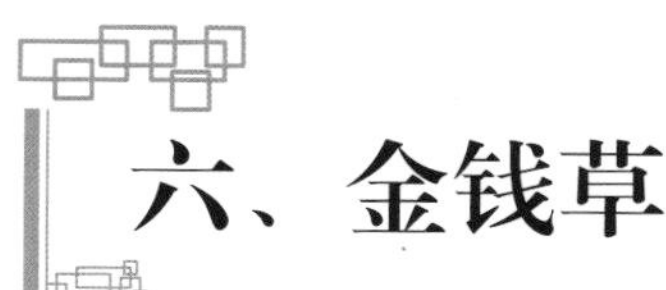

六、金钱草

【来源】报春花科珍珠菜属植物过路黄 *Lysimachia christinae* Hance 的干燥全草。夏、秋二季采收，除去杂质，晒干。

【性状】常缠结成团，无毛或被疏柔毛。茎扭曲，表面棕色或暗棕红色，有纵纹，下部茎节上有时具须根，断面实心。叶对生，多皱缩，展平后呈宽卵形或心形，长 1~4 cm，宽 1~5 cm，基部微凹，全缘；上表面灰绿色或棕褐色，下表面色较浅，主脉明显突起，用水浸后，对光透视可见黑色或褐色条纹；叶柄长 1~4 cm。有的带花，花黄色，单生叶腋，具长梗。蒴果球形。气微，味淡。（图 7-6-1、图 7-6-3、图 7-6-4）

【标准收载】《中华人民共和国药典》。

【饮片】**金钱草**　金钱草药材除去杂质，抢水洗，切段，干燥。（图 7-6-2）

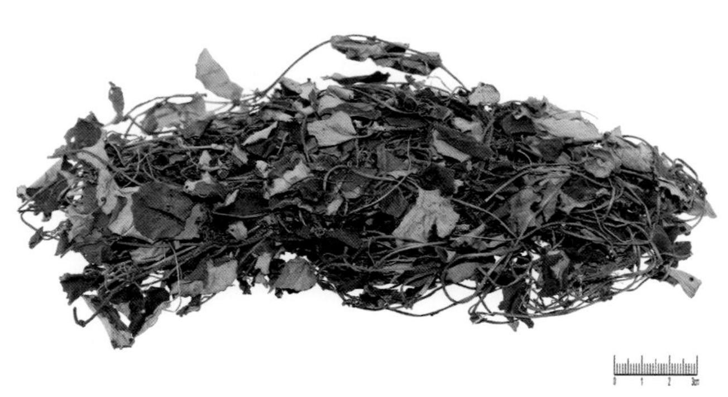

图7-6-1　金钱草

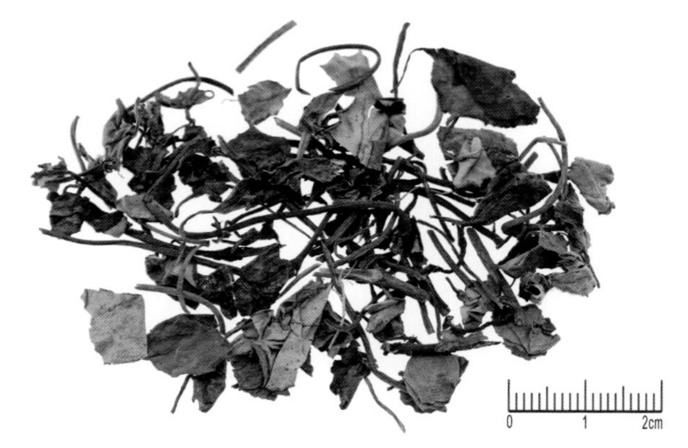

图7-6-2　金钱草（饮片）

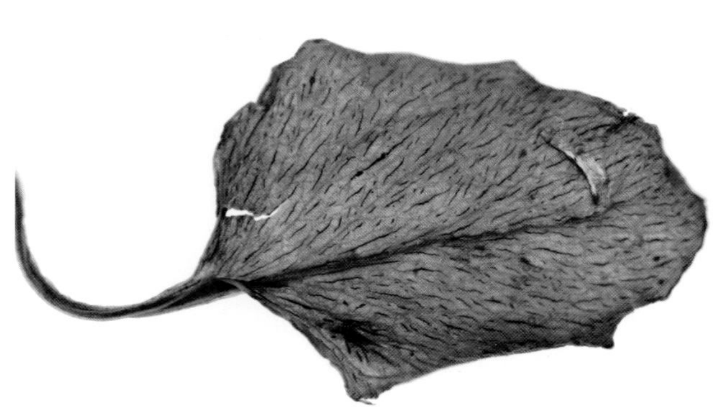

图7-6-3　金钱草叶片（浸泡后对光透视）

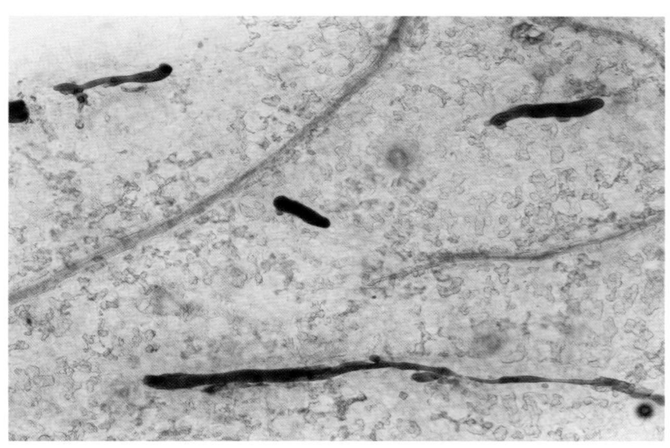

图7-6-4　金钱草显微特征（叶表面观）

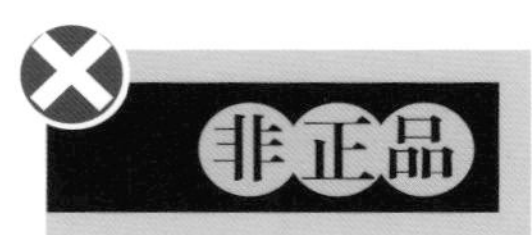

非正品

风寒草

报春花科珍珠菜属植物临时救（聚花过路黄）*Lysimachia congestiflora* Hemsl. 的干燥全草，又名“小金钱草”。

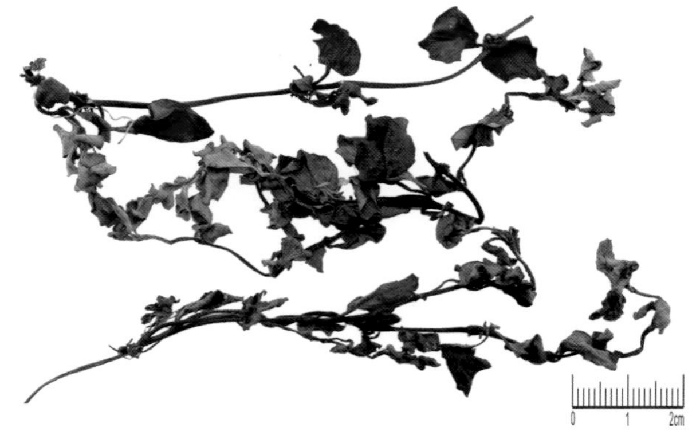

图7-6-5　风寒草

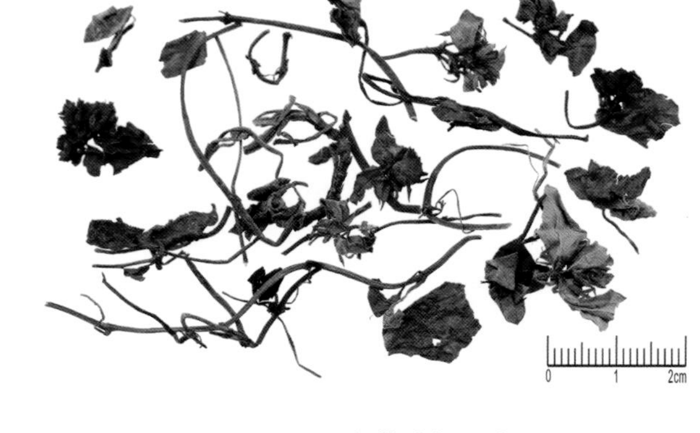

图7-6-6　风寒草（切制）

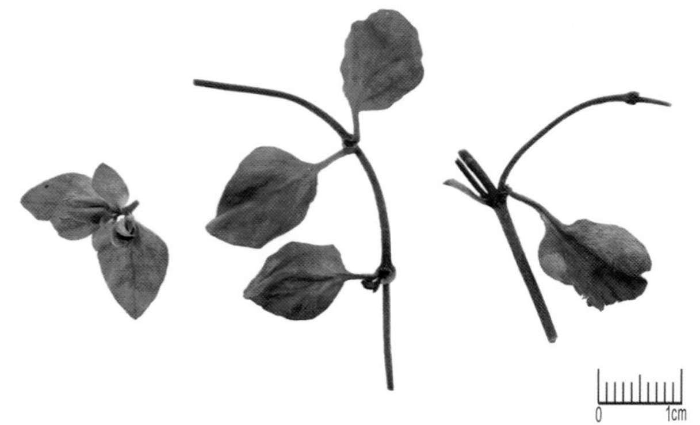

图7-6-7　风寒草（浸泡后）

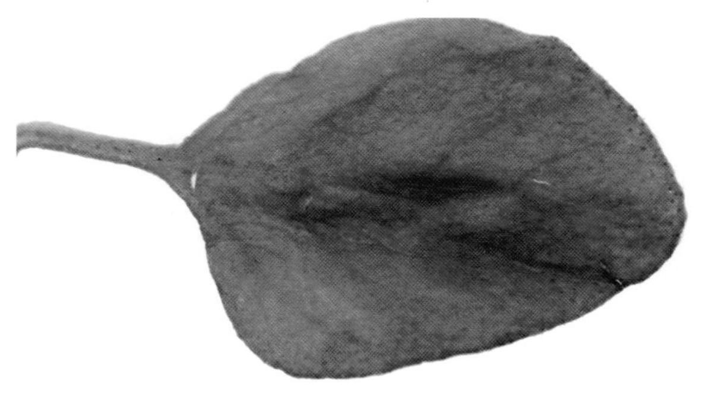

图7-6-8　风寒草叶片（浸泡后对光透视）

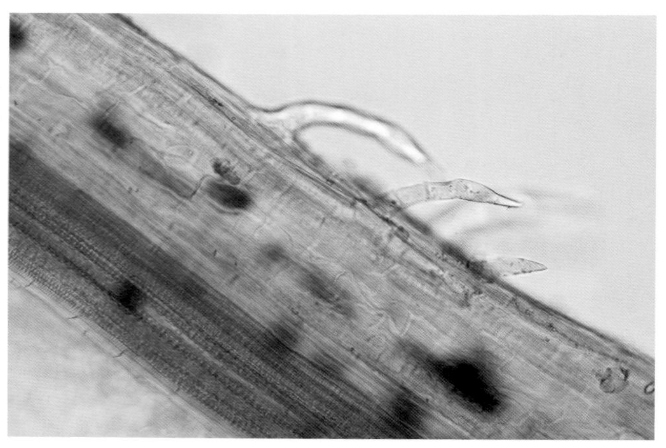

图7-6-9　风寒草显微特征（非腺毛）

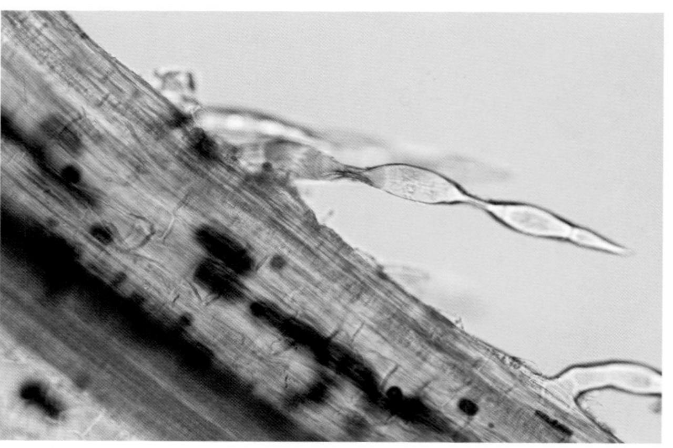

图7-6-10　风寒草显微特征（非腺毛）

快速鉴别：**2~8 朵花集生于茎端叶腋处，花梗极短；叶用水浸后，对光透视可见棕红色腺点（近叶缘处多而明显）。**（图 7-6-5~ 图 7-6-10）

广金钱草

豆科山蚂蝗属植物广东金钱草 *Desmodium styracifolium* (Osbeck.) Merr. 的干燥地上部分。

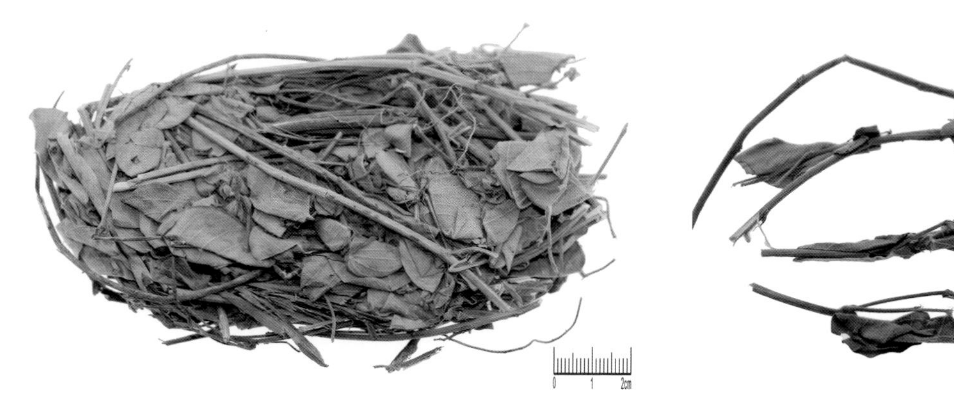

图7-6-11　广金钱草

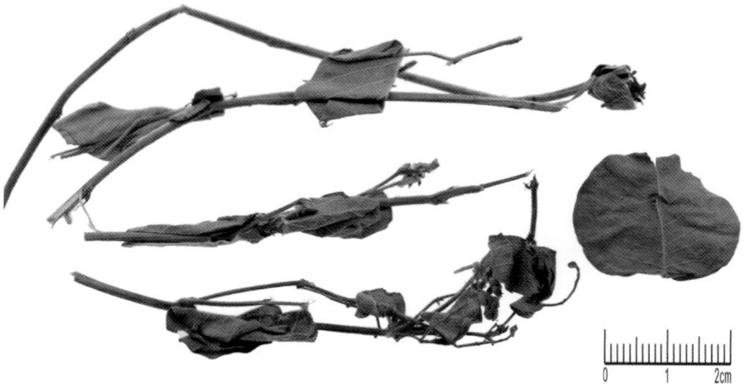

图7-6-12　广金钱草

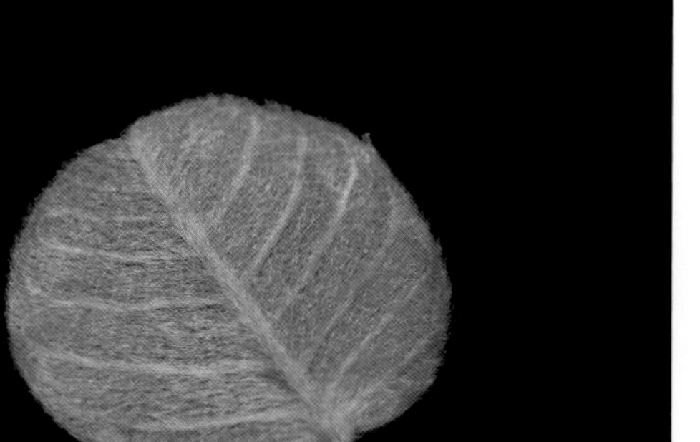

图7-6-13　广金钱草（叶背面）

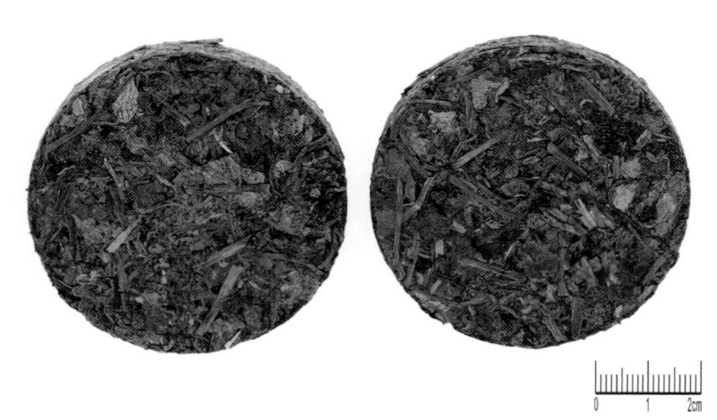

图7-6-14　金钱草（压制）

快速鉴别：**商品多捆绑成团；茎呈圆柱形，密被黄色伸展的短柔毛，断面中部有髓；小叶圆形或矩圆形，先端微凹，基部心形或钝圆，全缘；上表面无毛，下表面具灰白色紧贴的绒毛；具 1 对披针形托叶。**（图 7-6-11~ 图 7-6-13）

金钱草（压制）

金钱草的挤压加工品，非药典标准加工方式。

快速鉴别：**特征不明显，呈圆饼状。**（图 7-6-14）

七、肉苁蓉

【来源】列当科肉苁蓉属植物肉苁蓉 *Cistanche deserticola* Y. C. Ma 或管花肉苁蓉 *Cistanche tubulosa* (Schenk) Wight 干燥带鳞叶的肉质茎。春季苗刚出土时或秋季冻土之前采挖，除去茎尖。切段，晒干。

【性状】**肉苁蓉** 呈扁圆柱形，稍弯曲，长 3~15 cm，直径 2~8 cm。表面棕褐色或灰棕色，密被覆瓦状排列的肉质鳞叶，通常鳞叶先端已断。体重，质硬，微有柔性，不易折断，断面棕褐色，有淡棕色点状维管束，排列成波状环纹。气微，味甜、微苦。（图 7-7-1、图 7-7-2）

管花肉苁蓉 呈类纺锤形、扁纺锤形或扁柱形，稍弯曲，长 5~25 cm，直径 2.5~9 cm。表面棕褐色至黑褐色。断面颗粒状，灰棕色至灰褐色，散生点状维管束。（图 7-7-3、图 7-7-4）

【标准收载】《中华人民共和国药典》。

【饮片】**肉苁蓉片** 肉苁蓉药材除去杂质，洗净，润透，切厚片，干燥。（图 7-7-5、图 7-7-6）

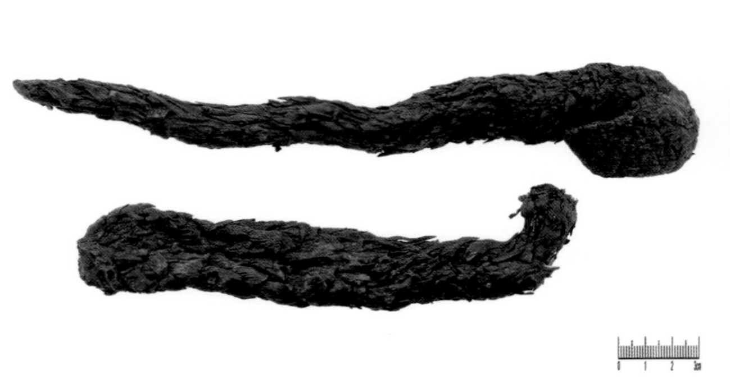

图7-7-1 肉苁蓉（肉苁蓉）

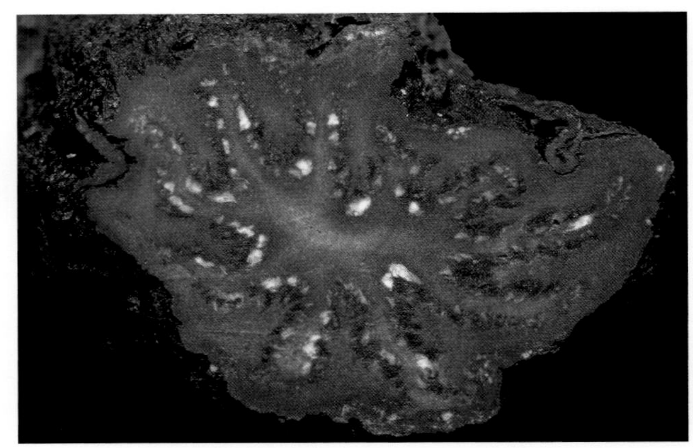

图7-7-2 肉苁蓉（横切面）

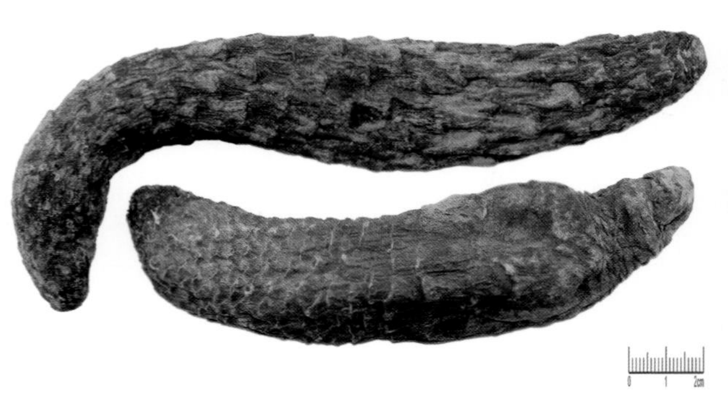

图7-7-3 肉苁蓉（管花肉苁蓉）

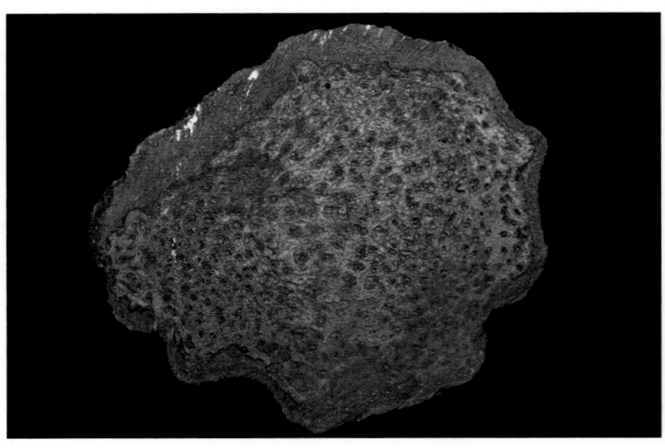

图7-7-4 管花肉苁蓉（横切面）

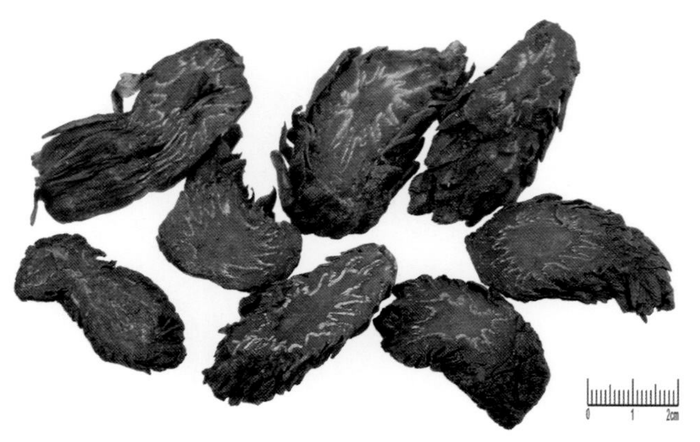

图7–7–5　肉苁蓉饮片（肉苁蓉）

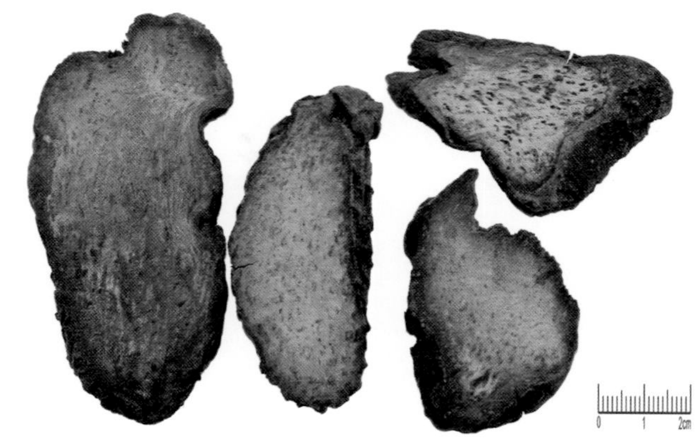

图7–7–6　肉苁蓉饮片（管花肉苁蓉）

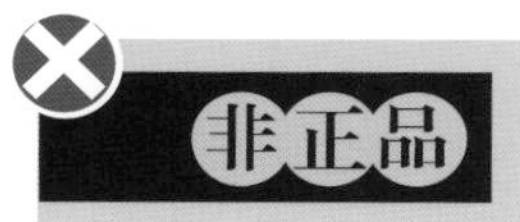

沙苁蓉

列当科肉苁蓉属植物沙苁蓉 *Cistanche sinensis* G. Beck 带鳞叶的干燥肉质茎。

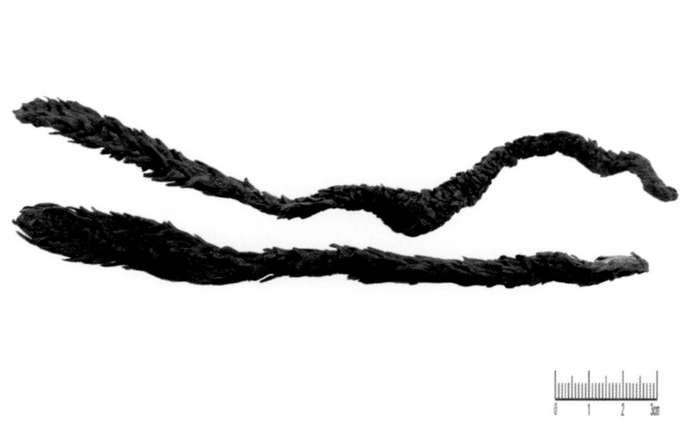

图7–7–7　沙苁蓉

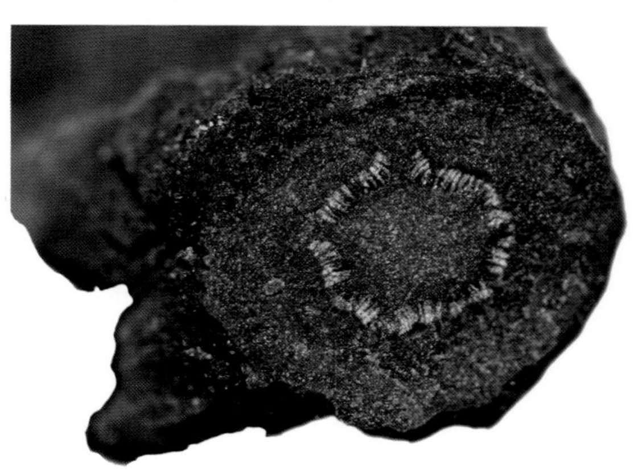

图7–7–8　沙苁蓉（横切面）

快速鉴别：**呈圆柱形或扁圆柱形；质硬脆，易折断，断面淡棕色点状维管束排列成“星”状。**（图 7–7–7、图 7–7–8）

锁阳

锁阳科锁阳属植物锁阳 *Cynomorium songaricum* Rupr. 带鳞叶的干燥肉质茎。

快速鉴别：**呈扁圆柱形；表面棕色或棕褐色，粗糙，具明显纵沟及不规则的凹陷；质硬，难折断，断面散有黄色三角状黄点（维管束）；味甘而涩。**（图 7–7–9、图 7–7–10）

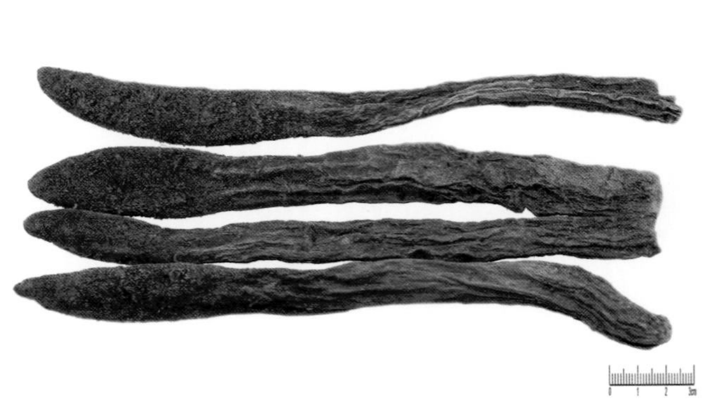

图7-7-9 锁阳

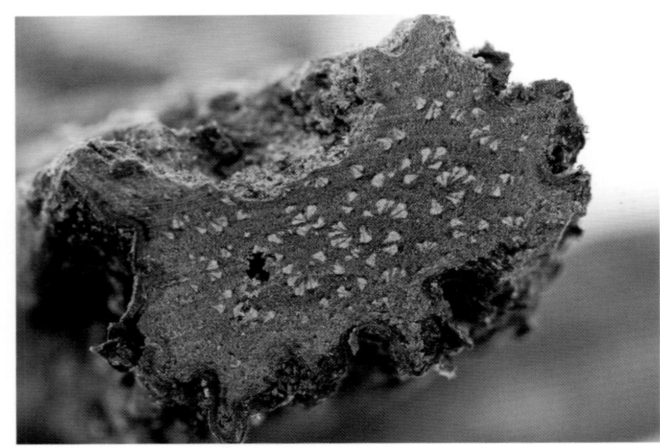

图7-7-10 锁阳（横切面）

草苁蓉

列当科草苁蓉属植物草苁蓉 *Boschniakia rossica* (Chamisso et Schlechtendal) B. Fedtschenko 的干燥地上部分，又名“不老草”。

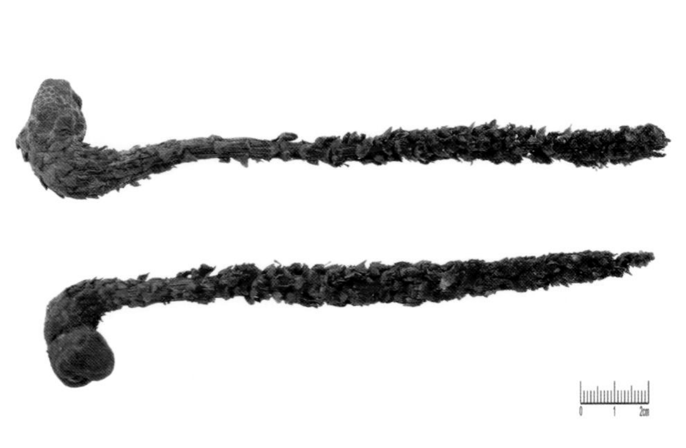

图7-7-11 草苁蓉

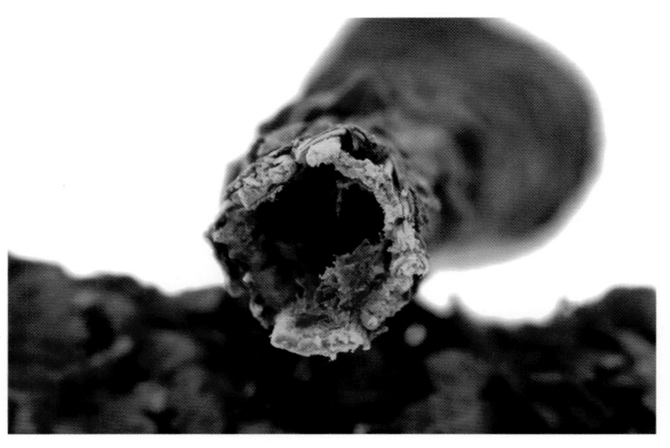

图7-7-12 草苁蓉（横断面）

快速鉴别：**茎圆柱状，折断面中空；靠近基部鳞叶密集；穗状花序，花冠宽钟状。**（图 7-7-11、图 7-7-12）

肉苁蓉（地上茎）

打过种子或采挖不及时的肉苁蓉，地上茎部分的加工品。

快速鉴别：**色较浅；质硬，不易折断；柴性大，无油润感；鳞叶先端已断；横切面呈空管状。**（图 7-7-13、图 7-7-14）

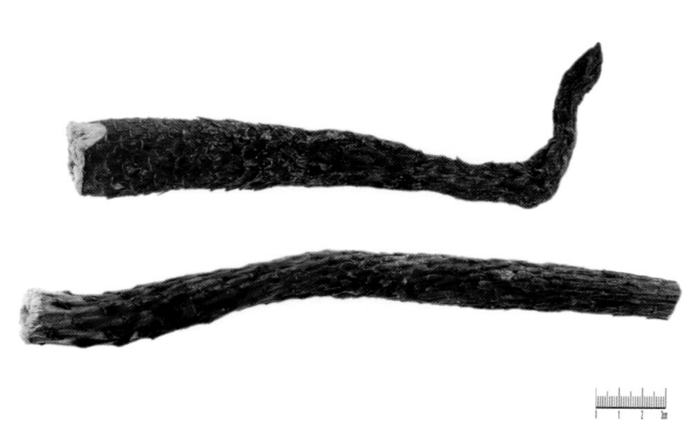
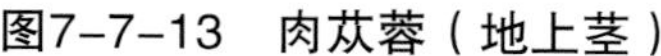

图7-7-13 肉苁蓉（地上茎）

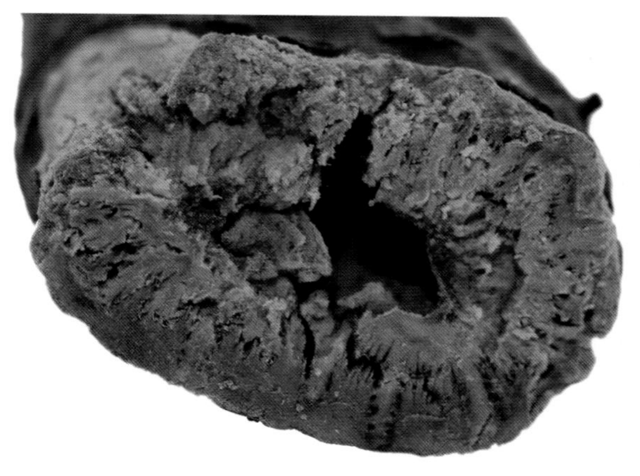

图7-7-14 肉苁蓉地上茎（横切面）

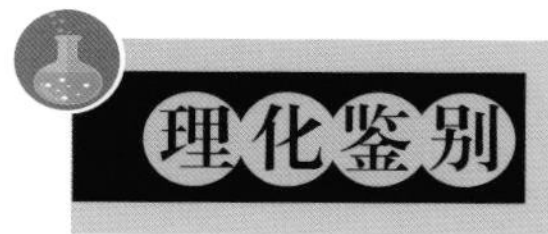

理化鉴别

1. 取本品粉末 1 g，加 0.5% 盐酸乙醇溶液 8 ml，加热回流 10 min，趁热滤过，滤液加氨试液调节 pH 值至中性，蒸干，残渣加 1% 盐酸溶液 3 ml 使溶解，滤过，取滤液 1 ml，置玻璃试管中，加碘化铋钾试液 2 滴，生成橘红色或红棕色沉淀。（图 7-7-15）

2. 取本品粉末 0.5 g，加 70% 乙醇 5 ml，水浴温热 10 min，滤过，滤液蒸干，残渣加冰醋酸 1 ml 使溶解，置玻璃试管中，沿管壁缓缓加入硫酸 0.5 ml，两液面交界处呈棕色环。（图 7-7-16）

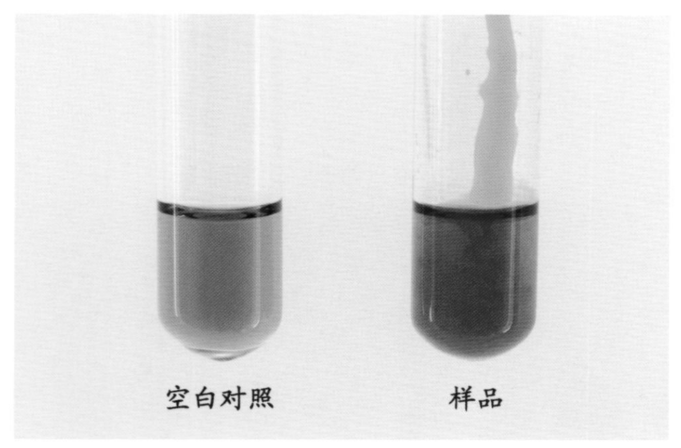

图7-7-15 肉苁蓉理化鉴别（1）

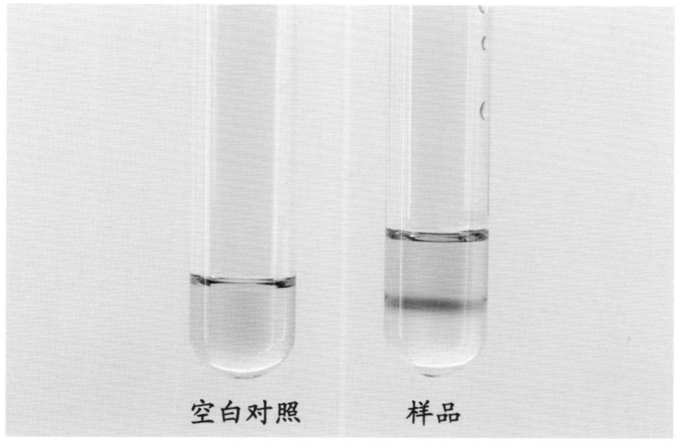

图7-7-16 肉苁蓉理化鉴别（2）

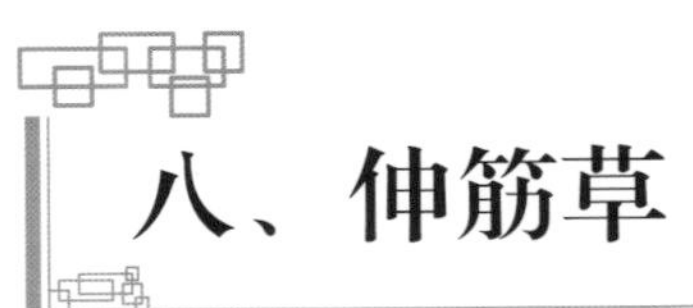

八、伸筋草

【来源】石松科石松属植物石松 *Lycopodium japonicum* Thunb. 的干燥全草。夏、秋二季茎叶茂盛时采收，除去杂质，晒干。

【性状】匍匐茎呈细圆柱形，略弯曲，长可达 2 m，直径 1~3 mm，其下有黄白色细根；直立茎作二叉状分枝。叶密生茎上，螺旋状排列，皱缩弯曲，线形或针形，长 3~5 mm，黄绿色至淡黄棕色，无毛，先端芒状，全缘，易碎断。质柔软，断面皮部浅黄色，木部类白色。气微，味淡。（图 7–8–1、图 7–8–2）

【标准收载】《中华人民共和国药典》。

【饮片】**伸筋草**　伸筋草药材除去杂质，洗净，切段，干燥。（图 7–8–3）

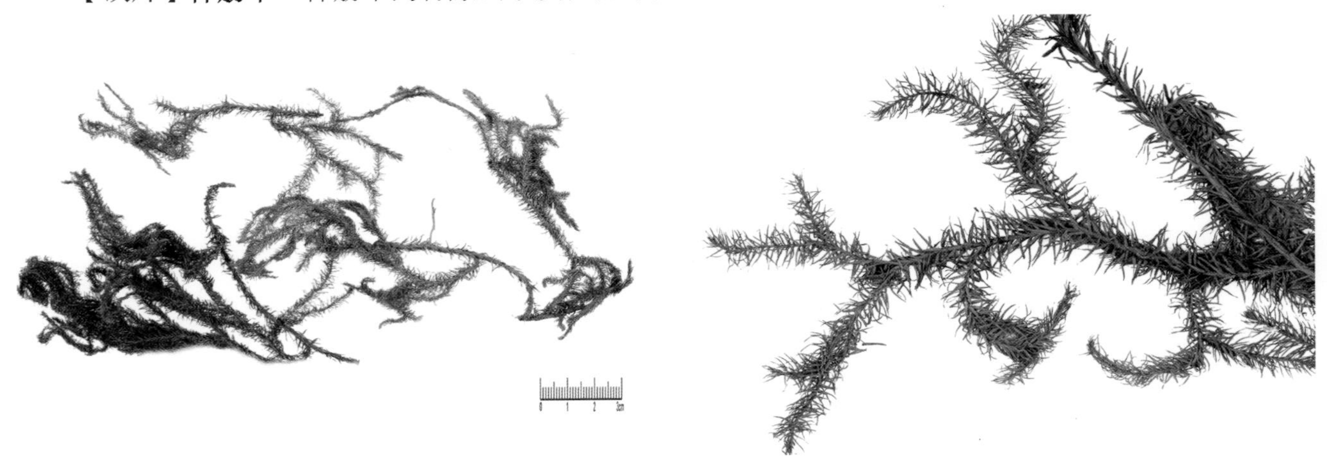

图7–8–1　伸筋草

图7–8–2　伸筋草（局部）

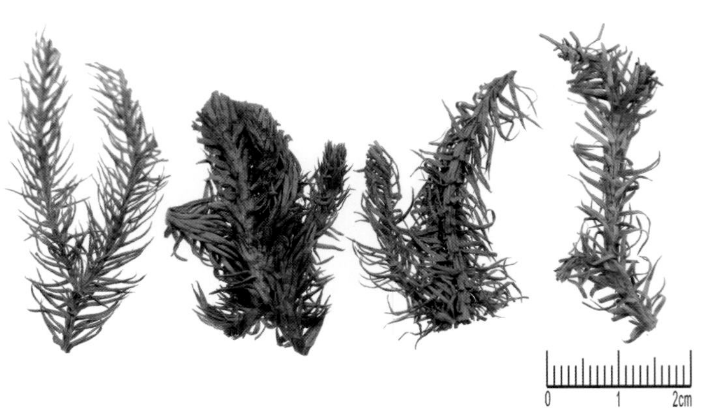

图7–8–3　伸筋草（饮片）

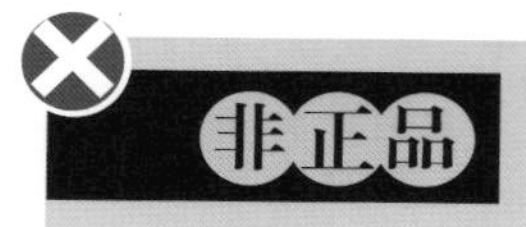

地刷子

石松科扁枝石松属植物扁枝石松（地刷子石松）*Lycopodium complanatum* L. 的干燥根及根茎。

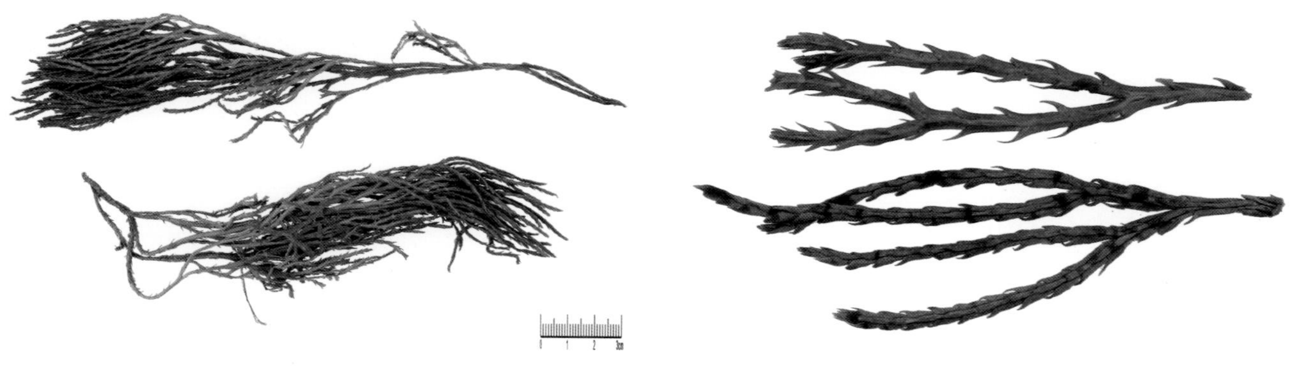

图7-8-4　地刷子

图7-8-5　地刷子（局部）

快速鉴别：**主茎匍匐状，直立茎多二叉分枝；小枝明显扁平状，孢子枝远高于营养枝，顶端二回分叉，末回分枝顶端各生直立的孢子囊穗 1 个；侧枝具明显的节和节间。**（图 7-8-4、图 7-8-5）

垂穗伸筋草

石松科垂穗石松属植物垂穗石松 *Palhinhaea cernua* (L.) Vasc. et Franco 的干燥全草，又名“铺地蜈蚣”或“小伸筋草”。

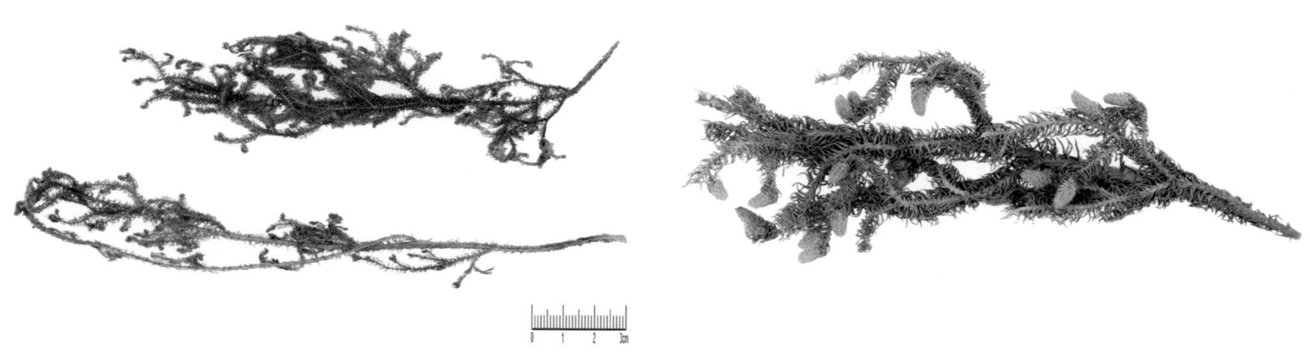

图7-8-6　垂穗伸筋草

图7-8-7　垂穗伸筋草（局部）

快速鉴别：**茎呈多歧状分枝，叶稀疏，通常向下弯弓；茎易折断，断面中央有小木心；孢子囊穗较小，长 0.8~2 cm，无柄，单生于小枝顶端，成熟时通常下垂。**（图 7-8-6、图 7-8-7）

舒筋草

石松科藤石松属植物藤石松 *Lycopodiastrum casuarinoides* (Spring) Holub ex Dixit 的干燥地上部分。

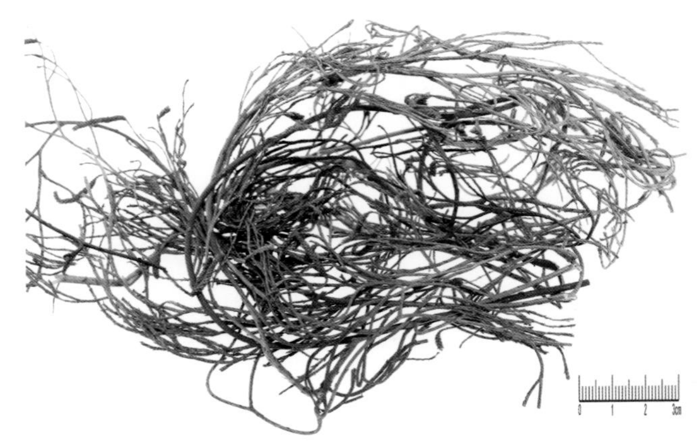

图7-8-8　舒筋草

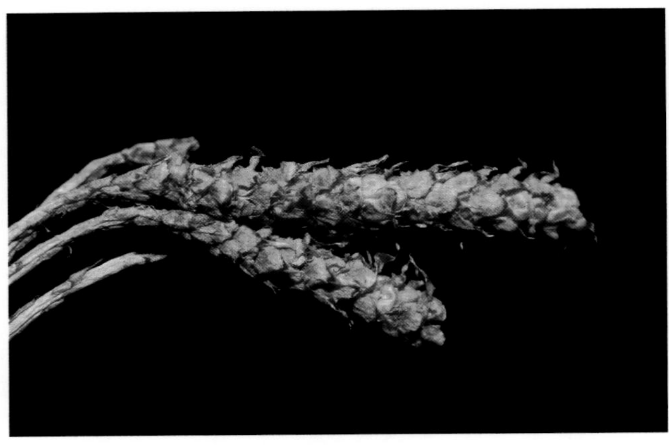

图7-8-9　舒筋草（孢子囊穗）

快速鉴别：**茎弯曲而细长，多回二叉分枝；主茎上的叶疏生；末回小枝上的叶三列，二列贴生于小枝的同一面，第三列贴生于另一面的中央；孢子囊穗圆柱形，成对着生于孢子枝末回分枝上。**（图7-8-8、图7-8-9）

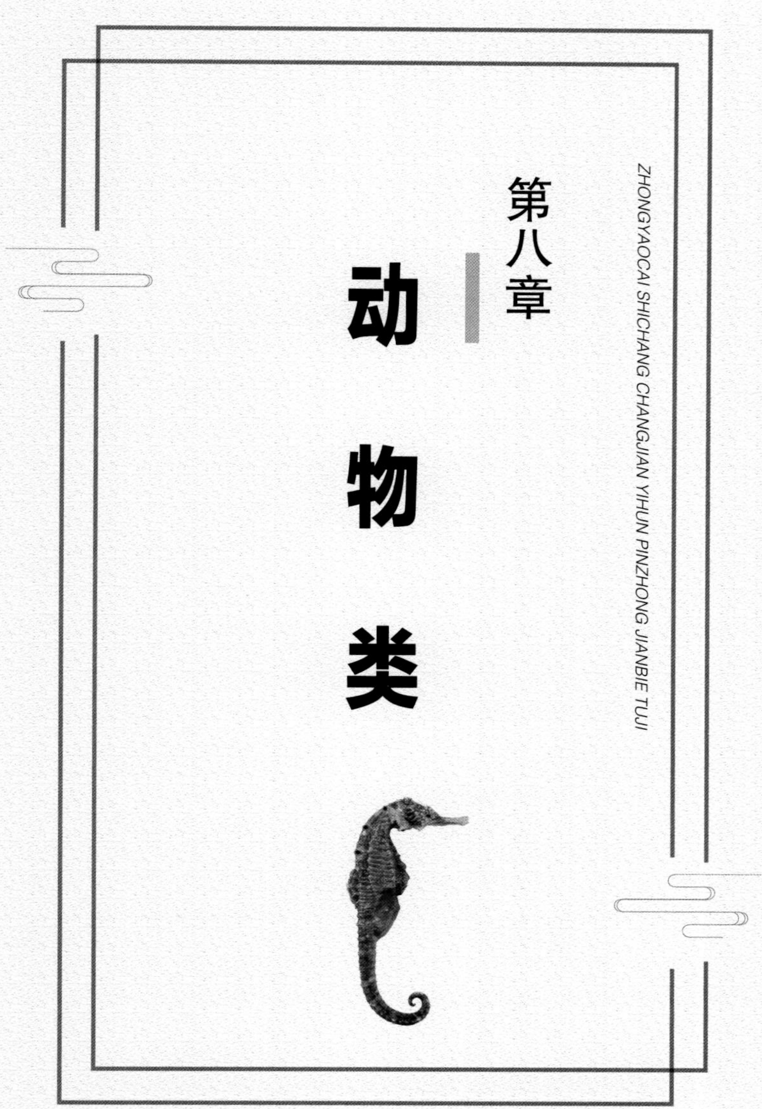

第八章

动物类

ZHONGYAOCAI SHICHANG CHANGJIAN YIHUN PINZHONG JIANBIE TUJI

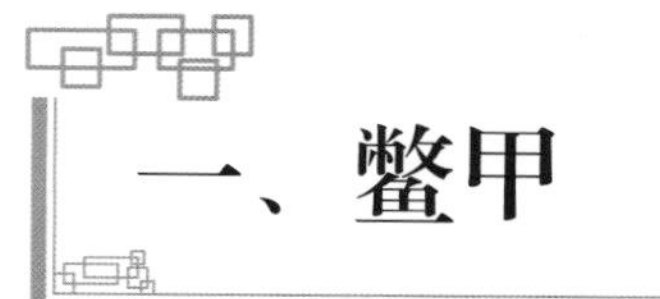

一、鳖甲

【来源】鳖科动物鳖 *Trionyx sinensis* Wiegmann 的背甲。全年均可捕捉，以秋、冬二季为多，捕捉后杀死，置沸水中烫至背甲上的硬皮能剥落时，取出，剥取背甲，除去残肉，晒干。

【性状】呈椭圆形或卵圆形，背面隆起，长 10~15 cm，宽 9~14 cm。外表面黑褐色或墨绿色，略有光泽，具细网状皱纹和灰黄色或灰白色斑点，中间有一条纵棱，两侧各有左右对称的横凹纹 8 条，外皮脱落后，可见锯齿状嵌接缝。内表面类白色，中部有突起的脊椎骨，颈骨向内卷曲，两侧各有肋骨 8 条，伸出边缘。质坚硬。气微腥，味淡。（图 8-1-1）

【标准收载】《中华人民共和国药典》。

【饮片】**醋鳖甲**　净鳖甲，照烫法用砂烫至表面淡黄色，取出，醋淬，干燥。（图 8-1-2）

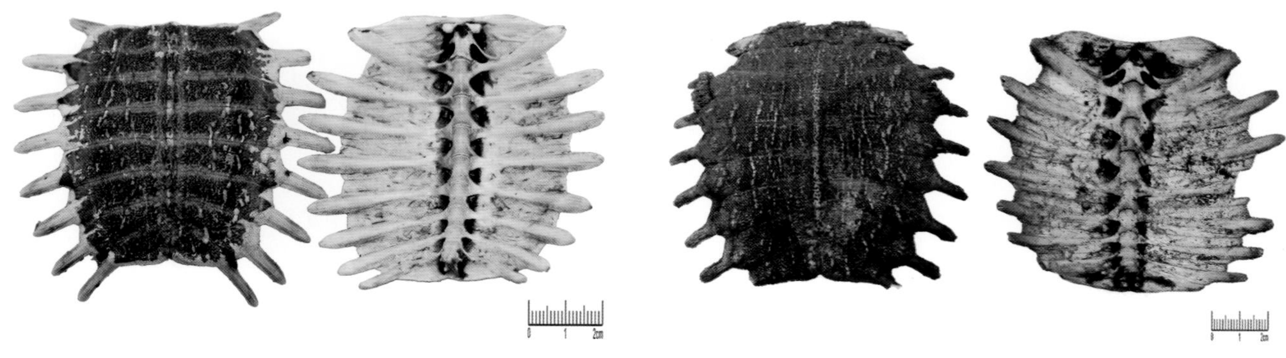

图8-1-1　鳖甲　　　图8-1-2　醋鳖甲

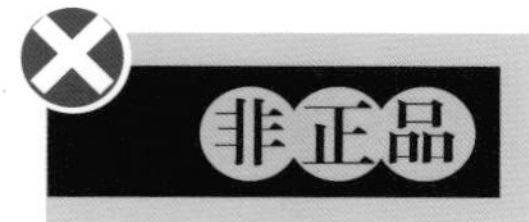

非正品

鳖腹甲

鳖的干燥腹甲。鳖腹甲由 7 块相互嵌接的骨片组成，左右对称，中间留有空洞。

快速鉴别：**呈飞鸟状，头部 2 裂，尾部 5~7 裂；底部平直，背部明显下凹，边缘光滑；外面墨绿色或青绿色，具细网状皱纹；内表面类白色，具细纵皱纹。**（图 8-1-3、图 8-1-4）

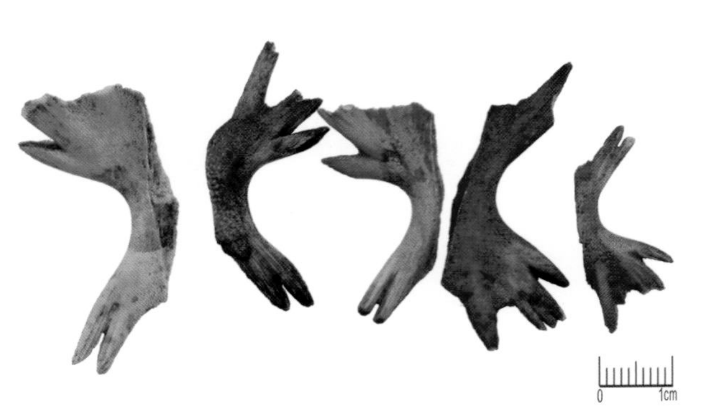

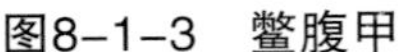

图8-1-3　鳖腹甲

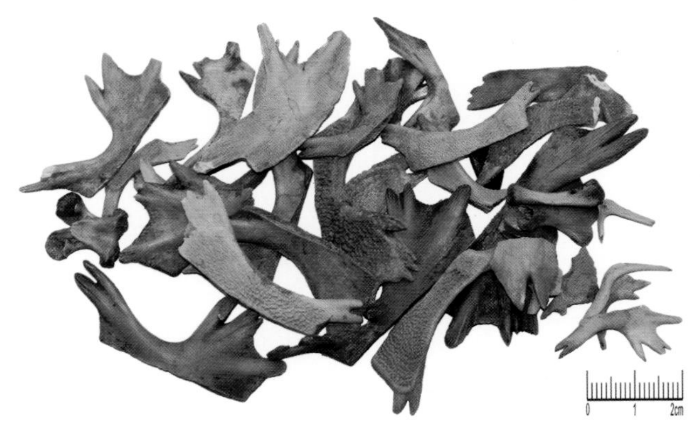

图8-1-4　鳖腹甲及骨头

血鳖甲

不用沸水烫制，直接杀死鳖，除去鳖肉及伸出边缘的肋骨。

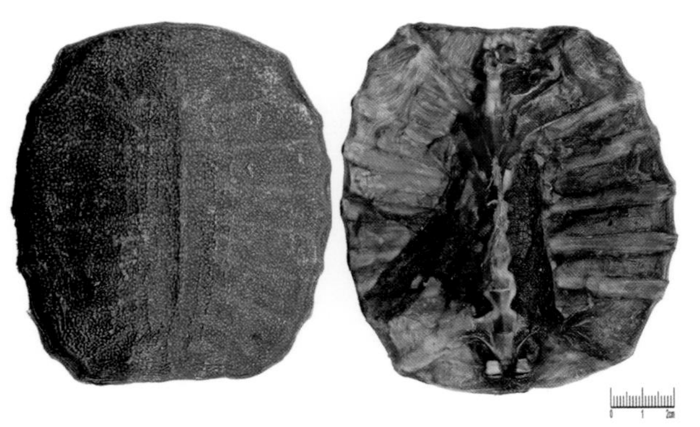

图8-1-5　血鳖甲

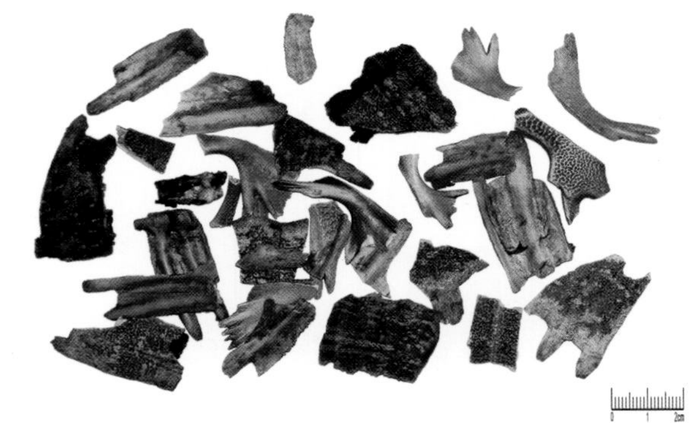

图8-1-6　醋鳖甲劣质（掺伪）

快速鉴别：**颜色较深，背甲上具硬皮，内表面带有血迹及部分残肉，边缘外无肋骨。**（图 8-1-5）

醋鳖甲劣质（掺伪）

醋鳖甲中掺入鳖的腹甲及骨头。（图 8-1-6）

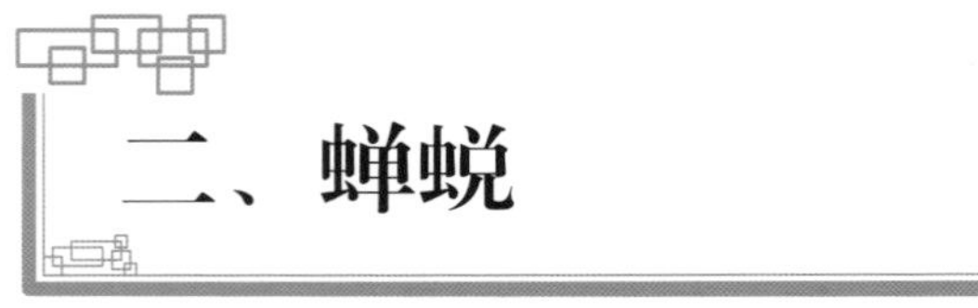

二、蝉蜕

【来源】蝉科昆虫黑蚱 *Cryptotympana pustulata* Fabricius 的若虫羽化时脱落的皮壳。夏、秋二季收集，除去泥沙，晒干。

【性状】略呈椭圆形而弯曲，长约 3.5 cm，宽约 2 cm。表面黄棕色，半透明，有光泽。头部有丝状触角 1 对，多已断落，复眼突出。额部先端突出，口吻发达，上唇宽短，下唇伸长成管状。胸部背面呈十字形裂开，裂口向内卷曲，脊背两旁具小翅 2 对；腹面有足 3 对，被黄棕色细毛。腹部钝圆，共 9 节。体轻，中空，易碎。气微，味淡。（图 8-2-1~ 图 8-2-4）

【标准收载】《中华人民共和国药典》。

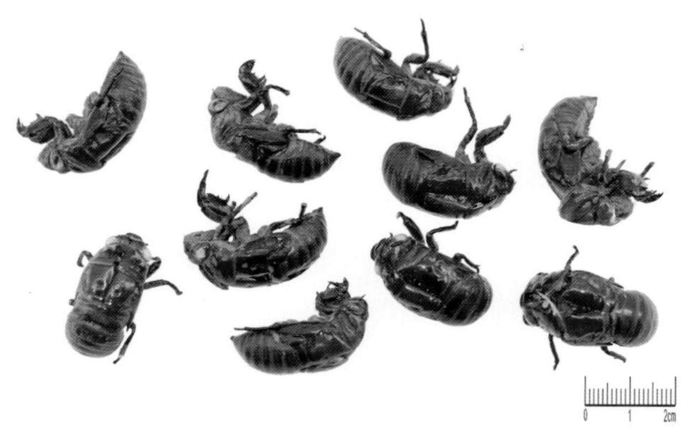

图8-2-1 蝉蜕

图8-2-2 蝉蜕（背腹面）

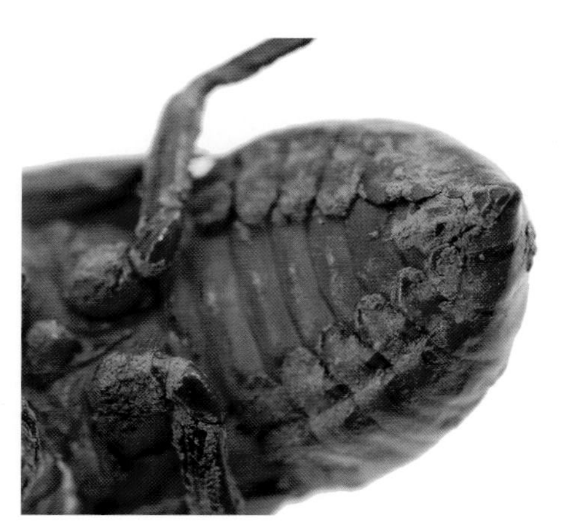

图8-2-3 蝉蜕（腹部）

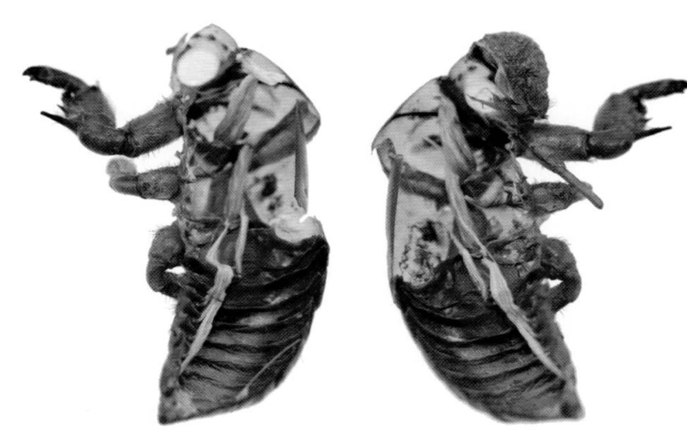

图8-2-4 蝉蜕（纵剖）

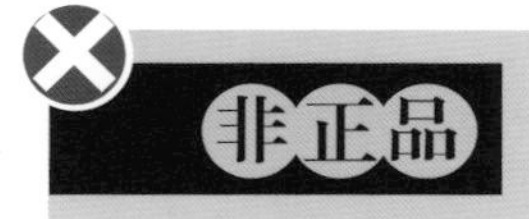

金蝉蜕

蝉科昆虫山蝉（焰螓蝉）*Cicada flammata* Dist. 若虫羽化时脱落的干燥皮壳。

快速鉴别：**躯体比蝉蜕瘦长，有 7 个环节纹；尾端有分叉的尖刺；腹面侧膜上有明显白色圆点状气门 5 对。**（图 8-2-5~ 图 8-2-7）

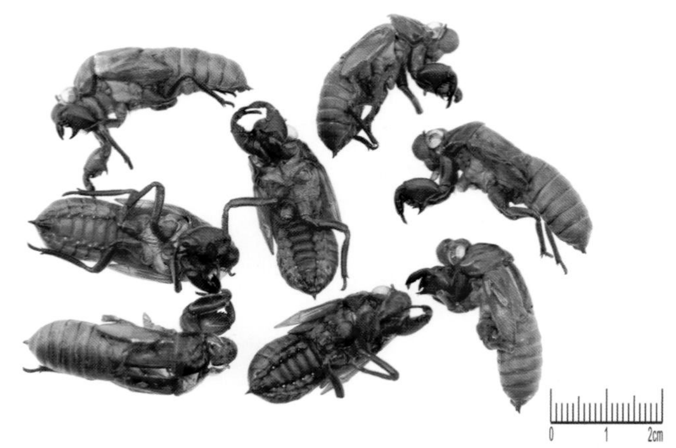

图8-2-5　金蝉蜕

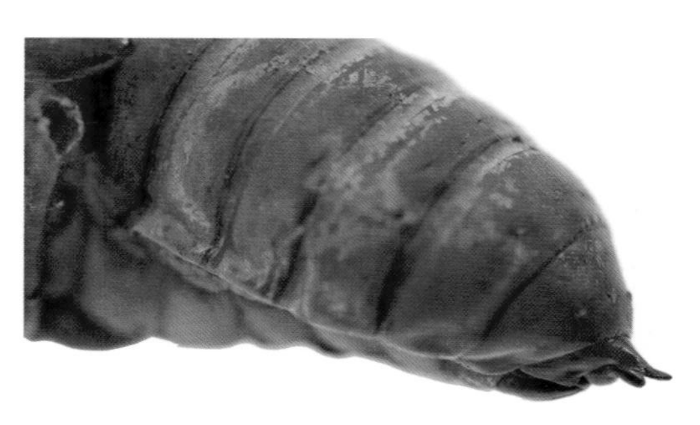

图8-2-6　金蝉蜕（尾部）

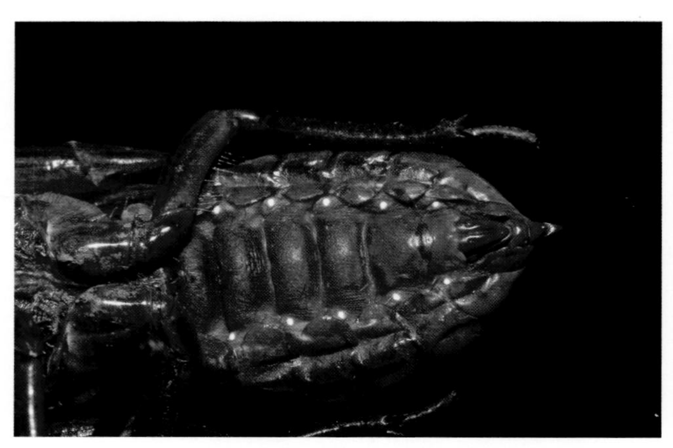

图8-2-7　金蝉蜕（腹部）

鸣蝉

蝉科昆虫蚱蟟 *Oncotympana maculaticollis* Motschulsky 的若虫羽化时脱落的干燥皮壳，又名“鸣鸣蝉”或“雷鸣蝉”。

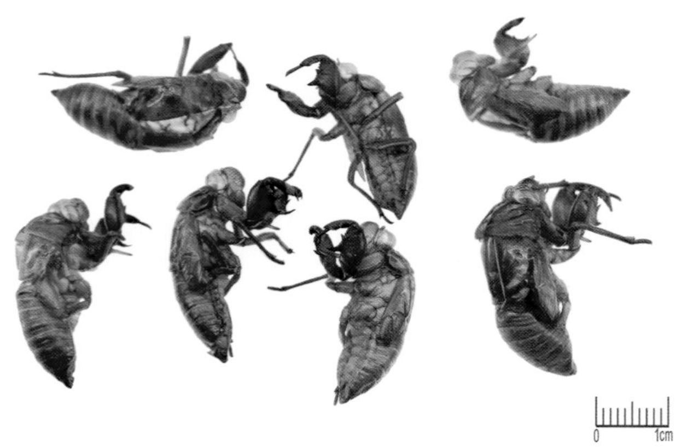

图8-2-8　鸣蝉

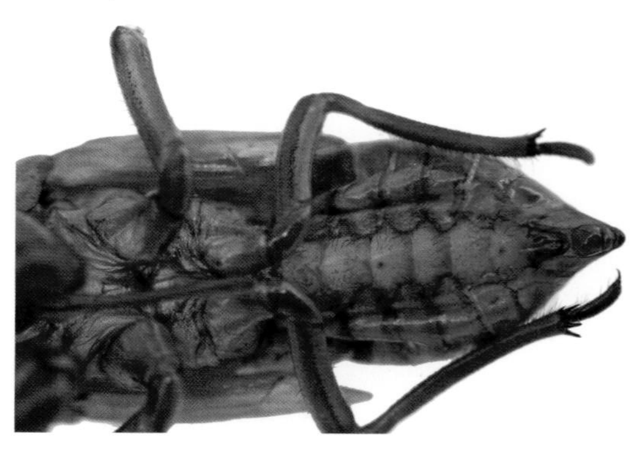

图8-2-9　鸣蝉（腹部）

快速鉴别：**体稍小，体型细长，长约 2.5 cm，宽约 1.5 cm；尾部不圆钝，腹侧中间近条形（不呈三角形）。**（图 8-2-8、图 8-2-9）

蟪蛄

蝉科昆虫蟪蛄（褐斑蝉）*Platypleura kaempferi* (Fabhcius) 若虫羽化时脱落的干燥皮壳。

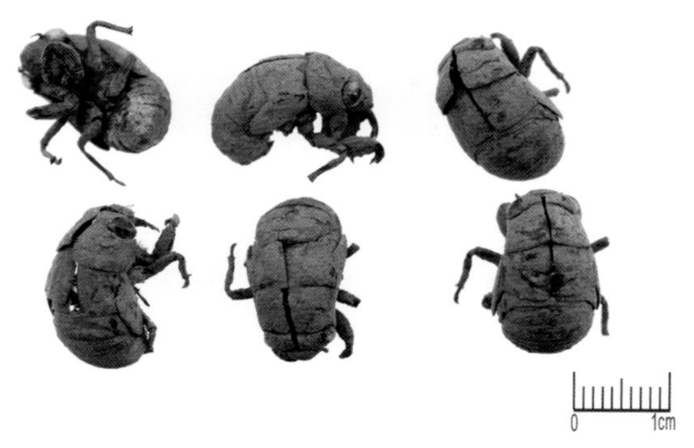

图8-2-10　蟪蛄

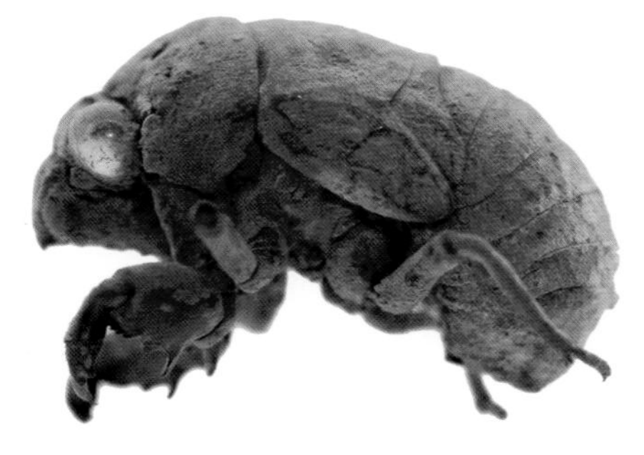

图8-2-11　蟪蛄（侧面）

快速鉴别：**表面灰棕色，体表常附着泥土；体较小，长 1.5~2.5 cm，宽 0.8~1.2 cm；胸部背面呈十字形开裂，裂口不向内卷曲；前胸板侧角突出成尖角状，中胸背板显 4 块大黑斑，腹部钝圆，常见白色粉末状物；尾部无针刺状突起。**（图 8-2-10、图 8-2-11）

死蝉

黑蚱若虫羽化时死亡的干燥体及未脱落的皮壳，多混入蝉蜕商品中。

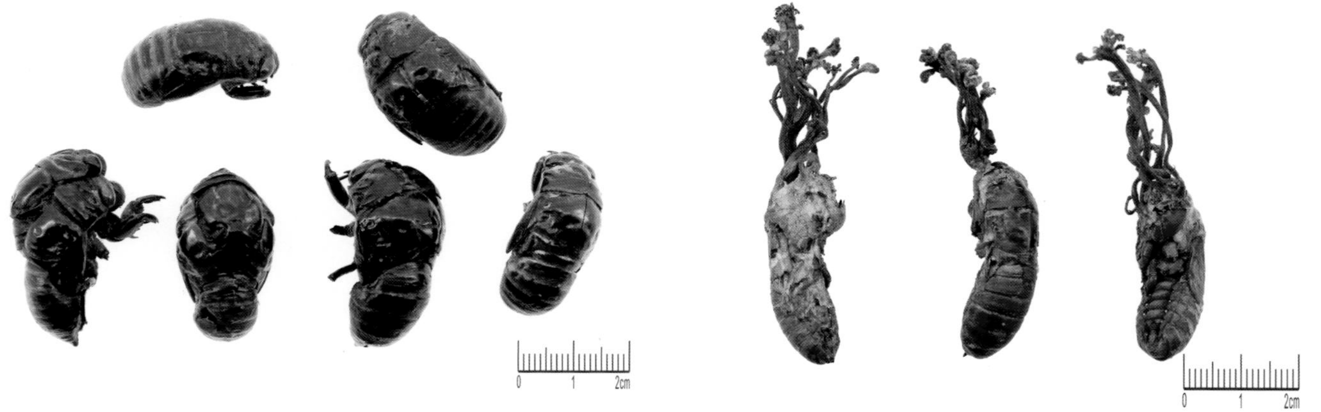

图8-2-12　死蝉

图8-2-13　蝉花

快速鉴别：**外表面具蝉蜕特征；皮壳内具黑蚱成虫全体；实心、质重。**（图 8-2-12）

蝉花

麦角菌科真菌大蝉草 *Cordyceps cicadae* Shing 的无性型蝉拟青霉 *Paecilomyces cicadae* (Miq.) Samson 寄生在山蝉 *Cicada flammata* Dist 幼虫上的真菌孢梗束或子座及幼虫尸体的干燥复合体。

快速鉴别：**数枚灰褐色或灰白色孢梗束从虫体前端生出，分枝或不分枝；虫体具山蝉特征，体内充满白色或类白色松软物质。**（图 8-2-13）

蝉蜕劣质（提取过）

蝉蜕提取后的加工品。

快速鉴别：**体表多干瘪、皱缩或破碎；表面颜色较浅。**（图 8-2-14）

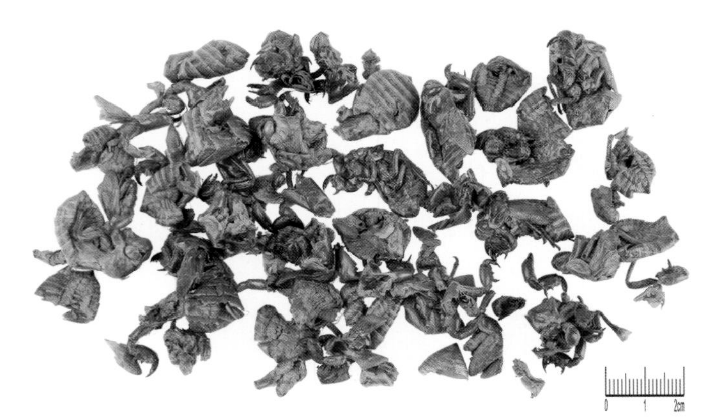

图8-2-14　蝉蜕劣质（提取过）

蝉蜕劣质（增重）

蝉蜕中灌入泥浆后干燥的加工品。

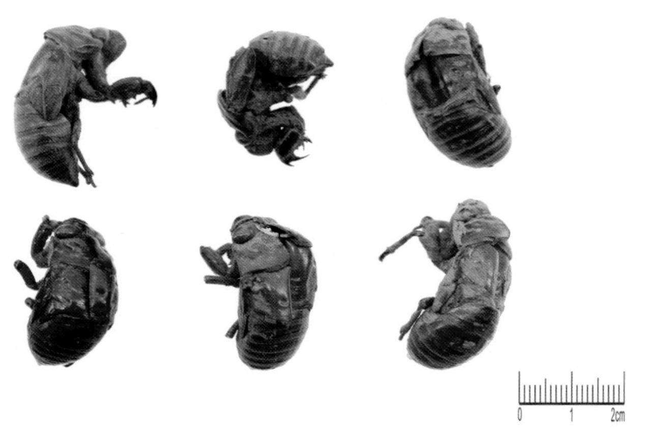

图8-2-15　蝉蜕劣质（增重）

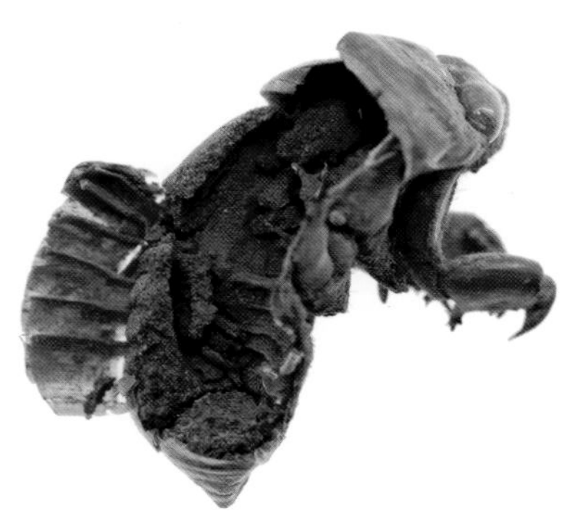

图8-2-16　增重蝉蜕（泥土）

快速鉴别：**质重；体内具大量泥土。**（图 8-2-15、图 8-2-16）

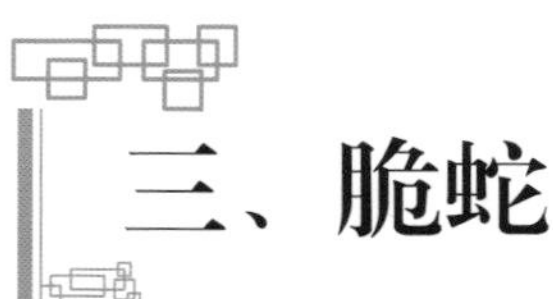

三、脆蛇

【来源】蛇蜥科动物脆蛇蜥 *Ophisaurus harti* (Boulenger) 或细脆蛇蜥 *Ophisaurus gracilis* (Gray) 的干燥全体。春末、夏初捕捉，用酒醉死或用微火炕死，立即盘成圆盘状，低温干燥。

【性状】**脆蛇蜥**　呈盘状，盘径 6~10 cm。背面棕黄色或绿褐色，有的杂有黑色斑点或蓝紫色斑点，腹面黄白色或灰褐色，侧面自颈部至尾端具 1~2 cm 个鳞片宽的黑条纹。全身被鳞片，覆瓦状排列成方格形网纹，具光泽。头部在内，三角形；背面被大形鳞片，在放大镜下可见鼻鳞与单片的前额鳞之间有 2 枚鳞片；全长 40~60 cm，体部长 15~20 cm，腹侧各有一条凹沟，两凹沟间背鳞 16~18 行，中央 8~10 行具棱，相连成明显的腹鳞 10 行；尾渐细，长约为体长的 2 倍或呈粗短的再生尾。尾腹面的鳞具棱。体轻，质脆，气微腥。（图 8-3-1、图 8-3-2）

细脆蛇蜥 体较细长，长约 50 cm。背面黑棕色，腹面黄色，鼻鳞与单生的前额鳞之间有 3 枚鳞片；两凹沟间背鳞 14~16 行。

【标准收载】《四川省中药材标准》。

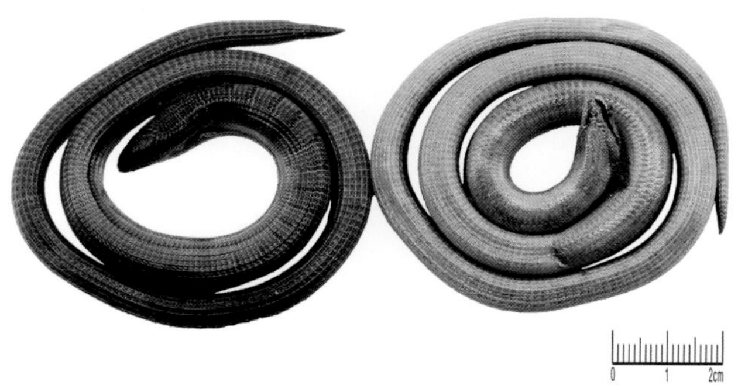

图8-3-1 脆蛇（脆蛇蜥）

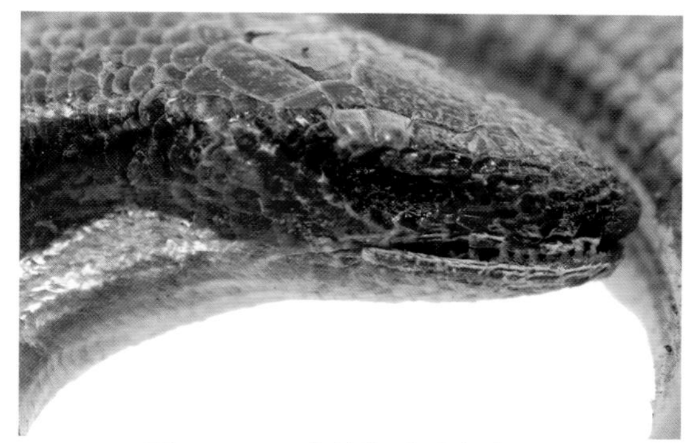

图8-3-2 脆蛇蜥（头部）

四、浮海石

【来源】胞孔科动物脊突苔虫 *Costazia aculeate* Canu et Bassler 的干燥骨骼，多于夏、秋二季收集，洗净、晒干。

【性状】呈珊瑚样的不规则块状，大小不等。灰白色或灰黄色，表面多突起呈叉状分枝，中部交织如网状。体轻，质硬而脆，表面与断面均有多数细小孔道。气微腥，味微咸。（图 8-4-1~ 图 8-4-3）

【标准收载】《中华人民共和国卫生部药品标准》（中药材第一册）。

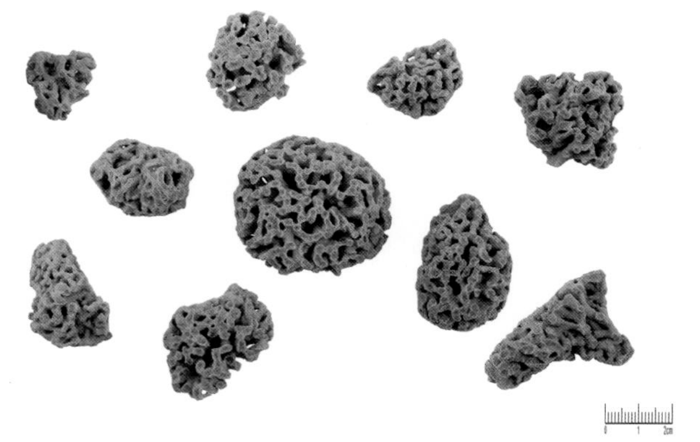

图8-4-1 浮海石

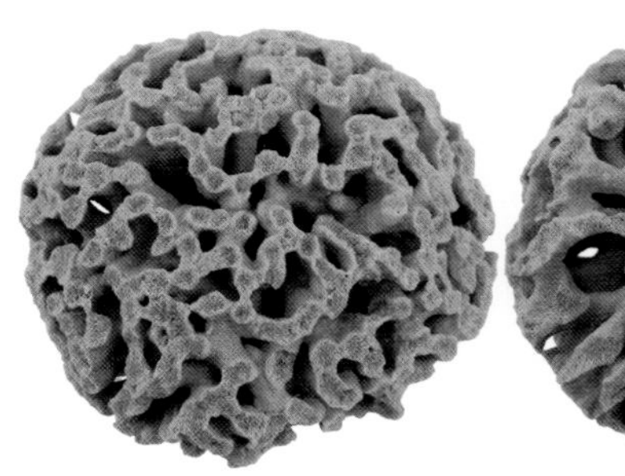

图8-4-2 浮海石（顶面及底部）

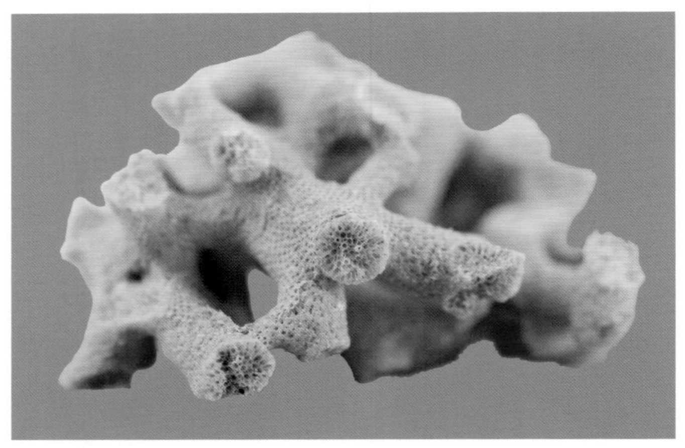

图8-4-3　浮海石（断面）

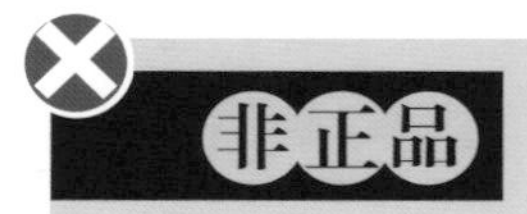

浮石

火山喷出的岩浆凝固形成的多孔状石块，为矿物火成岩类岩石。

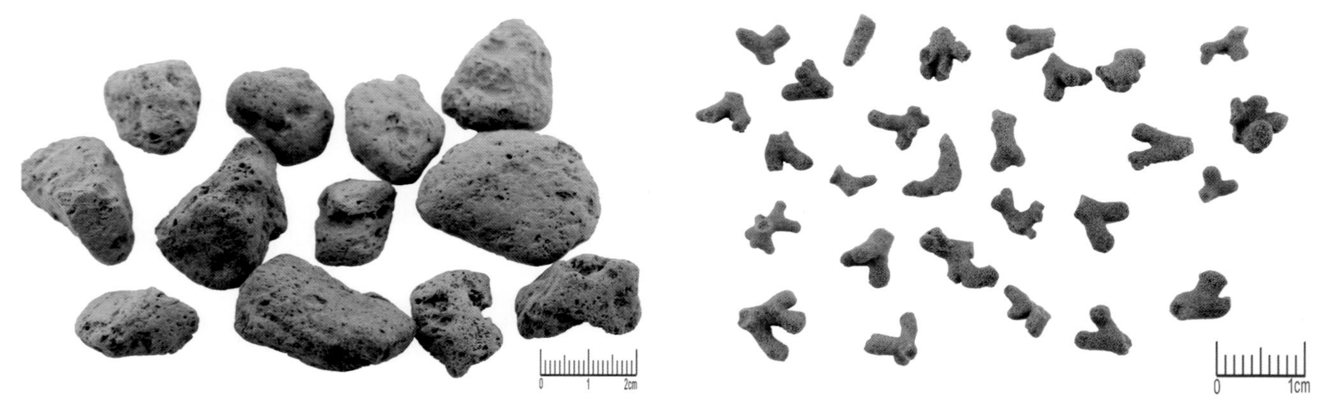

图8-4-4　浮石图　　8-4-5　瘤苔虫骨骼

快速鉴别：**呈海绵样的不规则块状，表面具多数细孔；体轻，断面疏松。**（图 8-4-4）

瘤苔虫骨骼

胞孔科动物瘤苔虫 *Costazia costazii* Audouin 的干燥骨骼。

快速鉴别：**呈不规则块状，直径 1~3 cm，多为碎块；珊瑚状分枝短，直径约 4 mm；先端钝圆，极少折断，表面灰黄色或灰黑色；气微腥，味微咸。**（图 8-4-5）

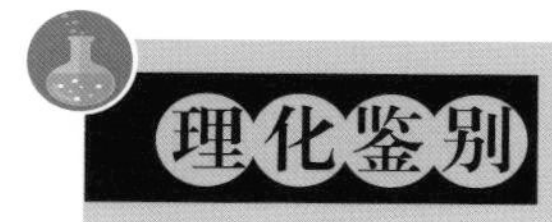

理化鉴别

1. 投入水中，浮海石沉于水底，浮石浮而不沉。（图 8-4-6）

2. 各取粉末 1 g，分别滴加稀盐酸适量，浮海石产生大量气泡，浮石不产生气泡。（图 8-4-7）

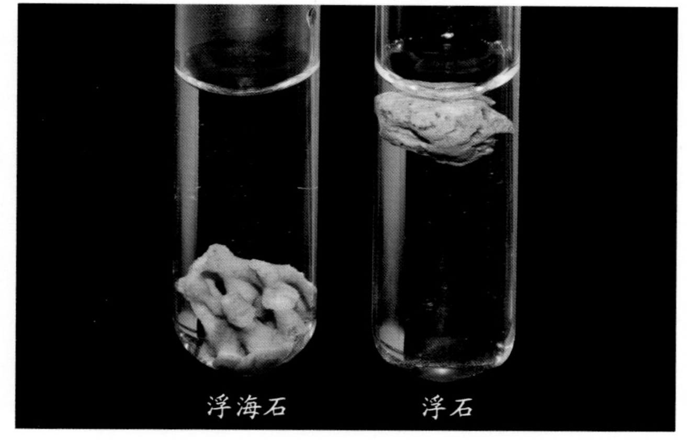

图8-4-6　浮海石与浮石理化鉴别（1）

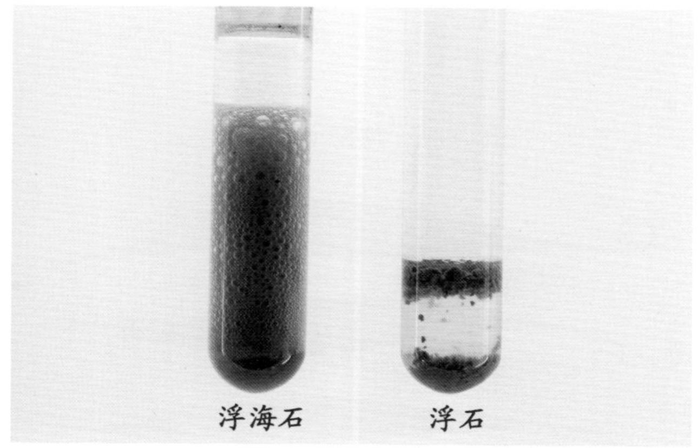

图8-4-7　浮海石与浮石理化鉴别（2）

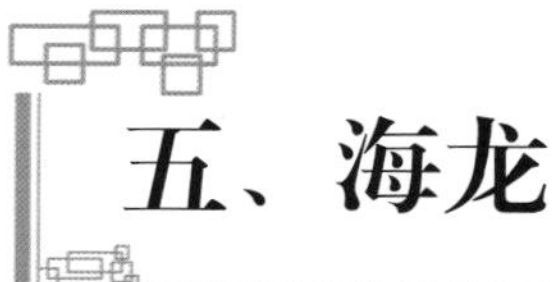

五、海龙

【来源】海龙科动物刁海龙 *Solenognathus hardwickii* (Gray)、拟海龙 *Syngnathoides biaculeatus* (Bloch) 或尖海龙 *Syngnathus acus* Linnaeus 的干燥体。多于夏、秋二季捕捞，刁海龙、拟海龙除去皮膜，洗净，晒干；尖海龙直接洗净，晒干。

【性状】**刁海龙**　体狭长侧扁，全长 30~50 cm。表面黄白色或灰褐色。头部具管状长吻，口小，无牙，两眼圆而深陷，头部与体轴略呈钝角。躯干部宽 3 cm，五棱形，尾部前方六棱形，后方渐细，四棱形，尾端卷曲。背棱两侧各有 1 列灰黑色斑点状色带。全体被以具花纹的骨环和细横纹，各骨环内有突起粒状棘。胸鳍短宽，背鳍较长，有的不明显，无尾鳍。骨质，坚硬。气微腥，味微咸。（图 8-5-1、图 8-5-2）

拟海龙　体长平扁，躯干部略呈四棱形，全长 20~22 cm。表面灰黄色。头部常与体轴成一直线。（图 8-5-3、图 8-5-4）

尖海龙　体细长，呈鞭状，全长 10~30 cm，未去皮膜。表面黄褐色。有的腹面可见育儿囊，有尾鳍。质较脆弱，易撕裂。（图 8-5-5、图 8-5-6）

【标准收载】《中华人民共和国药典》。

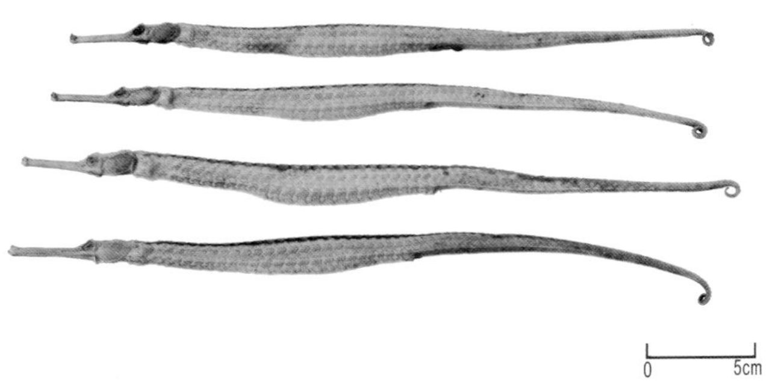

图8-5-1　海龙（刁海龙）

图8-5-2　刁海龙（躯干侧面）

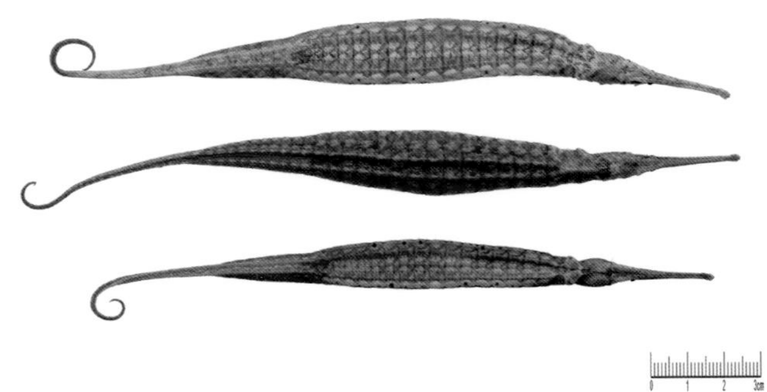

图8-5-3　海龙（拟海龙）

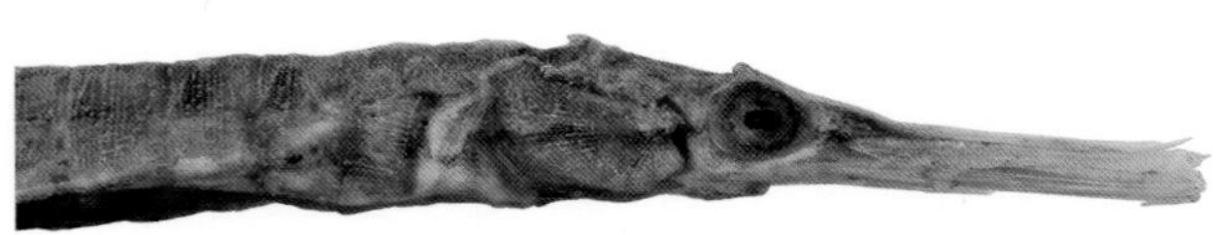

图8-5-4　拟海龙（头部侧面）

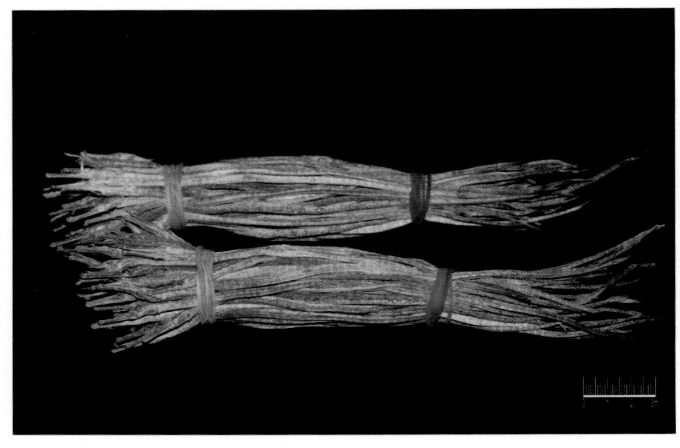

图8-5-5　海龙（尖海龙）

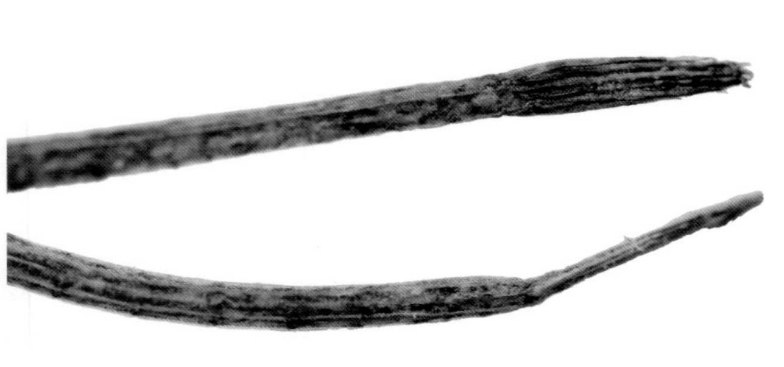

图8-5-6　尖海龙（尾鳍）

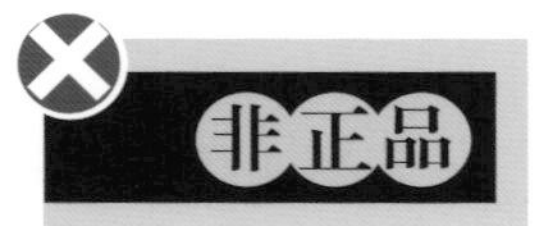

宝珈海龙

海龙科动物宝珈海龙 *Raupia bojia* (Bleeker) 的干燥体。

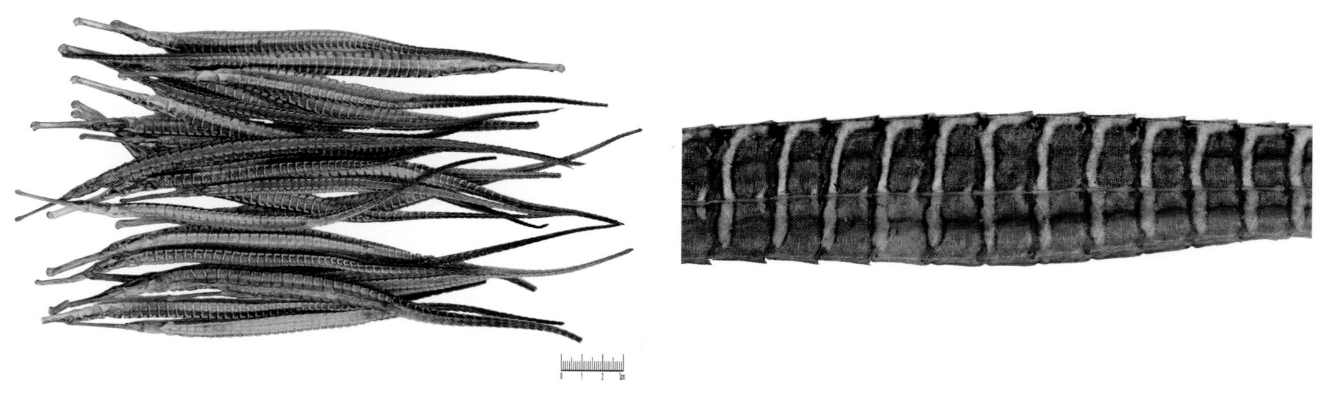

图8-5-7　宝珈海龙　　图8-5-8　宝珈海龙（躯干侧面）

快速鉴别：**全长 20~30 cm，躯体六棱形；吻部长度大于头长的 1/2，鳃盖脊有一条明显隆起线；每个骨环上不规则灰白色“U”状斑组成的图案状花纹。**（图 8-5-7、图 8-5-8）

粗吻海龙

海龙科动物粗吻海龙 *Trachyrhamphus serratus* (Temminck et Schlegel) 的干燥体，又名“海蛇”。

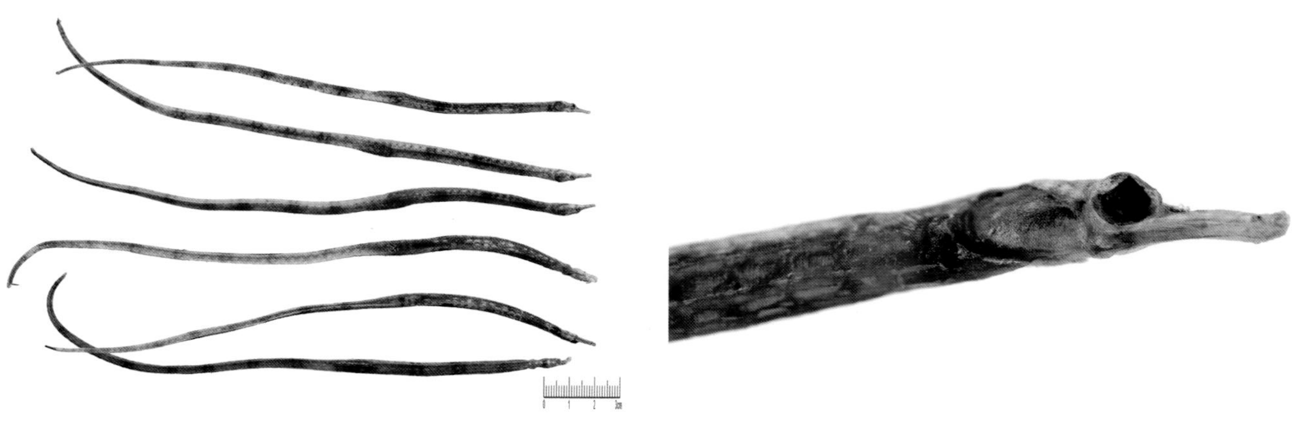

图8-5-9　粗吻海龙*　　图8-5-10　粗吻海龙*（头部侧面）

快速鉴别：**呈细长方柱形，全长 22~28 cm，直径 0.5~0.8 cm；头小，吻短管状，形如鸟喙，吻背面中央有一行细锯齿状棘突；吻长与眼后头长相等；表面灰棕色，背部颜色较深，全体有 10 多个颜色较深的灰褐色横环斑；尾长约为躯干的 2 倍；肛门位于背鳍中部的下方。**（图 8-5-9、图 8-5-10）

舒氏海龙

海龙科动物舒氏海龙 *Syngnathus schlegeli* Kaup 的干燥体。

快速鉴别：**体较小，细长方柱形，全长 9~13 cm；黄白色，有数条不明显浅棕色横斑；头较小，吻管长 0.6~0.8 cm。**（图 8-5-11、图 8-5-12）

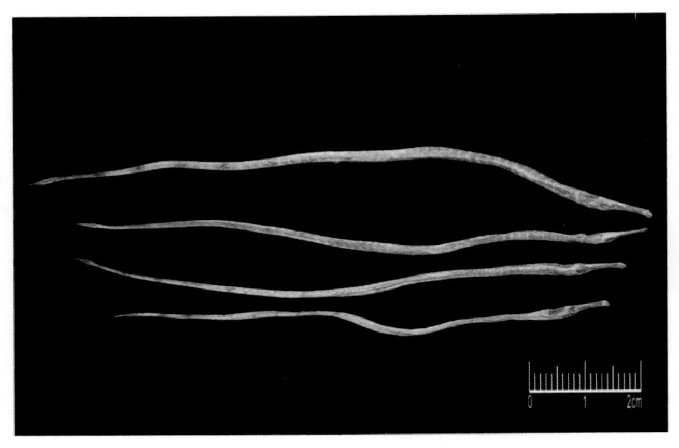

图8-5-11 舒氏海龙*

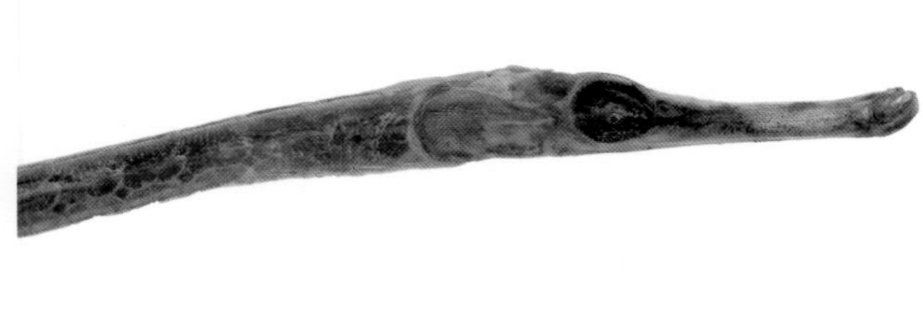

图8-5-12 舒氏海龙*（头部侧面）

多棘刁海龙

海龙科动物多棘刁海龙 *Syngnathus guntheri* Dunker 的干燥体，又名“贡氏柄颌海龙”。

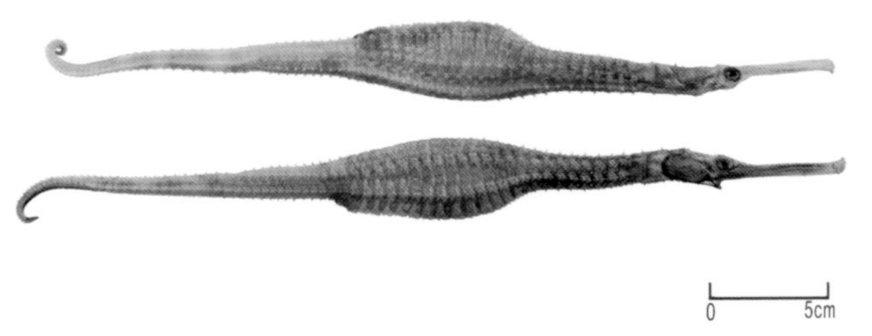

图8-5-13 多棘刁海龙

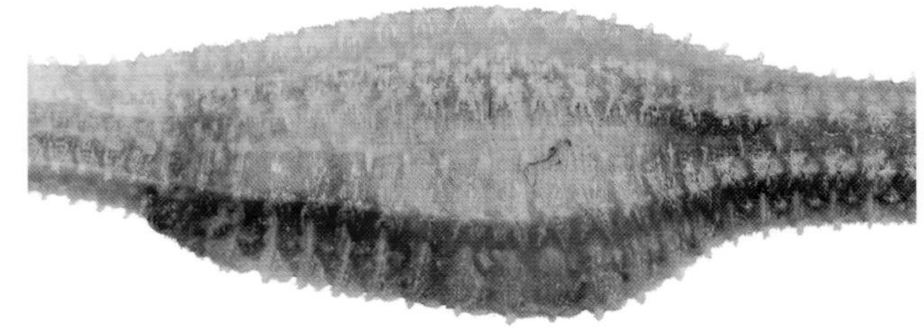

图8-5-14 多棘刁海龙（躯干侧面）

快速鉴别：**体较长，呈长条形而侧扁，大小与刁海龙近似，全长 36~47 cm；全体有类圆形突起的“雪花样”纹理与横纹组成的图案状花纹；头鳃部密被棘状突起，吻管特别长；颈部以下明显向下弯曲，腹部特大而下坠突出呈弧形，腰背略隆高，形成中段明显宽阔（中部直径 3~5 cm）。**（图 8-5-13、图 8-5-14）

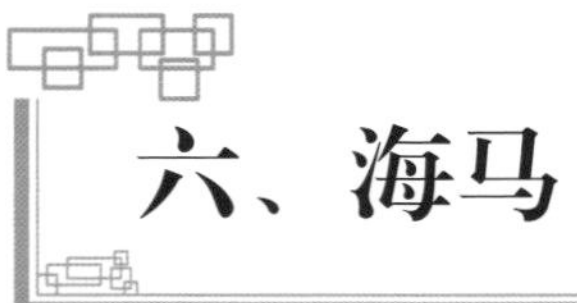

六、海马

【来源】海龙科动物线纹海马 *Hippocampus kelloggi* Jordan et Snyder、刺海马 *Hippocampus histrix* Kaup、大海马 *Hippocampus kuda* Bleeker、三斑海马 *Hippocampus trimaculatus* Leach 或小海马（海蛆）*Hippocampus japonicas* Kaup 的干燥体。夏、秋二季捕捞，洗净，晒干；或除去皮膜和内脏，晒干。

【性状】**线纹海马** 呈扁长形而弯曲，体长约 30 cm。表面黄白色。头略似马头，有冠状突起，具管状长吻，口小，无牙，两眼深陷。躯干部七棱形，尾部四棱形，渐细卷曲，体上有瓦楞形的节纹并具短棘。体轻，骨质，坚硬。气微腥，味微咸。（图 8-6-1、图 8-6-2）

刺海马 体长 15~20 cm。头部及体上环节间的棘细而尖。（图 8-6-3、图 8-6-4）

大海马 体长 20~30 cm。黑褐色。（图 8-6-7）

三斑海马 体侧背部第 1、4、7 节的短棘基部各有 1 黑斑。（图 8-6-5、图 8-6-6）

小海马（海蛆） 体形小，长 7~10 cm。黑褐色。节纹和短棘均较细小。（图 8-6-8）

【标准收载】《中华人民共和国药典》。

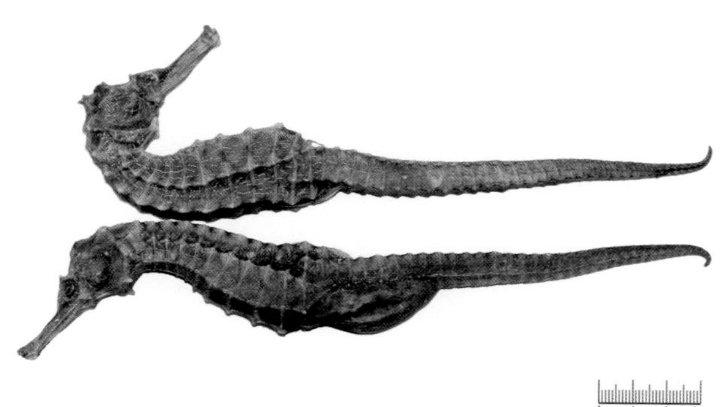

图8-6-1 海马（线纹海马）

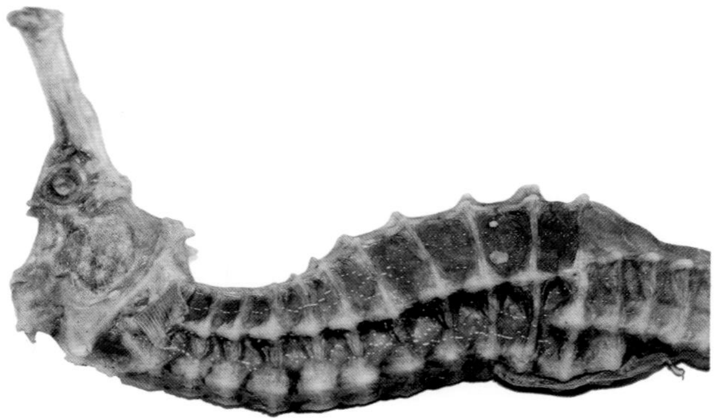

图8-6-2 线纹海马（局部）

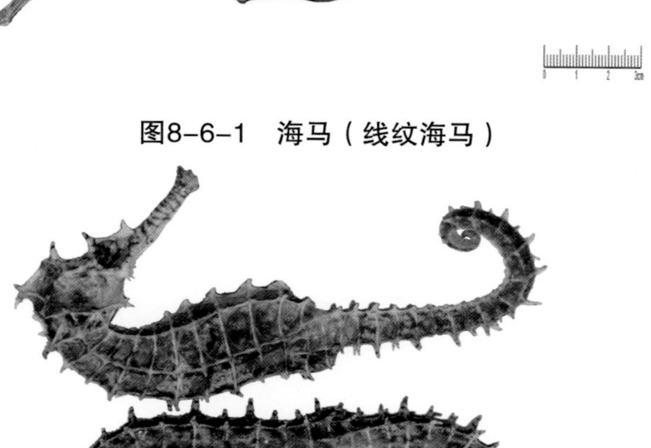

图8-6-3 海马（刺海马）

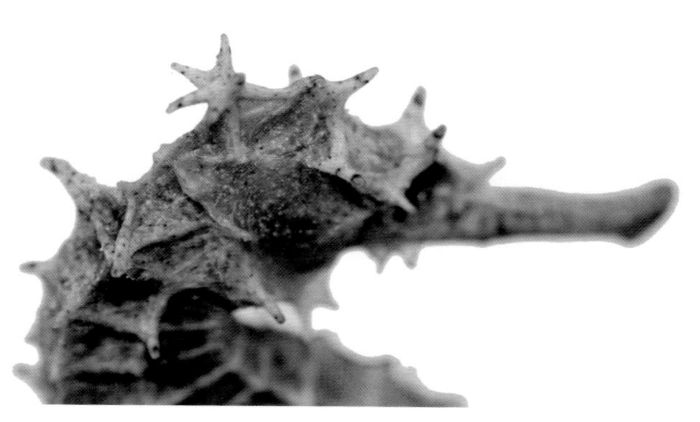

图8-6-4 刺海马（局部）

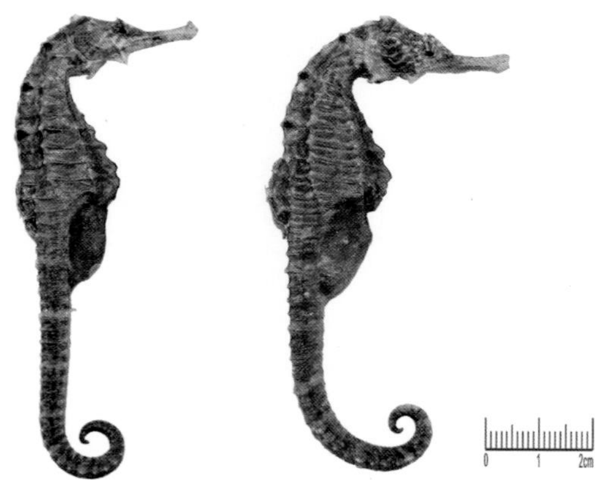

图8-6-5 海马（三斑海马）

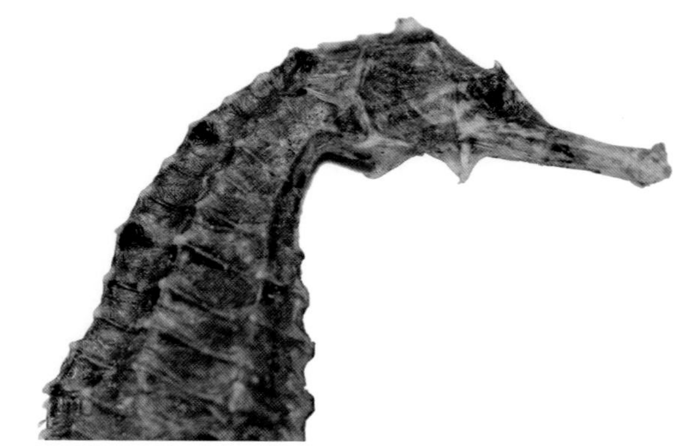

图8-6-6 三斑海马（局部）

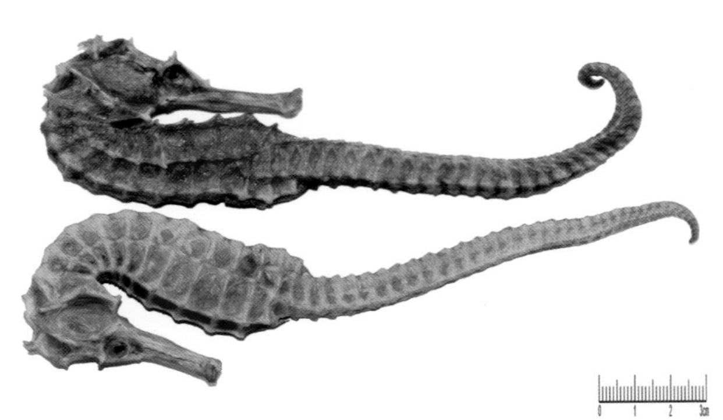

图8-6-7 海马（大海马）

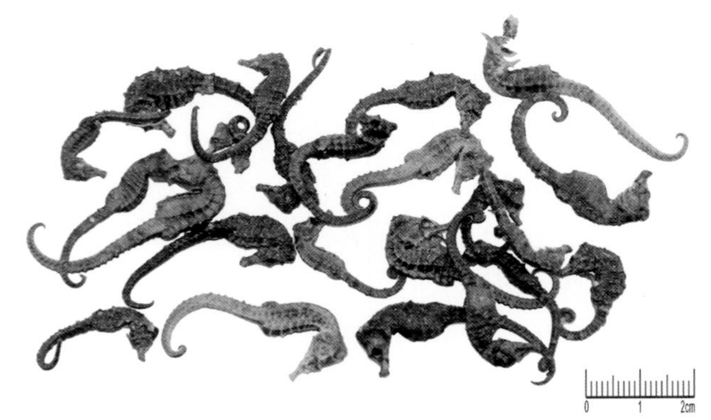

图8-6-8 海马（小海马）

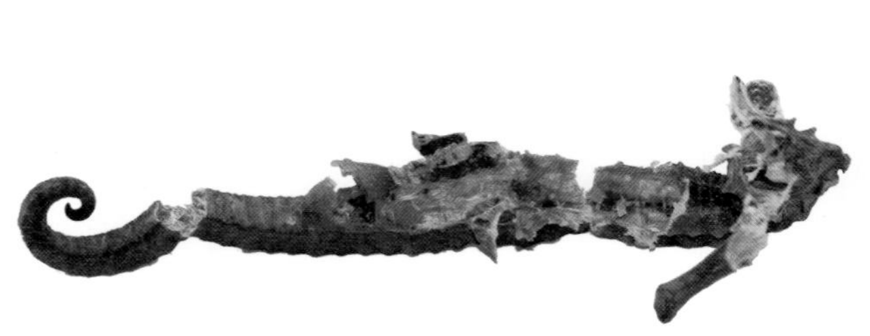

图8-6-9 海马（剖开）

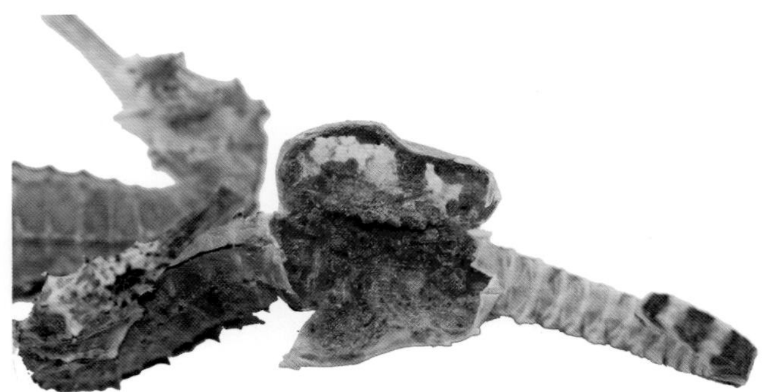

图8-6-10 雄性海马育儿囊（剖开）

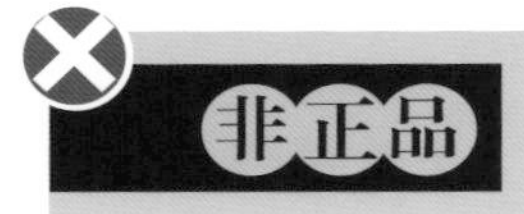

海马劣质（增重）

通过海马的管状嘴或肛门处，向海马的嘴和肚腹中灌入泥浆、蛋黄、鱼粉等增重物质。

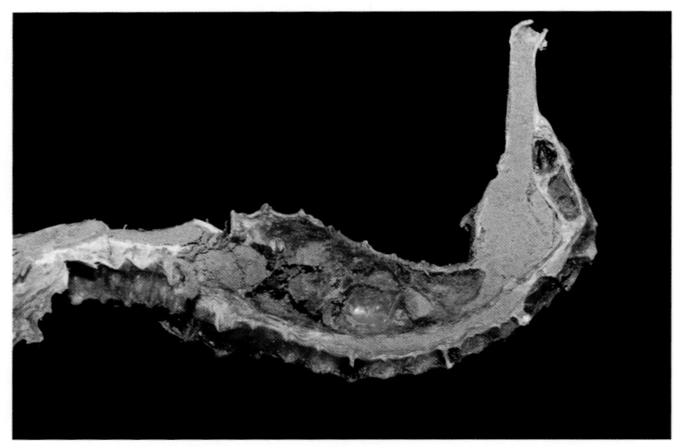

图8-6-11 海马劣质（增重）

快速鉴别：**质重；剖开可见体内有增重物质。**（图 8-6-11）

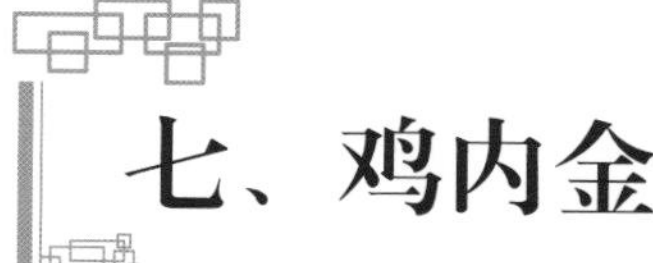

七、鸡内金

【来源】雉科动物家鸡 *Gallus gallus domesticus* Brisson 的干燥沙囊内壁。杀鸡后，取出鸡肫，立即剥下内壁，洗净，干燥。

【性状】为不规则卷片，厚约 2 mm。表面黄色、黄绿色或黄褐色，薄而半透明，具明显的条状皱纹。质脆，易碎，断面角质样，有光泽。气微腥，味微苦。（图 8-7-1）

【标准收载】《中华人民共和国药典》。

【饮片】**炒鸡内金** 净鸡内金照清炒或烫法炒至鼓起。（图 8-7-2）

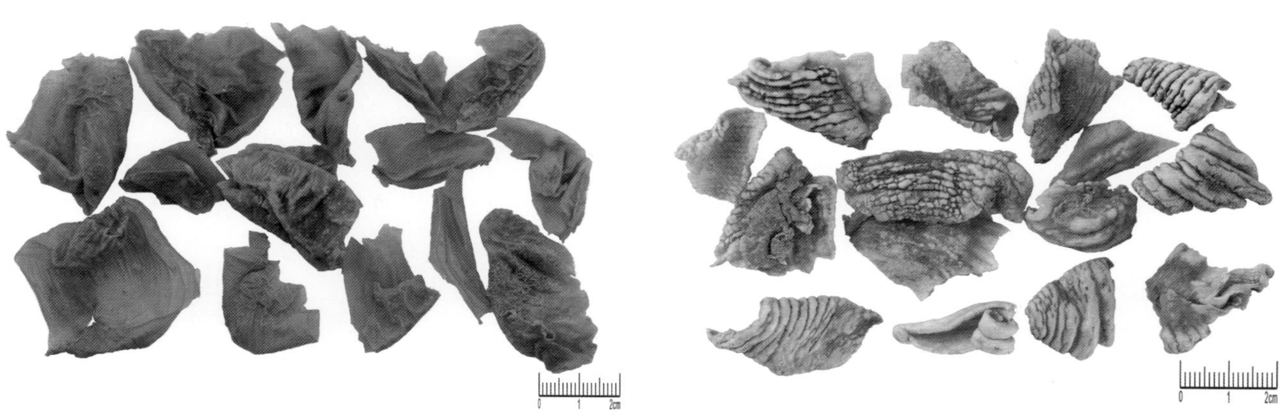

图8-7-1 鸡内金　　图8-7-2 炒鸡内金

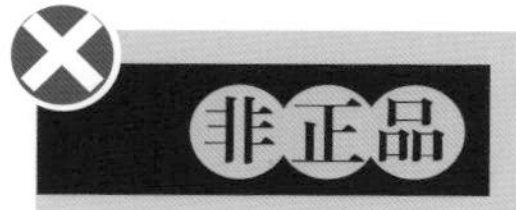

鸭内金

鸭科动物鸭 *Anas platyrhyrrchos domestica* L. 的干燥沙囊内壁。

快速鉴别：**多呈碎块，完整者呈碟片状，较鸡内金大且厚，厚约 1.5 mm；表面皱纹少。**（图 8-7-3）

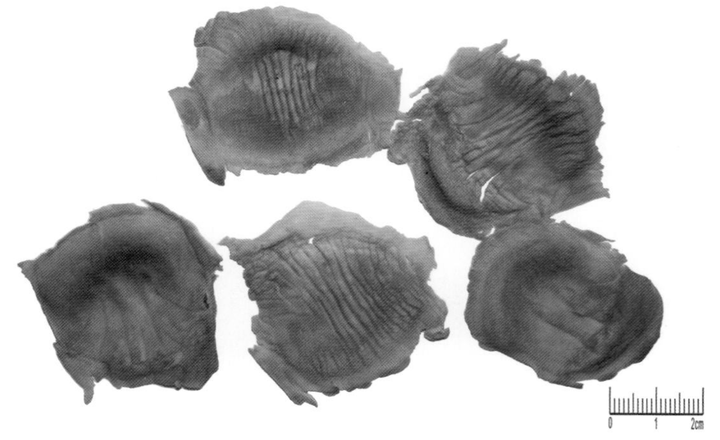

图8-7-3 鸭内金

鸡爪皮

家鸡的鸡爪皮冒充鸡内金。

快速鉴别：**为不规则卷片，表面黄色或棕褐色，有点状突起或网状皱纹。**（图8-7-4）

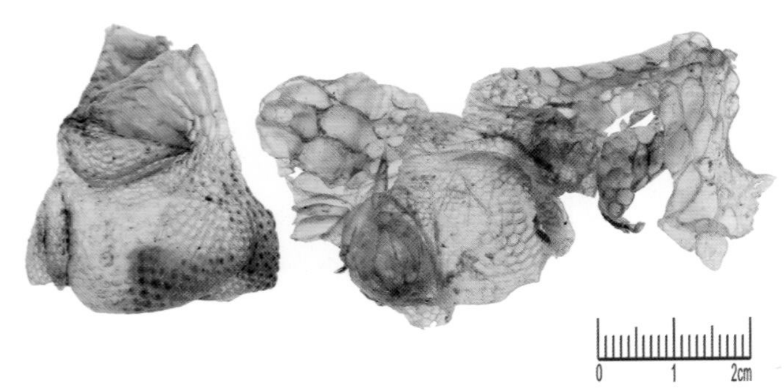

图8-7-4 鸡爪皮

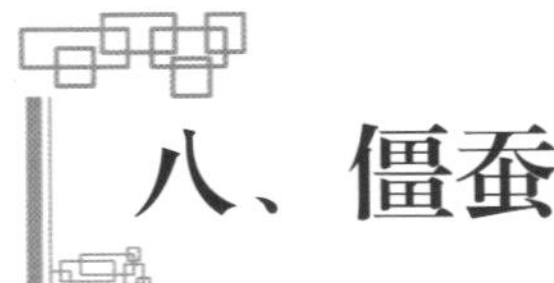

八、僵蚕

【来源】蚕蛾科昆虫家蚕 *Bombyx mori* Linnaeus 4~5 龄的幼虫感染（或人工接种）白僵菌 *Beauveria bassiana* (Bals.) Vuillant 而致死的干燥体。多于春、秋季生产，将感染白僵菌病死的蚕干燥。

【性状】略呈圆柱形，多弯曲皱缩。长 2~5 cm，直径 0.5~0.7 cm。表面灰黄色，被有白色粉霜状的气生菌丝和分生孢子。头部较圆，足 8 对，体节明显，尾部略呈二分歧状。质硬而脆，易折断，断面平坦，外层白色，中间有亮棕色或亮黑色的丝腺环 4 个。气微腥，味微咸。（图 8-8-1、图 8-8-3、图 8-8-4）

【标准收载】《中华人民共和国药典》。

【饮片】**炒僵蚕**　净僵蚕照麸炒法炒至表面黄色。（图 8-8-2）

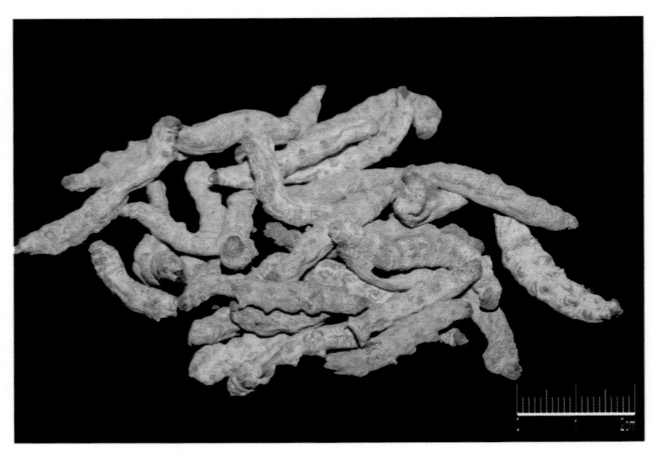

图8-8-1 僵蚕

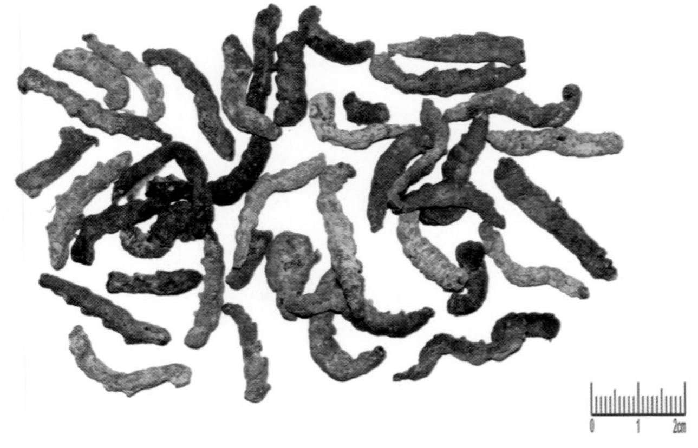

图8-8-2 炒僵蚕

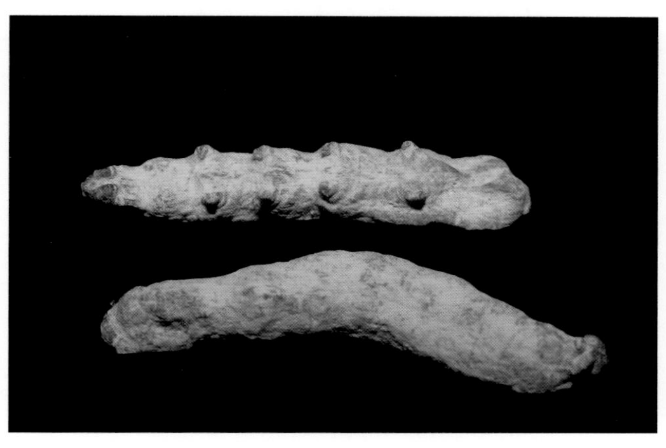

图8-8-3 僵蚕（背腹面）

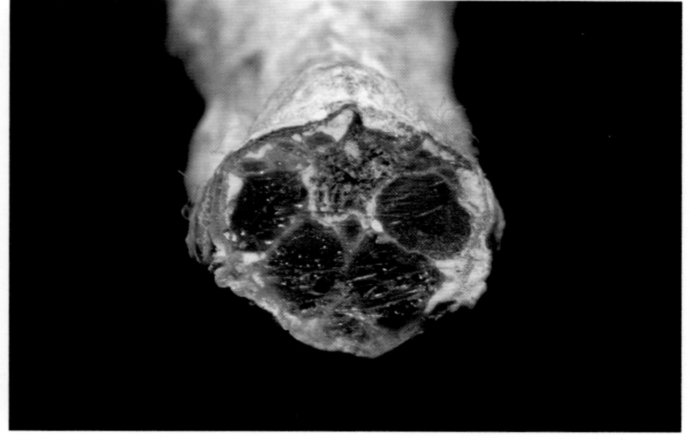

图8-8-4 僵蚕（横断面）

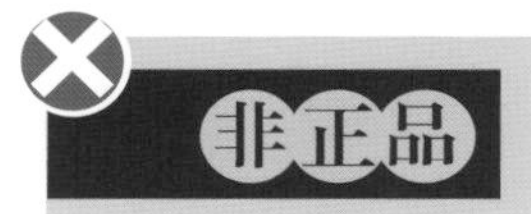

僵蛹

缫丝后的蚕蛹经接种白僵菌的干燥发酵制成品。

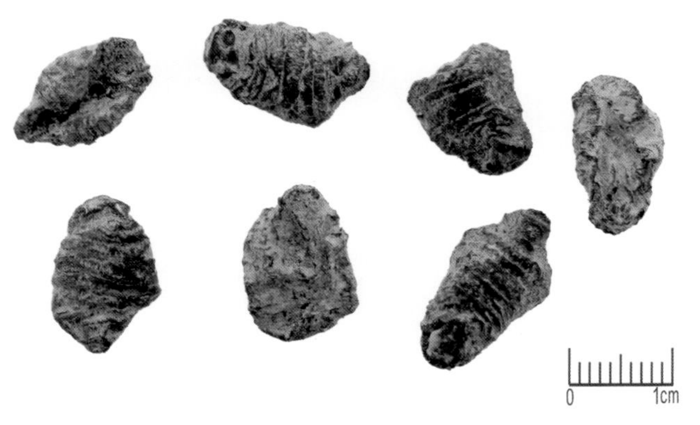

图8-8-5 僵蛹*

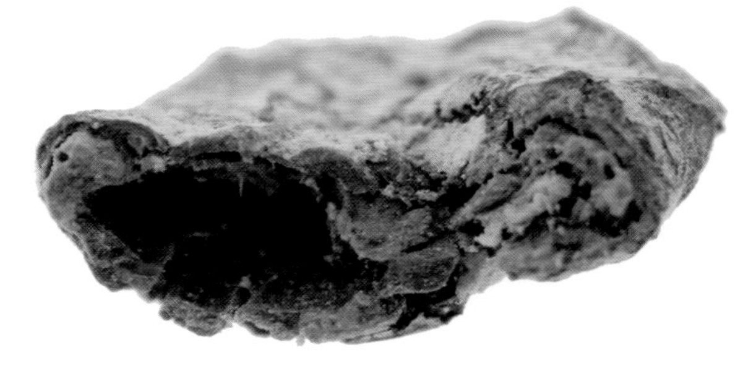

图8-8-6 僵蛹*（横断面）

快速鉴别：**呈不规则的团块状，表面白色或黄白色，外层掉落后呈棕褐色；质轻易碎，有真菌及蚕蛹的腥气。**（图 8-8-5、图 8-8-6）

劣质僵蚕

人为将患黄水病的蚕、活蚕或未完全僵化的蚕闷死，表面裹有大量石灰石或滑石粉加工而成。

快速鉴别：**较瘦瘪；表面裹有较厚的白色或灰白色粉末，弯曲处尤为明显，手刮易成片脱落；质不坚实，断面有空隙，多有未消化的桑叶残渣，呈绿黑色，不见或少见亮棕色或亮黑色的丝腺环；气微腥，或腥臭。**（图 8-8-7~ 图 8-8-10）

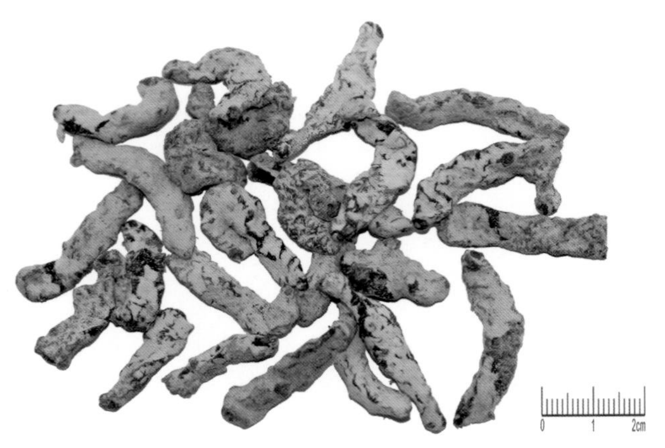

图8-8-7　劣质僵蚕

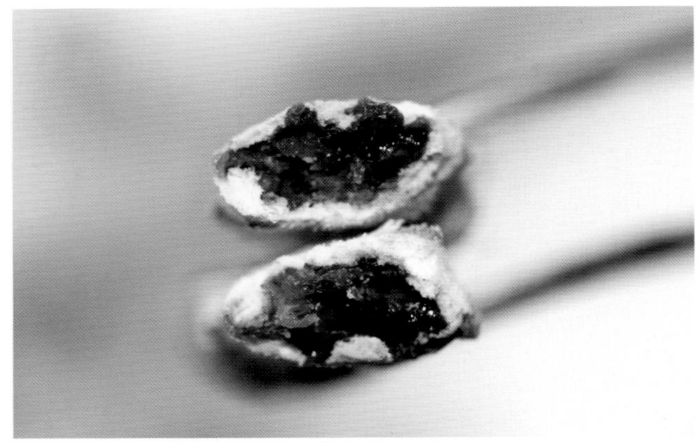

图8-8-8　劣质僵蚕（横断面）

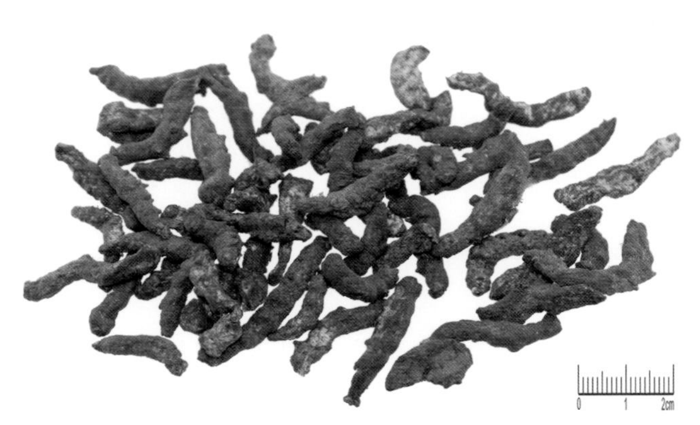

图8-8-9　劣质炒僵蚕

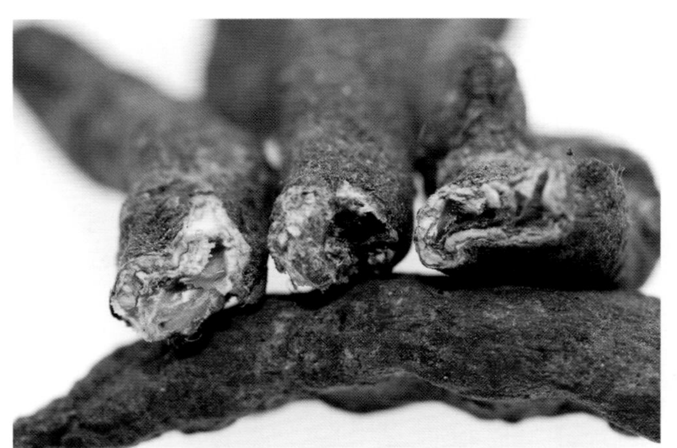

图8-8-10　劣质炒僵蚕（横断面）

劣质僵蚕（提取过）

僵蚕提取后的染色加工品，冒充炒僵蚕。

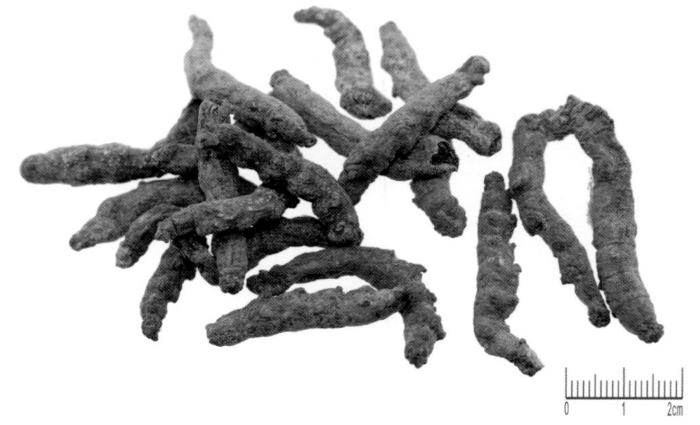

图8-8-11　劣质僵蚕（提取过）

快速鉴别：**颜色均匀，体轻；易折断，断面丝腺环颜色浅。**（图 8-8-11）

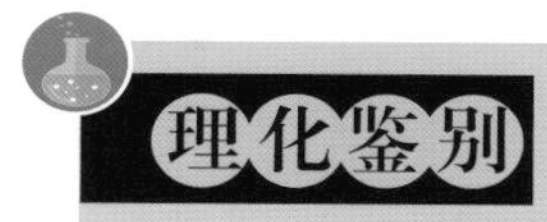

理化鉴别

取本品粉末 1 g，加甲醇 20 ml，冷浸过夜，滤过，滤液浓缩成 5 ml，取 1 ml 置玻璃试管中，加入浓硝酸 5 滴，产生绿色浑浊。（图 8-8-12）

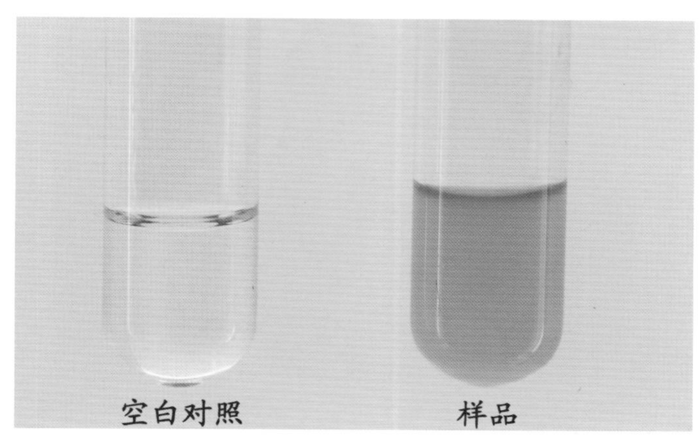

图8-8-12　僵蚕理化鉴别

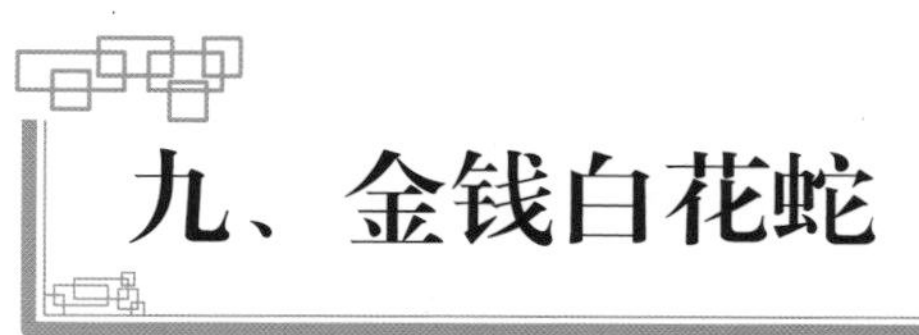

九、金钱白花蛇

【来源】眼镜蛇科动物银环蛇 *Bungarus multicinctus* Blyth 的幼蛇干燥体。夏、秋二季捕捉，剖开腹部，除去内脏，擦净血迹，用乙醇浸泡处理后，盘成圆形，用竹签固定，干燥。

【性状】呈圆盘状，盘径 3~6 cm，蛇体直径 0.2~0.4 cm。头盘在中间，尾细，常纳口内，口腔内上颌骨前端有毒沟牙 1 对，鼻间鳞 2 片，无颊鳞，上下唇鳞通常各为 7 片。背部黑色或灰黑色，有白色环纹 45~58 个，黑白相间，白环纹在背部宽 1~2 行鳞片，向腹面渐增宽，黑环纹宽 3~5 行鳞片，背正中明显突起一条脊棱，脊鳞扩大呈六角形，背鳞细密，通身 15 行，尾下鳞单行。气微腥，味微咸。（图 8-9-1~ 图 8-9-3）

【标准收载】《中华人民共和国药典》。

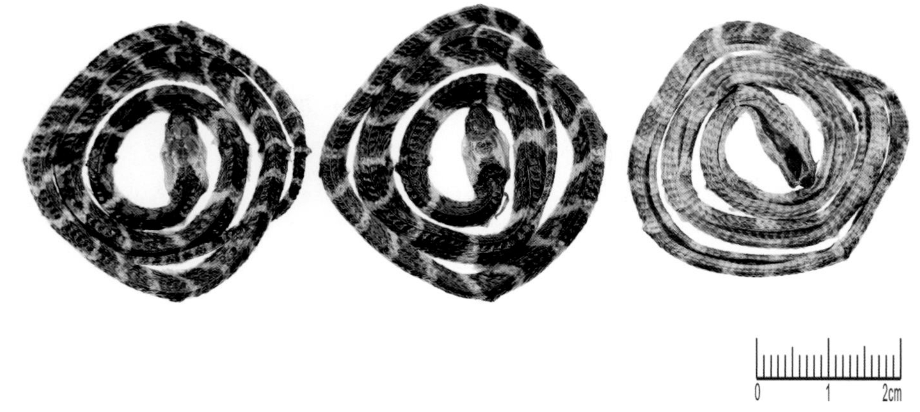

图8-9-1　金钱白花蛇

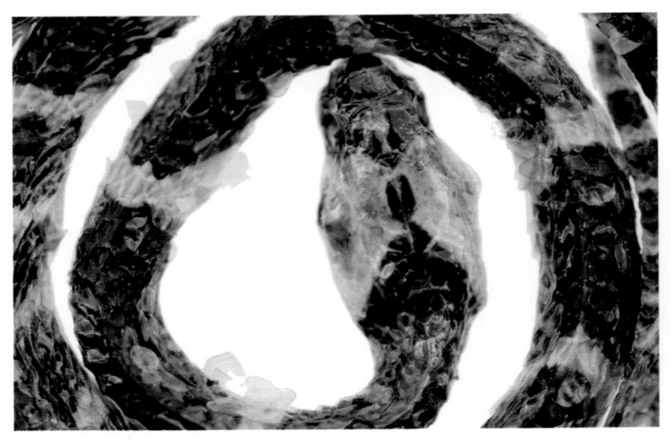

图8-9-2　金钱白花蛇（头部）

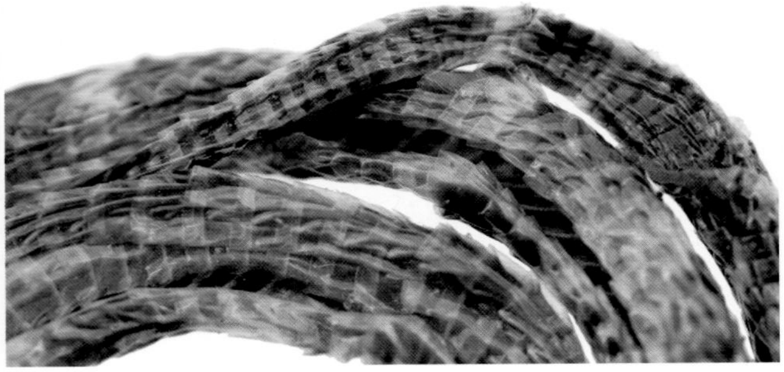

图8-9-3　金钱白花蛇（尾下鳞）

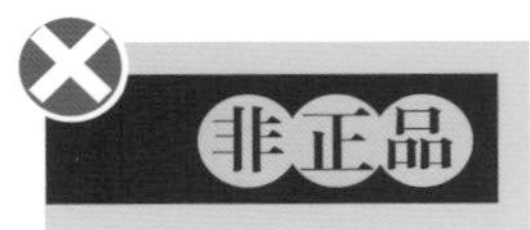

伪制品

其他幼蛇的全体用褪色药水、油漆、激光打印等将蛇身加工成白色环纹。

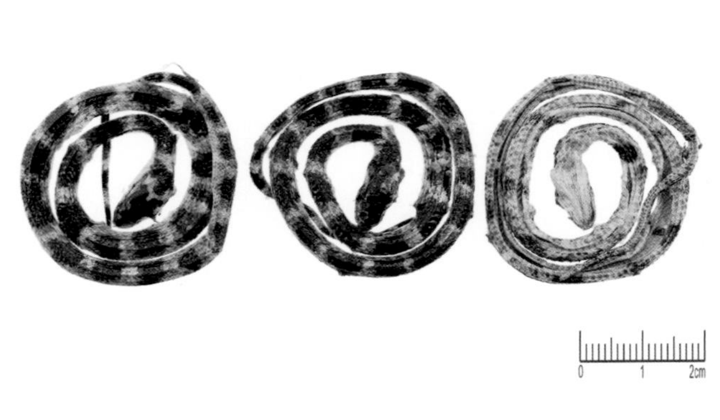

图8-9-4　伪制品

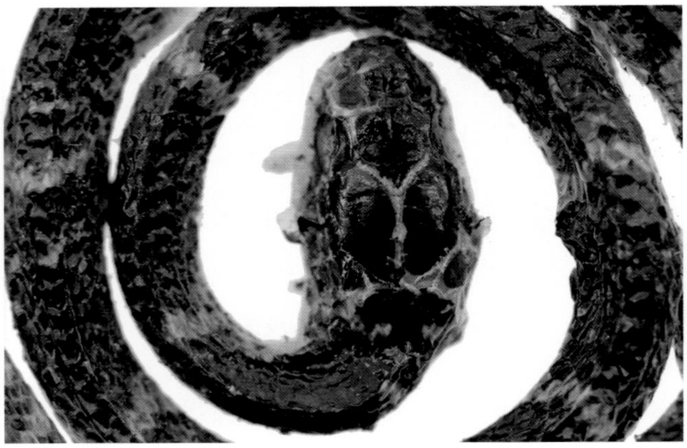

图8-9-5　伪制品（头部）

快速鉴别：**背部脊鳞不呈六角形；黑白环纹的宽窄间距不规则；白色环状纹宽窄不均，环纹无自然感，涂白漆者大多完全遮盖其应看到的体背鳞片，白漆可用有机溶剂洗脱；腹部无白色横环纹或只有 3~4 个。**（图 8–9–4、图 8–9–5）

赤链蛇

游蛇科动物赤链蛇 *Lycodon rufozonatum* (Cantor) 幼蛇的干燥体。

快速鉴别：**头背部有“Y”形状，枕部有倒“V”形斑；颊鳞常入眶；体背有 70 条左右的红色横斑；尾下鳞双行；腹部肛门前面散生灰黑色小点。**（图 8–9–6、图 8–9–7）

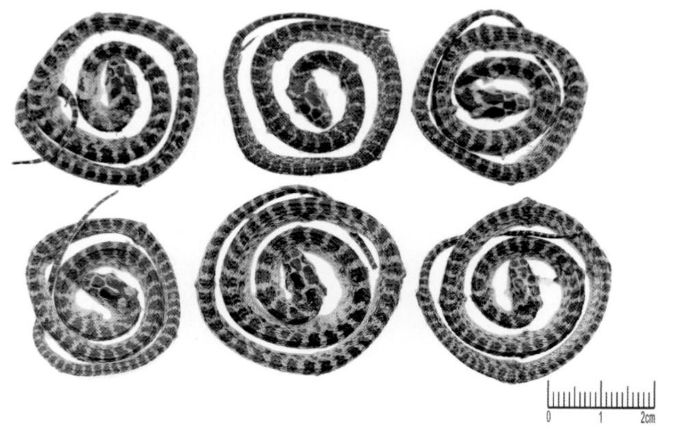

图8–9–6 赤链蛇

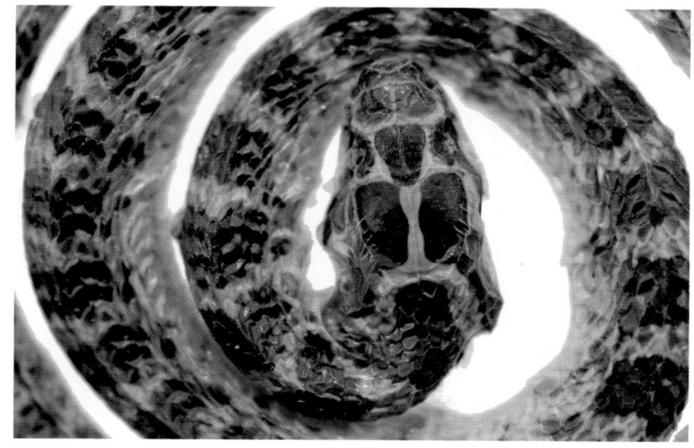

图8–9–7 赤链蛇（头部）

金环蛇

眼镜蛇科动物金环蛇 *Bungarus fasciatus* (Schneider) 幼蛇的干燥体。

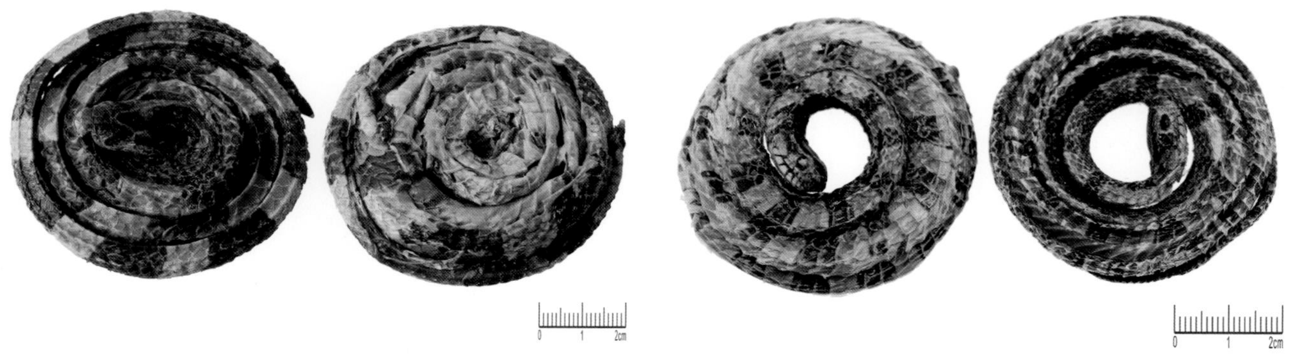

图8–9–8 金环蛇*

图8–9–9 赤链华游蛇

快速鉴别：**体鳞通身 15 行，脊鳞扩大呈六角形，背脊显著隆起；尾末端钝圆而略扁；头部有"∧"形黄纹，斜达颈侧；躯干及尾部有黑黄相间的宽环纹环绕周身，两者宽度大约相等，黑环宽 5~7 鳞片，黄环宽 3~5 鳞片；尾下鳞单行。**（图 8–9–8）

赤链华游蛇

游蛇科动物赤链华游蛇 *Natrix annularis* (Hallowell) 幼蛇的干燥体，又名"水赤链华游蛇"。

快速鉴别：**通身具多数横环纹，腹间环纹间呈类橘红色；鼻间鳞前端极窄，鼻孔近于背侧；通常仅一枚上唇鳞入眶；尾下鳞双行。**（图 8–9–9）

拼接品（银环蛇成蛇）

银环蛇的成蛇干燥体，切制成若干小条，形成小蛇身，再装上水蛇或其他小蛇的蛇头，盘成圆盘状，冒充金钱白花蛇。

快速鉴别：**蛇身不完整，蛇头颈部与蛇身有拼接痕迹；圆盘状数少，体鳞较大；背部白色横环纹数量较少，无尾部、腹部，全体粗细一致；腹部不为白色，用温水浸泡蛇体即散开成带状，而假头脱落。**（图 8-9-10）

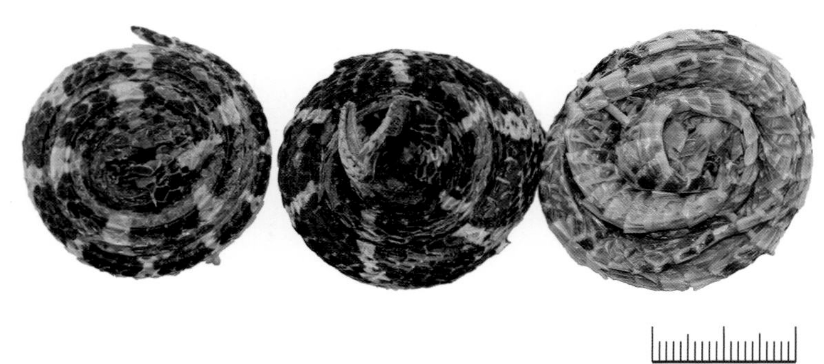

图8-9-10　拼接品*（银环蛇成蛇）

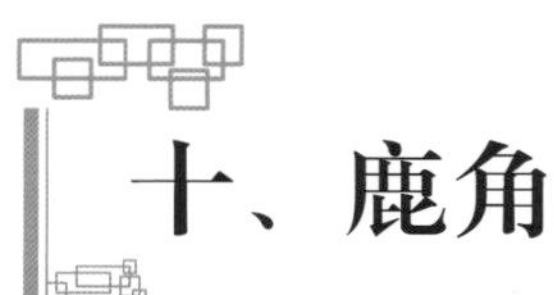

十、鹿角

【来源】鹿科动物马鹿 *Cervus elaphus* Linnaeus 或梅花鹿 *Cervus nippon* Temminck 已骨化的角或锯茸后翌年春季脱落的角基，分别习称“马鹿角”“梅花鹿角”“鹿角脱盘”。多于春季拾取，除去泥沙，风干。

【性状】**马鹿角**　呈分枝状，通常分成 4~6 枝，全长 50~120 cm。主枝弯曲，直径 3~6 cm。基部盘状，上具不规则瘤状突起，习称“珍珠盘”，周边常有稀疏细小的孔洞。侧枝多向一面伸展，第一枝与珍珠盘相距较近，与主干几成直角或钝角伸出，第二枝靠近第一枝伸出，习称“坐地分枝”；第二枝与第三枝相距较远。表面灰褐色或灰黄色，有光泽，角尖平滑，中、下部常具疣状突起，习称“骨钉”，并具长短不等的断续纵棱，习称“苦瓜棱”。质坚硬，断面外圈骨质，灰白色或微带淡褐色，中部多呈灰褐色或青灰色，具蜂窝状孔。气微，味微咸。（图 8-10-1）

梅花鹿角　通常分成 3~4 枝，全长 30~60 cm，直径 2.5~5 cm。侧枝多向两旁伸展，第一枝与珍珠盘相距较近，第二枝与第一枝相距较远，主枝末端分成两小枝。表面黄棕色或灰棕色，枝端灰白色。枝端以下具明显骨钉，纵向排成“苦瓜棱”，顶部灰白色或灰黄色，有光泽。（图 8-10-2）

鹿角脱盘　呈盔状或扁盔状，直径 3~6 cm(珍珠盘直径 4.5~6.5 cm)，高 1.5~4 cm。表面灰褐色或灰黄色，有光泽。底面平，蜂窝状，多呈黄白色或黄棕色。珍珠盘周边常有稀疏细小的孔洞。上面略平或呈不规则的半球形。质坚硬，断面外圈骨质，灰白色或类白色。（图 8-10-3）

【标准收载】《中华人民共和国药典》。

【饮片】**鹿角**　鹿角药材洗净，锯段，用温水浸泡，捞出，镑片，晾干；或锉成粗末。（图 8-10-4）

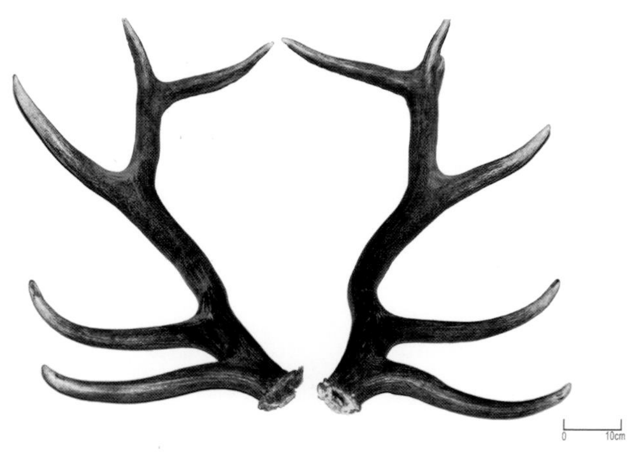

图8-10-1 鹿角（马鹿角）

图8-10-2 鹿角（梅花鹿角）

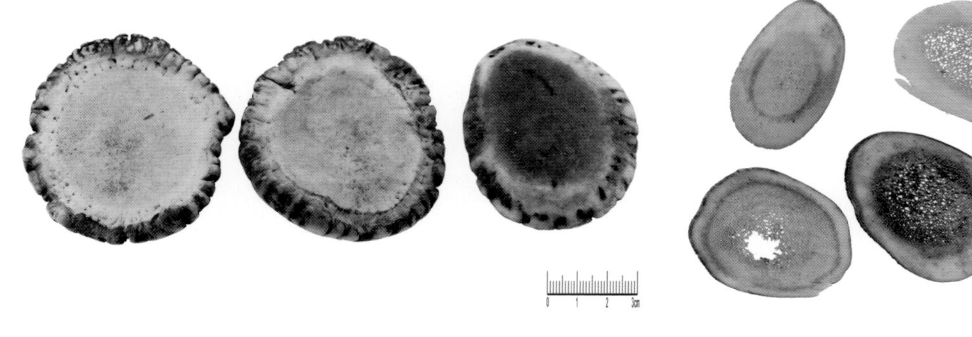

图8-10-3 鹿角（鹿角脱盘）

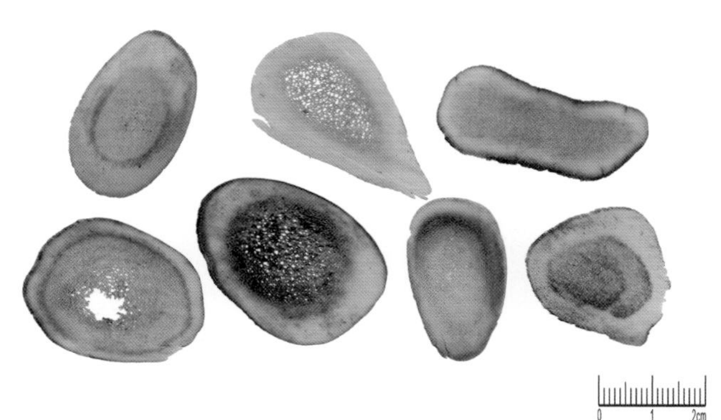

图8-10-4 鹿角（饮片）

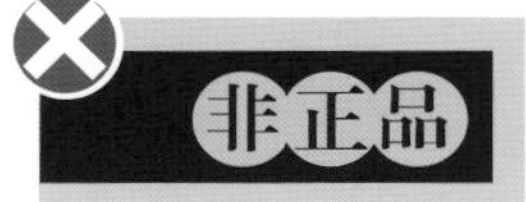

水鹿角

鹿科动物水鹿 *Cervus unicolor* Kerr 雄鹿已骨化的角，又名“春鹿角”。

快速鉴别：**通常分为 3 叉；眉叉近角盘处伸出，与主枝成锐角；第二叉与眉叉几乎反向伸展，与主枝约成 45° 角；表面骨钉密集，纵棱较多，角尖较平滑；断面骨密质与骨松质交界处常有一黄棕色环。**（图 8-10-5）

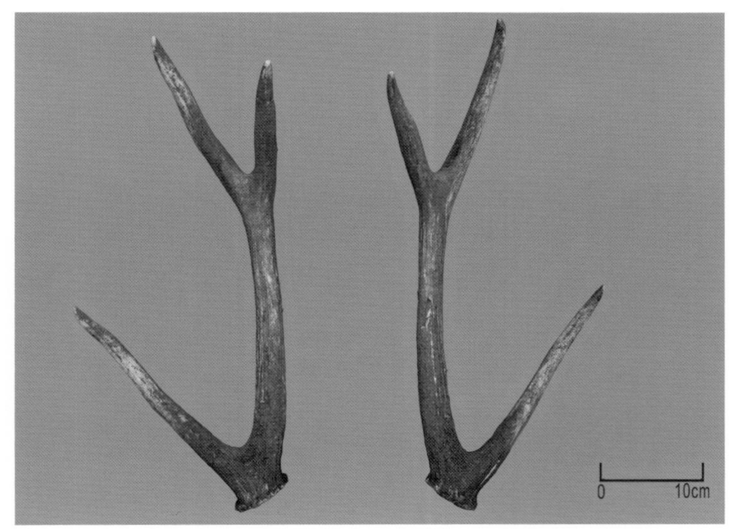

图8-10-5 水鹿角

黇鹿角（退化）

鹿科动物黇鹿 *Dama dama* L. 雄鹿已骨化的角。

快速鉴别：**角盘上生长一段后角干扁，伸展成铲状，其顶端有向上向后的指状角枝；现因圈养退化，均为窄扁条分枝状，很难见“扁角”特征。**（图 8-10-6）

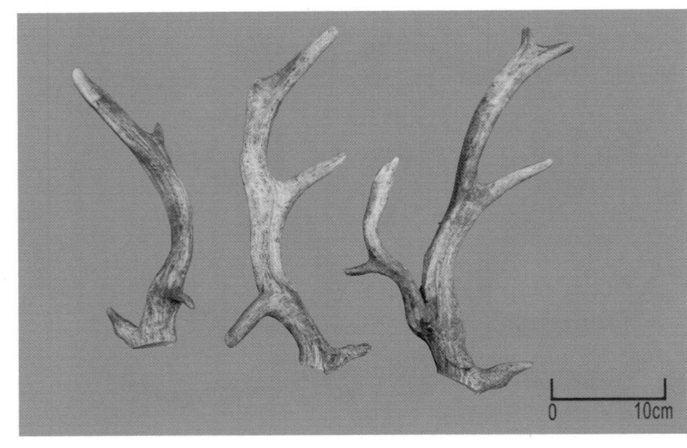

图8-10-6　黇鹿角（退化）

狍角

鹿科动物狍 *Capreolus capreolus* L. 骨化的角。

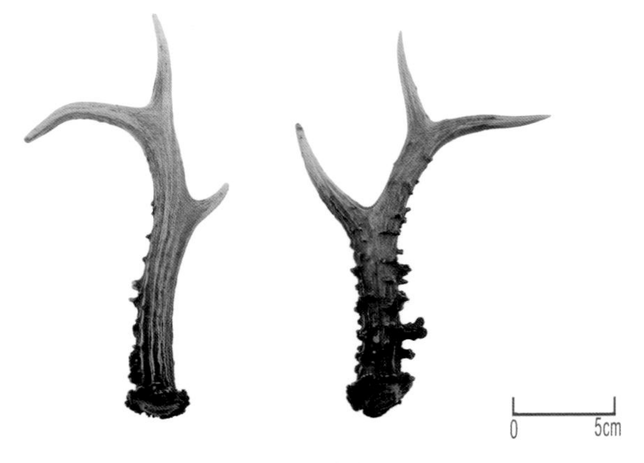

图8-10-7　狍角

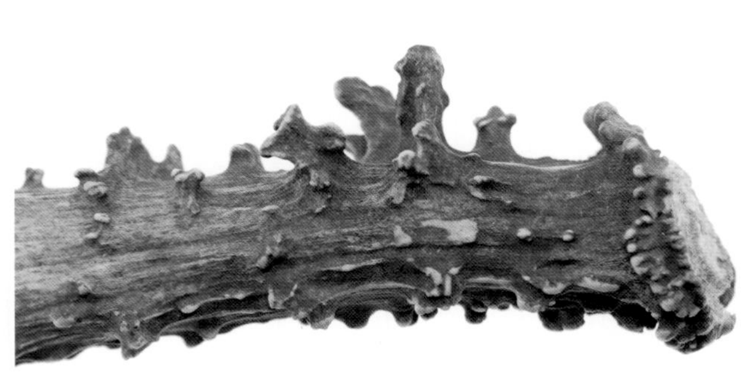

图8-10-8　狍角（丘状突起）

快速鉴别：**呈弧状，长 20~40 cm，直径 2~3.5 cm；角盘周围有瘤状突起；无眉叉，主枝离基部约 9 cm 处分前后两枝；主枝下部一侧有众多的丘状突起。**（图 8-10-7、图 8-10-8）

鹿角霜

鹿角去胶质的角块，熬制鹿角胶后剩余的角渣。

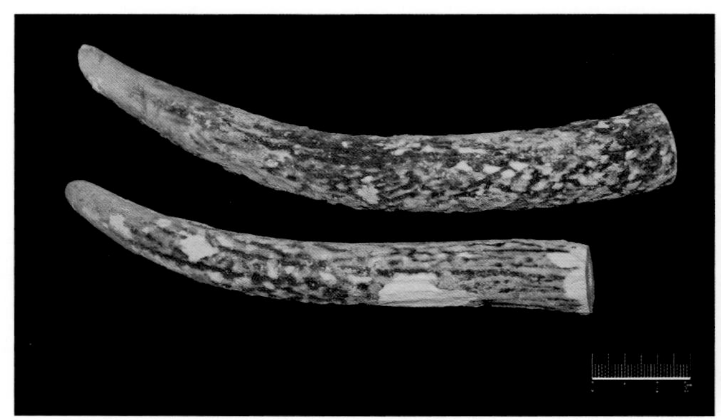

图8-10-9　鹿角霜

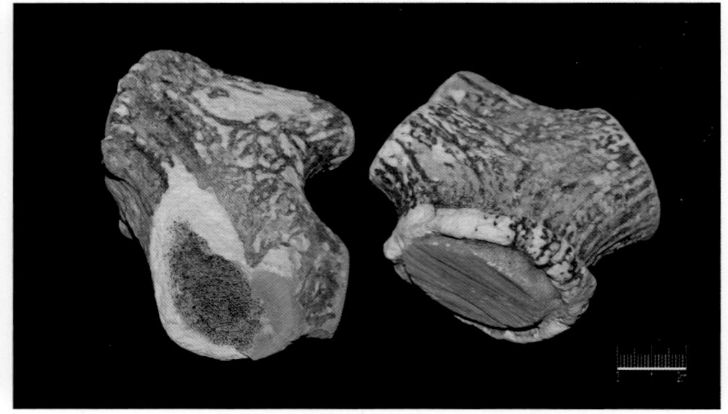

图8-10-10　鹿角霜

快速鉴别：**长圆柱形或不规则的块状；表面灰白色，显粉性，常具纵棱；体轻，质酥；断面外层较致密，白色或灰白色，内层有蜂窝状小孔，有吸湿性。**（图 8-10-9、图 8-10-10）

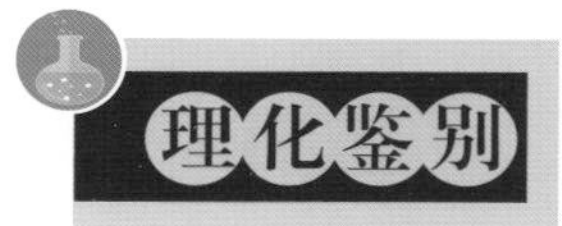

理化鉴别

取本品横切片置紫外光灯（365 nm）下观察，外层（骨密质）呈亮白色荧光。（图 8-10-11）

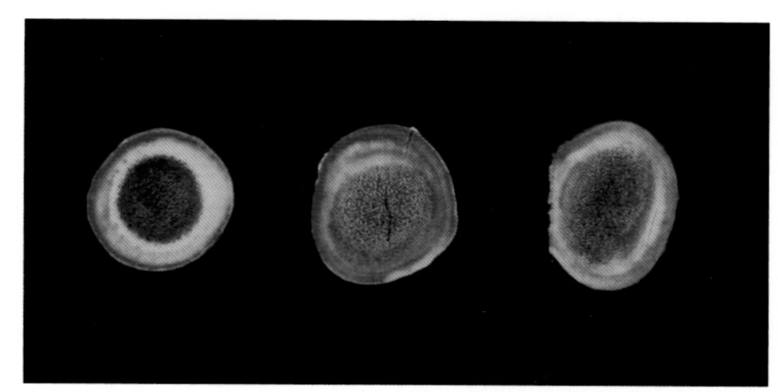

图8-10-11　鹿角理化鉴别

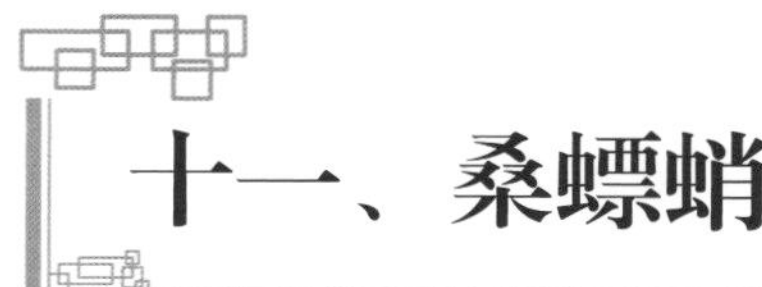

十一、桑螵蛸

【来源】螳螂科昆虫大刀螂 *Tenodera sinensis* Saussure、小刀螂 *Statilia maculate* (Thunberg) 或巨斧螳螂 *Hierodula patellifera* (Serville) 的干燥卵鞘。以上三种分别习称“团螵蛸”“长螵蛸”及“黑螵蛸”。深秋至次春收集，除去杂质，蒸至虫卵死后，干燥。

【性状】**团螵蛸**　略呈圆柱形或半圆形，由多层膜状薄片叠成，长 2.5~4 cm，宽 2~3 cm。表面浅黄褐色，上面带状隆起不明显，底面平坦或有凹沟。体轻，质松而韧，横断面可见外层为海绵状，内层为许多放射状排列的小室，室内各有一细小椭圆形卵，深棕色，有光泽。气微腥，味淡或微咸。（图 8-11-1 ~图 8-11-4）

长螵蛸　略呈长条形，一端较细，长 2.5~5 cm，宽 1~1.5 cm。表面灰黄色，上面带状隆起明显，带的两侧各有一条暗棕色浅沟和斜向纹理。质硬而脆。（图 8-11-5~ 图 8-11-8）

黑螵蛸　略呈平行四边形，长 2~4 cm，宽 1.5~2 cm。表面灰褐色，上面带状隆起明显，两侧有斜向纹理，近尾端微向上翘。质硬而韧。（图 8-11-9~ 图 8-11-12）

【标准收载】《中华人民共和国药典》。

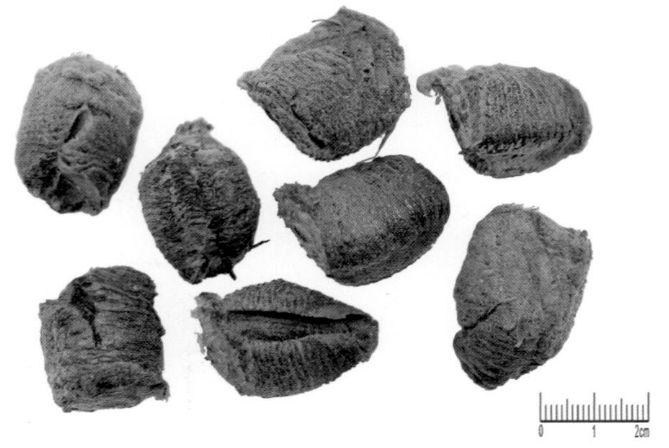

图8-11-1　桑螵蛸（团螵蛸）

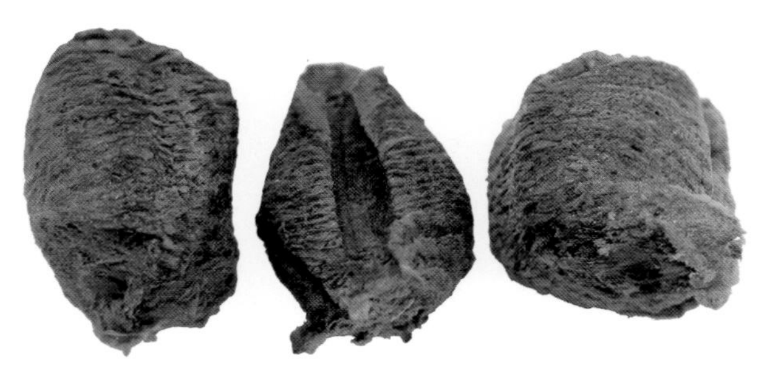

图8-11-2　团螵蛸（背腹面）

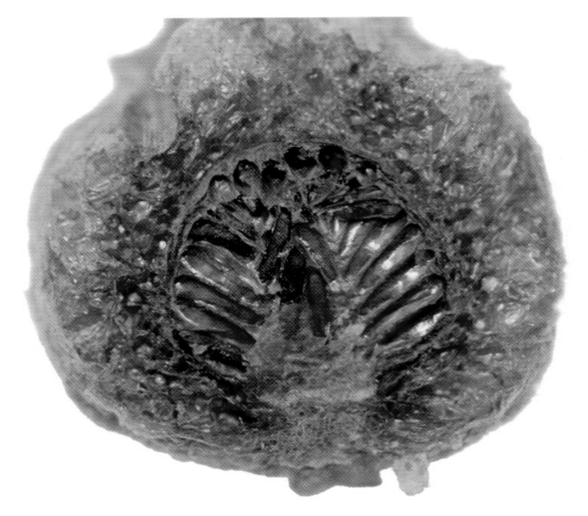

图8-11-3　团螵蛸（横切面）

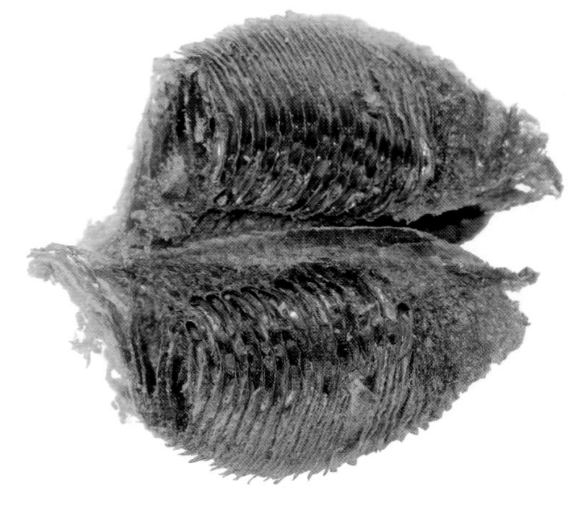

图8-11-4　团螵蛸（纵剖面）

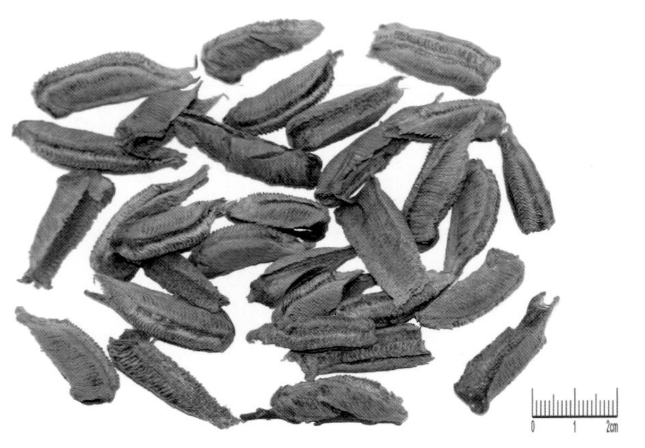

图8-11-5　桑螵蛸（长螵蛸）

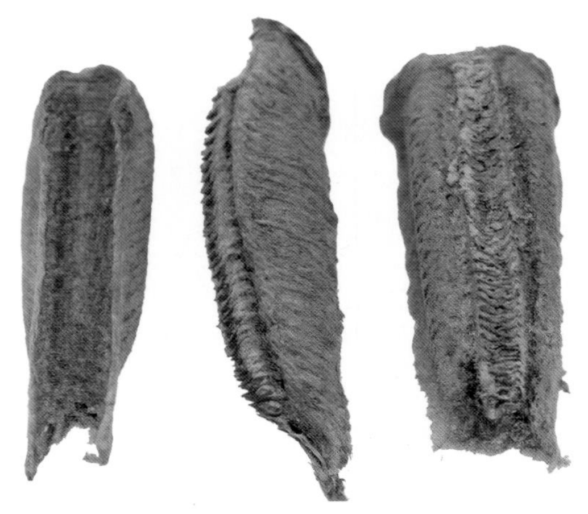

图8-11-6　长螵蛸（背腹面）

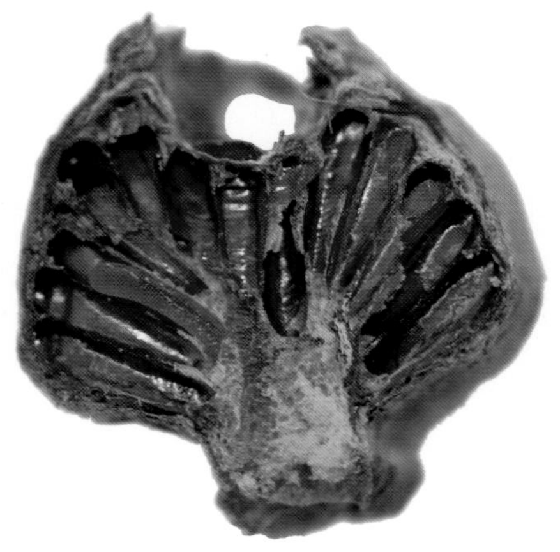

图8-11-7　长螵蛸（横切面）

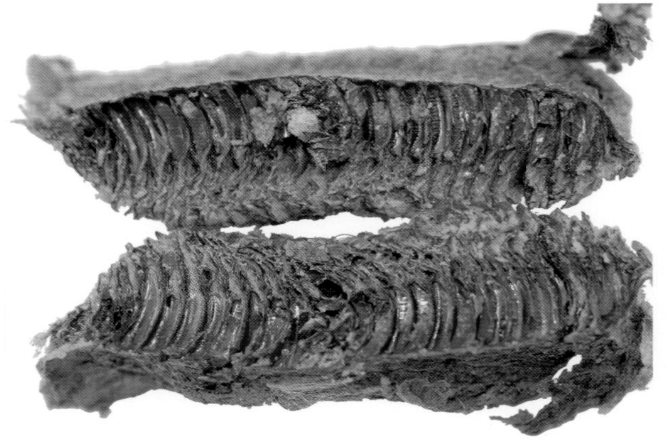

图8-11-8　长螵蛸（纵剖面）

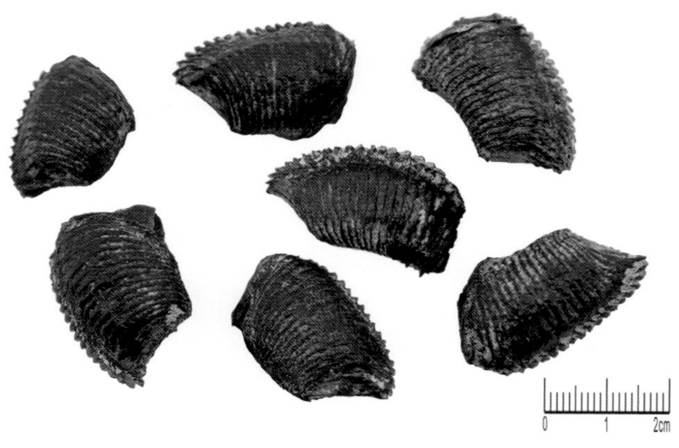

图8-11-9　桑螵蛸（黑螵蛸）

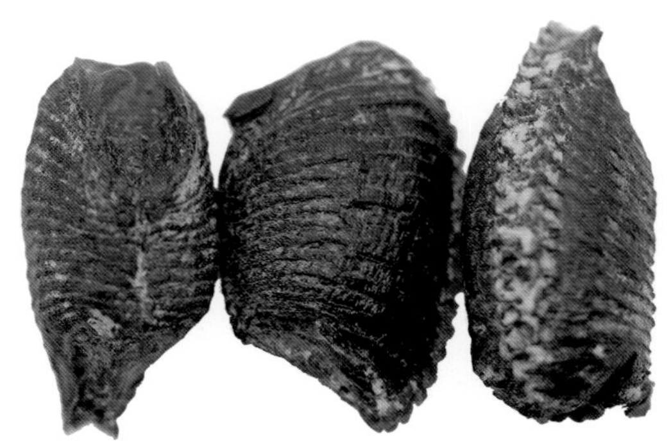

图8-11-10　黑螵蛸（背腹面）

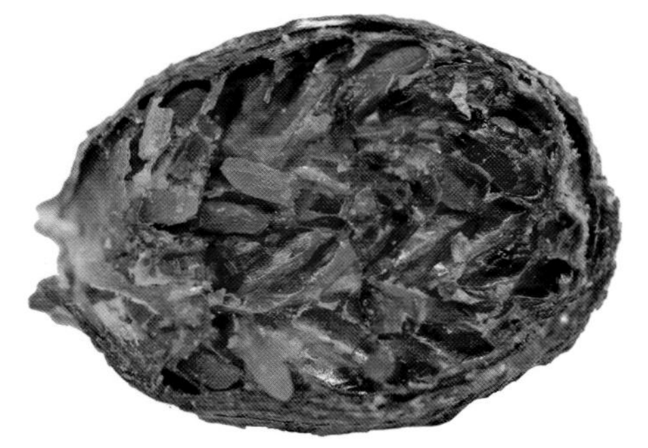

图8-11-11　黑螵蛸（横切面）

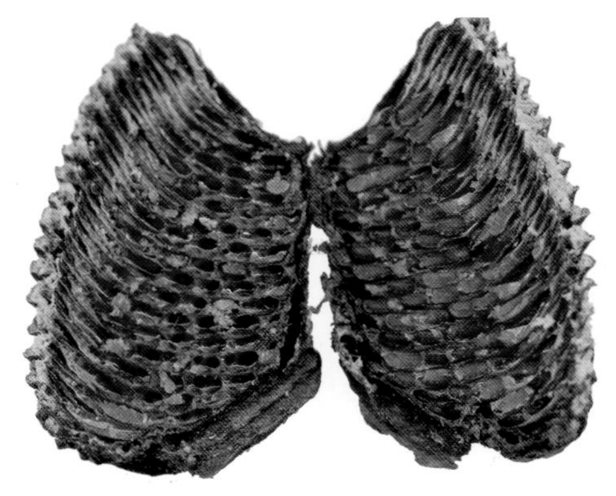

图8-11-12　黑螵蛸（纵剖面）

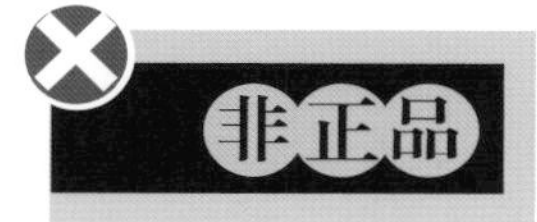

海螵蛸（金乌贼）

乌贼科动物金乌贼 *Sepia esculenta* Hoyle 的内壳。

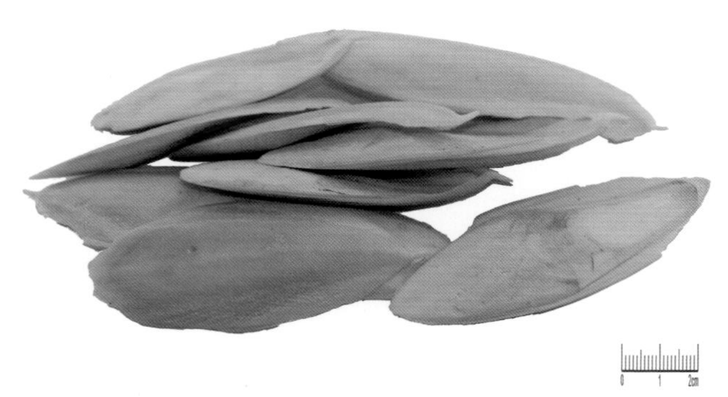

图8-11-13　海螵蛸（金乌贼）

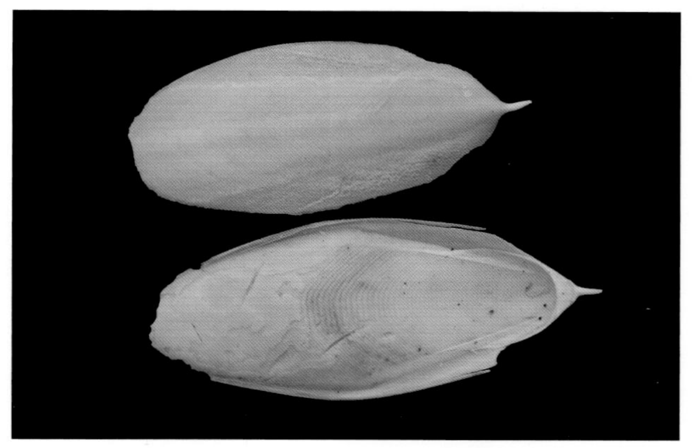

图8-11-14　金乌贼（背腹面）

快速鉴别：**背面疣点明显，略呈层状排列；腹面的细密波状横层纹占全体大部分，中间有纵向浅槽；尾部角质缘渐宽，向腹面翘起，末端有 1 骨针，或已断落。**（图 8-11-13、图 8-11-14）

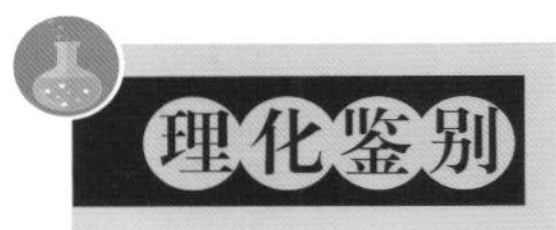

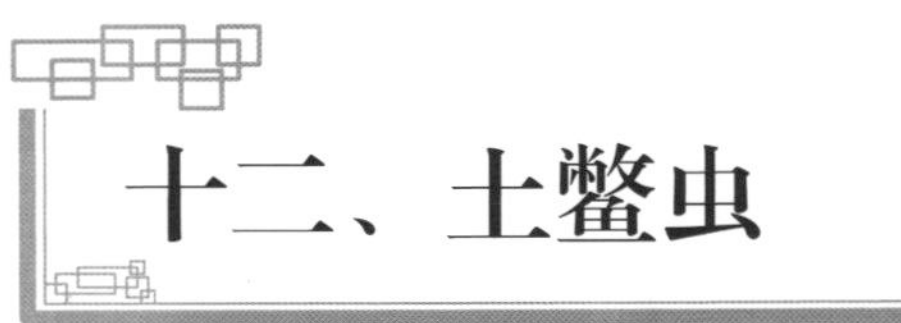

理化鉴别

取本品 2 g，剪碎，加水 20 ml，煮沸 10 min，滤过，取滤液 2 ml，置玻璃试管中，加 0.2% 茚三酮试液 3 滴，煮沸 5 min，溶液呈蓝紫色。（图 8-11-15）

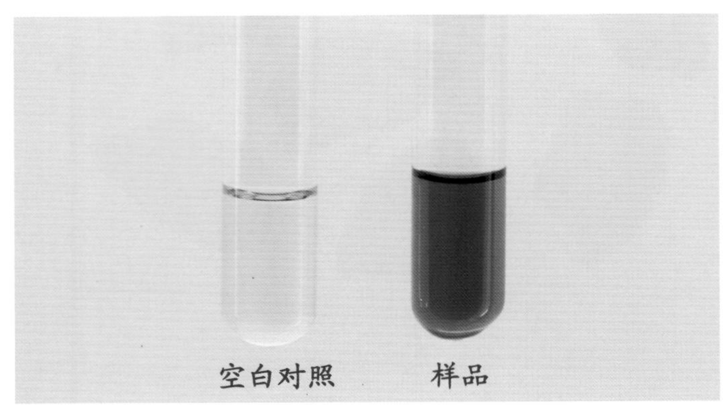

图8-11-15　桑螵蛸理化鉴别

十二、土鳖虫

【来源】鳖蠊科昆虫地鳖 *Eupolyphaga sinensis* Walker 或冀地鳖 *Steleophaga plancyi* (Boleny) 的雌虫干燥体。捕捉后，置沸水中烫死，晒干或烘干。

【性状】**地鳖**　呈扁平卵形，长 1.3~3 cm，宽 1.2~2.4 cm。前端较窄，后端较宽，背部紫褐色，具光泽，无翅。前胸背板较发达，盖住头部；腹背板 9 节，呈覆瓦状排列。腹面红棕色，头部较小，有丝状触角 1 对，常脱落，胸部有足 3 对，具细毛和刺。腹部有横环节。质松脆，易碎。气腥臭，味微咸。（图 8-12-1~图 8-12-3）

冀地鳖　长 2.2~3.7 cm，宽 1.4~2.5 cm。背部黑棕色，通常在边缘带有淡黄褐色斑块及黑色小点。

【标准收载】《中华人民共和国药典》。

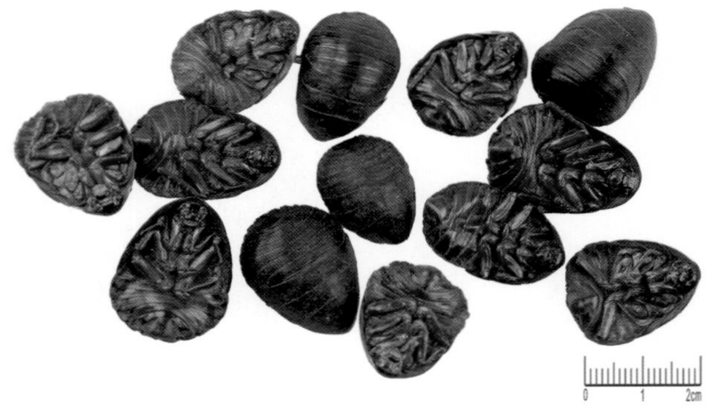

图8-12-1　土鳖虫（地鳖）

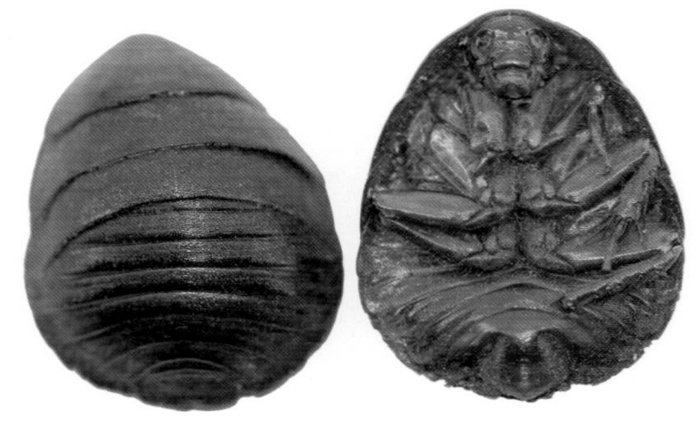

图8-12-2　地鳖（背腹面）

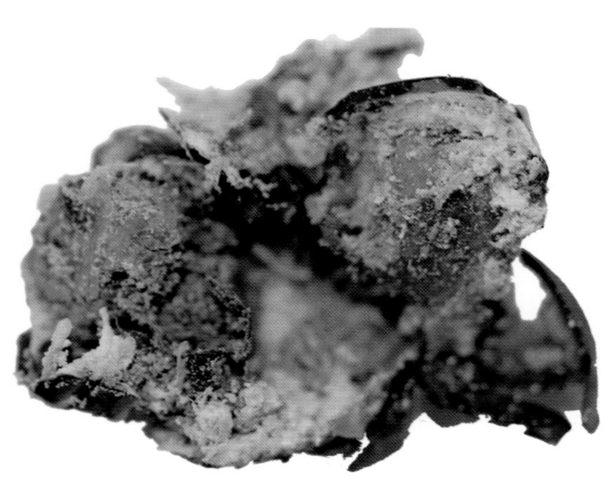

图8-12-3 土鳖虫（剖开）

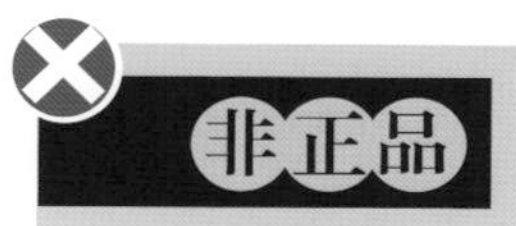

非正品

金边土鳖

姬蠊科昆虫赤边水䗪（东方后片蠊）*Opisthoplatia orientalis* Burm. 的干燥虫体。

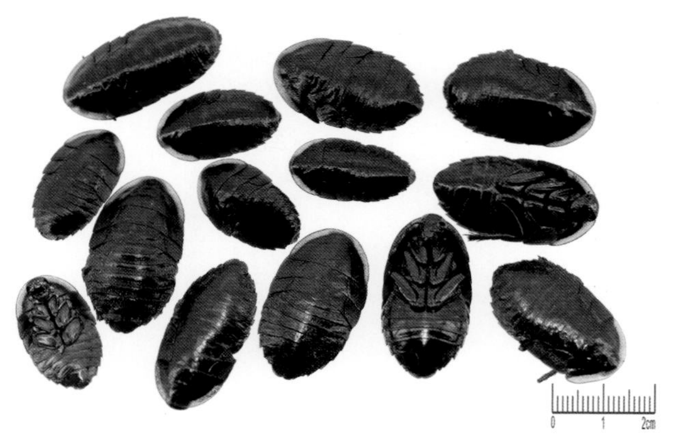

图8-12-4 金边土鳖

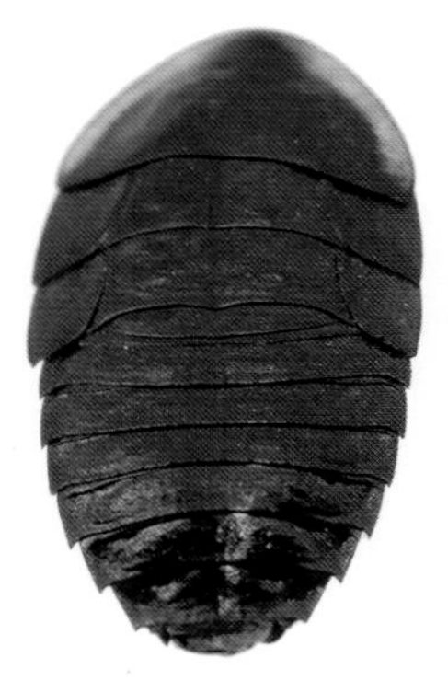

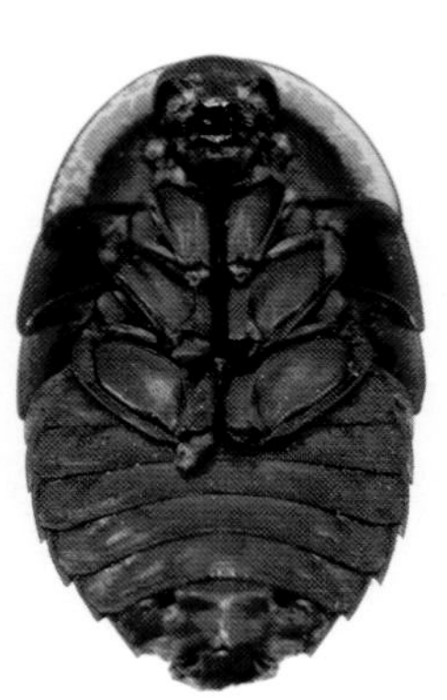

图8-12-5 金边土鳖（背腹面）

快速鉴别：**呈长卵形而扁平；前胸背板边缘有一黄色镶边，习称“金边”；腹部各节背板两侧后缘向后突出成锯齿形。**（图 8-12-4、图 8-12-5）

土鳖虫（雄虫）

土鳖虫的雄虫在交配后死亡的干燥体，混入土鳖虫中。

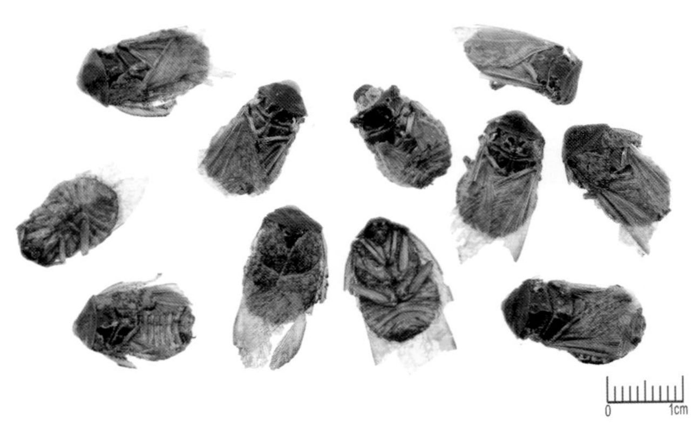

图8-12-6　土鳖虫（雄虫）

图8-12-7　土鳖虫雄虫（背腹面）

快速鉴别：**体较雌虫小；体背无坚硬的外壳；有翅，前翅革质，后翅膜质。**（图 8-12-6、图 8-12-7）

土鳖虫劣质（增重）

用浓白矾水或食盐水浸死土鳖虫，再干燥，以增加重量。

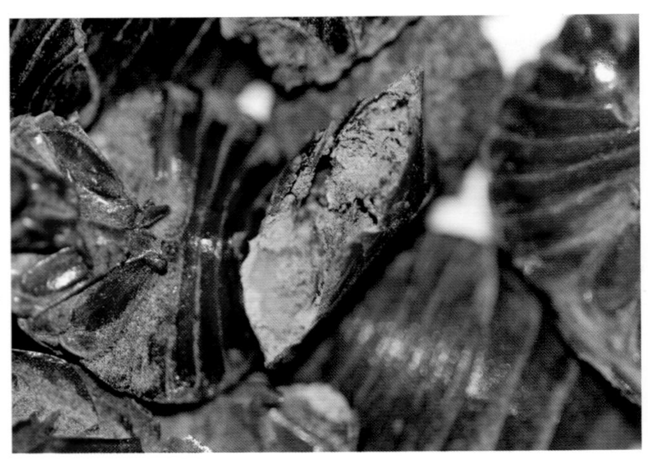

图8-12-8　土鳖虫劣质（增重）

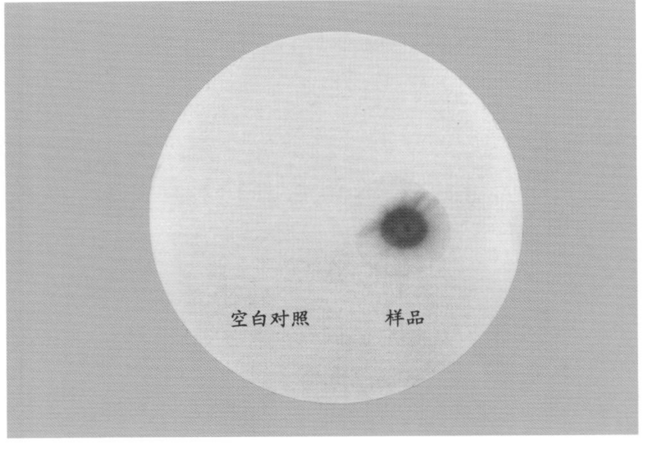

图8-12-9　土鳖虫理化鉴别

快速鉴别：**表面多黏附有泥沙或白霜样物质，虫体质硬，手感重；掰开腹部可见方块结晶；味咸而涩。**（图 8-12-8）

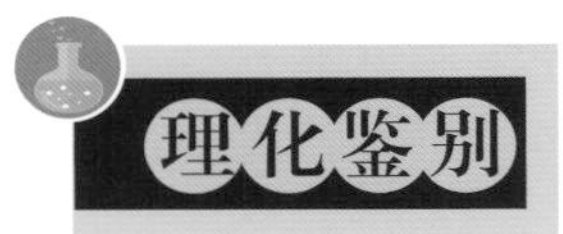

理化鉴别

取本品 1 g，研碎，加甲醇 20 ml，冷浸 2 h，滤过，滤液浓缩至 5 ml，将浓缩液滴于滤纸上，喷以 0.5% 茚三酮丙酮溶液，110℃加热 5 min，斑点显紫色。（图 8-12-9）

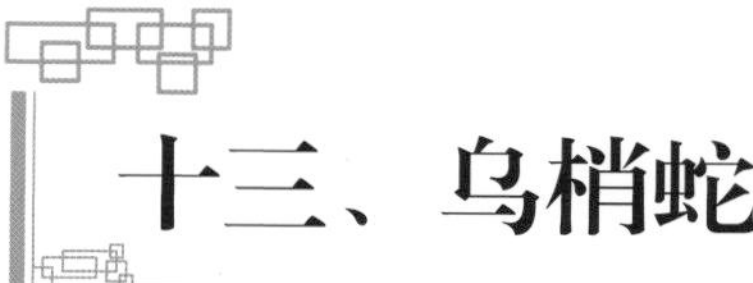

十三、乌梢蛇

【来源】游蛇科动物乌梢蛇 *Zaocys dhumnades* (Cantor) 的干燥体。多于夏、秋二季捕捉，剖开腹部或先剥皮留头尾，除去内脏，盘成圆盘状，干燥。

【性状】呈圆盘状，盘径约 16 cm。表面黑褐色或绿黑色，密被菱形鳞片；背鳞行数成双，背中央 2~4 行鳞片强烈起棱，形成两条纵贯全体的黑线。头盘在中间，扁圆形，眼大而下凹陷，有光泽。上唇鳞 8 枚，第 4、5 枚入眶，颊鳞 1 枚，眼前下鳞 1 枚，较小，眼后鳞 2 枚。脊部高耸成屋脊状。腹部剖开边缘向内卷曲，脊肌肉厚，黄白色或淡棕色，可见排列整齐的肋骨。尾部渐细而长，尾下鳞双行。剥皮者仅留头尾之皮鳞，中段较光滑。气腥，味淡。（图 8−13−1~ 图 8−13−3）

【标准收载】《中华人民共和国药典》。

【饮片】**酒乌梢蛇**　净乌梢蛇段照酒炙法炒干。（图 8−13−4）

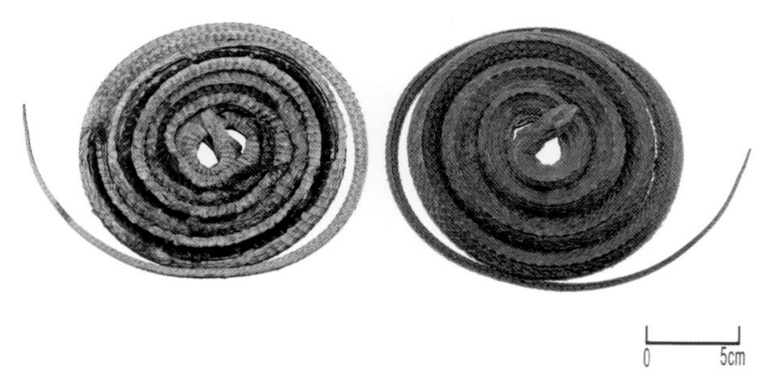

图8−13−1　乌梢蛇

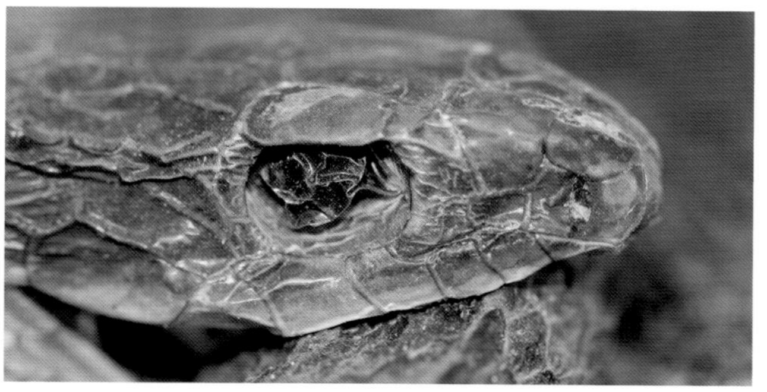

图8−13−2　乌梢蛇（头部）

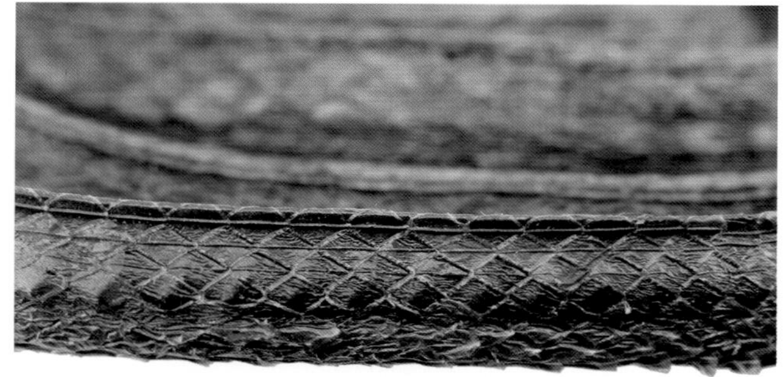

图8−13−3　乌梢蛇（躯体侧面）

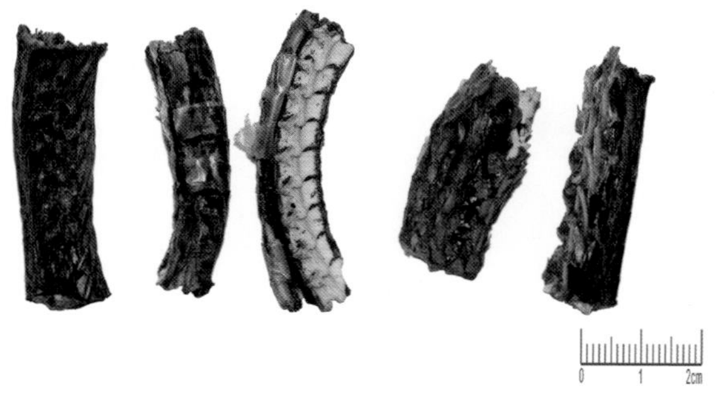

图8−13−4　酒乌梢蛇

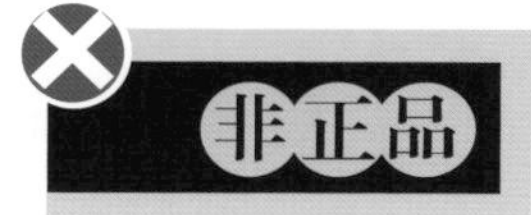

灰鼠蛇

游蛇科动物灰鼠蛇 *Ptyas korros* (Schlegel) 的干燥体。

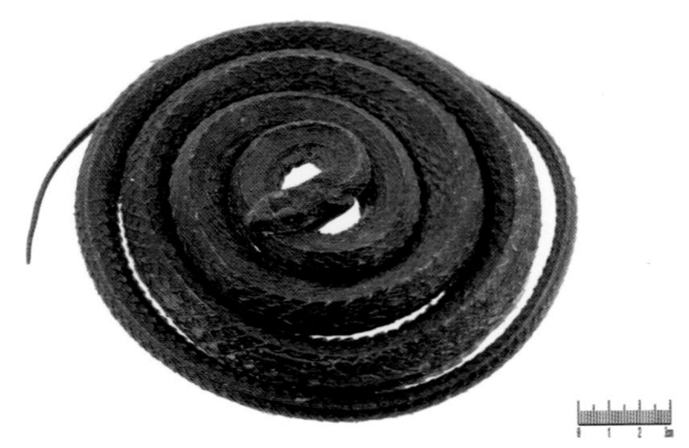

图8-13-5　灰鼠蛇

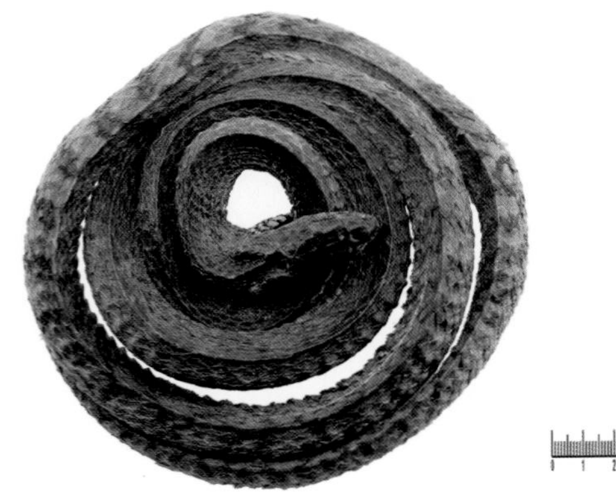

图8-13-6　滑鼠蛇

快速鉴别：**颊鳞一般2~3片；头背灰黑色，体背部灰褐色；背鳞平滑或仅在体后段中央几行起棱，鳞行为奇数；尾短，尾下鳞双行。**（图8-13-5）

滑鼠蛇

游蛇科动物滑鼠蛇 *Ptyas mucosus* (Linnaeus) 的干燥体。

快速鉴别：**呈圆盘状，口内有许多同形细齿；上下唇鳞后缘黑色，上唇鳞8片，颊鳞多为3片，眼前下鳞1~2枚；体背部灰棕色，可见不规则的黑色横斑；背鳞大部平滑，仅体后背中央起棱，鳞行为奇数；尾短，尾下鳞双行。**（图8-13-6）

黄环林蛇

游蛇科动物黄环林蛇 *Boiga dendrophila* 的干燥体。

快速鉴别：**口内有后沟状牙齿；头部大且略成三角形，与颈部区分明显；上唇鳞、下颌和喉部为鲜黄色；全身鳞片平滑具有光泽；环纹与金环蛇外形有点类似，但黄色环纹较细；尾部较长，略侧扁。**（图8-13-7）

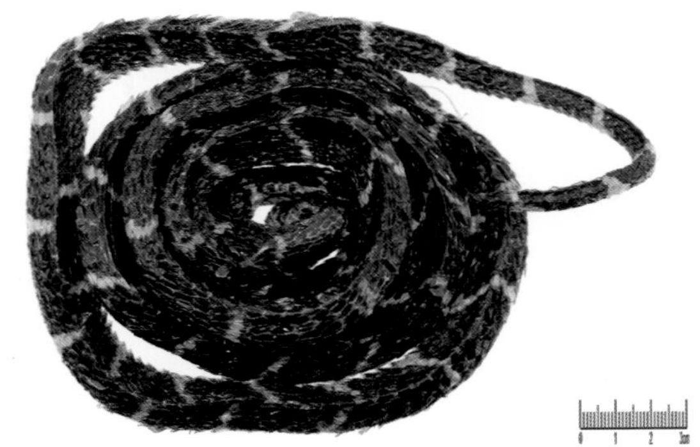

图8-13-7　黄环林蛇

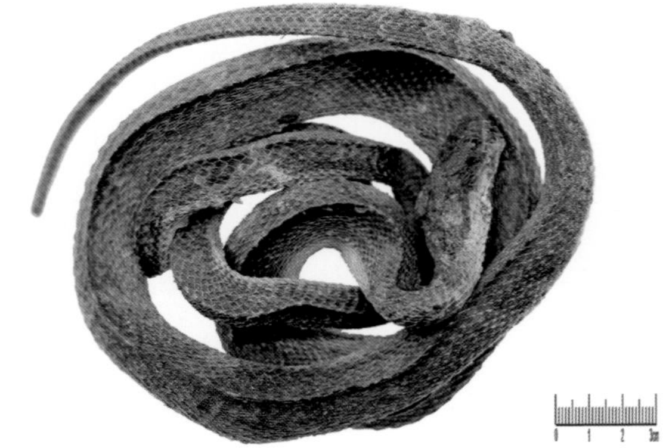

图8-13-8　宽吻水蛇

宽吻水蛇

游蛇科动物宽吻水蛇 *Homalopsis buccata* 的干燥体。

快速鉴别：**口内有后沟状牙齿；头部较宽，黑斑交错；枕部呈三角形；躯干上有浅色斑纹；尾下鳞双行。**（图 8–13–8）

铅色水蛇

游蛇科动物铅色水蛇 *Enhydris plunbea* (Boie) 的干燥体。

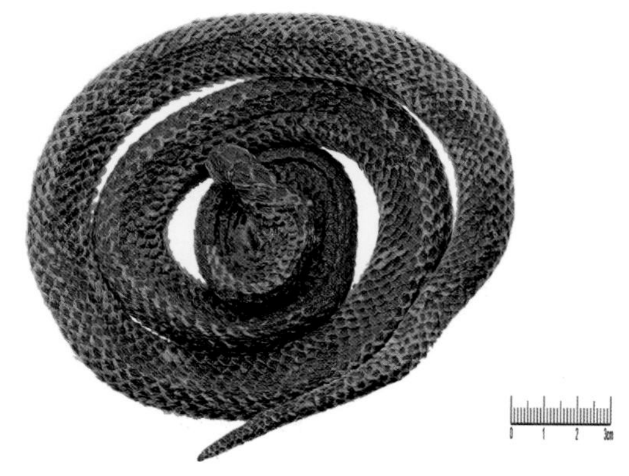

图8–13–9　铅色水蛇

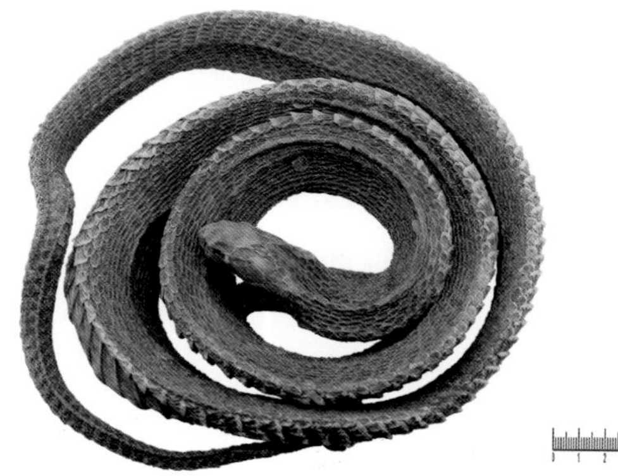

图8–13–10　孟加拉眼镜蛇

快速鉴别：**头背及体背黑褐色，或青灰褐色，具铅色样光泽；背鳞平滑，脊鳞不扩大；脊不凸起，尾短粗，尾下鳞双行。**（图 8–13–9）

孟加拉眼镜蛇

眼镜蛇科动物孟加拉眼镜蛇 *Naja kaouthia* (Lesson) 的干燥体。

快速鉴别：**口内有沟状牙齿；颈部有一个孤立的“眼镜状”圆形斑纹，没有纹路与它连接；颈腹前段腹鳞两侧有两个浅褐色粗大点斑；尾下鳞双行。**（图 8–13–10）

金环蛇

眼镜蛇科动物金环蛇 *Bungarus fasciatus* (Schntider) 的干燥体。

快速鉴别：**口内有前沟状牙齿；无颊鳞和眼前下鳞；体背部有黑黄相间的横斑纹围绕周身，两种颜色环纹宽度大致相等，宽 4~5 鳞片；脊鳞扩大，呈六角形；背鳞平滑，鳞行为奇数；尾末端圆钝，尾下鳞单行。**（图 8–13–11）

银环蛇

眼镜蛇科动物银环蛇 *Bungarus multicinctus* (Blyth) 的干燥体。

快速鉴别：**口内有前沟状牙齿；上唇鳞 7 片，无颊鳞和眼前下鳞；体背部有黑白相间的横纹，黑色较宽而白色较窄，白色宽 1~2 鳞片；脊鳞扩大，呈六角形；背鳞平滑，鳞行为奇数，通体 15 行；尾细，尾下鳞单行。**（图 8–13–12）

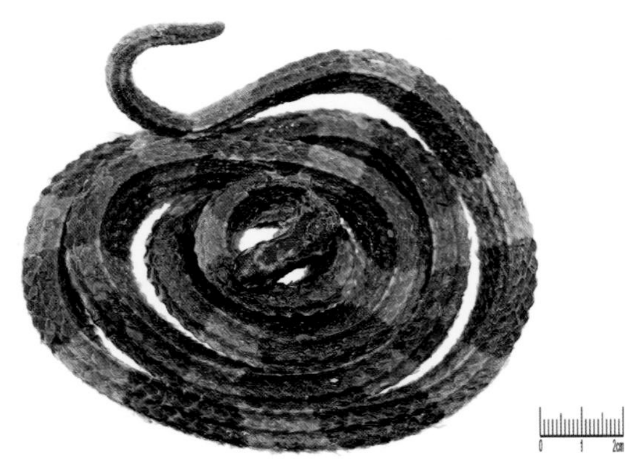

图8-13-11　金环蛇

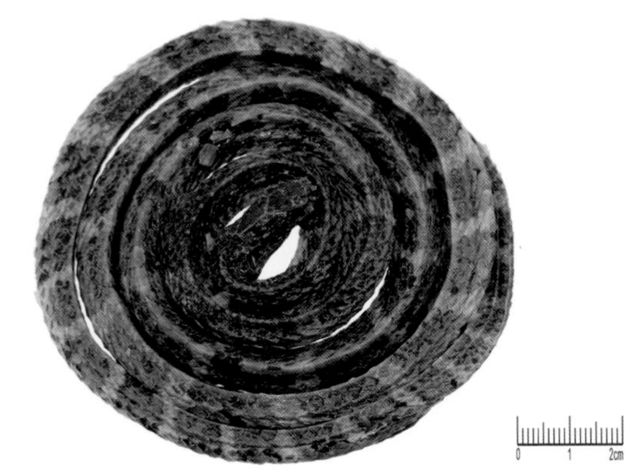

图8-13-12　银环蛇

乌梢蛇伪品（切段）

为王锦蛇、灰鼠蛇等切段冒充乌梢蛇，采取 PCR 鉴别可有效区分。（图 8-13-13、图 8-13-14）

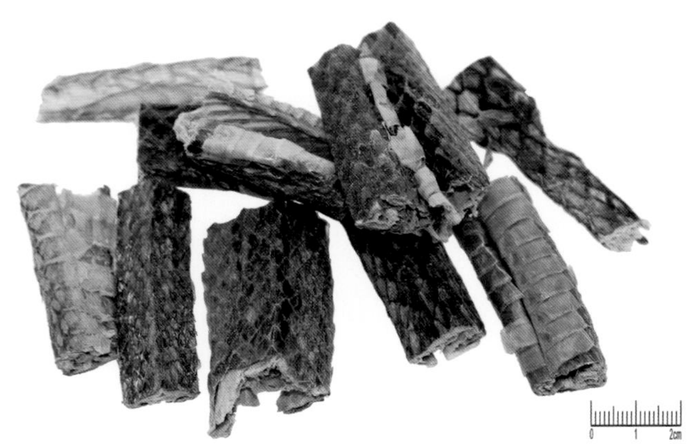

图8-13-13　乌梢蛇伪品（王锦蛇）

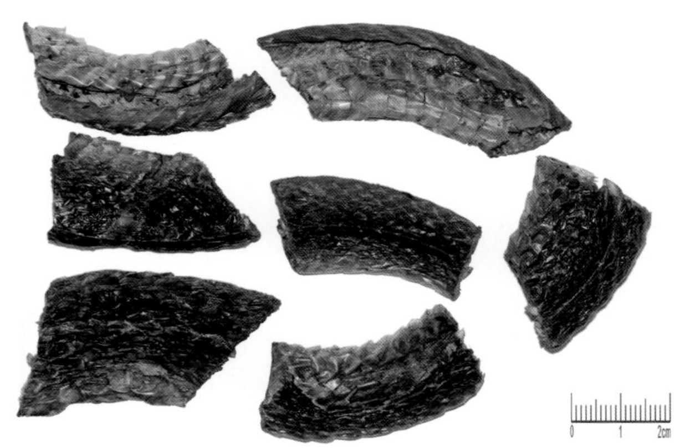

图8-13-14　乌梢蛇伪品（灰鼠蛇）

第九章 藻菌及其他类

ZHONGYAOCAI SHICHANG CHANGJIAN YIHUN PINZHONG JIANBIE TUJI

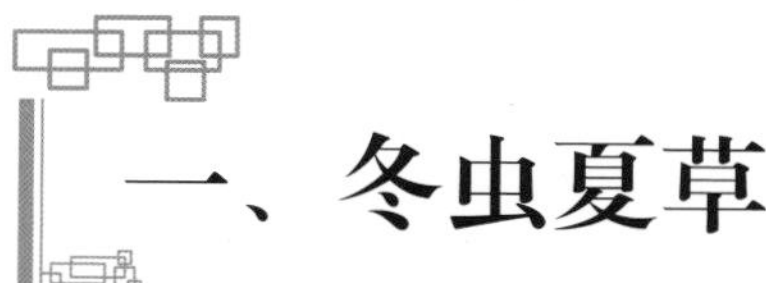

一、冬虫夏草

【来源】麦角菌科真菌冬虫夏草菌 *Cordyceps sinensis* (BerK.) Sacc. 寄生在蝙蝠蛾科昆虫幼虫上的子座和幼虫尸体的干燥复合体。夏初子座出土、孢子未发散时挖取，晒至六七成干，除去似纤维状的附着物及杂质，晒干或低温干燥。

【性状】由虫体与从虫头部长出的真菌子座相连而成。虫体似蚕，长 3~5 cm，直径 0.3~0.8 cm；表面深黄色至黄棕色，有环纹 20~30 个，近头部的环纹较细；头部红棕色；足 8 对，中部 4 对较明显；质脆，易折断，断面略平坦，淡黄白色。子座细长圆柱形，长 4~7 cm，直径 0.3 cm；表面深棕色至棕褐色，有细纵皱纹，上部稍膨大；质柔韧，断面类白色。气微腥，味微苦。（图 9-1-1 ~图 9-1-6）

【标准收载】《中华人民共和国药典》。

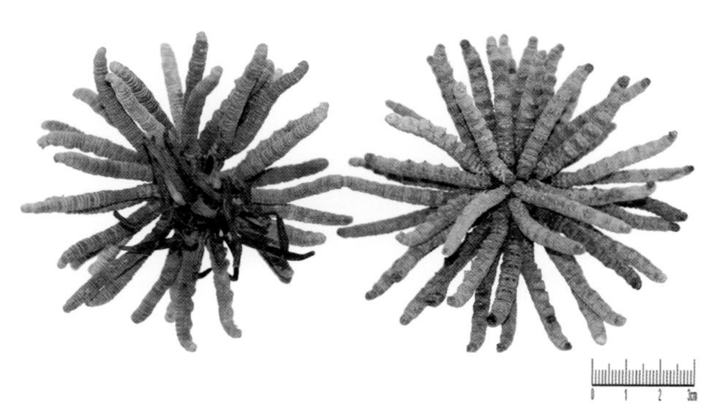

图9-1-1　冬虫夏草

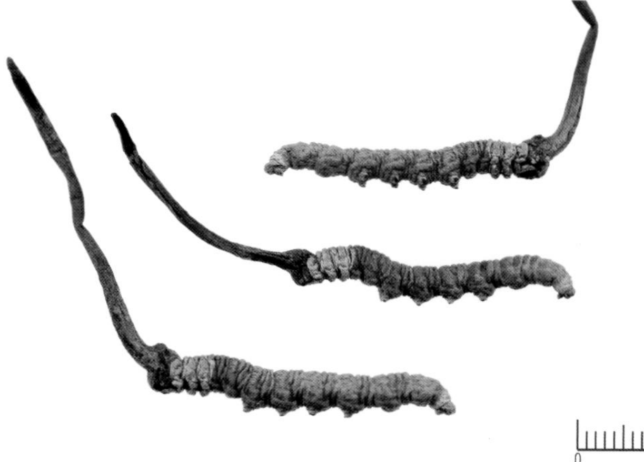

图9-1-2　冬虫夏草

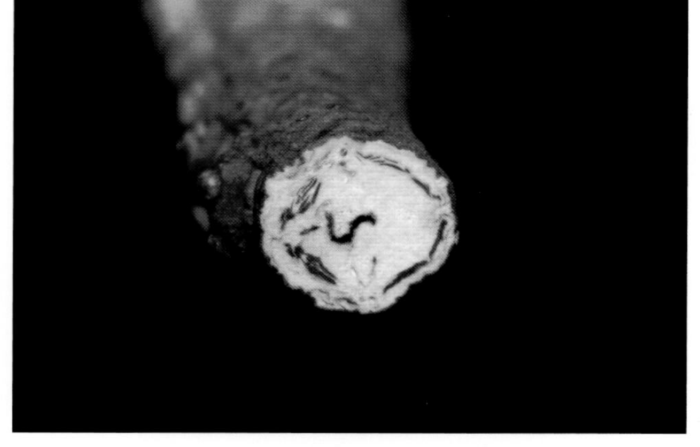

图9-1-3　冬虫夏草虫体（横切面）

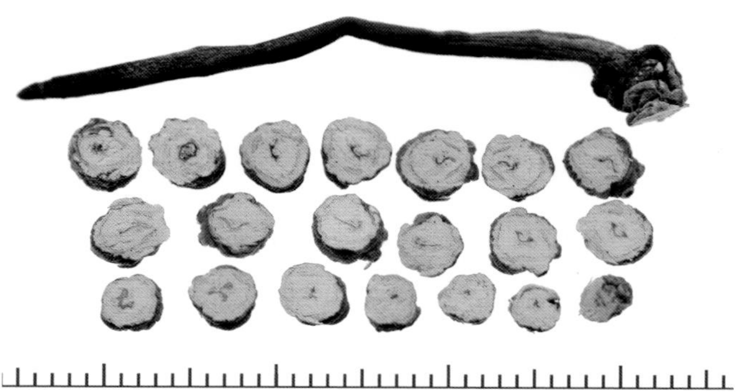

图9-1-4　冬虫夏草虫体（整条横切）

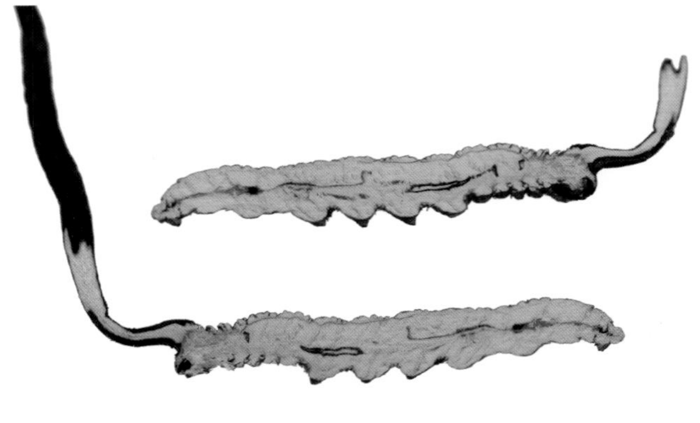

图9-1-5　冬虫夏草（纵剖）

图9-1-6　冬虫夏草子座（纵向撕裂）

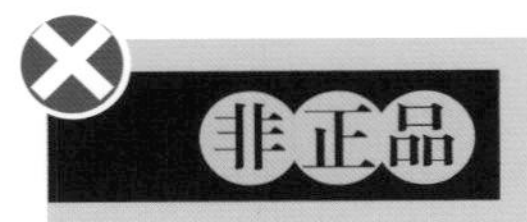

凉山虫草

凉山虫草菌 *Cordyceps liangshanensis* Zang，Liu et Hu 寄生于鳞翅目昆虫幼虫的子座和幼虫尸体的干燥复合体。

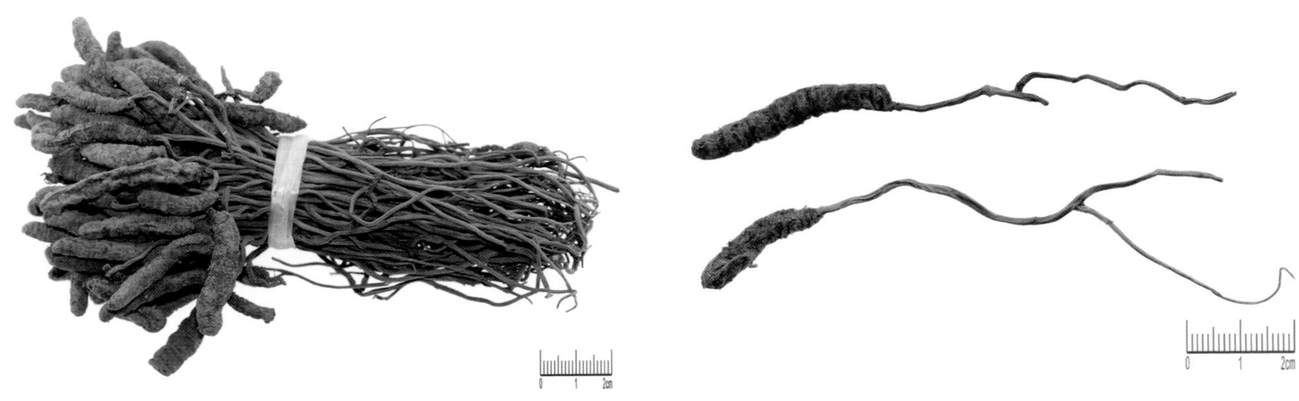

图9-1-7　凉山虫草

图9-1-8　凉山虫草（放大）

快速鉴别：**外形似冬虫夏草而虫体肥大，长 3~6 cm，直径 5~10 mm；腹部有足 10 对（不明显）；子座细长圆柱形，细长如丝，长可达 30 cm，直径 1~2 mm；子座单一或上部分枝，不规则弯曲或扭曲，质稍呈木化，质脆易折断。**（图 9-1-7、图 9-1-8）

亚香棒虫草

麦角菌科真菌亚香棒虫草菌 *Cordyceps harwresii* Gray 寄生于鳞翅目昆虫的幼虫的干燥虫体及子座，又名“霍克斯虫草”，加工后冒充冬虫夏草。

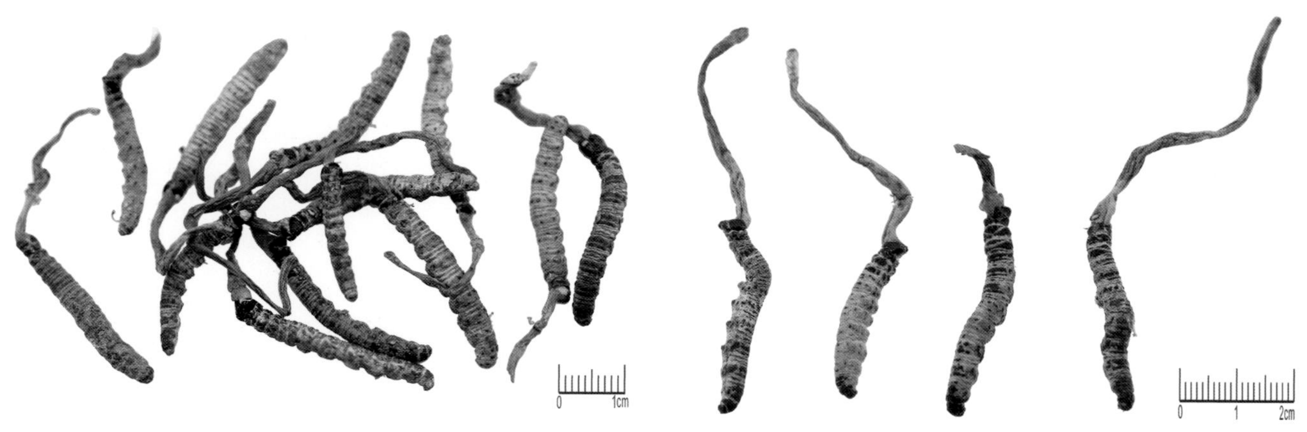

图9-1-9　亚香棒虫草　　图9-1-10　亚香棒虫草

快速鉴别：**子座从后脑部侧向长出，子座与虫体头部接触处有一黑色显光泽的斑块；虫体质脆，易折断，断面略平坦，黄白色。**（图 9-1-9、图 9-1-10）

香棒虫草

麦角菌科真菌香棒虫草菌 *Cordyceps barnesii* Thwaites 寄生于金龟子科的直脊金龟子 *Holotrichia koraiensis* 幼虫上的子座及幼虫尸体的干燥复合体。

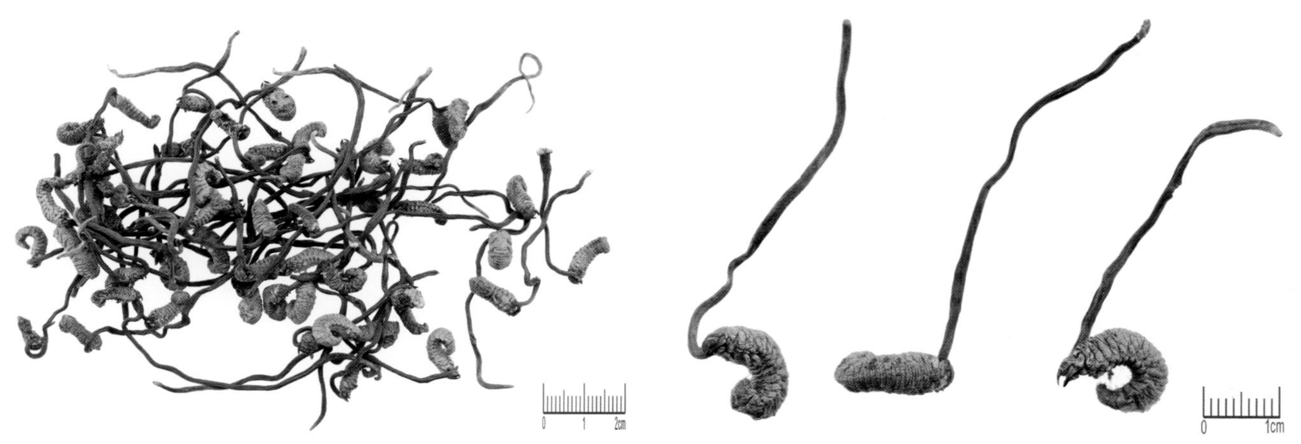

图9-1-11　香棒虫草　　图9-1-12　香棒虫草

快速鉴别：**虫体长圆柱形或弯曲成扁肾形，长约 2 cm，直径约 5 mm；头部小；胸部可见密生棕褐色细毛的足 3 对；子座长约 6 cm，较细。**（图 9-1-11、图 9-1-12）

新疆虫草

麦角菌科真菌 *Cordyceps* sp. 寄生于一种鳞翅目昆虫幼虫的虫体及子座的干燥复合体；多数只有虫体无子座。

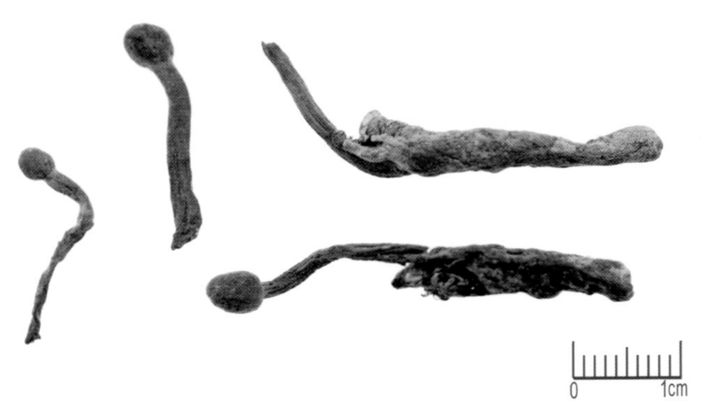

图9-1-13　新疆虫草*（带子座）

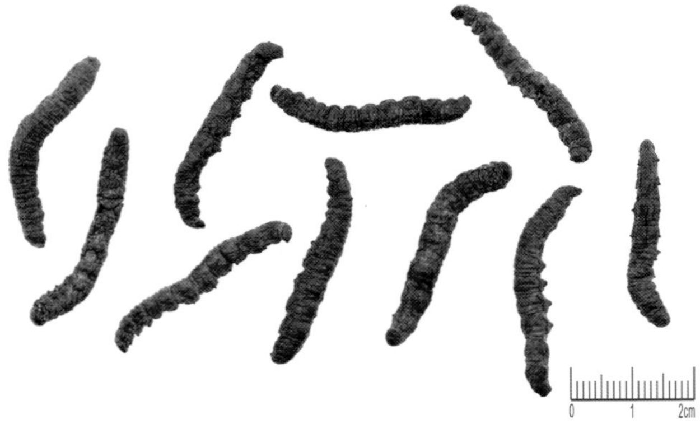

图9-1-14　新疆虫草（虫体）

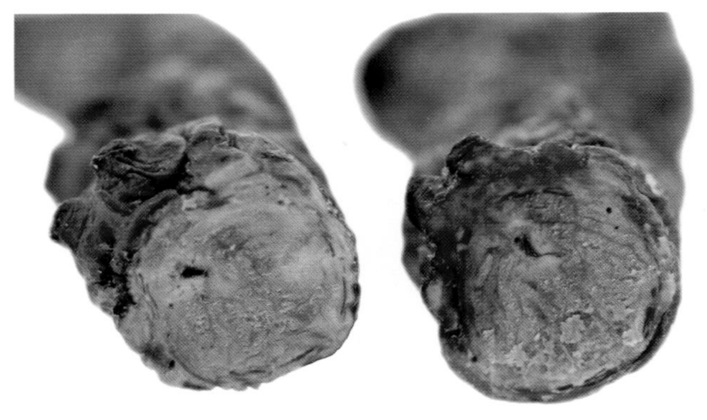

图9-1-15　新疆虫草虫体（横切面）

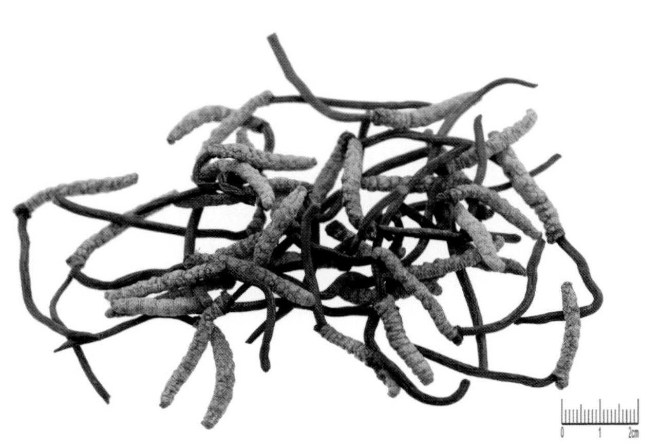

图9-1-16　新疆虫草伪制品

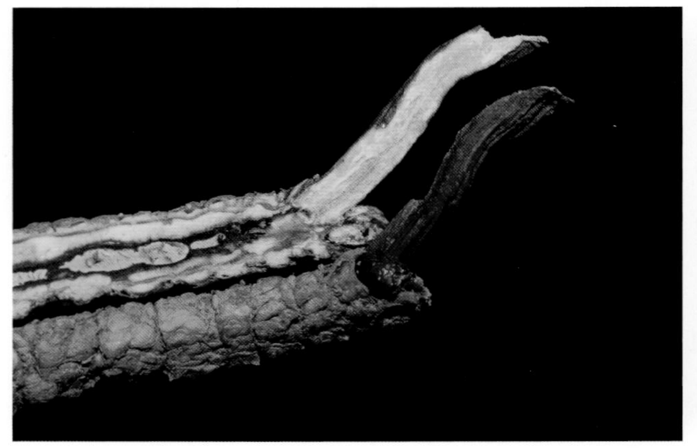

图9-1-17　新疆虫草伪制品（纵剖面）

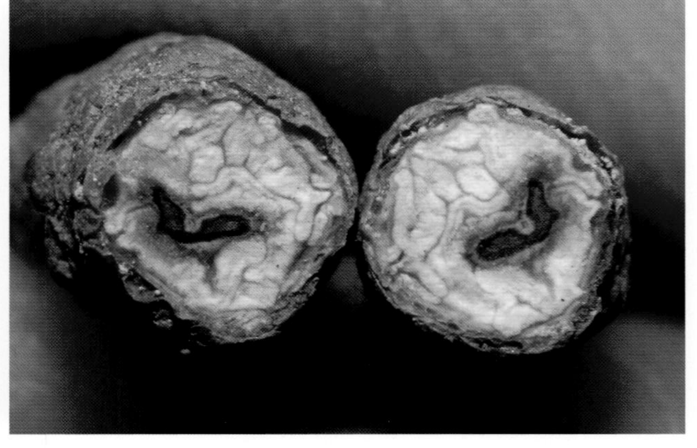

图9-1-18　新疆虫草伪制品（横切面）

快速鉴别：**虫体比正品要小；表面有环纹20~40个；头部红棕色，腹部有足8对，以中部4对较明显；子座细长圆斑形，上部膨大呈圆球形。**（图9-1-13~图9-1-18）

戴氏虫草

麦角菌科真菌 *Cordyceps taii* Z.Q.Liang et A.Y.Liu 寄生于一种鳞翅目昆虫幼虫的虫体及子座的干燥复合体。

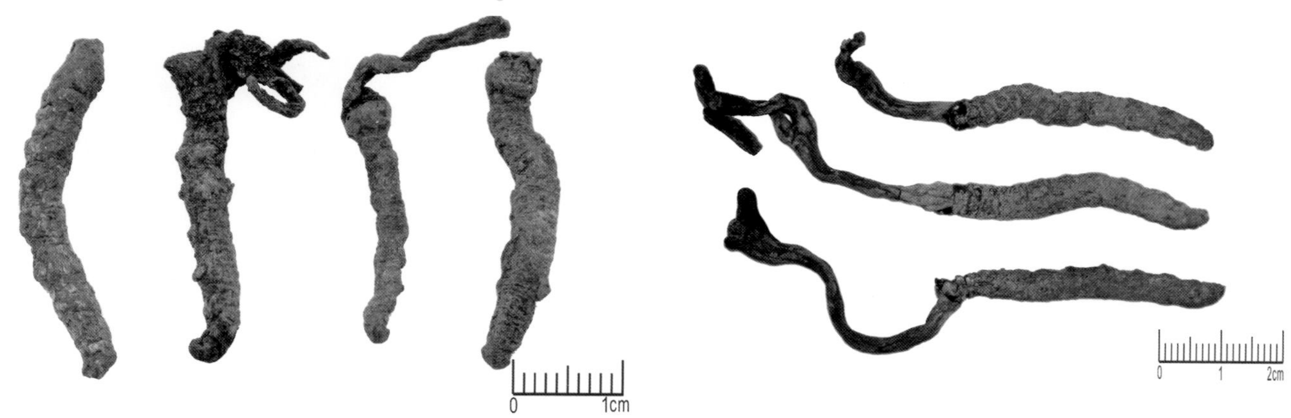

图9-1-19 戴氏虫草*　　图9-1-20 分枝虫草*

快速鉴别：**虫体表面具苍黄色菌丝层；子座常 3~5 个簇生于头部。**（图 9-1-19）

分枝虫草

麦角菌科真菌分枝虫草 *Cordyceps ramosa* Teng 寄生在鳞翅目昆虫幼虫上的子座及幼虫尸体的干燥复合体。

快速鉴别：**虫体如蚕，体表粗糙，有体环 25~35 个；子座自头部 1~3 节颈间长出，逐渐延伸至头面部，呈 1~5 分枝，少数有节枝分生；成熟者头部稍膨大成锤状或蘑菇头状。**（图 9-1-20）

麻脊背

品种待定。

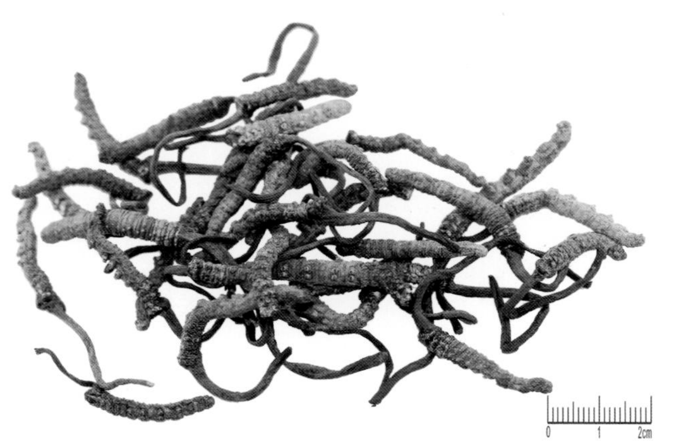

图9-1-21 麻脊背

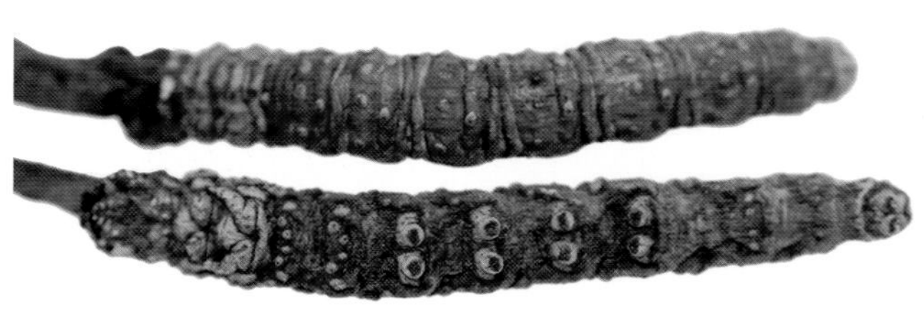

图9-1-22 麻脊背（背腹面）

快速鉴别：**虫体背部具多数点状突起。**（图 9-1-21、图 9-1-22）

小白草

品种待定。

快速鉴别：**形似冬虫夏草，虫体颜色呈白色。**（图 9-1-23）

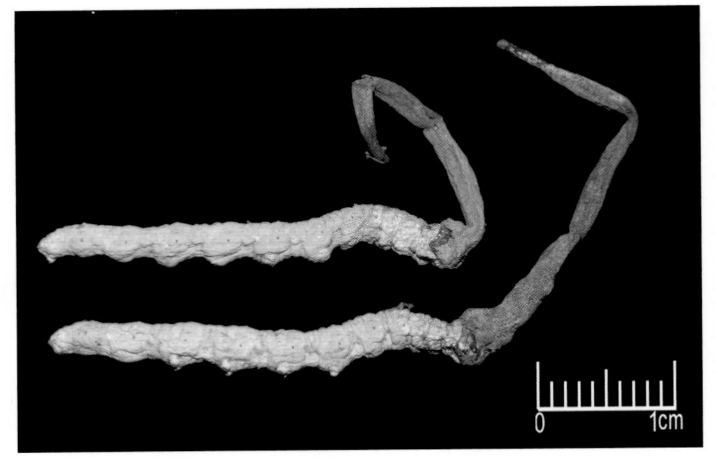

图9-1-23　小白草

蝉茸（小蝉草）

麦角菌科真菌 *Cordyceps sobolifera* (Hill.)Berk.et Br. 寄生于一种蝉科（Cicadae）的蛹或幼虫体上的虫体及子座的干燥复合体。

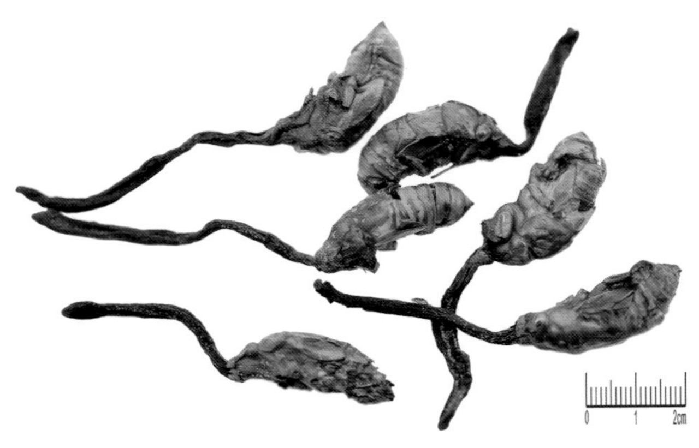

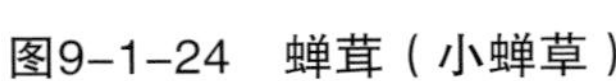

图9-1-24　蝉茸（小蝉草）

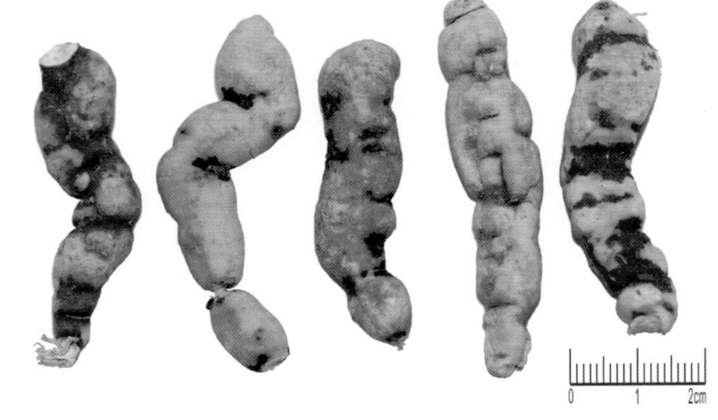

图9-1-25　甘遂

快速鉴别：**虫体似蝉蜕；子座从虫体前段生出，单生，不分枝，与虫体头部相连部分明显溢缩。**（图 9-1-24）

甘遂

大戟科大戟属植物甘遂 *Euphorbia kansui* T.N. Liou ex S. B. Ho 的干燥根。

快速鉴别：**呈椭圆形、长圆柱形或连珠形；表面类白色或黄白色，凹陷处有棕色外皮残留；断面粉性，白色；味微甘而辣。**（图 9-1-25）

地蚕

唇形科水苏属植物地蚕 *Stachys geobombycis* C. Y. Wu 的干燥根茎。

快速鉴别：**两端渐尖，形似虫体；表面有凹陷，具 4~15 个环节，节上明显可见点状芽痕及圆形须根痕；断面可见淡棕色形成层；味甜、有黏性。**（图 9-1-26、图 9-1-27）

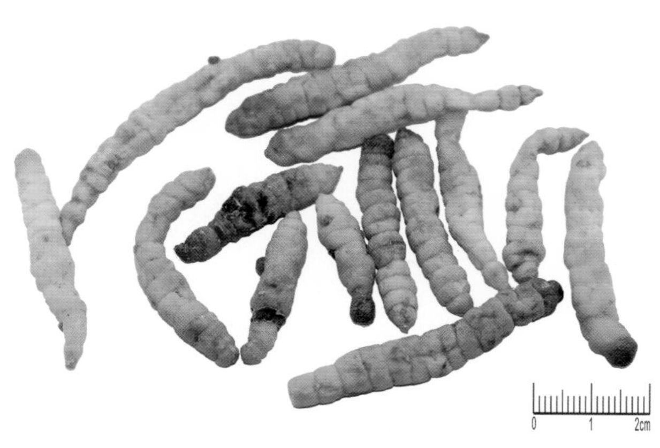

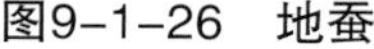

图9-1-26　地蚕

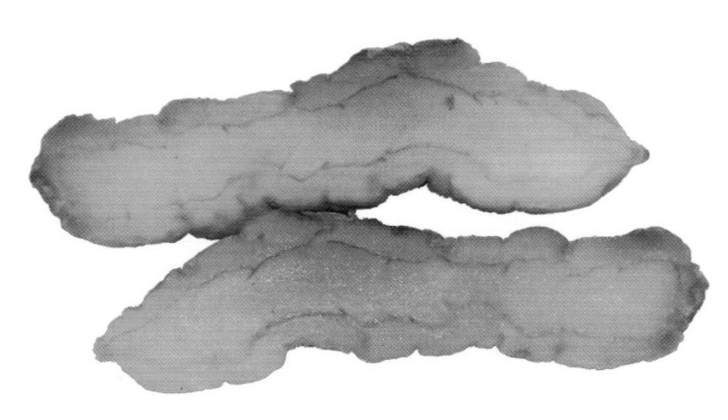

图9-1-27　地蚕（纵剖面）

北虫草

麦角菌科真菌蛹虫草 *Cordyceps militaris* (Linn. et Fr.) Link 接种在天蚕蛾科昆虫柞蚕 *Antheraea pernyi* Geurin-Meneville 的活蛹上，在 15~22℃条件下，经约 45 天培养出的子座和蛹体的干燥复合体。

快速鉴别：**蛹体与从蛹体长出的多个子座紧密相连；蛹体表面覆盖黄白色至黄色菌膜，剥落后呈黑褐色至黑色；子座 4~20 个，橙黄色至橙红色，少有分枝，顶端偶有膨大。**（图 9-1-28）

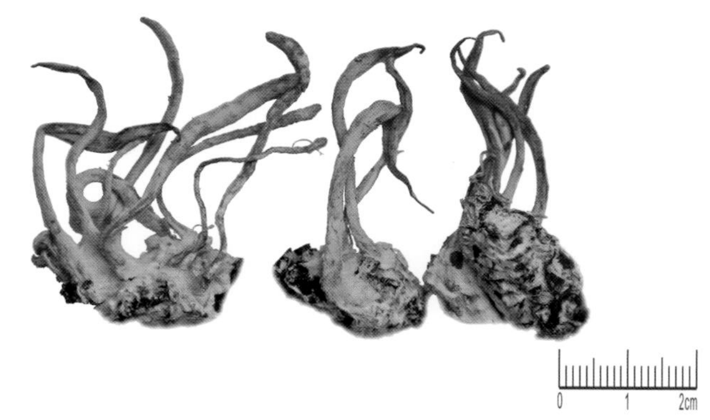

图9-1-28　北虫草

虫草花

人工培育麦角菌科真菌蛹虫草 *Cordyceps militaris* (Linn. et Fr.) Link 的分生孢子和子囊孢子阶段的子座；分为无性型和有性型两种。

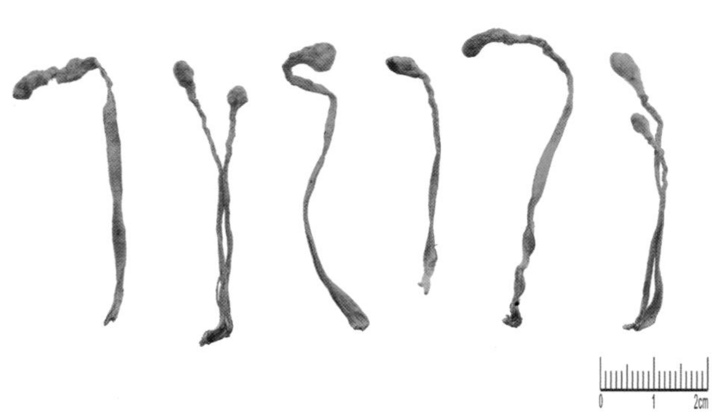

图9-1-29　虫草花（无性型）

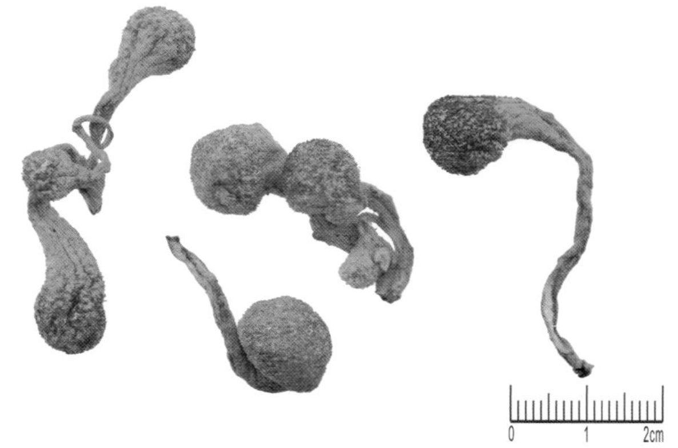

图9-1-30　虫草花（有性型）

快速鉴别：**呈扁条形，表面橙黄色或橙红色，顶端无膨大或膨大不明显（无性型）；呈圆柱形，顶端显著膨大为钝圆的子座头（有性型）。**（图 9-1-29、图 9-1-30）

冬虫夏草伪制品

用淀粉、塑料等压制而成，再涂以颜色。

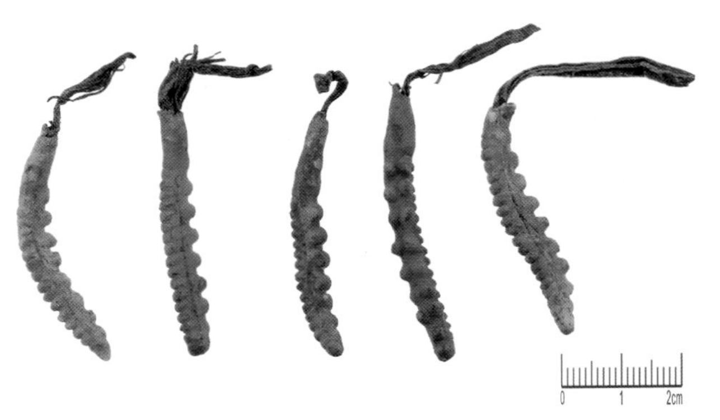

图9-1-31　冬虫夏草伪制品*（淀粉）

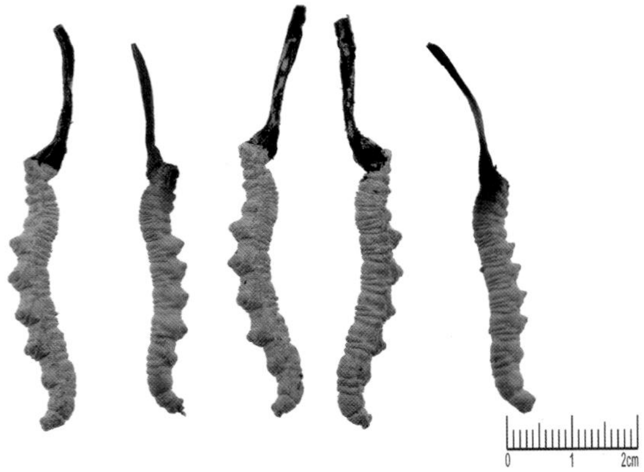

图9-1-32　冬虫夏草伪制品*（塑料）

快速鉴别：**体态多不自然，质硬脆，断面无淡灰色印迹或中空，可见淀粉质；塑料伪制品可任意弯曲，虫体不断。**（图 9-1-31、图 9-1-32）

冬虫夏草劣质（竹签拼接）

在虫草断虫体中用竹签连接，冒充完整的冬虫夏草。

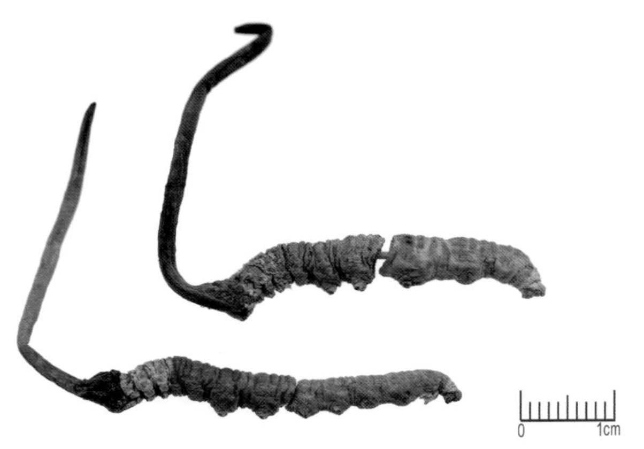

图9-1-33　冬虫夏草劣质（竹签拼接）

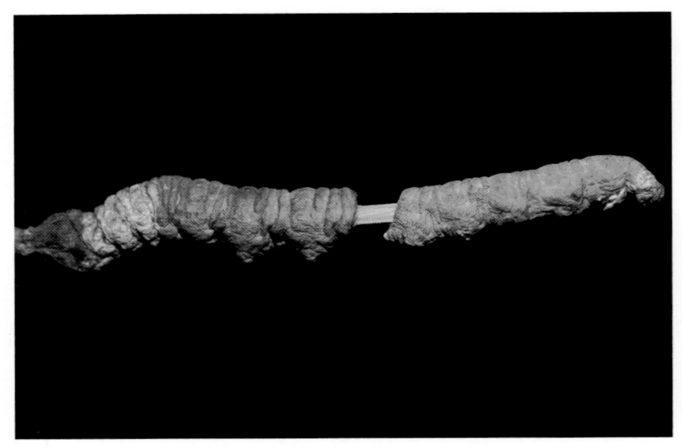

图9-1-34　冬虫夏草劣质（竹签拼接）

快速鉴别：**虫体有拼接的痕迹，中间有竹签。**（图 9-1-33、图 9-1-34）

冬虫夏草劣质（浸泡增重）

用增重粉的液体浸泡加工的劣质品。

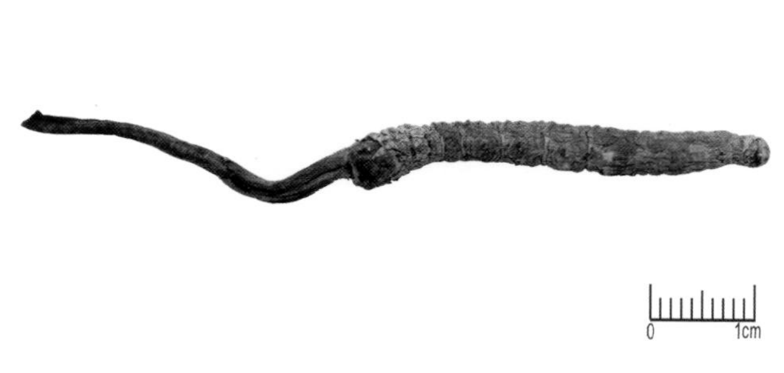

图9-1-35　冬虫夏草劣质（增重）

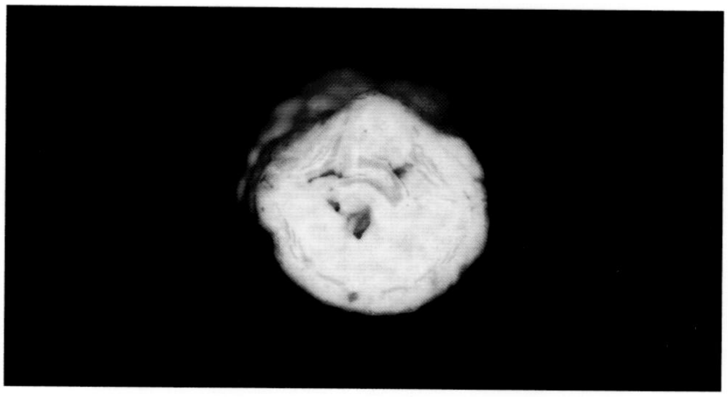

图9-1-36　冬虫夏草增重虫体（横切面）

快速鉴别：**质硬，放大镜下表面可见颗粒状异物。**（图 9-1-35、图 9-1-36）

冬虫夏草劣质（刷胶、粘胶）

用胶水增重的加工品。

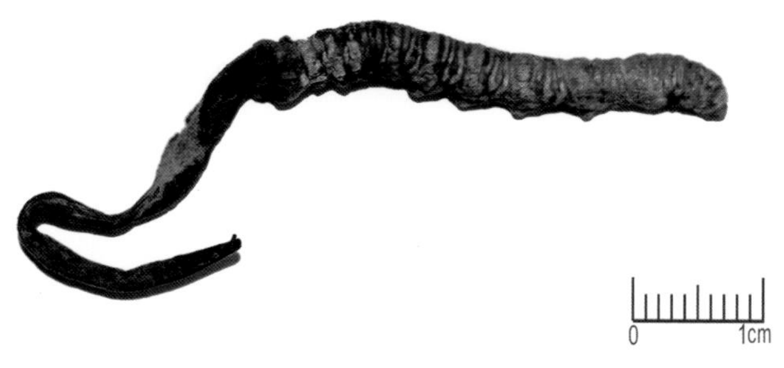

图9-1-37　冬虫夏草劣质（刷胶）

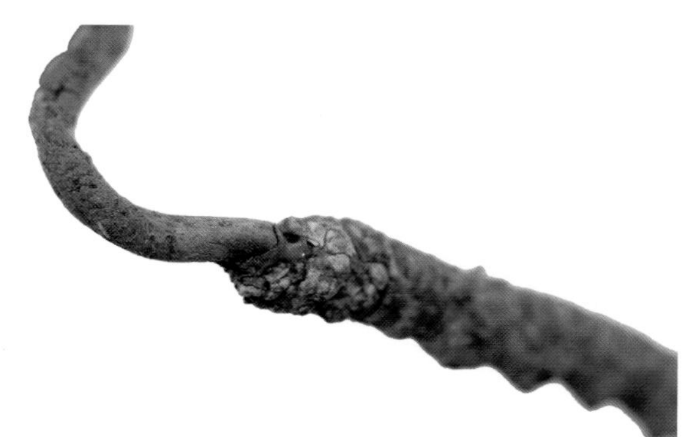

图9-1-38　冬虫夏草劣质（粘胶）

快速鉴别：**虫体表面可见胶干后的薄膜，接缝处有粘胶痕迹。**（图 9-1-37、图 9-1-38）

冬虫夏草（断节）

采挖及产地加工中碎断的冬虫夏草，商品分为“断草（大头丁）”和“肉节”。

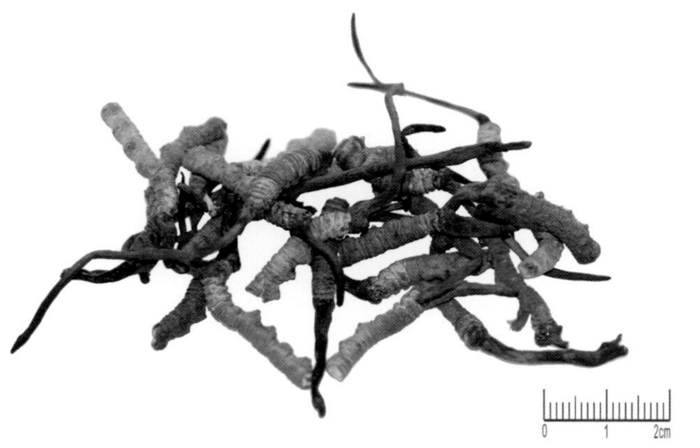

图9-1-39　冬虫夏草（断草）

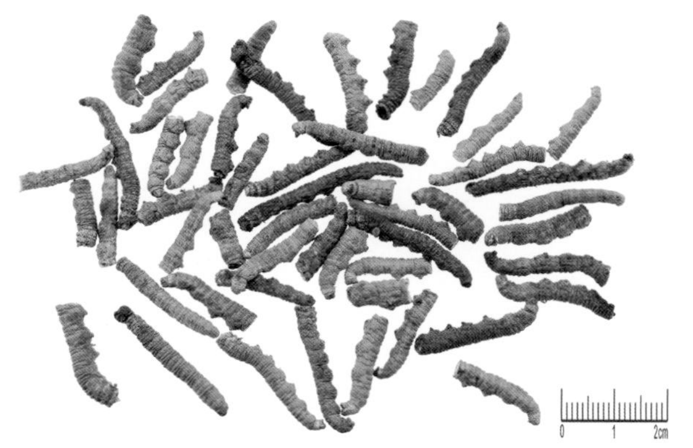

图9-1-40　冬虫夏草（肉节）

快速鉴别：**虫体不完整。**（图 9-1-39、图 9-1-40）

冬虫夏草（黑草）

商品名称，因生长环境或产地加工不当所致表面颜色加深。

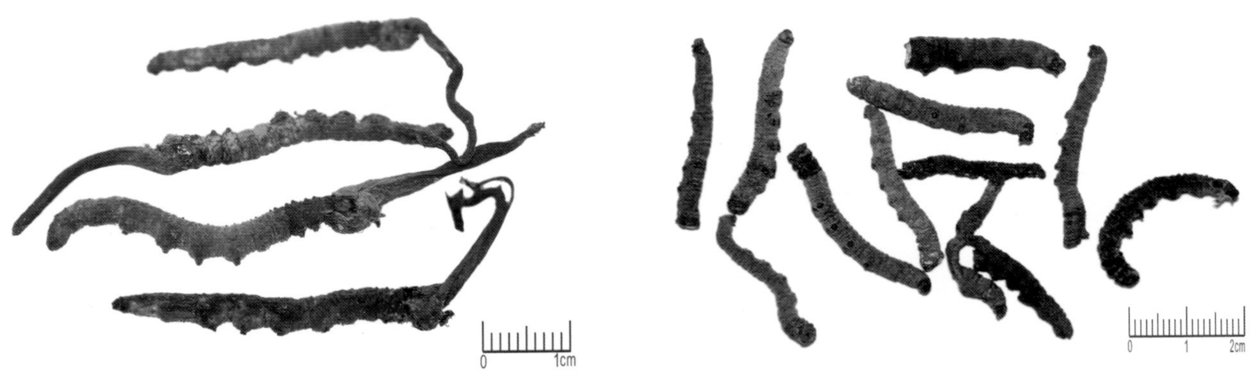

图9-1-41　冬虫夏草（黑草）

图9-1-42　冬虫夏草（黑草）

快速鉴别：**虫体颜色棕褐色至黑褐色。**（图 9-1-41、图 9-1-42）

冬虫夏草（化苗）

采挖不及时的冬虫夏草。

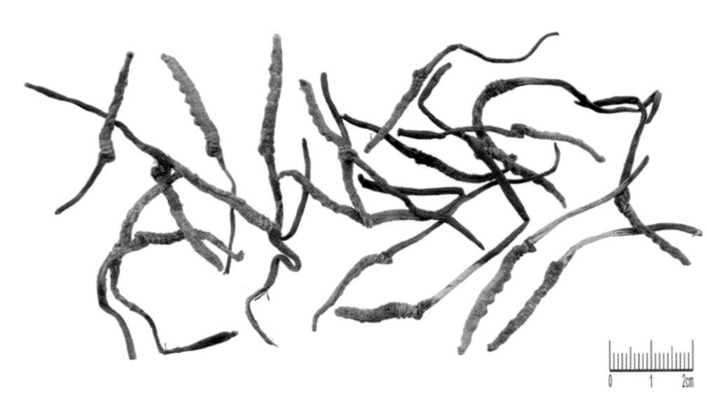

图9-1-43　冬虫夏草（化苗）

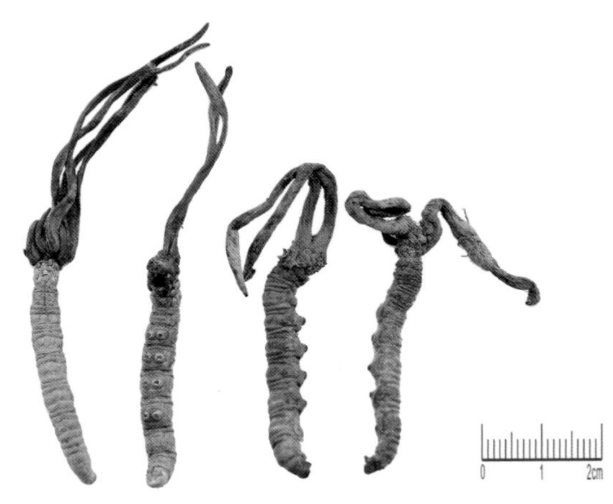

图9-1-44　冬虫夏草异形（多头）

快速鉴别：**子座较长，虫体干瘪或中空。**（图 9-1-43）

冬虫夏草异形（多头）

具有多个子座的冬虫夏草，为正品的特殊情况。

快速鉴别：**虫体具正品特征，子座 2 个或更多。**（图 9-1-44）

人工虫草（冷冻干燥）

通过中国被毛孢菌 *Hirsutella sinensis* 感染蝙蝠蛾科昆虫幼虫培育出的虫草。

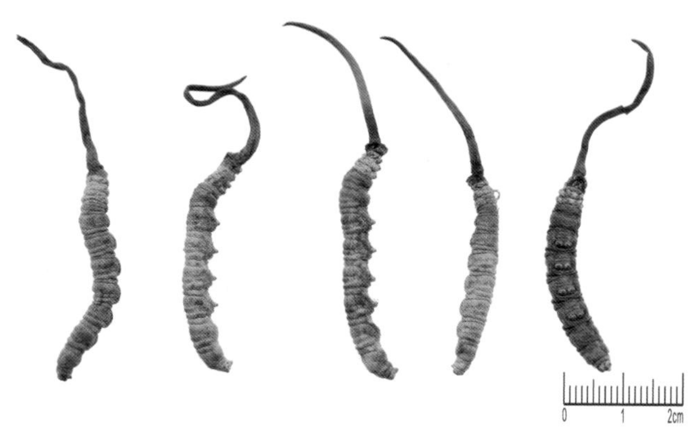

图9-1-45 人工虫草（冷冻干燥）

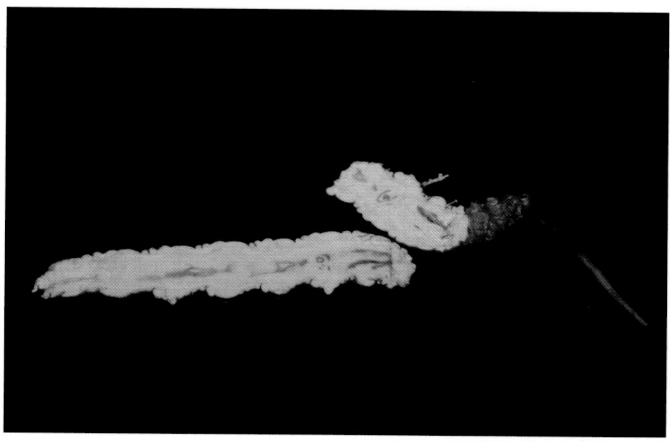

图9-1-46 人工虫草冷冻干燥（纵剖）

快速鉴别：**多采用冷冻干燥方式加工，质轻，剖面松泡；虫体尾部颜色明显浅于中段；子座多由前段长出，未包裹虫体头部。**（图 9-1-45、图 9-1-46）

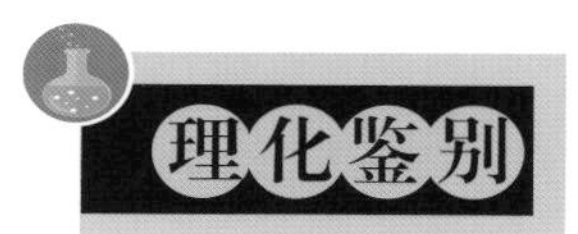

理化鉴别

1. 取本品粉末 1 g，加乙醇 20 ml，水浴回流 20 min，滤过，取滤液 1 ml，置玻璃试管中，加入 1 滴浓硝酸，水浴加热 3 min，再加入数滴氨水，溶液呈棕红色。（图 9-1-47）

2. 取本品粉末 1 g，加乙醚 20 ml，超声处理 10 min，弃去乙醚液，药渣加三氯甲烷 20 ml，超声处理 15 min，滤过，滤液挥干，残渣滴加冰醋酸 2 滴，再加醋酸酐 2 滴，最后加硫酸 2 滴，显棕黄色→红紫色→污绿色。（图 9-1-48）

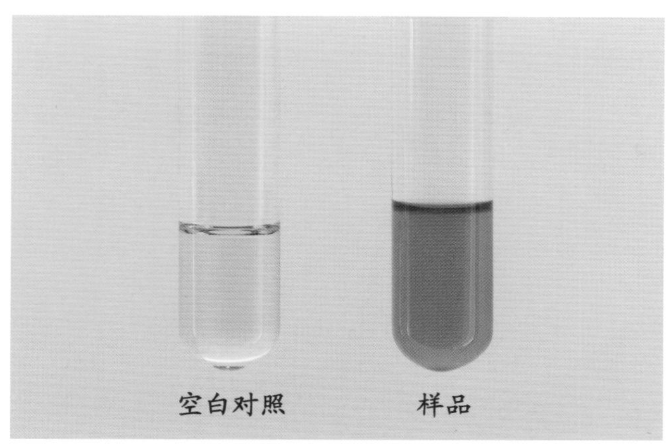

图9-1-47 冬虫夏草理化鉴别（1）

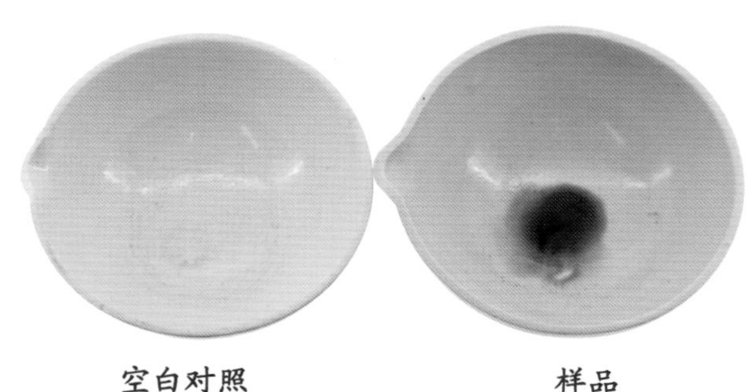

图9-1-48 冬虫夏草理化鉴别（2）

二、茯苓

【来源】多孔菌科真菌茯苓 *Poria cocos* (Schw.) Wolf 的干燥菌核。多于 7~9 月采挖，挖出后除去泥沙，堆置“发汗”后，摊开晾至表面干燥，再“发汗”，反复数次至现皱纹、内部水分大部散失后，阴干，称为“茯苓个”；或将鲜茯苓按不同部位切制，阴干，分别称为“茯苓块”和“茯苓片”。

【性状】**茯苓个** 呈类球形、椭圆形、扁圆形或不规则团块，大小不一。外皮薄而粗糙，棕褐色至黑褐色，有明显的皱缩纹理。体重，质坚实，断面颗粒性，有的具裂隙，外层淡棕色，内部白色，少数淡红色，有的中间抱有松根。气微，味淡，嚼之粘牙。（图 9–2–1）

茯苓块 为去皮后切制的茯苓，呈立方块状或方块状厚片，大小不一。白色、淡红色或淡棕色。（图 9–2–2、图 9–2–3）

茯苓片 为去皮后切制的茯苓，呈不规则厚片，厚薄不一。白色、淡红色或淡棕色。（图 9–2–4）

【标准收载】《中华人民共和国药典》。

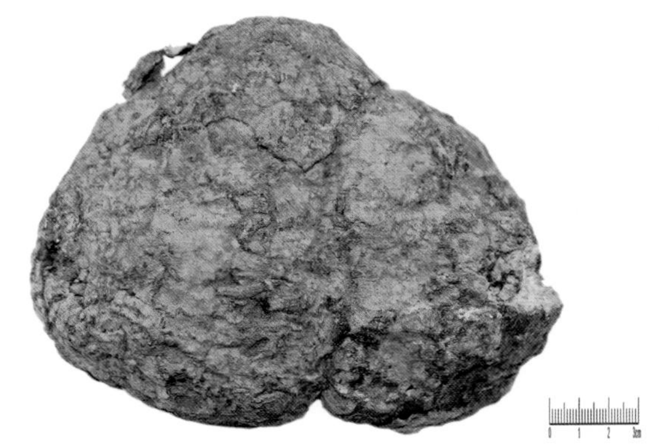

图9–2–1 茯苓（茯苓个）

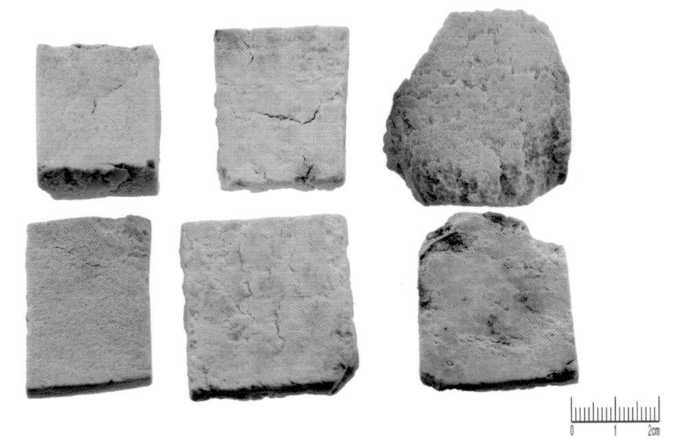

图9–2–2 茯苓（茯苓块）

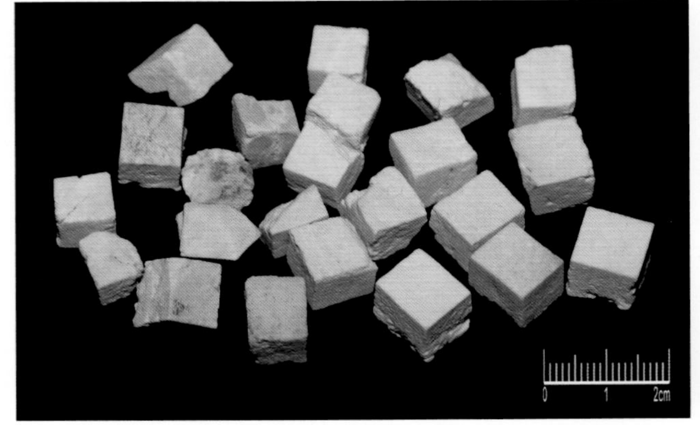

图9–2–3 茯苓（茯苓丁）

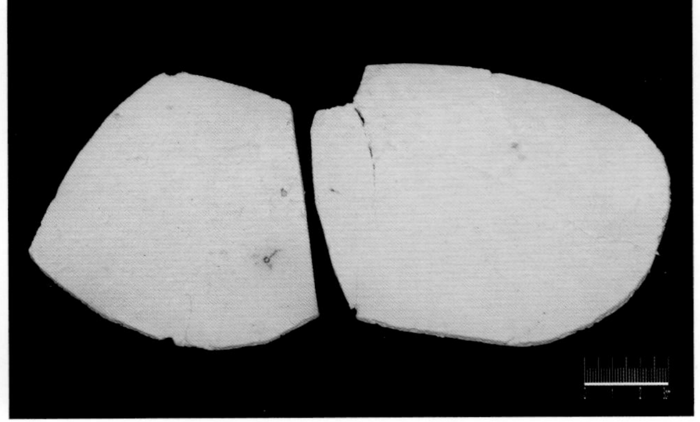

图9–2–4 茯苓（茯苓片）

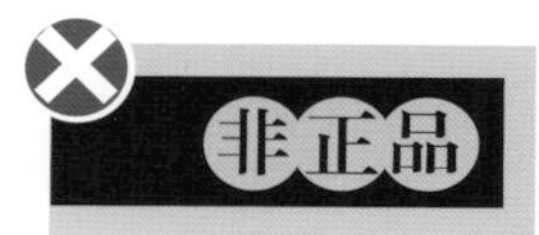

非正品

茯苓皮

茯苓菌核的干燥外皮。

快速鉴别：**呈不规则块片；外表面棕褐色至黑褐色，有疣状突起，内面淡棕色并常带有白色或淡红色的皮下部分；质较松软，略具弹性。**（图 9-2-5）

图9-2-5 茯苓皮

茯神

茯苓中间包有松根的干燥菌核。

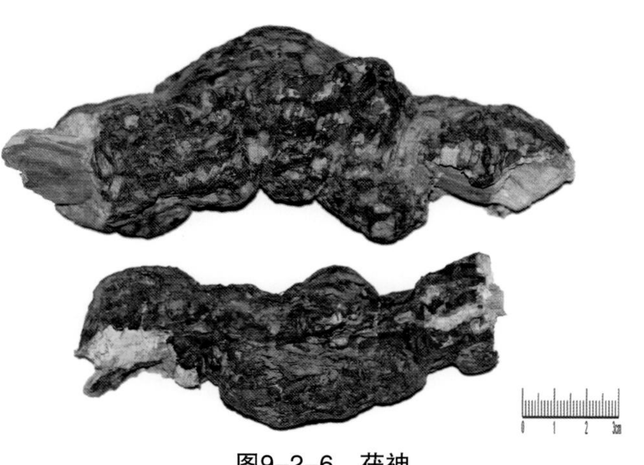

图9-2-6 茯神

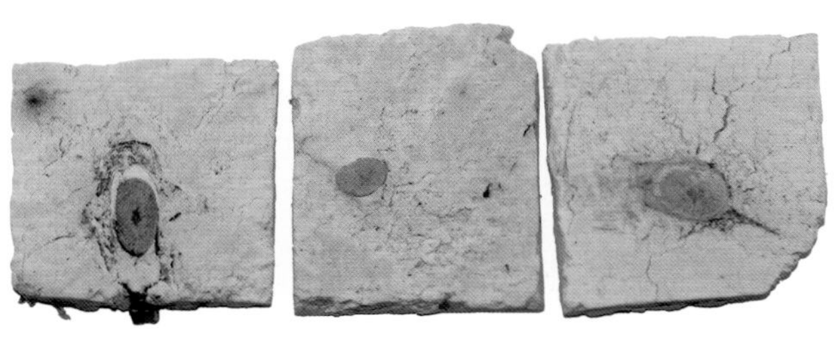

图9-2-7 茯神（切片）

快速鉴别：**切面中央或靠近一侧有棕黄色的松根。**（图 9-2-6、图 9-2-7）

茯神木

茯苓菌核中间的松根或松干。

快速鉴别：**多呈弯曲的松根，朽木状；外部残留有茯苓。**（图 9-2-8）

茯苓伪制品（淀粉）

将淀粉用人工模压而成，冒充“茯苓丁”。

快速鉴别：**颜色均匀；质松泡易散，嚼之不粘牙。**（图 9-2-9）

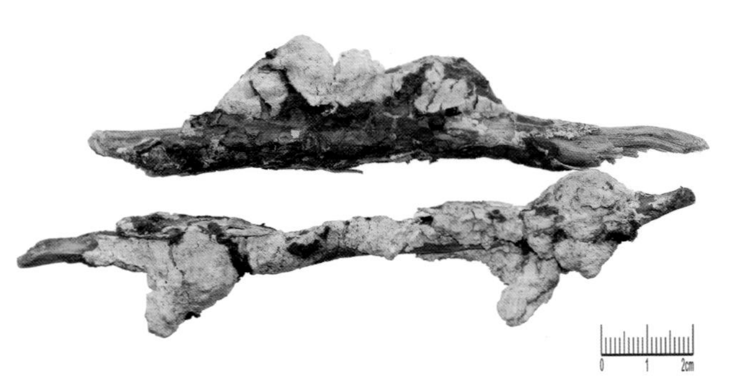

图9-2-8　茯神木

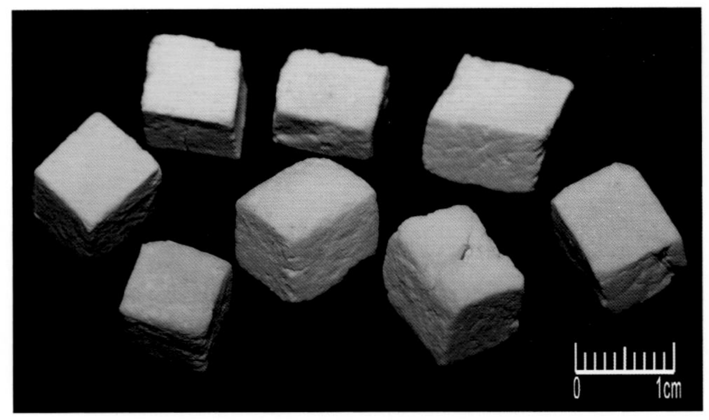

图9-2-9　茯苓伪制品（淀粉）

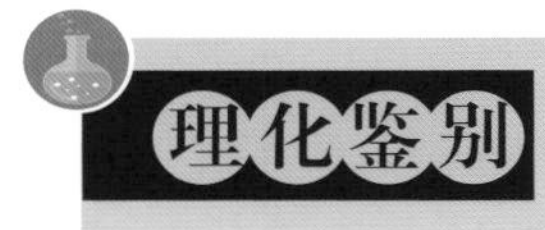

1. 取本品和本品粉末适量，加碘－碘化钾试液数滴，显深红色。（图 9-2-10、图 9-2-11）

2. 取本品粉末 0.1 g，加水 5 ml，煮沸，滤过，取滤液 1 ml，置玻璃试管中，加碘试液 3 滴，溶液呈黄色。（图 9-2-12）

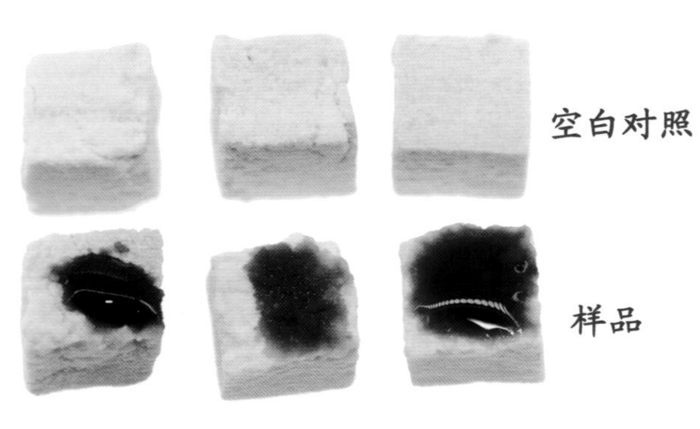

图9-2-10　茯苓理化鉴别（1）

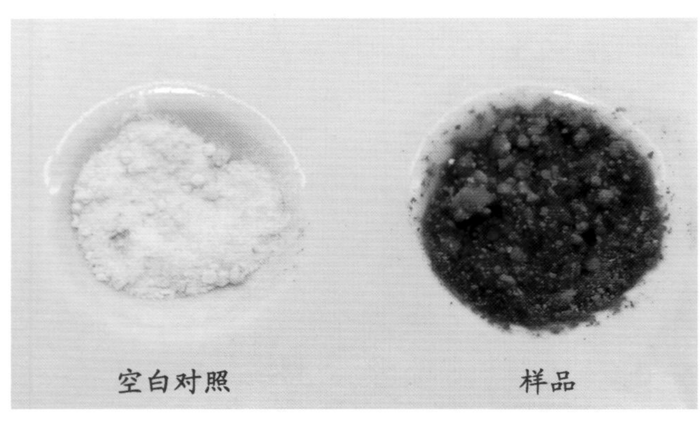

图9-2-11　茯苓理化鉴别（2）

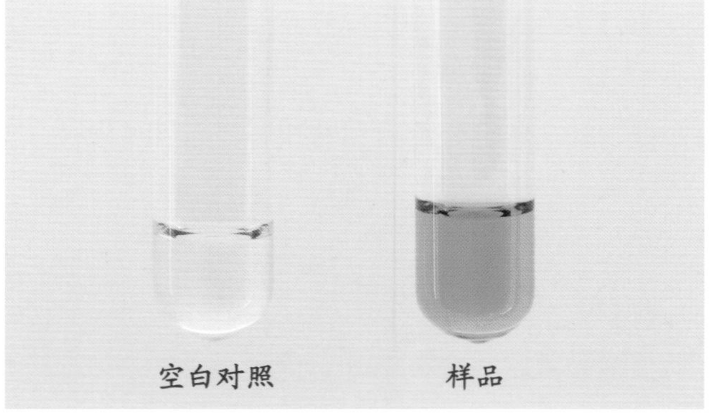

图9-2-12　茯苓理化鉴别（3）

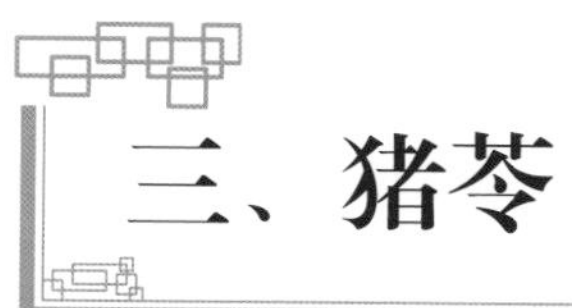

三、猪苓

【来源】多孔菌科真菌 *Polyporus umbellatus* (Pers.) Fries 的干燥菌核。春、秋二季采挖，除去泥沙，干燥。

【性状】呈条形、类圆形或扁块状，有的有分枝，长 5~25 cm，直径 2~6 cm。表面黑色、灰黑色或棕黑色，皱缩或有瘤状突起。体轻，质硬，断面类白色或黄白色，略呈颗粒状。气微，味淡。（图 9-3-1、图 9-3-2）

【标准收载】《中华人民共和国药典》。

【饮片】**猪苓** 猪苓药材除去杂质，浸泡，洗净，润透，切厚片，干燥。（图 9-3-3）

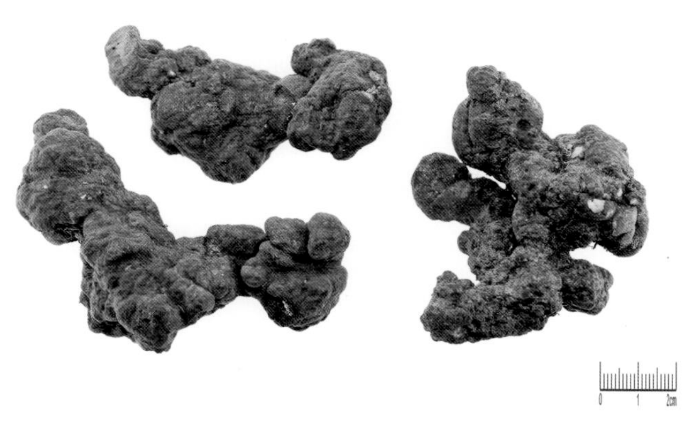

图9-3-1 猪苓

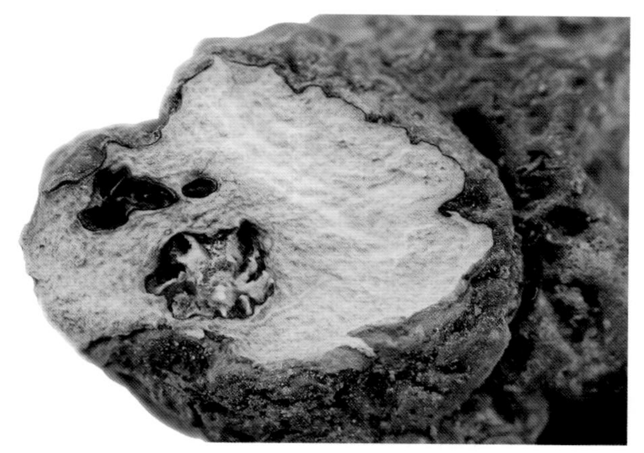

图9-3-2 猪苓（断面）

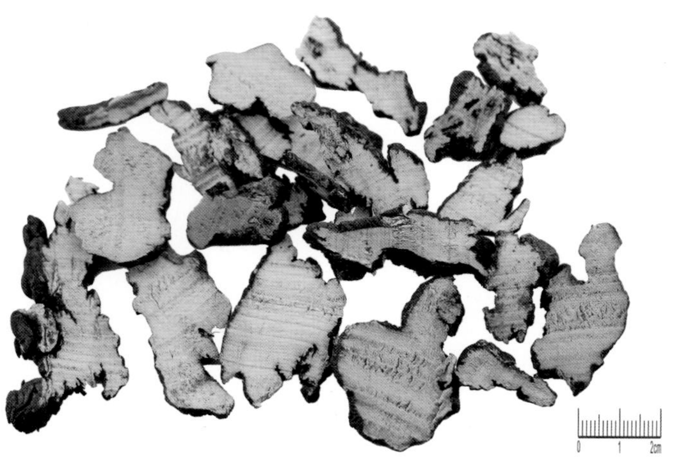

图9-3-3 猪苓（饮片）

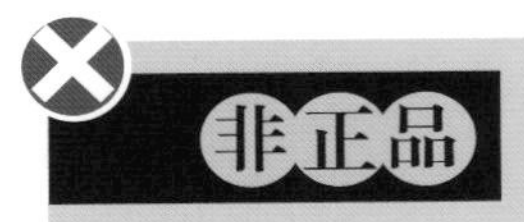

香菇

侧耳科真菌香菇 *Lentinus edodes* (Berk.) Sing. 的菌柄下端切片染色加工而成。

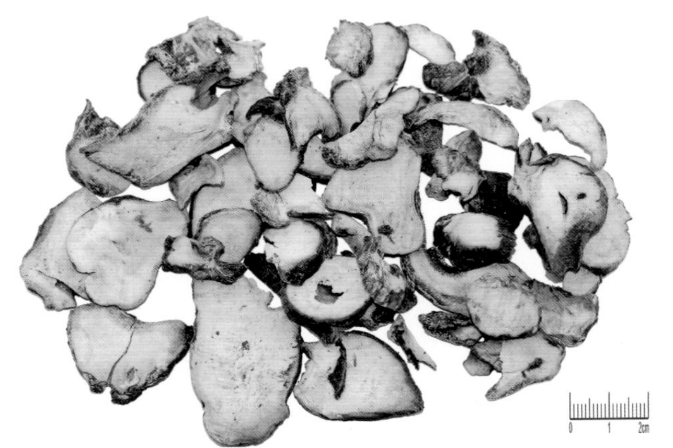

图9-3-4　香菇（切片）

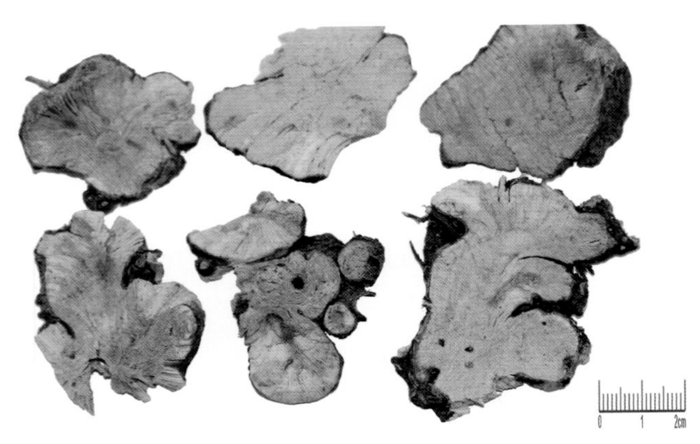

图9-3-5　金荞麦（切片）

快速鉴别：**质绵软；具蘑菇香气；热水浸泡，切面不出现点状花纹。**（图 9-3-4）

金荞麦

蓼科荞麦属植物金荞麦 *Fagopyrum dibotrys* (D. Don) Hara 的干燥根茎切片而成。

快速鉴别：**表面棕褐色，密布点状皮孔；质坚硬，断面淡黄白色或淡棕红色，有放射状纹理，中央髓部色较深；味微涩。**（图 9-3-5）

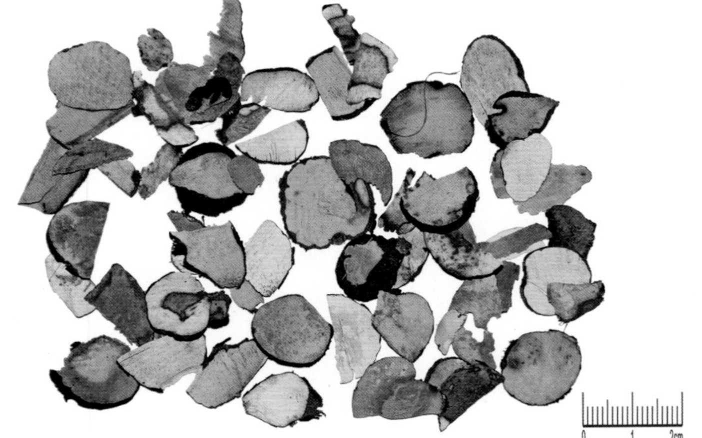

图9-3-6　荆三棱（切片）

荆三棱

莎草科藨草属植物荆三棱 *Bolboschoenus yagara* (Ohwi) Y. C. Yang et M. Zhan 的干燥块茎切片而成。

快速鉴别：**表面有残余茎基、茎痕及突起的须根痕；切面有散在的棕色小点。**（图 9-3-6）

赤芍根头

毛茛科芍药属植物芍药 *Paeonia lactiflora* Pall. 的干燥根头切片而成。

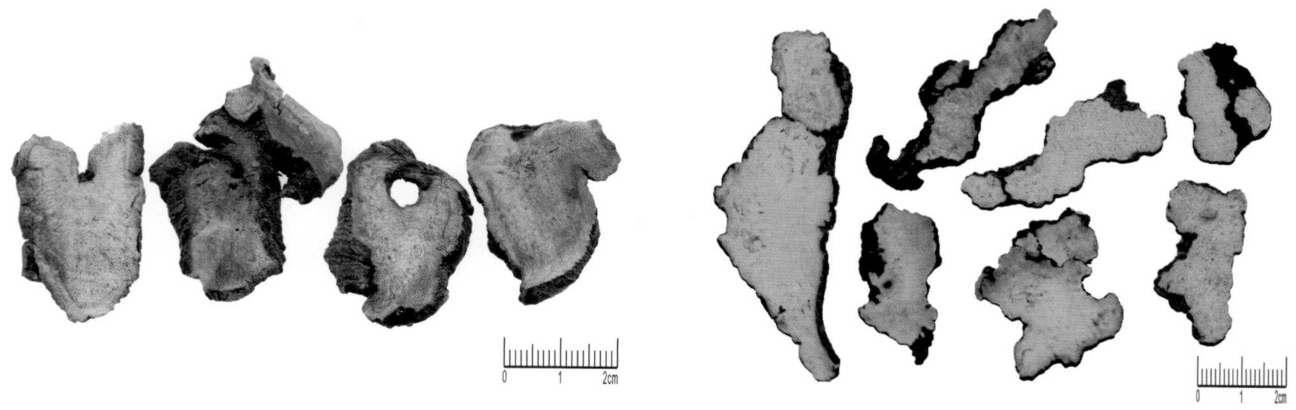

图9-3-7 赤芍根头（切片）

图9-3-8 猪苓（增重）

快速鉴别：**表皮灰黑色，粗糙；切面类白色或淡棕白色，有的微显淡紫色；质硬，断面显粉性；气特异，味淡，微苦。**（图 9-3-7）

猪苓（增重）

用明矾、食盐、芒硝等增重的猪苓片。

快速鉴别：**质硬；放大镜下观察，表面可见颗粒状物质。**（图 9-3-8）

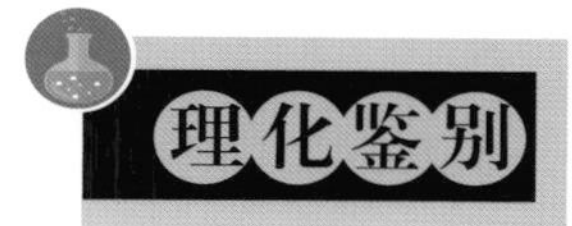

理化鉴别

1. 取本品小块，置水溶液中，正品浮于水面。（图 9-3-9）

2. 取本品粉末 1 g，加稀盐酸 10 ml，沸水浴加热 15 min，搅拌，呈黏胶状。（图 9-3-10）

3. 取本品粉末 0.5 g，加甲醇 5 ml，水浴加热 2 min，滤过，滤液蒸干，残渣加 1 ml 冰醋酸使溶解，置玻璃试管中，加醋酸酐－硫酸 (19：1) 溶液 0.5 ml，溶液颜色迅速由红而紫而青（1），最后变为绿色（2）。（图 9-3-11）

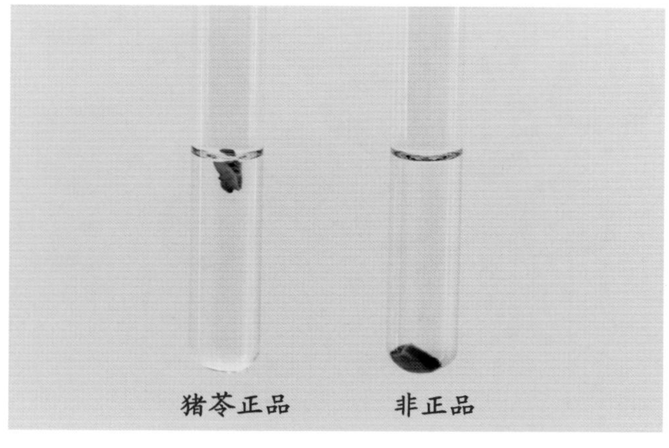

图9-3-9 猪苓理化鉴别（1）

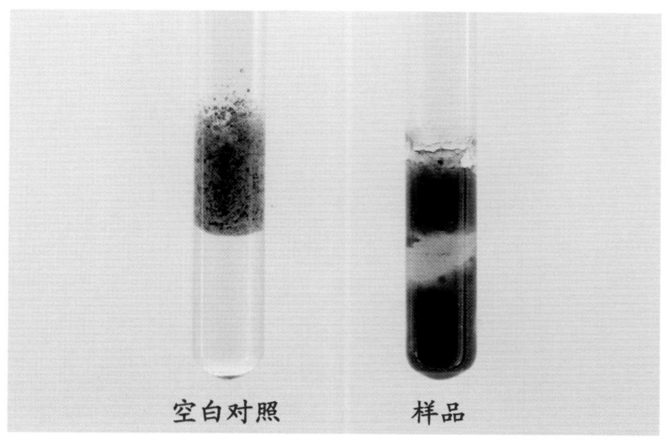

图9-3-10 猪苓理化鉴别（2）

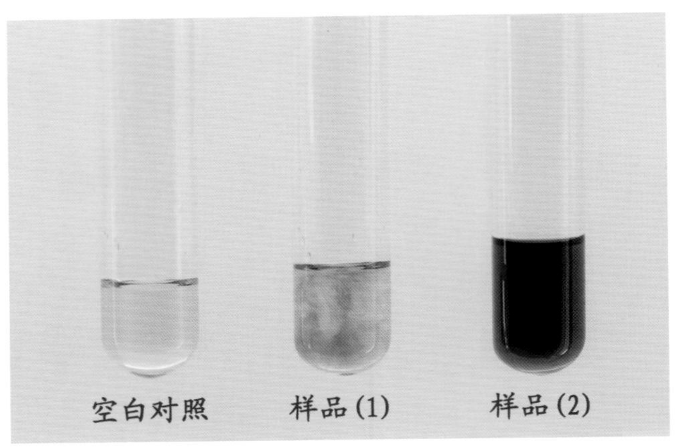

图9-3-11 猪苓理化鉴别（3）

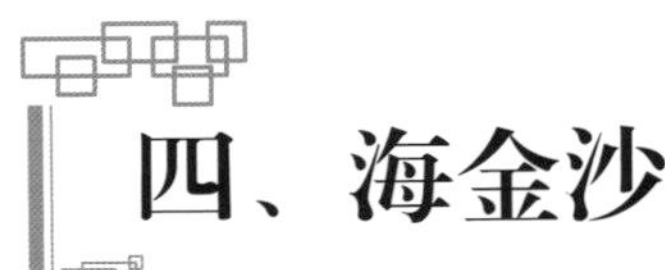

四、海金沙

【来源】海金沙科植物海金沙 *Lygodium japonicum* (Thunb.) Sw. 的干燥成熟孢子。秋季孢子未脱落时采割藤叶，晒干，搓揉或打下孢子，除去藤叶。

【性状】呈粉末状，棕黄色或浅棕黄色。体轻，手捻有光滑感，置手中易由指缝滑落。气微，味淡。（图 9-4-1、图 9-4-2）

【标准收载】《中华人民共和国药典》。

图9-4-1 海金沙

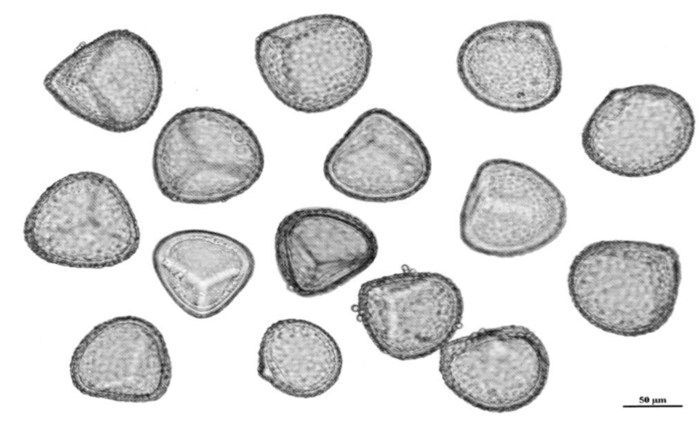

图9-4-2 海金沙（显微特征）

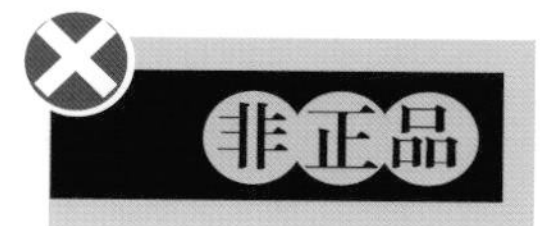

蒲黄

香蒲科香蒲属植物香蒲（东方香蒲）*Typha orientalis* Presl、水烛（水烛香蒲）*Typha angustifolia* L. 或同属植物的干燥花粉。

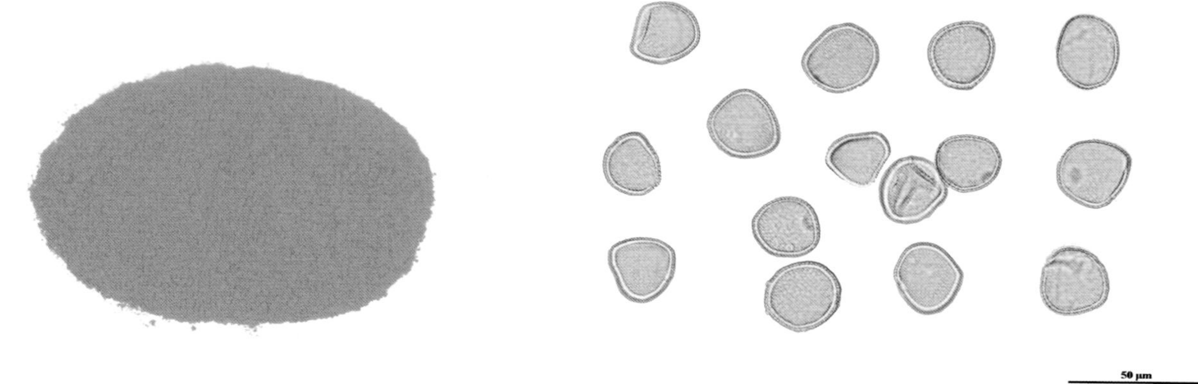

图9-4-3　蒲黄

图9-4-4　蒲黄（显微特征）

快速鉴别：**手捻之易附着手指，火烧无爆鸣声及闪光；显微镜下呈类圆形颗粒，表面有瘤状突起。**（图 9-4-3、图 9-4-4）

松花粉

松科松属植物马尾松 *Pinus massoniana* Lamb.、油松 *Pinus tabuliformis* Carriere 或同属植物的干燥花粉。

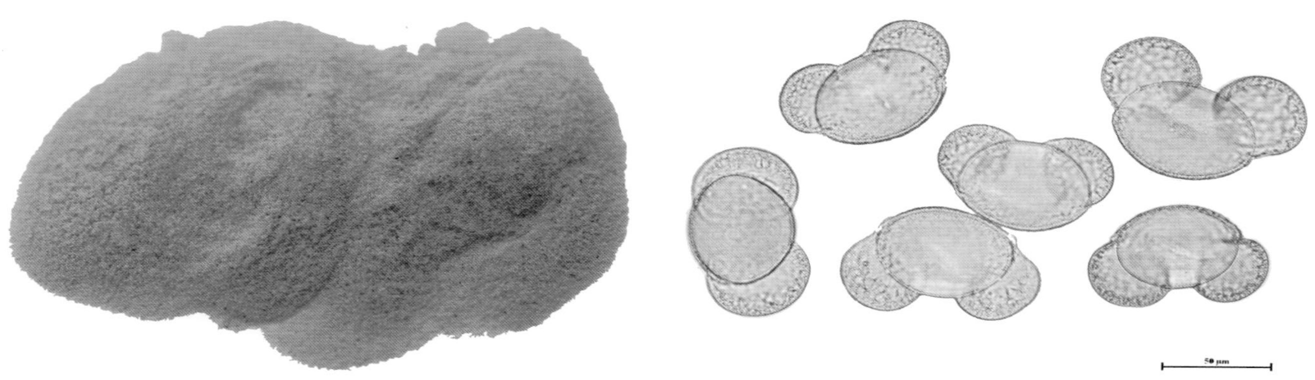

图9-4-5　松花粉

图9-4-6　松花粉（显微特征）

快速鉴别：**显微镜下观察，呈扁球形，两边各具一翼状气囊，具三角状纹理，花粉外壁有颗粒状纹理。**（图 9-4-5、图 9-4-6）

海金沙劣质（掺伪）

加入滑石粉、砂石或红砖细粉的掺伪品。

图9-4-7　海金沙劣质（掺伪）

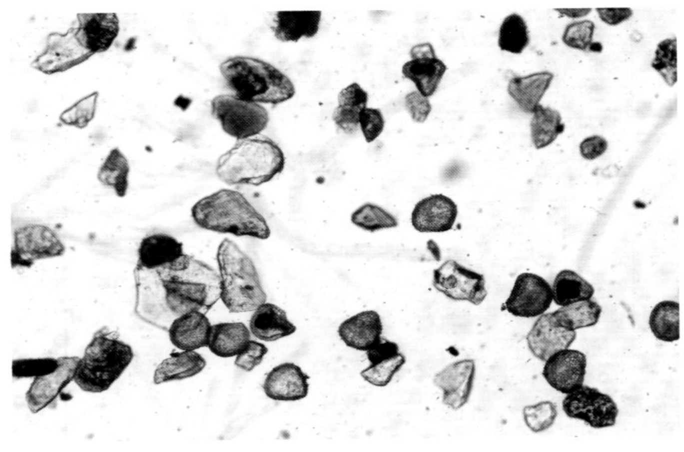

图9-4-8　海金沙劣质（显微特征）

快速鉴别：**显微镜下观察，可见大量晶体类物质。**（图 9-4-7、图 9-4-8）

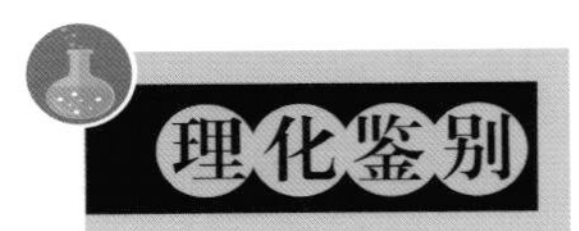

取本品 1 g，置玻璃试管中，加三氯甲烷 3 ml，振摇，放置 10 min，海金沙孢子浮在三氯甲烷液面，试管底部沉淀物少或无。（图 9-4-9）

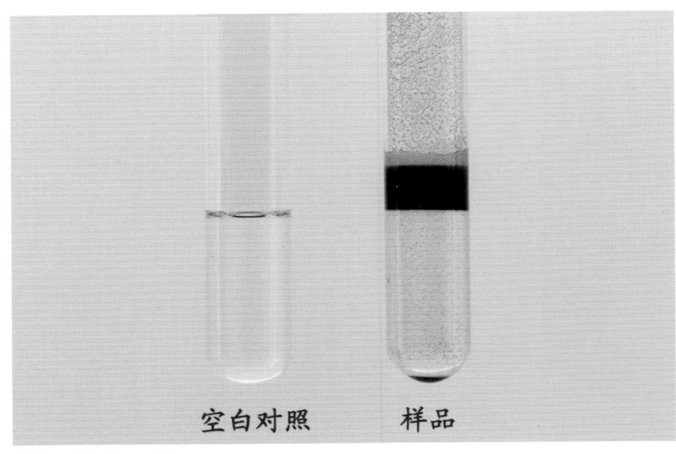

图9-4-9　海金沙理化鉴别

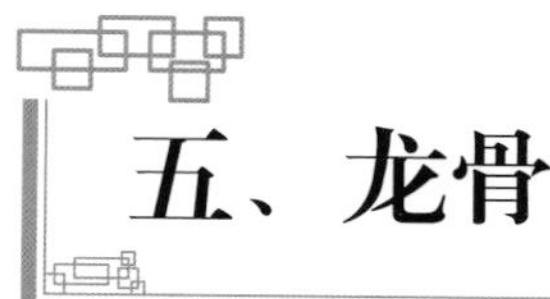

五、龙骨

【来源】古代哺乳动物如三趾马、犀类、鹿类、牛类、象类等的骨骼化石或象类门齿的化石。前者习称“龙骨”，后者习称“五花龙骨”。挖出后除去杂质。

【性状】**龙骨**　呈骨骼状或已破碎呈不规则的块状，大小不一。表面白色、灰白色或浅棕色，多较平滑，有的具纹理或裂隙或具棕色条纹和斑点。质硬，断面不平坦，关节处有多数蜂窝状小孔。吸湿性强。无臭，无味。（图 9-5-1）

五花龙骨　呈不规则块状，大小不一，有的呈圆柱状，长短不一，直径 5~25 cm，淡灰白色、淡黄白色或淡黄棕色，夹有蓝灰色及红棕色深浅粗细不同的花纹，偶有不具花纹者。表面光滑，时有小裂隙，质硬，较酥脆，易成片状剥落。

【标准收载】《中华人民共和国药典》1977 年版一部。

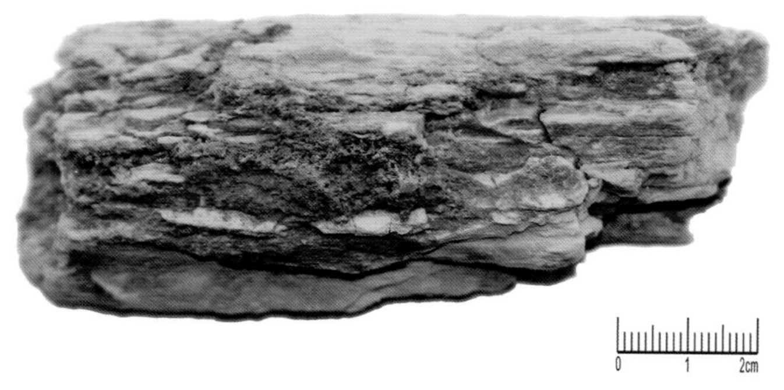

图9-5-1　龙骨

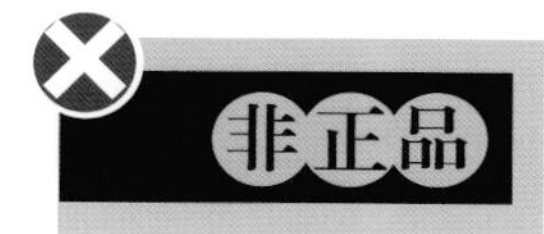

龙骨伪品（动物齿类）

用现代动物的牙齿冒充。

快速鉴别：**无化石的特征。**（图 9-5-2）

龙骨伪品（煅烧的动物骨骼）

经过完全煅烧的现代动物骨头。

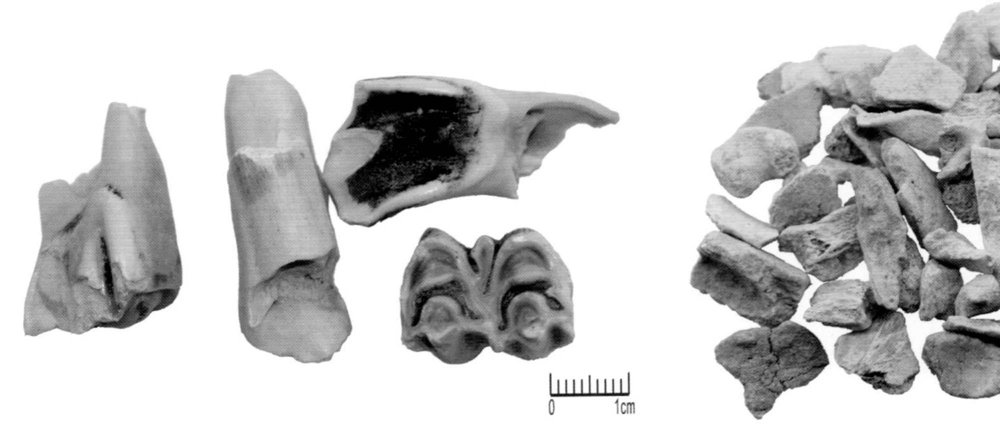

图9-5-2　龙骨伪品（动物齿类）

图9-5-3　龙骨伪品（煅烧的动物骨骼）

快速鉴别：**呈骨骼状或破碎呈不规则块状；关节处可见蜂窝状小孔；吸湿性弱，不粘舌；无龙骨斑。**（图 9-5-3）

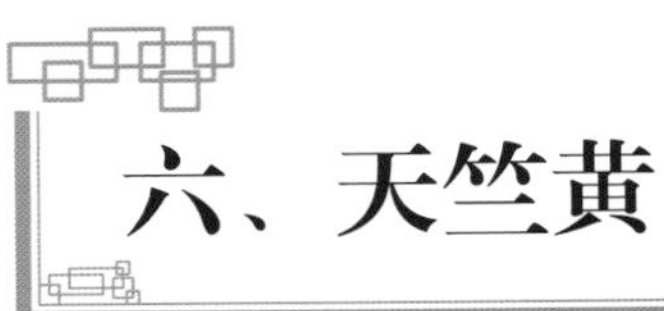

六、天竺黄

【来源】禾本科植物青皮竹 *Bambusa textilis* McClure 或华思劳竹 *Schizostachyum chinense* Rendle 等秆内的分泌液干燥后的块状物。秋、冬二季采收。

【性状】呈不规则的片块或颗粒，大小不一。表面灰蓝色、灰黄色或灰白色，有的洁白色，半透明，略带光泽。体轻，质硬而脆，易破碎，吸湿性强。气微，味淡。（图 9-6-1）

【标准收载】《中华人民共和国药典》。

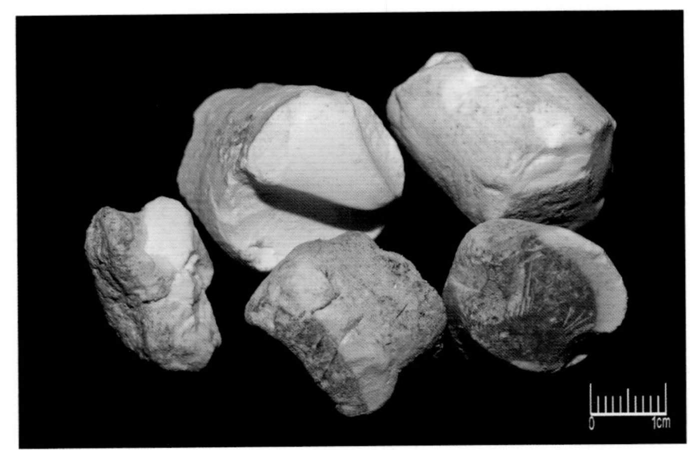

图9-6-1　天竺黄

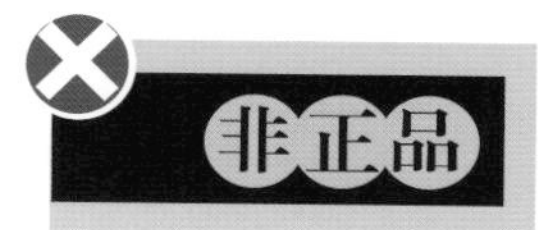

竹黄

真菌类子囊菌纲肉座菌科真菌竹黄菌 *Shiraia bambusicola* P. Henn. 的干燥子座，又名“竹黄菌”或“竹花”，多寄生于竹秆上。

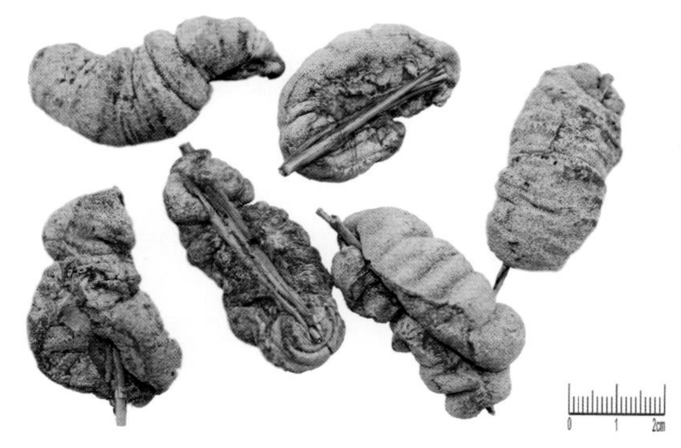

图9-6-2 竹黄

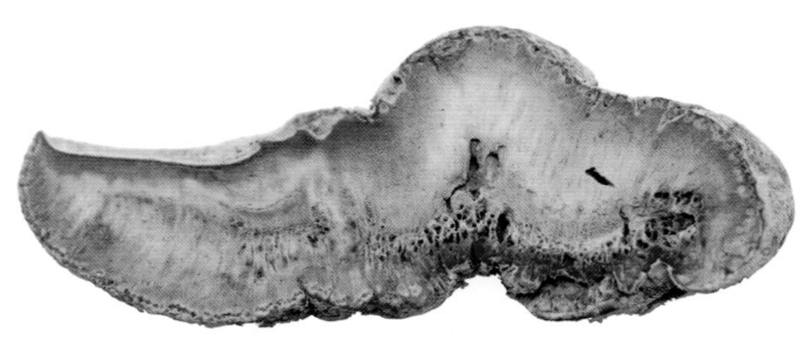

图9-6-3 竹黄（纵剖面）

快速鉴别：**表面粉红色，瘤状；背面隆起，有不规则横沟，基部凹陷，常有残留竹秆；断面略呈扇形，外层粉红色，内层色浅。**（图 9-6-2、图 9-6-3）

人工天竺黄

硅酸盐凝胶体，含有少量钠、钾、钙、铝、铁等金属离子并吸附有鲜竹沥。

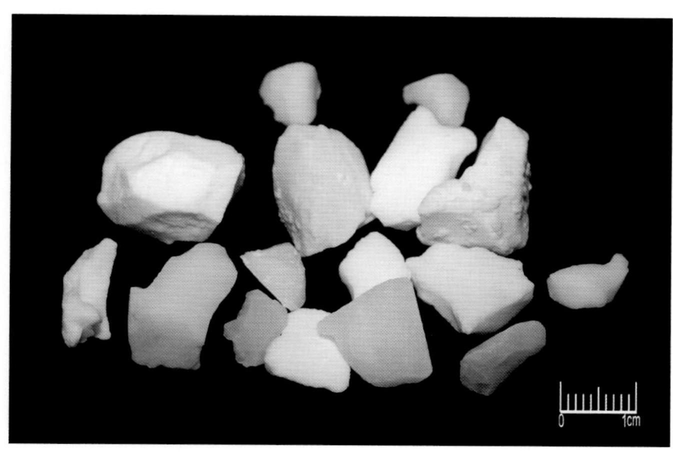

图9-6-4 人工天竺黄

快速鉴别：**呈不规则的小块，多具棱角；表面类白色至黄白色，碎断面乳白色，平坦，光亮；吸湿性较强，有粘舌感。**（图 9-6-4）

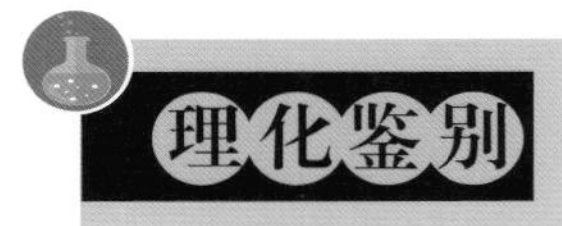

理化鉴别

1. 取本品粉末 3 g，炽灼灰化后，残渣加醋酸 2 滴使湿润，滴加钼酸铵试液 1 滴与硫酸亚铁试液 1 滴，残渣显蓝色。（图 9-6-5）

2. 取本品粉末 3 g，炽灼灰化后，残渣中加入 10 ml 盐酸与硝酸混合液（1∶1），滤过，取滤液 1 ml 置玻璃试管中，加钼酸铵试液 5 滴，振摇，再加硫酸亚铁试液 3 滴，摇匀，上层溶液即显蓝色。（图 9-6-6）

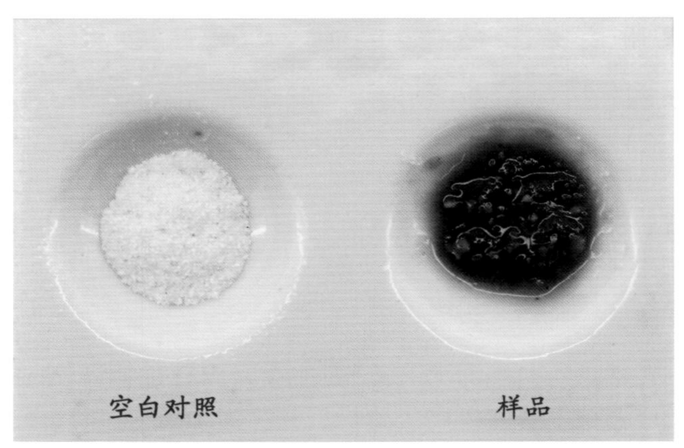

图9-6-5　天竺黄理化鉴别（1）

图9-6-6　天竺黄理化鉴别（2）

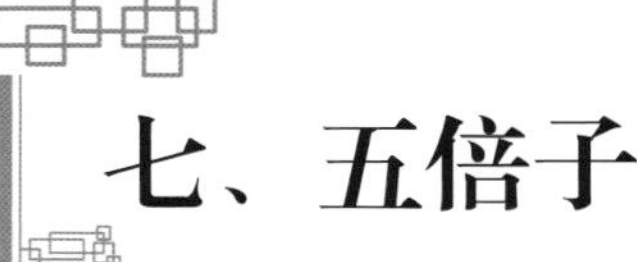

七、五倍子

【来源】漆树科盐肤木属植物盐肤木 *Rhus chinensis* Mill.、青麸杨 *Rhus potaninii* Maxim. 或红麸杨 *Rhus punjabensis* Stew.var. *sinica* (Diels) Rehd. et Wils. 叶上的虫瘿，主要由五倍子蚜 *Melaphis chinensis* (Bell) Baker 寄生而形成。秋季采摘，置沸水中略煮或蒸至表面呈灰色，杀死蚜虫，取出，干燥。按外形不同，分为“肚倍”和“角倍”。

【性状】肚倍　呈长圆形或纺锤形囊状，长 2.5~9 cm，直径 1.5~4 cm。表面灰褐色或灰棕色，微有柔毛。质硬而脆，易破碎，断面角质样，有光泽，壁厚 0.2~0.3 cm，内壁平滑，有黑褐色死蚜虫及灰色粉状排泄物。气特异，味涩。（图 9-7-1、图 9-7-3）

角倍　呈菱形，具不规则的钝角状分枝，柔毛较明显，壁较薄。（图 9-7-2）

【标准收载】《中华人民共和国药典》。

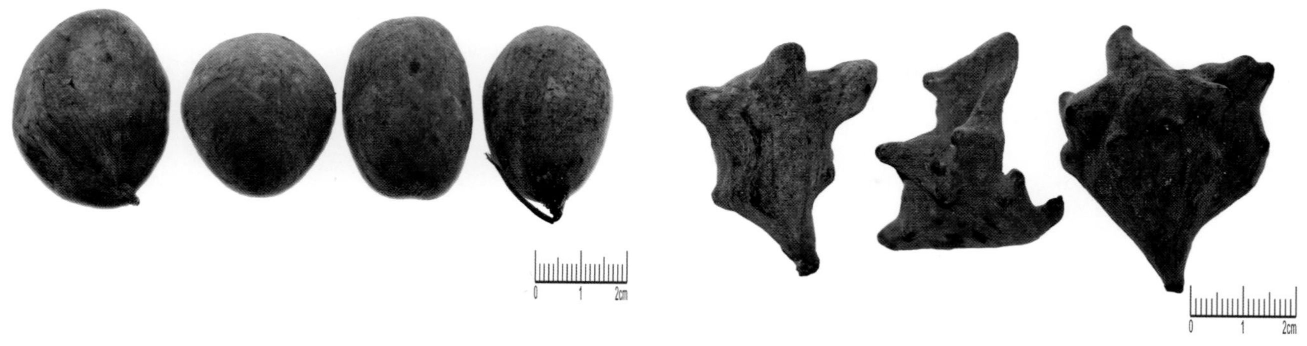

图9-7-1　五倍子（肚倍）

图9-7-2　五倍子（角倍）

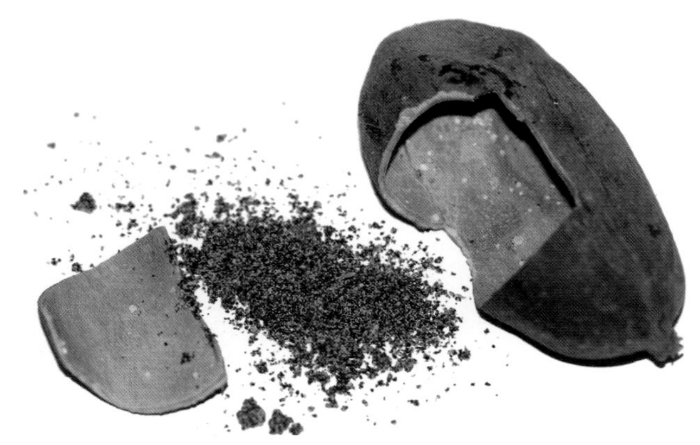

图9-7-3　肚倍（破开）

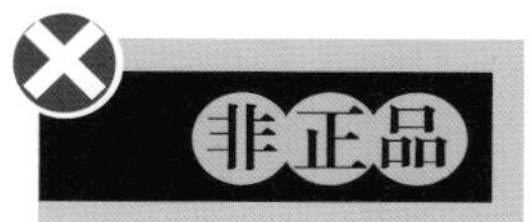

五倍花

致瘿蚜虫倍花蚜 *Nurudea shirait* Matsumura 寄生在漆树科盐肤木属植物盐肤木 *Rhus chinensis* Mill. 上的虫瘿。

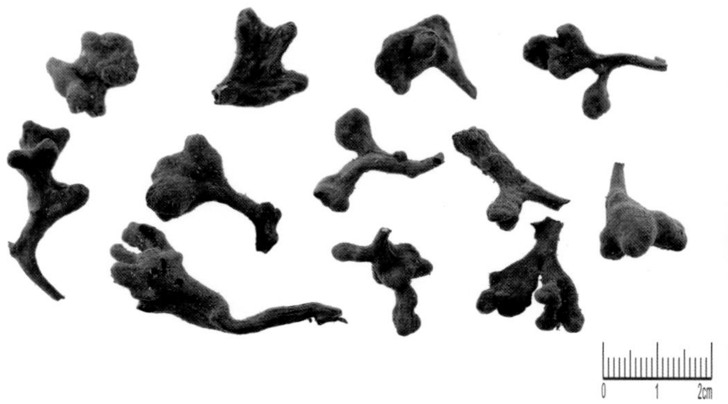

图9-7-4　五倍花

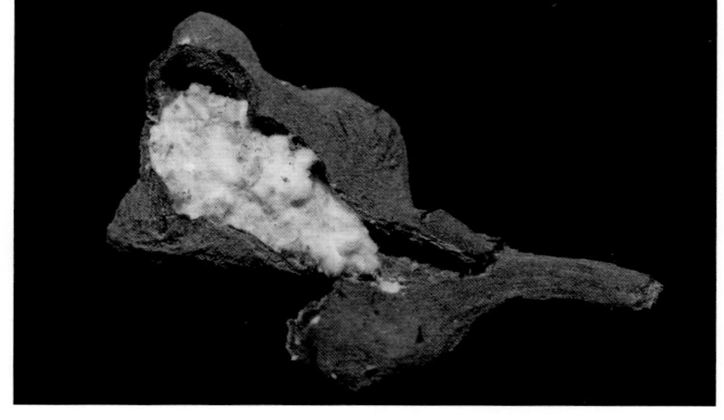

图9-7-5　五倍花（破开）

快速鉴别：**浅灰黄色，表面隆起红色纵向茎纹；基部如树枝状分叉，形如花状；大者直径达 2 cm，壁薄而脆；内部可见白色絮状物。**（图 9-7-4、图 9-7-5）

五倍子劣质（提取过）

提取后的五倍子干燥而成。

快速鉴别：**颜色浅，表面光滑无毛。**（图 9-7-6）

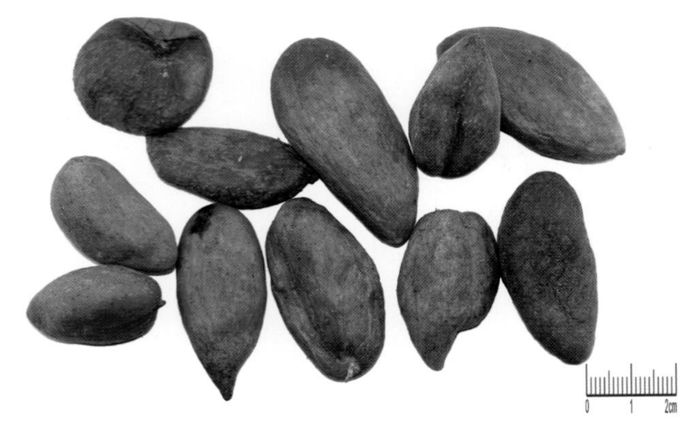

图9-7-6　五倍子劣质（提取过）

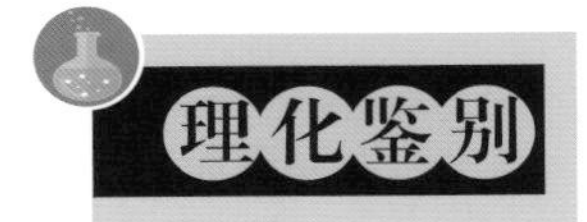

理化鉴别

取本品粉末 0.5 g，加水 10 ml，水浴回流 10 min，滤过，滤液进行下列试验：

1. 取滤液 2 ml，置玻璃试管中，加三氯化铁试液 1 滴，生成蓝黑色沉淀。（图 9-7-7）
2. 取滤液 2 ml，置玻璃试管中，加 10% 酒石酸锑钾溶液 2 滴，生成白色沉淀。（图 9-7-8）

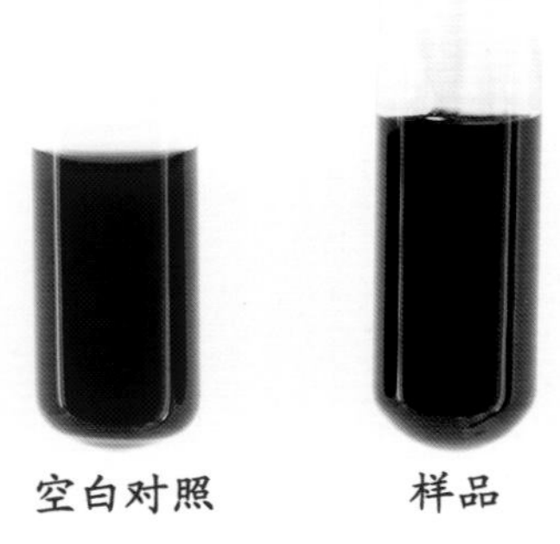

图9-7-7　五倍子理化鉴别（1）

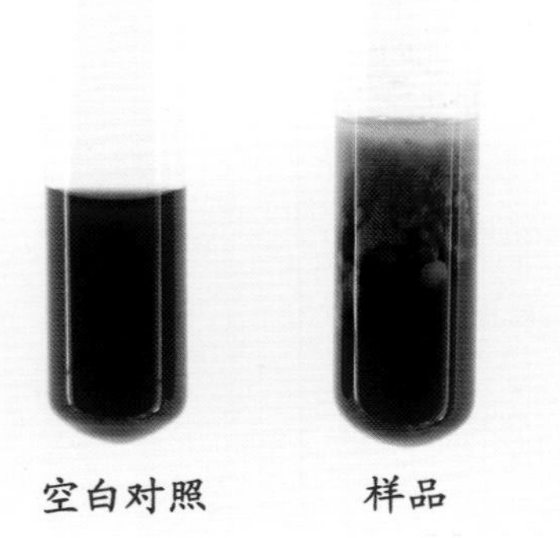

图9-7-8　五倍子理化鉴别（2）

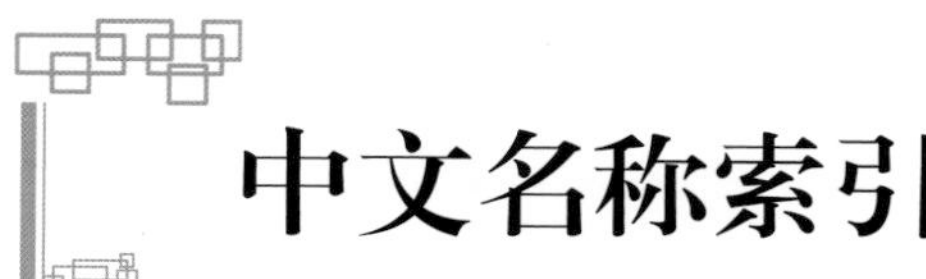

中文名称索引

A

安徽贝母 / 137

B

八角茴香 / 217
巴豆 / 249
巴戟天 / 003
芭蕉芋 / 125
白扁豆 / 220
白刺 / 293
白果 / 222
白花蛇舌草 / 325
白花油麻藤种子 / 244
白及 / 007
白莲子 / 278
白毛夏枯草 / 319
白芍 / 011
白首乌 / 074
白术 / 013
白鲜皮 / 155
白芝麻 / 226
白芷 / 016
百合 / 018
百蕊草 / 326
柏木叶 / 169
柏木种子 / 225
柏子仁 / 224
板蓝根 / 020
半夏 / 023
薄荷 / 328
宝珈海龙 / 356
北虫草 / 389
北豆根 / 111
北沙参 / 028
荜茇 / 227
荜澄茄 / 314
扁桃仁 / 276
鳖腹甲 / 347
鳖甲 / 347
槟榔 / 228
槟榔花 / 229
兵豆 / 305
布渣叶 / 167

C

糙点瓜蒌子 / 261
槽鳞贝母 / 034
草贝母 / 036
草苁蓉 / 340
草豆蔻 / 232，250
草果 / 231
草木犀 / 247
草石蚕 / 071
侧柏叶 / 168
侧柏种子 / 224
蝉花 / 351
蝉茸 / 388
蝉蜕 / 348
焯苦杏仁 / 274
常春油麻藤种子 / 244
长萼瓜蒌 / 258
长萼瓜蒌子 / 262
长方子瓜蒌子 / 264
长螵蛸 / 371
车前草 / 330
车前子 / 233
赤豆 / 236
赤链华游蛇 / 367
赤链蛇 / 366
赤芍根头 / 398
赤小豆 / 236

茺蔚子 / 247
虫草花 / 389
臭辣吴萸 / 311
川贝母 / 031
川党参 / 052
川黄芪 / 083
川楝子 / 239
川麦冬 / 094
川明参 / 029
川木香 / 098
川牛膝 / 101
川芎 / 038
川银花 / 194，196
垂穗伸筋草 / 343
垂序商陆 / 118
刺海马 / 359
刺田菁 / 273
刺苋种子 / 289
粗吻海龙 / 357
醋鳖甲 / 347
脆蛇 / 352

D

大贝 / 135
大车前 / 331
大车前子 / 233
大高良姜 / 067
大瓜蒌皮 / 260
大海马 / 359
大花罗布麻叶 / 173
大黄精 / 079
大丽菊 / 126
大蒌子 / 261
大菟丝子 / 307
大血藤 / 145
大叶骨碎补 / 069
大皂角 / 241
代代花 / 181
戴氏虫草 / 387
丹参 / 041
淡黄花百合 / 019
淡竹叶 / 331
当归 / 046
党参 / 051
党参种子 / 235
刀豆 / 243
刀豆壳 / 246
稻芽 / 256
地蚕 / 388
地肤子 / 246
地骨皮 / 158
地刷子 / 343
滇草豆蔻 / 251
滇丹参 / 042
刁海龙 / 355
丁香 / 183
丁香花梗 / 185
冬虫夏草 / 383
豆蔻 / 248
独活 / 048，057
杜蒌皮 / 259
杜蒌子 / 262
肚倍 / 406
多棘刁海龙 / 358

E

莪术 / 061
鹅绒藤 / 156，159
恩施巴戟 / 005
耳叶番泻叶 / 171

F

法半夏 / 023
法落海 / 059
番泻叶 / 170
反枝苋种子 / 289
分枝虫草 / 387
粉葛 / 062
风寒草 / 336
凤凰木果实 / 242
佛手 / 251
佛手瓜 / 252
佛手花 / 182
茯苓 / 065，394
茯苓丁 / 394
茯苓个 / 394
茯苓块 / 394
茯苓皮 / 395
茯苓片 / 394
茯神 / 395
茯神木 / 395
浮海石 / 353
浮石 / 354
副毛七爪 / 267

G

甘遂 / 388
甘孜党参 / 052
干枝八角 / 219
刚竹叶 / 332
高良姜 / 066
隔山撬 / 073
葛根 / 063
工艺参 / 107

枸杞子 / 253
梗通草 / 150
谷精草 / 186
谷芽 / 255
骨碎补 / 068
瓜蒌 / 257
瓜蒌皮 / 258
瓜蒌子 / 260
关苍术 / 013
关黄柏 / 163
管花肉苁蓉 / 338
光慈姑 / 035
光皮木瓜 / 281
光山药 / 112
光桃仁 / 276
广金钱草 / 337
广山药 / 114
广西莪术 / 061
桂枝 / 146

H

海金沙 / 203，400
海龙 / 355
海马 / 358
海螵蛸 / 373
诃子 / 317
合欢花 / 188
合欢米 / 189
合萌种子 / 296
何首乌 / 072
荷花玉兰叶 / 175
黑白芍 / 012
黑刀豆 / 245
黑枸杞 / 254
黑胡椒 / 313
黑老虎根 / 004
黑螵蛸 / 381
红参 / 107
红豆蔻 / 250
红花 / 190
红花瓜蒌子 / 263
红茴香 / 218
红景天 / 077
红狼毒 / 084
红牛膝 / 103
红芪 / 084
红芸豆 / 237
湖北贝母 / 136
湖北麦冬 / 095
湖北旋覆花 / 211
虎掌半夏 / 026
花椒 / 265
华南谷精草 / 187
滑鼠蛇 / 378
化橘红 / 267
化州柚花 / 182
黄柏 / 162
黄花白及 / 008
黄环林蛇 / 378
黄精 / 078
黄芪 / 082
黄芪种子 / 297
黄芩 / 086
灰鼠蛇 / 377
蟪蛄 / 351
火麻仁 / 270
藿香种子 / 234

J

鸡冠花种子 / 290
鸡内金 / 361
鸡头黄精 / 079
鸡血藤 / 146
鸡爪皮 / 362
尖海龙 / 355
茳芒决明 / 272
姜半夏 / 024
姜形黄精 / 079
僵蚕 / 362
僵蛹 / 363
角倍 / 406
角麻 / 126
绞股蓝 / 332
结香 / 201
金边土鳖 / 375
金蝉蜕 / 349
金环蛇 / 367，379
金钱白花蛇 / 365
金钱草 / 335
锦鸡儿 / 155
金荞麦 / 398
金银花 / 193
进口扁豆 / 221
京半夏 / 025
荆芥种子 / 234
荆三棱 / 398
九节菖蒲 / 121
九眼独活 / 058
酒黄精 / 079
桔梗 / 089，106
菊花 / 214
菊三七 / 015
决明 / 271
决明子 / 271

K

开花吴茱萸 / 265，311
苦地丁种子 / 292
苦楝子 / 240
苦马豆 / 297
苦杏仁 / 274
宽吻水蛇 / 378

L

兰州百合 / 019
蓝花棘豆 / 297
藜实 / 247
藜种子 / 291
理枣仁 / 304
莲子 / 277
凉山虫草 / 384
留兰香 / 329
瘤苔虫骨骼 / 354
龙柏种子 / 225
龙骨 / 403
芦根 / 092
芦竹根 / 093
炉贝 / 032
鹿角 / 368
鹿角霜 / 370
鹿角脱盘 / 368
路边姜 / 080
罗布麻叶 / 170，173

M

麻脊背 / 387
麻牛膝 / 102
马槟榔 / 230
马铃薯 / 126
马鹿角 / 368
麦冬 / 094
麦芽 / 255
莽草 / 219
猫薄荷 / 329
毛谷精草 / 187
毛诃子 / 317
毛山药 / 112
毛知母 / 139
玫瑰花 / 198
梅花鹿角 / 368
孟加拉眼镜蛇 / 379
迷果芹 / 048
米贝母 / 036
密蒙花 / 200
鸣蝉 / 350
磨盘草种子 / 296
母丁香 / 184
木豆 / 238
木瓜 / 280
木薯 / 63，115
木香 / 097
木香子 / 283

N

南板蓝根 / 022
南方菟丝子 / 307
南沙参 / 029，090
南五味子 / 313
拟海龙 / 355
牛蒡子 / 283
牛尾独活 / 058
牛膝 / 100

O

欧当归 / 047，059

P

狍角 / 370
蓬莪术 / 061
披针新月蕨 / 071
枇杷叶 / 174
蒲黄 / 203，401

Q

千日红种子 / 291
千穗谷种子 / 291，308
牵牛子 / 286
铅色水蛇 / 379
青贝 / 031
青果 / 316
青椒 / 265，310
青木香 / 099
青葙子 / 288
青羊参 / 075
清半夏 / 024
苘麻子 / 296
荃皮 / 160
鹊豆 / 221

R

人参 / 104
人参叶 / 177
人工虫草 / 393
人工天竺黄 / 405
人形何首乌 / 073
忍冬藤 / 197
肉苁蓉 / 338
肉桂 / 147

肉桂子 / 147，185

S

三斑海马 / 359
桑螵蛸 / 371
沙苁蓉 / 339
沙棘 / 292
沙苑子 / 294
山豆根 / 110
山柰 / 137
山药 / 64，112，116
山药蛋 / 131
山药片 / 113
山银花 / 195
陕豆根 / 111
商陆 / 106，117
少果吴茱萸 / 266，311
伸筋草 / 342
生地黄 / 056
参薯 / 115
参叶 / 177
石菖蒲 / 119
石莲子 / 278
石榴皮 / 299
使君子 / 300
舒筋草 / 344
舒氏海龙 / 357
熟地黄 / 056
蜀葵种子 / 295
薯莨 / 074
水半夏 / 026，131
水菖蒲 / 120
水朝阳旋覆花 / 210
水飞蓟 / 284
水鹿角 / 369
水线草 / 325
水栀子 / 321
丝瓜络 / 302
死蝉 / 351
松贝 / 031
松花粉 / 204，401
素花党参 / 052
酸枣仁 / 304
锁阳 / 339

T

胎菊 / 213
台湾林檎 / 281
太白贝母 / 032
唐菖蒲 / 036
烫骨碎补 / 069
桃仁 / 275
藤合欢 / 189
天冬 / 121
天花粉 / 064，116
天麻 / 124
天南星 / 025
天仙子 / 298
天竺黄 / 404
黇鹿角 / 370
甜杏仁 / 275
葶苈子 / 235
通草 / 147
土贝母 / 035
土鳖虫 / 374
土黄柏 / 163
土木香 / 098
土木香根头 / 014
土人参 / 105
菟丝子 / 307
团螵蛸 / 371

W

瓦布贝母 / 032
万年青 / 009
王瓜 / 257
望江南 / 272
味牛膝 / 103
温莪术 / 062
蕹菜子 / 286
乌蔹莓 / 333
乌梢蛇 / 377
乌药 / 012
芜青子 / 308
吴茱萸 / 310
五倍花 / 407
五倍子 / 406
五味子 / 312
五指山参 / 107

X

西红花 / 206
西南忍冬 / 197
西青果 / 316
西洋参 / 108
狭叶番泻叶 / 170，174
狭叶红景天 / 078
夏枯草 / 318
夏枯全草 / 319
夏天无 / 131
纤花耳草 / 326
鲜地黄 / 056
鲜芦根 / 092
苋菜种子 / 290

线纹海马 / 358
相思叶 / 171
相思子 / 237
香巴戟 / 007
香棒虫草 / 385
香菇 / 398
香加皮 / 158
香橼 / 252
响铃草种子 / 295
肖玉竹 / 134
小白草 / 388
小车前子 / 234
小豆蔻 / 249
小谷精草 / 188
小海马 / 359
小黄芩 / 087
小决明 / 271
小木瓜 / 282
小平贝 / 033
小天冬 / 122
小通草 / 149
小玉竹 / 134
小浙贝 / 033
新疆虫草 / 385
新疆牛蒡子 / 285
绣球小通草 / 149
旋覆花 / 210
雪胆 / 065
血鳖甲 / 348

Y

鸭内金 / 361
崖州野百合种子 / 298
亚香棒虫草 / 384
延胡索 / 130
艳山姜 / 232
羊齿天门冬 / 123
羊耳菊花 / 202
羊角藤 / 007
羊乳 / 054
洋刀豆 / 245
洋姜 / 080
野八角 / 218
野菊花 / 213
一轮贝母 / 035
伊贝母 / 034
银柴胡 / 053
银环蛇 / 379
油菜根 / 021
柚子花 / 181
玉葡萄根 / 006
玉竹 / 133
圆叶锦葵根 / 084
圆叶茑萝子 / 287
月季花 / 199
粤丝瓜络 / 303
芸苔子 / 308

Z

枣槟榔 / 229
枣儿槟 / 230
蚤缀 / 327
皂角米 / 242
藏青贝 / 032
浙贝母 / 135
浙贝片 / 136
浙麦冬 / 094
正毛七爪 / 267
知母 / 008，091，139
知母肉 / 139
栀子 / 320
直立黄芪种子 / 297
枳椇子 / 306
枳壳花 / 183
制何首乌 / 072
中华槲蕨 / 070
珠贝 / 136
猪苓 / 397
猪牙皂 / 242
竹黄 / 405
竹叶花椒 / 266
竹叶麦冬 / 095
紫丹参 / 043
紫花前胡 / 048
紫花醉鱼草 / 201
紫茉莉根 / 106
紫苏子 / 308
紫穗槐 / 284
紫云英种子 / 297